新生儿危重症监护诊疗与护理

主　编　吴本清

副主编　李志光　林真珠　罗伟香　吴惠平

编　者　（按姓氏笔画为序）

尹若云　叶文芳　田鸾英　冯　健　冯战桂
庄艳云　刘　珍　刘映辉　李丹莹　李志光
李春凤　李建明　吴　俊　吴本清　吴纯婉
吴惠平　邱雪梅　邹运芬　宋金枝　张国英
张国明　张忠菊　张朝霞　陈　丽　陈　霆
陈永梅　林小梅　林真珠　罗　亮　罗伟香
金　丽　唐　沂　黄进洁　曹燕春　韩　杰
楚　阳　简增娇

人民卫生出版社

图书在版编目（CIP）数据

新生儿危重症监护诊疗与护理/吴本清主编. —北京：
人民卫生出版社，2009.7
ISBN 978-7-117-12008-1

Ⅰ. 新⋯　Ⅱ. 吴⋯　Ⅲ. ①新生儿疾病：险症—监护
（医学）②新生儿疾病：险症—诊疗③新生儿疾病：险症—
护理　Ⅳ. R722.1　R473.72

中国版本图书馆 CIP 数据核字（2009）第 091750 号

人卫社官网：www. pmph. com 人卫医学网：www. ipmph. com	出版物查询、在线购书 医学考试辅导、医学数 据库服务，医学教育资 源，大众健康资讯

新生儿危重症监护诊疗与护理

主　　编　吴本清
出版发行　人民卫生出版社（中继线 010-59780011）
地　　址　北京市朝阳区潘家园南里 19 号
邮　　编　100021
E - mail：pmph @ pmph. com
购书热线　010-59787592　010-59787584　010-65264830
印　　刷　三河市宏达印刷有限公司（胜利）
经　　销　新华书店
开　　本　787×1092　1/16　　印张：31.25
字　　数　780 千字
版　　次　2009 年 7 月第 1 版　2020 年 1 月第 1 版第 8 次印刷
标准书号　ISBN 978-7-117-12008-1/R·12009
定　　价　66.00 元

打击盗版举报电话：010-59787491　E-mail：WQ @ pmph. com
（凡属印装质量问题请与本社市场营销中心联系退换）

前　言

　　新生儿危重症救治是儿童急救医学的重要组成部分，近年来各地新生儿重症监护室（NICU）的建设，有力地推动了新生儿急救医学的发展。目前有关新生儿危重症诊断和治疗的专著和诊疗常规已较多，但较少涉及 NICU 的建设和管理，而这方面的知识正是从事新生儿急救的医护人员所欠缺的。此外 NICU 的工作需要医生和护士密切配合，医生需要熟悉危重症的护理，护士需要掌握危重症急救技能，而目前有关专著极少同时涉及新生儿危重症的医疗与护理。我在与国内同行交流的过程中感受到，NICU 的医护人员企盼一本集 NICU 的建设与管理、诊疗常规与急救技术、护理常规与操作规程的实用工具书，这正是作者编写本书的初衷，同时亦是本书出版的价值所在。

　　本书的主要内容包括：①NICU 的建设与管理：组织管理、设备管理、危重新生儿的转运和高危新生儿的管理。②新生儿危重症的诊断与治疗：包括各系统新生儿危重症的最新诊断标准和治疗措施。③新生儿危重症的护理：介绍 NICU 护理的最新进展，以专题为主，不涉及具体疾病的护理常规。④急救技术与操作规程：NICU 的各种急救技术、护理操作规程和操作并发症的防治。作者在编写过程中力求突出 NICU 的建设与质量管理，体现医疗与护理紧密结合的 NICU 学科特点，注重科学性与实用性的结合。

　　为保证危重新生儿的救治质量，对 NICU 进行分级管理，实行技术准入势在必行。深圳市人民医院 NICU 在国内较早开展 ISO9000 质量控制，通过近 10 年的实践，积累了一定的经验。希望本书的内容对国内开展 NICU 的分级管理与质量控制有所裨益。

　　本书的作者都是工作在 NICU 一线的医护人员，临床工作十分繁重，都是利用业余时间完成相关内容的撰写。成书之际，谨向他们表示衷心感谢。限于编写者的水平，不周和谬误在所难免，恳请学术界的前辈和同道直言赐教，批评指正。

主编　吴本清

2009 年 6 月

目　录

第一篇　新生儿重症监护室的建设与管理

第二篇　新生儿危重症的诊断与治疗

第三篇　新生儿重症监护室的护理

第四篇　急救技术与操作规程

第一篇

新生儿重症监护室的
建设与管理

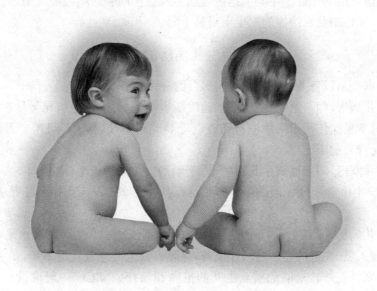

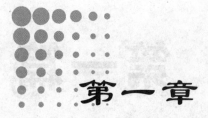

第一章

新生儿重症监护室的组织与管理

第一节 新生儿病房的分类及 NICU 收治对象

新生儿重症监护是始于 20 世纪 60 年代的一种综合性多学科的救治模式,是对病情不稳定的危重新生儿给予持续护理、复杂的外科处置、连续的呼吸支持和其他较强的干预的过程。新生儿重症监护室(neonatal intensive care unit,NICU)是对危重新生儿进行集中监护、治疗的病室。自从建立以 NICU 为中心的地区性新生儿救护网和转运系统以来,危重新生儿得到了合理的诊治,死亡率及后遗症的发生率明显下降。

一、新生儿病房的分类

根据医护水平及设备条件将新生儿病房分为三级:

Ⅰ级新生儿病房,即普通婴儿室,适于健康新生儿,主要任务是指导父母护理婴儿的技能和方法,以及对常见遗传代谢疾病进行筛查。母婴应同室,以利于母乳喂养及建立母婴相依感情,促进婴儿身心健康。

Ⅱ级新生儿病房,即普通新生儿病房,适于胎龄＞32 周、出生体重≥1 500g(发达国家为胎龄＞30 周、出生体重≥1 200g)的小早产儿及有各种疾病而又无需循环或呼吸支持、监护的婴儿。

Ⅲ级新生儿病房,即集中治疗危重新生儿的病室。NICU 应有较高水平的医护技术力量、众多的护理人员、先进的监护与治疗设备,并配有新生儿急救转运系统,负责接收Ⅰ、Ⅱ级新生儿病房转来及院外转来的危重新生儿的抢救和治疗。NICU 一般应设立在医学院校的附属医院或较大的儿童医院。近数十年来,由于 NICU 的普遍建立,新生儿病死率和远期发病率已明显下降。

二、NICU 主要收治对象

1. 需要进行呼吸管理的新生儿,如各种原因引起的急、慢性呼吸衰竭;需要氧疗、气管插

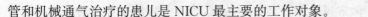

管和机械通气治疗的患儿是 NICU 最主要的工作对象。

2. 感染性、低血容量性或心源性休克的患儿。

3. 中枢神经系统疾病，如惊厥、脑膜炎、脑水肿、缺氧缺血性脑病、颅内出血、呼吸暂停的患儿。

4. 低出生体重儿。

5. 重度窒息的患儿。

6. 严重感染、败血症、坏死性小肠结肠炎患儿。

7. 某些疾病外科手术前后，如先天性心脏病、食管气管瘘、膈疝、脑积水等。

8. 其他危重儿，如换血、多脏器功能衰竭、需要全静脉营养、严重心律失常、严重贫血、重度脱水、酸中毒、低或高血糖等。

第二节　人员编制及各级人员职责

一、NICU 人员组成与职责

1. 人员编制　NICU 工作人员的编制取决于其规模，主要通过医生和护士对危重新生儿进行各种检查治疗和护理操作所需的累计时间与医生和护士每周实际工作时间之间的比较而定。一般认为，NICU 的人员编制，医生与患儿、护士与患儿之比分别为 1:2 和 2.5:1，以保证 24 小时均有专职医生在病室工作，以及保证无论白班还是夜班，在岗护士和患儿的比例总是 1:1。

2. 人员组成及职责　NICU 收治的是危重新生儿，必须有一支业务水平高、训练有素和具有高度责任心的医护队伍。NICU 工作人员包括医生、护士及其他辅助人员。

（1）医生：对于在 NICU 工作的医生，除要求具有坚实的医学基础理论和丰富的临床实践经验外，还应掌握各种复杂的监护仪器的使用及临床监测参数的纵横分析。由 1 名具有副高及副高以上的医生担任 NICU 主任，主管 NICU 的日常行政、业务、科研和培训工作；从事新生儿专科的主治医生和高年资的住院医生是 NICU 相对固定的人员，负责日常医疗工作和对下级医生（轮转医生和进修医生）的指导，参加一定的科研工作；轮转医生和进修医生每半年轮转一次，在上级医生指导下完成日常各项医疗工作，并具备对各种危重情况的应急处理能力。

（2）护士：进入 NICU 工作的护士须由正规护士学校毕业，且从事临床护理工作 2 年以上并经过 NICU 的业务培训，掌握各种护理技术，具有判断病情变化的能力，能正确使用各种监护仪器及准确无误地记录各种数据。由 1 名具有主管护师职称以上的护士担任护士长，配合主任管理 NICU，负责检查和指导 NICU 的护理工作，组织护理人员岗位培训工作。另外，应下设副护士长 1~2 名，协助护士长的行政工作、日常护理和仪器的管理。护师负责对床边护士进行技术指导和业务教学。

（3）辅助人员：其职责是配合医务人员完成对患儿的诊断和治疗工作。①化验技术员：NICU 内拥有小型化验室，配备常用和快速微量检验设备，如血气分析仪、血糖分析仪等，故应有化验员常驻，负责标本的检测和仪器的保养。②放射技术员：NICU 内配备有移动式 X

线机,放射技术员每日来 NICU 做常规摄片。24 小时值班,当患儿病情变化或新患儿入院需摄片时,随叫随到。③工程技术人员:24 小时值班,负责各种监护仪器维修保养,以保证其正常运转。④治疗师:在国外医院的 NICU,还有各种专职人员如呼吸治疗师负责 NICU 内所有呼吸器的操作、使用和管理;高级营养师指导特殊患儿的喂养;抗生素专家会诊严重感染病例,指导抗生素的应用。营养师、药剂师:每天早上参加医疗查房,辅助医生正确用药、静脉营养和喂养。专业物理治疗师(OT/PT),专门负责不同胎龄、不同日龄新生儿尤其是一些极低和超低出生体重儿的正确体位、姿势,各种按摩,促进体格发育;语言康复治疗师则负责喂养不耐受、反流、吞咽不协调及唇腭裂和其他畸形儿的喂养问题。

(4) 其他人员:发达国家 NICU 尚有以下人员协助 NICU 的工作:①社会工作者:专门负责协助解决家庭经济、交通、情感等方面的困难,提供医院可利用的各类资源,也参与医患纠纷的协调。每天早上也参与医疗查房。②出院协调员(discharge coordinator):负责出院前的家庭成员培训、协调安排各种出院后的随访。③家庭护理协调员(home-care coordinator):提供家庭护理的机构,从 NICU 出院的新生儿需要进一步的家庭治疗和康复,家庭护理协调员就负责与这些机构联系,并向它们提供新生儿住院期间的医疗信息、目前状况等资料,为新生儿的院外康复提供有力的支持。④母乳喂养咨询员:负责母乳喂养的宣教、咨询和指导,NICU 应重视母乳喂养,尤其是极低和超低出生体重儿的喂养。⑤牧师:为需要情感支持、宗教信仰的家庭提供心理支持,尤其当新生儿病危、死亡或需要作出终止生命支持治疗等决定时,牧师都会到场。

二、人 员 培 训

由于 NICU 工作的特殊性和重要性,对将要在 NICU 上岗的医生和护士,必须接受一定时间的专门培训。由于医学科学的不断发展、各种先进的监护仪器不断推出及对生命重要脏器进行功能支持的手段不断更新,所以即使在 NICU 内工作的医护人员也应继续得到培训。

1. 医生培训　将一个普通儿科医生培养成熟练的 NICU 医生一般需要 3～5 年时间。他们除了理论学习外,还须在实践中接受各种 NICU 常用医疗技术的培训,包括产房窒息新生儿的复苏、心肺脑复苏、氧气疗法、气管插管、呼吸器应用、各种监护仪器的使用和数据的纵横分析、浅动静脉穿刺、脐动静脉和中心静脉插管、胸腔穿刺引流、侧脑室穿刺、胸部物理疗法、换血疗法、全胃肠外营养以及危重新生儿转运技术等。已在 NICU 工作的医生,培训重点则放在新进展和新技术的学习上,参加各项学术活动如病例讨论、围产医学会议、尸体解剖及临床病理研讨会等。

2. 护士培训　由护士长、护师、主治医生或高年资住院医生任教,系统讲授 NICU 护理知识,并在医疗实践中给予指导。每 1～3 个月为一期,采用集中或分散式授课方式,因人(新、老护士)因需施教,不断轮番教育。新生儿科的临床护士也要经过正规的培训(包括理论和操作),由专门从事护士培训的人员负责(nurse educator)。另外,发达国家 NICU 的新生儿执业护士(neonatal nurse practitioner,NNP),均由具有丰富的新生儿护理经验的注册护士担当,她们经过正规的培训课程后获得硕士学位,一般具有较强的科研能力。她们具有处方权,可以协助医生进行诊疗和操作。她们的主要职责是负责 NICU 护士培训、感染控制、质量管理和改进以及 NICU 的行政管理。

自 20 世纪 70 年代起，NNP 的作用一直在不断地扩展。NNP 应接受系统的训练和教育。最初的培训计划是以医院为基地，由一个辅导老师带教，学员通过培训，接受考核，并最终获得执业证书。自 20 世纪 80 年代初起，NNP 已逐步向硕士层次教育发展。以往的培训着重于对患者的体格评估、诊断和护理技能培养，而硕士层次教育则进一步在护理理论、科研技能以及组织领导能力等方面对 NNP 进行培养。旧的培养模式被取代，即美国目前培养的 NNP 都应是硕士研究生。根据美国新生儿护理协会的报道，目前，在美国有 30 个 NNP 教育的教学大纲被认可。不同的学校可能开设不同的课程，但学生们都必须通过考试，达到统一的基本标准，获得国家证书，才能取得 NNP 的资格。有关 NNP 的职务名称一直存在争论，出现了一系列的名词，如临床工作者、执业医师、临床专家以及现代医疗护士。美国新生儿护理协会认为，现代医疗和护理应由它的知识基础所定义，基于护理活动和教育的变化，他们所采纳的职务名称是：高级执业新生儿护士（advanced practice neonatal nurse，APNN）、新生儿执业护士（neonatal nurse practitioner，NNP）、新生儿临床护理专家（neonatal clinical nurse specialist，NCNS）。

美国 NNP 在 NICU 起着重要的作用。他们不但为新生儿提供全方位的护理，而且还负责解释检验数据、X 线片结果以及药物处方。NNP 与新生儿科主治医生、研究生以及新生儿助理专家一起工作，共同负责患儿的出入院工作及整个住院期间的管理。此外，许多医院的 NNP 还负责高危儿的转运和护理工作。NNP 采用的现代医疗技术与医生相似，包括脐导管插管术、胸廓切开术、气管插管、经皮动静脉导管留置及腰穿等。在承担这种医疗任务之前，NNP 必须学习处理各种问题的专门技能。与轮科医生不一样，NNP 能够与患儿家长建立起深厚的、互相信任的关系。NNP 特别善于处理复杂的出院争端并能说服患儿家长回家。这些因素已证实 NNP 能减少患儿住院的时间、降低住院费用和提高医护质量。这种与患儿家庭的融洽关系是患儿家属对 NNP 满意的重要原因。

目前国内 NICU 的新生儿专科护士的培养尚不规范，亦无准入制度，还有待借鉴发达国家经验，逐步规范新生儿专科护士的培训。

第三节 病区设计与环境要求

一、NICU 的设计

（一）NICU 的规模

NICU 病床数应根据本院新生儿入院人数、病种分布、死亡情况、本地区新生儿出生人数和危重新生儿转诊人数等因素来确定，一般认为以设置 10～20 张床最为合适。这样，既能充分发挥医护人员的作用，又可提高仪器设备使用率，获得最好的社会效益和经济效益。病床过少造成人员浪费。病床数在 20 张以上的 NICU 宜分区管理。NICU 应经常有 20% 的空床，以便于随时接收危重患儿。在确定 NICU 床位时，还应考虑用呼吸器和不应用呼吸器的床位比例，以 7：3 较为适宜。

（二）NICU 的布局

NICU 是医院内一个独立的病区，有自己独立的出入门户和可以控制的环境，应与新生儿病房、产房、婴儿室或母婴同室病房相邻近，若与手术室、急诊室、化验室和放射科靠近则更为理想。主要由监护病房、恢复期病房、隔离病房、辅助用房等构成。

1. 监护病房 由抢救单位组成,一个抢救单位包括一个抢救床位、一个生命岛和一套重症监护仪器设备等,是 NICU 最基本的构成单位。它可以给危重新生儿提供连续的生命体征监护。每个抢救单位占地面积约需 $10\sim12m^2$,每张床三个周边应间隔的距离都应有 1m,中间通道的宽度也应有 1m。监护病房床位安排,有集中式和分散式两种布局。集中式是将所有抢救单位集中在一个大间内,病房中央部位可设立中央监护台,既便于临床观察,又无需太多工作人员。缺点在于噪声影响大,工作人员步行活动过多,易引起交叉感染。分散式是将所有抢救单位分散于几个小间内,每小间安排 $1\sim2$ 个抢救单位,各小间之间用玻璃墙分隔,可减少噪声影响和工作人员步行活动,有利于观察和护理患者,也减少交叉感染的机会;另一方面是便于父母和家庭其他成员的探视、参与护理、保护隐私等。

2. 恢复期病房 NICU 抢救床位占有日平均为 6 天,为保证抢救床位的周转,充分利用仪器设备和人力资源,应设立恢复期病房,一方面可让出抢救床位供危重患儿抢救用;另一方面对恢复期患儿可继续进行观察和治疗。其床位数应与抢救床位相等或更多,可占 $1\sim2$ 间病房。

3. 隔离病房 为避免交叉感染,应设立 $1\sim2$ 间隔离病房,供特殊使用。需要隔离的患儿主要有:①呼吸道传染病;②新生儿腹泻病;③破伤风;④性传播疾病,如淋病、梅毒、HIV 感染等;⑤外科术后患儿等。

4. 专门的家庭式病房 发达国家有些 NICU 配备,主要供病情复杂、并发症多的新生儿的家庭用。一般于出院前父母亲都要接受很多方面的培训,包括心肺复苏、气管切开的护理、家庭氧疗等,出院前 $1\sim2$ 天,新生儿转移至家庭式病房,全部交由父母护理,确认他们掌握了这些基本要求后方予出院。

5. 辅助用房

(1) 医生办公室:每个医生应有一张办公台,供书写医疗文件、学习等使用。

(2) 护士办公室:护士工作台常设在病房内。

(3) 会议室:NICU 可设一小型会议室,供病例讨论、业务学习用。

(4) 治疗室:配备有层流过滤装置的配药台,供配制输液等药品用。

(5) 小型实验室:应配备血气分析仪、微量血糖测定仪、微量胆红素测定仪、微量电解质测定仪、血细胞计数及血细胞比容测定仪等。由医生或护士操作,即时出结果,有利于临床抢救。

(6) 消毒室:供仪器设备及抢救用品清洗消毒用。

(7) 仪器室:用于存放已消毒、待用的仪器设备。

(8) 储藏室:可存放备用物品、杂物。

(9) 工作人员休息室、值班室、卫生间。

(10) 家属接待室。

二、NICU 病区设施

1. 中央监护台(或护士工作台)中央监护台设在病区中央位置,由中心监护系统、计算机数据系统等组成,每天有专人负责。护士通过中央监护系统的显示屏,可以监测每一个床边监护仪荧光屏上的图像和数据。当床边监护仪报警时中心监护系统同时发出报警并留下记录,以便及时向医生、护士发出呼叫。在采用计算机管理的医院里,中央监护台上的计算机数据系统可供医护人员随时查阅患儿当天或过去所有的病案、检查资料及医疗费用情况,也可查阅药房现有药品、辅助检查正常值等资料。

2. 中心供气设备　条件完备的 NICU,氧气、压缩空气和负压吸引都由中心供应。其优点有:①安全方便;②氧源供应稳定,不必担心更换氧气时患儿吸入氧浓度的波动;③可减少室内的噪声,避免工作人员疲惫;④不需搬运氧气瓶,有利于消毒隔离。如无中心供气设备,可用氧气瓶、空气压缩机及电动负压吸引器代替。

3. 抢救单位　每一个抢救单位由以下四部分构成:

(1) 抢救床位:多采用远红外线辐射抢救台或暖箱。

(2) 生命岛:是指抢救床旁有很多分格和架子的大柜,患儿抢救所需要物品全部集中存放在大柜中,包括各种监护仪及其电极、传感器、复苏囊、面罩、喉镜及气管内导管,一次性气管内吸痰管及口咽部吸痰管,脐血管插管包,中心静脉插管包及胸腔穿刺、引流包,还应有一次性手套、一次性注射器、体温计、尿布、敷料、胶布及已配制好的急救药品,如1:10 000肾上腺素、阿托品等。每天有专人负责检查和补充消耗物品。

(3) 抢救设备:主要有:①心电、呼吸及体温监护仪;②血压监护仪,可采用有创或无创血压监护仪;③经皮氧分压和二氧化碳分压监护仪;④脉搏氧饱和度监护仪;⑤呼吸器;⑥复苏囊、面罩、头罩、空气氧气混合器、湿化器及氧浓度测定仪;⑦吸引器;⑧输液泵;⑨小型按摩器。

(4) 气源、电源装置:在抢救床边的墙壁上设有气源及电源装置,包括氧气源2个、压缩空气源2个、负压吸引2~3个、电源插座10~12个(其中一个是能插入 X 线机的插座,另一个接安全电源,专供呼吸器使用)。NICU 的电源应有两套供电线路,一套线路由市电供应,另一套线路由医院自行发电供应,以便在市电供应故障时仍能保证电力供应。

4. 洗手站　洗手是 NICU 预防感染最重要的措施,因此,每个 NICU 均应重视洗手、干手设备的配置。一般医院多采用感应式或脚踏式自来水洗手,以及感应式烘干机将手烘干,可避免洗手后再关水龙头造成污染。

5. 其他设备　包括床边 X 光机、床边超声诊断仪、颅内压监护仪、蓝光照射灯(或光疗箱)、紫外线消毒灯、臭氧消毒仪、婴儿体重秤、婴儿淋浴器、急救车以及转运暖箱和各种附属设备等,这些设备均可在 24 小时内随时使用。

三、NICU 的要求

(一) 环境

1. 声音　声音过大不仅给新生儿带来压力刺激,也可引起听力丧失,甚至影响其情感发展。NICU 里暖箱发动机的声音 55~60dB,加热床垫约 62dB,使用机械通气和 CPAP 机的声音及报警音更高。而较大、尖锐的声音能将噪声水平提高到 100~200dB,这些噪声水平远远超过了 1997 年美国儿科学院环境健康委员会建议的 NICU 最安全的声音水平(45dB 以下)。噪声可损害新生儿的听神经,尤其容易发生在使用氨基苷类耳毒性药物的患儿。此外,还可引起一些生理改变,如心动过速、呼吸急促或暂停、氧饱和度下降、一过性平均动脉压升高、睡眠紊乱、惊厥甚至可导致小早产儿颅内出血。因此,必须采取有效的措施降低 NICU 的噪声水平。其中规范医护工作人员行为最为重要,研究显示,约 90% 噪声高峰与人为因素有关。因此,在护理治疗工作中,医护人员应做到四轻:说话轻、走路轻、关门或抽屉轻、操作轻;不在暖箱上写字或放置物品;降低报警声等。同时还可使用简单有效的方法减少噪声对患儿的影响,如给新生儿戴上耳罩、帽子,在暖箱上覆盖布单并合理放置吸音设备如泡沫材料板等。

2. 光照　新生儿不可长期暴露于明亮的光照环境中,持续明亮的灯光易使早产儿视网膜受损致视力下降。以往认为在黯淡的光照环境里,早产儿的睡眠-觉醒模式发育更快,而近年来研究表明接受光照循环的早产儿较持续处于黯淡环境的早产儿体重增长更理想。在每个班次的最后几个小时内,将灯光调暗,除必要的护理操作外,尽量不打扰新生儿,可帮助新生儿拟定睡眠计划,使其生理功能处于平衡状态。应尽量减少光照对早产儿的影响,可调节病室内灯光亮度,建立 24 小时光照循环;需要时开灯,避免灯光直射眼部。

(二) 体位

早产儿缺乏肌张力控制身体运动,倾向于四肢伸直。长时间处于此种体位可导致早产儿肌肉骨骼系统发育障碍,严重时可致畸形。合理的体位可促进身体的伸展和屈曲的平衡,一般摆放体位的原则是避免不正确的姿势,促进身体的对称性,四肢中线屈曲位,可发展手-口综合能力(把手放在口边),提高患儿的自我安慰度。可使用等长布条来控制或将新生儿置于鸟巢式的体位中,鸟巢式的体位可提高自我调节能力,是保持新生儿最有利的体位之一,应该被作为日常工作程序执行。也有研究指出,在护理操作中,将平卧或侧卧的早产儿摆放在肩稍抬高的体位,可保持较好的氧合、体温和睡眠。

(三) 对医疗护理操作的要求

NICU 某些日常治疗、护理操作可扰乱新生儿的正常生长和发育。新生儿在 NICU 所接受的多种检查和操作如气道吸引、足底采血、各种注射、胸部 X 线摄片检查等多为不良刺激,有侵入性且无告知性。研究表明,不论是足月儿或早产儿,出生后即具有感受疼痛的能力。新生儿尤其是接受大量致痛性操作的早产儿和危重儿疼痛,可造成一系列近期和远期不良影响。非麻醉手术所致的剧烈疼痛使新生儿产生强烈的应激反应,甚至导致各种并发症或死亡。对于需要稳定生理状态的极低出生体重儿或危重儿,操作性疼痛所致的生理、行为变化可加重其病情,侵入性操作可使颅内压显著波动而诱发早产儿脑室内出血和脑室周围白质发育不良,还可影响新生儿睡眠-觉醒状态、食欲、母婴交流等,因此应引起临床重视。尽量避免或降低疼痛的发生,合理使用止痛方法,如口服蔗糖水、非营养性吸吮(安慰奶嘴)、抚触诱导治疗及使用止痛药。对于早产儿,护理中最重要的一点是尽量减少各种操作和检查。各种操作应集中进行,但也应避免长时间打扰患儿,操作时动作轻柔缓慢,并观察患儿是否有不适征象。

(四) 社会和伦理道德环境

NICU 是患儿远离家庭的另一个家,在这儿他们开始感受人们如何对待他们,开始体会被人拥抱、轻柔抚触、与人谈话及独自留在一边的感觉。因此,NICU 里的人文关怀对患儿是非常重要的。同时 NICU 也要经常面对一些伦理问题,特别是当一个患儿挣扎在死亡线上的时候,很难决定是继续维持生命还是放弃。对患儿的治疗护理方面,必须谨慎、细致,因为知情同意书是由患儿监护人签署的,而不是患儿本人。NICU 必须执行由医院伦理委员会完全支持认可的伦理或道德规范标准,同时必须签署详细的知情同意书,以避免任何伦理道德上的悲剧。

在围产医学中涉及到许多医学法律和医学伦理学的难题,其中选择性不治疗是对新生儿重症监护有直接影响的诸多难题之一,即出生后在某些情况下决定不给予或撤除治疗。在美国,对此类问题的解决步骤是:首先由家长、责任医生以及其他直接参与患儿护理的相关人员进行病例分析和讨论,确立相关事实和最适选择方案,最后由家长作出最后决定。如果根据当时情况,一时不能达成一致意见时,建议继续临床观察一段时间,再组织多学科专家进行正式的病例讨论会,让家长充分了解并完全理解病儿的相关医疗信息后作出选择。如果仍然存在分歧,则求助于医院伦理委员会协助解决。发达国家的医院都成立了伦理委员会以协助处理类似事件,尽管不是权威决定单位,但对解决问题大有帮助。伦理委员会的功能包括对工作人员及家属的教育工作,有关伦理原则、政策的完善及修订,解决工作人员和家属之间的分歧以及通过商议对于选择性治疗病例进行前瞻性评论。对于每一个临床病例,他们必须同时仔细评估医学指征、患者的选择、生命的质量以及围绕该病例的社会、经济、法律和管理的特点等因素,减少主观性、分散性及其他因素的干扰。

NICU放弃治疗的对象有以下几种:

(1) 严重出生缺陷:如无脑儿、严重脊柱裂、目前条件下尚不能手术治疗的先天性心脏病等,需要强调的是,对于有些先天缺陷如一般先天性心脏病、膈疝、气管食管瘘、后鼻孔闭锁、肛门闭锁等,可以通过现代医疗技术进行手术及康复治疗,使这部分新生儿有质量地生存,故一般不在放弃治疗之列。

(2) 重度新生儿缺氧缺血性脑病、顽固抽搐、严重颅内出血、多器官功能衰竭经反复尝试仍不能停用生命支持治疗者。

(3) 超低出生体重儿:对于他们是否抢救的问题,发达国家与发展中国家态度不一致。

常见的放弃方式是:首先要医生采取科学的态度,分析患儿生存质量,对预后的各种可能进行估计;其次,患儿家属知情后提出要求;最后由医生及家属双方共同参与做出放弃治疗的医疗决策,放弃延长生命的主要有效治疗措施,仅使用一些辅助药物维持生命,任其自行死亡。必须强调,患儿的父母是代替患儿行使死亡选择的权利最佳代理人,在绝大多数情况下,其双亲最能代表患儿的意愿及利益。所以在对NICU中患儿的处理过程中,尊重患儿双亲的意见是极其重要的。这才是最符合伦理学原则、并能使公众和社会接受的方式。

第四节　消毒与隔离

一、新生儿院内感染的主要危险因素

1. **医务人员因素**　医务人员的手是造成院内感染的直接途径,因此,医务人员对于消毒隔离制度的执行以及对感染控制的认识直接关系到院内感染控制的效果。医务人员在无菌技术操作时是否能够严格执行无菌技术操作原则,接触患儿前后是否能够认真洗手,患儿使用的奶具是否清洗并消毒,均是院内感染的人为因素。

2. **患儿本身因素**　NICU病室内的患儿,免疫系统发育不完善,抵抗力低,易于感染。NICU患儿中相当一部分是早产儿、低体重儿,其生长发育差,免疫力低,更易感染;新生儿皮肤角质层较薄,易擦伤而致皮肤细菌感染。另一方面,由于新生儿皮肤的屏障功能脆弱,且皮肤中含水量较多,pH 较高,利于病原菌的生长。NICU 侵袭性操作多,由于侵袭性操作(如气管插管、吸痰等)可使呼吸道黏膜功能降低,且易损伤呼吸道、消化道黏膜而增加感染机会。

3. 环境因素　病室内有一些医疗仪器及固定装置,如新生儿暖箱、呼吸机、心电监护仪、治疗车、婴儿磅秤、操作台等,污染的上述物品是造成交叉感染的途径之一。另外,病室通风换气不良,易造成空气污浊,空气污染也是造成 NICU 院内感染的因素之一。

二、NICU 的消毒隔离措施

1. 制定相关制度　应严格贯彻执行卫生部颁布的《医院感染管理规范》和《消毒技术规范》。建立 NICU 消毒隔离制度、NICU 医院感染控制制度。NICU 内感染监控工作由护士长全面负责,并制定 NICU 内的各项规章制度和监测项目,使 NICU 院内感染控制工作制度化、规范化。

2. 加强工作人员的培训、考核　新进入 NICU 工作的人员进入前需进行消毒隔离的培训,其他工作人员定期考核,包括消毒隔离制度、各项无菌技术操作以及正确的洗手方法等;定期培训、考核配奶员的配奶工作以及新生儿食具的消毒工作;定期培训、考核消毒员、清洁员的消毒隔离工作等。每月进行消毒工作的工作总结,认真查找问题,发现问题及时讨论并解决。一旦发现有感染迹象,及时采取有效的应对措施,防止感染的蔓延。

3. 病房的合理布局　新生儿病房(室)应相对独立,布局合理。病房(室)入口处应设置洗手设施和更衣室,工作人员入室前应严格洗手、消毒、更衣。普通病房每张床位占地面积不少于 $3m^2$,床间距不少于 90cm,NICU 每张床占地面积不少于一般新生儿床位的 2 倍。

4. 穿脱隔离衣,设置隔离区　进入 NICU 应更换拖鞋,洗手,戴口罩、帽子,穿室内专用工作服,长袖将袖口挽至肘上,并将一切饰物取下。外出护送检查、用餐等均套上外出衣。当有需要隔离的患儿时,将患儿放在远离其他患儿的区域,并在其床单位挂画有小红手的标志牌,提示要严格执行接触洗手并穿隔离衣。

5. 严把医务人员洗手关　将"洗手"放在医院感染预防对策的首位。工作人员在进行各种操作前后及接触患儿前后均应用消毒洗手液认真洗手,用高压灭菌的毛巾擦手,擦手毛巾一人一巾,一巾一消毒,每日集中回收消毒。在 NICU 各房间入口处设置多个洗手池,张贴醒目标志,如"洗手是有效控制感染的措施","未洗手者不得入内",并有挂图指示正确的洗手方法,由每位患儿的主管护士负责检查操作人员是否洗手,医务人员在接触每位患儿前后都必须洗手。每位患儿床边均有手专用消毒液可再次进行手的消毒。为了提高洗手质量,护士长组织全室医护人员认真学习洗手六部法,使每位工作人员在日常工作中掌握正确的洗手方法,提高洗手效果,护士长不定期监测手消毒效果。NICU 的工作人员应真正将"洗手"这一职业规范作为一种道德责任约束自己的行为。

6. 加强 NICU 的消毒管理　新生儿生长发育与周围环境密切相关,所以需要有一个适宜的环境。新生儿病房应光线充足,空气新鲜,室温控制在 24～26℃,相对湿度 55%～65%。室内放置空气净化器,保持病室内空气清新。NICU 内设一名专职消毒员,每日负责室内的消毒工作。室内的地面、家具、医疗器械(各种暖箱、新生儿床、监护仪、呼吸机等)、各种台面、治疗车、门把手、水龙头、洗手液盒、病历夹、门窗等每日用消毒液进行擦拭。生活垃圾和医用垃圾分开放置,有醒目标志。

7. 加强患儿物品管理　患儿的所有物品,包括衣服、包被、枕巾等,每日先高压灭菌后再使用,保证一人一套,不得共用或挪用;新生儿食具严格执行一洗、二刷、三冲、四消毒、五保洁的工作程序;早产儿使用的暖箱每日用消毒液擦拭,严格按规定进行终末消毒,消毒前后做细菌培养;暖箱内的水槽每日清洗后更换蒸馏水。

8. 工作人员健康管理　所有在 NICU 工作的医护人员必须无急慢性传染病、肠炎、皮肤化脓性感染等感染性疾病,且工作人员相对固定,每年全面健康检查一次,鼻咽拭子培养、粪便培养、肝功能等不合格者暂时调离工作。

9. 限制探视　双亲以外亲属在接待室看电视录像探视。双亲入室探视者应换鞋、洗手、穿隔离衣、戴帽子等。

10. 加强患儿的基础护理

(1) 皮肤护理:每日认真进行沐浴或油浴,保持皮肤的清洁,特别注意观察颈周、耳后、腋下、腹股沟等皮肤皱折处有无破损、脓点、红疹等。每次排便后及时做臀部护理,擦拭由前到后,以免肛周污物污染尿道口,并更换尿布,涂护臀霜,预防红臀。每2~4小时更换体位,防止骨突出部受压过久,引起皮肤压伤。在胶带下使用皮肤保护剂安息香酊,防止表皮脱落。每次测量血压后及时摘下血压袖带,每4小时更换氧饱和度探头部位。

(2) 口腔护理:认真观察口腔黏膜有无破溃及真菌感染,每日常规用 0.9% 生理盐水擦拭口腔。对长期使用抗生素者,为防止鹅口疮的发生,喂奶后预防性使用制霉菌素甘油涂口腔,每日2次。

(3) 眼部护理:胎儿通过产道时,沙眼衣原体可定植于其结膜部,注意观察眼部是否有分泌物以及分泌物的颜色、量等。

(4) 脐部护理:每日认真进行脐部护理,保持脐部的干燥,消毒时注意消毒脐根部,注意观察脐轮有无红肿及异常分泌物等,如果发现分泌物应及时做培养,及时处理。

(5) 喂养:提倡母乳喂养,增加抗体含量。鼻饲的患儿其鼻饲用的注射器每次更换,鼻饲管隔日更换。人工喂养时做到一次一瓶一奶嘴,每日做好乳器具的消毒工作。

(6) 减少侵入性操作:侵入性操作造成机体防御屏障的人为破坏,给抵抗力低下的早产儿及危重患儿增加医院感染的机会,例如静脉营养就应尽早结束。

11. 防止细菌耐药性产生　严格掌握抗生素使用指征,防止细菌耐药性产生或菌群失调。例如耐甲氧西林金黄葡萄球菌在自然环境到处存在,尤其是在 NICU,所以患儿的鼻、眼分泌物中有时也能检出。但是对 MRSA 检出阳性的患儿,只要没有症状,均不用抗生素治疗。设立第一、二、三线抗生素,杜绝预防性应用抗生素,尽量不用广谱抗生素。

12. 做好微生物监测　每月监测物体表面(暖箱消毒前后、奶具、监护仪等)、工作人员的手、一次性物品及做空气培养等,如发现不合格者,找出原因重新进行消毒处理,再次进行监测,直到合格为止。当发生有院内感染个案时,将患儿放置单独病室或相对隔离区,物品专人专用,护理人员相对固定,隔离区做明显标志,根据不同细菌定植情况采取不同隔离措施。每月由专职院内感染控制护士负责统计院内感染病例,计算院内感染率,并向科主任汇报。一旦发现院内感染病例增多,立即召开工作会议,寻找感染源和传播途径,采取必要控制措施。

第五节 业务培训与医疗护理工作

一、业 务 培 训

1. NICU 的医疗工作涉及众多学科,应强调多学科合作。

(1)新生儿科主治医生必须掌握基本的围产和胎儿发育理论知识,每周与产科医生进行高危围产咨询会议,了解每位待产的高危妊娠和伴有妊娠并发症的孕妇的临床情况,共同讨论分娩结果。新生儿科医生参加产前咨询、产时复苏,产科医生参加新生儿科病例讨论尤其是死亡病例讨论。

(2)高危产妇分娩时,均由新生儿科医生监护,随时做好窒息复苏抢救准备。每位住院医生轮转新生儿科时,均需通过新生儿窒息复苏培训和考核。产房和产科手术室每张病床边都备有复苏器械和药物。

(3)产科和新生儿科医生每月举行一次围产会议,讨论死亡病例,进行围产质量统计分析。

(4)与遗传学专家合作,许多复杂性先天畸形、各类综合征的诊治需要有遗传学专家的全程咨询和指导。有条件的单位要开展基因诊断,将有助于再怀孕的遗传风险评估。

(5)与外科合作,新生儿先天性畸形的患儿手术矫治后大多留在 NICU,每天有外科医生到 NICU 查房,专门负责 NICU 外科情况的处理。

(6)与儿科内分泌、心血管、血液、神经内科等学科的合作。

2. 护理业务培训 NICU 患儿无法表述及没有家属陪护,需要护理人员严密的监护和细致的护理。有针对性地教育护士热爱本职工作,增强责任心,对患儿要有仁爱之心,自觉遵守职业道德规范。护士长要根据 NICU 护士素质要求,严格要求护士规范技术操作规程,加强三基训练及急救技术操作,引导护士独立思考。护士长应参考国内外 NICU 要求,确定适合本地区、本医院的培训目标,根据目标制订培训计划。组织护士学习新生儿评估、新生儿病理生理和急危重症有关基本知识,掌握新生儿窒息复苏技术,解急危重症的发病机制、临床表现,以及急救药物的药理作用、用法。学会计算液体和电解质摄入量,识别异常心电图,使用各种抢救仪器,设置监护参数和报警线等。NICU 护士必须具有沉着冷静的心理素质,扎实的理论基础和丰富的临床经验,较强的鉴别能力和较快的判断力,反应敏捷,遵循生命第一,时效观念的工作原则,面对危重病患者及众多抢救监护仪器做到忙而不乱,沉着应对,并对病情的转归有一定的预见能力。

二、医疗护理工作

(一)医疗工作

1. 主管医生每天查房,完成各种操作,与值班医生做好床头交接班工作。

2. 值班医生要不断巡视患儿,及时处理危重患儿的病情变化,调整呼吸机参数。遇有专科问题,请院内专科医生会诊,共同讨论治疗方案。

3. 主治医生每天查房,重点查看新入院患儿和危重患儿,主要是指导下级医生解决实际问题,负责调整治疗措施。决定当天哪些患者转出 NICU,以便空出床位供新患者使用。下午负责向家属解释病情。

4. 主任每周查房 1～2 次。

5. 每周大查房 1～2 次，讨论疑难病例或由主任、主治医生主讲某一专题。

(二) 护理工作

NICU 护理人员对新生儿全部进行特护，应到床头交接班，详细交待诊断、病情、治疗及护理要点。

1. 入院前准备 预热暖箱，检查抢救单元设备和功能，保证完好。

2. 入院时措施 须及时处理的患儿立即放辐射台上行心肺复苏、气管插管、吸痰、建立静脉通道、连接各种监护仪器等。

3. 入院后常规护理和监护 24 小时守护床旁。

(1) 呼吸、心血管系统：多参监护仪监测心率，心电图、呼吸频率、呼吸暂停每小时记录 1 次，但每 2 小时尚需亲自听、数、记心率、呼吸 1 次。呼吸道管理者，每 2～4 小时吸痰 1 次，并记录痰液的性质和量。用呼吸机者每 2 小时记录各项参数 1 次。

(2) 神经系统：意识、反应、瞳孔、肌张力、颅内压监测者每 2 小时测 1 次。

(3) 消化系统：记录消化系统症状及大便性质、鼻饲前检查胃残留物容量。

(4) 泌尿和代谢系统：称体重每日 1 次，记 24 小时出入量，测体温、箱温每 2～4 小时 1 次。

临床上常规监测大部分借助监护仪，但仔细地临床观察仍必不可少，如：神志、反应、腹胀、呕吐等非仪器所能测出，而这些往往是病情变化的重要线索。

第六节　NICU 的安全管理

NICU 的安全管理包括医疗护理安全管理和环境安全管理，前者以医疗护理质量为基础，后者主要与病区的日常管理有关。随着医疗体制改革和法律知识的普及，患者的维权意识逐渐增强，对医疗护理安全提出了更高的要求。各种影响医疗护理安全的因素越来越多，新生儿在接受诊疗护理的同时也面临一定的不安全因素，如诊疗技术、设备设施、物理环境、药物等因素。针对新生儿服务对象的特殊性，医护人员要善于识别潜在的和客观存在的各种不安全因素，及时采取相应对策，防范于未然。

一、可能影响 NICU 安全的因素

1. 医护人员配置不足，尤其是护士编制不足 护士的工作任务重、夜班频繁，导致护士的身心疲劳、稍有疏忽，容易出现护理安全问题，如查对不严导致的护理差错。

2. 设备设施因素 NICU 设备多，使用不当易导致医源性损伤，如使用开放式抢救台时未设定恰当的温度或感温探头脱落未被及时发现，有可能造成新生儿烫伤。沐浴水温过高，暖箱、蓝光箱使用不当等亦可引起烫伤。

3. 院内感染 新生儿免疫系统不成熟，抵抗力低下，加上各种有创操作多，易发生院内感染。院内感染在 NICU 的流行将导致严重后果。

4. 诊疗操作导致的医源性损害 如静脉输液导致的皮肤坏死。

5. 环境安全因素 NICU 电气设备多，易发生消防安全问题。入室探视管理不当可能致

新生儿丢失。

二、安全管理措施

1. 严格执行各项诊疗护理常规是保障医疗护理安全的基础 完善规章制度有利于防范差错事故。加强医生护士基础知识、基本技能的培训,不断增强医护人员的法律意识,提高医生护士防范和化解医护风险的意识和能力。

2. 合理配置医生护士 医院要重视 NICU 医护人员的身心健康,按要求合理配置新生儿科医生、护士。科主任、护士长对本科医生、护士年资、业务水平、工作能力、综合素质要充分了解,做到心中有数,合理调配。护士长对排班模式可以根据不同时间护理工作量的变化弹性排班,有针对性加强对护理人员的调配。

3. 加强医疗设备的管理 每一台设备设施均建立档案资料,并制定相关制度,明确落实管理责任,设专业技术人员定时、定期检修和维护并有记录。设备使用要严格执行操作规程。

4. 预防和控制院内感染 每日定时进行空气消毒。处置台、地面应每天消毒。一切新生儿用品均需消毒处理。接触新生儿前后均要洗手;进行无菌操作前后洗手;接触血液、体液和被污染物前后洗手;实践证明,洗手是预防医院感染最简单有效的措施。工作人员凡有感染性疾病应暂时调离 NICU 工作岗位。护理部重点抓各项消毒隔离措施的落实,医院感染科作好每个环节的监测统计,每月对空气、无菌物品、工作人员的手、物品、消毒液进行监测。

5. 加强静脉输液管理 NICU 护士必须牢固掌握专科理论和操作技能,严格执行查对制度和无菌技术。治疗前了解药物性质,输入特殊液体时要特别慎重选择血管和部位,注射后记录时间,便于计算留置时间,如输注刺激性药液时若渗出血管外可引起局部损伤。应加强巡视,注意观察患儿输液部位,发现注射部位红肿、药液渗出问题要及时作出对症处理,以免造成局部皮肤及肢体坏死,造成不必要的医疗纠纷。

6. 优化病区的设置及布局 NICU 为封闭式管理,护士站设在病区中央,方便护士观察患者。病区内除消防通道外所有后门关闭上锁,非紧急情况下不得从后门出入。病区前门有条件者应设置专用密码,本病区工作人员刷卡后门自动打开,非本病区人员需按呼叫器,经护士允许才能进入病区。

7. 严密的保安系统 新生儿病区可配备录像设备,护士可以通过护士站的录像设备观察门、走廊及病区每一个角落的情况。遇有安全问题,可查阅当日录像资料。新生儿在手腕上佩带证明自己身份的手镯,上面写有新生儿的姓名及一般资料。

第七节 NICU 的分级管理与质量控制

一、新生儿病房的分级管理

(一) 分级管理中的技术标准

国内新生儿医学发展迅速,但新生儿专科技术水平参差不齐。对新生儿病房进行分级管理势在必行。目前国内尚无新生儿病房分级管理标准,表 1-1 是美国根据不同技术水平制定的新生儿病房的评价标准。

表 1-1　不同级别新生儿病房的技术要求

级　　别	技　术　要　求
Ⅰ级新生儿病房	健康新生儿室:在每次分娩中都有提供新生儿复苏的能力;对健康新生儿进行评估并提供生后医疗监护;为胎龄在 35～37 周出生的生理状态稳定的新生儿提供治疗监护以进一步维持其稳定的生理状态;能使有病理情况的足月儿和胎龄<35 周的早产儿维持稳定的生理状态直至转运到上级新生儿医疗机构。
Ⅱ级新生儿病房	专业化婴儿室:Ⅱ级新生儿病房根据提供包括持续气道正压通气(CPAP)在内的辅助通气的能力而分为 A、B 两级。 ⅡA 级:能为早产和(或)有病理情况的新生儿在转运到 NICU 前提供复苏并维持其稳定;能为胎龄≥32 周、出生体重≥1500g 但可能存在以下两种情况的新生儿提供治疗及监护:①生理上不成熟的情况如早产儿呼吸暂停、体温不升、不能经口喂养等。②有可预见需快速处理的疾病,不可预见的无需专业化处理的紧急情况;能为从新生儿重症监护病房转出来处于康复过程中的患儿提供治疗监护。 ⅡB 级:除了具备ⅡA 级婴儿室所有的能力外还能够在短暂的过渡期(<24 小时)提供机械通气或持续气道正压通气(CPAP)。
Ⅲ级新生儿重症监护病房(NICU)	可分为 A、B、C 三级。 ⅢA 级:能为胎龄>28 周,出生体重>1000g 的新生儿提供全面的治疗监护;能提供限于常规机械通气的持续生命支持方式;能完成如中心静脉置管、腹股沟疝修补等最简单基本的外科手术。 ⅢB 级:能为超低出生体重儿(胎龄≤28 周,体重≤1000g)提供全面治疗监护;能根据病情需要提供长期的高级呼吸支持技术如高频通气、一氧化氮吸入等;有涵盖儿科各专业的专家提供紧急会诊;先进的影像设备并且能在紧急情况下即时报告结果,包括 CT、磁共振(MRI)、超声心动图;院内或就近的医疗机构有儿外科专家及儿科麻醉师能够完成如动脉导管结扎、腹壁缺损修补、坏死穿孔性小肠结肠炎修补、气管食管瘘或食管闭锁修补、脊髓脊膜膨出修补等大手术。 ⅢC 级:除了具备ⅢB 级 NICU 所有的能力外,在院内有提供体外膜肺(ECMO)的能力,能进行需要体外循环的复杂先天性心脏畸形的外科修补术。

Ⅰ级新生儿病房(健康婴儿室)为低风险婴儿提供基础级别的新生儿治疗监护,能在每次分娩中完成新生儿复苏及健康新生儿出生后常规的治疗护理和评估等。

Ⅱ级新生儿病房:专业化婴儿室能治疗护理那些伴有期待快速解决问题的中度疾病患儿。这些患儿处于与早产、疾病和(或)管理相关的严重并发症的中度风险状态。总的来说,在Ⅱ级单位治疗护理的应该限于胎龄>32 周、出生体重≥1 500g,或因为严重疾病在 NICU 中治疗后现处于恢复期的新生儿。Ⅱ级机构根据其提供辅助通气的能力水平而分为ⅡA、ⅡB 两级。

ⅡA 级婴儿室只能为患儿提供过渡期短暂的辅助通气直到其转运至上级新生儿病房。ⅡB 级婴儿室能够提供小于 24 小时的机械通气或持续气道正压通气。ⅡB 级新生儿病房必须具备的设备(如便携式胸部 X 线摄片仪、血气分析仪)及人员配备(如内科医生、专业的护士、呼吸治疗专家、放射技师及实验技师等),提供持续治疗护理同时能处理多种紧急情况。

　　Ⅲ级新生儿重症监护病房(NICU)以能不断获得人员配备(新生儿专家、新生儿专业护士、呼吸治疗专家)和据病情需要提供先进的生命支持技术为标准。Ⅲ级 NICU 据其处理复杂性问题的能力分为ⅢA、ⅢB、ⅢC 三级。胎龄＞28 周,出生体重＞1 000g 的新生儿在ⅢA级 NICU 中治疗护理。ⅢA级 NICU 能提供常规机械通气的持续生命支持,但不能应用如高频通气等更先进的呼吸支持技术,此外还能完成如中心静脉置管、腹股沟疝修补等简单基本的外科手术。

　　超未成熟儿(胎龄≤28 周)或超低出生体重儿(体重≤1 000g),或有严重(复杂)疾病的具有最高专业化要求的高风险患儿,这些患儿需要更先进的Ⅲ级 NICU(即ⅢB级)。ⅢB级 NICU 有专业全面的人员配备,包括各专业的儿内科、儿外科专家,技术高超的护士和呼吸道护理人员,先进的呼吸支持及生命监测设备,先进的实验室和影像设备,儿科专业技术支持的营养和药物治疗,社会服务,家庭护理等。先进的呼吸治疗应该包括高频通气和一氧化氮吸入。例如,超低出生体重儿需要的持续的呼吸支持、胃肠外营养、神经影像,还可能需要外科结扎动脉导管、坏死性小肠结肠炎的外科治疗、脑积水的神经外科处理等。ⅢB级 NICU 应该能在医院内或就近的医疗机构有儿外科专家及儿科麻醉师为先天畸形患儿(如腹壁缺损、气管食管瘘或食管闭锁、脊髓脊膜膨出等)实施大手术,或治疗(如肠穿孔、早产儿视网膜病或继发于脑室内出血的脑积水等)。理想的就近相关医疗机构应该是地理位置上接近、能共同合作治疗护理的单位。儿童复杂性较低的外科手术(如阑尾切除术、幽门肌切开术)由儿外科专家做比普外科专家做其效果更好。因此,建议新生儿外科手术由儿外科专家完成。

　　最先进的 NICU 是ⅢC级,可设立在儿童医院内,或有体外膜肺、体外循环下能进行严重的心脏畸形外科修补术的医疗机构内。需要最先进的技术支持以获得患儿最好的治疗效果。集中治疗护理需要最高级别重症监护的新生儿,允许这些Ⅲ级 NICU 中心发展成能满足最佳治疗效果需求的新生儿救治中心,以避免在较近范围内多个相同医疗机构提供昂贵的重复服务。

　　针对最复杂最危重的新生儿的ⅢB、ⅢC级 NICU 应该有即时的儿科各专业的会诊医生。这些设施及人员配备应该能够完成紧急情况下先进的影像成像并即时发出诊断报告,包括 CT、磁共振(MRI)、超声心动图等。

　　(二) 分级管理的考核

　　NICU 的质量评价尚无系统的评价体系,应从以下几方面进行评价:

　　1. 病房建设

　　(1) 新生儿监护病房(NICU)规模达到相应的要求,NICU 的总床位数不低于 4 张。每张床的占地面积不低于 $10m^2$。

　　(2) NICU 内应配备有医生办公室、护士工作站、治疗室、配药室、仪器室、更衣室、清洁室、污物处理室、值班室、盥洗室。NICU 内应配备小型实验室、示教室、家属接待室、家属探视室、营养准备室。

　　(3) NICU 内应该具备良好的通风、保暖及采光条件,安装足够的感应式洗手设施。NICU 内人流、物流应合理。NICU 室内建筑材料应满足易清洁、耐腐蚀的要求;室内墙壁及天花板无裂隙;无颗粒性物质脱落;地面平整、防滑、耐磨、易清洗;地漏必须在排水口的下部设置高水封装置并加密封盖;污水排放管道接医院污水处理系统。设立安全通道,有明确的防火疏散指引标记和完善的灭火装置。

2. 设备和配置

(1) 病床应采用婴儿保暖温箱或辐射抢救床。

(2) 每床配备完善的电、气、负压吸引等接口。每床配备床旁监护系统,能进行心电、血压、血氧饱和度等基本监护。

(3) 配备足够数量的新生儿专用呼吸机,或配备多功能、可供多年龄组使用呼吸机,NICU 内至少应有便携式呼吸机一台,用于转运患者。每床配备复苏呼吸气囊。

(4) NICU 内应配备滴注泵、微量注射泵,每床最少 1 套。配备蓝光治疗设备,并配有经皮胆红素测定仪。配备微量血糖测定仪。

(5) 配备心肺复苏抢救装备车,车内应该包括有各类抢救药、各种型号的新生儿喉镜、气管插管和注射器等。

(6) 配备床旁血气分析仪、床旁简易生化仪、乳酸分析仪、简易超声仪、简易血氧饱和度和(或)二氧化碳检测仪、超净工作台、闭路电视监视系统、输液加温设备及无创血流动力学、呼气末二氧化碳、代谢等监测设备。

(7) 医院必须有足够的设备,随时为 NICU 提供床旁 B 超、X 光、生化、细菌学和血气分析等检查。

3. 组织管理

(1) 管理体制:NICU 必须是医院的一级科室(医学院附属医院称为二级学科),由医院的医务部门直接管理。

(2) NICU 医生的编制人数与床位数之比为 1:1以上。NICU 日常工作中可有部分轮科、进修医生,但新生儿专科医生必须占 60% 以上。NICU 专科护士的编制人数与床位数之比为2.5:1以上。

(3) NICU 内的医疗工作由 NICU 专科医生负责,采取 NICU 专科医生主管、相应专科协管或会诊的医疗管理模式。NICU 医生负责医疗文件的书写,医嘱管理,与患者家属的沟通和交流;其他专科医生只是将专科的处理意见提出,最后由 NICU 医生综合各科意见决定治疗方案。

(4) 具有健全的规章制度,如患者转入制度、医疗管理制度、会诊制度、患者转出制度、家属探视制度。

(5) 有年度工作计划和总结,并有针对性的培训计划,工作人员定期参加新生儿 NICU的培训。

4. 医疗技术水平

(1) NICU 应该具备开展下列基本医疗工作的能力:能熟练进行气管插管并有应用喉镜气管插管的操作常规;有早产儿、新生儿的护理常规;能熟练进行经皮中心静脉置管(PICC);能熟练进行动脉穿刺置管及脐静脉穿刺置管;能熟练实施机械通气。

(2) 有机械通气的实施常规;人工气道的护理常规;机械通气的护理常规。

(3) 肠内和肠外营养:肠外营养的操作常规;新生儿的喂养常规。

(4) 换血疗法:换血疗法的操作常规;换血疗法的护理常规。

根据上述四个方面拟定的考核评分标准见表1-2。

表 1-2　NICU 质量检查验收标准及评分表(1000 分)

检查内容		分值	评分标准	扣分	得分	备注
一、病房建设 25%(250 分)	1. 新生儿重症监护病房(NICU)规模达到相应的要求,医院 NICU 的总床位数不低于 8 床位数	50	床位数不达标,每差 1 张床扣 2 分			
	2. 每个新生儿重症监护病房(NICU)最少配备一个单间病房,面积不低于 18m²	10	无单间病房扣 10 分;面积低于 18m² 扣 5 分			
	3. 每张床的占地面积不低于 10m²	20	低于 10m² 扣 5 分			
	4.NICU 内应配备有医生办公室、护士工作站、治疗室、配药室、仪器室、更衣室、清洁室、污物处理室、值班室、盥洗室	60	每缺一项扣 5 分			
	5.NICU 内应配备紧急检验室、示教室、家属接待室、家属探视室、营养准备室	20	每缺一项扣 2 分			
	6.NICU 内应该具备良好的通风、采光条件,安装足够的感应式洗手设施	30	通风条件差扣 5 分,采光差扣 5 分,无感应式洗手设施扣 10 分			
	7.NICU 内医疗流向包括人流、物流合理	10	医疗流向不合理扣 10 分			
	8.NICU 室内建筑材料应满足易清洁、耐腐蚀的要求;室内墙壁及天花板无裂隙;无颗粒性物质脱落;地面平整、防滑、耐磨、易清洗;地漏必须在排水口的下部设置高水封装置并加密封盖;污水排放管道接医院污水处理系统	30	建筑材料不合格扣 5 分;室内墙壁及天花板有裂隙扣 5 分;有颗粒性物质脱落扣 5 分;地面不合格扣 5 分;地漏不合格扣 5 分;污水处理不合格扣 5 分			
	9. 设立安全通道,有明确的防火疏散指引标记和完善的灭火装置	20	无安全通道扣 10 分,无防火疏散指引标记和完善的灭火装置扣 10 分			
二、设备和配置(25%,250 分)	1. 病床采用保温箱或辐射式抢救台	25	非多功能床扣 10 分			
	2. 每床配备完善的功能设备带或功能架(柱),提供电、气、负压吸引等功能支持	25	无完善的功能设备带或功能架(柱)扣 20 分			
	3. 每床配备床旁监护系统,能进行心电、血压、血氧饱和度等基本监护	25	每缺一项扣 10 分			
	4. 配备足够数量的常规呼吸机,要求配备 3 台,NICU 内至少应有便携式呼吸机一台,用于转运患者。每床配备复苏呼吸气囊	35	每缺一台呼吸机扣 2 分,无便携式呼吸机扣 5 分,每缺一个呼吸气囊扣 5 分			

检查内容	分值	评分标准	扣分	得分	备注
5. NICU 内应配备滴注泵、微量注射泵和肠内营养输注泵,其中微量注射泵每床最少1套以上	35	缺滴注泵扣5分,缺肠内营养输注泵扣5分,每缺一台微量注射泵扣1分			
6. 配备心电图机、除颤仪、纤维支气管镜	40	每缺一项扣10分			
7. 配备心肺复苏抢救装备车,车内应该包括有各类抢救药;各种型号的喉镜、气管插管、复苏呼吸气囊和注射器等	40	无心肺复苏抢救装备车扣40分;抢救药不齐备扣10分;喉镜、气管插管、复苏呼吸气囊不齐备扣20分;注射器不齐备扣10分			
8. 配备床旁血气分析仪;床旁简易生化仪;乳酸分析仪;简易超声仪;简易血氧饱和度和(或)二氧化碳检测仪;超净工作台;闭路电视监视系统;有创或无创血流动力学、呼气末二氧化碳、血糖、代谢等监测设备;输液加温设备。或医院必须有足够的设备,随时能提供24小时即复服务	15	每缺一项扣1分			
9. 医院必须有足够的设备,随时为 NICU 提供床旁 B 超、X光、生化、细菌学和血气分析等检查	30	每缺一项扣6分			
三、组织管理(25% 250分)	1. 管理体制 医院应成立独立的危重病学科,新生儿重症监护病房(NICU)作为危重病医学学科的临床基地。危重病学科必须是医院的一级学科(医学院附属医院称为二级学科),由医院的医务部门直接管理	60	无独立 ICU 科室建制扣30分;ICU 非医院一级学科扣30分		
	2. NICU 医生的编制人数与床位数之比为1:2以上。NICU日常工作中可有部分轮科、进修医生,但危重病医学专科医生必须占60%以上	40	按规定,每缺一人扣5分		
	3. NICU 专科护士的编制人数与床位数之比为2.5~3:1以上	30	按规定,每缺一人扣2分		
	4. 新生儿重症监护病房(NICU)内的医疗工作由 NICU 专科医生负责,采取 NICU 专科医生主管,必要时相应专科会诊的医疗管理模式。NICU 医生负责医疗文件的书写,医嘱管理,与患者家属的沟通和交流;其他专科医生只是将专科的处理意见提出,最后由 NICU 医生综合各科意见决定治疗方案	60	医疗管理完全开放,全部患者由各专科医生各自管理扣50分;部分患者专科医生进行管理扣25分		

续表

检查内容	分值	评分标准	扣分	得分	备注
5.有各项规章制度 (1)患者转入制度,原则上规定 NICU 的收治范围 (2)医疗管理制度 (3)会诊制度 (4)患者转出制度 (5)家属探视制度	30	每缺一项扣6分			
6.有年度工作计划和总结,对参加 NICU 培训的工作人员有针对性的培训计划	30	无年度工作计划扣10分;无培训计划扣20分			
四、医疗技术水平(25%,250分) 新生儿重症监护病房(NICU)应该具备开展下列基本医疗工作的能力:					
1.能熟练进行气管插管 有应用喉镜气管插管的操作常规	50	不能独立开展气管插管扣30分 无操作常规扣5分			
2.能熟练进行外周深静脉置管 (1)有外周深静脉置管的操作常规 (2)外周深静脉置管的护理常规	40	不能独立开展外周深静脉置管扣30分 无操作常规扣5分 无护理常规扣5分			
3.能熟练进行有创动脉血压 (1)有实施有创动脉血压监测的操作常规 (2)有实施有创动脉血压监测的护理常规	40	未开展有创动脉血压监测扣15分 无操作常规扣5分 无护理常规扣5分			
4.能熟练实施机械通气 (1)机械通气的实施常规 (2)人工气道的护理常规 (3)机械通气的护理常规	70	未开展机械通气扣60分 无操作常规扣5分 无护理常规扣5分			
5.肠内和肠外营养 (1)肠内和肠外营养的操作常规 (2)肠内营养的实施常规	40	未开展肠外营养20分 未开展肠内营养20分 无操作常规扣5分 无护理常规扣5分			
6.开展换血液治疗 (1)换血液治疗的操作常规 (2)换血液治疗的护理常规	10	未开展换血液治疗扣10分 无操作和护理常规分别扣2分			

二、NICU 的质量控制

1. 设置符合效益原则,人力资源配置专业化,保证临床工作需要　重点考核专业技术人员的业务水平。为确保 NICU 的资源能够有效、合理地使用,避免对 NICU 的过度使用及闲置,在确保 NICU 的诊疗质量与患者安全的前提下,医院应对 NICU 资源实施集中设置与管理,建立医院 NICU 管理组织,从质量、安全、服务、管理、费用五个方面进行评价。

（1）含 NICU 的新生儿病房为独立建制的临床科室。

（2）NICU 所处的地理位置应与产房、手术室和支持系统（科室）相邻近。

（3）医院应建立 NICU 质量管理组织，对 NICU 运行情况进行定期绩效评价，指导合理适度地使用 NICU 医疗资源。

（4）人力资源配置专业化，包括科主任和学科带头人、护士长的资格、实际水平、能力和工作状况都应达到一定标准，人员结构合理等。在 NICU 的运行中，医护人员的个体资质是控制的重点，因而人员素质对 NICU 的工作质量与安全起到至关重要的作用，因而应实施人员准入制。

（5）建立 NICU 人力资源技能定期考核的标准与机制，有相应的记录文件。

（6）在科主任领导下，由护士长和副主任（或主治）医生分工负责。护士长主持护理业务和一般日常管理工作，副主任（或主治）医生负责医疗业务工作。由副主任医生及以上人员（经过 NICU 专业培训）担任 NICU 主任（三级甲等医院应由主任医生担任），必须是具有丰富的新生儿重症医学经验的专业医生，有组织管理能力，与医院相关职能部门和其他专业科室有良好的协作关系，全职负责 NICU 的医疗、教学和科研工作。人员结构梯队合理，有明确分工与侧重。主任（副主任）医生负责指导解决疑难复杂问题。主治医生负责临床医疗工作，决定监护和抢救方案以及患者的收治和转出。住院医生在上级医生指导下完成对患者的具体医疗工作。护士应具备 2 年以上的临床护理工作经历。接受过 NICU 专科护理培训的人员应大于全科护士总数的 90%，且固定的 NICU 护士应占全科护士总数的 80% 以上。由主管护师及以上人员（经过 NICU 专业培训）任护士长，具有较丰富的专业护理知识，有一定的管理和教学能力，并经过护士长岗位培训。

（7）全面掌握临床检测系统的监护技能，内容包括（但不限于）：心电监护，包括对异常图形识别能力；无创及有创血压监测；人工气道管理。掌握分管患者的病情与监测重点。护士床旁吸痰，无菌操作，保证氧合并掌握基础护理技能。

（8）熟练掌握急救仪器的使用方法，并了解其使用目的，掌握仪器报警及故障的排除方法（至少应掌握人工呼吸机及监护仪）。掌握紧急情况的处理步骤，如窒息复苏的处理等。

2. 明晰岗位职责，完善各项制度

（1）各级各类人员能知晓本人岗位职责，并能认真的贯彻；对新上岗的人员有培训制度；各级各类人员岗位需具备的职业技术能力要有明确的达标要求；对各级各类人员岗位实际技能有定期的评价与改进措施。

（2）完善各项制度：NICU 的管理的基本制度应包括医疗质量控制制度；临床医疗、护理操作常规；抗感染药物使用制度；血液与血液制品使用制度；抢救设备操作与管理制度；医院感染管理制度；不良事件报告与防范制度；病例（疑难危重症、死亡病例）讨论制度；医患沟通制度；三级查房制度与会诊制度。

（3）考核各项质量管理与改进制度、措施落实情况。考核的方法与要点有：医护人员知晓与履行"质量管理的核心制度"、"患者收入、转出 NICU 标准与原则"等制度的情况。患者诊疗方案制订的程序，由主治医生及以上人员确认，执行有记录。三级查房，重点是主治医生以上人员查房频率，及时记录其对患儿的诊疗意见，并得到落实程度。查看值班医生交接班记录本内容与病历记录一致性。查看护理记录本内容与病历记录一致性。有合理使用"抗生素"、"胃肠道外营养"制度并能认真执行。对"人工呼吸机"的使用有制度、有记录、有知情同意书,有脱机管理的制度与流程。危重、死亡病例讨论制度与记录。

(4) 医院感染控制措施考核的方法与要点:制定有 NICU 专业特色的医院感染控制管理的方案(或制度)、重点措施、应急的预案。应有对员工进行医院感染控制的教育,并有记录。应有定期、不定期进行医院感染控制督查的机制,有整改与效果再评价的制度和程序。对NICU 医院感染控制主要指标有分析意见。

3. 加强运行病历的监控与管理,重点是与患者安全和医疗质量相关的内容　加强对NICU 运行病历的监控与管理是 NICU 环节质量管理的重要途径,直接反映出医疗质量与患者安全的信息,因而不但要有 NICU 医护文书的书写规范与质量管理制度,而且要有严格的培训举措,监管的重点是与患者安全和医疗质量相关的内容,主要有以下内容:

(1) 病历记录完整无缺项。

(2) 监测项目信息齐全、连贯性好。

(3) 执行医嘱记录时间准确。

(4) 护理观察记录描述清晰、用语适宜、判定准确、处理及时。

(5) 抗菌药物、肠外营养使用合理。

(6) 临床实验室等医技项目检查使用适当,对异常信息能及时处理。

(7) 上级医生查房、会诊、病例讨论等诊疗记录完整。

(8) 知情同意记录完整,告知对拒绝生命支持活动可造成的后果。

(9) 病情变化时及时告知亲属(或委托人)并有记录。

4. 设备、设施以及相关医技科室的服务能够保证临床工作需要

(1) 建筑、环境、设备符合设置规范:一是 NICU 的建筑符合规范,应利于危重患者的救治和医院感染的监控工作。二是应配有合格的应急电源、气源等配置,了解紧急启动的状况。

(2) 应具有确保危重症患者救治安全的基本设备:每床监护仪≥1 台/每床,应备有机动。监护仪至少应具备心电图、呼吸监测、经皮血氧饱和度、无创血压四项基本参数。呼吸机 0.5台/每床。注射器泵 2~3 台/床。血气分析仪≥ 1 套(必备)应含电解质指标(由检验科负责质控监测)。

(3) 相关医技科室的服务能够保证临床工作需要,这方面考核的方法与要点有:移动式 X线诊断装置(本科有或院内能及时提供服务)、超声诊断装置(本科有或院内能及时提供服务)。相关医技、药房、后勤等科室对 NICU 有明确的支持职责与具体措施。

5. NICU 有关统计指标数据　年 NICU 住院总人次;年床位使用率;年平均住院日;抢救成功率;机械通气使用人次/年 NICU 住院总人次;年 NICU 患者机械通气平均使用天数;NICU 每日住院费用(元);院内感染发生率;使用中心静脉导管人次及发生感染人次;使用机械通气人次及发生感染人次。

(吴本清　田鸾英)

参 考 文 献

1. 周敏,丁爱国.新生儿医院感染研究进展.中华医院感染学杂志,2003,13(8):799-800.

2. 王江桥,邱燕玲,林伟玲,等.新生儿医院感染危险因素病例对照及干预措施研究.中国感染控制杂志,2005,10(4):312-314.

3. 王莹,温玉娥.新生儿重症监护病房医院感染的预防与护理管理.现代护理,2006,3(11):111.

4. Chang YJ,Lin LH. Noise and related event sin a neonatal intensive care unit. Acta Paediatr Taiwan,2001,42(4):212-275.

5. Trapanotto M,Benini F,Farina M,et al. Behavioural and physiological reactivity to noise in the newborn. Paediatr Child Health,2004,40(526):275-281.

6. Brandon DH. Preterm infants born at less than 31weeks'gestation have improved growth in cycled light compared with continuous near darkness. Pediatric,2002,140(2):192-199.

7. Keller A,Arbel N,Merlob P,et al. Neurobe-havioral and autonomic effect s of hammock positioning in infant s with very low birth weight. Pediatric Physical Therapy,2003,15(1):327.

8. 王萍,郑琴.新加坡竹脚医院新生儿重症监护病房的消毒隔离措施.国外医学护理学分册,2003,22(4):193.

9. 袁可,谢宗德.新生儿重症监护室中放弃治疗的伦理问题.医学与哲学,2006,27(6):70-71.

10. 陈锦秀,罗薇.新生儿重症监护病房环境管理的研究进展.护理学杂志,2006,21(1):78-80.

11. Jones L,Woodhouse D,Rowe J. Effective nurse parent communication:A study of parents' perceptions in the NICU environment. Patient Educ Couns,2007,69(1-3):206-212.

12. Brandon DH,Ryan DJ,Barnes AH. Effect of environmental changes on noise in the NICU. Neonatal Netw,2007,26(4):213-218.

13. Claydon JE,Mitton C,Sankaran K,et al. Ethnic differences in risk factors for neonatal mortality and morbidity in the neonatal intensive care unit. J perinatol,2007,27(7):448-452.

14. Scherf RF,Reid KW. Going home:what NICU nurses need to know about home care. Neonatal Netw,2006,25(6):447-449.

15. Cuttini M,Casotto V,Orzalesi M,et al. Ethical issues in neonatal intensive care and physicians practices:a European perspective,Acta Paediatr Suppl,2006,95(452):42-46.

16. 张振伟.重症监护病房质量管理与持续改进.中国医院,2006,10(7):6-10.

17. 李冠芳.新生儿病房护理安全管理.国际医药卫生导报,2007,13(10):133-134.

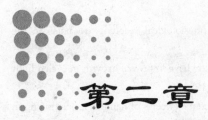

第二章

新生儿重症监护室的设备与管理

随着医学的发展,新生儿重症监护室(neonatal intensive care unit,NICU)在现代医院建设中已占有相当高的地位,NICU 是对危重新生儿进行集中监护、治疗的病室。NICU 的基本任务不只是加强护理,也不同于术后恢复室,而是利用现代化医疗设备和各类器械,对危重患者的生命器官进行反映其功能实质的各项参数的监测,从而及时判断病情变化的量和质,迅速采取有针对性的医疗和护理措施,必要时给予生物医学工程技术上的生命支持,改变生命不稳定状态,重建新的平衡。因此,NICU 的建设,离不开生物医学工程技术的发展,离不开大量医疗设备的应用,NICU 的设备主要分为:基础设备、监护设备、常规护理设备、特殊设备。

第一节 监护仪的种类与使用

一、监护设备配置及选购

监护仪能实时动态地监测心电图、血压、呼吸、脉氧、温度等波形或参数,并能对所测得的参数进行分析处理、数据储存、波形回放等。监护设备是 NICU 的必需设备,NICU 建设时,监护设备的配备又分单床独立监护系统和中央监护系统两类。

1. 监护仪的类型 关于医用监护仪的分类方法至今仍没有一个统一的方法,主要分为:

(1) 按仪器构造功能分类:可分为一体式医用监护仪和插件式医用监护仪。一体式医用监护仪具有专用的监护参数,通过导联线或其他连接管接入每台医用监护仪之中,它所监护的参数是固定的,不可变的。有些医用监护仪也可通过无线遥测。插件式医用监护仪具有一个明显的特点,即每个监护参数或每组监护参数各有其一个插件,使监护仪功能扩展与升级快速、方便。这类插件可以根据临床实际的监测需要与每台医用监护仪的主机进行任意组合。同时也可在同一型号的监护仪之中相互调换使用。

(2) 按仪器接收方式分类:可分为有线医用监护仪和无线(遥测)医用监护仪。有线医用监护仪是患者所有监测的数据通过导线和导管与主机相连接,而无线(遥测)医用监护仪是对患者监测的数据通过发射与接收,主机获得数据。

（3）按使用范围分类:可分为普通医用监护仪和专用医用监护仪。普通医用监护仪就是一般医用监护仪,也就是床边监护仪,它在医院 ICU 病房中应用广泛,它只有几个最常用的监测参数如心率、心电、无创血压。专用医用监护仪是具有特殊功能的医用监护仪,它主要针对某些疾病或是某些场所而设计、使用的医用监护仪。如手术监护仪、冠心病监护仪、胎心监护仪、分娩监护仪、新生儿早产儿监护仪、呼吸率监护仪、心脏除颤监护仪、麻醉监护仪、车载监护仪、便携式监护仪、脑电监护仪、颅内压监护仪、24 小时动态心电监护仪、24 小时动态血压监护仪、心脏起搏器等。

（4）按使用控制与显示的方式分类:可分为床边医用监护仪和中央医用监护站。床边医用监护仪用于病床边与患者连接在一起,对患者的生理、生化参数进行监测,并能显示报警或记录。中央医用监护站则是由一个中央监护仪(也称中央控制显示器)与数台床边监护仪组成。中央监护仪能将来自任何一台床边监护仪的各种参数波形或其他信息数据显示出来,并具有报警系统,与床边监护仪的报警系统互相协调联动。

（5）按监护仪的作用分类:可分为纯监护仪和抢救、治疗用监护仪。纯监护仪只有监护功能,抢救、治疗用监护仪是具有监护功能,又具有抢救或治疗的功能的监护仪。如心脏除颤监护仪、心脏起搏器等。

2. 监护内容及监护仪功能的选定　随着现代医学技术和生物工程技术的不断发展,监护仪能监测的生理和生化参数也不断增加,如心电图监测、呼吸监测、无创血压监测、有创血压监测、气道二氧化碳监测、气道氧气监测、血液体积/辅助监测、血氧饱和度/血流体积监测、温度监测、pH、血气监测等。利用计算机控制还能进行多种数据的分析和处理,如 ECG/心律失常检测、心律失常分析回顾、ST 段分析等。

单床独立监护系统:单独的床旁监护仪在 NICU 领域中被广泛应用,现代监护仪主要由心电、呼吸、血压、温度等组件组成,并有许多可扩展功能,可扩展功能模块做成插件式,当需要其他功能时,在主机的插槽内插入新功能模块进行升级。同一 NICU 单位中选用同一品牌型号的监护仪,每台床旁机配有一般的常用监测功能,非常用的组件作为备用选配件,各配置1~2 个,可相互插拔应用。

中央监护系统:多参数中央监护系统是通过网络将各个床位患者的床旁监护仪所得到的各项监护波形和生理参数同时集中显示在中央监护的大屏幕监视器上,使医务人员能对患者实施有效的实时监护,在现代 NICU 建设中,普遍建立中央监护系统。

3. 监护仪数量配置及功能扩展　早期的 NICU 病房因经济条件等多方面因素,一般根据需要监护患者的数量进行配置。现代 NICU 已把监护仪作为基本设备,每一床位配1 台,并固定在便于观察的床头或功能柱上。选用的监护仪应能升级和功能扩展,可安装新软件,备有多个功能插槽。

4. 临床多参数监护仪及其发展趋势　在 NICU 的护士站建有中央监护站,对多床数据可以集中监护,设有彩色大屏幕,同时显示整个 NICU 单位病床监护信息,并可放大单床监护数据和波形图。设置异常波形报警功能,每床 10 多个参数输入,双向数据传送,通过打印机进行结果打印。中央监护系统所采用的数字网络多数为星形结构,许多公司生产的监护系统采用了计算机以太网(ETHERNET)进行通讯,其优点是床旁监护仪和中心监护仪都看作网络中的一个节点,中心站起着网络服务器的作用,床旁监护仪和中央监护仪可双向传输信息,床旁与床旁监护仪之间也可相互通讯。

中央监护系统设立实时波形观察工作站和 HIS 工作站，通过网关，应用 Web Browser 观察实时波形影像，对某一床位的波形信息进行放大观察，从服务器中提取异常波形进行回放，进行趋势图分析，查看存储达 100h 的心电波形，并可进行 QRS 波、ST 段、T 段波分析，医生可在医院网（HIS）任何一个节点观看 NICU 患者监护信息。

二、NICU 设备的安全与保障

NICU 是大量电器和医疗设备集中使用的地方，有许多大电流和高精度医疗设备，因此，要注意医疗设备的使用安全和运行安全。

1. 设备的使用安全　NICU 设计时，要保证有足够的用电量供应，每个电源输出要有过电流保护装置，大功率电器要用专用电源，使用高压电的设备按要求应有接地装置，保证医生和患者的使用安全。

2. 设备的运行安全　首先，保证医疗设备在良好的环境下工作，使得医疗设备正常运行，为设备配置 UPS，保证为设备提供稳定的电源；监护仪的位置设在稍高处，既便于观察，又远离其他电器设备，防止对监测信号的干扰；因 NICU 的特殊性，突发情况较多，NICU 的医疗设备不能带病工作，要保证所有设备性能良好，处在待运行状态。设备的操作要正确、规范。

3. NICU 设备的维护保障　现代 NICU 配置的设备高新技术含量高，操作的专业要求高，为保证 NICU 设备的正常运行使用，医院的 NICU 病房设立专职的维护工程师，指导医生、护士正确操作使用设备；协助医生设定机器参数；平时负责对使用后的设备维护保养，更换损毁、老化配件；定期对设备进行测试，定期到计量质检中心对计量器具进行计量校正；对故障设备及时进行修理或送修，保证所有设备处于良好的工作状态；对设备的使用、修理情况进行登记，建立 NICU 设备档案。

三、监护仪的使用

(一) 心电图监测

危重疾病发展至一定程度可发生心电图改变，常预示病情恶化。心电图监护用于持续监护心脏电活动，是以心电图的形式连续在屏幕显示 P-QRS-T 形态、频率（心率）、节律、ST 段改变、各种心律失常等。

1. 心电监护的特点　监护仪具有示波器（显示心跳）、灵敏度调节系统（精确显示心率）、可调性声频讯号（每次心跳发出的声音）和高（低）报警（当心率高出或低于设定报警值时会发出报警声）。自心电监护可测知心率、察看心电波形，如以它和病儿的脉搏比较可分辨出报警究系患儿本身心率过缓或过速或由于伪差（如导联松脱）所致。根据心电波形尚可初略观察心律失常类型。

传感器由三个皮肤生物电位电极组成，NICU 多采用左、右胸电极加左腋中线胸腹联合处导联电极。用前需先将电极膏涂在干电极上，打开电源，调好声频讯号至清晰听到心脏搏动，并将心电波形调至合适大小，设置好高、低报警值（即心率应设于较正常心搏范围内各高及低 20 次）。应用时电极位置必须正确，导联电极必须粘贴于皮肤使不松脱。如需观察心电波形时，则需选择最佳导联。要求达到波形清晰、干扰少，在心电波形显示同时有数字显示瞬间心率。当需了解过去一段时间内心率变化可按趋势键,此时荧光屏上会显示 2、4、8、24 小时等时间内心率快慢变化趋向图形。

2. 注意事项　①粘贴电极部位的皮肤需用酒精清洁,皮肤须干燥,电极放置 24～48 小时后应更换,重新粘贴时,必须更换部位,避免长时间粘贴引起皮肤损伤,严重者可留有瘢痕;②使用时将音响讯号的音量调节至可清晰听到,以便及时发现异常;③使用时必须调节报警的上下限,报警开关必须开放,否则将失去监护作用;④监护过程中,可因患儿活动、电极膏水分蒸发干燥或周围仪器干扰而出现伪差,或信号不能引出或报警,因此当心电图显示异常时,尚需结合临床,必要时作常规心电图检查以判断监护结果。

(二) 呼吸监测

呼吸监护仪一般监护呼吸频率、节律、呼吸振幅以及呼吸暂停等功能。

1. 呼吸运动监护仪

(1) 特点:监护呼吸频率及呼吸暂停用,其原理为通过阻抗法监测呼吸运动,与心电监护通常组合在同一仪器内,传感器共同用一组电极,从呼吸时胸腔电阻的周期性变化测定呼吸间隔并计算出呼吸频率,然后将电讯号传送至示波器分别显示呼吸振幅、节律,并以数字显示瞬间内每分钟呼吸次数,能及时发现呼吸频率变化和呼吸暂停。应用时必须设好呼吸暂停报警时间,一般设于 15～20 秒。

(2) 注意事项:①调节报警上、下限和呼吸暂停时间;②调高敏感度,能接收较弱的呼吸信号,但若敏感度过高,可将心脏搏动引起的阻抗改变和呼吸运动引起的阻抗改变同时记录,影响结果判断;③阻抗法只能测出呼吸运动,不能测出肺的通气功能,有气道梗阻已影响气体交换,但患儿有呼吸动作时,仍可产生信号。

2. 呼吸暂停监护仪

(1) 特点:呼吸暂停监护仪用于检测与监护患儿呼吸状况,其检测方法主要有两类型:①间接测量法:呼吸通过压力垫、腹部传感器或气道呼吸音监测器,传导讯号至呼吸阻抗描记器或体积感应描记器中而被感知。②直接测量法:采用近体压力传感器及二氧化碳传感器,测定肺部进出气流并将讯号传送至热敏电阻器而被感知。当呼吸停止一段时间后,仪器即可发出报警。

呼吸暂停监护仪种类较多、功能不一,有单独用于监测呼吸状况者,亦有兼作心电图监测者,后者类似于呼吸心电监护仪,亦有可作血氧饱和度及无创血压监测者。

呼吸暂停监护仪基本要求:①呼吸暂停时间设置为 15～20 秒可调,有呼吸频率显示及视觉、听觉报警;②采用外接交流电源,如在危重新生儿的转运使用,应采用 1～4 个碱性电池作为电源,工作时间为 400～2 000 小时,或采用钮扣电池;③传感器采用腹部传感器或压力垫。

(2) 注意事项:设好呼吸暂停报警后将传感器置于暖箱褥垫下(厚约 5cm)箱底须干硬,传感器置于能感受到患儿呼吸的正确位置即患儿肩胸部。当患儿呼吸暂停超过所设时间机器即发出报警声。体重低于 1000g 者因呼吸运动过弱,监护仪可能测不到信号,此时去除垫褥,将传感器上盖上数层布使其距离更接近患儿即能感受到微弱的呼吸运动。

(三) 脉搏、血氧饱和度(SpO_2)监测

1. 原理　SpO_2 监测为非创伤性监护,其原理是还原血红蛋白(Hb)和氧合血红蛋白(HbO_2)对 660nm 和 940nm 波长的红光吸收量不同,HbO_2 对 660nm 波长的红光吸收量少,对 940nm 波长的红光吸收量多,而 Hb 对这两种波长红光的吸收量正好和 HbO_2 相反,因此用分光光度法测定红光吸收量与红外光吸收量的比值,就能测定 Hb 的氧饱和度。SpO_2 还同时应用容积描记法,根据每次心脏搏动时,照射部位血容量改变,使光吸收量不同,在容积图上波幅大小也不同,通过发光二极管产生红光与红外光透照手指或耳垂等有外周动脉的组织,对搏动血管进行照射和检测,再由光电换能器接受而得出 Hb 的氧饱和度、脉率和显示脉搏波形。

2. 特点　SpO_2 探测器有不同的型号,需要选择大小合适的探测器。粘贴部位:手指、足趾、耳垂,小的早产儿也可贴于手或足部。放置时要注意发光二极管要放在光接收器对侧成一直线。开机后屏幕显示脉搏波形和数值(SpO_2 数值,脉搏值),示器显示信号强弱,并可调节报警上下限。当信号强,波形规整,脉率和心电监护仪显示的心率一致时,SpO_2 测值才可信。

SpO_2 是非创伤性,使用方便不需校正,反应时间快,可以持续记录,不需加热,无烧伤危险,不受皮肤厚度的影响,诊断低氧血症很敏感。适用于新生儿、早产儿产房复苏、转运途中、收入 NICU 初始稳定阶段和足月新生儿机械通气治疗过程中,用 SpO_2 指导氧体积分数调节可以减少做血气分析次数,在有顽固性低氧血症的新生儿,用两个 SpO_2 探测器分别贴于动脉导管前(如右手指)和动脉导管后(如足趾)部位,有助于对新生儿持续肺动脉高压和青紫型先天性心脏病作出初步快速鉴别诊断。

3. 注意事项　①SpO_2 仪不适用于高氧血症的监护。SpO_2 只能估算动脉血中两种形式的 Hb,当血中碳氧血红蛋白和(或)高铁血红蛋白增高时,将会影响测值,使 SpO_2 读数偏高;由于氧离曲线的特性,在曲线的平坦段上段,氧饱和度微小的改变,氧分压将发生很大的变化。当 SpO_2 大于 0.95 时,PaO_2 可以处于高氧血症水平;当 SpO_2 为 0.92 时,其相应的 PaO_2 可在 $5.3\sim13kPa$ 之间;取动脉导管血标本测 PaO_2 同时测 SpO_2(动脉导管后部位),二者对照结果发现若 SpO_2 报警上限设在 0.95,仅能发现 89% 的高氧血症(指 $PaO_2>12.0kPa$),若上限设在 0.94,只能发现 95% 的高氧血症。②当组织灌流不良或贫血、水肿等因素存在时测得的 SpO_2 值偏低。③婴儿肢体过度活动时显示的 SpO_2 及心率常因干扰而不正确,故观察 SpO_2 读数应在安静状态下,当心率显示与心电监护仪所显示心率基本一致时取值。④SpO_2 监护时必须将传感器上光源极与感光极相对,切勿将二极压绕过紧。传感器应避免蓝光直接照射,以免损伤探头。

(四) 经皮氧分压($TcPO_2$)监测

1. 特点　$TcPO_2$ 为非创伤性监护,仪器并不直接测量 PaO_2,而是通过传感器(皮肤电极)测量皮肤表面的氧分压。传感器由银制阳极、铂制阴极、热敏电阻和加热器组成。传感器上须盖有电解质液和透过膜,加热皮肤表面,使传感器下毛细血管内血液动脉化,血中氧自皮肤透过时经膜在传感器发生反应产生电流经处理后于荧光屏上显示出数字即为氧分压。应用时传感器放置在患儿体表既避开大血管又有良好毛细血管网的部位,如上胸部、腹部。不要贴于活动肢体,以免影响测定结果。一般情况下如操作正确,当皮肤加温至 44℃时,经皮测得 PaO_2 与动脉血 PaO_2 间两者相关极好。

2. 操作　电极膜一般每周更换一次,膜下不能有空气泡,需用专用电解质溶液滴在电极上,如应用过程中电解质液已干燥,需重新置上溶液,电极膜必须保持完整不破。

监测时须将电极校准,先行空气校正,将探头置大气中校正至读数为 20.9kPa (157mmHg),再行零点校正,将 1 滴零溶液,滴于电极表面,荧光屏读数即下降,当荧光屏数值稳定 2 分钟,转动零键钮,使荧光屏上出现 0 后,轻轻擦除零溶液,数值又自动上升至

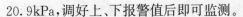

20.9kPa,调好上、下报警值后即可监测。

先擦净皮肤,用双面粘胶环,将电极贴于皮肤,电极与皮肤间须滴入接触液,避免空气逸入。早产儿电极温度应设于 43℃,足月儿设于 44℃,电极探头每 3～4 小时更换位置一次,如仰卧位将 2 个探头贴于右上胸及下腹部则可代表动脉导管前、后的 PaO_2。

3. 注意事项　①使用前需要校正。②皮肤往往有轻度烧伤,需每 4 小时更换粘贴部位。③多种因素影响 $TcPO_2$ 测值,如当临床有休克、心脏梗阻性疾病、低灌注及用大剂量血管活性药物或皮肤水肿,严重低温时经皮氧分压可低于动脉血 PaO_2;当电极或膜下有气泡或空气漏入时或加温太高则测得的值又会高于动脉血所得 PaO_2。④在氧疗期间若用 $TcPO_2$ 持续监护,要每日定时取动脉血测 PaO_2 以校正,在危重新生儿监护氧疗最好的方法是用 $TcPO_2$ 持续监护,同时置动脉导管,定时取血测 PaO_2 以校正。

(五) 经皮二氧化碳($TcPCO_2$)监测

1. 特点　为无创性监测组织二氧化碳浓度仪器,常用于慢性肺部疾病进行呼吸治疗时,由 pH 敏感的玻璃电极及银/氧化银电极组成。采用碳酸氢钠电解质溶液,二氧化碳渗透膜用 2.5μm Teflon 组成。利用加热皮肤表面传感器进行连续 CO_2 监测。经皮二氧化碳监护仪不受胎龄、日龄、皮肤温度及灌注等影响。

2. 操作　用前电极需用两种已知 CO_2 浓度(5% 和 10%)的气体校正,校正前电极先加温至 43～44℃,电极膜 2～4 周更换一次。换膜后必须用两种气体校正,膜下应无气泡,膜不能有破损裂痕。

3. 注意事项　经皮 CO_2 值在血液 CO_2 高值时常不精确,因传感器所测出的二氧化碳值为皮肤-组织水平,皮肤 CO_2>循环中的 CO_2 值,CO_2 的被动弥漫需要一定梯度。皮肤加热时又可增加 CO_2 的产生,化学反应时被消耗的 CO_2 有时会积聚在传感器内。

(六) 呼气末二氧化碳($P_{ET}CO_2$)监测

正常生理状态下,呼气末二氧化碳分压($P_{ET}CO_2$)反映了代谢产生的二氧化碳经肺排出的一系列生理过程,与动脉血二氧化碳分压($PaCO_2$)有良好相关性,在一定程度上可以反映 $PaCO_2$,加之它具备连续性和无创性的优点,能较迅速地、敏感地反映 $PaCO_2$ 动态变化,因此,国际 ICU 安全特别委员会推荐将 $P_{ET}CO_2$ 监测作为 ICU 常规监测项目。

1. 原理及使用　CO_2 可吸收红外线,其吸收量与 CO_2 浓度成正比,让患儿呼出气通过有一定波长红外线照射的石英采样管,管道另一侧有接受红外线的光敏传感器,在患儿呼吸过程中,传感器根据红外线的强弱发出不同的电信号,再经过加工处理,以连续的曲线描绘出呼吸周期中 CO_2 浓度的迅速变化。探测器置于气道开口处进行气体取样测定的方法称为主流式测定法;而通过气道开口处的细管将部分潮气吸入到探测器内进行测定的方法称为旁流式测定法。其中,比色法只能采用主流式;质量分光分析法和拉曼光谱学法只能采用旁流式;红外线光谱分析法则既可采用主流式也可采用旁流式测定技术。

2. 临床意义　由于正常生理状态下,$P_{ET}CO_2$ 与 $PaCO_2$ 值相近,存在着良好的相关性,既可以反映呼吸情况,又可以反映某些循环变化。临床上常用于监测肺血流情况,通气状态和循环功能,并且它属于无创伤性连续监测,对判断危重患者病情变化有现实意义。

(1) 动态观察通气功能状况:非创伤性预测 $PaCO_2$,由于 $P_{(a-E)}CO_2$ 受通气/血流比值变化的影响,因此,在肺血流没有明显减少的情况下,此值只反映通气功能的状态。当通气功能不良时,$PaCO_2$ 较高,而 $P_{ET}CO_2$ 较低,出现 $P_{(a-E)}CO_2$ 增高的现象。随着治疗进展和病情的好转,

$P_{ET}CO_2$ 逐渐升高,最后趋于稳定水平。基于此原理,临床中可通过动态观察 $P_{ET}CO_2$ 了解通气功能状态。在病情稳定期间,$P_{(a-E)}CO_2$ 基本保持不变,故可持续监测 $P_{ET}CO_2$ 推测 $PaCO_2$ 水平。特别需要注意的是,这种无创推测 $PaCO_2$ 的方法只能在保证病情稳定的前提下才有意义,否则可影响病情的观察。一般进行推测的时限不超过 12~24 小时。

(2) 确定气管插管是否错位:有时气管插管后,操作者不能肯定插管是否已进入气管。为了确定插管位置,往往需要观察病情或进行胸部 X 线检查协助确定。$P_{ET}CO_2$ 技术的引入简化了确定步骤,争取了宝贵的时间。若气管插管误入食管,不能监测到呼气相 CO_2 变化的规律。为了能及时判定气管插管位置,应将呼出气 CO_2 探头置于人工复苏器开口处,在插管操作完成后即可及时确定,此过程不需连接呼吸机,节省了宝贵的时间。

(3) 评判心肺复苏的效果:心跳呼吸停止意味着通气/血流的中断。通过气管插管很容易进行人工呼吸,但在血流恢复前肺泡气/血交换不能完成,呼出气 CO_2 监测图形消失、$P_{ET}CO_2$ 的测定值为 0。随着循环的恢复,肺泡气/血交换重新出现,呼出气 CO_2 水平逐渐升高。升高的速率可代表有效循环恢复的程度,所以可根据呼出气 CO_2 的升高速率,评价心肺复苏的效果。速率越快说明心肺复苏方法越有效、越恰当。

(4) 了解机械通气效果:呼出气 CO_2 曲线应近似梯形,曲线的快速上升段(Ⅱ相)的斜率代表腔大小;斜率越小,死腔越大,说明气道存在严重疾病或阻塞。当曲线平直的Ⅲ相出现锯齿样切迹,表示患儿在呼吸机的呼气相存在自主呼吸,且切迹越明显代表自主呼吸效果越强。应用辅助/控制呼吸方式时,切迹的出现提示患儿与呼吸机不同步;应用 IMV 方式时,切迹的出现代表自主呼吸开始恢复。另外,还可通过寻找最小 $P_{(a-E)}CO_2$ 协助确定"最佳 PEEP"。"最佳 PEEP"为获得最佳氧合和血流动力学效应的 PEEP 水平。

(5) 及早发现机器故障:在机械通气期间,若发现呼出气 CO_2 监测图形及 $P_{ET}CO_2$ 测定值消失,即说明不是气管插管滑出气管,就是呼吸机管路脱节或弯折。

3. 注意事项　①只有通过密闭式通气方法(例如气管插管、口鼻罩或双鼻塞)所获得的呼出气 CO_2 数据,才具有临床意义;②传感器需要清洗校正;③安置正确,不能进水;④预热 3~4 分钟。

(七) 血压的监测

血压监测主要是反映心脏前、后负荷及循环血流量的指标。新生儿常用方法有间接和直接测压法两种。

1. 间接测压法　新生儿常用测动脉压的仪器称 Dinamap 电子血压仪。其原理主要采用测振法进行血压的无创测量,是通过监测因血液流经弹性动脉而引起袖带内压力的波动来实现的。在测量中,首先绕在患儿手臂或其他肢端的袖带充气加压使动脉血管阻断,然后袖带以阶梯量逐渐放气,当袖带内压力下降到一定压力时,血液开始在血管内流动,随着压力的下降,血流量加大,同时引起袖带内压力脉搏波动幅度(pressure pulse)的增大直至达到最大值;当压力进一步下降时,波动幅度开始减小。即袖带压力以阶梯量逐渐下降,压力波动幅度会以先上升后下降的规律下降。根据压力波动幅度的包络曲线就可以计算出平均动脉压、收缩压和舒张压。记录某一时间内的脉搏还可以得到脉率值。

血压监护仪由示波器与电子计算机组成,数字显示于荧光屏上,能显示收缩压、舒张压、平均动脉压及脉率。配有特制大小不等袖带,新生儿压力袖带需用新生儿连接管连接,袖带宽度应为肩至肘长的 2/3。压力袖带包绕臂或大腿时袖带上的箭头要正对脉搏搏动处。根据病情需要可设定时测量,亦可随时按压开始键进行测量。仪器并能设收缩压、舒张压及平均动脉压的报警值。测量时血压计上显示的脉率数应与心电监护仪上显示的心率数相符,当患者灌注不良处于休克状态,收缩压与舒张压差缩小时,只能显示平均动脉压而不能显示收缩及舒张压。

2. 创伤性直接测压法　压力监测主要由监护仪中的中心处理系统、示波器及压力传感器组成。压力传感器为一种将血管内血液流体静力压转变为电位的装置,监测血压时需经动脉插入导管,新生儿常用脐动脉或桡动脉,连接好导管系统并以生理盐水肝素液排净管内空气。传感器一端连接于具有压力监测监护仪的测压通道进行持续压力监测,另一端与整个测压管道系统相连。压力传感器与圆盖间应充满注射用水,圆盖上有两个开口,一个为排气孔,另一个与血管导管输液管相连。测压前先进行零点校正,打开排气孔之三通开关,先通大气,关闭血管导管端及输液管开口端。操作者按监护仪上的"零"键,直至监护仪示波仪显示出读数"零"及压力扫描线至零点水平位。校正后持续测压时应关闭排气孔,打开血管导管与输液装置,压力监护系统即可测压。示波器即显示出压力波形及瞬间压力读数,有收缩压、舒张压及平均动脉压,可设置压力上、下限报警值。

直接持续测压注意点:传感器应置于心脏水平位,传感器与穹隆顶盖间无空气泡,导管通路必须通畅无空气泡及血凝块,直接测压法常用于四肢有水肿、外科大手术后及周围血管明显收缩、休克病儿。

3. 中心静脉压监测　与右心室前负荷、静脉血容量及右心室功能等有关。将血管导管自脐静脉插入至下腔静脉后,血管导管与传感器相连,再按有创动脉测压步骤操作,即能显示中心静脉压。用于休克患者以便根据CVP进行补液指导。

四、监护仪的管理与日常维护

监护仪是一种自动化、智能型仪器,它对保障危重患者的生命安全起着很重要的作用。医疗工作人员要注意日常的使用,保养及消毒等事项,使机器达到最佳的工作状态。

(一) 监护仪的管理工作

1. 专职人员负责管理　在我国由具备专业知识及临床经验且经过培训的护士主管为宜。她们不但熟悉仪器操作,还了解和掌握患者状态,能记录和反馈临床信息,让仪器充分发挥作用。有条件的医院,可配备生物医学工程师,便于随时处理仪器故障,保障仪器正常运转。

2. 建立仪器档案　领取仪器后应入账,建立仪器档案卡,做到账、物、卡相符。为了给仪器的使用、维修和保养提供可靠的依据,仪器建档后要及时记录运转时间、状态和维修内容,以后每年要对建档仪器性能进行评估。

3. 建立仪器管理规章制度　每台仪器必须随机设置操作常规卡,卡片的制作要求图文并茂,通俗易懂,便于操作人员使用。同时要制定一些相应的仪器管理规章制度,如消毒制度、保管制度、操作人员培训制度等。

4. 消耗品管理　将各种消耗用品分门别类、固定地点放置,每月制定购置计划,同类消耗品尽可能统一规格及品牌,定量供给,以避免浪费。

5. 仪器的清洁保养　每日利用晨间护理时间做好仪器外部机身及配件的清洁与保养,次用后及时整理,保证仪器不积灰,不粘尘。定期与设备科一道对科内仪器进行测试与保养,并存档。在使用过程中随时观察了解仪器的运行状态,发现问题随时通知设备科人员维修;使用科室专管人员负责每周的仪器检查,包括仪器的清洁保养、检查有无松动的螺丝和零件,必要时通知设备科人员维修。

(二)监护仪常见故障分析与排除方法

1. 当打开仪器时,屏幕无显示,指示灯不亮

(1)故障原因:在仪器接通交流电的情况下,检查电源插座和电源线是否有 220V 的交流电输出;在仪器没通交流电的情况下,检查仪器中的充电电池是否电量耗尽或损坏。

(2)解决方法:将所有连接部位连接好,接通交流电给仪器供电。

2. 接上导联线而无心电波形,显示屏上显示"电极脱落"或"无信号接收"

(1)故障原因:电极片与人体接触不好;导联线断路。

(2)解决方法:①检查电极片是否失效,是否粘牢在皮肤上;②所有心电导联线应导通,若电阻为无穷大表明导联线断路,则应更换导联线;③心电显示波形通道显示"无信号接收",则表示心电测量模块与主机通讯有问题,需要进一步检修。

3. 血氧饱和度和心电的波形变密,波形干扰太大,无法清晰看到波形或波形基线粗

(1)故障原因:①屏蔽线没有起作用;②五导联线中有交叉在一起的导联线,相互干扰;③监护仪器的随机地线未连接完好;④五导联线中某一条断路。

(2)解决方法:①检查屏蔽线;②检查各导联线是否导通;③将监护仪器的随机地线的一端连在监护仪器后面板的地线柱上,另一端夹到专用地线;④检查每根导联线是否由于人为的拉扯以致相互连接到了一起。

4. 屏幕显示的呼吸波形太弱,观察不便

(1)故障原因:检查心电电极片是否放置正确,电极片质量如何以及人体接触电极片的部位是否清洗干净。

(2)解决方法:清洗干净人体接触电极片的部位,正确贴放质量良好的电极片。

5. 在监护过程中,无血氧波形和数值

(1)故障原因:①检查手指探头是否有红色光闪;②被检者手臂是否有压迫。

(2)解决方法:①SpO_2 探头内如无红光闪动,可能是导线接口接触不良,检查延长线和插座接口部位。检查 SpO_2 探头是否损坏,损坏的话更换 SpO_2 探头。②不能在同一侧手臂进行血压测量和血氧测量,以免手臂被压迫而影响测量。③如血氧显示波形通道显示"无信号接收",则表示血氧模块与主机通讯有问题。

6. 测量所得血压值偏差太大

(1)故障原因:①血压袖带可能漏气;②被测量者在测量的时候有剧烈活动;③测量的间隙过短。

(2)解决方法:①更换良好的袖带或接头;②测量前或测量中患者不能说话或运动,不能碰撞袖带;③测量时间间隔不宜过短。

(三)多参数监护仪的日常维护

1. 防尘　仪器中的各种光学元件及一些开关、触点等,应经常保持清洁。另外,由于 NBP 袖带长时间绑在患者身上,需要定期进行清洁,除去异味,并防止交叉感染。

2. 防潮　仪器中的光电元件、电子元件等受潮后易损坏,因此有必要定期开机检查,经常及时更换干燥剂;长期不用时应定期开机通电以驱赶潮气,达到防潮目的。

3. 防热　监护仪一般都要求工作和存放环境要有适当的、波动较小的温度,因此一般都应配制温度调节器,通常温度以保持在 20～25℃最为适宜;另外要求远离热源并避免阳光直接照射。

4. 防震　震动不仅会影响监护仪的性能和测量结果,还会造成某些精密元件损坏,因此要求把仪器安放在远离震源的工作台或减震台上。

5. 防蚀　在仪器台的使用过程中及存放时,应避免接触有酸碱等腐蚀性气体和液体的环境,以免各种元件受侵蚀而损坏。

第二节　保温设备

保持体温在正常范围是人体进行生理活动的重要条件。新生儿出生时体温调节中枢发育已基本成熟,但由于其解剖生理特点(产热能力低和易于散热),耐受环境温度变化的能力小,尤其在严重疾病状态下的新生儿、特别是早产儿,容易受环境温度变化的影响而发生体温异常。为了使低体重儿、早产儿的体温维持在正常体温范围,保暖将成为疾病状态下新生儿、早产儿的重要问题。

一、新生儿暖箱及辐射保暖台的应用指征

新生儿保暖的最舒适而安全的方法是穿衣、包裹及睡在婴儿床内覆盖包被的适度保暖。对有以下指征的新生儿应给予暖箱及辐射抢救台保暖。

1. 须裸体观察或进行医疗、急救的新生儿。

2. 出生体重<1500g 的极低出生体重儿。

二、新生儿保暖箱

1. 功能　新生儿保暖箱主要为早产儿或需要保温的新生儿提供一个空气净化、温度适宜的生态环境,其功能为:

(1) 保持适宜环境温度,箱温可根据临床需要加以调节。

(2) 通过保暖箱内水槽来保持适宜的湿度。

(3) 隔离作用。

(4) 密封环境,可按需供氧。

2. 新生儿保暖箱结构及基本原理

(1) 新生儿保暖箱的组成:保暖箱的构造是由上罩和箱体两部组成,其中箱体又分为控制部分和工作部分。控制部分:包括主电路板,各种传感器及取样放大电路,各种控制开关,各种继电器,变压器和三极管等。工作部分:包括发热装置、风扇、温化装置等。

(2) 新生儿保暖箱基本原理:目前市场上生产保暖箱的厂家有很多,基本原理大同小异,大多数都采用"对流热调节"的方式提供一个空气净化、温湿度适宜的优良环境,利用计算机技术对保暖箱温度(箱温/肤温)实施伺服控制,开机即可自动进入箱温控制状态。温度控制仪是仪器的核心部件,具有温度设置,实时温度监测等功能,当医护人员在设置温度时仍能连续监视箱内的温度。日本 ATOM 的还带有伺服湿度控制。

机器要求在开启操作和改变婴儿床角度时有良好的静音效果,使医务人员在护理时不会

影响婴儿休息或惊醒新生儿,有效地降低新生儿的能量代谢。

3. 新生儿保暖箱的使用和管理　新生儿保暖箱的工作状态关系着新生儿的生命安全,医护人员在使用时要十分小心。保暖箱均有故障报警系统,对电源、箱温、体温以及风道是否畅通进行动态监测,如果任何一项指标超出允许范围均应有声光报警,提示监护人员的注意。当医护人员发现保暖箱报警时应立即终止对新生儿的保温,将新生儿移至安全场所,以保证新生儿的安全,并及时通知专业维修工程师对仪器进行维修,只有当故障完全排除时才能继续使用。

在使用前,应对系统的各项功能进行认真的检查:

(1) 对电源中断报警功能的检查:在新生儿保温过程中若遇到停电,将会导致箱体内温度的急剧变化,危及新生儿的生命。在使用前必须对此项功能进行检查,断开暖箱与AC220V 电源供给连接,打开温度控制仪的电源开关后仪器应出现断电报警,关掉电源开关后报警会自动消除。断电报警的供电是靠电池提供,在正常使用时系统会自动对电池充电,电池都有一定的使用期限,达到期限应更换电池。

(2) 温度控制仪的检查:温度控制仪是通过传感器,风机和加热管完成对新生儿舱内空气的加热和循环,无论哪一个部件的损坏都会直接影响到新生儿所处的环境。接通 AC220V电源,打开温度控制仪电源开关,设置箱温指示灯亮,设置温度显示器闪烁显示箱温控制给定的默认值 32℃,若不作任何操作,仪器全自动进入箱温控制状态,实时温度显示窗显示实时箱温。

(3) 超温报警功能的检查:保暖箱一般都设有一套不受温度控制仪控制的独立的超温报警系统,用于温度控制仪失效时,对箱内温度进行监控,这一措施大大提高了保暖箱的安全性和可靠性。检查时,在箱温控制状态下,将设置值设定在 36℃,进入恒温后,依次快速按加、减键,当设置温度显示窗不显示,表示温度控制仪进入超温试验状态,此时加热功率指示灯全部点亮。约 10min 后,仪器应出现超温报警。按复位键后,超温报警结束,仪器返回到工作状态。

(4) 风机报警的检查:仪器工作时,用手指按住"风机停转"试验按钮,使风机转速降低或停止转动时,仪器应出现风机报警指示灯亮并发出报警声。

(5) 电源检查:保暖箱使用 AC220V 电源,必须严格遵守单相三线制原则,确保有良好的接地。

经检查确认各种功能均正常后,按照医嘱设置好各项参数让机器进入预热状态,仪器的加热时间一般在 45 分钟左右,但预热时间一般要求达到 2 小时,箱内的温度才能达到平衡,方可进行新生儿的保温。在仪器显示实时温度达到设置值就开始对新生儿进行培养是不正确的。

4. 新生儿保暖箱注意事项

(1) 暖箱的放置:常用的保暖箱箱壁是单层的有机玻璃制成,暖箱保温时仍存在几种散热方式,即辐射、对流、蒸发、传导。其中辐射和对流散热比例较高。暖箱温度的维持明显受环境温度的影响。因此,暖箱应避免放在空气对流处,近窗处或阳光直射处,以减少环境对暖箱控温的干扰。近年来发达国家有双层箱壁的暖箱问世,其目的是减少单层箱壁受环境温度的影响。

(2) 适中温度的选择:适中温度是指在这一环境温度下机体耗氧、代谢率最低,又能保持正常体温。此温度±2℃都会影响早产儿的代谢和体温。早产儿与足月新生儿的适中温度不一样。胎龄越小者适中温度越高,随着日龄的增加适中温度逐渐降低。因此,置入暖箱的早产儿需要每日按体重和日龄调节适中温度。适中温度又分裸体和包裹 2 种,裸体时适中温度较包裹时平均高 2～3℃。单壁暖箱密闭性较差,室温和周围的流动空气常干扰暖箱温度的稳定性,放置暖箱的早产儿不主张裸体。

(3) 调节箱温的方式:①预调箱内空气温度。即箱温达到预定值,然后根据早产儿体温情况再判断预定值是否适宜。这种调节方式箱温波动少。使用单壁暖箱采用此方式控制箱温,当室温低于 27℃时,应将早产儿所需适中温度提高 1℃。②预调早产儿皮肤温度来调节箱温。置传感器于早产儿某一部分(通常在上腹部),并预定希望该部皮肤达到的温度值,暖箱加热装置根据传感器所测得皮温与预定值的差值情况而供热。缺点是箱温波动大;早产儿若发热则箱温降低,造成不发热的假象。

(4) 保暖箱内早产儿的水分补充:现代暖箱普遍采用强制对流方式,空气是通过过滤装置并经加温在涡轮作用下将气体送进暖箱,暖箱内气体经箱壁上的小孔送出,强制对流使不显性失水增加。暖箱内的早产儿应增加喂水量,不能进奶的早产儿应从静脉补充液体。

5. 暖箱保养和消毒　有机玻璃壁应每日揩擦 1 次,保持透明,注意勿用有机溶剂揩擦。暖箱每日消毒 1 次。暖箱使用时,水箱内水需每日更换,不得用加水法,以免细菌在其中繁殖。早产儿出箱后,应对保暖箱进行彻底清洁、消毒;加布罩防尘,保持干燥。

三、辐射保暖台

1. 功能　主要适用于抢救危重患儿和需要快速复温者。其加热器通过固定在婴儿皮肤上的电极调节出热量,优点是通过远红外线产热,不仅使体表温度升高,热量还能渗入体内而达到保暖功能。辐射保暖台除保暖功能外,更适于做新生儿护理,尤其是对新生儿危重症的急救和操作更为方便,是分娩室、新生儿室和 NICU 必备设备之一。

2. 主要组成及作用　除快速复温保暖外还具有以下各种功能:

(1) 温度控制智能化:有手控、自控两种控制方式任选择。温度控制方面有床温、体温两套测温系统,报警电子自控电路,机械限温控制装置及一套电子伺服式控温装置,可将皮肤温度控制在 36～37℃之间。

(2) 发热装置采用防爆型石英红外辐射管或陶瓷板,其电热迅速,热能高;辐射箱可灵活转动。

(3) 故障自检、提示显示;声光报警。

(4) 配备照明灯,输液架、X 光拍片暗盒架。

(5) 选配件有黄疸治疗灯、窒息复苏器、窒息复苏计时器和新生儿气动吸引器等。

3. 使用方法

(1) 将电源输入插头插入 AC220V/50Hz 的电源插座内,电源接地必须可靠。

(2) 将肤温传感器插入温控仪的肤温传感器插孔中,打开辐射箱的控制源开关,温控仪发出"嘀"声响后,设定温度显示器闪烁显示给定温度 34℃,同时实时温度器处于待显示状态。

(3) 按加键设置温度,根据临床需要或医嘱调节该患儿所需的皮肤温度,仪器进行自动加热。

(4) 给患儿穿一件单衣,包好尿布,放在暖床中央,不用被褥包盖,以免影响患儿吸收热量。

（5）将肤温传感器头部的金属面固定在患儿剑突与脐部连线的中点处。

（6）若需修改设置温度必须按设置键，设置温度显示器再次闪烁时方可按加、减键进行温度调节。

（7）若需要对计时时间进行修改，须按一下计时键，待温度和设置温度显示窗无显示时按加、减键进行时间的修改，修改完毕按计时键回到工作状态，不按计时键则10秒左右自动回到工作状态。

（8）若需进行评分提醒时，按一下评分键，时间显示从零开始计时，评分结束后按计时键回到工作状态。

（9）摇动床倾角操纵柄，调节好患儿头高所需角度。盖上四周挡板，防止患儿坠床。

4. 注意事项

（1）使用保暖台的护理人员必须经过专门的培训，熟悉保暖台的使用操作。

（2）正确安放好肤温传感器，并经常巡视防止脱落。若有脱落，仪器将无法准确监控婴儿皮肤温度，易发生烫伤。肤温传感器不得作为直肠温度计使用。

（3）长期或较长时间使用时为防止患儿水分丢失可在床挡边放置湿毛巾增加水分蒸发，并适当增加输液量。

（4）新生儿放在床上时应保证床挡板全部关上，使用时必须锁紧脚轮，以防仪器移动。

（5）保暖台使用完毕应用消毒液清洁四周有机玻璃挡板，婴儿床拆洗床垫。床挡板不能用乙醇等有机溶剂擦洗，也不能在紫外线下直接照射。肤温传感器的皮肤接触头用3%过氧化氢棉球擦洗消毒。

（6）未通电时仪器不能长时间打开电源开关，否则会出现断电报警而浪费电池。

（7）仪器不正常时不得强行使用，需请专业人员维修。

（8）需正确手持插头插、拔肤温传感器，严禁采取手拉线的方式拔取肤温传感器，以免造成线断丝。

第三节　光疗设备

新生儿黄疸是新生儿期常见的生理和病理现象，严重的并发核黄疸而遗留神经系统损害，因此，把握对病理性黄疸的有效治疗，是降低新生儿胆红素脑病致死率和致残率的关键，一般治疗方案有药物治疗、光疗、换血疗法等。光照疗法效果好、简便易行，毒副作用小，是目前治疗新生儿黄疸有效安全的方法之一，临床医生倾向于早光疗，多光疗，尽量少换血。

一、光照疗法的原理

光照疗法是一种通过荧光灯照射治疗新生儿高胆红素血症的辅助疗法。主要作用是使4Z、15Z-胆红素转变成4Z、15E-胆红素异构体和光红素异构体，从而易于从胆汁和尿液中排出体外。1958年首次报道日光能减轻新生儿黄疸。1970年以后光疗用于临床，现已普遍使用。近三十年来其光源均采用蓝光，蓝光的波长主峰在420～470mm，而胆红素对波长为450～460的光线吸收作用最强，故一般认为蓝光是光疗的唯一光源。它使间接胆红素ISaZ转化或异构ISaE，该异构体属水溶性，可随尿排出，从而降低血清胆红素浓度，阻碍间接胆红

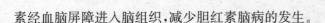

素经血脑屏障进入脑组织,减少胆红素脑病的发生。

二、新生儿光疗设备

1. 光疗光源的种类 临床常用的光疗光源有荧光灯(蓝光灯及绿光灯)、卤灯、光纤毯、冷光源荧光灯、冷光源蓝光发光二极管(light emitting diodes,LEDs)。

荧光灯、卤灯为热光源,不宜贴近肌肤照射,所以不能安装在保温箱内;光纤毯、冷光源荧光灯虽为冷光源,但实际照射面积小,且常规照射仅限于躯干部皮肤,因此,有研究显示其光疗效果并不比传统蓝光好。LEDs是一种波长窄(430nm左右)的单色冷光源,经光强度计测定,光谱中无红外线和紫外线,产热低;且体外试验发现胆红素光异构化显著,是近年开发的一种新光源。

2. 常用的新生儿光疗设备

(1) 新生儿黄疸治疗箱(仪):新生儿黄疸治疗箱主要功能是微机箱温控制,红外陶瓷加热板,具有双面蓝光辐照功能,计时器LED显示,准确记录光疗治疗时间和灯管的累计使用时间。新生儿黄疸治疗仪主要具有单面蓝光辐照功能及计时器LED显示,可配套新生儿温箱使用。新生儿黄疸治疗箱(仪)光疗光源采用蓝光灯、绿光灯或荧光灯,对光源(蓝光灯及绿光灯)的光疗疗效评价不一,主要取决于蓝光灯或绿光灯光谱纯度,光强度或半衰期长短。

(2) 抢救台的光疗系统:新生儿抢救台的光疗系统主要采用的光源是卤灯、即白光灯,其光源通过滤色玻璃使白光中含有的紫光和红外波长大部分被过滤,确保照射的光疗波长。美国Air-Shields抢救台、宁波戴维辐射抢救台HKN-93B的光疗系统均为白光光疗系统。

(3) 光导纤维光疗毯:光纤毯采用绿光光源,其波长(510nm),长于蓝光波长(450nm),对皮肤的穿透性强于蓝光,利于被胆红素吸收,并能产生更多的水溶性、不可逆的胆红素异构体,增加胆红素排泄。主要产品为美国Ohmeda PLUS型绿光毯。

(4) 蓝光床:采用蓝色冷光源荧光灯管作为光源。主要产品为瑞士Medela公司的BiliBed蓝光床。

(5) LED光疗仪:在国外,一些医疗研究开发单位已经有一些采用蓝光LED作为治疗光源的新生儿黄疸治疗仪。比如美国Natus公司生产的NeoBLUE LED光疗仪。通过蓝色发光二极管,该光疗仪提供极其有效的胆红素退化效应。相对于传统的光疗设备,NeoBLUE紫外光的辐射量极低,降低了对婴儿皮肤的伤害;红外光的辐射量也极少,降低了婴儿体内水分丢失的危险。通用电气公司医学部研制的蓝光新生儿光疗仪,具有三个蓝光治疗LED灯,可以对新生儿进行全方位的治疗,没有副作用。

三、新生儿光疗设备的使用和管理

1. 新生儿黄疸治疗箱的使用和管理

(1) 设备的检查与启用:①检查蓝光荧光灯管的亮度,有效灯管的数目,依照黄疸程度决定开启灯管的只数;②调整光疗箱的温度与湿度;③光疗箱的消毒、无菌状态维护;④备好监测设备,氧源及输液装置。

(2) 箱温及体温维护:蓝光箱温度要保持恒定,寒冷季节一般在30℃左右,也可根据体温人工或自动调节箱温。照射时间长者,由于荧光灯管产热,会使箱温升高,须注意调整。箱内湿度宜在55%~65%,湿度过低容易增加不显性失水量,湿度过高则影响照射效果。夏季光疗要注意散热,据室温调节箱内温度必要时以空调降室温。体温宜保持在 36.0~37.2℃之间。每 2~4 小时测体温 1 次。

(3) 光疗后设备的维护:光疗结束后切断电源,包好患儿后离箱。记录照射时间、出箱时情况。擦洗消毒光箱及有机玻璃罩。记录灯管使用时间,若超过 300 小时应更换新灯管。填写设备使用记录,常规保养备用。

(4) 光疗期间患儿护理:①常规全面查体,注意皮肤的完整及清洁,及时处理好红臀、脓疱疮等;②设定喂养方式,便于定时喂乳。备好尿布,以尿布所用量及尿湿范围估测尿量;③检查并记录患儿的生命体征、黄疸程度、辅助治疗方法,以便动态观察;④患儿两眼戴黑色眼罩以保护视网膜,除会阴用尿布外,其余均裸露;⑤单面光疗照射时应每 2 小时更换体位及方向,如仰卧→右侧卧→左侧卧、俯卧,以使全身皮肤均能受光,有利于胆红素下降,并避免皮肤受压过久引起坏死。尽量减少俯卧,尤其病情严重者,以防影响呼吸引起窒息。加强皮肤护理,注意皮肤有无发红、干燥、皮疹、多汗等,并随时记录。出汗过多不但易致脱水,也可影响光照效果,应注意避免。

2. 蓝光床的使用和管理

(1) 使用:蓝光床包括一个铝制反射器、一支蓝色冷光源荧光灯管。与辐射和电子装置合为一体的光源部分,覆以一层透明的防水平板,防水平板是由一铝制框架覆以一层透明的、不伤皮肤的、用特殊塑料做成的箔叶而成。上面有一治疗用毯。其波长范围 425~475nm。光照强度为 $40~60\mu W/(cm^2 \cdot nm)$。让患儿仰卧于治疗毯内,使患儿上肢放在袖套内,照射背面 24 小时。

(2) 蓝光床光疗的优点:①体积小,占用空间小,使用方便。②在治疗过程中保证了母婴同室及母乳喂养,满足了患儿生理和心理上的需要,使患儿较为舒适、安静,易于配合治疗。③减少护理的工作量,避免了传统光疗箱需要监测环境温度、湿度,定期测量体温及添加蒸馏水等烦琐工作,使护理程序不仅科学而且操作简单易行。④该治疗仪的光源为冷光源,几乎不产热,对患儿体温波动少,减少了发热反应。⑤光源不照射眼部,避免蓝光对眼睛的损害。⑥患儿置于透明柔软的床垫上,避免了好动新生儿在有机玻璃上的皮肤擦伤,同时治疗毯上有衣袖相对固定患儿双上肢,有效防止新生儿活动时指甲划破脸及前胸皮肤。⑦治疗中未发现有皮疹、腹泻等不适表现。

3. 光导纤维光疗毯使用和管理

(1) 使用:光导纤维光疗毯治疗仪主要由美国欧美达公司生产的欧美达 PLUS 型绿光毯[功能参数 $(35\pm8175)\mu W/(cm^2 \cdot nm)$],由一条 $4ft(1ft=3.048\times10^{-1}m)$ 长的纤维光缆连接成一光垫,直接贴于胸部或背部,其外包裹衣被,光导纤维将波长为 500nm 的绿光源引入,含 2400 股光纤。

操作方法:按照操作指南装好仪器各部件,将发光垫发光面固定在待照部位。光导纤维管不能太弯曲和绷紧。根据需要选择适当光照强度后即可开启电源进行光照治疗。使用毕关上电源,停机后光疗仪应原地放置约半小时,待冷却后收机,以防灯丝断裂。

(2) 光导纤维光疗毯的优点:①体积小,占用空间少,携带方便。由于是开放式治疗,不需中断其他治疗和护理操作,避免了蓝光箱需要监测环境温度、湿度、定期测量体温的麻烦,减少了护理工作量,特别适用于置辐射式红外线抢救台的危重新生儿或置温箱中保温的早产极低体重儿的治疗。②治疗时患儿不必裸露,可根据需要进行保暖。特别适用于母婴同室,不影响母乳喂养，还可为患儿上门服务。③副作用少。由于本光疗仪的光位于主机内，光垫虽直接与皮肤接触，但几乎不产热，故不会使体温升高。其次光垫不直接照射面部，对患儿眼睛无刺激，避免了可能产生的眼睛损害。

（3）蓝光毯治疗注意事项：①光疗时要做好病情和交接班记录，保证足够光疗时间和防止意外发生；光疗前、光疗后均要进行胆红素测定，密切观察病情变化。②发光器放在距患儿约一米远的平稳位置，患儿和仪器牌相对固定，以免滚动使光垫滑脱造成擦伤、摔伤和仪器损坏。虽然主要光照的是躯干部位，不需对眼睛、会阴部进行特别保护，但应注意防止发光垫直接照射患儿眼睛。③定期更换光照部位，确保发光器直接接触皮肤。胸、腹、背等部位在进行其他治疗和护理时尤为注意，以保证照射部位的有效光疗。④使用时应将光垫套上一次性罩，防止交叉感染；连续较长时间光疗时，应加强臀部和便后处理。

第四节　窒息复苏器械

根据 WHO 的资料，在全球范围内，由窒息及其并发症引起的新生儿死亡约占全部新生儿死亡的 19%，每年约有 100 万新生儿死于窒息。10% 的新生儿在出生时即需行不同程度的复苏术。在我国，新生儿窒息仍是围生儿死亡的主要原因，其发生率为 4.7%～8.9%。因此，正确运用复苏术将可明显降低新生儿窒息的病死率。新生儿窒息复苏术是每一位从事新生儿急救的医护人员必须掌握的技能，在新生儿窒息复苏过程中，了解和掌握各种窒息复苏器械应用，建立正确有效的通气是新生儿复苏术成功的关键。

一、窒息复苏器械应用指征

应用指征：①呼吸暂停或抽泣样呼吸；②心率<100 次/分；③持续的中心性发绀。常用于新生儿窒息与复苏、呼吸心脏骤停复苏、严重的呼吸衰竭、新生儿频繁性呼吸暂停、新生儿肺炎分泌物阻塞气道、新生儿呛奶误吸、新生儿呼吸机治疗过程中气道管理。

二、窒息复苏器械的种类、结构与工作原理

新生儿窒息复苏器械常用的有自动充气式气囊、气流充气式气囊、T-组合复苏器、喉罩气道和面罩。Leone 等于 2004 年对美国产房复苏实践调查结果显示：797 个医疗单位 70% 来自Ⅲ级 NICU，人工通气设备中使用气流充气式气囊最多，其次是使用自动充气式气囊和 T-组合复苏器（T-Picec）。

（一）自动充气式气囊

如其所称，在无压缩气源的情况下，可自动充气。如不挤压气囊，它一直处于膨胀状态。它的吸气峰压（PIP）取决于挤压气囊的力量。当给自动充气式气囊附加一个瓣膜时可给呼气末正压（PEEP）。

新生儿自动充气式气囊的气囊体积不应大于 240ml，因为新生儿的潮气量 6～8ml/kg，足月儿每次呼气或吸气量仅 20～30ml，早产儿更小，若气囊太大，提供如此小的气体时难以正确掌握，可导致新生儿肺气压伤。

1. 结构及各个部件的作用　自动充气式气囊由 7 部分构成（图 2-1）。

（1）空气入口和储气器连接处：当气囊挤压后再膨胀时气体通过一个单向阀进入气囊。

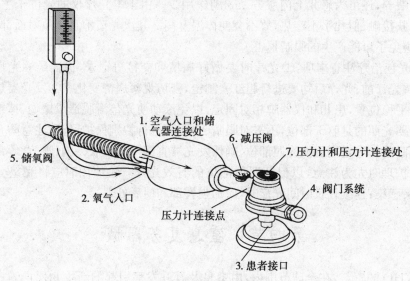

图 2-1 自动充气式气囊

（2）氧气入口：位置与空气入口接近。氧气入口是一个小的接头，与氧气管相连。在自动充气式气囊氧气不作为气囊动力。当气囊用于新生儿复苏时应连接氧气管。

（3）患者接口：是气体从气囊流出并进入患儿呼吸道的通道，也是接面罩或气管插管的接口。

（4）阀门系统：位于气囊和患者接口之间。在通气的时挤压气囊，阀门开放，送氧/空气给患者。当气囊再充盈时（在呼吸周期的呼气时）阀门便关闭，防止患儿呼出的气体进入气囊。

（5）储氧器：是一个可以连接在气囊入口处的装置。可调节自动充气式气囊正压通气时的氧浓度，要达到高浓度氧（90%～100%）需要连接储氧器，40%氧浓度则不需要连接储氧器。

（6）减压阀：用于防止气囊内压力过高。一般新生儿的安全阀设定排气的阈值为 $2.942～3.432kPa（30～35cmH_2O）$。

（7）压力计和压力计连接处（可选）：通常由一个小孔或一个患者接口的突出构成，提供新生儿人工通气的压力数。

2. 工作原理　氧气通过连接在氧源和氧气入口的管道进入自动充气式气囊，当每次挤压气囊后，气囊再充盈时含有 21%氧浓度的空气通过空气入口被吸入囊内，空气稀释了囊内的氧浓度，因此，即使经氧气入口进入的氧浓度为 100%，它都被气囊再充盈时进入的空气所稀释，进入患者的实际氧浓度减少至大约 40%。实际的氧浓度取决于氧源来氧流速率和挤压气囊的频率。

自动充气式气囊应用储氧器时可使氧浓度达到 90%～100%（图 2-2）。

（二）气流充气式气囊

气流充气式气囊又称麻醉气囊，需用来自压缩气源的气流流入囊内时才能充盈。其不用时处于塌陷状态，似泄气的气球。只有当气源将气体压入气囊，且面罩紧贴面部时气囊才能充盈。吸气峰压由进入气体流速、气流控制阀的调节和挤压气囊的力量来决定。呼气末正压

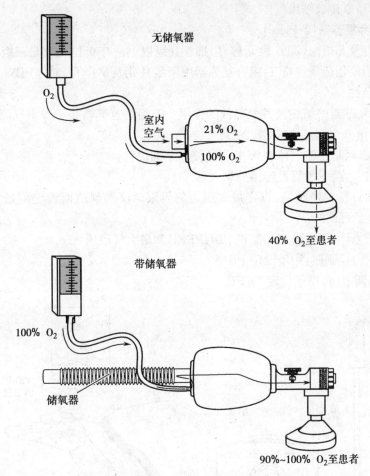

无储氧器

O₂

室内
空气

21% O₂

100% O₂

40% O₂至患者

带储氧器

100% O₂

储氧器

90%~100% O₂至患者

图 2-2　自动充气式气囊

(PEEP 或 CPAP)由一个可调节的气流控制阀控制。

1. 结构及各个部件的作用(图 2-3)

(1) 氧气入口:是压缩气体进入气囊的位置。

(2) 患者接口:是气体从气囊流出并进入患儿呼吸道的通道,也是接面罩或气管插管的接口。

(3) 气流控制阀:是气囊中压缩气体的另一个出口并由气流控制阀控制,气囊中过多的气体可以由此释放,避免肺气压伤的发生。

(4) 压力计连接处:提供新生儿人工通气的压力数。

2. 工作原理　气流充气式气囊使用时先将氧气入口与氧气源或来自空-氧混合器的气源连接,调节氧流量(约 5~6L/min)使气囊在两次挤压之间呈半充盈状态。每次挤压气囊同时以手指按压住患者接口,使气体压入患者气道,然后放松气囊

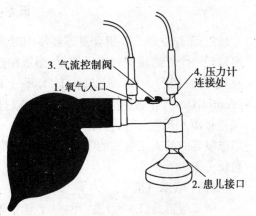

3.气流控制阀

4.压力计
连接处

1.氧气入口

2.患儿接口

图 2-3　气流充气式气囊

和放开气体出口,以排放呼出气体。

(三) T-组合复苏器(T-Picec)

新生儿窒息复苏指南(2007 北京修订)推荐县级以上医疗单位尤其是三级医院及三级助产单位需要使用或创造条件将 T-组合复苏器用于足月儿及早产儿,对 VLBW 儿的复苏更能提高效率和安全性。

1. T-组合复苏器的结构及各个部件的作用　T-组合复苏器是一种由气流控制和压力限制的机械装置,由 6 个部件构成(图 2-4)。

(1) 氧气入口:是压缩气体进入 T-组合复苏器的位置。

(2) 氧气出口:经一个管道连接到患者端。

(3) 最大压力释放控制钮:设定最大压力的界限。仪器制造商设定的最大压力水平为 $40cmH_2O$,但这是可调的。

(4) 气道压力计:用于设定和监护 PIP、PEEP 和最大气道压。

(5) 吸气压力控制钮:用于设定 PIP。

(6) PEEP 调节钮:用于设定 PEEP。

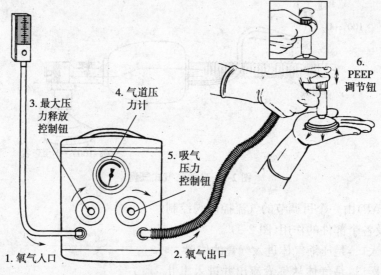

图 2-4　T-组合复苏器

2. 工作原理　T-组合复苏器使用时需接上压缩气源,氧气由 T-组合复苏器的患者气体出口经一个管道输送到患者端,与面罩相连使与口鼻密封或与气管导管相连。预先设定最大吸气压力(PIP)为 20 或 $25cmH_2O$、呼气末正压(PEEP)$5cmH_2O$、最大气道压(安全压)$30\sim 40cmH_2O$。操作者用拇指或示指关闭或打开 T 形管的开口,控制呼吸频率及吸气时间,使氧气直接流入新生儿气道。由于提供恒定一致的 PEEP 及 PIP,维持功能残气量,更适合早产儿窒息复苏时的人工通气的需要。本装置操作容易、使用灵活、压力输出安全正确及操作者不易疲劳。

(四) 喉罩气道

喉罩气道是(LMA)是一种介于气管导管与面罩之间的通气工具,一个用于正压人工呼吸的气道装置。其具有操作简单、易于放置、刺激性小、易掌握的特点,在为新生儿进行复苏和建立自主呼吸的过程中显得极其便捷。即使没有使用过喉罩的医护人员,其放置喉罩的成功率也会有 60%~100%,从而为给新生儿尽快建立呼吸赢得了宝贵时间。新生儿窒息复苏指南(2007 北京修订)推荐喉罩气道可向无气管插管条件的基层助产单位推广使用。

1. 喉罩指征　①新生儿窒息复苏时如气囊面罩通气无效,气管插管失败或不可行时,喉罩气道能提供有效的通气;②小下颌或相对大的舌,如 Robin 综合征和唐氏综合征患儿。

2. 喉罩使用方法　新生儿选用 1 号喉罩,插入前检查气囊有无漏气,前端涂上液状石蜡,插入方法分为盲探插入法和喉镜直视插入法。前种方法是将患儿的头和颈置于通常的插管位置,头颈部轻度后仰,左手将患儿口开大,右手持喉罩沿患儿舌正中插入喉部;后种方法是左手持喉镜将患者舌上抬,使口腔空间增大,右手持喉镜沿舌正中插入喉部,将气囊注气,加压给氧,气道通畅后,固定喉罩、防止移位,同时观察通气及复苏效果。应掌握正确操作方法,插管时动作应轻柔不可使用暴力插入,防止损伤呼吸道。该气道导管有一 15mm 接管口可连接复苏囊或呼吸器进行正压通气。

喉罩要经高压灭菌后备用,以预防交叉感染。

(五) 面罩

面罩是连接复苏囊的患者接口及患者面部(口鼻)的气体进出通道。面罩有不同的形状、大小,新生儿面罩的选择取决于它是否适合新生儿的面部。

1. 面罩的形状　形状分为圆形和解剖形(图 2-5),解剖形面罩适合面部的轮廓,它的尖端部分恰好罩在鼻子上。

2. 面罩的边缘　面罩的边缘可有缓冲垫。缓冲垫是由软的弹性材料制成,如泡沫、橡胶或一个充气环。有缓冲垫的面罩与新生儿面部形状一致,更容易形成密封,可减少形成密封时所需的压力,同时减少因面罩放置位置不正确时对眼睛的损伤。而不带缓冲垫的面罩不容易获得密封,放置位置不正确时容易损伤眼睛和擦伤新生儿面部。

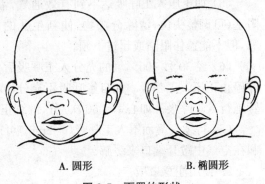

A. 圆形　　　　　B. 椭圆形

图 2-5　面罩的形状

3. 面罩的大小　面罩按大小有不同的型号,以适用于足月儿和早产儿。大小适合的面罩其边缘应能覆盖下颏的尖端、口和鼻,但不能覆盖眼睛;若面罩太大,可损伤眼睛;若面罩太小,不能覆盖口和鼻,可能阻塞鼻孔、妨碍通气(图 2-6)。

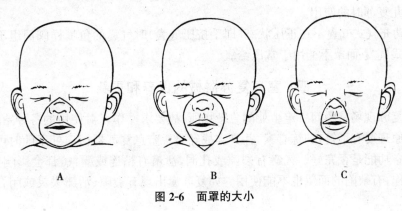

A　　　　　　　B　　　　　　　C

图 2-6　面罩的大小

4. 面罩的禁忌证 新生儿怀疑先天性膈疝时禁忌用面罩,应选用气管插管。因为膈疝时,腹腔脏器(如胃、肠)进入胸腔,挤压心脏和肺脏,如面罩正压通气,使胃肠胀气、加重膈疝,进一步影响肺通气。

三、窒息复苏器械的应用

1. 正压通气采用气囊(目前国内使用的新生儿复苏术气囊为自动充气气囊)和面罩(要求其大小、形状及边缘应适合新生儿的面部形状并达密闭程度),按以下步骤进行:

(1) 置新生儿头轻度仰伸位(鼻吸气位),即保持头部轻度伸仰,使后咽部、喉、气管位于一条直线上,但要防止头部过仰,在极低和超低出生体重儿尤其强调保持正确体位的重要性,因其体位对建立有效通气至关重要。

(2) 放置面罩,面罩应罩住患儿的口、鼻及下颏尖部,用拇指、示指和(或)中指固定面罩,用无名指固定下颏以保持正确体位,用力应适度以免损伤患儿的面部或使气道阻塞。

(3) 正压呼吸需要 $20\sim25cmH_2O(1cmH_2O=0.098kPa)$,少数病情严重的初生儿起初可用 $2\sim3$ 次 $30\sim40cmH_2O$ 以后维持在 $20cmH_2O$;④频率 $40\sim60$ 次/分(胸外按压时为 30 次/分)。

(4) 有效的人工呼吸应显示心率迅速增快,由心率、胸廓起伏、呼吸音及肤色来评价。

(5) 如正压人工呼吸达不到有效通气,需检查面罩和面部之间的密闭性,及是否有气道阻塞(可调整头位,清除分泌物,使新生儿的口张开)或气囊是否漏气。面罩应正好封住口鼻,但不能盖住眼睛或超过下颌。

(6) 经 30 秒 100%氧的充分人工呼吸后,如有自主呼吸,且心率≥100 次/分,可逐步减少并停止正压人工呼吸。如自主呼吸不充分,或心率<100 次/分,须继续用气囊面罩或气管导管施行人工呼吸。如心率<60 次/分,继续正压人工呼吸并开始胸外按压。

(7) 持续气囊面罩人工呼吸(>2min)可产生胃充盈,应常规插入 8F 胃管,用注射器抽气和在空气中敞开端口来缓解。

2. 使用注意事项

(1) 新生儿窒息复苏成功的关键是建立充分的正压人工呼吸。用 90%~100%氧快速恢复缺氧症状,如不能得到氧可给新生儿用空气进行正压通气。

(2) 国内使用的新生儿窒息复苏囊为自动充气式气囊(250ml),使用前要检查减压阀。有条件最好配备压力表(包括最大吸气压力及呼气末正压调节)。要达到高浓度氧(90%~100%)需要连接储氧器。40%氧浓度则不需要连接储氧器,适宜于暂时无空气氧气混合仪的单位对早产儿复苏时的使用。

(3) 自动充气式气囊不在正压状态(即手挤压气囊)时气囊的鱼嘴样阀门组不会打开,因此自动充气式气囊-面罩不能用于常压给氧。

四、窒息复苏器械的保养和更新

新生儿复苏现场是瞬间决定生死的急救场所,故要求操作者对使用的各种窒息复苏器械的基本工作原理要有了解、训练有素,并具实战经验。窒息复苏器械应处于随时可用的状态,定期检查设备功能是否完好。气囊有裂隙或孔洞,活瓣有粘连或漏气,都会影响正压通气设备的正常工作;有缺陷的面罩也不能使用。如复苏囊出现有裂隙、活瓣失灵或闭合不全,面罩变形或漏气等,不能再用,应予更新。

复苏囊使用后应拆开清洗、消毒,然后安装好备用。

第五节 呼吸管理设备

一、呼吸机组成与工作原理

机械通气是通过呼吸机人为地、主动地产生呼吸动作,从而达到改善通气、换气功能,降低呼吸肌做功,纠正病理性呼吸动作。目前临床应用的呼吸机主要是电控气动型呼吸机,采用电子控制机械结构的方法来实现。其由主机、混合器、湿化器和空气压缩机等组成。主机由控制、监测单元和内部气路组成,是呼吸机的主体,其人机接口采用带旋钮的面板或触摸键加显示屏方式调节通气模式或各种参数。除主机外,还需配置辅助装置:加热湿化器、空氧混合器、呼吸机与患者连接的管道等。为提高支持通气效果和安全性,可配置呼吸机监护仪、二氧化碳监测仪、简易肺功能仪、记录仪等。

呼吸机基本工作原理和目标:打开吸气阀、关闭呼气阀,完成向患者送气过程;然后再关闭吸气阀、打开呼气阀,使患者完成呼气过程。同时呼吸机进行气道压力、漏气、气源和窒息报警等监测。呼吸机气体控制流程是:空气和氧气通过混合器按一定比例混合后进入恒压缓冲装置→以设定的通气模式和参数→将混合气体送入吸气回路→经过接入吸气回路中的湿化器加温加湿后→经气管插管将气体送到患者肺内(气体交换)→再通过控制呼气阀将废气排出,这样完成一个人工呼吸周期,并不断重复。

二、呼吸机分类

呼吸机分类方法很多,临床上通常采用的有以下几种:

1. 按使用对象分类 ①成人型呼吸机:主要适用于体重 30kg 以上的患者。②儿童型呼吸机:适用于体重 10~30kg 的患者,潮气量较成人呼吸机小,同步响应时间较短,呼吸机内部顺应性较小,通气管道较细。③婴儿型呼吸机:适用于早产儿至体重 10kg 以下的婴儿。以定时、限压、持续气流为基本原理。现有适合于成人、儿童甚至婴幼儿的通用型呼吸机,但此类呼吸机如最小潮气量在 10ml 以上不宜用于 1000g 以下早产儿、低出生体重儿。

2. 按吸、呼气相的切换方式分类 ①定压型:呼吸机通过正压向气道内送气达到预设吸气峰压后,吸气相转为呼气相或维持至预设的吸气时间后转为呼气相。②定容型:呼吸机通过正压输送预设的潮气量后停止送气,立即转换为呼气相或维持至预设的吸气时间后转为呼气相。③混合型:又称多功能型呼吸机,指在同一台呼吸机中兼有定压、定容、定时的切换装置。

3. 按通气频率高低分类有常频呼吸机、高频呼吸机。

三、新生儿呼吸机的选择及性能的改进

(一) 新生儿呼吸机的选择

目前国际市场上的呼吸机绝大多数是多功能型,如同一台呼吸机既有控制通气又有辅助通气、既有容量控制通气又有压力控制通气、既适用于成人又可用于婴儿的通用型呼吸机等。

由于新生儿肺容量小,不能一次输入较大潮气量,因此要求呼吸机提供的最小潮气量5~10ml为宜。另外新生儿肺发育不成熟,肺泡及小气道易破裂,出现气压伤,故用于新生儿的呼吸机必须能够精确地控制压力。呼吸机管道中无论在吸气相还是呼气相均有持续气流,迅速将呼出的CO_2带走,除作间歇正压通气(IPPV)外,还可作间歇指令通气(IMV)及持续气道正压通气(CPAP)。

(二) 呼吸机性能的改进

1. 同步触发技术 目前新生儿呼吸机均有同步触发装置,触发方式包括压力触发、流量触发、胸壁阻抗触发和腹壁运动触发,其中多用流量触发,原理为通过流量传感器探测获得呼吸机回路内气流速度或气体容量的变化,经过数学积分计算使呼吸机感知患者自主吸气动作,从而触发呼吸机送气。具有反应灵敏、误触发少、减少呼吸肌做功的优点,适合于自主呼吸较弱的新生儿、早产儿。

2. 漏气自动补偿 新生儿机械通气时,由于潮气量小,呼吸机管道顺应性可压缩容积大(一般管道顺应性为2~3ml/cmH$_2$O),常有气管插管周围漏气,加之气体压缩等原因,呼吸机输出气体大部分被漏掉或被压缩在呼吸机管道中,未能进入患儿肺内,故患儿实际通气潮气量与预设值有很大差异。而流量触发的呼吸机一般都具有监测潮气量、呼吸机管道及气管插管漏气量等功能,呼吸机可根据监测的实际潮气量及漏气量变化,自动进行漏气补偿,以保持稳定的每分通气量,并减少误触发和呼吸肌做功。

3. 近端传感技术 即将流量或压力传感器置于患者Y形接头端来测量和监控呼吸机参数的技术。它通过吸气潮气量来控制传送潮气量,实际上呼吸机吸气潮气量并非患者真正的吸气潮气量,而是传感器在机器端检测到的进入患者肺部前呼吸机传送的潮气量。使用呼气潮气量来控制传送的潮气量能更好地反映患者实际得到的潮气量,因为在呼气相气道压力相对较低,管道压缩容积和插管周围漏气较吸气时更小。在临床应用中,最好根据监测到的吸气潮气量和呼气潮气量的差异,来设置和调整潮气量。

此外,尚有其他一些新的进展,如支持通气与控制通气自动转换功能;在常频通气基础上增加高频通气功能等。

四、呼吸机的临床管理与维修保养

(一) 呼吸机的临床管理

呼吸机的临床管理是一项重要而复杂的工作,其管理因素多,技术性强。因此要由具有一定的管理能力,扎实的专业知识和良好的思想素质的人员来负责。同时,健全呼吸机的管理制度,使其使用管理工作规范化、制度化,这样才能提高呼吸机的使用效率和完好率,充分发挥呼吸机的实用价值,提高社会效益和经济效益,更好地为临床一线服务。

1. 建立定人使用、定人保管、定期检查制度 定人使用与保管责任明确,促使使用者严格执行操作规程,钻研其性能,培养出熟练的使用者;呼吸机的周期寿命与使用者对仪器的负责程度密切相关,定期保养和定期检查能减少故障发生率,保证呼吸机处于最佳的运行状态,为呼吸机的可靠性和应急性提供了保障。

2. 健全呼吸机的技术档案 档案包括采购文件、订货合同、验收文件、操作手册、维修手册及图纸等,特别是每台呼吸机建立操作记录和维修保养记录。技术档案的完备使呼吸机的管理从计划、采购、验收、安装到使用、保养、维修等各个环节都明确,有据可查,为提高使用效率和延长使用寿命奠定基础。

3. 加强专业培训和实际指导 随着呼吸机功能日益改进,要由专门生产厂家进行指导培训,否则不能很好地掌握呼吸机的使用,不能对异常、易损精密部件实行管理保养。对重点科室的护士进行专业培训,培训的内容有机械原理、性能、操作程序、操作注意事项、呼吸机管道用后消毒处理、操作说明书,考试合格者才能单独操作仪器,并负责呼吸机的日常管理。特别要重视对护士及初学者的教育,每周进行仪器操作的培训,要使护士掌握易损部件的保养、拆卸、组装步骤。培训后的护理人员在紧急情况下能够独自对照操作手册找出问题并予以解决。培训医生护士掌握一定的维修知识与技能,在保证仪器的完好率上起到一定的作用。

4. 呼吸机的质量控制 目前,国家还没有对呼吸机进行计量强检,如有条件应定期对呼吸机进行符合性测试,包括电气安全测试和机械通气性能的静态与动态测试。除此之外还要对呼吸机的外围设备即电源、气源、湿化器的性能进行质量控制。

(二) 呼吸机使用的检查

呼吸机使用的检查包括使用前、使用中和使用后三个环节。为了能保证仪器的正常运转,要定期检查,做到对问题早发现、早维修。呼吸机的检查不充分,不仅患者得不到适当的治疗,有时还会发生致命的事故。应认识到呼吸机是维持患者生命的设备,所以平时必须认真定期检修。

1. 呼吸机使用前的检查

(1) 通电前检查:检查电源是否与呼吸机标定值相符,插头是否接触良好,氧气、压缩空气的压力是否在规定范围(通常为 275~620kPa 或 40~90psi),各通风口是否畅通;正确接好管道、模拟肺、湿化器等呼吸回路。

(2) 开机自检:大多数高、中档机型有呼吸回路密封性、呼出流量传感器、氧浓度、电磁阀等一系列自检功能,自检通过,说明机器基本完好。对无自检功能的呼吸机,可采用如下方法进行大致判断:流量取 24L/min,吸气时间取 1 秒或潮气量取 400ml,呼吸频率取 15 次/min,氧浓度取 60%,此时最大气道压力约 25cmH$_2$O,通气量约 6L/min,可说明机器基本正常。此方法对有自检功能机型同样适用。

(3) 报警功能检查:通常对气道压力报警、分钟通气量(或潮气量)报警、吸入氧浓度报警、窒息报警及气源报警等几项功能进行检查。

1) 压力报警上下限:根据设置的通气参数,呼吸回路中将产生最大气道压力(峰值压力),调节报警上限高于峰压 10cmH$_2$O、报警下限低于峰压 2~3cmH$_2$O,采用调大潮气量(或使回路漏气)等方法人为制造气道压力超出上(或下)限范围,此时有报警声响、灯闪,且呼吸机的呼出阀门打开,可说明此项功能正常。

2) 分钟通气量报警:分钟通气量是衡量患者吸气是否充分的重要指标,设置的报警范围不能过宽,否则失去意义。通常将上、下限设在实际分钟通气量的±25%左右(例如实际分钟通气量为 5L/min,上、下限报警约分别设为 6.25L/min、3.75L/min 左右)。分钟通气量报警应有声响、灯闪。

3) 吸入氧浓度检查:患者吸入氧浓度也是治疗的重要参数,氧浓度的大小一般采用氧传感器俗称氧电池来测定,氧电池是易损器件,即使不用,随时间的延长能量也会自然消耗,通常寿命 6~12 个月。氧电池性能下降直接影响氧浓度监测的准确度,因此要经常进行氧浓度的检查。大多数高、中档呼吸机具有氧浓度自检功能,对无自检功能机型且又没有外接的氧浓度表,可用下述方法简单判断:分别用纯氧和压缩空气通气,观察潮气量大小,若无明显变化基本判定氧浓度正常。

4) 窒息报警:这也是呼吸机的重要指标,可将呼吸机的模式设置在自主呼吸,待十几秒钟后(有些机型窒息报警时间可调)应有窒息报警提示。较高档次机型会将开始设置的自主呼吸模式自动切换到指令通气模式。

5) 气源报警:将氧气或压缩空气去掉一路,此时应有相应报警提示。

(4) 辅助功能检查

1) 触发灵敏度检查:由于是模拟肺,因此只能检查压力触发灵敏度。将工作模式设置在辅助通气模式;触发灵敏度置最灵敏处(如－2cmH$_2$O),当呼吸机在触发窗时,用手挤压模拟肺,呼吸机应能被触发。

2) PEEP 检查:PEEP 分别多点设置检查,让呼吸机工作几个周期,稳定后观察压力波形的基线或压力表的呼气末压力值(有些机型具有数据值大小的显示),设置值与测量值的误差应小于 10%。

3) 吸入、呼出潮气量检测检查:大多数呼吸机有两个流量传感器:一个在吸入端,用于测量呼吸参数的设定值;另一个在呼出端,用于监测实际值,改变呼吸机的潮气量进行多点观察,二者误差在 10% 以内。

(5) 加温加湿器的检查:温度、湿度的设定。

上述各项检查无故障,可用于患者治疗(否则,应及时进行修理)。对于急救情况,由于时间因素,可简单作外围及报警范围设置检查,再按上述介绍的无自检功能方法进行判断机器的好坏。

2. 呼吸机使用中的检查

(1) 人工呼吸机主机及呼吸管道的检查:注意有无异常声音,及时倾倒呼吸管道积水,检查管道有无破损。呼吸管道一般 3 天更换一次,污染严重者每日更换。

(2) 加湿加温器的检查:检查温度、湿度、水槽内水的更换及补充。

(3) 报警装置复查:检查上、下限范围及气道内压报警值。特别注意电源的连接。

3. 呼吸机使用后的检查　检查呼吸机主机及管道有无故障、破损及污染。做好各种附件的更换、补充及呼吸管道的消毒灭菌。做好下次使用前检查并妥善保管,呼吸机不使用期间每日要运转 1 小时。

(三) 呼吸机的保养

1. 定期清洁

(1) 呼吸机表面的清洁:呼吸机的表面应保持清洁,在没有使用或使用完毕消毒后,应使用防尘罩盖好。在使用过程中,通常是每日或每两日用拧干的清洁软布擦洗 1～2 次,必要时可用氯己定、苯扎溴铵来消毒擦洗,但严禁消毒液或水滴入机器内部。

(2) 加温加湿器的清洁:一般呼吸机用于加温湿化的装置为电热加湿器,呼吸机使用完毕后,应取出内衬滤纸,倒掉蒸馏水,彻底消毒后干燥防尘放置。使用过程中,加温加湿器中要始终保持正常量的无菌蒸馏水,既不要高于水位上限也不要低于水位下限,严禁加入任何溶液,以免产生结晶沉淀物而损害加温加湿器的电热蒸发面,影响加温加湿器的性能。内衬滤纸可 5～7 日更换一次,但应注意在更换时呼吸机是无法给患者供气的,有条件的可使用备

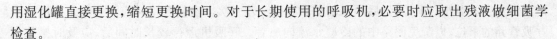

用湿化罐直接更换,缩短更换时间。对于长期使用的呼吸机,必要时应取出残液做细菌学检查。

(3) 空气过滤器清洁:在压缩机及主机的侧面,通常安装有空气过滤器。当滤芯太脏时应及时清洁,必要时应更换,以免进气阻力过大导致呼吸机停机,清洁时不必关机,直接取出空气过滤器,使用流水冲洗或高压气流吹净,清洁干燥重新安装即可。

2. 消毒管路　各种型号的多功能呼吸机,由于气路单向性特点,因此通常情况下,呼吸机管路消毒仅需进行外部管路的消毒即可,必要时,可增加对呼吸机呼气阀组件的消毒。外部管路包括患者呼吸管路、Y 形接头、集水瓶、直通、弯头、压力传导管。拆下的管路及零件,用清洁剂彻底清洗后,可使用药物浸泡消毒法,气体熏蒸消毒法,γ 射线照射消毒法或高压高温消毒法(温度不超过 135℃,时间为 30 分钟)进行消毒。表 2-1 为常规状态下使用的药物浸泡消毒法常用溶液配方。

表 2-1　药物浸泡消毒法常用溶液配方

序　号	溶 液 配 方	注　　解
1.	1∶1 000 苯扎溴铵溶液	浸泡 30 分钟
2.	1∶1 000 氯己定溶液	浸泡 30 分钟
3.	75% 乙醇	浸泡 30 分钟,对细菌作用强,对细菌芽胞作用弱
4.	10% 甲醛溶液	浸泡 30 分钟,刺激性较大
5.	2% 戊二醛碱溶液	室温浸泡 10 分钟杀灭病毒,3～10 小时杀灭孢子。除结核菌外其他细菌几乎被立刻杀灭。消毒液配后可使用 15 天,对皮肤有刺激,使用时应戴手套
6.	2% 戊二醛酸溶液	室温浸泡 10 分钟杀灭病毒和真菌,20 分钟杀灭结核菌,其他大部分细菌几乎立即被杀灭,但不能杀灭孢子。消毒液配制后可反复使用 30 天,对眼、鼻、皮肤无刺激
7.	2% 戊二醛中性溶液	室温浸泡 10 分钟杀灭细菌、真菌、结核菌和病毒,10 小时杀灭孢子。消毒液配制后可使用 20 天,使用时应戴手套
8.	0.05% 过氧乙酸溶液	浸泡 2 小时,溶液应新鲜配制

通常消毒管路多使用药物浸泡消毒法或高压高温消毒法。值得注意的是,呼吸管道细菌过滤器和近端压力传导管细菌过滤器不要冲洗、浸泡、或气体熏蒸消毒,以免增加气流阻力,降低过滤效果。细菌过滤器只适合高压高温消毒,每次患者用后均应及时消毒,细菌过滤器大约使用 5 000 小时即需更换(请注意按各厂家推荐使用小时数更换)。

使用浸泡的药物有多种,如戊二醛中性溶液、泡腾片等,按规定的比例将冲洗干净的管路浸泡 1～2 小时,再用清水洗净。适用于金属、橡胶、塑料类。

环氧乙烷熏蒸可穿透橡胶、塑料等,无腐蚀、无破坏性,但一次消毒后需一周时间环氧乙烷才能挥发尽,有过程长、价格贵、易燃等弱点,不常使用。

高压蒸汽法仅适用于金属及耐高温的部件,不可用于硅胶等材料的呼吸管道的消毒。

特别提示:呼出流量传感器大多为铂金丝制作,比发丝还细几十倍,极易损坏,价格也相当昂贵,切不可用上述方法消毒,必须按使用说明书介绍的方法进行消毒。

如患者长期使用呼吸机,每周均应更换呼吸管路并进行消毒,从呼吸机拆下的管路及零件,应在 24 小时内进行清洁消毒处理,以免病源微生物生长繁殖,造成交叉感染。呼吸机的电气附件如温度探头、导线等不适合上述消毒技术,消毒时可使用一定比例的苯扎溴铵、氯己定消毒剂或乙醇小心揩擦,然后用清洁湿软布擦洗若干次。安装管路时应注意集水瓶应装于呼吸管路的下位,以避免回路中的冷凝水流向患者。呼吸机运行较长时间后,应及时排除集水瓶中的积水。

　　3. 更换消耗品

　　对于各种型号的多功能呼吸机,生产厂家均可提供按工作小时计的保养包,保养包内包含各种需更换的配件及消耗品。严格按照生产厂家推荐的保养方案进行保养,对确保呼吸机处于正常的工作状态和完好的备用状态是非常必要的。一般需更换的消耗品主要包括管路及各种过滤器,每种消耗品均有使用寿命,超期使用将无法保证性能。

　　(四) 呼吸机的维修管理

　　加强呼吸机的维修管理,才能保证呼吸机的正常使用,是确保其安全和可靠运行的重要环节。同其他任何设备一样,主动预防维护是维修工作的上策,它能防患于未然、减少设备不必要的损耗、最大限度地延长呼吸机的使用寿命。

　　1. 应配备专门维修人员,并进行专业技术培训,提高维修的专业化程度和水平,以保证呼吸机及时修复使用。

　　2. 实行定期检查,预防性维修　经常积极维修,是保证长时间正常工作的重要措施,能减少和避免故障的发生,延长使用时间,为呼吸机的应急性、可靠性提供了保障。

　　3. 故障维修　维修呼吸机一定要了解其工作原理、性能、功能、技术指标及其特点,注重分析和排除故障程序,千万杜绝野蛮维修;另外,有条件的可配备一些专门工具,以便修理方便。最好能与厂商和维修站建立联系。

　　4. 维修登记　呼吸机检查、维修之后,要进行详细的文字记载,包括维修日期、故障现象、检修情况、故障原因、更换的零件、维修后的使用情况等完整的记录,为以后的维修和鉴别提供依据。

　　总之,加强呼吸机的管理,提高使用效率的方法很多,关键在于领导的重视和支持管理工作,各级人员的相互配合,通过精心管理、精心操作、精心维护,必将提高呼吸机的使用率,获得最佳经济效益,在医疗工作中发挥更好的作用。

第六节　其他医疗器械

一、微量注射泵

　　在儿科临床中,尤其是新生儿科、新生儿重症监护病房(NICU)等科室,为提高患儿的存活率,按新生儿、早产儿的生理需求维持输液、微量输药、输血等,均需流速可控的微量注射泵,以便合理地调节药物的注射速度,连续输注各种急需的药物,做到均衡、匀速、精确,避免引起并发症。

　　1. 微量注射泵的构成　微量注射泵包括:①注射装置:用以放置及固定 10～50ml 注射器;②机械活动装置:通常为带一推动滑轮的螺杆引导或由电动机通过胶带直接带动注射器推进;③电动装置:为电动机,可与引导螺杆或转轮相接;④电子控制装置,用以设置输液参数及报警。

　　不同产品,其外形、体积、微量控制程度均有不同。适用于新生儿的注射泵要求有以下条件：①注射速度：0.1～99.9ml/h 可调；②输液精确度为±1％；③适用的注射器范围广：大多厂家生产的 10～50ml 注射器均能应用；④有快进键可冲洗输液管路；⑤有报警装置：包括注射器选用不当、放置错误、输注时间剩余 3 分钟、注射完毕、空注射器、压力过高（阻塞）、传动装置脱落、内部电池不足、内部故障等；⑥内置电池充电后可连续使用 8～15 小时。

高性能注射输液泵尚具有：①自我提示设置，接通电源后，仪器电子讯号会提示每一操作步骤，以便于不熟悉该仪器的人员使用；②自动推算注射速度或注射时间：只需将注射量及所需时间（或速度）输入，该泵即自动确定注射速度（或时间），从而更方便使用。

2. 微量注射泵使用的管理

(1) 仪器不能在危险区域及易燃、易爆的气体环境中工作。

(2) 仪器操作的电源、电压等应与设备规定的相一致；仪器应由专人保管，定期进行安全检查与清洁消毒，使用和维修要有记录。

(3) 配制药液与连接接管时要严格无菌操作，注射器与连接管均系一次性物品不能重复使用，如发现包装不严密或破裂则不能使用。

(4) 使用药物、剂量及注射速度应严格按照医嘱，用卡片写明并与仪器所示数据核实。

(5) 熟悉仪器的特殊功能键，并能迅速识别和解除报警。

二、微量血糖仪

1. **特点**　主要用于新生儿疾病状态下血糖的监测。目前有多种品牌的微量血糖仪，其特点为重量轻（80～100g），检测速度快（20～45 秒），使用方便（6～9 伏碱性电池，可检测 800～1 000次），按其检测原理分为光感应型（包括光反射强度检测及光吸收强度检测）及生物感应型（电化学检测）两类，但检测方法均为毛细血管全血滴于试纸上，再放入主机中检测。

2. **适用于新生儿的微量血糖仪的要求**　①检测范围：新生儿正常血糖低于成人，<2.2mmol/L 属新生儿低血糖，故适于新生儿用的血糖仪，其检测下限应为 1.1 甚或 0.55mmol/L（10mg/dl），血糖仪上限多在 22.2～33.3mmol/L（400～600mg/dl）之间。②检测血量：新生儿不易获得较大滴的毛细血管血，故血糖仪所需血量应尽量减少。采血量应在 3.5～5.0μl 范围，应注意血量不足可导致血糖值明显低下。③精确度：与医院生化室检测的静脉血浆葡萄糖（VPG）相比，微量血糖仪所检测的是毛细血管全血（动静脉混合血）葡萄糖（CBG），当 VPG<4.44mmol/L（80mg/dl）时，细胞内外葡萄糖浓度无大差异，血浆与全血葡萄糖量相等，但因动脉血糖略高于静脉血糖，故 CBG 略高于 VPG，但误差仅 0～2.9％，适用于新生儿的血糖仪，应达到此精确度。当 VPG>4.44mmol/L 时，因细胞外液糖进入细胞内存在某种程度的障碍，细胞外液糖开始逐渐高于细胞内糖（即血浆糖开始高于全血糖），此时 CBG 低于 VPG，误差达 7.7％～8.4％。④要有可重复性或稳定性：相同批号试纸条反复检测，彼此间误差应<5％。⑤抗干扰性：在新生儿常见的内源性物质，如胆红素、乳酸、肌酐等，外源性物质如多巴胺、维生素 C、枸橼酸钠等，均可导致血糖值偏高。某些生物感应型微量血糖仪，可测出潜在干扰物质并将其影响减除，以保证血糖值不受干扰。

3. **注意事项**　当血细胞比容<20％～40％时，血糖值会偏高；>60％～76％时，血糖值会偏低。在严重脱水、休克时，血糖值亦会偏低且误差较大。当发现有低血糖时，最好作校正后再测定一次，以排除人为误差（如试纸过期、血量不足）。

三、无创颅内压监测

新生儿脑水肿与颅内高压征是新生儿期常见的危急重症之一。新生儿由于前囟及颅缝尚未闭合,当发生脑水肿,出现颅内压高时,常可通过前囟隆起,颅缝裂开以及头围增大等代偿作用,使颅内高压症状得以缓解。故新生儿脑水肿临床表现不够典型,常易造成漏诊或误诊。无创颅内压监测具有连续、无创、便捷等特点,可随时用于可能发生或已经发生颅内高压征的新生儿。

1. 无创颅内压监测方法　无创性颅内压测定方法包括扁平传感器测压法、扁平气压计测压法、Ladd 颅内测压监护法、Welch 临床评价法及传感器测压法等。临床常用扁平原理进行前囟压力测定,所测压力接近于真实的颅内压。扁平原理是指当一富有弹性的薄膜保持平面时,此时薄膜两侧的压力是相等的。当对突出的前囟门施加适当的压力以使前囟成为一平面时,所测得的前囟压即为颅内压。有实验与临床研究确定,对前囟垂直施加 8～10g 的压力可使前囟保持扁平状态。

2. 操作方法　将患儿处于卧位时测定其前囟的压力,先将患儿抱起,使前囟处于水平位,将测压的光纤传感器置于前囟上,用 10g 砝码垂直加压于前囟上方,读取数值后移去砝码,再用弹力绷带加压至相当于砝码加压的读数后固定传感器,将患儿恢复至卧位。

3. 正常值　新生儿生后第 1 天的前囟压为 (6.68 ± 1.13) mmHg,随着日龄的增加,其前囟压呈下降趋势,可能与新生儿生理性体重下降有关。临床正常新生儿前囟所测得颅内压以 10mmHg 为上限,超过此水平提示颅内压增高应着手给予降低颅内压的措施。

4. 注意事项　①监测时患儿前囟应剃去毛发 4cm×4cm,使双面胶紧贴患儿前囟,使前囟密切接触传感器。患儿必须在安静状态下,姿势应平卧,保持监测的准确性。②前囟小于 0.6cm×0.6cm 者,监测意义不大,传递信息无效。

四、新生儿头颅 B 超检测

超声诊断是利用特定的声波了解人体结构和病变过程的技术,B 型超声是二维显像,以灰阶形式在荧屏上实时显示。随着超声诊断技术在临床的应用,20 世纪 70 年代末该项技术开始用于新生儿颅内疾病的诊断。

由于新生儿头颅 B 超检测的无创、价廉、简便、易行,具有实用的临床应用价值,该项技术适用于新生儿及前囟未闭的小婴儿颅内病变的筛查及诊断。通过颅脑超声检测,对脑中心部位病变,如脑室系统出血有更特异的诊断价值;可提示颅内病变的类型、程度、部位及发生时间,为临床诊断提供依据;在多方面与 CT、MRI 等其他影像技术构成互补关系。

1. 超声的原理　所谓超声是指物体的机械振动。单位时间内振动次数称频率,单位用赫兹或赫(Hz)表示。每秒振动 1 次为 1 赫。声的频率范围在 0.5～10Hz。人耳的听觉频率范围为 16～20 000Hz 之间,称可闻声。频率低于 16Hz 称次声,高于 20 000Hz 即为超声。目前临床超声成像常用频率范围在 2.0～7.5MHz 间。

B 超是根据脉冲-回声原理,将超声波向体内发射,当声波遇到两种不同密度组织之间的接触面(即界面)时,通过物理学的反射现象,产生回声。其中组织密度差别大的产生回声强,差别小的回声弱,无接触面时则回声缺失。其回声波由转换器接收,所有信息展现在示波屏上,从而形成 B 超图像。

2. 头颅 B 超检查的准备

(1) 床边检查:新生儿宜在床边检查,以减少搬运刺激,防止血压波动,因为不稳定的血压易诱发颅内出血。以入睡状态时检查为宜,清醒好动者可予橡皮乳头吸吮,使之安静,一般不必使用镇静剂。

(2) 导电膏的预热:超声导电膏宜预热,不低于 37℃。扫描后即除去,以减少新生儿体内热能的蒸发和散失,同时也减少对新生儿的冷刺激。

(3) 仪器的调节:对每个患儿检查前均应调节,使正常脑组织呈现均匀一致的弱回暗区,脑室内的脑脊液呈无回声暗区。目前 B 超仪器均可对预设置参数进行储存。

(4) 探头的选择:探测浅表结构,宜选用高频率探头。一般对新生儿使用 5MHz 探头,对极低出生体重儿可使用 7MHz 探头。

3. 头颅 B 超检查部位(图 2-7)

(1) 经前囟检查:前囟为最常用的检查部位。探头所置前囟部位与眶耳基线呈 90°。可作冠状和矢状两种切面的扫描。将探头按冠状切面方向安置在前囟部位,由前向后作扇形移动,使超声束先后通过颅脑前部、中部和后部,从而获得系列冠状颅脑全图。探头亦可按矢状切面方向放置,从正中向左侧或右侧扫描,从而获得系列矢状颅脑全图。

(2) 经侧囟检查:探头置侧囟处,与眶耳基线成 10°,对颅脑作水平切面扫描。这种切面与 CT 切面相似,但因侧囟较小,透声窗有限,且侧囟关闭较早,限制了临床的广泛使用。

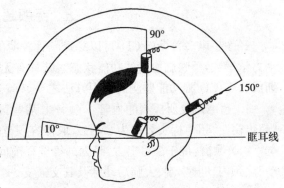

图 2-7 头颅 B 超检查部位

(3) 经后囟检查:探头置后囟处,与眶耳基线成 130°～150°,对颅脑作水平切面扫描,尤其对脑干检查有用(与侧囟扫描配合)。但后囟透声窗存在着与侧囟相类似的问题,临床应用并不广泛。

4. 超声仪器维护保养

(1) 配置电源稳压器:电源电压不稳定或经常发生停电的地方,安装稳压电源十分必要。虽然超声仪器本身有较好的直流稳压系统,但在电源电压变化范围大于 10% 的情况下,仪器的正常使用得不到保证。输入电压过低,图像不稳定,模糊不清,甚至机器不能启动。电压过高,可造成仪器部件损坏。配置电源稳压器要使稳压器的负荷功率大于超声仪功率的 20%,较高档次的超声仪器,应考虑配置 UPS 电源,它能避免线路突然停电而造成强制性关机的危害。医生可利用延时时间从容地将仪器各旋钮、开关复位后关机或者直到将患者检查完。

(2) 荧光屏除尘:超声仪器使用一段时间后,监视器屏幕上便会蒙上一层灰尘,这是由于显像管的电子枪在发射扫描电子束时,使荧光屏表面产生较强的静电,把灰尘吸住的结果。对此,用手绢、毛巾、纸巾等物品去擦除灰尘都是不正确的,因为灰尘中往往含有坚硬的氧化硅颗粒,经常使用擦除法会磨损荧光屏,留下许多肉眼看不见的细小划痕。这些划痕会破坏光屏的光学性能,使光线散射,导致监视图像清晰度下降。正确的擦拭方法:用一小块棉花蘸上 95% 的乙醇,从屏幕中心开始一圈一圈地轻轻往外擦拭,一直擦到屏幕四周。这样即能清除屏幕上的灰尘,又保护了荧光屏。

(3) 防止探头交叉感染:随着超声检查的广泛应用,接受检查的患儿日益增多,如何保护好探头,防止交叉传染疾病已引起人们的高度重视。使用一次性手术手套作为探头的隔离保护层,可有效地防止了探头所引起的交叉感染,对图像质量也无影响。使用方法:将探头晶体表面贴紧手套掌面,然后将手套的其他部分折回,用右手握住探头进行检查。检查时适当地提高仪器的总增益,图像效果更理想。

(4) 房间空气消毒:目前房间一般都采用紫外线消毒法。紫外线照射后所发生的臭氧对超声仪器的部分器件、线路、电缆均有不同程度的损伤与腐蚀。能使电缆电线及元件逐渐地老化变质,降低绝缘性能,轻则漏电,重则短路。紫外线的照射也能使显像管荧光物质的寿命降低。目前有些医院已采用循环风紫外线空气消毒法,效果非常满意。

五、经颅超声多普勒

经颅超声多普勒(TCD)可以穿透颅骨较薄的区域,直接获取颅底 Willis 环大动脉的血流动力学参数,反映脑血管的功能状态。其具有无创伤、无辐射、可以床边操作、随时监测,已逐渐成为 NICU 脑功能监测的常用方法之一。

1. 超声窗及所探测的血管 颅骨上某些区域能通过超声束并能探及血管的部位称为"超声窗"。超声探头频率为 2MHz,取样容积范围为 1.5mm。

(1) 颞窗:位于颧弓上方,眼眶外缘至耳前间的区域。经颞窗可检测大脑前动脉、大脑中动脉、颈内动脉末端、大脑后动脉及其交通支。

(2) 枕窗:枕外粗隆下发际内正中线上,可探及大脑后动脉、后交通动脉和基底动脉及椎动脉。

(3) 下颌窗:探头置于下颌角,朝内向上,可探及颈内动脉的颞骨岩段。

(4) 其他:可以前囟探测颈内动脉颅内段,经额上窗探测大脑前动脉的交通后段。

当颞窗探测困难时还可应用眼窗:受检者闭眼,探头置于眼睑上,可探及眼动脉、颈内动脉虹吸部和大脑前动脉。因超声波对生长发育中的眼球有可能造成损害,故慎用。

2. 检查方法 新生儿颅骨较薄,较成人更易获得清晰的血流信号,仅个别患儿因严重颅高压脑血管移位,或因血管栓塞等使血流信号减弱或消失,造成探测困难。

TCD 检查宜在自然安静状态下进行,患儿取仰卧或侧卧位,检测时应根据不同年龄减低探头的超声发射功率,降低增益,缩小取样深度等。一般来说,新生儿使用最低发射功率即可获得理想的血流信号。

3. 观察指标 TCD 频谱上可提供多种观察指标。

(1) 频谱形态:正常 TCD 频谱类似三角形,每一个三角代表一个心动周期。

(2) 血流方向:可辨别血流是朝向探头还是背离探头。

(3) 血流的瞬时速度:包括收缩期峰速(Vs)、舒张末期速度(Vd)及平均血流速度(mV),并计算平均值,阻力指数(RI)=(Vs−Vd)/Vs,搏动指数(PI)=(Vs−Vd)/mV。

(4) 音频:音量大小及有无异常血管杂音等。

大脑中动脉是大脑半球的主要供血动脉,基本反映颈内动脉系统幕上血流状况,是监测脑血流的主要靶血管。

注意事项:TCD 测量结果受颅骨密度、声窗大小、待测部位、探头方向、取样深度、操作者

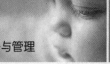

熟练程度及血流信号强弱的影响。

4. TCD 在危重患儿监测的应用　TCD 主要了解患儿的脑灌注状态,探测颅高压,诊断脑血管痉挛与证实脑死亡,以及评价 Willis 环侧支循环的功能和脑血管舒缩反应性等。

六、近红外光谱仪对新生儿脑组织氧的检测

近红外光谱技术(near infrared spectroscopy,NIRS)测定局部脑组织氧合血红蛋白、还原血红蛋白、氧饱和度,可以直接反映组织中氧与血红蛋白的氧合与解离情况,表明组织中的血氧合状态,是脑组织氧合、血流及灌注的客观评价。

1. NIRS 的原理　自 20 世纪 70 年代末,Jobsis 提出光能通过人体厚的组织(包括颅骨),得到关于人脑有用的信息。这是通过近红外光谱技术得到的。NIRS 作为一种无创组织氧含量检测技术近二十年来发展很快。人体组织在近红外波长(700～1 100nm)范围的主要吸收体是氧合血红蛋白(HbO_2)和还原血红蛋白(Hb),并且它们具有不同的吸收特性,通过检测近红外光在组织中的衰减情况得到被检测局部脑组织中的 HbO_2、Hb 的浓度及总血红蛋白(tHb)的含量。同时,经过氧饱和度的定义:$rSO_2 = rHbO_2/(rHbO_2 + rHb)$ 计算得出脑组织氧饱和度(Regional oxygen saturation,rSO_2)的绝对值。

近红外光谱仪主要由光源、光导纤维、接收器、微机组成。光源发出近红外光,经光导纤维直接到患者的头部,近红外光进入组织后,与人体组织相互作用,光发生散射与折射。当组织的氧合代谢发生变化时,相应的吸收光谱也会发生变化,经微机处理将吸收光强度的变化转化成 HbO_2、Hb、tHb 的变化。了解了 HbO_2,Hb 随时间的变化量,即可通过计算,得到脑组织氧饱和度变化的数值。

2. NIRS 的操作方法　检查工作在患儿安静时进行。传感器置于患儿的前额正中部位,弹性绷带固定。前额上避开脑中线并位于眉骨上方至少 2cm,以防止矢状窦和额窦的影响,光源和两个检测器的距离为 20mm 和 30mm。安静状态下记录仪常规描记 30～60 分钟曲线,曲线显示出 HbO_2、Hb、rSO_2 动态变化,仪器经微机计算还可以提供 CBV(cerebral blood volume)的相应值。

3. NIRS 检测指标及意义　HbO_2、Hb、tHb 及 rSO_2 等指标变化可反映生物体内氧合代谢和血流动力学改变。HbO_2 说明氧摄取状态的变化;Hb 代表氧消耗状态的变化;tHb($HbO_2 + Hb$)代表组织中总血流容积的变化,即 CBV;HbD($HbO_2 - Hb$)代表测定组织灌注情况;rSO_2 可以直接反映组织中氧与血红蛋白的氧合与解离的情况。

七、振幅整合脑电图

振幅整合脑电图(amplitude integrated electroencephalogram, aEEG)即脑功能监测(cerebral function monitor, CFM)是连续脑电图记录的简化形式,它是简单化的单频道的脑电监测,信号来自双顶骨电极,通过放大、频率滤过、振幅压缩和整合,以 6cm/h 的速度输出在记录纸上。近年来,aEEG 在 NICU 得到越来越多的应用。

aEEG 的信号来自双顶骨(相当于 10/20 导联电极安放法电极位置的 P3 和 P4 处)。低于 2Hz 和大于 20Hz 的频率被去除而在允许范围内的频率被增加扩大,电信号以半对数形式从 0～100μV 输出在热敏感纸上,纸速为 6cm/h,描记出的图形表现为以振幅形式出现的波谱带(单位为 μV)。波幅维持的 10～50μV 为正常,≤5μV 为低电压。根据波幅的高度和变化

规律可及时发现异常脑功能状况,如非连续图形、暴发-抑制、持续低电压、电静息等,也可用于观察睡眠-觉醒周期和帮助发现某些癫痫发作。aEEG的分析参数简单,NICU的医生和护士经过适当培训即可掌握,可实时在线发现严重的脑功能异常,指导临床及时进行处理,并有助于早期判断预后。

由于aEEG记录部位局限(通常仅放置一对颅顶电极),时间分辨率低,且缺少波形、频率、节律等重要信息,因而aEEG对诊断新生儿惊厥发作或脑电发作不够可靠,容易遗漏波幅较低、部位局限或持续时间较短的发作,同时也可能将某些伪差误判为发作。

(李志光)

参 考 文 献

1. 张家骧,魏克伦,薛辛东. 新生儿急救学. 北京:人民卫生出版社,2000.

2. 袁林. 医用监护仪的临床应用与分类. 医疗卫生装备,2002,23(5):51-52.

3. 唐伟,黄晓庆,杨常清. 多参数监护仪的发展与未来. 北京生物医学工程,2003,22(1):72-73.

4. 周源. 现代监护仪的特点及日常维护保养. 医疗卫生装备,2005,26(9):69.

5. 张德生. 小儿危重症的呼吸治疗. 北京:北京科学技术出版社,1999.

6. 崔玉涛,樊寻梅. 呼出气二氧化碳的监测及其临床意义. 中国实用儿科杂志,2001,16(7):393-396.

7. 蔡国方,祁月华. 自动血压监护仪. 中国医疗器械信息,1999,5(4):15-20.

8. 赵冬莹,谢利娟,朱建幸. 脉搏血氧饱和度在新生儿复苏及新生儿重症监护病房中的应用及临床意义. 中华围产医学杂志,2007,10(3):207-210.

9. Aakams JM, Murfin K, Mort, J, et al. Detectin of hyperoxemia in neonates by a new pulse oximets. Neonat Intensive Care,1994,7:42.

10. 张宇鸣. 新生儿氧疗监护方法及评价. 中国实用儿科杂志,2004,19(1):6-7.

11. 金汉珍,黄德珉. 实用新生儿学. 北京:人民卫生出版社,1996.

12. 陈敏,朱雅轩. 婴儿培养箱的基本原理及安全使用. 医疗装备,2004,25(11):13.

13. 陈就好,张晓阳,陈彩凤,等. 不同光源对新生儿高胆红素血症的作用评价. 中国小儿急救医学,2001,8(3):149-151.

14. 杨光英,吴晓翠. 新生儿黄疸治疗进展. 临床儿科杂志,2003,21(4):249-250.

15. 王红,闵若谦,梅力. 光导纤维光疗毯绿光照射治疗新生儿高胆红素血症疗效观察. 中国实用儿科杂志,2001,16(12):738.

16. 张晨美,杜立中,王珏. 应用蓝光发光二极管治疗新生儿高胆红素血症的研究. 中华儿科杂志,2001,39(6):323-326.

17. 虞人杰. 我国新生儿窒息复苏指南基本论点及新热点. 实用儿科临床杂志,2007,22(14):1041-1043.

18. 中国新生儿复苏项目专家组. 新生儿窒息复苏指南(2007北京修订). 中华围产医学杂志,2007,10(7):219-223.

19. 叶鸿瑁,虞人杰. 新生儿窒息复苏. 第5版. 上海:第二军医大学出版社,2006.

20. 王莹,杨燕文. 机械通气在儿科临床中的应用(上). 临床儿科杂志,2006,24(7):615-617.

21. 周晓光. 新生儿常规机械通气的应用进展. 广东医学,2003,24(1):6-7.

22. 巫琦. 呼吸机的维护保养. 医疗卫生装备,2004,25(12):60.

23. 云庆辉,崔亮,董苑. 呼吸机保养与使用准备. 医疗卫生装备,2004,25(1):42.

24. Gerald M, Fenichel. 儿科神经系统疾病鉴别与治疗. 廖建湘,译. 北京:人民卫生出版社,2000.

25. 陈克正. 危重新生儿转运设备简介. 小儿急救医学,2001,8(2):73-75.

26. 钱素云. 经颅多普勒超声在危重患儿脑功能监测中的应用. 中国小儿急救医学,2007,14(3):191-193.

27. 周丛乐. 颅脑超声在新生儿领域的应用. 中国实用儿科杂志,2002,17(11):684-685.

28. 陈惠金. 新生儿颅内病变的B超、CT、MRI影像诊断与防治. 上海:上海科技教育出版社,2006.

29. 周丛乐. 脑组织氧检测在围生期脑损伤及脑功能评价中的作用. 中国儿童保健杂志,2007,15(1):7-8.

30. 汪吉梅,邵肖梅. 振幅整合脑电图在新生儿脑损伤中的应用. 中国当代儿科杂志,2005,7(2):176-178.

31. 刘晓燕. 脑电图在危重症脑功能监测中的应用. 中国小儿急救医学,2007,14(3):188-190.

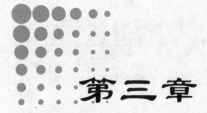

第三章

危重新生儿的转运

1900 年美国芝加哥 Delee 医生报道了首例用可移动温箱转运病危的早产新生儿。1950 年美国成立了新生儿转运系统(Neonatal transport system，NTS)，NTS 是以三级医院为中心，向周围辐射，集转运、通讯和培训为一体的特殊医疗系统，其主要功能是妥善地及时地将高危新生儿转运到适宜的新生儿重症监护室(NICU)进行治疗。半个世纪以来，新生儿转运已成为新生儿抢救工作中的重要内容。

我国的新生儿转运工作起步较晚，20 世纪 80 年代后期和 90 年代初，随着国内 NICU 的建立，新生儿转运工作也随之开始启动。近十多年来，我国许多城市三级医院相继成立了 NICU 及新生儿转运系统。以 NICU 为核心的地区性新生儿医疗救护网络的形成，是近代新生儿急救医学的重大发展，借助三级医院雄厚的技术力量，推进并加快了二级及一级医院救治水平的提高，进而使整个地区新生儿整体救护水平显著提高，对降低整个地区新生儿死亡率及后遗症的发生率意义重大。

危重新生儿转运工作是新生儿医疗工作的重要环节，不同的医院由于医疗设备和技术力量不同，在处理新生儿疾病的医疗水平上有很大差别。未建立新生儿转运网络前，危重新生儿多是通过基层医院或家长直接抱送入院，由于缺乏训练有素的专业急救人员和现代化抢救设备，致使部分危重新生儿在转运前或转运途中病情加重，甚至死亡。危重新生儿转运是指基层医院将患病的新生儿转送到条件更好的医院去接受治疗。新生儿转运分单程转运(one-way transport)和双程转运(two-way transport)。单程转运是指基层医院直接将患儿转送到上级医院。随着围产医学及新生儿医学的发展，现多实行双程转运，即上级医院设置专门的转运小组，通过专用救护车，转运设备等出车前往基层医院给予患儿类似 NICU 的初步诊断治疗，并护送患儿至上级医院。

在医院内，也存在转运问题，如将患儿由产房或急诊室转入婴儿室或 NICU，由新生儿科转到外科等，或将患儿送到其他科室接受检查和治疗等(如放射科、B 超、CT 室等)。

区域性危重新生儿转运是指在该地区建立危重新生儿转运工作规范、转运工作常规及不同级别医院的转运指征，建立覆盖全地区的新生儿医疗救护网络，以专用救护车、直升机及新生儿转运设备、仪器等作为转运工具，在从基层医院把新生儿转运到上级医院 NICU 途中应用现代化诊疗技术进行新生儿的诊治和监护的过程。使该地区内所有高危和危重新生儿都能得到最及时、最优良的医疗和护理。

危重儿转运并非等同于院前急救,是由转运单位、现场单位和患儿家庭多方参与的常备性工作,主要是指在终端医院稳定病儿和向枢纽医院新生儿重症监护室转送这两部分工作,其主要功能是妥善地将高危新生儿转运到适当的 NICU 进行救治,以达到充分利用高端 NICU 的资源,最终达到尽最大限度降低新生儿死亡率和致残率的目的。

尽管目前发达国家的新生儿转运系统已十分完善,但我国现阶段的经济条件和文化背景与之都有较大差异,不能照搬。故结合我国的实际不断调整改进,建立我国现阶段适宜的转运模式非常重要。危重新生儿的安全转运,需具备以下条件:高效率的组织领导;足够的人员配备和医疗设备;有效的通讯联络;NICU 和基层医院医护人员的密切配合以及家属的合作。

第一节　转运的指征

每个三级医院 NICU 要根据所在地区的实际情况制定具体的新生儿转运指征,通常新生儿转运指征包括重症患儿和高危新生儿。具体转运指征如下:

1. 窒息　需经气管插管才复苏的新生儿。

2. 任何需机械通气的新生儿。

3. 呼吸窘迫　经处理未见好转,而又无机械通气条件。

4. 伴有以下情况可能发生呼吸衰竭的患儿　①所需氧浓度＞40％;②呼吸暂停反复发作伴心动过缓;③重症肺炎;④重度胎粪吸入综合征。

5. 早产儿　出生体重＜1 500g;胎龄＜32～33 周;宫内发育迟缓。

6. 休克或严重贫血。

7. 中枢神经系统疾病或出现惊厥的新生儿。

8. 可能或即刻需换血的高胆红素血症患儿。

9. 母亲糖尿病、新生儿溶血症,出凝血疾病。

10. 严重酸中毒,低或高血糖症。

11. 各种严重先天性畸形(膈疝、脊髓脊膜膨出、胃肠闭锁、食管气管瘘等)。

12. 需要急诊外科手术的新生儿。

13. 产伤。

14. 疑有先天性心脏病。

15. 严重感染。

16. 情况不好,原因不明。

17. 母亲有不良生产史的珍贵儿,即使无上述情况,亦可作为高危儿转诊。

有时由于基层医院的设备、技术力量差异较大,上级医院常与基层医院定时进行反馈讨论,指导各基层医院根据医院实际状况相应地修改上述转运标准。转运指征过严或过宽均不利于患儿。

近年来,危重新生儿的评分在新生儿转运中得到了较好的应用。新生儿危重病例评分按《新生儿危重病例评分法》。检查项目有:心率、收缩压、呼吸、氧分压、动脉血 pH、血钾、血钠、血尿素氮、血肌酐、血细胞比容、胃肠表现(有无腹胀或消化道出血等)。有的研究认为,新生儿危重病例评分法能较系统、准确地区分非危重儿和危重儿,也能判定危重儿的病情危重程度。在临床实际中,可以先用新生儿危重病例的单项指标区分非危重儿和危重儿,再按新生儿危重病例评分法来判断其危重程度。新生儿危重病例评分法和新生儿危重病例单项指标可作为基层医院转运危重儿的指征,也有利于对患儿病情的判断和预后的估计。

目前国内多数文献报道,在转运的新生儿中以新生儿肺炎、缺氧缺血性脑病、新生儿窒息、早产儿为主。转运前进行病情危重程度评分有利于新生儿转送工作的顺利开展。

第二节　转运设备与通讯联络

随着各中心城市,各医院新生儿转运系统的建立,必须配置相应的仪器设备及药品、用品等。配置仪器花费较大,有些仪器是必备的,有些仪器可根据经费情况逐渐配置。高危新生儿在转运途中要求有新生儿转运装置能够做到严密地监护病情,必要时进行急救处理。实施长途转运的先决条件是在救护车上提供尽可能接近 NICU 的医疗服务,故转运设备实际上相当于一个移动的 NICU 抢救单元,在危重儿的长途转运中发挥积极作用。国内由于经济仍欠发达,新生儿的空中及水上转运仍未开展,目前主要介绍地面转运为主。转运用品包括交通工具、转运暖箱、各种监护治疗设备和器械等,应在功能上成为一个整体。

一、转运设备、仪器

1. 交通工具　据距离的远近来选择。采用救护车、直升机或民航飞机,其中以救护车最常用。救护车通常由所属城市的 120 急救中心统一管理。各医院亦可有专用的救护车。驾驶员 24 小时值班,随叫随到。救护车内有转运暖箱和各种仪器用的电池、照明设备,足够的工作空间和各种常备工具箱等。

2. 方便移动的转运暖箱(transport incubator)　主要用于转运期间维持高危儿体温的恒定,保证氧供及防止箱内细菌感染,一台良好的转运暖箱,除具有与新生儿室中暖箱一般的特点外,尚要求体积小,能固定于救护车上,尤有以下性能:①最好有双层透明恒温罩,可避免患儿辐射散热及避免外界温度对箱内温度的影响。②要有内置式电池,充电后能使用 2 小时以上,亦可接汽车 12V 电池或外置式 12~24V 蓄电池,后者可连续使用 2~4 小时。③有足够的箱内光源照明,以利于转运期间观察或处理患儿。④可维持一定的箱内温度,转运用国产暖箱设定温度范围为 25~37℃,进口暖箱为 20~39℃,后者超过 38℃ 会报警并自动切断电源,防止患儿过高热。⑤有内置式吸引器,可作负压吸引。⑥可进行箱内供氧,有供氧浓度指示(21%~60%),当供氧时,外界气体可经细菌过滤器与氧气混合成混合气,再经湿化槽使混合气湿度达 60% 左右,然后经喷头喷出,从而维持箱内一定湿度,二氧化碳则经过箱内下部气孔流出。⑦箱内有安全带以固定患儿,避免转运期间强烈震动而导致呕吐与血压波动。⑧有固定环以锁紧透明罩,防止汽车震动时导致罩的震动。⑨重量轻,一般在 25kg 左右(包括两个附属的小氧气筒)。⑩箱体可置于升降台车上,便于在救护车内进出或在地上行走。

3. 新生儿转运呼吸机(具有 SIPPV/CPAP 功能)、气源(小型氧和压缩空气钢瓶)、负压吸引器　呼吸机类型不同,性能略有差异,其共同点为:用于转运期间呼吸支持的转运用新生儿呼吸机,主要是采用恒速气流、时间(或容量-时间)切换及压力限制型的便携式呼吸机。呼吸机类型不同,性能略有差异,其共同点为:①适用于 6kg 以下的新生儿和婴幼儿;②呼吸模式包括间歇正压通气（IPPV）、间歇指令通气（IMV）及持续气道正压（CPAP）；③吸/呼气时间、呼吸频率、吸气流量、吸气峰压、呼气末正压、吸氧浓度可调；④有电源不足、气流不足、高压及低压报警；⑤能接车上 12V 电源；⑥有内部电池便于充电后使用；⑦有一定的固定压力安全装置，可限制气道压不高于 6.86kPa 或不低于 0.25kPa。其差异在于体积、重量不一，此与内部电池的大小及有否其他辅助功能有关。体积大、重量重（10.5～12.0kg）的呼吸机，若内部电池大，充电后可连续使用 10 小时；若电池小，充电后仅能用 40 分钟，但机内带有空气压缩机而不必外接压缩空气瓶，并带有氧浓度测定仪及加热湿化装置；或者有某种呼吸模式如辅助/控制通气、同步指令通气、按需气流及有管道阻塞报警等。而体积小、重量轻者（2～4kg）则无上述附加装置或呼吸模式，或附带一个外置式空-氧混合器，内部电池充电后可用 6～8 小时。对转运用呼吸机总的要求是体积小、重量轻，操作方便且参数易于观察，耗氧量少，能固定于暖箱或车床上，有抗震及抗倾斜性能。

4. 心率、呼吸、血压监护仪。

5. 经皮氧饱和度监护仪。

6. 注射输液泵。

7. 微型血生化分析仪，如监测血气、微量血糖和血电解质等。

8. 冷光源透照仪。

9. 急救箱，用于放置复苏器械和各种新生儿急救药物。内备有气管插管（直径 2.5、3.0、3.5mm 插管各一根），喉镜、电池、复苏囊等，各种型号的胃管、吸痰管、输氧皮条及留取样本用的试管和培养管（血及分泌物）、听诊器等。

10. 通讯设备，包括移动电话、NICU 内转运专用电话等。

二、其 他 用 品

包括各种型号注射器、针头、一次性输液器、静脉穿刺针、三通开关、头罩、温度计、电筒、消毒手套、隔离衣、尿袋等，消毒用乙醇、碘酒、消毒棉签、棉球、固定板、胶布、绷带、皮尺、剪刀、记录单、无菌胸腔引流包、胸腔引流管、无菌脐血管插管包、脐血管导管、呼吸机等。

三、药 品

肾上腺素、异丙肾上腺素、多巴胺、多巴酚丁胺、毛花苷丙、利多卡因、吗啡、泮库溴铵（巴活朗）、阿托品、地西泮（安定）、苯巴比妥、5％碳酸氢钠、葡萄糖酸钙、硫酸镁、纳洛酮、呋塞米（速尿）、地塞米松、白蛋白、肝素、青霉素、氨苄西林、庆大霉素、葡萄糖（5％、10％）、氯化钠（0.9％、10％）、注射用水、前列腺素 E 等。

四、通 讯 联 络

1. 设立 24 小时专线电话。首先记录医院地址、联系方式、患儿病情、转运理由等相关资料。

2. 通知新生儿转运医生，决定是否接受转运。

3. 作出转运决定后，电话通知救护车司机做好出车准备。

4. 自转诊基层医院出发前，应致电上级医院告知病情和回院须做的特殊检查和准备事项，转运途中密切观察患儿病情变化，随时保持电话联系，汇报病情和相关治疗措施。

5. 转运到达 NICU 后,要与基层医院和家属保持联系,告知病情及诊治经过。

第三节　人员的配备

有专门负责急救转运的领导机构,24 小时值班,随时做出整体安排。转运小组一般由 3 人组成,医生和护士各 1 名,救护车司机 1 名。转运医生主要由具备丰富实践经验的新生儿专科医生担任,一般为高年资住院医生或主治医生担任,转运护士可为专职或由 NICU 护士担任,能够辅助抢救操作,并能熟练使用各种仪器设备。小组成员不但要有扎实的新生儿疾病理论基础,熟练的心肺复苏技术,对疾病进展的准确判断力,还要具有与基层医院及家属进行良好、充分的沟通能力,转运时须由家属同行,给予积极的辅助配合。

转运小组成员必须熟练掌握的新生儿抢救技术和操作主要有:

1. 新生儿心肺复苏技术　这是抢救的关键所在,小组的医生和护士必须熟练掌握复苏技术,通过考试方可上岗。

2. 熟练的气管插管技术　新生儿呼吸机辅助通气技术熟练程度如何,气管插管是其中很重要的一环,特别是在紧急情况下,或者是在转运途中,气管插管熟练与否直接影响到患儿的安全。

3. 徒手气囊辅助通气　转运过程中呼吸机故障,或者其他紧急情况下不能使用机械通气时,必须立即进行徒手气囊辅助通气。徒手气囊辅助通气难于把握通气的参数,通气不足或过度通气均对患儿造成损害。因此徒手气囊辅助通气的技巧是转运小组必须掌握的。

4. 熟练的静脉穿刺技术　危重患儿的抢救离不开静脉通道,转运过程中新的静脉通道建立对护士要求更高。

5. 熟练使用新生儿呼吸机　新生儿呼吸机的熟练使用,对通气成功与否起决定性作用。如果呼吸机使用不当,可能会加重患儿的病情。转运小组的医护人员应该根据患儿的临床症状或者血气分析结果进行呼吸机参数的调节。

6. 监护患者生命体征的技巧　专用的新生儿转运车应配备新生儿监护设备,最基本的要求是要监护呼吸和心率,并能够对监测的数据进行评估,采取必要的措施。

7. 气胸处理的技巧　在机械通气和人工气囊通气过程中,容易出现气压伤,产生气胸,转运小组应该具备进行胸腔引流的技术。

8. 熟悉抢救药物的使用方法　转运小组医护人员应掌握常用抢救药物的使用指征、方法、剂量,了解药物的作用与不良反应,正确使用抢救药物。

9. 转运途中的抢救记录的书写。

10. 转运途中急救时医护之间的熟练配合。

第四节　转运的具体实施

双程转运能有计划、有组织地将各级医院建立密切关系,在 NICU 的指导及参与下,将基层医院的高危新生儿就地抢救,病情稳定后转入 NICU,能有效降低病死率及致残率,在具体实施新生儿转运的过程中,规范化的运作才能大大改善所转运新生儿的预后和生存质量。

新生儿的转运应包括基层医院的抢救和稳定病情,路途转运和 NICU 治疗几大部分,这

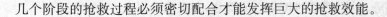

几个阶段的抢救过程必须密切配合才能发挥巨大的抢救效能。

一、转运前基层医院的处理

1. 稳定病情　转运前在基层医院内病情的稳定是关系转诊是否成功的重要措施，基层医院的医护人员应进行初步复苏急救，尽力稳定病情，这样有助于提高抢救成功率、降低致残率。

2. 转运前监护生命体征　要求血压在正常范围内，做好保暖工作，使体温维持在 36.0～36.5℃。基层医院医生应准确判断病情，建立静脉输液通道，尽可能行相关检查助诊，并及时处理以稳定病情，将经过向上级医院转运小组汇报。

3. 基层医院准备好相关资料　基层医生转诊前应填写病情介绍，详细介绍患儿病史、母亲妊娠及分娩史，母亲及患儿的相关检验报告、X 线片等资料，必要时准备胎盘血及母血样本等供进一步检查，待转运小组到达后，不会因为准备这些材料而延误时间。

4. 提出转运申请　①凡判断患儿符合转运指征，即由基层医院医生或家长提出向上级医院转运的要求；②电话联系时由准备接受转运的上级医院的 NICU 值班护士或医生在电话中完成转运申请单的填写。包括基层医院的名称和详细地址、要求转诊医生的姓名和电话号码、转运目的、患儿姓名、胎龄、出生体重、出生日期和时间、要求转运的日期和时间、转诊原因、患儿当前病情、转运路程和距离等。

二、上级医院出诊前准备

上级医院接到转运申请后，应向基层医院医生了解并讨论病情，如是否已停止口服喂养、患儿体温是否正常，有无适当的保暖，患儿吸氧浓度是否适当，目前是否机械通气，有无气胸、酸中毒或低血糖等，是否需要血浆扩容，有无抽搐，败血症等，是否需要抗生素等。上级医院在转运前必须对拟转患儿的病情、所用药物及当前情况有充分了解，委托基层医院医生准备好详细的病情介绍，告知患儿家长患儿在转运中可能发生的危险和经济负担，征得患儿家长理解和同意后，再次通知上级医院，正式启动转运程序，准备工作要求在 20～30 分钟内完成并出发。

三、到达基层医院后的工作

转运小组抵达后不急于立即转运而应详细检查小儿，判断其生命体征及体内环境是否稳定、适于转运。据病史、体征及已有的化验资料作出初步诊断，并着手进行稳定病情的处理。切忌在转运前不作任何处理，企图使患儿尽快到达 NICU。若想行进一步的化验检查，需权衡所花费的时间是否值得，如果该化验结果并不能改变转运过程中的处理，则可选择放弃。

（一）转运前可对下列情况作出判断

1. 心血管功能　有无心力衰竭，心衰的原因；皮肤灌注不好者，分析原因：失血、严重感染、心肌功能不全、酸碱紊乱。

2. 肺部情况　呼吸功能如何（结合体格检查及血气分析），是否需要气管插管。

3. 了解体温及环境温度。

4. 了解生化/代谢状态　这类小儿易发生低血糖、酸中毒、低钠血症。

5. 有无重度细菌感染　根据病史、体检、血白细胞计数及分类等检查分析细菌感染的可能性。

6. 了解中枢神经系统情况　小儿是否过度兴奋或抑制,有无颅内出血。

7. 有无外科疾患。

(二) 患儿转运前处理

在转运患儿前应向家属解释病情和转院原因及预后的估计,家长在转运同意书签字后才能转运。对那些确属无法挽救的小儿则不必转运。患儿转运前处理与 NICU 治疗基本相同,但也有相对不同之处,主要包括:

1. 保持呼吸道通畅,需吸净呼吸道分泌物。

2. 氧合和通气

(1) 鼻导管、面罩或头罩供氧:患儿若有呼吸困难和青紫,应吸清呼吸道分泌物并用鼻导管、面罩或头罩供氧。若症状改善不明显,应作胸部 X 线检查和血气测定。有青紫缺氧者应供氧至氧分压(或青紫)改善。

(2) CPAP 治疗:若头罩供氧下,呼吸困难不能改善或 $PaO_2 < 6.67kPa$,或有呼吸暂停,或胸片示 NRDS 者,可试用 CPAP 治疗。

(3) 气管插管机械通气治疗

指征:用 CPAP 治疗失败,青紫不能改善,氧分压不能维持正常;有反复发作呼吸暂停;$PaCO_2 > 8kPa$;需要高浓度氧($FIO_2 \geq 0.8$)才能维持正常血气者,需插管作机械通气治疗。

注意点:①决定患儿是否需要气管插管往往需要一定的经验,对转运的患儿需掌握以下原则:如果患儿在上路前还不需要立即插管(例如患儿在 ICU 属于可以严密观察等待者)但在到达 NICU 之前,途中有可能插管者,则应在离开当地医院之前作气管插管,以避免在途中进行这一操作。②对于机械通气的患儿,应达到适宜的通气,必要时用肌松剂,避免自主呼吸与机器对抗,引起气胸。③在稳定病情过程中,若反复作血气分析,往往耗费很多时间,可用经皮氧或脉搏氧饱和度监护仪。

(4) 转运前必须考虑是否存在气胸,若有气胸需作引流。

3. 监测和评估

(1) 呼吸、心率的监护:这是最基本的生命体征监护,可以了解机械通气的基本效果。转运车上的便携式生理监护仪可以方便进行检测和监护,并能按设定的上下限报警。如果心率下降,除外其他因素应该考虑通气不足引起,可以采取调节潮气量、氧气浓度、呼吸频率,甚至气道压力等措施。

(2) PCO_2 监测:可使用经皮 PCO_2 监护仪了解患儿体内 CO_2 的水平。国外 O'Connor 总结报道,在新生儿长距离转运中,进行机械通气时使用 PCO_2 监测,有助于及时调整呼吸机参数,提高转运危重新生儿的存活率。

(3) 血压监测:休克患儿在转运过程中应定时测定血压,急性重症缺氧患儿,缺氧不能纠正时,血压也不能升高。

4. 建立输液通路　需转运的患儿病情往往危重,要用静脉给药或输液。又由于路途颠簸,需建立牢靠的输液通道,一般采用周围静脉穿刺,以短塑料导管埋管较好。特殊情况下可用中心静脉埋管或脐血管插管。

5. 维持体温　在检查和治疗过程中,应置患儿于暖箱或辐射保温床,监测环境温度。

6. 呼吸机模式的选择,在大多数转运系统中,新生儿转运用的呼吸机功能比较简单,有些只有 CPAP 和 IMV 等基本功能,部分具有 A/C 和 SIMV 模式可供选择。总体的设计思想,是考虑到新生儿转运中的机械通气是一个暂时过程,转运呼吸机的功能不需要太复杂,因此通常转运呼吸机可供选择的模式也就不多。但是,根据转运患儿的特点,可以将一些特殊的设备临时装备到转运车上,以备一时之需。

(1)早产儿、低出生体重儿呼吸困难的主要原因是呼吸窘迫以及早产儿呼吸肌的力量薄弱。对于呼吸窘迫综合征新生儿,可以选用 IMV、SIMV 和 A/C 等模式,但必须保持一定的 PEEP 值,一般为 $6\sim8cm\ H_2O$。对于呼吸窘迫综合征患儿,若家属经济条件许可,应该使用肺表面活性物质,最好在一出生就用;如果依赖转运小组携带的药物,则在使用肺表面活性物质后,再进行转运;如果是单纯的呼吸肌力量薄弱,则选择用 SIMV 或者 A/C 模式,根据患者呼吸强弱而定。

(2)肺出血新生儿,在转运途中可能会有持续出血,必须进行正压通气,选择比较高的峰压和 PEEP,同时可给予一定的镇静剂或者肌松剂,避免呼吸机与自主呼吸的对抗。对肺出血患儿进行机械通气治疗的矛盾,在于活动性出血时如何保持呼吸道通畅和足够的通气,不能苛求呼吸道的血性分泌物完全清理干净才给予通气。正确的方法应该是在短时间内清理大部分的血性分泌物后,立即进行机械通气。如果患者的氧合或者皮肤颜色保持正常,则可允许气管插管内有一定的血性分泌物,坚持正压通气,根据目前的理论,正压通气是止血的重要治疗手段之一。

(3)先天性膈疝患儿,需要有一定的压力与腹部压力进行对抗,才能保证肺的膨胀,因此可以用一定的 PEEP,通气模式则要求不严格。如果在宫内就诊断为先天性膈疝,患儿肺脏的发育可能不好,肺膨胀较困难,可以给予较大的通气峰压;如果是出生后腹部压力增大才出现的膈疝,肺脏的宫内发育相对正常,通气的要求则没有那么高。

(4)窒息新生儿转运一般在复苏后进行,复苏后的患儿呼吸表现各异,根据病情选用 A/C 或 SIMV。由于窒息后的患儿一般伴有呼吸性和代谢性酸中毒,在转运过程中可以适当给予较高的通气参数。

(5)对于先天性心脏病患儿,可以进行简单的评估,如果心功能正常,出生后数天内生命体征没有明显的波动,这类患者需要转运到上一级医院进行进一步心脏病的救治,转运过程中可能对通气的要求不高。但先天性青紫性心脏病患儿,在刚出生时,病情不稳定,在血流动力学改变大的情况下,转运过程中的风险比较大,可以预防性的进行气管插管,以免在转运途中处理。可以选用 CPAP、A/C 及 SIMV 等模式进行通气。

(6)对于持续肺动脉高压的患儿,转运过程中应给予高浓度氧气吸入,常规通气对于这类患儿效果不好。国外的转运小组有将高频喷射通气(HFJV)、高频振荡通气(HFOV)或 NO 吸入等通气方式应用于该类患儿转运的报道,有一定的效果。但国内由于设备条件的限制,目前难以在新生儿转运过程中使用这些手段。

7. 呼吸机参数的初调 由于转运患者决策时间较短,呼吸机参数的调节不可能开始就十分满意和合理,需要在转运的过程中进行调节。

(1)峰压(PIP):一般新生儿使用呼吸机进行机械通气时,峰压控制在 $10\sim25cmH_2O$ 的水平比较安全。但对于肺透明膜病、肺出血和新生儿吸入性肺炎等患儿,由于肺顺应性差,为了保证一定潮气量,需要适当增加 PIP 水平,可达到 $30\sim35cmH_2O$ 水平。需要注意的是,峰压过高的重要危害在于潜在的肺压力损伤,产生气胸。而气胸的产生除了压力之外,还与潮气量过大有关。因此在进行较高 PIP 的机械通气时,必须严密监测肺顺应性变化,当顺应性变好时,应相应地降低 PIP。

(2)潮气量(V_T):不同的教科书有关潮气量的标准有所不同,总体的水平应在 $6\sim8ml/kg$ 体重。在实际应用中,对潮气量影响的因素很多,比如呼吸机管道因素、气道环路的密闭性、肺的顺应性、呼吸机阀门的控制精度等。在转运过程中需要根据患者的临床表现来判断潮气量的水平,这些症状、体征包括胸廓起伏程度、肤色的变化、听诊时吸气时间长短。

(3)呼吸频率(RR)、吸气时间(T_I)、吸呼比(I:E):这几个参数是相互联系,相互影响的,调节其中的任何一个都会对另外一个产生影响。就一般的病情,新生儿的呼吸频率在 $20\sim40$ 次/分之间,吸呼比在 $1:1\sim1:2$ 之间。

(4)呼吸末正压(PEEP):大多数新生儿肺部疾病在进行机械通气时都有可能存在肺泡不张的可能,PEEP 有助于防止肺泡萎陷,一般使用 $3\sim5cmH_2O$。如前面所述,若肺部顺应性不好,则可以使用较高的 PEEP($6\sim10cmH_2O$)水平。使用 CPAP 模式进行辅助呼吸时,PEEP 一般在 $6\sim8cmH_2O$ 水平才能保证新生儿足够的通气。

四、转运途中的处理

经转运前的一系列诊治,病情稳定后,即可转入救护车,在转运中的常规措施一般有:

1. 患儿置暖箱,取仰卧颈伸位。
2. 维持肤温在 $36.0\sim36.5℃$。
3. 吸净呼吸道分泌物,必要时途中仍应吸引。
4. 观察反应,监护心率、呼吸、血压、血氧饱和度等。
5. 必要时留置胃管。
6. 记录途中的用药及操作,若无特殊用药,用输液泵输入 $5\%\sim10\%$ 的葡萄糖液。
7. 记录尿量及排便情况。

在转运前,患儿经过稳定病情的处理,转运途中发生问题的可能性小,但若途中突然出现病情变化,最好停车处理结束后再上路。

五、转运结束

救护车到达上级医院后主要工作内容包括:

1. 转运小组向主管医生汇报患儿病情,转运经过。
2. 测量患儿体温、血糖、血气分析等,评价转运质量。
3. 详细填写转运记录单,包括病史体检、转运经过、所遇到的问题。
4. 通知基层医院医生和患儿家属患儿已安全到达。
5. 清理补充转运器械物品,为下一次转运做好准备。

第五节 转运质量的评估

危重新生儿的转运工作绝不是一般的运送患儿,应该在转运患儿的同时能对患儿进行急救和监护。在各个方面均有很高的要求,转运途中患儿应得到相当于重症监护病房的治疗和护理。出色的转运工作在降低危重新生儿死亡率与致残率上发挥巨大的作用。

一、转运质量的评估

新生儿转运系统除了完成日常转运工作,还需派专人对每次的转运资料进行分析、统计,定期召集转运工作会议回顾目前转运状况,这样有助于不断改进转运工作。

1. 建立新生儿转运评分系统,据心率、呼吸、体温、血糖、血气、血电解质等参数制定评分表,分别对转入医院和转出医院患儿的状况进行评分,可以客观地评估转运的具体效果。并可作为教育培训内容,亦有助于向基层医院提出建设性建议,提高转运质量。

2. 分析转运耗时,出车时间、过程所花时间等,评估转运是否延迟时间,延迟的原因,对转运小组成员的协作能力、设备的运行效能作出评估,应将总体评估的信息及时反馈到各转诊单位,及时沟通存在的问题,进一步强化整个地区新生儿转运系统的功效。

二、转运过程中可能出现的问题

新生儿转运工作的效能,在于降低死亡率和发病率,这和转运小组到达之前转诊医院的处理和转运小组对患儿在转运前和转运途中的处理密切相关,应避免下述情况:

1. 出生时复苏不力。
2. 转运小组到达前治疗不力。
3. 由于设备不足和(或)医务人员经验不足使患儿体温下降。
4. 由于气道阻塞,或虽无气道阻塞,但通气供氧不足,或未作气管插管,或气管插管移位而未能发现。
5. 气管插管过深或通气不足。
6. 气胸未能及时发现或发现后未能正确处理。
7. 气体供应障碍或呼吸机障碍。
8. 未用或未正确使用生命体征监护仪。
9. 护士观察病情不够严密。
10. 担任转运的人员未经过培训。
11. 转运单位和接受单位之间缺乏直接联系。

对转运危重新生儿的人员的要求是能快速地将一个具有类似 NICU 设备的抢救单位移送至患儿身旁,并熟悉转运的各项细节和对各种危重情况的紧急处理,使患儿病情得以稳定。多数被转运的患儿在到达 NICU 时,一般情况要比转诊时有所好转。

我国幅员辽阔,各地区经济文化背景差异也较大。但各地区都相继开展了转运工作,转运人数逐年上升,收到了良好的效果,新生儿转运工作的积极开展深得各医疗单位尤其是基层医院和患者及家属的欢迎和支持。

如何将基层医院危重新生儿安全地转到三级医院监护中心,如何提高转运成功率,已经成为医护人员共同关心的问题。STABLE(sugar, temperature, assisted breathing, blood pressure, lab work, emotional support)的提出,既是经验的总结,也是系统地应用各项操作及监测技术来维持患儿在转运全程中的生理稳定,为转运成功及今后的康复提供有力保证的具体措施。应用 STABLE,使患儿尽可能地达到最佳的稳定状态,这也是转运的基本原则。STABLE 中"S"指维持患儿血糖的稳定;到达当地医院后,在患儿足跟采血,运用手掌式血糖仪,确保患儿血糖维持在 2.2～7.0mmol/L,必要时葡萄糖静脉维持并根据血糖调节滴速。

"T"指保持患儿体温的稳定:给予持续肤温监测,确保患儿的体温维持在 $36.5\sim37.3℃$,在做各项操作及抢救时注意保暖,可将患儿放置在远红外床上或暖箱中,既方便抢救又可保暖。"A"指保证患儿的呼吸道的通畅:清除患儿呼吸道内的分泌物,确保呼吸道的通畅,常采取吸痰措施,必要时进行气管插管维持有效的通气。"B"指维持患儿血压的稳定:接上监护仪,监测患儿的血压、心率及氧饱和度,血压偏低时应用多巴胺及多巴酚丁胺静脉维持。"L"指确保患儿各项实验室指标处于正常值范围:应用手掌式血气分析仪监测患儿的各项指标,确保患儿的水、电解质及酸碱平衡,并根据结果调节酸碱平衡或补液。"E"指情感支持:待患儿病情稳定后,由医生向患儿的法定监护人讲明目前患儿的病情及转运途中可能会发生的各种意外情况,稳定患儿家属的情绪,并取得患儿的法定监护人的同意及签字,使其主动配合,争取抢救时间。

(冯战桂)

参 考 文 献

1. 中华医学会儿科学分会急诊学组、新生儿组. 新生儿危重病例评分法(草案). 中华儿科杂志,2001,39(1):42.

2. 叶荣明,涂加林. 危重新生儿评分在新生儿双程转运中的应用分析. 中国实用儿科杂志,2004,19(1):39-41.

3. 张家骧,魏克伦,薛辛东. 新生儿急救学. 北京:人民卫生出版社,2000.

4. 金汉珍,黄德珉,官希吉. 实用新生儿学. 第 3 版. 北京:人民卫生出版社,2003.

5. 陈克正. 建立我国的新生儿转运系统. 中华儿科杂志,2000,38(8):527-528.

6. 封志纯,王斌,黄为民,等. 珠江三角洲新生儿转运网络工作报告. 中国当代儿科杂志,1999,1(4):214-216.

7. Lilley CD, Stewart M, Morley CJ. Respiratory function monitoring. during neonatal emergency transport[J]. Lilley Arch Dis Child Fetal Neonatal ED,2005,90(1):82-83.

8. 王晓冰,张君平,乔波涛. 新生儿重症救护网络模式实践分析. 中华国产医学杂志,2007,10(1):47-48.

9. 周晓光. 新生儿机械通气治疗学. 北京:人民卫生出版社,2004.

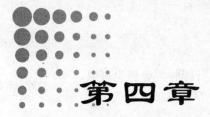

第四章

高危新生儿的管理

第一节 高危新生儿的早期识别与处理

高危新生儿是指受高危因素威胁的新生儿,包括正出现病态和有发病的潜在危险者。有高危因素的新生儿虽然最终只有一部分出现相应的疾病,但其发病和死亡的概率远高于无高危因素者,部分可能影响后期的生存质量,因此应密切观察高危新生儿的病情变化。应当指出,有高危因素的新生儿并不都在出生后立即表现出来,如肺透明膜病,糖尿病母亲所娩出婴儿的低血糖症常在出生后数小时内发生,败血症可出现在出生后数日,某些先心病可在数日或数周后才出现明显的症状、体征。根据不同高危因素,对高危儿连续进行观察,将有助于及时发现问题,采取防治措施。对已经发生严重疾病的高危儿,疾病治愈后还应进行随访。高危儿的管理包括高危儿的识别、早期处理和随访。

一、高危儿的识别

现代围产医学模式要求,最好产房每一例分娩应有训练有素的新生儿科医生到场。分娩前新生儿科医生应复习围生期病史,了解有无高危因素,预见可能发生的问题。当新生儿出生后,新生儿医生应根据病史和初始检查的结果给予处理,评估其危险度。初始评估主要依据围生期病史中有无高危因素、出生时的胎龄、体重和初始检查结果进行。高危儿应转入监护室或观察室,进一步观察,详细检查,明确诊断。下述新生儿均属于高危新生儿。

1. 早产儿、过期产儿、低体重儿、巨大儿、小于胎龄儿及大于胎龄儿。

2. 出生时 Apgar 评分异常者。

3. 母亲妊娠前或妊娠期有高危因素者,见表 4-1。

4. 妊娠及分娩过程中有羊水、胎盘、脐带及产程异常者。

5. 多胎妊娠或本次妊娠与上次妊娠仅相隔 3 个月以内的新生儿。

6. 需外科手术的新生儿。

7. 同胞中有患严重新生儿疾病或死亡者。

8. 患严重先天畸形者。

9. 呼吸频率增快、持续或进行性呼吸窘迫、发绀或呼吸节律不整、反复呼吸暂停者。

10. 心率/心律异常者。

11. 皮肤苍白,广泛水肿,贫血或红细胞增多症者。

12. 有出血倾向者。

13. 神志异常、反应差、肌张力改变或出现惊厥者。

14. 体温不稳定,面色发灰,萎靡、不吸吮或皮疹、瘀点、肝脾肿大等感染迹象。

15. 母亲有严重产伤史者。

表 4-1　围生期情况对新生儿的影响

影　响　因　素	对新生儿的危害
母亲情况	
年龄超过 40 岁	染色体异常、小于胎龄儿(SGA)
年龄 16 岁以下	早产、先兆子痫
贫穷	早产、感染、SGA、低体温
消瘦,营养不良	低出生体重、先天畸形、围生期病死率增加
吸烟	SGA、围生期病死率增加
滥用药物和酒精	SGA、胎儿酒精综合征、药物撤退综合征、婴儿猝死
糖尿病	死胎,肺透明膜病,先天畸形,低血糖,巨大儿
甲状腺疾病	甲状腺肿、甲状腺功能减低或亢进
肾脏疾病	SGA、死胎
尿路感染	早产、败血症
心肺疾病	SGA、死胎、早产
高血压(慢性或先兆子痫)	SGA、窒息、死胎、早产
贫血	SGA、窒息、死胎、早产、胎儿水肿
血型不合自身免疫	死胎、贫血、黄疸
血小板自身免疫	死胎、出血
血小板减少性紫癜	死胎、出血
羊水过多	畸形(无脑儿、胃肠道阻塞、肾脏疾病、甲状腺肿)
妊娠早期出血	早产、死胎
妊娠晚 3 个月出血	早产、死胎
胎膜早破、发热、感染	感染、败血症、肺炎
既往胎儿有黄疸、RDS、畸形	本次妊娠可能发生同样情况
膳食营养不足	轻度 SGA、胎儿消瘦呈重度营养不良
高热	胎儿畸形、胎儿死亡
胎儿情况	
多胎	早产、胎—胎输血综合征、窒息、产伤
胎儿生长不良	死胎、窒息、先天畸形、低血糖
胎儿生长过大	变形、产伤、低血糖
胎儿位置异常	产伤、出血、外观变形
胎儿心率或心律异常	窒息、心力衰竭、心脏传导阻滞
胎动过少	胎儿死亡、窒息
羊水过多	中枢神经畸形、食管闭锁、膈疝、21-三体、肿瘤、胎儿水肿、贫血、心力衰竭、溶血病等
羊水过少	胎儿生长迟缓、胎盘功能不良、过期产、宫内死亡、分娩中窒息、肺发育不良等

影响因素	对新生儿的危害
分娩情况	
提前分娩	RDS、窒息、感染
超过预产期 2 周后分娩	死胎、窒息、胎粪吸入、巨大儿
母亲发热	感染
急产	产伤、颅内出血
滞产	窒息、死胎、产伤
先露部异常	窒息、产伤
子宫挛缩	窒息、产伤
胎粪污染羊水	窒息、胎粪吸入、死胎、持续胎儿循环
脐带打结、绕颈	窒息、颅内出血
母亲低血压	窒息、死胎
剖宫产	RDS、湿肺、失血
用麻醉药和止痛药	呼吸抑制、低血压、低体温
胎盘异常	SGA、失血、窒息

二、高危儿的早期处理

所有来自产房(或手术室)的新生儿进入观察室或监护室时,医生必须进一步复习围生期病史,系统地体格检查和动态的观察病情变化。出生后头 6～12 小时,应密切观察生命体征、肤色、末梢循环、意识活动和肌张力,至少每小时观察、记录 1 次。依高危因素和病种不同,观察和处理的重点亦不同。这里仅述及高危儿早期管理的几个共同问题。

1. 保温 使用暖箱或辐射台保温,使体表温度保持在 36～36.5℃,开始每 30～60 分钟测体温 1 次,至体温稳定后改为每 4 小时一次。

2. 监护 原则上高危儿均应选择性使用心电、呼吸、血压、血氧饱和度监测。现代NICU,对高危儿中的危重症可实施更全面的床边监测,包括微量血血气、血电解质、血糖、血乳酸、血渗透压、血药浓度的监测。无论监护设备如何齐全完善,医护人员的床旁观察永远是最重要的。

3. 建立血管通路 包括选择性使用脐动静脉插管、外围动静脉穿刺,估计静脉用药 2 周以上者,建议经外周置入中心静脉导管(PICC)。

4. 氧疗和机械通气 严格掌握氧疗原则和机械通气指征。

5. 经胃肠道营养和全静脉营养 情况稳定、活跃、能吸吮者,尽早开始母乳喂哺,无母乳时采用配方奶。经口喂养不耐受或摄入量不足者,由静脉输液补充。凡禁食患儿均需一段时日的全静脉营养。

6. 怀疑感染时的评价和处理 实验室检查应包括血常规、血小板计数、C 反应蛋白、IgM、血培养。新生儿感染血象的特点:白细胞总数$<50×10^9$/L,杆状核中性粒细胞$>20\%$,中性粒细胞内有中毒颗粒。怀疑颅内感染时应做脑脊液检查。鉴于败血症病死率高,早期表现及实验室筛查又缺乏特异性,对有败血症早期表现者或有下列高危因素之一者,采用抗生素 48～72 小时:①胎膜早破>24 小时;②母亲发热或有其他羊膜炎的表现;③滞产或难产,伴有产程吸入;④重度窒息,在产房多次插管;⑤肺透明膜病或胎粪吸入综合征。如 72 小时后患儿仍无临床症状和实验室检查均阴性,可以停用抗生素。

第二节　高危新生儿的随访

一、高危儿随访的目的

1. 查 NICU 的工作质量　随着 NICU 水平的提高,高危儿的存活率明显提高。高危儿的存活率并不能完全反映新生儿科的工作质量,还需要观察出院后高危儿各种后遗症的发生率。高危儿随访门诊主要工作之一便是早期发现神经后遗症,早期干预。

2. 对高危儿疾病继续给予治疗　部分高危儿疾病出院时尚未痊愈,有必要在出院后继续给予正确的检查和治疗。

3. 满足临床研究工作的需要　高危儿领域的临床研究,随访是必不可少的一项研究手段。

4. 培训医务人员和临床教学　高危儿随访门诊是培养从事发育儿科学人才的最好场所。

二、随访计划的安排

为了了解高危儿存活者出院后的生活质量,进行进一步的服务和治疗,必须进行有计划的随访。计划要在高危儿出院前,结合高危儿出院时的情况及家庭情况制订。制订后向家长解释,取得家长的理解与合作。随访项目包括:

1. 常规工作　①询问间歇期间的生活情况、病史;②一般测量(体重、身长、头围、胸围);③体格检查(包括神经系统检查),第一次随访一般于出院后第 2～3 周进行,第一年每 3 个月一次,第二年每 6 个月一次,以后每年一次至 7 岁时止,随访频度视具体情况而定。

2. 智力测定　由专业人员于 18 个月到 24 个月时进行,于 6 岁至 7 岁时再进行一次。

3. 颅脑超声图及 CT 描记　颅内出血及 HIE 者应定期检查。

4. 脑电图描记　有惊厥史者应定期检查。

5. 听力　高危儿应常规进行听力筛查。

6. 眼科检查　高危儿中的早产儿,特别是极低出生体重儿、超低出生体重儿,应进行充分眼科检查,包括眼球运动、眼底检查及屈光检查。

7. 胸部 X 光摄片　有 BPD 者每 6 个月摄片一次,直至正常。

三、随访计划的实施

1. 人员配备

(1) 新生儿科医生每周轮流出随访门诊,每周出随访门诊 3～5 个半天。

(2) 有固定的全日制随访门诊,医生应是有一定新生儿临床经验的主治以上医生,并熟悉小儿神经检查、智力测验、儿童保健和儿童心理等业务。

(3) 随访门诊设在儿童保健门诊中,是儿保门诊的一部分。

(4) 规模较大的新生儿随访中心。

(5) 区域医疗中心与社区医生组成网络共同完成。

2. 工作制度

(1) 详细填写患儿父母亲姓名、工作单位、家庭地址、邮政编码和电话号码。

(2) 出院时交给家长出院小结和新生儿随访卡,随访卡上写明第一次随访时间和地点。

(3) 若为科研病例,出院时应另外填写一份随访观察表,写明详细地址,交负责随访的医生。

(4) 给随访的高危儿建立档案,专人负责。

(5) 开展专业人员(社区医生、儿童保健医生)的培训,建立高危儿随访网络,并进行业务交流。

(6) 区域新生儿急救中心定期对基层社区进行巡访,了解随访问题并作业务指导。

四、随 访 内 容

1. 生长问题 早产儿有较多的生长问题,早产儿应按照校正胎龄对其进行评估。早产儿存在体格发育落后趋势,早产儿出生时各项体格发育指标较正常足月儿低,生后多有追赶性生长以逐步达到正常儿水平,但部分早产儿仍存在体格发育落后,至婴幼儿期仍有落后趋势。研究表明早产儿体格发育落后率较高且以生长发育落后为显著。故对早产儿应定期随访体格发育情况,给予适当指导治疗,以减少生长发育迟缓的发生。

2. 神经系统问题 可分为重大缺陷及轻微缺陷两种。前者包括脑瘫、脑积水、癫痫;后者为各种不同程度的功能损害,但无明显的残疾。癫痫的发生率占活产儿的 0.2%～0.8%,多数由窒息、脑缺氧缺血引起。对这类婴儿应进行脑电图检查,以指导抗癫痫治疗。早产儿脑瘫发生率高,早产儿智能、运动发育落后率较足月儿明显为高,且脑瘫发生率高,国内外许多文献报道脑瘫与胎龄小、体重低有关,但也有文献报道与胎龄体重无明显关系。早产儿脑瘫与围生期严重疾患密切相关。孕母围生期严重疾患(如重度妊娠期高血压)、新生儿重度窒息、肺透明膜病、缺氧缺血性脑病等可导致新生儿缺氧性脑损伤的,可明显增加早产儿发生脑瘫的危险性。小儿脑瘫是指出生前到生后 1 个月以内各种原因所致的非进行性脑损伤。主要表现有中枢运动障碍和姿势异常。早产儿存活率随着胎龄增大而增加,脑瘫发生率随着胎龄增大而减少。

智力发育迟缓主要表现为认知和行为缺陷以及神经心理发育不平衡。

(1) 认知和行为缺陷:出生体重低于 2 500g 的早产儿和小于胎龄儿生存后,易出现某些感觉功能发育迟缓或障碍。学龄期出现学习障碍、注意障碍、多动等行为问题。有报道,存活的低出生体重(low birth weight,LBW)早产儿存在发育迟缓的危险,尤其是认知发育方面。早产新生儿 20 项行为神经测定法(neonatal behavioral neurological assessment,NBNA)总分未达到正常分数 37～40 分,＜37 分者 2.5～3.0 岁时采用(capability development of the china child,CDCC)婴幼儿智力测量表行智能测验,智能发育指数＜68,为智能缺陷儿。

(2) 神经心理发育不平衡:近年研究认为,早产低体重儿存在神经心理发育不平衡,进入学龄期后出现学习困难和适应性行为障碍者较多。这种发展的不平衡也会随年龄的增长而趋于统合,神经系统的学习通道会因此得到改善,这是早产低体重儿神经系统心理发展的一个特点。

早期干预是一种有组织、有目的的通过各种积极的感官刺激,丰富环境的教育训练活动。它用于发育(主要指神经精神发育)偏离正常或可能偏离正常的 5～6 岁以前的小儿,通过这种措施,可望使这些儿童的智能有所提高,或赶上正常儿童的发育。早期干预完全有可能扭转小儿偏离正常神经精神发育的发展,充分发挥小儿的潜能。早期干预可促进智能运动发育。婴幼儿智能、运动发育受生物医学、环境和教育等多因素影响,其中教育因素起重要作用。国内外大量研究表明早期教育可促进智能发育,随年龄增长其作用更为明显。儿科从新生儿期起对家长进行有目的的早期干预指导,包括声光刺激、肢体按摩及婴幼儿体操,并在随诊期间按小儿不同年龄段予以调整训练内容,收到显著效果。运动能力在小儿与环境相互作用、社会适应及促进智能发育等各方面均有不可替代的作用,因此,必须重视运动发育对智能发育的促进作用,将二者放在同等重要的位置。避免围生期高危因素、尽早开展干预康复治疗,是降低早产儿伤残率,提高远期生存质量的关键措施。

新生儿期,针对人体主要感觉器官给予早期附加刺激和(或)环境变更刺激。

(1)视觉刺激:对新生儿可用鲜艳的玩具和父母与之说话的笑脸,引导其向各个方向注视,适量较快速度的各种视觉信号刺激,不仅有助智力的发育,更主要的是可有效地提高注视能力。

(2)听觉刺激:父母说话声是最好的听觉刺激。给新生儿说话、唱歌和放音乐、听心跳等刺激新生儿对外界的反应。语音的重复,音节间的停顿和缓慢的速度有助于新生儿去确认、分析和记忆。

(3)触觉刺激:给新生儿抚触,对肢体的屈伸活动及变换新生儿的姿势等,是一种母爱和最好的触觉刺激,新生儿抚触可促进脑发育及健康的心理形成。

(4)前庭运动刺激:给以摇晃、振荡(如水平床)。

婴儿时期,早期干预的主要内容为感知觉刺激、语言及动作的促进。

(1)感知觉及语言刺激:小儿需要感受丰富多彩的外界环境即各种颜色、多样形状、气味和声音等。

(2)婴儿体操:是促进小儿动作发展的一个好方法。

(3)能促进智力、体格发育的爬行。

3. 视觉　早产儿视觉的缺陷很常见,多数为眼肌不协调及折射的误差。早产儿视网膜病应常规进行筛查。视觉缺陷亦可表现为严重的近视,且一只眼较另一只眼为重,表现为失去注视的斜视,应早期给以矫正镜片以防受累较重的眼发生弱视。所有视觉缺陷应尽早发现并适当治疗。持续性眼球震颤、注视不能、持续斜视应在足月龄后进行充分视觉检查。

4. 听觉　听力损害是新生儿常见的异常之一,早产儿尤甚,国外报道双侧听力障碍的发生率约在 $0.1\% \sim 0.3\%$。我国缺少全面的流行病学资料,戚以胜等报道我国 2000 年北京市海淀区妇幼保健院 4658 例新生儿听力筛查结果,听力损害总体发病率为 0.604%。我国每年有 2000 万新生儿出生,若以国外比例推算,每年有 2 万~6 万听力损害新生儿出现。这种情况如不能及时发现,将严重影响患儿的言语、认知和情感的发育,不但影响个人和家庭,而且累及社会。其影响远比开展筛查的先天性甲状腺功能低下(发生率为 0.02%)和苯丙酮尿症(发生率为 0.01%)大得多。正常的听力是进行语言学习的前提。听力正常的婴儿一般在 4~9 个月开始学习语言,而严重听力障碍儿童由于缺乏语言刺激和环境,不能在 11 个月前进入语言学习期,在语言发育最重要和关键的 2~3 岁内不能建立正常的语言学习,最终重者导致聋哑,轻者导致语言和言语障碍、社会适应能力低下、注意力缺陷和学习困难等心理行为问题。研究表明,对听力损害的婴幼儿,在出生后 6 个月内和 6 个月后进行干预的效果是不同的,前者明显优于后者。

早产儿的脑干听觉诱发电位波Ⅰ、Ⅲ、Ⅴ的平均潜伏期是随着胎龄的增加而缩短。峰间期、波Ⅰ~Ⅴ、Ⅲ~Ⅴ和Ⅰ~Ⅲ同样也随胎龄的递增而递减。早产儿于胎龄34周,在30dB强度的刺激下,90%早产儿的脑干听觉诱发电位,其波Ⅴ的潜伏期达正常成人水平。

耳声发射(otoacoustic emission,OAE)是产生于耳蜗经听骨链及鼓膜传导释放入外耳道的音频能量。它快速、无损、客观地反映了耳蜗外毛细胞的功能状态。OAE检查时间约3分钟,OAE是敏感性和特异性较高、可靠、简捷、省时的听力筛查方法,无损伤和不适,可早期发现听力障碍。对早产儿的听力筛查应该从胎龄34周开始。未通过者1个月后复查,仍不能通过者3个月复查,如仍不能通过则同时行脑干听觉诱发电位(ABR)检查,所有ABR检查不通过者接受全面的听力学诊断和评估,以确定听力损伤的性质和程度,确诊为听力损伤的婴儿转入干预机构,接受早期治疗。

OAE测试也存在缺点,如假阳性率高,在出生后头两天可高达7%~8%;OAE不能对听力作精确的评估;对低频不敏感;易受到外耳道及中耳状况影响等。OAE测试不通过者,需进行ABR测试及听力评估,确认是否有听力损失。另外OAE只反映耳蜗功能,不能查出蜗后性听力损失。OAE和ABR联合筛查,可降低假阳性率和假阴性率。

每一个早产儿都应进行听力测试,测试环境为温度适宜、安静的房间,在新生儿熟睡、喂奶、换尿布后处于安静状态下进行。若测试结果未通过,检查外耳道是否清洁,测试探头位置是否正确,探头是否通畅,新生儿是否安静,环境是否嘈杂等因素后重新测试,如未能通过,应在出生后1个月再进行测试,在3个月龄内确认出所有听力损害的患儿,并提供适合、必要的干预措施,干预必须专业化。由于筛查中的假阴性、假阳性以及约有10%~20%的迟发性和进行性听力损害,约有2‰的神经性耳聋用DPOAE技术检测不到,因此,跟踪随访十分重要。耳声发射与ABR筛查结果存在不一致现象。耳声发射对外毛细胞的功能障碍是敏感的,用于检查感音性听损伤;听性脑干反应表达出耳蜗、听神经和脑干听觉通路的活动,能查出新生儿听觉神经病或神经传导障碍。在条件许可的情况下,将OAE与ABR结合检查为佳。

5. 呼吸系统问题　呼吸系统疾病是早产儿的常见问题。长期呼吸道插管通气易于发生浆液性中耳炎,传导性耳聋,喉、气管瘢痕狭窄,喉、气管、支气管炎症以及慢性肺部疾病。早产儿易于发生支气管肺发育不良(BPD),这些婴儿在其出院后呼吸道症状常持续数月,胸部下陷及哮鸣音可能持续一年,常需再住院治疗。对这些患者应进行肺活量、气道阻力及顺应性的研究随访。

6. 贫血　在早产儿中很常见。其原因可能与生理性促红细胞生成素分泌不足有关。但常有医源性的问题,也可继发于维生素E的缺乏,或铁的缺乏,或综合因素。

7. 免疫问题　早产儿免疫功能欠完善,高胆红素血症、窒息、呼吸窘迫综合征等早产儿常见并发症可使免疫功能受损,免疫功能更差,易发生感染。与足月儿一样,这些婴儿亦应纳入计划免疫,按期进行预防接种。

8. 容貌及体格缺陷　长期的鼻气管插管引起鼻翼的瘢痕或软骨的丧失,鼻翼狭窄,鼻中隔糜烂;口腔长期气管插管致腭部深沟;以鼻塞行持续气道正压(CPAP)通气可致鼻中隔坏死;脐动脉导管引起血栓栓塞、血管痉挛、感染、血管穿孔、出血、坏死性小肠结肠炎、血尿、少尿、肾血管性高血压、臀部或四肢不同程度的缺血坏死;颞动脉插管的并发症有局部皮肤坏死和脑梗死;桡动脉插管偶可引起手指的缺血坏死,进而导致手指的缺失;周围静脉输注的一般问题为皮肤渗漏及腐烂脱落,瘢痕形成及挛缩畸形。

第三节　早产儿早期管理对生存质量的影响

早产带来的围产儿死亡率增高及体格、智能发育障碍是儿童医疗保健的难题。早产导致的高额花费与其预后对比,是多年来医学伦理学争论的焦点。早产儿,尤其是极低出生体重儿的预后是医务人员和家长共同关心的问题,关注的焦点是神经系统发育问题。早产儿的脑损伤不仅因为早产儿过早的出生造成神经细胞发育不成熟,生后窒息、缺氧、颅内出血等也是重要的影响因素。出生体重和胎龄同样是影响预后的重要因素。早产儿医学模式正在从单纯的"生物医学模式"向"生物-心理-社会"医学模式转化。从注意生存率向重视生存质量转化。早产儿的生存率和生存质量除受出生时胎龄、出生体重等重要因素影响外,也受在NICU 中的非医疗性的帮助的影响,如抚触、喂养的姿势、听觉和视觉的交流等。出院后家庭指导和医学干预对改善生存质量有同样重要性。近年来,我国很多医院对出院后的早产儿,尤其是极低出生体重儿进行了定期的家庭喂养和训练指导,对出现生长发育异常者及时给予医疗干预,为促进早产儿神经精神发育,减少脑瘫的发生起到了积极的作用。

一、早产儿常见疾病及主要死亡、致残原因

早产儿是易发生多器官、多系统并发症的危险人群,常见的呼吸系统疾病如围生期窒息、肺透明膜病(HMD)、肺出血、持续肺动脉高压(PPHN)、慢性肺疾病(CLD)、呼吸暂停;心血管疾病如动脉导管开放(PDA)、低血压;胃肠道疾病如消化道出血、胃动力功能差、坏死性小肠结肠炎(NEC)、胃食管反流(GER);血液系统如贫血、高胆红素血症、出血;神经系统疾病主要是脑室周围-脑室内出血(PVH-IVH)、脑室周围白质软化(PVL);其他如肾功能不全,代谢、内分泌紊乱,围生期感染,早产儿视网膜病等。

国内外报道的死亡及致残高危因素主要有:围生期窒息、低体温、低血压、HMD、PPHN、败血症、PVH-IVH(Ⅲ、Ⅳ级)及 PVL 等。后遗症主要是脑性瘫痪、感觉神经损伤(失明、耳聋),智力低下和学习困难,慢性肺疾病等。

二、早产儿早期管理对生存质量的影响

随着围产医学的发展,医护条件的日臻完善,早产儿死亡率有所下降,存活者后遗症也有减少。影响早产儿生存质量的因素是多方面的。一般认为恰当的护理对其存活率影响较大,此外,及早进食及有效地呼吸管理,防止低氧血症,可明显降低存活儿发育异常的发生率。其次,新生儿疾病对早产儿智能发育有不可忽视的影响。早产儿是新生儿中的特殊群体,其生理和病理的特殊性表现为一出生就应得到专业性监护、关爱和护理。20 世纪 80 年代初期,早产儿的病死率很高,90 年代末期,早产儿的死亡数仍占婴儿死亡数的 51.8%。20 年来,NICU 的专业医生迅速成长,大中城市 NICU 的技术和设备不断完善,使早产儿的死亡率大为降低,尤其是超未成熟儿、极低出生体重儿的存活率有了很大提高。救治早产儿的需求也正在逐年增加,使一些超未成熟儿、极低甚至超低出生体重儿得到了及时、成功的救治。为提高早产儿生存质量早期应注意处理好以下问题:

1. 早产儿呼吸管理　早产儿呼吸管理不断改善,大大提高了极低出生体重儿的存活率。

近年来,肺表面活性物质(PS)和高频通气的应用,对减少机械通气诱发的肺损伤起到了积极作用。PS 的应用和机械通气模式的改善,使直接死于 NRDS 的早产儿越来越少,但一些严重的并发症(如颅内出血、肺出血、气漏等)成为早产儿呼吸管理新的重点,应引起足够的重视。早产儿机械通气的应用,将使慢性肺疾病(CLD)成为影响生存质量的重要并发症。随着 VLBW 存活率的提高,以前在国内少见的 CLD 病例也逐渐增多。目前本病尚无特殊有效疗法,预后不良。预防 CLD 的正确方法是:产前应用肾上腺皮质激素,生后早用肺表面活性剂,适当通气(低潮气量、允许性高碳酸血症),控制给氧,给予足量维生素 A,限制液量等。国内外学者对 CLD 形成的影响因素进行了研究,发现许多因参与了肺发育的调控,如转录因子影响上皮细胞的发育;一些生长因子影响肺血管的发育,细胞外基质分子、整合素、细胞间黏附分子等因子的相互作用影响未成熟儿的肺发育。对调控肺发育分子机制的深入探索,重新审视现有的治疗方法,有助于发现新的治疗方法,促进早产儿肺成熟,减少肺损伤。早产儿呼吸暂停是早产儿常见的并发症,严重反复的呼吸暂停已经成为早产儿管理中的突出问题,处理不当将造成缺氧性脑损伤,导致脑瘫、脑室周围白质软化、高频性耳聋等严重后果。早产儿呼吸暂停有其自身病理生理特殊性,也有感染、贫血、胃食管反流、气道梗阻、动脉导管开放、颅内出血、体温不稳定、电解质紊乱、剧烈疼痛、吸痰时咽部过度刺激等继发因素。治疗应在监护的基础上分析和评估可能的病因后有针对性的治疗,避免盲目治疗,尤其要避免一些人为因素造成的呼吸暂停,如护理和治疗时的剧烈疼痛,吸痰时咽部过度刺激,翻身时造成呼吸道过度扭曲和伸展造成阻塞性呼吸暂停。

机械通气救治了多数呼吸衰竭的早产儿,也带来了急性肺损伤、CLD、甚至 IVH 等严重并发症。正确的应用机械通气要求医生应全面、熟练地掌握相关的肺力学知识、气体交换方式、通气模式,主要参数的作用及调节、应用指征等。

2. 早产儿喂养 肠道外营养的普遍应用有效地降低了早产儿死亡,同时,其并发症"肠道外营养相关的肝胆疾病",胆汁淤积性黄疸也有报告,接受静脉营养 2 周以上,体重<1000g 的及 1000~2000g 的早产儿的发生率分别为 50% 及 15%;而短期应用(< 2 周)则很少发生。其发病原因是综合性的,如长期饥饿缺乏肠道刺激,胃肠激素分泌减少,肠道细菌过度生长,过量氨基酸及葡萄糖的摄入等。应尽早给以胃肠道喂养,缩短静脉营养的时间。对早产儿更应提倡母乳喂养,对不能哺乳者应用早产儿配方奶粉。随着早产儿呼吸治疗和管理的不断完善,决定极低出生体重儿住院时间长短和生存质量的关键就是喂养问题。喂养开始时间,喂养内容,喂养方式和方法是早产儿,尤其是极低出生体重儿喂养的研究重点。动物模型和临床研究表明,尽管用胃肠道外营养能够维持正常的代谢,胃肠内缺乏基本的食物供给,胃肠道的结构和功能将会丧失。肠黏膜的绒毛变短、酶的活性减低。未经肠内喂养的兔模型,仅 3 天就发生胃肠黏膜萎缩和胃肠功能紊乱。目前没有证据证实对早产儿进行早期肠道喂养会增加新生儿坏死性小肠结肠炎(NEC)的发生率。相反,临床研究提示早期喂养可促进早产儿消化道的发育及功能成熟,刺激胃肠激素分泌,尽快达到全胃肠道营养,增强免疫,减少感染发生率,缩短住院天数。一般主张在生命体征稳定的情况下,即可开始肠道喂养,直接哺乳是最好的喂养途径。但对吮吸吞咽机制不成熟的早产儿,可采用胃肠外营养基础上进行微量(每次 1ml)喂养和经胃管分次喂养,同时进行非营养性吮吸。在喂养耐受情况下奶量增加不超过 20ml/(kg·d)。早产儿肠道喂养尽量选择早产儿母乳,因含多种胃肠激素,促进胃排空;含有适合早产儿的多种氨基酸,对神经发育很重要;含有丰富免疫物质,有利于早产儿

的免疫功能,母乳渗透浓度适于早产儿,防止发生 NEC。

3. 早产儿院内感染的防治　　低出生体重的早产儿免疫功能低下,住院时间较长,极易造成院内感染。感染已成为影响早产儿存活率的重要原因。感染发生时缺乏特异性临床症状,实验室检查也很难提供敏感、特异兼顾的诊断依据。一方面容易被忽视,导致延误治疗;另一方面过分谨慎,形成盲目滥用抗生素。院内感染在很多单位已是早产儿第一位死因。除免疫功能低下的内因外,呼吸机治疗、中心静脉导管等新技术的应用也提供了更多、更直接的感染途径。日趋严重的细菌耐药问题很大程度上与滥用抗生素有关。败血症早期诊断等研究取得了一些成效。应重视病原菌检测,对可疑细菌感染的早产儿在完成必要的细菌学检查后应及早选用合适的抗生素。国内外学者在寻找诊断早产儿感染敏感指标中,作了大量的研究工作。血培养仍然是诊断新生儿败血症的金标准。国内外大量实验研究为新生儿感染提供了诊断依据。这些实验研究或因敏感性、特异性或因价格昂贵等因素未能在临床广泛推广。杆状核细胞与中性粒细胞总数的比值(I/T)及 C-反应蛋白(CRP)对诊断新生儿感染也有较好的临床价值。但 IL-6 和 CRP 对于≤30 周的早产儿敏感度不高。早产儿感应应依据深入细致临床观察、生命体征监测,特异性和非特异性的实验室检查综合分析,积极进行血培养和其他体液培养。怀疑感染,在得到明确结果之前,及时选用广谱抗生素,明确感染后根据病原调整抗生素。一旦除外细菌感染应立刻停用抗生素。早产儿肝肾功能发育差,药物剂量、间隔时间应个体化。NICU 要认真执行消毒隔离制度,严格无菌操作,此点不能用抗生素预防来代替。循证医学 Cochrane 儿科网站文献荟萃表明,静脉免疫球蛋白预防早产低出生体重儿感染,可使败血症和任何严重感染的发生率下降 3%～4%,是否使用预防性静脉免疫球蛋白,应根据费用和其临床效果的价值而定。

4. 高胆红素血症的防治　　早产儿由于肝脏功能不成熟,葡萄糖醛酸转移酶数量不足,活性不高,出现高胆红素血症时程度重,消退较晚。且由于血脑屏障机制不成熟易引起胆红素脑病。早产儿由于其各器官功能成熟度差,易发生低氧血症、低糖血症、低体温、高碳酸血症以及败血症等,可促使本来未成熟的血脑屏障开放,故及早查明病因,治疗原发病,降低血胆红素水平,预防核黄疸的发生,减少神经系统后遗症。

5. 早产儿窒息引起脑损伤的防治　　早产儿窒息与 PVH-IVH 和 PVL 两大颅内病变密切相关。这两种病直接影响早产儿智力发育。特别强调在新生儿早期应及时谨慎处理,维持稳定的血压、血气值较之药物预防更有意义。早产儿窒息病死率高,有报告占窒息死亡儿的42.11%。北京协和医院统计 1999～2000 年 5 分钟 Apgar 评分 7 分以下者 5 例,4 例为早产儿,新生儿死亡 3 例,均为重症窒息的早产儿。台南成功大学医院统计 VLBW 中 90.12% 为高危孕妇所生,70% 需急救处理。按标准复苏技术,早产儿复苏应有两名儿科医生在场,预调好辐射保暖装置。

PVH-IVH 和 PVL 是早产儿死亡、致残的主要原因,很多单位已对早产儿尤其是 VLBW开展常规的无创性检查。高危因素有小胎龄、窒息、血压波动、低碳酸血症、应用 IMV 等。检查应以床旁 B 超检查为主,后期做 CT、MRI 影像学检查。近年来,国内外对 PVH-IVH 和PVL 的病因研究证明除缺氧外,与宫内感染有关。羊膜腔感染早产儿 IVH 发生率较正常早产儿高 3～4 倍。宫内感染细胞因子激活,释放白细胞介素 6(IL-6)等与胎膜早破、早产有关。PVL 脑组织示肿瘤坏死因子(TNF-α)、IL-1β 高表达。脐血 IL-6 与早产儿脑白质损伤有关。PVL 发病机制可能是微生物或其产物刺激产生细胞因子,通过血脑屏障进入脑内,引起脑细胞损伤、凋亡所致。

6. 肾上腺皮质激素应用问题　肾上腺皮质激素的特点是产前、产后应用有完全不同的结果。研究证明，产前应用对早产儿的四种主要疾病如 HMD、IVH、NEC、CLD 都有预防作用，但在我国仍不够普遍；除 HMD 外，在介绍防治 IVH、NEC、CLD 的文章中对其重要性也强调的不够。新生儿科医生误认为产后应用可弥补产前未用的缺陷，同时也受前几年国外报道产后应用地塞米松可防治早产儿 CLD 的影响。由于产后短程应用也有危险，如胃出血、穿孔、感染、生长慢、高血压、高血糖、心肌肥厚、脑萎缩、神经系统发育异常等，美国儿科学会胎儿新生儿委员会已提出建议：①不推荐常规产后应用地塞米松防治 CLD；②如果应用，必须设计完善，随机，对照，长期随访；③对已用药的早产儿应做神经发育评估；④鼓励进行更多临床研究，如用其他激素吸入；⑤如病情确实需要应取得父母同意。目前这些建议已被大多数人接受。

7. 早产儿的转运　产科和儿科医生的密切合作保证了早产儿生后复苏、保暖、转运的及时性和安全性，是早产儿救治成功的前提。早产儿尤其是极低出生体重儿生后 1 分钟，复苏对其存活以及远期存活质量有着十分重要的影响。在无条件救治医院应尽早实行宫内转院。但有些高危因素难以预测或到分娩时才出现，因此早产儿转运同样是降低早产儿病死率的重要环节。我国围产儿转运工作刚刚起步，应尽快建立和规范区域性的三级转诊系统，进一步密切各级医院之间的联系，将高危孕产妇和早产儿集中到有条件的三级医院救治，对进一步降低我国孕产妇和新生儿死亡率、改善高危早产儿的预后、提高人口素质是非常必要的。

第四节　早产儿管理常规

早产儿是指出生时胎龄＜37 周的新生儿，其中出生体重＜1 500g 者为极低出生体重儿（VLBW），＜1 000g 为超低出生体重儿（ELBW）。在早产儿中，胎龄＜32 周或出生体重＜1 500g 者临床问题较多、病死率较高，是早产儿管理的重点。由于早产儿已逐渐成为新生儿领域的重要问题，新生儿学组经过讨论，制定《早产儿管理指南》，供各单位参考。

一、出生前和出生时处理

1. 了解病史　对可能发生早产者，新生儿医生要尽早参与，详细询问病史，了解孕期母亲和胎儿情况，早产的可能原因，是否完成对胎儿促胎肺成熟的预防，评估分娩时可能发生的情况，做好出生时的处理准备。

2. 积极复苏　早产儿出生时产科并发症可能较多，窒息发生率较高，对窒息儿出生时要积极复苏，动作要快且轻柔，产科与新生儿科医生要密切合作。复苏后要仔细评估全身状况。

二、保　暖

出生后即应给予保暖，产房温度应保持 27～28℃。出生后迅速将全身擦干，放在预热棉毯中，尽量不让患儿裸露，在复苏处理后尽快放在预热的暖箱中。维持恒定的适中温度对早产儿非常重要，早产儿暖箱适中温度根据不同出生体重和日龄在 32～35℃（表 4-2）。暖箱相对湿度一般为 60%～80%，胎龄和出生体重越低，暖箱相对湿度要高一些，对超低出生体重儿，暖箱湿度对维持体液平衡非常重要，国外有些单位采用较高的湿度（表 4-3），但要注意预防感染。为保持体温稳定,各种操作尽量在暖箱中进行,如需暂时离开暖箱亦应注意保暖,对出生体重较大(超过2 000g)的早产儿也可以用开放式辐射式保暖床并盖以塑料薄膜进行保暖。

表4-2　不同出生体重早产儿适中温度(暖箱)

出生体重(kg)	暖箱温度			
	35℃	34℃	33℃	32℃
1.0～	初生10天	10天～	3周～	5周
1.5～		初生10天	10天～	4周
2.0～		初生2天	2天～	3周

表4-3　超低出生体重早产儿暖箱温度和湿度

日龄(天)	1～10	11～20	21～30	31～40
温度(℃)	35	34	33	32
湿度(%)	100	90	80	70

三、呼吸管理

1. 一般吸氧　包括头罩吸氧、鼻导管吸氧和暖箱吸氧。如吸室内空气时经皮血氧饱和度($TcSO_2$)低于85%～87%并有呼吸困难者,应给予吸氧。要尽可能采用空气与氧气混合的气源,头罩吸氧总流量为4～6L/min。对日龄较大者可用鼻导管吸氧,氧流量0.5L/min左右。早产儿吸氧必须监测经皮血氧饱和度,严格控制吸入氧浓度,根据$TcSO_2$或血气检测调整吸入氧浓度,一般将$TcSO_2$维持在88%～93%即可,不宜高于95%。

2. 持续气道正压呼吸　对有轻度呼吸困难的或早期新生儿呼吸窘迫综合征(NRDS)、湿肺、感染性肺炎及呼吸暂停等病例可使用鼻塞持续气道正压呼吸(CPAP),CPAP能使肺泡在呼气末保持正压,有助于萎陷的肺泡重新张开。CPAP压力以4～6cmH_2O($1cmH_2O=$0.098kPa)为宜,吸入氧浓度根据$TcSO_2$尽快调整至<0.4。及时使用CPAP可减少机械通气的使用。

3. 机械通气　如用CPAP后病情仍继续加重,$PaCO_2$升高[>60～70 mmHg(1mmHg=0.133kPa)],PaO_2下降(<50mmHg),则改用机械通气。一般先用常频机械通气,根据病情和血气分析调节呼吸机参数。如常频机械通气效果不理想,可使用高频机械通气。

4. 肺表面活性物质的应用　对诊断或疑诊NRDS者应给肺表面活性物质(PS)治疗,要早期给药,一旦出现呼吸困难、呻吟,即可给药,不必等到X线出现典型NRDS改变才给药。剂量每次100mg/kg左右,对重症病例给药剂量可以适当加大。给药次数根据病情需要而定,如吸入氧浓度>0.4或平均气道压>0.78kPa(8cmH_2O),可考虑重复给药,有些重症病例需给药2～3次。对轻度和早期NRDS可采用PS+CPAP方法,即先给PS,然后拔除气管插管,用鼻塞CPAP维持。PS有2种剂型,干粉剂和混悬剂,均须冷冻保存,干粉剂用前加生理盐水摇匀,混悬剂用前解冻摇匀,可放在暖箱中预热。用PS前先给患儿清理呼吸道,然后将PS经气管插管注入肺内。预防用药:对胎龄小于28周和出生体重小于1 000g的早产儿,出生时可考虑给 PS 预防,在复苏后经气管插管给药,给 1 次,剂量 100mg/kg。

5. 呼吸暂停的防治

(1) 加强监护:包括仪器监护、医生护士的密切观察。将患儿头部放在中线位置,颈部姿势自然,置轻度伸仰位以减少上呼吸道梗阻。

(2) 刺激呼吸:发生呼吸暂停时予托背、弹足底,出现青紫需气囊给氧。

(3) 药物治疗:氨茶碱:负荷量 4~6mg/kg,静脉滴注,12 小时后给维持量每次 2mg/kg,每天 2~3 次,保持血药浓度在 5~15μg/ml,疗程 5~7 天。氨茶碱缺点是半衰期短,需多次给药,不良反应较多,有烦躁、心动过速、惊厥、胃肠道出血、喂养不耐受、尿量过多、脱水及高血糖等。枸橼酸咖啡因:半衰期较长,不良反应较少,脂溶性高,透过血脑屏障快。负荷量 20mg/kg(相当于咖啡因 10mg/kg),24 小时后给维持量 5mg/kg,每天 1 次,静脉滴注,使血药浓度维持在 10~20μg/ml。纳洛酮:主要用于母亲产前 4~6 小时用过麻醉剂如哌替啶者(母亲吸毒者禁用),或经氨茶碱治疗后效果不理想者,剂量 0.1mg/kg,静脉滴注,必要时间隔 4~6 小时重复使用。

(4) 其他治疗:频发的阻塞性或混合性呼吸暂停,可使用鼻塞 CPAP。使用 CPAP 后呼吸暂停仍频繁发生者需用机械通气,呼吸机参数一般不需要很高。继发性呼吸暂停者,应积极治疗原发病。

6. 支气管肺发育不良(BPD)的防治 应采取综合防治措施:

(1) 呼吸支持:BPD 患儿对呼吸机和吸氧产生依赖,要以尽可能低的平均气道压力和吸入氧浓度,维持血气指标基本正常,争取尽早撤离呼吸机。

(2) 限制液体量:BPD 的发生与液体量过多、肺水肿有关,应限制液体入量,一般每天 100~120ml/kg。可使用利尿剂,但利尿剂易引起电解质紊乱,剂量宜小,可用氢氯噻嗪和螺内酯口服,或呋塞米每次 0.5mg/kg,每天 1 次。

(3) 糖皮质激素:激素具有抗炎作用,治疗 BPD 有一定疗效,但不良反应较多,不能常规使用激素治疗或预防 BPD。对严重病例可适当使用,以气道局部雾化给药为宜,每次 50μg,每天 2 次,疗程 1 周。

(4) 抗感染:BPD 患儿常并发肺部感染,而感染可促使 BPD 的发生和发展,抗感染治疗非常重要,多做痰培养,根据药敏结果选用抗生素。

(5) 营养支持:给足够的热量,每天 100~120kcal/kg,需及时补充微量元素和维生素。

四、动脉导管开放(PDA)的治疗

早产儿 PDA 发生率较高,尤其是胎龄较小者。如 PDA 分流量较大可发生心功能不全,使病情加重,出现呼吸困难、青紫、心率>160 次/分、肝大,心前区出现收缩期或收缩舒张期连续杂音,可采用心脏超声检查确定诊断。对合并心功能不全的 PDA 应给予治疗。

1. 限制液体量 一般每天 80~100ml/kg。

2. 吲哚美辛 日龄 0~7 天者首剂 0.2mg/kg,第 2、3 剂 0.1mg/kg,每剂间隔 12~24 小时,大于 7 天者三次剂量均为 0.2mg/kg。一般静脉滴注,也可口服,日龄小于 7 天者疗效较好。吲哚美辛不良反应有肾功能损害、尿量减少、出血倾向、黄疸加重、血钠降低、血钾升高等。

3. 布洛芬 如考虑吲哚美辛不良反应较多,也可使用布洛芬。首剂 10mg/kg,第 2、3 剂每次 5mg/kg,每剂间隔时间 24 小时,一般静脉滴注,也可口服。布洛芬对肾脏的副作用较吲哚美辛少。

4. 手术治疗　若药物使用 2 个疗程还不能关闭动脉导管,并严重影响心肺功能时,可考虑手术结扎。

五、早产儿脑损伤的防治

1. 颅内出血　主要表现为室管膜下-脑室内出血,预防早产儿颅内出血的主要措施包括:维持血压稳定和血气正常,保持体温正常,避免液体输入过多过快、血渗透压过高,减少操作和搬动、保持安静。生后常规用维生素 K_1 1mg 静脉滴注,给 1 次。影像学检查是诊断早产儿颅内出血的重要手段,为能早期诊断早期治疗,对出生体重<1 500g 者在生后第 3～4 天可进行床旁头颅 B 超检查,生后第 14 天和 30 天随访 B 超,以后还要定期随访,必要时行头颅 CT 检查。

2. 脑室周围白质软化(PVL)　PVL 与早产、缺氧缺血、机械通气、低 $PaCO_2$、低血压、产前感染等因素有关,多发生在极低或超低出生体重儿。临床症状不明显,可表现为抑制、反应淡漠、肌张力低下、喂养困难,严重者发生脑瘫。对出生体重<1 500g 者在生后第 3～4 天可进行床旁头颅 B 超检查,在第 4 周随访 B 超,必要时行头颅 CT 或 MRI 检查。PVL 尚无有效的治疗方法,要重视预防。对已发生的早产儿 PVL,应定期随访头颅 B 超和神经行为测定,强调在新生儿期开始早期干预和康复治疗,尽可能减少后遗症。

六、感染的防治

1. 诊断　早产儿感染的临床表现不典型,须密切观察病情变化,对可疑感染者应做血培养、C 反应蛋白、血常规、血气分析、尿培养、胸片等检查,及时诊断,并评估病情变化。对发生感染者要尽可能获得病原学资料。早产儿产前感染发生率较高,需仔细询问病史,观察感染表现,及时诊断。感染以败血症和肺炎为多,其他有尿路感染和中枢感染。由于早产儿常长时间住 NICU 和接受侵袭性诊疗,常发生院内感染,产超广谱 β 内酰胺酶(ESBL)细菌、真菌感染比较多见。

2. 预防　早产儿感染应以预防为主,要严格遵守消毒隔离制度,尽可能减少接触患儿,减少侵袭性操作,每次检查患儿或操作前,都必须认真洗手。各种监护治疗仪器(监护仪、呼吸机、暖箱等)要严格消毒。

3. 治疗　根据病原特点和药敏结果选用抗感染药物,对革兰阳性菌感染,可选用青霉素或第一代头孢抗生素,对革兰阴性菌感染,可选用阿莫西林或第三代头孢抗生素,对产 ESBL 细菌感染,可选用加耐酶剂抗生素或碳青霉烯类抗生素。对严重感染者加强支持疗法,可使用静脉丙种球蛋白(IVIG)或冰冻血浆。对机械通气合并肺部感染者,应加强局部治疗和肺部物理治疗。

七、保持血糖稳定

1. 低血糖症　不论胎龄和出生体重,凡血糖低于 2.2mmol/L(40mg/dl),为低血糖症,早产儿出生后应常规监测血糖,每天 3～4 次,直到血糖稳定。早产儿反复发生低血糖易导致脑损伤,应积极防治:

（1）早期喂养：对可能发生低血糖症者生后1小时即开始喂5%葡萄糖，生后2～3小时开始喂奶。

（2）静脉滴注葡萄糖：血糖低于2.2mmol/L（40mg/dl）不论有无症状，应给10%葡萄糖6～8mg/（kg·min）静脉滴注，如血糖低于1.7mmol/L（30mg/dl）应给10%葡萄糖8～10mg/（kg·min）静脉滴注，维持血糖在正常范围。对反复发生或顽固性低血糖症，应积极查找病因，进行病因治疗。

2. 高血糖症　血糖超过7mmol/L（125mg/dl）为高血糖症，主要病因有静脉给葡萄糖浓度过高、速度过快；应激性高血糖症；药物性高血糖症。高血糖患儿可出现尿糖和渗透性利尿，甚至发生脱水，为高渗性脱水，出现烦躁不安，而脱水体征不明显。防治：

（1）监测血糖：出生数天要监测血糖，根据血糖水平调整葡萄糖输注量和速度。

（2）控制葡萄糖滴入速度：稀释药物用5%葡萄糖。

（3）使用胰岛素：如血糖持续超过15mmol/L（270mg/dl），其他治疗方法未奏效时，可应用胰岛素，开始剂量每小时0.1U/kg，静脉滴注维持，密切监测血糖，根据血糖结果调节剂量。

八、消化问题的处理

1. 胃食管反流的防治　早产儿易发生胃食管反流，胎龄和出生体重越小发生率越高，胃食管反流常伴有吸入和呼吸暂停，需及时诊断和防治。诊断主要依据临床表现、同位素显像或食管下端24小时pH检查。治疗措施主要有：

（1）体位：喂奶速度要缓慢，喂奶后多抱一会，头部和上身抬高30°，右侧卧位。

（2）药物：可以使用多潘立酮、小剂量红霉素或西咪替丁。

2. 坏死性小肠结肠炎（NEC）的防治　早产儿易发生NEC，要积极防治，主要防治措施有：

（1）禁食：对有可能发生NEC的患儿可先禁食1～2天，观察病情的发展，计划下一步治疗。对确诊的患儿，症状轻者禁食3～5天，重者禁食7～10天，大部分患儿同时需要胃肠减压。禁食期间营养和液体主要从肠外营养液补充，可以从外周静脉滴入。待腹胀、呕吐消失、肠鸣音恢复、食欲恢复，才可开始喂奶，以新鲜母乳为宜或用早产儿配方奶。从少量开始（每次3～5ml），逐渐缓慢加量，如胃中有积乳（可从胃管抽取积乳量大于前一次入量1/3量来衡量）则不加量或降至前一次量。加奶后如症状复发，需再次禁食。

（2）防治感染：根据细菌学检查结果选用抗生素，在未报告前可用第三代头孢抗生素。

（3）改善循环功能：NEC患儿常发生休克，休克原因多为感染性、低血容量或多脏器功能衰竭所致。需扩容，应用多巴胺和多巴酚丁胺等。

（4）外科治疗：肠穿孔和严重肠坏死需要外科手术治疗，切除坏死和穿孔的肠段。要密切观察腹部体征、动态跟踪腹部X线摄片表现，并与小儿外科医生密切联系，严密观察病情发展。

九、营养支持（表4-4）

1. 营养需求

（1）能量摄入：生后第1天30kcal/（kg·d），以后每天增加10kcal/（kg·d），直至100～120kcal/（kg·d）。

表 4-4 早产儿肠道内喂养方案

时间	体重≤1000g		体重 1001～1500g		体重 1501～2000g		体重＞2000g	
	每次量	间隔时间(h)	每次量	间隔时间(h)	每次量	间隔时间(h)	每次量	间隔时间(h)
试喂养	1～2ml/kg	1～2	2～3ml/kg	2	3～4ml/kg	2～3	5～10ml/kg	3
早期喂养	隔次加1ml	2	隔次加1ml	2	隔次加2ml	2～3	隔次加5ml	3

注:早期喂养是指生后12～72小时内的喂养

(2) 脂肪、糖、蛋白质需要量按比例分配。

(3) 其他:同时补充维生素、微量元素及矿物质等。

2. 喂养途径和方法

(1) 经口喂养:是最好的营养途径,适用于吸吮、吞咽功能较好的早产儿。

(2) 胃管喂养:适用于吸吮、吞咽功能不协调的小早产儿,包括间歇胃管法和持续胃管法。对有严重窒息者应适当延迟(出生后 24 小时)肠道内喂养。

(3) 十二指肠喂养:适用于胃潴留较明显和频繁胃食管反流的患儿。为防止低血糖和促进胃肠发育,提倡早喂养和微量喂养。

3. 乳类选择 母乳对早产儿的免疫、营养和生理方面都更为有利,但对极低和超低出生体重儿,喂未强化人乳生长速率缓慢,需补充母乳强化剂。对无法母乳喂养者,可选用早产儿配方乳。

4. 肠道外营养 对肠道内喂养耐受性较差者,要同时辅以肠道外喂养。脂肪和氨基酸用量,从 1.0g/(kg·d)开始,每天增加 1.0g/(kg·d),一般最大剂量 3.0～3.5g/(kg·d)。对出生体重较小的早产儿,需要较长时间肠道外营养,可通过外周静脉中心置管(PICC)输注营养液。对肠道外营养患儿可给予非营养性吸吮,防止胃肠功能萎缩。

十、保持液体平衡

生后第 1 天液体需要量 50～60ml/kg,以后每天增加 15ml/kg,直至 150ml/kg。如患儿体重每天减轻超过 2%～5%或任何时候体重减轻超过 10%～15%,尿量少于 0.5ml/(kg·h)超过 8 小时,需增加液体量。

十一、早产儿贫血的防治

早产儿贫血包括急性贫血和慢性贫血,急性贫血通常为失血所致,慢性贫血常发生在生后 2～3 周,早产儿贫血较重者可影响生长发育,应积极防治。

1. 减少医源性失血 早产儿需取血标本做许多检查,但应尽量减少抽血量,并每天记录取血量,要积极推广微量血或经皮检查方法。

2. 药物治疗 对慢性贫血可使用重组促红细胞生成素(EPO),每次 250IU/kg,每周 3 次,皮下注射或静脉滴注,疗程 4～6 周,但使用 EPO 仅减少输血次数,不能避免输血。在使用 EPO 的同时,可给维生素 E 10mg/d,分 2 次口服。1 周后再给铁剂,先用元素铁 2 mg/(kg·d),分 2 次口服,每周增加 2mg/(kg·d),至 6mg/(kg·d)维持。

3. 输血 对急性贫血,如失血量超过血容量的 10%或出现休克表现,应及时输血。对慢性贫血,如血红蛋白低于 80～90g/L,并出现以下情况者需输血:胎龄小于 30 周、安静时呼吸

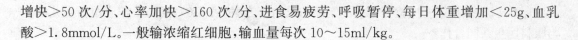

增快＞50 次/分、心率加快＞160 次/分、进食易疲劳、呼吸暂停、每日体重增加＜25g、血乳酸＞1.8mmol/L。一般输浓缩红细胞,输血量每次 10～15ml/kg。

十二、早产儿黄疸的治疗

1. 早期黄疸的防治　早产儿胆红素代谢能力差,血脑屏障未成熟、血清清蛋白低,常伴有缺氧、酸中毒、感染等,易使游离胆红素通过血脑屏障,发生胆红素脑病。应根据不同胎龄和出生体重、不同日龄所达到的总胆红素值,决定治疗方法,选择光疗或换血疗法(表 4-5)。

2. 早产儿胆汁淤滞综合征的防治　由于早产、肠道外营养、感染等因素,一些较小的早产儿易发生胆汁淤滞综合征,常在生后 3～4 周开始出现阻塞性黄疸,直接胆红素显著升高。防治措施包括,尽可能早期肠内喂养,减少肠道外营养的剂量和时间,防治感染,口服或静脉使用利胆中药。

表 4-5　不同胎龄(出生体重)早产儿黄疸干预推荐方案(总胆红素界值,μmol/L)

胎龄(出生体重)	出生～24h		～48h		～72h	
	光　疗	换　血	光　疗	换　血	光　疗	换　血
＜28 周	≥17～86	≥86～120	≥86～120	≥120～154	≥120	≥154～171
(＜1 000g)	(≥1～5)	(≥5～7)	(≥5～7)	(≥7～9)	(≥7)	(≥9～10)
28～31 周	≥17～103	≥86～154	≥103～154	≥137～222	≥154	≥188～257
(1 000～1 500g)	(≥1～6)	(≥5～9)	(≥6～9)	(≥8～13)	(≥9)	(≥11～15)
32～34 周	≥17～103	≥86～171	≥103～171	≥171～257	≥171～205	≥257～291
(1 501～2 000g)	(≥1～6)	(≥5～10)	(≥6～10)	(≥10～15)	(≥10～12)	(≥15～17)
35～36 周	≥17～120	≥86～188	≥120～205	≥205～291	≥205～239	≥274～308
(2 001～2 500g)	(≥1～7)	(≥5～11)	(≥7～12)	(≥12～17)	(≥12～14)	(≥16～18)

注:括号内数值为 mg/dl

十三、早产儿视网膜病(ROP)的防治

由于早产儿视网膜发育未成熟,ROP 发生率较高,加强 ROP 的早期诊断及防治,降低ROP 的发生率及致盲率已非常迫切。ROP 的防治主要有:

1. 积极预防

(1) 要积极治疗早产儿各种并发症,减少对氧的需要。

(2) 合理用氧:如必须吸氧要严格控制吸入氧浓度和持续时间,监测经皮血氧饱和度,不宜超过 95%,避免血氧分压波动过大。

2. 早期诊断　ROP 早期诊断的关键在于开展筛查,普遍建立 ROP 筛查制度,由熟练的眼科医生进行筛查。

(1) 筛查对象:出生体重＜2 000g 的早产儿,不论是否吸过氧都应列为筛查对象。对发生严重并发症、长时间高浓度吸氧者,应重点筛查。

(2) 筛查时机:生后第 4 周或矫正胎龄 32 周开始。

(3) 筛查方法:用间接眼底镜或眼底数码相机检查眼底。

（4）随访：根据第一次检查结果决定随访及治疗方案（表 4-6），随访工作应由新生儿医生与眼科医生共同合作。

表 4-6　早产儿 ROP 眼底筛查及处理措施

眼底检查发现	应采取的处理措施
无 ROP 病变	隔周随访 1 次，直至矫正胎龄 42 周
Ⅰ期病变	隔周随访 1 次，直至病变退行消失
Ⅱ期病变	每周随访 1 次，直至病变退行消失
Ⅲ期阈值前病变	考虑激光或冷凝治疗
Ⅲ期阈值病变	应在 72 小时内行激光或冷凝治疗
Ⅳ期病变	玻璃体切除术，巩膜环扎手术
Ⅴ期病变	玻璃体切除术

3. 早期治疗　Ⅰ、Ⅱ期为早期 ROP，以密切观察为主，Ⅲ期 ROP 是早期治疗的关键，对Ⅲ期阈值病变，在 72 小时内行激光治疗。

十四、听 力 筛 查

早产儿易发生许多并发症，如缺氧、黄疸、酸中毒、低碳酸血症、感染等，需机械通气、长时间在 NICU 监护治疗，这些因素可促使发生听力障碍，因此，对早产儿应常规应用耳声发射进行听力筛查，生后 3 天、30 天各查 1 次，如筛查未通过，需做脑干诱发电位检查，做到早期发现早期治疗。

十五、积 极 护 理

对早产儿需进行特别护理，专人负责，应特别注意下列情况：

1. 环境舒适　灯光柔和，在暖箱上盖深颜色的小被单，减少光线刺激，同时要减少噪声。

2. 减少不良刺激　尽量减少不必要的操作，必需的操作尽量集中在一起进行。

3. 消毒隔离　严格消毒各种仪器，各种操作要严格无菌。

4. 仔细观察　每小时记录 1 次病情变化。

5. 严密监护　随时监护 $TcSO_2$、心率、呼吸、血压、血气分析、电解质等。

6. 发育护理措施　对早产儿还要采取一些积极的发育护理措施，促进发育，减少后遗症发生率，如肌肤抚触、被动运动操、视觉听觉刺激等。

十六、出院后的随访

早产儿出院后必须随访，第一年的前半年应 1～2 个月随访 1 次，后半年应 2 个月随访 1 次，以后仍需继续随访。随访的重点是神经系统及生长发育评估，做行为测试、头颅 B 超或 CT、脑电图等检查，随访过程中发现问题，应及时将患儿转给相关科室采取干预措施。

（吴本清　罗伟香）

参 考 文 献

1. 鲍秀兰.新生儿行为和0～3岁教育.北京：中国少儿出版社,1995.

2. 宋岚芹.九十年代中国儿童发展纲要实施情况.中华儿科学杂志,2000,38：271-273.

3. 万伟琳,王丹华,赵时敏,等.产前应用肾上腺皮质激素对早产儿HMD的预防作用.中华儿科杂志,2000,38：137-139.

4. 陈克正.建立我国的新生儿转运系统.中华儿科杂志,2000,38：527.

5. 李扬.小儿脑瘫的病因及危险因素的研究.国外医学·社会医学分册,2000,17(1)：18220.

6. 袁天明.宫内感染、细胞因子和早产儿脑白质损伤的关系.国外医学儿科学分册,2002,29：255-257.

7. 钱芳,侯海萍,魏红艳,等.早产儿听力筛查方法及评定标准研究.中国妇幼保健杂志,2006,21(6)：779-780.

8. 庄思齐,刘玉梅,刘美娜,等.早产儿体格智能发育随访及预后相关因素分析.中国儿童保健杂志,2004,12(1)：43-45.

9. 鲍秀兰,王丹华,孙淑英,等.早期干预降低早产儿脑瘫发生率的研究.中国儿童保健杂志,2006,14(1)：42-45,

10. Leflore JL, Salhab WA, Broyles RS, et al. Association of ADX &PDX exposure with outcome in ELBWI neonates. Pediatrics,2002,110：275-279.

11. Halliday H. Early PDX and CP. Pediatrics,2002,110：1168-1169.

12. Moriette G, Llado JP, Walti H. Prospective randomized multicenteral comparison of HFOV and conventional ventilation in preterm infants less than 30 weeks with RDS. Pediatrics,2001,109：363-372.

13. Vandenberg KA. Individualizeddevelopment care for high risk newborn in the NICU：a practice guidline. Early Hum Dev,2007,83(7)：433-442.

14. 陈晓燕,傅桂英.高危儿系统管理的研究现状.中国儿童保健杂志,2007,15(3)：288-299.

15. 徐乃军,刘英.新生儿重症监护病房高危儿听力筛查及早期干预.中国妇幼保健,2007,22(10)：1344-1355.

16. 李德乐,施玉麒,高建慧,等.规范管理和早期干预对高危儿智能的影响.中国儿童保健杂志,2007,15(4)：401-402.

17.《中华儿科杂志》编辑委员会,中华医学会儿科学分会新生儿学组.早产儿管理指南.中华儿科杂志,2006,44(3)：188-191.

第二篇

新生儿危重症的
诊断与治疗

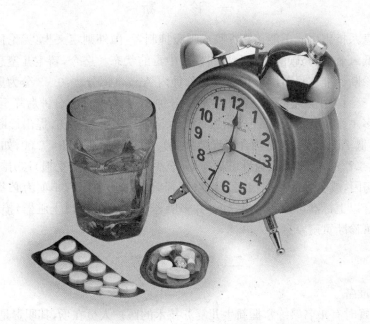

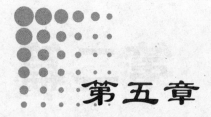

第五章

呼吸系统疾病

第一节　窒息与复苏

新生儿窒息(neonatal asphyxia)是围生期医学的重要课题。在我国,窒息至今仍是围生儿死亡和致残的重要原因。近年国外报道其发生率为 5%～6%,国内报道其发生率为 4.7%～8.9%。做好本病防治,对降低围生儿死亡率和优生优育具有重要意义。

一、诊　　断

新生儿窒息系指出生时不能建立呼吸或呼吸抑制者,国外则定义为:无论何因,胎儿或初生儿同时存在低氧血症、高碳酸血症和代谢性酸中毒的状态。迄今,新生儿窒息,国内外无一个普遍认可的诊断标准。目前国内仍沿用 1 分钟内 Apgar 评分法:0～3 分为重度窒息,4～7分为轻度窒息,8～10 分为无窒息。若出生后 1 分钟 8～10 分,而数分钟后降至 7 分以下者也属窒息。国外多主张对低 Apgar 评分儿加查脐动脉血气和脏器损伤,提出诊断依据:①有产前高危因素;②低 Apgar 评分(必须含有呼吸抑制);③脐动脉血 pH<7.00,如具备第②、④、⑤项,可放宽至<7.20;④缺氧缺血性脏器损伤(至少 1 个脏器功能受损);⑤排除其他引起低Apgar 评分的病因,或合并的其他疾病不足以解释第②～④项。后 4 项为必备指标,第①项仅供参考。符合以上标准可诊断窒息,如合并多脏器(3 个或 3 个以上脏器)损伤和(或)缺氧缺血性脑病者可诊断重度窒息。

二、窒息复苏

(一) 复苏准备

1. 每次分娩时有 1 名熟练掌握新生儿复苏技术的医护人员在场,其职责是照料新生儿。

2. 复苏 1 名严重窒息儿需要儿科医生和助产士(师)各 1 人。

3. 多胎分娩的每名新生儿都应由专人负责。

4. 复苏小组每个成员都需有明确的分工,每个成员均应具备熟练的复苏技能。

5. 检查复苏设备、药品齐全,并且功能良好。

（二）复苏的基本程序此程序贯穿复苏的整个过程

评估主要基于以下 3 个体征：呼吸、心率、肤色。新生儿复苏具体流程见图 5-1。

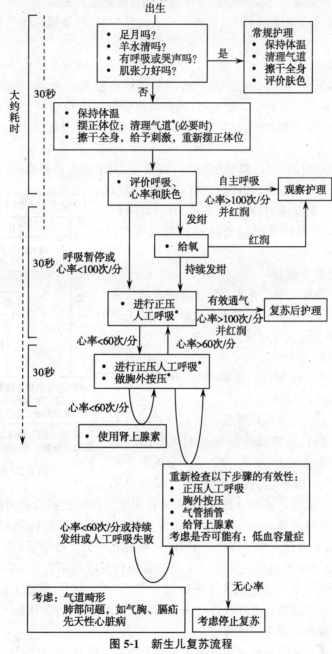

图 5-1　新生儿复苏流程

*在这些步骤中可考虑使用气管插管

（三）复苏的步骤

1. 快速评估　出生后立即用几秒钟的时间快速评估 4 项指标：①是否为足月产？②羊水清吗？③是否有哭声或呼吸？④肌张力好吗？如任何 1 项为"否"，则进行以下初步复苏。

2. 初步复苏

（1）保持体温：将新生儿放在辐射保暖台上或因地制宜采取保温措施，如用预热的毯子裹住新生儿以减少热量散失等。因会引发呼吸抑制也要避免高温；

（2）通过轻度仰伸颈部摆正体位：置新生儿头轻度伸仰位（鼻吸气位），使咽后壁、喉和气管成直线；

（3）清理气道：进一步清理气道的恰当方法取决于：有无胎粪及婴儿的活力。

1）无胎粪的情况下：在肩娩出前助产者用手挤捏新生儿的面、颏部，排出（或用吸球吸出）新生儿的口咽、鼻中的分泌物。娩出后，用吸球或吸管（8F）或（10F）先口咽后鼻腔清理分泌物。应限制吸管的深度和吸引时间（<10秒），吸引器的负压不超过100mmHg（1mmHg＝0.133kPa）。

2）羊水胎粪污染时的处理：当羊水有胎粪污染时，无论胎粪是稠或稀，头部一旦娩出，先吸引口、咽和鼻，可用大孔吸管（12F）或（14F）或吸球吸胎粪。接着评估新生儿有无活力：新生儿有活力时，继续初步复苏；如无活力，采用胎粪吸引管进行气管内吸引。（图5-2）

（4）擦干：快速擦干全身；

（5）刺激：用手拍打或手指弹患儿的足底或摩擦背部2次以诱发自主呼吸，如这些努力无效表明新生儿处于继发性呼吸暂停，需要正压人工呼吸。

3. 气囊面罩正压人工呼吸

（1）指征：①呼吸暂停或抽泣样呼吸；②心率<100次/分；③持续中心性青紫。

（2）方法：①最初的几次正压呼吸需要30～40cmH₂O（1cmH₂O=0.098kPa），以后维持在20cmH₂O。②频率40～60次/分，胸外按压时为30次/分。③充分的人工呼吸应显示双肺扩张，由胸廓起伏、呼吸音、心率及肤色来

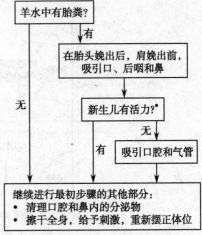

羊水中有胎粪？

有 → 在胎头娩出后，肩娩出前，吸引口、后咽和鼻

新生儿有活力？*

无 → 吸引口腔和气管

继续进行最初步骤的其他部分：
• 清理口腔和鼻内的分泌物
• 擦干全身，给予刺激，重新摆正体位

* "有活力的"的定义视强有力的呼吸、肌张力好和心率>100次/分。

图5-2　胎粪吸引

评价。④如正压人工呼吸达不到有效通气，需检查面罩和面部之间的密闭性，是否有气道阻塞（可调整头位，清除分泌物，使新生儿的口张开）或气囊是否漏气，面罩型号应正好封住口鼻，但不能盖住眼睛或超过下颌。⑤经30秒100％氧的充分人工呼吸后，如有自主呼吸，且心率>100次/分，可逐步减少并停止正压人工呼吸。如自主呼吸不充分，或心率<100次/分，须继续用气囊面罩或气管导管施行人工呼吸，如心率<60次/分，继续正压人工呼吸并开始胸外按压。⑥持续气囊面罩人工呼吸（>2分钟）可产生胃充盈，应常规插入8F胃管，用注射器抽气和在空气中敞开胃管端口来缓解。

新生儿复苏成功的关键是建立充分的正压人工呼吸。用90％～100％氧快速恢复缺氧症状，如不能得到氧可给新生儿用空气进行正压通气。国内使用的新生儿复苏囊为自动充气式气囊（250ml），要达到高浓度氧（90％～100％）需要连接储氧器。

4. 喉镜下经口气管插管

（1）气管插管指征：①有胎粪，且新生儿的呼吸、肌张力或心率均受到抑制；②气囊面罩人工呼吸无效或要延长时；③需胸外按压，气管插管利于人工呼吸和胸外按压更好的配合；

④经气管注入药物时;⑤特殊复苏情况,如先天性膈疝或超低出生体重儿。

(2) 准备:进行气管插管必需的器械和用品应存放一起,在每个产房、手术室、新生儿室和急救室应随时备用。常用的气管导管为上下直径一致的直管(无管肩)、不透射线和有 cm 刻度。如使用金属管芯,不可超过管端。气管导管型号和插入深度的选择见表 5-1。

表 5-1 不同体重气管导管型号和插入深度(唇端距离的选择)

体重(g)	导管内径 ID(mm)	唇端距离(cm)
≤1 000	2.5	6
~2 000	3.0	7
~3 000	3.5	8
>3 000	4.0	9

(3) 方法:①左手持喉镜,使用带直镜片(早产儿用 0 号,足月儿用 1 号)的喉镜进行经口气管插管。将喉镜夹在拇指与前 3 个手指间,镜片朝前。小指靠在新生儿颏部提供稳定性。喉镜镜片应沿着舌面右边滑入,将舌头推至口腔左边,推进镜片直至其顶端达会厌软骨谷。②暴露声门,采用一抬一压手法,轻轻抬起镜片,上抬时需将整个镜片平行朝镜柄方向移动使会厌软骨抬起即可暴露声门和声带。如未完全暴露,操作者用自己的小指或由助手的示指向下稍用力压环状软骨使气管下移有助于看到声门。③插入有金属管芯的气管导管,将管端置于声门与气管隆凸之间,接近气管中点。如导管已在正确位置,应观察到:心率和肤色改善;有双肺呼吸音,但胃区有很小或无声音;人工呼吸时,雾气凝结在管壁内;每次呼吸时胸廓对称扩张。④整个操作要求在 20 秒内完成并常规作 1 次气管吸引。插入导管时,如声带关闭,可采用 Hemlish 手法,助手用右手示、中两指在胸外按压的部位向脊柱方向快速按压 1 次。

5. 胸外按压

(1) 指征:100%氧充分正压人工呼吸 30 秒后心率<60 次/分。在正压人工呼吸同时须进行胸外按压。

(2) 方法:应在胸骨体下 1/3(剑突和乳头连线之间)进行按压。①拇指法:双手拇指端压胸骨,根据新生儿体形不同,双手拇指重叠或并列,双手环抱胸廓支撑背部。此法不易疲劳,能较好的控制压下深度并有较好的增强心脏收缩和冠状动脉灌流的效果。②双指法:右手示、中两个手指尖放在胸骨上,左手支撑背部。其优点是不受患儿体形大小及操作者手大小的限制,脐血管给药时,不影响脐部操作。按压深度约为前后胸直径的 1/3,产生可触及脉搏的效果。按压和放松的比例为按压时间稍短于放松时间,放松时拇指或其他手指应不离开胸壁。胸外按压和正压人工呼吸需默契配合,避免同时施行。胸外按压和人工呼吸的比例应为 3:1,即 90 次/分按压和 30 次/分呼吸,达到每分钟约 120 个动作。30 秒后重新评估心率,如心率>60 次/分,可不再继续胸外按压,但以 40~60 次/分继续正压人工呼吸;如心率仍<60 次/分,除继续胸外按压外,考虑使用肾上腺素。

6. 药物 在新生儿复苏时,很少需要用药。新生儿心动过缓通常是因为肺部充盈不充分或严重缺氧,而纠正心动过缓的最重要步骤是充分的正压人工呼吸。

(1) 肾上腺素:①指征:心搏停止或在 30 秒的正压人工呼吸和胸外按压后,心率持续<60 次/分；②剂量：静脉剂量0.1～0.3ml/kg 的 1：10 000 溶液（0.01～0.03mg/kg），气管导管内给药剂量 0.3～1.0ml/kg（0.03～0.10mg/kg），需要时 3～5 分钟重复 1 次；③用药方法：推荐静脉途径（静脉通路正在建立时考虑气管导管途径）。

（2）扩容剂：①指征：对怀疑失血或休克（面色苍白、低灌注、脉弱）的低血容量新生儿，如对其他复苏措施无反应要考虑扩充血容量。②扩容剂的选择：可选择等渗晶体溶液，推荐生理盐水。大量失血则需要输入与患儿交叉配血阴性的同型血或 O 型血红细胞悬液。③方法：首次剂量为 10ml/kg，经外周静脉或脐静脉>10 分钟缓慢推入。在进一步的临床评估和反应观察后可重复注入 1 次。给窒息新生儿和早产儿不恰当的扩容会导致血容量超负荷或发生并发症，如颅内出血。

（3）碳酸氢钠：①指征：在一般的心肺复苏 CPR 过程中不鼓励使用碳酸氢钠，在对其他治疗无反应时或严重代谢性酸中毒时使用。②剂量：2mmol/kg，用 5%（0.6mmol/ml）碳酸氢钠溶液 3.3ml/kg，用等量 5%～10% 葡萄糖溶液稀释后经脐静脉或外周静脉缓慢注射（>5 分钟）。③注意：碳酸氢钠的高渗透性和产生 CO_2 的特性可对心肌和大脑功能有害，应在建立充分的人工呼吸和血液灌流后应用；再次使用碳酸氢钠治疗持续性代谢性酸中毒或高血钾时应根据动脉血气或血清电解液等而定；因有腐蚀性不能经气管导管给药。

（4）纳洛酮：为麻醉药拮抗剂。①指征：需两个指征同时出现：正压人工呼吸使心率和肤色恢复正常后，仍出现严重的呼吸抑制；母亲分娩前 4 小时有注射麻醉药史。在注射纳洛酮前，必须要建立和维持充分的人工呼吸。②剂量：0.1mg/kg 经静脉、气管导管或肌肉、皮下给药。由于麻醉药药效时间通常比纳洛酮长，可能需要重复注射纳洛酮防止呼吸暂停复发。③注意：母亲疑似吸毒者或持续使用美沙酮（镇静剂）的新生儿不可用纳洛酮，否则会导致新生儿严重惊厥。

第二节　新生儿肺透明膜病

新生儿肺透明膜病（hyaline membrane disease，HMD）又称新生儿呼吸窘迫综合征（neonatal respiratory distress syndrome，NRDS），因组织切片镜检可见肺泡壁附有嗜伊红透明膜而得名。主要发生在 35 周以下早产儿，为肺表面活性物质缺乏，引起广泛肺泡萎陷和肺顺应性降低，以生后不久进行性呼吸困难和呼吸衰竭为临床特点，是早产儿生后早期出现的危重急症和早期死亡的重要原因。

一、诊　　断

1. 病史　有发生 HMD 的高危因素：早产儿（以胎龄<35 周、出生体重≤2 000g 的早产儿多见）、男婴、双胎、前一胎有 HMD 病史；母亲患糖尿病或甲状腺功能低下、妊高征；分娩发动前的剖宫产儿；胎儿窘迫、胎盘早剥、围生期窒息。

2. 临床表现　患儿多在出生后 4～6 小时内出现进行性呼吸困难，表现为气促、吸气时三凹征、呼气性呻吟、青紫等不断加深，甚至有呼吸暂停，肌张力低下，低血压甚或休克。在无并发症的情况下症状于 24～48 小时达高峰，72 小时后症状开始缓解，自然过程约为 3～5 天。出生 12 小时后才出现呼吸困难者，可排除本病。如有并发症（动脉导管开放、肺动脉高压、肺部感染、支气管肺发育不良、肺出血、颅内出血），则病情可恶化，病程延长。病重者于出生后

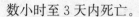

数小时至 3 天内死亡。

3. 胸部 X 线检查 典型 X 线表现可分四级：Ⅰ级为全肺呈细小颗粒网状影；Ⅱ级见全肺较大密集颗粒网状影，伴支气管充气征，两侧膈肌高位；Ⅲ级时全肺呈磨砂玻璃样改变，横膈与心影部分模糊，支气管充气征明显；Ⅳ级时全肺完全变白而呈"白肺"，心影不清，支气管充气征不明显。

4. 实验室检查 ①血气分析：可有呼吸性及代谢性酸中毒、低氧血症、高碳酸血症；②胃液泡沫试验：取羊水或气道吸出物 1ml，加等量 95% 乙醇，用力振荡 15 秒，静止 15 分钟后观察试管液面周围泡沫环。沿管壁有一圈或一圈以上泡沫为阳性，表示肺表面活性物质多，肺已成熟，反之为阴性，表示肺表面活性物质缺乏，肺未成熟。③胃液或气道分泌物卵磷脂/鞘磷脂 L/S<1.5:1，亦可考虑本病。

二、治 疗

1. 支持治疗

(1) 保温：置患儿于适中温度的暖箱内或辐射式红外线抢救床上，监测体温，保持腹部皮肤温度 36～37℃或肛温 36.5～37.5℃，使体内耗氧量维持最低水平。

(2) 输液及营养：出生后 3 日内因有缺氧性肠麻痹而需禁食；适当限制液量为 60～80ml/(kg·d)，此后输液量可增加 10～20ml/(kg·d)，发生 PDA 时，应适当限制液量；3 日后可鼻饲，奶量由每次 1ml 开始，逐渐增加，不足部分给予静脉高营养补充，输液期间按生理需要量给予钠、钾、钙，有代谢性酸中毒者用 5% 碳酸氢钠纠正至 pH>7.25。

(3) 维持血压及血容量：有低血压者，若血细胞比容>40%，可输血浆或白蛋白，若<40%或 Hb<130g/L，应输全血 10～15ml/kg；补充血容量后血压仍偏低，给予多巴胺 2.5～5.0μg/(kg·min)静滴，维持收缩压>5.33kPa(40mmHg)。

(4) 抗生素应用：宫内感染性肺炎易与本病混淆，机械通气亦易导致肺部继发感染，故所有患儿均应使用抗生素。

2. 氧气疗法

(1) 头罩供氧：用于轻症患儿，可给予面罩、头罩吸氧，维持 PaO_2 6.67～10.67kPa(50～80mmHg)，氧饱和度 SaO_2 85%～95%。

(2) 持续气道正压 CPAP：鼻塞式 CPAP 适用于自主呼吸良好，体重>1500g 或胸片为 Ⅰ～Ⅱ级者，压力 0.38～0.59kPa(4～6cmH_2O)。若呼气末正压 PEEP 降至 0.196～0.294kPa(2～3cmH_2O)，病情及 PaO_2 仍稳定，1 小时后改用头罩供氧。

(3) 机械通气：指征为 ①反复呼吸暂停；②Ⅱ型呼吸衰竭或 $PaCO_2$>9.33kPa(70mmHg)；③X 线胸片Ⅲ～Ⅳ级；④鼻塞 CPAP 治疗下，PEEP>0.59kPa(6cmH_2O)，FiO_2 80%，PaO_2 仍<6.67 kPa(50mmHg)。治疗原则是用较低吸气峰压及氧浓度，达到满意的 PaO_2。常用通气模式为间歇指令通气(IMV)和呼吸末正压(PEEP)，初调参数：呼吸频率(RR)35～45 次/分，吸气峰压(PIP)1.96～2.45kPa(20～25cmH_2O)，呼吸末正压(PEEP)0.39～0.49kPa(4～5cmH_2O)，吸/呼比 1:1～1:2，吸气氧浓度(FiO_2)40%～50%，根据病情变化和血气分析调整呼吸机参数。无并发症的患儿，72 小时后应争取及早撤机，以避免呼吸机治疗所引起的各种并发症。

(4) 高频振荡通气(HFOV)：常频通气治疗效果无效，或出现气漏、肺动脉高压等并发症，可给予 HFOV。HFOV 治疗指征：在常频通气下，$FiO_2 > 60\%$，$MAP > 1.47kPa(15cmH_2O)$，$PIP > 2.45kPa(25cmH_2O)$，$PEEP > 0.49kPa(5cmH_2O)$，患儿 PaO_2 仍 $< 6.67kPa(50mmHg)$ 达 4 小时以上。

3. PS 替代疗法　肺表面活性物质（pulmonary surfactant，PS）替代疗法是 HMD 的病因治疗，能迅速缓解呼吸窘迫症状和改善氧合，减少机械通气及由此引发的并发症。因此，有条件时肺表面活性物质替代治疗应作为 HMD 的常规治疗。外源性 PS，包括天然制剂（开塞肺，Curosurf）等，半合成制剂 Survanta，Surfactant-TA 等及人工合成制剂 Exorsurf 等，天然制剂疗效明显优于人工合成制剂。天然的肺表面活性物质起效快，给药后 1～2 小时症状开始减轻，人工合成肺表面活性物质起效慢，给药后 12～18 小时症状才有所改善。

（1）预防用药：①孕周 < 28 周；②28 周 ≤ 胎龄 < 32 周，具有以下其中三项：男婴；双胎；剖宫产儿；围生期窒息；产前孕母未接受肾上腺皮质激素治疗；母亲患妊娠期糖尿病。

（2）治疗用药：是指一经确诊 NRDS，不分胎龄大小立即用药。

（3）用法和剂量：尽早应用。用肺表面活性物质前，应充分吸痰和清理呼吸道，然后再将 PS100～200mg/kg 经气管插管注入肺内，根据病情需要可单次或重复给药（重复给药的指征：给首剂肺表面活性物质后呼吸机参数吸入氧浓度大于 50% 或平均气道压大于 $8cmH_2O$），一般给药 2～3 次即可，最多给 4 次，每次间隔 8～12 小时，用肺表面活性物质后 6 小时内禁止吸痰。

4. 盐酸氨溴索（ambroxol）　大剂量盐酸氨溴索，不仅能促进肺泡Ⅱ型细胞合成、分泌 PS，同时还可以减少中性粒细胞和巨噬细胞氧化物的释放，并能抑制细胞因子和花生四烯酸代谢产物的生成，这些作用均能阻断 NRDS 病程进展的某些环节。常用剂量为 $30mg/(kg \cdot d)$，分 2～3 次用 5% 葡萄糖注射液稀释后静脉滴注。

5. 体外膜肺（ECMO）　对少数严重病例，上述治疗方法无效时，可用体外膜肺技术。ECMO 作为人工心肺机，具有体外循环和气血交换的功能，通过膜氧合器能有效改善氧合和排出二氧化碳，使肺免受机械通气时高压力、高浓度氧的损伤，为肺功能恢复获得时间。发达国家一些较大的新生儿医疗中心已开展该技术。

6. 并发症治疗

（1）合并动脉导管开放时：限制液体量，给予利尿剂，并用吲哚美辛治疗，每次剂量 0.2mg/kg，每次间隔 12 小时，共用 3 次。

（2）合并肺动脉高压：见本章第九节。

（3）合并肺出血：见本章第六节。

第三节　新生儿湿肺

新生儿湿肺症（wet lung syndrome of the newborn），又称暂时性呼吸困难（transient tachypnea）或Ⅱ型呼吸窘迫综合征（type Ⅱ RDS），是因肺内液体积聚和清除延迟引起的轻度自限性呼吸系统疾病。新生儿出生后均有一过性的肺内液体积聚，绝大多数无临床症状，可视为生理现象。极少数由于各种原因致使肺内液体清除延迟，出现呼吸增快，可伴青紫、呻吟，视为病理性病变，称为湿肺症，一般在 2～5 天内消失，预后良好。

一、诊　　断

1. **病史**　有诱发湿肺症的围生期因素(选择性剖宫产儿、围生期窒息、吸入羊水、孕妇在产程中使用大量麻醉镇静剂、结扎脐带过迟、动脉导管开放、低蛋白血症、孕妇产程中或新生儿出生后输液过量等),多见于足月儿及近足月儿和男婴,偶尔也发生于早产儿。

2. **症状与体征**　出生时呼吸大多正常,数小时后出现呼吸急促 60～80 次/分,个别达100 次/分以上,可有唇周青紫。但反应正常,哭声响亮,吃奶好。重者可出现明显青紫、呻吟、反应差。听诊肺部呼吸音正常或出现粗湿啰音。湿肺分为临床型和无症状型,后者仅胸片有湿肺征。

3. **X线表现**　①肺泡积液征:肺野呈斑片状、云雾状密度增高影;②间质积液征:网状条纹影;③叶间胸膜和胸膜腔积液:量少,以右肺上、中叶间较多;④肺门血管瘀血扩张:肺纹理影增粗、边缘清楚,自肺门呈放射状向外伸展;⑤肺气肿征:透光度增加。上述 5 项前两项为基本表现。

湿肺症 X 线表现的演变具有特征性,早期摄片并动态观察有助诊断。吸收程序一般自外向内,由上而下。其中 24 小时吸收两肺清晰者占 71.0%,72 小时吸收占 97.8%,偶有延长至4 天者。

4. **实验室检查**

(1) 血气分析:pH、$PaCO_2$ 和 BE 一般在正常范围,重症可见呼吸性酸中毒和代谢性酸中毒、轻度低氧血症和高碳酸血症。

(2) 肺液分析:有助于与羊水、胎粪吸入鉴别。湿肺症患儿肺液内不含胎脂、毳毛、尿酸、胎粪等成分。

有典型症状时诊断并不困难,但湿肺是一种排除性诊断,特别需排除肺部感染,动态观察胸片可协助鉴别,疾病过程一般持续 24～48 小时后渐恢复正常。

二、治　　疗

1. **加强护理,严密观察病情变化**　对有湿肺症高危因素的新生儿应加强监护。注意观察有无青紫、呻吟、反应差、烦躁及肺部湿啰音。应及时摄 X 线胸片,并作有关检查排除其他肺部疾病。

2. **对症治疗**

(1) 氧疗:当呼吸急促出现青紫时供给氧气,流量及浓度以使脉搏血氧饱和度维持在90%～95%为宜,一般无需机械通气,个别重症可加用持续气道正压(CPAP)。

(2) 抗生素:重症湿肺患儿均应以抗生素治疗至恢复正常。

(3) 喂养:如有呼吸困难,不能哺乳者可静脉给予 10%葡萄糖 60～80ml/(kg·d),如仅轻度呼吸困难,出生后 4 小时后可经胃管喂养,停止吸氧时血氧分压正常,可经口喂养。

(4) 纠正代谢性酸中毒:可用 5%碳酸氢钠每次 3～5ml/kg,用等量注射用水稀释后静脉滴注或缓慢静注,最好根据血气分析结果调整。

(5) 镇静:如烦躁可用苯巴比妥每次 5～10mg/kg。

(6) 利尿:肺部湿性啰音多者可用呋塞米 1mg/kg,可缩短病程。

第四节　新生儿肺炎

一、羊水吸入性肺炎

胎儿在宫内或分娩过程中吸入较大量羊水称羊水吸入综合征(amnionic fluid aspiration syndrome)，常有一过性的呼吸困难或青紫，症状轻，预后好。如肺部发生炎症反应，称为羊水吸入性肺炎。

(一) 诊断

1. 病史　羊水未被污染，有异常分娩、宫内窘迫、巨大胎儿等引起大量羊水吸入的常见诱因。

2. 临床表现　出生后出现呼吸困难、青紫、症状轻重与羊水吸入量多少有关，肺部听诊可有粗湿啰音。吸入量少，临床可无症状。

3. X线检查　吸入量少者，胸片表现为肺纹理增粗，伴轻或中度肺气肿；吸入量较多者出现斑片状阴影；大量吸入者斑片状影分布广泛，以两肺内侧带和肺底部为显著。

(二) 治疗

1. 保持呼吸道通畅　①使患儿保持适当体位，以开放气道；②及时清除上、下呼吸道分泌物。

2. 氧疗　当呼吸急促出现青紫时供给氧气，应给予鼻导管、面罩或头罩吸氧，流量及浓度以使脉搏血氧饱和度维持 PaO_2 6.65kPa(50mmHg)以上或 $TcSO_2$ 90%～95%为宜。一般无需机械通气，个别重症可加用持续气道正压(CPAP)。

3. 控制液体入量　轻症可少量多次喂奶，重者不能经口喂养静脉给予 10%葡萄糖 60～80ml/(kg·d)。

4. 用抗生素防治感染

二、感染性肺炎

感染性肺炎是新生儿常见疾病，也是新生儿死亡的常见病因。可发生在宫内、分娩过程中、产后。病原菌可为细菌、病毒、支原体、衣原体、原虫、真菌等。宫内感染性肺炎(先天性肺炎)及分娩过程中感染性肺炎占活产新生儿的 0.5%。

(一) 诊断

1. 病史　①母妊娠期间有病毒(如巨细胞病毒、风疹病毒)或原虫(如弓形虫)感染；②母产道有感染(阴道炎)；③胎膜早破(>24 小时)；④滞产或胎儿急产分娩于污染环境；⑤胎儿吸入有污染的羊水；⑥患儿有呼吸道感染患者接触史；⑦接受侵入性操作或检查(如气管插管、机械通气等)；⑧婴儿住院时间过长。

2. 临床表现

(1) 具有感染一般症状，如发热或体温不升，吃奶差，黄疸加重等。

(2) 出现气促、发绀、咳嗽、呛奶等症状和肺部呼吸音粗，部分有啰音等体征；重症可出现呼吸衰竭、心力衰竭、DIC、休克或持续肺动脉高压。

(3) 宫内细菌感染所致的肺炎多于生后 3 天内发病。分娩过程中细菌感染所致的肺炎多在出生后 3～5 天内发病,而沙眼衣原体感染则常在出生后 3～12 周发病。生后感染的肺炎发病率最高,发病时间可早可晚。

3. 胸片 ①支气管肺炎表现:肺纹理模糊、增多、紊乱或片状影;②间质性肺炎表现:肺纹理增多呈致密纤细条状影或呈网状影,伴散在斑片影及明显肺气肿。多为病毒感染。

4. 除外先天性疾病、吸入性肺炎和湿肺。

(二)治疗

1. 呼吸道管理

(1)雾化吸入:可进行呼吸道湿化,稀释痰液,降低痰的黏度或经雾化吸入各种非挥发性药物。

(2)胸部物理治疗:促使分泌物排出,保持呼吸道通畅和肺脏充分扩张,从而改善氧合。①翻身、体位引流:适用于所有呼吸系统疾病的患者,预防或治疗患儿肺内分泌物的堆积及改善受压部位的肺的扩张。根据病情可每 2 小时适当帮助患儿更换体位。②叩击/震动:手动叩背排痰:用软的面罩,以手腕的力量轻叩,频率 100～120 次/分,叩击前胸、后背、腋下、肩胛间和肩胛下两侧共 8 个部位,每个部位叩击 6～7 次,约 1～2 分钟。振动排痰机:治疗频率 10～20CPS,治疗部位为前胸、后背或两肋,每次治疗时间 2～10 分钟。治疗时先从患儿的肺下叶开始,向上叩击(从外向里,从下向上),覆盖整个肺部,对于感染部位,延长叩击时间,增加频率。③吸痰:每次翻身、叩背后给予吸痰。吸痰时吸引器负压采用低负压,一般调至 8.0～13.3kPa(60～100mmHg),每次时间不超过 10 秒。

2. 供氧 有低氧血症时用鼻导管、头罩或鼻塞 CPAP 给氧,使 PO_2 维持在 50～80mmHg,不高于 120mmHg,以防氧中毒。

3. 机械通气 当肺炎伴呼吸衰竭,出现下列情况之一者,需用机械通气:①FiO_2 60％时,$PaO_2 < 6.67kPa(50mmHg)$ 或 $TcSO_2 < 85％$;②$PaCO_2 > 7.8～9.33kPa(60～70mmHg)$,伴 $PH < 7.25$;③反复呼吸暂停。肺炎由于肺内气体分布不均,常有肺气肿,故 PIP 不宜过高,初调为 1.96kPa(20cmH_2O)左右,PEEP 以偏低为好,一般不超过 0.294～0.392kPa(3～4cmH_2O),并根据血气分析调整呼吸机参数。

4. 抗病原体治疗 细菌性肺炎根据不同病原、药敏结果选用抗生素,但肺炎的致病菌一时不易确定,因此多先采用头孢菌素。巨细胞病毒肺炎用更昔洛韦,单纯疱疹病毒肺炎可用阿昔洛韦。

5. 支持治疗 喂奶以少量多次为宜,不能进食时可鼻饲喂奶。液体量 60～100ml/(kg·d),输液勿过多过快,以免发生心力衰竭和肺水肿。纠正电解质和酸碱平衡紊乱,酌情静脉输注血浆、免疫球蛋白,加强机体免疫功能。

第五节 新生儿肺气漏

新生儿肺气漏指肺泡内空气外逸形成的综合征,包括气胸、肺间质积气、纵隔积气及心包积气等,极为少见的尚有气腹及空气栓塞。发生率占新生儿的 1％～2％,但具有临床症状者仅为 0.05％～0.07％。肺气漏发病率在肺透明膜病患儿中为 27％,胎粪吸入综合征患儿为41％,窒息患儿为 25％,湿肺患儿为 10％。半数以上肺气漏表现为气胸,同一患儿常有一个以上形式的肺气漏。肺气漏常合并肺部严重疾病,接受机械通气的患儿发病率增加。

一、诊　　断

1. 临床症状　肺部疾病用呼吸机支持者出现不能解释的生命体征变化及氧合改变时，血气分析示 PaO_2 降低，$PaCO_2$ 升高，或突然出现心血管症状时(血压下降、心音低钝、心率早期增快，严重者心率减慢)，临床医生应提高对肺气漏的警惕性。如突然出现气促、发绀、胸廓不对称、胸廓隆起、呼吸音低、心音偏移等表现时提示已发生张力性气胸。

2. 胸部 X 线检查　为确诊肺气漏的必要手段，可明确肺气漏的类型，又可鉴别肺大叶肺气肿或肺囊性腺瘤样畸形。

(1) 气胸：后前位患侧肺受压缩，气体积聚部位透亮度增加，横膈下降，膈穹隆消失，纵隔移位。

(2) 肺间质积气(PIE)：胸片示有小囊泡状或具有腺样囊性透亮区，可局限于一叶或弥漫分布于两肺，自肺门处向中、外带延伸并有横膈低平等。

(3) 心包积气：后前位 X 线胸片可见空气围绕于心脏周围。

(4) 纵隔积气：胸片前后位纵隔积气后因胸腺周围积气，将胸腺抬起可见清晰的胸腺轮廓如三角形帆状阴影，当心脏后纵隔积气时可见心脏下方或后方气体，有时气体可将心脏与膈肌分离。侧位片在纵隔前方(胸骨后心脏前方)有气体。

3. 透照试验　以高强度纤维光源两侧对比探查胸部，大量气体积聚部位透亮度高，但如患儿胸壁水肿严重、PIE 或超低体重儿胸廓极度菲薄时此试验可不敏感，但对于突然发生的张力性气胸行透照试验，可立即明确诊断。

4. 诊断性穿刺　临床突然恶化者可用蝴蝶针诊断性穿刺既可作为诊断，亦可作为急救治疗用。

5. 其他检查　疑肺发育不良者应做肺部 CT 及腹部 B 超了解肾脏情况。

二、治　　疗

1. 保守支持疗法　无肺部基础疾病、无呼吸困难及其他症状者、无持续性气漏者仅需密切观察，保持安静，减少哭闹，监护生命体征，肺外气体常于 24～48 小时 吸收，某些患儿需稍增加吸入氧浓度，但极低出生体重儿高氧易致晶体后视网膜病故应慎用。呼吸窘迫者应予以禁食，症状好转后应少量多次喂奶以防喂养后腹胀。

2. 治疗原发病和并发症。

3. 抗生素控制感染。

4. 穿刺排气　正压通气或肺气漏导致呼吸、循环迅速恶化时，直接用套管留置针在前胸锁骨中线第 3 肋上缘穿刺排气可紧急挽救生命。对心包及纵隔气肿有心包填塞、心排血量降低时，需立即心包穿刺引流，自剑突下进针，针尖向左肩方向进入心包，一般抽 1 次即可，对少数患儿抽气后复发者，必要时置导管持续引流。

5. 胸腔引流管持续排气　适用于 X 线证实为气胸，有持续肺气漏者；张力性气胸伴不明显间质气肿和(或)纵隔积气；有严重肺部原发病行机械通气合并气胸者。套管留置针于前胸锁骨中线第 3 肋上缘或肋间腋前线穿刺后，接引流管连水封瓶，亦可将水封瓶连负压吸引器，置负压于 0.1kPa($10cmH_2O$)左右，做持续引流，引流期间应随时检查及调整管位，当胸引管中无气体逸出 24～48 小时可停止吸引，夹管，再过 12～24 小时无气体重新积聚者，可移除胸

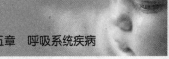

引管。

6. 机械通气治疗　气胸患儿合并呼吸衰竭,或在机械通气过程中并发气胸时,应在积极处理气胸同时,机械通气的原则以低压力、低潮气量、较高的氧浓度和较快频率进行通气,维持正常血气。广泛 PIE 及持续性肺气漏可用高频震荡通气(HFOV)治疗。

7. 手术治疗　经持续引流 5～7 天肺气漏无好转、肺未能扩张者,或肺有先天畸形如大叶气肿者应外科手术治疗。

第六节　新生儿肺出血

新生儿肺出血指肺大面积出血,占肺叶两叶以上,不包括肺部散在局灶性出血。多发生在新生儿严重疾病晚期,是新生儿重症的重要死因之一。发病率占活产婴的 0.2‰～3.8‰;死亡率为 40%～50%;尸检率为 40%～84%。由于缺乏有效的特异辅助诊断方法,临床漏诊率较高,许多新生儿肺出血往往在尸检中才发现。

一、诊　　断

1. 具有肺出血原发病和高危因素　窒息缺氧、早产和(或)低体重、低体温和(或)寒冷损伤、严重原发疾病(败血症、心肺疾患)等。

2. 症状和体征　除原发病症状与体征外,肺出血可有下列表现:①全身症状:低体温、皮肤苍白、发绀、活动力低下,呈休克状态,或可见皮肤出血斑,穿刺部位不易止血。②呼吸障碍:呼吸暂停、呼吸困难、吸气性凹陷、呻吟、发绀、呼吸增快或在原发病症状基础上临床表现突然加重。③出血:鼻腔、口腔流出或喷出血性液体,或于气管插管后流出或吸出泡沫样血性液。④肺部听诊:呼吸音减低或有湿啰音。

3. X 射线检查　典型肺出血胸部 X 射线表现:①广泛的斑片状阴影,大小不一,密度均匀,有时可有支气管充气征。②肺血管瘀血影:两肺门血管影增多,两肺或呈较粗网状影。③心影轻至中度增大,以左室增大较为明显,严重者心胸比>0.6。④大量出血时两肺透亮度明显降低或呈“白肺”征。⑤或可见到原发性肺部病变。

4. 实验室检查　①血气分析可见 PaO_2 下降,$PaCO_2$ 升高;酸中毒多为代谢性,少数为呼吸性或混合型。②外周血红细胞与血小板减少。

二、治　　疗

1. 原发病的治疗。

2. 一般治疗　注意保暖,保持呼吸道畅通,输氧,纠正酸中毒,限制输液量为 80ml/(kg·d),滴速为 3～4ml/(kg·h)。

3. 补充血容量　对肺出血致贫血的患儿可输新鲜血,每次 10ml/kg,维持血细胞比容在 0.45 以上。

4. 保持正常心功能　可用多巴胺 5～10μg/(kg·min),以维持收缩压在 50mmHg(1mmHg=0.133kPa)以上。如发生心功能不全,可用快速洋地黄类药物控制心力衰竭。

5. 机械通气　可用间歇指令正压通气(IMV)。对肺出血高危儿,为了能在肺出血前即使用机械通气,可参考评分标准(表 5-2),分值≤2 分者可观察;3～5 分者应使用机械通气；≥6分者，尽管使用机械通气效果也不理想。呼吸机参数可选择：吸入氧浓度(FiO_2)60%～80%，PEEP6～8cmH_2O(1cmH_2O＝0.098kPa)，呼吸次数(RR)35～45次/分，最大吸气峰压(PIP)25～30cmH_2O，呼吸比(I/E)1∶1～1∶1.5，气体流量(FL)8～12L/min。早期每30～60分钟测血气1次，作为调整呼吸机参数的依据。在肺出血发生前，如发现肺顺应性差，平均气道压(MAP)高达15cmH_2O应注意肺出血可能。在肺出血治疗期间，当PIP＜20cmH_2O、MAP＜7cmH_2O，仍能维持正常血气时，常表示肺顺应性趋于正常，肺出血基本停止。若PIP＞40cmH_2O时仍有发绀，说明肺出血严重，患儿常常死亡。呼吸机撤机时间必须依据肺出血情况及原发病对呼吸的影响综合考虑。

表5-2 新生儿肺出血使用持续正压通气的评分标准

评 分	体重(g)	肛温(℃)	血pH	呼吸衰竭类型
0	＞2 449	＞36	＞7.25	无
1	～2 449	～36	～7.25	I
2	～1 449	～30	～7.15	II

6. **止血药应用** 于气道吸引分泌物后，滴入血凝酶0.2U加注射用水1ml，注入后用复苏囊加压供氧30秒，促使药物在肺泡内弥散，以促使出血部位血小板凝集。同时用血凝酶0.5U加注射用水2ml静脉注射，用药后10分钟气管内血性液体即有不同程度减少，20分钟后以同样方法和剂量再注入，共用药2～3次。或用1∶10 000肾上腺素0.1～0.3ml/kg气管内滴入，可重复2～3次，注意监测心率。

7. **纠正凝血机制障碍** 根据凝血机制检查结果，如仅为血小板少于80×10⁹/L，为预防弥漫性血管内凝血发生，可用超微量肝素1U/(kg·h)持续静滴或6U/kg静脉注射，每6小时1次，以防止微血栓形成，如已发生新生儿弥漫性血管内凝血，高凝期给予肝素31.2～62.5U(0.25～0.50mg/kg)静脉滴注，每4～6小时1次或予输血浆、浓缩血小板等处理。

第七节 胎粪吸入综合征

新生儿胎粪吸入综合征(meconium aspiration syndrome，MAS)是新生儿期特有的呼吸道疾病，是由于胎儿发生宫内窘迫或产时窒息排出胎粪，吸入后发生肺部病变所引起。活产儿中羊水被胎粪污主要发生在足月儿及过期产儿，偶可发生在早产儿。国外统计，活产儿中羊水胎粪污染率为10%～15%，羊水胎粪污染的新生儿只有5%发生MAS；30%的MAS患儿需行机械通气，病死率为3%～5%。临床上以低氧血症、高碳酸血症和酸中毒为特征，MAS是引起新生儿呼吸衰竭的主要原因之一。

一、诊 断

1. **病史** ①大多数患儿有明确的宫内窘迫或出生窒息等缺氧史，Apgar评分常＜6分。②一般均有胎粪污染羊水史。出生后新生儿的脐带、指(趾)甲、皮肤等常被染黄，或自咽部或气管内吸出胎粪颗粒。

2. **临床表现** 临床症状差异较大，吸入少者无症状，大量吸入可导致死胎。多数患儿生后4小时内即有呻吟、呼吸急促(呼吸频率＞60次/分)、鼻翼扇动、发绀、三凹征、胸廓呈桶状及双肺啰音等症状和体征。严重者易发生呼吸衰竭。患儿可有气胸,表现为呼吸困难和发绀突然加重等,发生率为 20%～60%。宫内缺氧所致的持续性肺动脉高压可加重发绀并引起心脏扩大、肝大等心功能不全的表现。重症患儿可出现颅内压增高、惊厥等中枢神经系统表现。部分患儿出现低血糖、低血钙、肺出血及红细胞增多症等。

3. X 线表现 胸片表现为广泛分布的结节状斑片阴影,可伴局灶性通气过度(肺气肿、间质性肺气肿、肺大疱)。多数患儿出生 2 天内 X 线表现最明显,70%的患儿 X 线表现与临床表现不太一致。根据病情轻重可将 X 线表现分为三度:①轻度:肺纹理增粗,呈轻度肺气肿,膈肌轻度下降,心影正常。②中度:肺野有密度增加的粗颗粒或片状、团块状、结节状斑片、云絮状阴影或有节段肺不张,有透亮度增强的囊状气肿,心影常缩小。③重度:两肺有广泛粗颗粒状阴影或斑片状阴影及肺气肿,有时可见肺不张和炎症融合形成的大片状阴影,常并发间质气肿、纵隔积气或气胸等。

4. 辅助检查 pH 下降、PaO_2 降低、$PaCO_2$ 升高、BE 负值增加,氧合功能降低、氧合指数升高。肺顺应性降低,肺动脉压力升高。

二、治 疗

(一)基础治疗

1. 清理呼吸道 当羊水有胎粪污染时,无论胎粪是稠或稀,头部一旦娩出,先吸引口、咽和鼻,可用大孔吸管(12F)或(14F)或吸球吸胎粪。并根据新生儿有无活力(vigorous)来决定是否要插管吸引,无活力者需插管,有活力者还可观察,所谓有活力是指呼吸好,肌张力正常,心率>100 次/分,可理解为无窒息状态。吸出胎粪的最佳时间是头部刚娩出,尚未出现第 1口呼吸时或插管后尚未通气前吸出胎粪,尽可能吸清,以免胎粪向下深入。吸引时不主张经气管插管导入更细的吸痰管冲吸,而是一致采用胎粪吸引管直接吸出。按时做超声雾化及胸部的物理治疗。

2. 常规监测和护理 注意保温,复苏后的 MAS 婴儿应立即送入 NICU,安装各种监护仪,严密观察心、脑、肾的损害迹象。定时抽动脉血测 pH、PaO_2、$PaCO_2$ 和 HCO_3^-,调节 FiO_2,及时发现并处理酸中毒。监测血压,如有低血压及灌流不足表现,可考虑输入血浆或全血。需监测血糖和血钙,发现异常均应及时纠正。如羊水已被胎粪污染,但无呼吸窘迫综合征,应放入高危婴儿室,严密观察病情发展。

3. 限制液体量 液体需要量约 60～80ml/(kg·d),过多水分有可能加重肺水肿,但也不宜过少,以免呼吸道过于干燥。营养应逐步达到需要量,不能口服者采用鼻饲或给静脉营养液。

(二)氧疗与机械通气

1. 氧疗 对血氧监测证实有轻度低氧血症者应给予鼻导管、面罩或头罩吸氧,维持 PaO_2 6.65kPa(50mmHg)以上或 $TcSO_2$90%～95%为宜。

2. 持续气道正压吸氧(CPAP) MAS 早期或轻度的 MAS,胸片显示病变以肺不张为主,可选用 CPAP。压力一般在 0.3～0.5kPa(3～5cmH$_2$O),使 PaO_2 维持在 8.0～9.33kPa (60～70mmHg)。但对于以肺气肿为主的 MAS,不适合应用 CPAP 治疗。

3. 常频机械通气 严重病例当 pH<7.2,PaO_2<6.65kPa,$PaCO_2$>9.33kPa 时,需机械通气治疗。常用通气方式 CMV+PEEP,早期肺顺应性正常,故 PIP 不宜过高,因高 PIP 可使肺泡过度充气而致肺泡破裂产生肺气漏,也可阻断通气良好肺泡的肺血流,使通气/血流比值失衡,影响肺氧合功能。多主张应用较低的 PEEP 0.196～0.294kPa(2～3cmH$_2$O),呼吸频率不宜过快,30～40 次/分即可,伴有肺动脉高压时可采用高通气。机械通气时多数患儿需使用镇静剂和肌松剂。

4. 高频通气　HFV 用较高的呼吸频率、小潮气量和低的经肺压使肺泡持续扩张,保持气体交换,从而可减少高通气所致的肺气漏等肺损伤,对 MAS 有较好疗效。HFV 的通气方式有高频正压通气(HFPPV)、高频喷射通气(HFV)、高频气流间断通气(HFFI)和高频振荡通气(HFOV)等。HFOV 是 MAS 较常用的方法。

(三) 药物治疗

1. 抗生素的应用　MAS 不少是由于孕母宫颈上行感染炎症引起,且胎粪是细菌生长的良好培养基,因此疾病应早期用抗生素治疗,可根据血和气管内分泌物培养结果选用敏感抗生素。

2. 肺表面活性物质(PS)的应用　MAS 患儿内源性肺表面活性物质受到严重损害,可给予外源性肺表面活性物质(pulmonary surfactant,PS)治疗,提高生后 6 小时和 24 小时的氧合,有效改善 MAS 引起的气体弥散不足,肺不张,肺透明膜形成,不增加并发症的发生。推荐剂量为每次 100～200mg/kg,每 8～12 小时 1 次,可用 2～3 次,首次给药最好于生后 6 小时内。但总的疗效不如新生儿呼吸窘迫综合征好。

3. 激素的应用　激素在 MAS 中的应用疗效尚不能确定。

(四) 其他治疗

1. 一氧化氮(NO)吸入　吸入外源性 NO 可选择性地快速舒张肺血管平滑肌,减少肺内分流,维持较好的氧合能力,并能防止由活化的中性粒细胞诱导的早期肺损伤,对 MAS 并发持续性肺动脉高压有较好疗效。常用治疗 PPHN 的 iNO 剂量开始用 20×10^{-6} 浓度,可在 4 小时后降为 (5～6)×10^{-6} 维持;一般持续 24 小时,也可以用数天或更长时间。

2. 体外膜氧合作用(ECMO)　ECMO 可将体内的血液引至体外通过膜氧合器进行气体交换后再送回体内,从而用人工呼吸机暂时代替肺呼吸,使肺有足够休息的时间而得到好转。

(五) 并发症治疗

1. 合并气胸、纵隔气肿等肺气漏者,轻症可自然吸收,重症应立即抽出气体或插管引流。

2. 合并持续肺动脉高压的治疗　当发生严重低氧血症时,应警惕合并持续肺动脉高压(PPHN)。常规治疗 PPHN 包括碱化血液、药物降低肺动脉压力、高频通气、一氧化氮吸入等,其目的为降低肺动脉压力,提高体循环压力,逆转右向左分流。

第八节　急性呼吸窘迫综合征

急性呼吸窘迫综合征(acute respiratory distress syndrome,ARDS)是指机体在遭受各种病理刺激(创伤、休克、感染、败血症等)后发生的急性炎症反应,是急性肺损伤(acute lung injury,ALI)的严重阶段,常并发多脏器功能衰竭。以弥漫性肺泡损伤和急性肺泡上皮、肺毛细血管内皮细胞损伤为主要病理变化,以渗出性肺水肿和肺顺应性下降为主要病理生理特点,以进行性呼吸困难和缺氧为主要临床表现的综合征。

一、诊　　断

（一）目前普遍引用的新生儿 ARDS 诊断标准为参照 1994 年欧美联席会议（NAECC）的 ALI/ARDS 诊断标准所制订的：

1. 急性起病，呼吸频数和呼吸窘迫。

2. $PaO_2/FiO_2 < 26.7kPa(200mmHg)$。

3. 胸片显示双肺浸润影伴肺水肿改变。

4. 超声心动图检查无左房高压表现。

5. 胎龄 ≥ 34 周，有败血症或 MAS 等明确病史并除外原发性 PS 缺乏者。

（二）临床诊断标准

1. 基础疾病治疗过程中出现呼吸急促，进行性呼吸困难，缺氧经一般治疗难以改善者。

2. $FiO_2 > 50\%$ 时，$PaO_2 < 10.0kPa(75mmHg)$ 或者 $FiO_2 > 60$，$PaO_2 < 6.67kPa(50mmHg)$；$PaO_2/FiO_2 \leq 300mmHg$，吸纯氧 $A-aDO_2 > 26.7kPa(200mmHg)$。总分流量/总心排血量（QS/QT）$>10\%$。

3. 胸片显示双肺浸润影（早期间质、晚期肺泡变化者）。

4. 肺动脉楔压 $< 1.6kPa(12mmHg)$。

5. 每公斤体重总的呼吸顺应性 $\leq 1ml/cmH_2O$。

6. 排除流体静水压增高性肺水肿及肺部其他疾病，如肺不张，细菌性肺炎所致呼吸衰竭。根据以上 2、3、4 可诊断。

二、治　　疗

1. 原发病的治疗　治疗发生 ARDS 的基础疾病，是防治 ARDS 的关键。对感染性疾病应针对可能的病原体、细菌培养及药物敏感试验结果，选用有效抗生素治疗，控制感染。对非感染性疾病应进行对症治疗。

2. 限制液体量　限制液量为 $100ml/(kg \cdot d)$，肺部啰音多时 $60 \sim 80ml/(kg \cdot d)$，使组织灌注达到最佳状态却没有加重肺水肿和肺内分流，不能进食患儿选用静脉营养，热卡需要量按 $60 \sim 80kcal$ 计算。

3. 机械通气　一旦诊断 ARDS 应及时给予机械通气治疗。如 $FiO_2 > 60\%$，$PaO_2 < 6.67kPa(50mmHg)$ 或 $A^-aDO_2 > 26.7(200mmHg)$，应给予鼻塞或气管插管 CPAP，压力 $0.39 \sim 0.67kPa(3 \sim 5mmHg)$；$FiO_2$ 为 $50\% \sim 60\%$，当 CPAP 应用 $1 \sim 2$ 小时后，PaO_2 仍 $< 6.67kPa$，改用间歇指令通气和呼气末正压（PEEP）。可采取降低肺损伤的 ARDS 机械通气策略：①用压力限定通气方式；②限制 FiO_2 至 $<60\%$；③限制 PIP，采用允许性高碳酸血症（$PaCO_2$ $45 \sim 60mmHg$）存在；④用 PEEP 调节 MAP，使之达到最佳肺容量等。

4. 高频通气（HFV）　优点为小潮气量、低通气压，不易产生气压伤，对血流动力学的影响较小，当常频通气不能改善氧合时应尽早选用高频通气。

5. 肺表面活性物质替代治疗　肺表面活性物质（pulmonary surfactant，PS）继发性缺乏或功能异常是导致 ARDS 患儿肺功能障碍的重要原因。给予外源性 PS 能使肺泡均一扩张，肺血管阻力下降而改善氧合、降低肺动脉压。故应尽早应用 PS。充分吸痰和清理呼吸道后，将 PS100 $\sim$ 200mg/kg 经气管插管注入肺内，根据病情需要可单次或重复给药，一般给药 $2 \sim 3$

次即可,每次间隔8~12小时。

6. 肾上腺皮质激素　激素能改善毛细血管通透性,改善肺水肿。只在早期或作为预防性措施,应用原则是早期、足量、短疗程。

7. 一氧化氮吸入(iNO)　新生儿ALI/ARDS时常伴持续性肺动脉高压(PPHN)。iNO是目前唯一高度选择性的肺血管扩张剂。临床上常用治疗PPHN的iNO起始体积分数为20×10^{-6}/L,4小时后降为6×10^{-6}/L维持,一般持续24小时或数天。但iNO需要专门的吸入装置,较昂贵,医用iNO气源缺乏。

8. 体外膜肺(ECMO)　ECMO通过膜氧合器能有效改善氧合和排出二氧化碳,使肺免受机械通气时高压力、高浓度氧的损伤,为原发病治疗获得时间。但在治疗ARDS中的有效性及其安全性尚待进一步评价。

9. 其他药物　硫酸镁、前列腺素E_1、前列环素(PGI_2)药物可降低肺动脉压力(详见本章第九节)。另外自由基清除剂N_2乙酰半胱氨酸(NAC)为谷胱甘肽的前体,补充NAC可减少ARDS持续时间、改善氧合和减少通气支持,但对预后无影响。过氧化物歧化酶(rhSOD)可清除肺内氧自由基,减少肺过氧化损伤。

第九节　新生儿持续肺动脉高压

新生儿持续肺动脉高压(persistent pulmonary hypertension of the newborn ,PPHN)是指生后肺血管阻力持续性增高,肺动脉压超过体循环动脉压,使由胎儿型循环过渡至正常成人型循环发生障碍,而引起的心房及(或)动脉导管水平血液的右向左分流,临床上出现严重低氧血症等症状。本病多见于足月儿或过期产儿。

一、与PPHN发生的相关因素

1. 宫内慢性缺氧或围生期窒息。
2. 肺实质性疾病,如呼吸窘迫综合征(RDS)等。
3. 肺发育不良,包括肺实质及肺血管发育不良。
4. 心功能不全,病因包括围生期窒息、代谢紊乱、宫内动脉导管关闭等。
5. 肺炎或败血症时由于细菌或病毒、内毒素等引起的心脏收缩功能抑制,肺微血管血栓,血液黏滞度增高,肺血管痉挛等。

二、诊断依据

在适当通气情况下,新生儿早期仍出现严重发绀、低氧血症、胸片病变与低氧程度不平行并除外气胸及发绀型先天性心脏病(简称先心病)者应考虑PPHN可能。

1. 临床表现　多为足月儿或过期产儿,常有羊水被胎粪污染的病史。生后除短期内有呼吸困难外,常表现为正常;然后,在生后12小时内可发现有发绀、气急,而常无呼吸暂停、三凹征或呻吟。

2. 体检及辅助检查　可在左或右下胸骨缘闻及三尖瓣反流所致的心脏收缩期杂音,但体循环血压正常。动脉血气显示严重低氧,二氧化碳分压相对正常。约半数患儿胸部X线片示心脏增大。对于单纯特发性PPHN,肺野常清晰,血管影少;其他原因所致的PPHN则表现为相应的胸部 X 线特征,如胎粪吸入性肺炎等。心电图检查可见右室占优势,也可出现心肌缺血表现。

3. 诊断试验

(1) 高氧试验:头罩或面罩吸入 100％氧气 5～10 分钟,如缺氧无改善或测定导管后动脉氧分压<50mmHg,提示存在 PPHN 或发绀型先心病所致的右向左血液分流。

(2) 动脉导管开口前(常取右桡动脉)及动脉导管开口后的动脉(常为左桡动脉、脐动脉或下肢动脉)血氧分压差:当两者差值大于 15～20mmHg 或两处的经皮血氧饱和度差>10％,又同时能排除先心病时,提示患儿有 PPHN 并存在动脉导管水平的右向左分流。

(3) 高氧高通气试验:对高氧试验后仍发绀者在气管插管或面罩下行气囊通气,频率为 100～150 次/分,使二氧化碳分压下降至"临界点"(20～30mmHg)。PPHN 血氧分压可大于 100mmHg,而发绀型先心病患儿血氧分压增加不明显。如需较高的通气压力(>40cmH$_2$O)才能使二氧化碳分压下降至临界点,则提示 PPHN 患儿预后不良。

4. 超声多普勒检查 用该方法能排除先心病的存在,并能评估肺动脉压力,建议选用。

(1) 肺动脉高压的间接征象:①可用 M 超或多普勒方法测定右室收缩前期与右室收缩期时间的比值(PEP/RVET),正常一般为 0.35 左右,>0.5 时肺动脉高压机会极大。②多普勒方法测定肺动脉血流加速时间(AT)及加速时间/右室射血时间比值(AT/RVET),其值缩小,提示肺动脉高压。③用多普勒测定左或右肺动脉平均血流速度,流速降低提示肺血管阻力增加,肺动脉高压。上述指标的正常值变异较大,但系列动态观察对评估 PPHN 的治疗效果有一定的意义。

(2) 肺动脉高压的直接征象:①以二维彩色多普勒超声在高位左胸骨旁切面显示开放的动脉导管,根据导管水平的血流方向可确定右向左分流、双向分流或左向右分流。也将可多普勒取样点置于动脉导管内,根据流速,参照体循环压,以简化柏努利(Bernoulli)方程(压力差=4×速度^2)计算肺动脉压力;②利用肺动脉高压患儿的三尖瓣反流,以连续多普勒测定反流流速,简化柏努利方程计算肺动脉压:肺动脉收缩压=4×反流血流速度^2＋CVP(假设 CVP 为 5mmHg)。当肺动脉收缩压≥75％体循环收缩压时,可诊断为肺动脉高压;③以彩色多普勒直接观察心房水平经卵圆孔的右向左分流,如不能显示,还可采用 2～3ml 生理盐水经上肢或头皮静脉(中心静脉更佳)快速推注,如同时见"雪花状"影由右房进入左房,即可证实右向左分流。

三、治 疗

PPHN 治疗目的是降低肺血管阻力、维持体循环血压、纠正右向左分流和改善氧合。

1. 人工呼吸机治疗 ①采用高通气治疗,将 PaO$_2$ 维持在 80mmHg 左右,PaCO$_2$ 30～35mmHg。当患儿经 12～48 小时趋于稳定后,可将氧饱和度维持在>90％,为尽量减少肺气压伤,此时可允许 PaCO$_2$ 稍升高。②如患儿无明显肺实质性疾病,呼吸频率可设置于 60～80 次/分,吸气峰压 25 cmH$_2$O,呼气末正压 2～4cmH$_2$O,吸气时间 0.2～0.4 秒,呼吸机流量 20～30L/分。③当有肺实质性疾病,可用较低的呼吸机频率,较长的吸气时间,呼气末正压可设置为 4～6cmH$_2$O。如氧合改善不理想,可试用高频呼吸机治疗。

2. 纠正酸中毒及碱化血液 可通过高通气、改善外周血液循环及使用碳酸氢钠的方法,使血 pH 增高达 7.40～7.55。

3. 维持体循环压力

(1) 维持正常血压:当有血容量丢失或因应用血管扩张剂后血压降低时,可输注 5％的清蛋白、血浆或全血。

（2）使用正性肌力药物：可用多巴胺 $2\sim10\mu g/(kg\cdot min)$ 和（或）多巴酚丁胺 $2\sim10\mu g/(kg\cdot min)$。

4. 药物降低肺动脉压力 可试用下列药物，因都不是选择性肺血管扩张剂，应用时应注意有降低体循环压的副作用。

（1）硫酸镁：负荷量为 200mg/kg，20 分钟静脉滴入；维持量为 $20\sim150mg/(kg\cdot h)$，持续静脉滴注，可连续应用 $1\sim3$ 天，但需监测血钙和血压。有效血镁浓度为 $3.5\sim5.5mmol/L$。

（2）前列腺素 E_1：常用维持量为 $0.01\sim0.4\mu g/(kg\cdot min)$。

（3）前列环素（prostacyclin，PGI2）：开始剂量为 $0.02\mu g/(kg\cdot min)$，在 $4\sim12$ 小时内逐渐增加到 $0.06\mu g/(kg\cdot min)$，并维持，可用 $3\sim4$ 天。

（4）妥拉苏林因有胃肠道出血、体循环低血压等副作用，已较少用于 PPHN。

5. 保持患儿镇静 吗啡：每次 $0.1\sim0.3mg/kg$ 或以 $0.1mg/(kg\cdot h)$ 维持，或用芬太尼 $3\sim8\mu g/(kg\cdot h)$ 维持。必要时应用肌松剂，如潘可龙（pancuronium）每次 $0.1mg/kg$，维持量为 $0.04\sim0.10mg/kg$，每 $1\sim4$ 小时 1 次。

6. 一氧化氮吸入（inhaled nitric oxide，iNO） ①常用治疗 PPHN 的 iNO 剂量开始用 20×10^{-6} 浓度，可在 4 小时后降为 $(5\sim6)\times10^{-6}$ 维持；一般持续 24 小时，也可以用数天或更长时间。②应持续监测吸入气 NO 和 NO_2 浓度，间歇测定血高铁血红蛋白的浓度（可每 12 小时测定 1 次），使其水平不超过 7%；③早产儿应用 iNO 后应密切观察，注意出血倾向。

四、PPHN 的病情估计及疗效评价常用指标

1. 肺泡-动脉氧分压差（A^-aDO_2） $A^-aDO_2=(713mmHg\times FiO_2)-[(PaCO_2/0.8)+PaO_2]$

2. 氧合指数（oxygenation index，OI） $OI=FiO_2\times$平均气道压$(cmH_2O)\times100/PaO_2$

第十节 新生儿呼吸衰竭

呼吸衰竭是因呼吸中枢或呼吸器官原发性病变或继发性病变，使机体气体交换发生障碍，导致机体摄入氧气不足或二氧化碳排出障碍。呼吸衰竭是新生儿的危急重症，是导致新生儿死亡的重要原因。

一、诊 断

1986 年 9 月全国新生儿学术会议（杭州）拟订的呼吸衰竭诊断标准：

（一）临床指标 主要由于低氧血症和高碳酸血症及继发的体内环境的改变，导致各器官系统功能的变化。

1. 呼吸困难 呼吸频率和节律的改变、甚至呼吸暂停，三凹征明显，伴有呻吟。

2. 青紫 除外周围性及其他原因引起的青紫。

3. 神志改变 精神萎靡、反应差，肌张力低下。

4. 循环改变 心率<100 次/分，肢端凉，毛细血管再充盈时间延长（足根部>4 秒）。

(二) 血气分析指标

1. Ⅰ型呼吸衰竭 在海平面,吸入室内空气时,$PaO_2 \leqslant 6.67kPa(50mmHg)$。

2. Ⅱ型呼吸衰竭 $PaO_2 \leqslant 6.67kPa$,$PaCO_2 \geqslant 6.67kPa$。轻症:$PaCO_2$ 6.67～9.33kPa(50～70mmHg);重症:$PaCO_2 > 9.33kPa$。

临床指标中1、2为必备条件,3、4为参考条件,无条件做血气分析时,若具备临床指标1、2两项,可临床诊断为呼吸衰竭。

二、治 疗

(一) 病因治疗

针对引起呼吸衰竭的原发病和诱因,及时给予治疗。如由肺部感染引起,给予抗生素治疗;脓胸或气胸应立即穿刺排脓或排气;因先天肺部畸形引起者,尽可能手术治疗。

(二) 改善通气和换气功能

1. 保持呼吸道通畅

(1) 使患儿保持适当体位,以开放气道。

(2) 及时清除上、下呼吸道分泌物。

(3) 雾化吸入和湿化吸入。

(4) 胸部物理治疗:包括翻身、体位引流、叩背、吸痰。

2. 氧气疗法 指征:临床有呼吸窘迫的表现,吸入空气时 $PaO_2 < 6.67kPa(50mmHg)$ 或经皮氧饱和度 $<85\%$。氧疗目的是用最低 FiO_2 维持 PaO_2 6.67～10.67kPa(50～80mmHg),维持血氧饱和度在 85%～95%。氧疗常用方法有:

(1) 鼻导管给氧:新生儿氧流量 0.3～0.5L/min,适用于轻度的低氧血症,但吸入气的氧浓度不恒定,受患儿呼吸的影响,高氧流量患儿大多不能耐受。

(2) 空-氧混合仪给氧:通常氧流量 1～8L/min,不同的空气、氧气比例混合,可获不同的 FiO_2。

(3) 头罩给氧:氧流量 5～10L/min,能维持 FiO_2 相对稳定,是较好的给氧方法。

3. 鼻塞持续气道正压(nCPAP) 早期应用减少机械通气的需求,压力 2～6cmH$_2$O,流量 3～5L/min,要应用装有空气、氧气混合器的 CPAP 装置,可调整氧浓度。应用指征:各种原因导致的低氧、高碳酸血症,在呼吸衰竭早期,自主呼吸节律及频率尚无严重异常时,经过普通吸氧无效者,均可尽早选用 nCPAP。血气指征为:在 FiO_2 为 60% 时,$PaO_2 < 50mmHg$,$PaCO_2 < 70mmHg$。当 $FiO_2 > 60\%$,$nCPAP > 6cmH_2O$ 时,$PaO_2 < 50mmHg$ 或 $PaCO_2 > 70mmHg$,应改用正压通气。

4. 机械通气 凡无张力性气胸、大量胸腔积液或多发性肺大疱等禁忌证,具有以下任意一项者,需给予气管插管机械通气:①FiO_2 60% 时,$PaO_2 < 6.67kPa(50mmHg)$ 或 $TcSO_2 < 85\%$;②$PaCO_2 > 7.8～9.33kPa(60～70mmHg)$,伴 $pH < 7.25$;③反复呼吸暂停,确诊为呼吸窘迫综合征者适当放宽指征。常用机械通气方式包括间歇气道正压通气(IPPV)、间歇指令通气(IMV)或同步间歇指令通气(SIMV)、呼气末正压(PEEP)、辅助/控制通气(A/C)等。近年来,提倡应尽量避免高容量通气所致的肺损伤,采用低潮气量(5～6ml/kg)、合适的呼气末正压(PEEP) 通气及"允许性高碳酸血症"通气,可减低呼吸机相关性肺损伤发生率,降低病死率。

高频振荡通气(HFOV):气体分子弥散效果好、气道压力及吸气潮气量低,可改善常频通气下氧合不足患儿的氧合情况,且不至于产生气道损伤。适应证:①常频通气治疗中效果欠佳或无效的患者,或出现并发症,表现为用高浓度氧气,较高通气压力和潮气量治疗仍不能维持适当的氧分压,如并发持续性肺动脉高压。②常频通气应用中,已产生气压伤或极易产生气压伤的患儿,肺气漏已作为常规的高频振荡通气的应用范围之一。③肺顺应性严重降低的疾病,如 NRDS。对于均匀性的肺部病变如呼吸窘迫综合征、肺炎或持续肺动脉高压等采用高容量策略,而非均匀性的肺部病变如胎粪吸入综合征、肺气漏综合征、肺不张等采用低容量策略。初始设定:频率(f):8~15Hz(体重越大及非均匀性的肺部病变频率较低)。MAP:在非均匀性的肺部病变时等于或低于常频机械通气时的 MAP,在均匀性肺部病变时高于常频机械通气时的 MAP 2cmH$_2$O。振幅(ΔP):调至可见到胸廓振动为度。FiO$_2$:比常频机械通气时高 10%。

5. 其他呼吸治疗

(1) 一氧化氮(NO)吸入:NO 是一种内源性血管扩张剂,选择性使肺动脉扩张;NO 对肺的免疫功能有调节作用,亦是一个重要的抗炎因子;NO 作用于气道平滑肌 NANC 神经受体,维持气道平滑肌张力。NO 吸入的应用指征:①伴有肺血管张力异常的疾病,如持续性肺动脉高压;②对缺氧的足月儿或近足月儿(胎龄≥33 周),在进行机械通气及吸入氧浓度 100% 的条件下,PaO$_2$仍<100mmHg;③早产儿出现上述情况亦可应用 NO 吸入,效果差于足月儿。

(2) 体外膜肺(ECMO):ECMO 作为人工心肺机,具有体外循环和气血交换的功能,通过膜氧合器能有效改善氧合和排出二氧化碳,使肺免受机械通气时高压力、高浓度氧的损伤,为原发病治疗获得时间。对于重症肺损伤、肺泡交换功能障碍的患儿,是唯一能让肺休息的疗法,从而让肺组织得到充分的修复。适应证:新生儿肺透明膜病、重症胎粪吸入综合征、新生儿持续肺动脉高压、先天性膈疝、心脏手术后并肺动脉高压等。

(3) 肺表面活性物质替代治疗:应用于因肺表面活性物质产生不足、继发性缺乏或功能异常引起的肺功能障碍。用肺表面活性物质前,应充分吸痰和清理呼吸道,然后再将 PS 100~200mg/kg 经气管插管注入肺内,根据病情需要可单次或重复给药(重复给药的指征:给首剂肺表面活性物质后呼吸机参数吸入氧浓度大于 50% 或平均气道压大于 8cmH$_2$O),一般给药2~3 次即可,最多给 4 次,每次间隔 8~12 小时,用肺表面活性物质后 6 小时内禁止吸痰。

(三) 支持和对症治疗

1. 保暖。

2. 维持水电解质平衡和热量供应 根据患儿胎龄、日龄、体重、尿量,是否使用辐射台、暖箱、光疗,是否存在心力衰竭、脑水肿、肾衰竭等综合因素,计算每日液体量。禁食补液者按生理需要量补钠 2~3mmol/(kg·d),钾 2mmol/(kg·d)。

3. 纠正酸中毒

(1) 呼吸性酸中毒通过改善通气可以纠正。

(2) 代谢性酸中毒:①碳酸氢钠:根据计算公式:NaHCO$_3$(mmol)=-BE×体重(kg)×0.3,先给计算量的 1/2,不能用公式计算时,用 5% 碳酸氢钠溶液 3~5ml/kg,用等量 5%~10% 葡萄糖溶液稀释后经静脉注射,速度不宜过快;②胶体液改善组织灌注。

4. 维持正常血压和组织灌注

(1) 胶体液:30~60 分钟内缓慢输完。可纠正低血压、代谢性酸中毒,改善组织灌注。

（2）血管活性药物：扩容后，仍有持续低血压，可用多巴胺 $5\sim10\mu g/(kg\cdot min)$ 持续静脉滴注。如用多巴胺后心率仍慢或升压作用不明显，加用多巴酚丁胺增加心肌收缩力，剂量为多巴胺的 1/2。

（3）纳洛酮：有效拮抗内啡肽介导的休克，每次 0.1mg/kg，静脉推注或持续静脉滴注。

5. 对症治疗

（1）合并脑水肿：限制液体量：$60\sim80ml/(kg\cdot d)$，小剂量高渗脱水剂甘露醇：每次 $0.25\sim0.5/kg$。

（2）合并肾衰竭：限制液体量，利尿，小剂量多巴胺扩张肾血管。

（3）合并心力衰竭时应用正性肌力药物：如毛花苷丙，剂量宜小，避免中毒，或多巴胺、多巴酚丁胺。

（吴　俊）

参 考 文 献

1. 卫生部妇幼保健与社区卫生司. 新生儿窒息复苏教材. 第 5 版. 上海：第二军医大学出版社, 2006.

2. 卫生部妇幼保健与社区卫生司. 新生儿窒息复苏指南（试行稿）. 中华儿科杂志, 2005, 43(5)：381-384.

3. 陈自励, 何锐智, 彭倩, 等. 新生儿窒息诊断标准改进的临床研究. 中华儿科杂志, 2006, 44(3)：167-172.

4. Theophilopoulos DT, Burchfield DJ. Immediate assessment and resuscitation of the neonate In：Ling FW, Duff P, eds Obstetrics& gynecology, principles and practice Beijing：People Health, McGraw-Hill, 2001, 534-544.

5. 刘美娜, 庄思齐. 新生儿肺透明膜病的诊断、监护和治疗. 新医学, 2006, 37(3)：196-197.

6. 匡凤梧, 许峰. 新生儿呼吸窘迫综合征的诊断和治疗. 中国实用妇科与产科杂志, 2003, 19(6)：17-19.

7. 林明祥, 李玩如, 潘海贤, 等. 大剂量盐酸氨溴索联合新型鼻罩持续呼吸道正压通气治疗新生儿呼吸窘迫综合征. 实用儿科临床杂志, 2006, 21(6)：367-369.

8. 金汗珍, 黄德珉, 官希吉. 实用新生儿学. 第 3 版. 北京：人民卫生出版社, 2003.

9. 中华医学会儿科学分会新生儿学组, 中华儿科杂志编辑委员会. 新生儿肺出血的诊断与治疗方案. 中华儿科杂志, 2001, 39(4)：248.

10. Dargaville PA, South M, McDougall PN. Surfactant and surfactant inhibitors in meconium aspiration syndrome. Pediatr, 2001, 138(1)：113-115.

11. 新生儿呼吸疾病研究协作组. 猪肺表面活性物质治疗胎粪吸入综合征的多中心随机对照研究. 中华儿科杂志, 2005, 43(5)：354-359.

12. Bernard GR, Aritgas A, Brigham KL, et al. The American-European consensus conference on ARDS：definitions, mechanisms, relevant outcomes, and clinical trial coordination . AM J Respir Crit Care Med, 1994, 149(3)：818-824.

13. 常立文, 李文斌. 新生儿急性肺损伤/急性呼吸窘迫综合征. 实用儿科临床杂志, 2007, 22(2)：84-86.

14. 蔡栩栩, 韩玉昆. 新生儿急性肺损伤. 中国实用儿科杂志, 2003, 18(5)：299～301.

15. 韩玉昆, 蔡栩栩. 足月新生儿急性呼吸窘迫综合征的病因和临床诊断. 小儿急救医学, 2004, 11(1)：62-63.

16. 曹凤玲, 陈崇义, 刘莹. 足月剖宫产儿急性呼吸窘迫综合征临床分析. 临床儿科杂志, 2005, 23(9)：633-635.

17. 中华医学会儿科学分会新生儿学组,中华儿科杂志编辑委员会.新生儿持续肺动脉高压诊疗常规(草案).中华儿科杂志,2002,40(7):438-439.

18. 王斌.新生儿呼吸衰竭的临床管理.实用儿科临床杂志,2003,18(6):419-422.

19. 周晓光,肖昕,农绍汉.主编.新生儿机械通气治疗学.北京:人民卫生出版社,2004.

20. Booth C,Premkumar MH,Yannoulis A,et al. Sustainable use of continuous positive airway pressure during the first week after delivery in extremely preterm infants . Arch Dis Child Fetal Neonatal Ed,2006,(Epub ahead of print).

21. 陈超.新生儿呼吸治疗技术的临床应用与规范.临床儿科杂志,2005,23(3):189-192.

22. 赖剑蒲.新生儿呼吸衰竭常用的辅助呼吸治疗.中国小儿急救医学,2006,13(5):487-489.

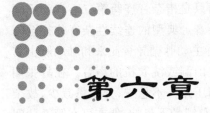

第六章

循环系统疾病

第一节 新生儿先天性心脏病

一、动脉导管未闭

动脉导管是胎儿肺动脉与主动脉之间的正常通道,出生后随着呼吸的开始使动脉氧分压忽然上升,可使动脉导管壁肌肉发生收缩,同时由于激肽酶原-缓激肽系统的激活,一些血管活性物质,如前列腺素的合成受抑制,也促使动脉导管收缩和关闭。一般在出生后第1天动脉导管大多呈功能性关闭,但在7～10天内可由于缺氧等原因而重新开放。解剖上的关闭则常在1岁左右方能完成。若动脉导管持续开放,构成主动脉和肺动脉之间不应有的通道,即称动脉导管未闭(patent ductus arteriosus,PDA)。本病占出生婴儿中1/2500～1/5000,作为孤立的心脏畸形,占先天性心脏病的9%～12%,女多于男约成2～3:1,在某些先心病中,未闭的动脉导管为患儿生存的必需血源,自然关闭或手术堵闭可导致死亡。

(一)诊断

1. 症状 出生数日内因肺动脉压仍较高,故分流量不大,杂音可不清楚,当肺循环阻力日趋降低后,左向右分流逐渐增加。症状主要取决于分流量大小,分流量小者出生时可无症状,分流量大者可有气促、多汗、喂养困难、消瘦、心率加快,易患呼吸道感染,并很快出现左心衰竭。患NRDS的早产儿,因缺氧阻止了动脉导管的正常收缩,使其持续开放,但由于肺部疾患使肺血管阻力增高,阻止了大量的左向右分流。三四天后随着肺部疾患的改善,氧饱和度增加,动脉导管开始收缩,然而由于早产,导管平滑肌发育不成熟,管径大、管壁薄、缺乏肌肉组织,以至导管不能完全收缩,临床上开始出现动脉导管未闭的症状,并且即使在分流量不大的情况下也可能发生严重的左心衰竭。随着肺水肿的发展,动脉血中二氧化碳张力增高,患儿可有发作性呼吸暂停伴严重心动过缓,最后发生全心衰竭,这些患儿出生时往往听不到杂音,以后出现收缩期杂音,但常因肺部疾患的反复,肺血管阻力的变化,使左向右分流时有时无,杂音也可时隐时现,造成诊断上的困难。因此患呼吸窘迫综合征的早产儿在肺部疾患改善后仍有洋地黄治疗难以奏效的左心衰竭时,必须警惕动脉导管的持续开放,此时仔细测量血压,检查有无股动脉枪击音以及做超声心动图检查是极有帮助的。

2. **体征**　动脉导管未闭的最突出特征为胸骨左缘第2、3肋间可闻及连续性杂音,必须指出,所谓连续性杂音并非指杂音占全部收缩期和舒张期,而只是指杂音连跨第二心音而不间断,第二心音埋没在杂音中,而在收缩早期和舒张期可无杂音。典型的连续性杂音往往至两岁后方能清楚,响度常达四级以上,至收缩后期最响,并杂有主动脉循导管而来和肺动脉由右室而来的两路射流撞击的嘈杂音,听之如机器轰鸣,火车过山洞或洗衣机的声音。在舒张期仅有导管分流而来的一路来血振动,且主、肺动脉的舒张期压差并不悬殊,分流量减少,故杂音在第二心音后立刻转轻。杂音在胸骨左缘第2、3肋间或左锁骨下最响,偶亦可在第2肋间最响,并伴有震颤。杂音在肺动脉第二心音增强,当肺循环流量超过体循环1倍时,在心尖区也可闻及舒张期隆隆样杂音,系因过多血流通过二尖瓣产生相对性狭窄所致。有时尚能听到第三心音。由于脉压增宽还可扪及跳跃式搏动、听到股动脉枪击音。

3. **心电图**　导管细、分流量小者心电图可完全正常,心点图的改变取决于左室的超容和右室的超压程度。当分流量大时可出现左室舒张期负荷过重图形,即左心前导联见高的R波和深的Q波,T波高耸、直立,S-T段抬高呈弯钩状,V_1上的S波深。若大量左向右分流有肺动脉高压时则出现双室增大,如在$V_{1\sim6}$可表现为上下幅度相仿的RS波。年长后如有梗阻性肺动脉高压,可有突出的右室肥厚。

4. **X线检查**　心脏大小与分流量直接有关,分流量大者有心脏增大,以左室增大为主,也可有左房增大,肺野是充血的,常见升主动脉增宽和扩张的主动脉弓,有肺动脉高压者可见左右室均大,或以右室增大为主。

5. **超声心动图**　可见左房、左室和主动脉内径增宽,二维超声心动图可直接看到动脉导管的存在,并测量其直径。彩色和脉冲多普勒在动脉导管和肺动脉内探及双期连续性湍流,便可确定诊断,其确诊率可达99%以上。在有典型的动脉导管未闭时要探测有无其他的心内畸形,若已探得有心内其他畸形时要检查有无动脉导管未闭。

6. **心导管检查和造影**　通过上述临床和实验室检查,一般不需心导管检查即能作出正确诊断,如果诊断不能肯定或怀疑合并其他心内畸形,需作出心导管或主动脉逆行造影。导管检查常显示肺动脉血氧含量显著高于右室,当二者差值超过0.005Vol(0.5Vol%)时有诊断意义。有时导管可直接由肺动脉经动脉导管插入降主动脉,从而证实了动脉导管的开放。逆行主动脉造影能清楚显示动脉导管的解剖。但如患儿肺动脉压升高,血氧差即缩小,甚至有降主动脉血氧低于升主动脉的反向分流。有时血氧读数有心室或心房水平分流的迹象,是因为分流量大,回到左房的血流多使左房扩大,卵圆孔开放而导致左向右分流。

(二) 鉴别诊断

本病的典型者不难诊断,但有些心脏畸形与其有相似的杂音,应注意鉴别。

1. **室间隔缺损**　粗的动脉导管未闭有心衰者与室间隔缺损心衰的杂音很相似,但前者虽可仅有收缩期杂音,但至舒张期早期往往仍有余音;前者一般还可摸到周围动脉的跃动波动;超声检查即可明确。

2. **完全性肺静脉异位连接**　肺静脉汇总后通过垂直静脉入左无名静脉,由于分流量很大,转弯急,可在左胸上部听到连续性杂音,但以超声检查不难鉴别。

(三) 治疗

1. **抑制前列腺素合成的药物**　近年来对新生儿,尤其是伴有呼吸窘迫综合征的早产儿患者可使用抑制前列腺素合成的药物关闭动脉导管。①一般选用吲哚美辛,0.1～0.2mg/kg,口服,8～12小时后可重复1～2剂,24小时内重复剂量不超过0.6mg/kg。副作用有一过性少尿、暂时性肾功能不全,少数患者因吲哚美辛降低血小板凝聚可有胃肠道出血。应用吲哚美辛的禁忌证是坏死性小肠炎、胃肠道或其他部位出血、高胆红素血症、氮质血症(尿素氮大于25mg/dl)及肌酐血症(血清肌酐大于1.2mg/dl)。疗效与下列因素有关:孕龄低于30周、出生体重低于1000g者疗效差。吲哚美辛是目前常用的关闭动脉导管的药物,但因其副作用大、剂量难以掌握,在临床使用上有一定的限制。②近年来非选择性环氧化酶抑制剂布洛芬治疗早产儿PDA被逐渐重视。布洛芬通过抑制前列腺素的合成,降低其血浆水平,从而促进导管收缩。美林有效成分为布洛芬,具有口感好、使用方便、费用低等特点。国外有研究显示口服布洛芬PDA关闭率95.5%。国内报道口服美林PDA关闭率为94.2%,且无1例发生少尿、大便隐血阳性、血肌酐、尿素氮升高,仅有少数发生喂养不耐受,停服美林后很快好转。

2. 一氧化氮　近年来对于伴原发性或继发性肺动脉高压的PDA患儿可予以吸入一氧化氮(NO),以降低肺动脉压,提高动脉氧分压,进而促进动脉导管关闭。NO剂量为5～20ppm,吸入浓度须从小剂量开始,坚持使用最低有效剂量,并密切监测NO、NO_2、O_2浓度,停用时也必须逐渐减量。

3. 外科手术　若药物治疗失败,心衰不能控制,应尽早外科手术。手术方式包括非体外循环下结扎术、封堵术及缝合术,止血夹夹闭术,体外循环下缝扎术等。非体外循环下缝合术使用粗大导管,操作较为困难,手术时间较长,风险较大,一般较少使用。早产儿动脉导管未闭可以采用单纯结扎或止血夹夹闭治疗,但其他患儿应采用双重、三重结扎或者离断缝合的方法,以减少关闭不全或再通的风险。有研究采用的动脉导管结扎＋缝合术可使细小的残余分流逐渐闭合,此方法操作简单,不增加手术难度与时间,能有效减少残余分流,提高手术成功率。

4. 封堵器　对体重超过3kg的PDA患儿,可经股动脉放置鞘管以送入各种闭合装置,如线圈状、塞状、蘑菇伞状封堵器,经导管作动脉导管闭合取得良好效果,成功率达85%～95%,也有采用Porst-mann轨道法应用Amplatzer封堵器封堵PDA,该技术特点为轨道导丝可在导管内移动,可防止PDA、肺动脉瓣、三尖瓣损伤,但目前应用不同类型的封堵装置治疗动脉导管未闭国内开展不多。

5. 维持动脉导管的开放　在某些心血管畸形中动脉导管开放对患儿却是有益的,甚至是不可缺少的,如肺动脉瓣闭锁、三尖瓣闭锁、主动脉瓣闭锁、主动脉弓离断、大动脉转位等。临床上可使用前列腺素E_1或E_2以保持导管开放,维持患儿生命直到能进行外科手术时。用药途径以从脐动脉插管至主动脉的动脉导管开口处,或经脐静脉、大隐静脉、颈静脉等到达右心房,或经周围静脉滴注,开始剂量一般为0.05～0.10μg/(kg·min),以恒速输液微量泵输注,有效后调至最小有效剂量,甚至以0.04μg/(kg·min)也可维持适当的动脉血氧饱和度。最好借助于测定动脉血氧饱和度来减少剂量。副作用有发热、心动过速、呼吸暂停、激惹、震颤、肌肉阵挛、低血压和腹泻,动脉内滴注可致皮肤潮红等。

二、房间隔缺损

房间隔缺损(atrial septal defect,ASD)在先天性心脏畸形中的发病率为第5位,在儿科临床的先天性心脏病中约占 10%，其中继发孔型缺损约占 ASD75%，女多于男约为 2～3∶1。

（一）诊断

1. 症状　患儿出现症状迟早和轻重取决于缺损的大小。症状缺损小、分流量和反流量不大时可无症状，分流量大者有气促、多汗、喂养困难及易患肺部感染，严重者有心衰。婴儿期因左右室壁的厚度差距不大，左右室舒张期的充盈阻力差别不如年长儿大，分流量较小，所以临床上发现较少，一般来说，仅有不到 1/10 的患儿在两岁内有症状而就诊。患儿生长发育大多正常，偶有生长发育落后。

2. 体征　心脏听诊在胸骨左缘 2、3 肋间可听到 2～3 级收缩期杂音，常不超过 3/6 级，向两肺传导，杂音并非直接由房间隔的缺损而来，而是由于右室排血量增多引起肺动脉瓣相对狭窄所致。此外，肺动脉的主干扩张，血流射入后产生漩涡，可能亦为杂音产生的原因之一。在胸骨左缘的下部第一心音亢进，是由于三尖瓣的关闭响亮。最为特征性的是肺动脉瓣区第二音有固定分裂（分裂不受呼吸影响），年龄越大越明显。新生儿期右房、右室压力相对较高，分流量小，杂音可轻或不明显，肺动脉瓣区第二音常无固定分裂，至三、四岁即趋于明显。

3. 心电图　大部分病例表现为电轴右偏、不完全性右室支传导阻滞及右室舒张期负荷过重。即 V_{3R} 或 V_1 联心室波呈 rsR' 或 R 型，实际上右束支传导功能仍正常，只是因为右室扩大，所以传导延迟。P-R 间期可延长，是由于右房增大所致的 P-H 间期延长所致。

4. X 线检查　婴幼儿患者心脏大小可正常或稍有增大，肺血增多亦不明显，如缺损较大，分流量大，则右房、右室增大，肺动脉圆锥突出，肺动脉总干及其分支均扩大，肺血管影粗大，肺动脉干膨出，肺门影增大，透视下除肺门外肺野的血管搏动强烈，称"肺门舞蹈"。左室和主动脉结影缩小，但新生儿期由于胸腺影的遮掩，主动脉弓影常不易看清。左房因有向右房的分流，所以不大，此与室间隔缺损和动脉导管未闭等可以相鉴别。

5. 超声心动图　除显示右房、右室增大外，特征性表现为室间隔与左室后壁呈矛盾运动，二维超声心动图可直接显示房间隔中断，叠加彩色后显示红色讯号穿过缺损处。据此可估计缺损部位及大小。如要进一步证实，可用显影剂静注，如有右向左分流，在左房、左室可显影，如为左向右分流，可见分流来的血液将右房的显影剂冲淡。近年来进展较快的三维超声可显示房间隔缺损的大小，缺损口与卵圆窝上、下缘及房室瓣的关系，为房间隔缺损的诊断提供更准确的信息。

6. 心导管及造影　单纯型 ASD 不需要行导管检查，怀疑合并其他畸形时才需做心导管检查或造影。右房与腔静脉之间的血氧差超过 10% 对诊断有意义。但因下腔在不同节段和不同时间的血氧差异很大，所以采用上腔与右房对比较为可靠。但如上腔血氧饱和度超过 85%，应考虑有肺静脉异位回流，可用右锁骨下静脉对比。由肺动脉的血氧饱和度可粗略估计分流量大小，80%～85% 为小分流量；85%～90% 为中度分流量；90% 以上为大分流量。但右房的血氧高于腔静脉时尚需排除以下情况：室间隔缺损伴三尖瓣反流，左室与右房交通，部分性或完全性房室间隔缺损，部分性或完全性肺静脉异位连接等。如由肺静脉异位连接到上腔，则上腔与右房的血氧差即不明显。

（二）治疗

1. 手术治疗

（1）手术时间：部分 ASD 患儿在 1 岁以内可自然关闭，尤其是小于 0.5cm 的缺损，年幼儿多无症状，而成年后发生心力衰竭或肺动脉高压后手术比较麻烦，死亡率较高，因此一般认为手术年龄以 2 岁以后为宜。但 Konstanides 等认为为避免肺血管发生阻塞性病变,超声心动图检查尽管心房水平存在双向分流,但只要是左向右分流为主,或右心导管检查肺/体循环血流量比>1.5,肺/体循环收缩压<0.8,肺血管阻力<6~8U/m²,不论年龄大小,均可行房缺修补术。

(2) 开胸手术:既往外科开胸手术是 ASD 唯一的治疗方法,效果良好,但仍有一定的并发症和病死率。对于直径>15mm、左房小的中央型房缺及上下腔型房缺,为了不影响血流动力学,需行补片(心包或涤纶补片)修补,<15mm 的中央型房缺可直接缝合修补。

(3) 胸腔镜心脏手术:目前也有研究采用胸腔镜心脏手术技术与心脏不停跳技术结合,应用到房间隔缺损修补术中,取得了比较满意的效果,通过胸腔镜下的"孔洞"技术来完成心脏手术可以认为是目前心脏微创外科手术的最佳方法之一,且心脏不停跳技术术中不阻闭升主动脉,体外循环不降温或浅低温(32±1)℃,避免了心脏停跳给心脏带来的损伤,缩短了体外循环时间。

2. 封堵器 自 1976 年 King 和 Mills 应用双面伞状装置关闭成人继发孔型 ASD 获得成功后,封堵器技术不断发展,操作技术日趋成熟,其有效性和安全性已极大提高,双面伞形或蘑菇伞形封堵器堵闭 ASD 均取得良好效果,在临床逐步得到广泛应用,多数情况下甚至已成为患者的优先选择。但是由于 ASD 的介入治疗全面应用于临床时间并不太长,对目前所采用的装置和方法还需经过进一步的随访和研究才能证实其应用价值,张永为等通过总结国内、外经导管封堵和手术修补继发孔型房间隔缺损(ASD)对比研究的结果,采用 Meta 分析法评估经导管封堵 ASD 的治疗效果,发现尽管经导管封堵继发孔型 ASD 的成功率低于手术修补,但其治疗效果与手术修补相似,且安全性优于手术修补。表明单纯继发孔型 ASD 的介入性治疗有良好的发展前景。但其仍有局限性:其一受房缺大小、部位影响,尤其是上腔或下腔型房缺、合并部分肺静脉异位引流及巨大房缺等目前仍暂时无法采取介入封堵;其二是封堵材料价格偏高,目前难以在临床广泛应用。

三、室间隔缺损

室间隔缺损(ventricular septal defect,VSD)是小儿先心病中最常见的类型之一,发病占先天性心脏病的 25%~40%,出生的新生儿中有 1.5‰~3.5‰患有 VSD,在很多复杂的心血管畸形中,室缺又常为畸形的组成部分,故在所有心血管畸形中,几乎 2/3 有室缺的存在。

(一) 诊断

临床症状取决于缺损的大小和肺循环阻力,以及两因素由于年龄不同的相互关系。杂音大多于出生 1~6 周发现,也有因肺动脉压像正常婴儿一样于一二日内即下降的中、小型缺损,杂音出现较早者。

1. 小型缺损 患儿无症状,临床上多为体检时意外发现杂音才被发现。患儿生长发育正常,胸廓无畸形,左室大小正常或稍有饱满。主要体征为胸骨左缘第三、四肋间有一响亮的全收缩期杂音,于第一心音同时出现,所以与第一心音不能分辨,常有震颤。杂音也可于收缩中期较响,偶有在收缩晚期消失者,可能缺损在肌部,心肌收缩后洞口缩小甚至密闭。如系双动脉瓣下流出部缺损,杂音和震颤可高至胸骨左缘第二肋间。

2. 中型缺损 临床无明显症状。患儿生长发育正常,胸廓无畸形或稍饱满,左室因分流量偏多而有所增大及搏动活跃,杂音和震颤与小型缺损相似,但在心尖部偶可有第三心音增强及舒张中期杂音,此因通过二尖瓣口的血流增多,而有功能性的二尖瓣狭窄所致,这时肺、体循环流量比已达2:1。因左室排血有两条出路导致主动脉关闭提前完成,本来比肺动脉瓣关闭稍早的主动脉瓣关闭因此更早,所以第二心音分裂明显。

3. 大型缺损　①高分流缺损的患儿往往瘦小,呼吸急促,喂养困难,多汗及频发呼吸道感染。左右室均增大,但以左室为突出。杂音为全收缩期的渐弱杂音,但因左右室间压差不大,所以杂音反而可不很响,且可无震颤。第二心音亢进,心尖部常可听到第三心音,构成奔马律。在第三心音后还可有一短促渐弱杂音,是因大量血流通过二尖瓣口有相对性狭窄所致。此外,灌盈左室的血流还可直冲右室,和轻度的肺动脉瓣反流都可产生舒张期杂音。②高肺动脉阻力缺损的患儿生长发育可在正常范围,胸廓往往有畸形,体征方面主要表现为肺动脉高压,除胸骨左缘有搏动外,心脏搏动并不强烈。听诊常有肺动脉喷射性喀喇音,肺动脉瓣关闭音响亮,可能还有肺动脉瓣反流的舒张早期杂音。

4. X线检查　对估计分流量和肺循环阻力可有帮助,如结合体征和心电图,对随访病程发展和判断预后亦有参考价值。典型的改变为心脏普遍增大和肺动脉主干及其分支增粗。分流量大者左房左室增大。肺动脉高压者右室增大,右房一般不大。如原有左房左室增大,肺动脉压增高后因分流量减少,左房左室即不大。肺血管影可反映分流量大小和肺动脉压高低,如分流量很大而肺循环阻力不高时,肺血管影增多增粗,肺门有明显搏动,但如有肺动脉高压,分流量减少,肺门搏动减弱,肺门血管粗大,但向外分支时管径锐减,至周围见不到血管阴影。有时左向右分流虽很大,但肺血管影并无较大改变。一岁以内的婴儿X线上心影的大小及形态表现各异,无特征性改变,心影正常或扩大到左胸壁,心尖翘起或向左下延伸,无肯定规律。

5. 心电图　可间接反映缺损大小和肺循环阻力,但误差较大,在新生儿时期,心电图不能反映血流动力学改变,大型缺损的患儿心前区导联的中部右电压很高的双向QRS波(4.5mV),反映左右室都有所增大。大型缺损如左右室的压力相仿时心电图示右室肥厚,如已有右室肥厚图形伴左室容量超负荷,则提示左向右的分流量仍相当大。P波可有切迹,V_1上的P波双向,向下的部分不小,提示左向右分流引起左房增大,亦间接反映左室的超容量。新生儿电轴往往在$+90°\sim130°$,如数月内电轴逐渐向左进入$+75°$、$+60°$、$+30°$的角度,则可提示肺循环的阻力已经逐渐下降,如电轴继续向右偏,反映肺循环阻力未降或逐渐升高,在高分流的患儿中,观测电轴的动向对预后评估尤有价值。电轴左偏往往提示多发的缺损、流入部的缺损或膜周部缺损向流入部扩展。

6. 超声检查　利用超声诊断,大多数室缺可得到确诊。M型超声可间接查得左向右分流所致得左房左室内径扩大,室间隔连续性中断,收缩期三尖瓣扑动,但其诊断意义有限。20世纪70年代后二维超声的应用,可对心脏进行多方位多切面的观察,可查实缺损的部位、大小、缺口数及伴发的畸形。M型和二维超声均可由注射显影剂以提高诊断率,而近来发展的三维超声技术能获得更翔实的信息。

7. 心导管检查　近年来非入侵性检查如超声可对大多数室缺做出诊断,术前不必行心导管检查及心血管造影,只是对解剖尚有疑点者,或伴有其他畸形者,或需对肺动脉高压的可逆性做出评估者方应用。

(二) 治疗

1. 手术治疗　手术指征为:①中、小型缺损,小型缺损的自然闭合率可高达75%～80%,

大多在两岁内关闭。小型室缺不需手术,一般不影响患儿生长发育,虽易并发亚急性细菌性心内膜炎,但发病率不高,与手术的风险来权衡得失仍以不手术为佳。如已并发亚急性细菌性心内膜炎,抗生素治愈后仍可不手术。如药物治疗无效,可手术关闭得以根治。②大型缺损,处理较为困难,这些患儿在一岁内易有心力衰竭和并发肺部感染,将来可发生肺血管梗阻性病变。患儿如对内科治疗无效,持续有心力衰竭和肺部感染,有条件的应考虑在三四个月时手术。对分流量大者以两岁内手术为宜,有人甚至主张一岁内。一般认为在婴儿期如肺动脉的收缩压超过主动脉的75%,而分流量超过体循环的一倍者,即应手术。年长儿分流量达到肺血流量一半,但肺动脉压力基本正常,仍可随访观察,预后多较好。对已有肺动脉高压者,缺损属大型,此类患儿手术的可行性要作具体分析。在体征方面如有左室增大,心尖部有舒张期杂音,胸骨左缘上部有肺动脉的喷射性杂音均提示左向右的分流量较大,可以手术。如有第二心音明显分裂,提示左室的射血前期及射血期均因分流而缩短,而右室则因血流过多使肺动脉瓣关闭延迟,肺动脉压虽高也可以手术。此外,心电图、X线及超声等的资料亦可供判断的参考。室间隔缺损的手术指征见表6-1。

表 6-1　室间隔缺损的手术指征

应　手　术		不　手　术
2 岁以前	2 岁以后	
1. 大型缺损,心衰以药物治疗无效	1. 双动脉瓣下缺损	1. 有限度的分流,左右心室有明显压差
2. 心衰以内科治疗好转后,但肺动脉压仍较高	2. 分流量仍大,肺:主动脉流量比>2:1	2. 原是大型缺损,超声随访逐渐减小
3. 发生右室圆锥部狭窄		3. 年长儿童肺动脉收缩压超过左室的75%,手术风险大
4. 继发感染性心内膜炎,内科治疗无效		
5. 发生主动脉瓣反流		

2. 封堵器　自 2001 年 Amplatzer 偏心型室间隔缺损封堵器成功应用于临床介入治疗膜周部室间隔缺损之后,室间隔缺损的介入治疗获得了突破性进展,常用的有偏心型室间隔缺损封堵器和对称型室间隔缺损封堵器。其主要适应证有①年龄通常≥3 岁。②对心脏有血流动力学影响的单纯性膜周部室间隔缺损。③膜周部室间隔缺损上缘距右冠瓣≥2mm,无主动脉右冠瓣脱入膜周部室间隔缺损及主动脉瓣反流。④膜周部室间隔缺损直径≤12mm。研究发现采用偏心型、对称型室间隔缺损封堵器介入封堵膜周部室间隔缺损的技术成功率可达93%以上。其主要禁忌证有:①超声心动图如果显示 VSD 上缘距主动脉右冠瓣<2mm,存在主动脉右冠瓣脱入 VSD 及主动脉瓣反流者,是 VSD 封堵术的禁忌证,因其易发生术后主动脉瓣关闭不全的可能,引起主动脉瓣反流。②对超声心动图显示直径>16mm 的大型 VSD 应慎重进行封堵治疗,因为大型 VSD 易造成封堵器移位或脱落。其主要并发症为:①封堵器损伤主动脉瓣造成主动脉瓣关闭不全;②封堵器植入后可影响传导组织造成房室传导阻滞或室内传导阻滞,因为膜周部 VSD 后下缘即是房室束及其分支行走通过之处,房室束可距缺损边缘仅 2~4mm,左、右束支甚至可以包裹在缺损边缘的残余纤维组织内,因此无论是外科修

补还是介入封堵膜周部 VSD，都可能引起束支传导阻滞。

四、房室间隔缺损

房室间隔缺损（atrioventricular septal defect）又称为房室通道畸形或心内膜垫缺损，是由于胎儿期心内膜垫原发隔发育异常导致房室瓣上方的原发孔缺损和房室瓣下方的膜周室间隔缺损，以及房室瓣不同程度发育不良的一组复杂畸形，其发生率占全部先天性心脏病的 4%～5%，常与染色体异常有关，约 50% 伴发染色体异常，尤其是 21-三体（约占 60%）和 18-三体（约占 25%）。由于左右房室瓣环附着于室间隔部并非在同一水平，三尖瓣更接近心尖，所以有一段间隔在右房于左室之间，即为房室间隔。

（一）诊断

1. 症状　如分流量和反流量不大，婴幼儿期可无症状；如反流量大，婴儿期即有心衰的表现，如为完全性，则心衰的症状更为明显，表现为气促、喂养困难、反复呼吸道感染、青紫，生长发育落后。胸部因肺过度通气而膨出，膈肌的过度牵拉而形成郝氏沟。如为完全性者但无心衰，除可因反流不大外，还需查明有无肺动脉高压或肺动脉狭窄存在。

2. 体征　触诊时如有房室瓣反流，可有震颤，如有大量左向右分流，胸骨左缘第 2～3 肋间可有明显搏动，反映肺动脉干扩张和波动强烈，有时还可摸到肺动脉瓣关闭时产生的振动。心脏听诊时除继发孔未闭型房间隔缺损的体征外，由于"二尖瓣"关闭不全，在心尖部可听到响亮的收缩期杂音；由于增加的血流量通过共同房室瓣，在胸骨左缘下方或心尖部听到舒张中期杂音。完全型房室间隔缺损因大量血液从左室分流入右房和右室，尚可在胸骨左缘 3、4 肋间听到 3 级以上的收缩期杂音。

3. 心电图　除有不完全性右束支传导阻滞和右室增大表现外，常伴一度房室传导阻滞和电轴左偏。"二尖瓣"反流严重者可出现左室肥大的表现。有研究发现房室间隔缺损的心电图表现具有特征性，其 P-R 间期延长、不完全性右束支传导阻滞、左前分支阻滞的阳性率和三者同时出现的阳性率与其他类型先天性心脏病相比差异有显著性意义。因此，认为先天性心脏病患儿如三者同时出现可高度提示房室间隔缺损，有辅助诊断意义，但心电图对房室间隔缺损的分型无辅助诊断意义。

4. X 线检查　主要表现为肺动脉扩张、肺野显著充血，但如有肺动脉高压时，肺血管影可变小变细，扩张的肺动脉和左房可压迫左支气管引起肺不张。此外，部分型房室间隔缺损心脏呈轻到中度扩大，右房、右室增大，左室也大。完全型房室间隔缺损心脏显著扩大，通常呈球形，4 个房室均扩大。

5. 超声心动图

（1）部分型房室间隔缺损：二维超声心动图可见右室和肺动脉增大，室间隔矛盾运动，舒张期二尖瓣-室间隔并列延长。在剑突下区可清楚显示室间隔脊部的房室间隔缺如，三瓣化的二尖瓣。剑突下长轴显示左室流出道呈"鹅颈"样征象，与左室右前斜位造影图相似。

（2）完全型房室间隔缺损：除上述表现外，可见二、三尖瓣融合而成的共同房室瓣，而心内膜垫形成的十字交叉消失。并可见室间隔上段缺损。根据共同房室瓣与室间隔的关系可确定其类型。

6. 心导管检查　如非入侵性的检查结果仍有疑点，可插心导管及造影，但是婴幼儿一般不需心导管检查即可做出结论。选择性左室造影正位可显示左室流出道较长，左房室瓣附连较低,左室的膈面肌壁发育不良,流入隔缩短,构成所谓房室隔缺损的特征性"鹅颈样"畸形。造影需要揭示:心室的部分有无缺损及其大小,房室瓣共口或分口,房室瓣连接情况,左右室大小及是否匀称,左室或者右室占优势。观察有无伴发的畸形,如肺、体静脉的回心连接,动脉导管的启闭,主动脉缩窄或离断,内脏的位置等。

(二) 治疗

1. 对症处理 如有心衰,按常规处理,婴幼儿的心力衰竭不宜因限制水分而限制奶量。

2. 手术治疗

(1) 手术时间:患儿因大量左向右分流及房室瓣反流,出现反复肺部感染和心力衰竭,如不手术治疗,3/4 的患者于 2 岁以内死亡,且易早期发生梗死性肺血管病而增加手术危险或失去手术机会。因此,一旦确诊应尽早手术治疗,由于完全型房室管畸形常可合并其他心脏畸形,病情较重,手术死亡率较高。Pretre 等分析了 28 例 1 岁以下完全性房室隔缺损患者的手术疗效,认为手术时年龄小可以降低住院死亡率,矫正术后 5 年或更长时间不发生肺动脉高压的概率与单纯 VSD 相似。

(2) 手术方式:完全性房室隔缺损病理解剖特点之一是主动脉瓣未嵌入房室瓣环中,形成左心室流出道延长呈"鹅颈"畸形。因此,在 VSD 修复和右心室双出口建立心内隧道补片时预防左心室流出道梗阻,是完全性房室隔缺损矫治术成功的关键因素之一。过去治疗房室间隔缺损在婴幼儿期有顽固心衰者行肺动脉根部的环束术,可使分流量减少,肺血流量及压力接近正常,心衰症状明显改善,但如肺循环阻力已很高,环束后肺动脉压力不一定能下降,如房室瓣反流较大,分流主要为左室向右房,环束后可能不能解除心衰,因两室的后负荷均增高。肺动脉环束后管道改形,对将来的根治产生障碍,根据环束后左右室的容量随访,结果皆有发育不良的现象,所以环束术目前已经很少使用。根治术既修补房室间隔缺损,又要行二尖瓣成形术,使二尖瓣收缩时能密闭,舒张时能畅通。

(三) 预后

手术方式有多种,但手术效果远不如单纯性室间隔缺损或继发孔房间隔缺损,且死亡率较高。但若术中常规使用食管超声心动图可以及时判断房室瓣是否有狭窄或关闭不全,以及有无房室间隔残余分流,并确定是否需要再手术修复,从而降低了手术死亡率。

(四) 预防

胎儿房室间隔缺损多预后不佳,因为其多合并其他心内、外畸形或染色体异常。产前做出明确的超声诊断,可让孕妇选择是否终止妊娠;如要继续妊娠,应抽羊水或脐带血确定染色体核型。

五、肺动脉瓣狭窄

肺动脉狭窄(pulmonary stenosis,PS)为右室流出道梗阻的先天性心脏病,根据狭窄部位可分为瓣膜部、漏斗部、肺动脉干以及肺动脉分支狭窄,可呈单纯性或合并其他心血管畸形,占先心病的 25%～30%,以单纯性肺动脉狭窄最常见,占先心病的 12%～18%。PS 中 85% 为肺动脉瓣狭窄。一般肺动脉瓣狭窄症状出现较晚,但严重肺动脉瓣狭窄常于新生儿期即出现严重心力衰竭,病情发展迅速,需要紧急处理。

(一) 诊断

1. 症状 轻度肺动脉狭窄及相当一部分中度狭窄患儿可无临床症状,仅在进行常规体检时被发现。只有当安静时右心室不能维持正常的心排血量及活动时心排血量不能相应增加时,才出现临床症状,症状轻重表现不一,症状轻者仅表现为活动时气促及轻度发绀,重者可呈右心衰竭的表现,自觉症状随年龄增长而增多,偶有剧烈活动导致昏厥甚至猝死。有蹲踞者很少见。患儿生长发育往往正常,即使有右心衰竭,一般也不消瘦,而呈满月脸。如心房水平无分流,大多无青紫,狭窄严重者可产生周围性青紫,面颊和指端可呈暗红色。狭窄严重者如心房水平存在右向左分流,可产生中央性青紫,如为较大的房间隔缺损,出生后即可见严重发绀。

2. 体征 颈静脉能摸到明显波动者提示狭窄严重,此种收缩期的搏动在肝区也可以摸到,有心衰时搏动可不明显,但有很多婴幼儿尽管在心导管检查时记录到搏动波,但颈部却不能摸到明显的颈静脉搏动。心前区较饱满,明显隆起者少见。左侧胸骨旁可触及右室的抬举搏动。在胸骨左缘第 2~3 肋间可以摸到收缩期震颤,震颤可波及胸骨上窝及胸骨左缘下部,心力衰竭时震颤减弱甚至消失,新生儿可无震颤。听诊第一心音正常,轻至中度狭窄者可听到收缩早期喀喇音,其来源系由于增厚但仍具弹性的瓣膜在右室开始收缩时打开,瓣膜忽然绷紧所致。狭窄越重,喀喇音出现越早,甚至与第一心音重叠,喀喇音的响度随呼吸轻重不一,吸气时减弱,呼气时增强,收缩早期喀喇音为单纯性肺动脉瓣狭窄的特征性体征之一。第二心音分裂,分裂程度与狭窄严重性成比例,重者可达 0.14 秒,但肺动脉瓣关闭音很轻甚至听不到。听诊在胸骨左缘上部有响亮的喷射性收缩期杂音,此杂音为本病的另一特征性体征,杂音的响度与狭窄程度有关,轻度狭窄者,杂音在 3/6 级以下,中、重度狭窄者,杂音响度可达 4/6 级或 4/6 级以上,因通过狭窄口的湍流进入肺动脉及其分支,所以杂音向左上胸、心前区、颈部、腋下及背部传导。

3. X 线检查 正位胸片中肺动脉段突出为肺动脉瓣狭窄最具特征性改变,主要是由于狭窄后肺动脉总干扩张,肺动脉瓣狭窄后扩张在婴儿期及发育不良肺动脉瓣狭窄在 X 线胸片中通常此特征表现不明显,有心衰而导致心脏扩大者肺动脉扩张可完全被隐没。约 50% 病例胸片中可见右房影增大,心尖圆隆,除极少数患儿外,均为左位主动脉弓。除存在心房水平右向左分流导致肺血管影减少或存在右心衰竭者,肺血管影通常是正常的,中度狭窄时如不伴有心力衰竭,心影仅轻度增大,如存在心力衰竭,可见心影呈中重度扩大,主要为右房、右室扩大。

4. 心电图检查 为估测右室流出道梗阻严重程度最有用的实验室检查指标之一,但不能反映梗阻部位。轻度肺动脉瓣狭窄时 30%~40% 的心电图是正常的,通常唯一的异常是平均 QRS 额面电轴轻度右偏。中度狭窄时仅有不到 10% 的心电图是正常的,电轴右偏在 90°~130°,V_1 呈 rR 或 RS 波,R/S 可达 4:1,R 波振幅小于 20mm,T 波倒置或直立。严重狭窄时电轴可右偏至 110°~160°,甚至更多,右心前导联上有单纯 R 波或 Rs、qR 波,R 波振幅多高于 20mm,T 波倒置,在左心前导联上 R/S<1.0,avR 的 R 波振幅亦增高。重度者在心电图上多数表现为电轴极度右偏,R 波增高,P 波 II 导联振幅增高。心电图上的改变可粗略估计右室压力,V_1 的 R 波振幅与重度肺动脉瓣狭窄的右心室压力、跨肺动脉瓣压力阶差呈直线正相关,一般来说,V_1 导联 R 波高度如超过 30mm,右室压力已超过 100mmHg。年龄在 2~20 岁的严重狭窄患者,R 波在 V_{4R} 或 V_1 导联的高度乘以 5,相当于右室的收缩压,如 V_1 上出现 Q 波,avF 导联的 T 波倒置,$RV_1+SV_5 \geq 35mm$,有青紫或心衰者,右室与肺动脉间的压差已超过 110mmHg。

5. 超声心动图检查　可准确诊断严重肺动脉瓣狭窄及伴随畸形,对指导手术治疗有重要价值。研究发现超声心动图及心导管检查不仅能判断 PS 的病理类型,且能预测皮球囊肺动脉瓣成形术(PBPV)的疗效。二维切面显示肺动脉瓣叶增厚,反光增强,开放受限,瓣叶开放间距甚小,收缩期呈圆隆状膨出。部分病例表现为肺动脉发育不良。右心室呈球性扩大,右室游离壁和室间隔对称性增厚;右心房扩大,房间隔向左心房偏移等。多普勒超声心动图可探及肺动脉瓣口收缩期频谱展宽的高速湍流信号;连续多普勒技术可测得流经肺动脉瓣口的最大流速,并根据 Bernoulli 方程推测跨瓣压差,对估测肺动脉瓣狭窄程度提供定量依据。正常安静时,收缩期肺动脉跨瓣压差为 1.33～2.66kPa;而严重肺动脉狭窄时,跨瓣压差往往大于 13.3kPa。结合彩色血流显像,则可直观地显示肺动脉瓣口处彩色湍流信号。

6. 心导管检查和造影　心导管检查的目的在于确诊或排除可能存在的其他心脏畸形,通过测得右室与狭窄远端的压力阶差,以决定是否行球囊瓣膜成形术或予以外科手术。但一般情况下,如果临床表现、心电图和 X 线检查均符合本病,多普勒超声心动图在诊断方面又无其他疑问,则可不进行侵入性检查。选择性右心室造影获得的最重要的信息是狭窄的严重程度及狭窄的部位,根据右室压力判断肺动脉瓣狭窄的程度,安静状态下右室收缩压＞30～35mmHg 及跨瓣膜区域的压力阶差＞10～15mmHg 应视为异常。右室压力＜50mmHg 属轻度狭窄,中度狭窄为右室收缩压尚未达左室,如超过左室则称严重狭窄,极重度狭窄病例右室收缩压可达 250～300mmHg。右室正、侧位造影,当造影剂注入扩张的肺动脉时,可清楚地显示肺动脉瓣口的大小、瓣膜增厚的程度及造影剂进入肺动脉时的射流征,典型的肺动脉狭窄,瓣膜轻度增厚,在收缩时呈幕顶状,舒张期恢复正常,瓣环除严重的瓣膜狭窄的小婴儿可有中度的发育不良外,通常是正常的,可见狭窄后肺动脉总干明显扩张,然而肺动脉扩张的程度与狭窄的严重性间无明显相关性。

（二）治疗

1. 手术时间　新生儿时期严重肺动脉狭窄一旦发生心力衰竭,病情进展迅速,因此一般需要及时手术治疗,凡诊断明确,超声心动图探测右心室与肺动脉之间的收缩期压差大于 6.7kPa,即有手术指征,有时甚至应做紧急手术以挽救生命。

2. 手术方式　典型肺动脉瓣狭窄通常采用直视下瓣膜切开术。瓣膜发育不良型,通常存在瓣环狭窄,单纯瓣膜切开术通常不能解除右室肺动脉间的压力阶差,通常需将增厚的瓣膜切除,在瓣膜切除及流出道补片扩大可导致肺动脉瓣反流,但这比梗阻易于耐受。

3. 皮球囊肺动脉瓣成形术　经 PBPV 治疗肺动脉瓣狭窄,因其简便、有效、安全、经济,近 10 余年来已代替外科开胸手术,成为治疗肺动脉瓣狭窄的首选方法,但 PBPV 也存在缺点,如对于严重狭窄病例因肺动脉瓣口极小,右心导管、特别是球囊导管在常规操作方法时因直径较大而难以通过瓣口,从而使 PBPV 难以施行,此外,部分病例可能遗留残余狭窄。PBPV 的适应证:典型肺动脉瓣狭窄及部分瓣膜发育不良型肺动脉瓣狭窄;右室压力≥40mmHg;最适宜的手术年龄为 2～4 岁。

六、肺动脉闭锁

肺动脉闭锁(pulmonary atresia)是新生儿时期一种严重的青紫型心脏畸形,占先天性心脏病的 1%～3%。肺动脉闭锁包括的范围有右室漏斗部、肺动脉瓣、肺动脉干及其分支,有人诊断为法洛四联症合并肺动脉闭锁。肺动脉瓣闭锁通常由三个增厚的瓣膜合成一个无孔的

隔膜,瓣环常发育不良,肺动脉大都通畅或略小于正常。通常根据是否伴有室间隔缺损分为两大类:

(一)肺动脉闭锁伴室间隔完整(pulmonary atresia with intact ventricular septum)约占先天性心脏病的 1.3%。

1. 诊断

(1)发绀是其主要症状,大多数于出生后不久即发现,可以出现缺氧发作和心力衰竭,如未及时治疗,大多于出生后 6 个月内死亡。病情轻重与动脉导管开放及侧支循环的多寡有直接关系,如果动脉导管关闭较早,而侧支循环较少,则症状较重,存活时间较短。体格检查除发现明显发绀外,可见颈静脉充盈、剑突处心脏搏动强烈;心前区可闻及收缩期杂音,以胸骨左缘下部最明显,是由于三尖瓣关闭不全所致;动脉导管未闭的杂音常不典型;肺动脉瓣听诊区第二心音单一。肝脏往往增大。

(2)心电图检查:心电图显示电轴常在 30°~100°之间,心前区导联不呈现新生儿右心占优势的图像,相反可出现左室肥厚的表现。

(3)X 线胸片:平片显示肺野血管影减少,肺动脉主干凹陷,心影无明显增大,少数病例右室不小。

(4)超声心动图检查:二维超声心动图结合彩色多普勒或脉冲多普勒技术不仅能显示其形态学的异常,而且可以动态观察血流动向,对本病有确诊价值。超声心动图显示肺动脉回声呈一条致密的反光增强的光带,收缩期无开放活动。在肺动脉分叉处可显示动脉导管与降主动脉沟通。少数病例主肺动脉缺如。左右肺动脉可正常或偏小。左右心室大小明显不对称,左房、左室流出道内径增宽,右室缩小,主动脉前壁与室间隔相延续,室间隔回声完整。此外,还可见三尖瓣发育异常、活动幅度小以及房间隔回声中断。

(5)心导管检查和造影:心导管检查时导管不能从右室插入肺动脉,选择性右室造影检查也不能显示肺动脉,只见造影剂滞留在右室腔,而逐渐经三尖瓣反流入右房。动脉血氧饱和度甚低,大多在 60% 以下。

2. 治疗　由于其自然病死率高,50% 患儿死于出生后 2 周以内,85% 在出生后 6 个月以内死亡,所以该病一经诊断即应积极外科手术治疗。手术治疗的目的是重建体肺循环,提高病儿的血氧饱和度,降低发绀程度,改善生命质量。外科手术治疗可实施肺动脉瓣切开术,但这种治疗一般适合于右室发育较好者,如果右室发育不良,则需进行锁骨下动脉与肺动脉分流术或上腔静脉与肺动脉分流术等,以增加肺循环血流量。也有作右室肺动脉管道成形术,但因新生儿手术难度较大,死亡率很高。有随访研究指出右心室发育不良、冠状动脉异位、低出生体重、三尖瓣的反流程度及右心室的扩大或肥厚是影响肺动脉闭锁伴室间隔完整患儿术后远期疗效的重要因素。

(二)伴室间隔缺损的肺动脉闭锁(pulmonary atresia with intact ventricular septal defect)约占先心病 2%,如未及时治疗,大多于婴儿期死亡。

1. 诊断

(1)类似严重的法洛四联征,缺氧和青紫为主要表现,出生时可有动脉导管的充沛供血而貌似正常,但出生后数天缺氧即愈趋严重。亦有少数因侧支动脉流量太多而致心衰者,甚至偶需环束侧支。心前搏动在胸骨左缘下部,心脏不大。第一心音正常,第二心音单一。胸骨左缘下部可有收缩期杂音,常不超过 3/6 级。因右室流出道为盲端,所以不似四联征有胸骨上部的收缩期喀喇音。如有动脉导管开放,则在新生儿期可听到连续性杂音,如有体、肺侧支动脉,则在背部可听到连续性杂音,因侧支多由降主动脉而来。

(2)心电图检查:大致与典型四联征相仿。表现为电轴右偏,胸导联表现为明显右室肥厚,严重者伴心肌劳损,亦可见右房肥大。

(3)X线检查:正位心影似靴形,主动脉弓常在右侧。肺血管影稀疏,但可有局部的奇异网状阴影,此由于有一侧支动脉供应局部的肺动脉。如有粗大的动脉导管和中央肺动脉,肺血管影亦可增多。

(4)超声心动图检查:对本病有确诊价值。可显示右房、右室内径增大,室壁肥厚,右室流出道呈一盲端、肺动脉瓣缺如,主肺动脉内径甚细,发育不良,左右肺动脉可探及,半数以上通过分叉部相交通,在肺动脉分叉处可显示动脉导管与降主动脉沟通。主动脉位置前移紧贴胸壁,内径显著增宽且骑跨在室间隔之上。室间隔多呈大段回声失落。此外,还可观察发自降主动脉的侧支血管的位置、数目和粗细。

(5)心导管检查和造影:超声即能作出诊断,所以青紫严重需行分流术者,根据超声结果即可手术,不必插心导管。较大儿童需行手术者,应插管造影以查知肺动脉的粗细和分布,以及肺的侧支供血。右室压大致正常,右室压因有室缺与左室压持平,导管很容易插入主动脉,主动脉的脉压增宽,血氧偏低。由右室通过室缺至左室造影,可探知室缺位置和主动脉的分支,最好以逆行主动脉造影查知侧支动脉的情况,左右肺动脉有无共源的总管和侧支动脉与肺动脉的交通,选择性侧支动脉造影可知其供血范围。

2. 治疗 手术治疗是唯一的措施,目前多数心外科医生倾向于尽可能在婴儿期行一期矫治手术,治疗视具体情况而采用不同的手术方法。肺循环的解剖学和形态学特点是决定手术方法的预后判断的重要指标,而心内畸形的处理相对简单。因入肺的血管来路复杂,所以手术必须个别对待。如左右肺动脉均出自总管,进入两肺的管道较粗,则仅需要外管道将右室与总管相连,关闭室缺即可;但大多数肺动脉太细,且分布不整,所以必先行姑息手术。如先将右室与肺动脉间以外管道接通,暂不关室缺,可扩张细的肺动脉,肺供血增多。体、肺分流术也可用,但效果似不如前者。如为多源性血流入肺,则先需将入肺的血管几种接至总管,以便为日后作根治术提供条件。影响手术早期死亡因素:①右心室/左心室压比值>0.7;②室间隔缺损再开放;③影响手术晚期死亡因素包括心外管道衰败或右室流出道狭窄。

3. 预后 本病的自然病程决定于入肺的血流多少,如仅依靠动脉导管供血,则出生数日内导管自然闭合,生命岌岌可危,须于自然关闭前行分流术方能存活下来,如肺血主要依靠体循环的侧支向肺供血者,则依入肺的侧支多少决定症状和病程,如体循环血液充沛,有可能活至40岁以上者,但绝大多数需要于早年进行手术才能度过儿童期。

七、法洛四联症

法洛四联症(tetralogy of Fallot,TOF)包括室间隔缺损、肺动脉瓣狭窄、主动脉骑跨和右心室肥厚4种畸形,其中室间隔缺损和肺动脉口狭窄为基本病变。目前认为具有上述典型改变者属于典型四联症或狭义的四联症;若仅有室缺和肺动脉口狭窄,而无主动脉骑跨,只能属于广义的或不典型的四联症;肺动脉闭锁合并室缺又可称为假性永存动脉干;如四联症合并房缺,可称为五联症。四联症是1岁以后最常见的青紫型先天性心脏病,若不及时治疗多在2岁内死亡。

(一) 诊断

1. **症状** 主要表现为青紫,其程度和出现早晚与肺动脉狭窄程度有关。啼哭、用力吸吮时可出现阵发性呼吸困难,严重者可引起忽然昏厥、抽搐。缺氧性发作的原因尚不十分清楚,有人认为是右室流出道肌肉痉挛而使血流忽然终止,出现肺动脉一时性闭塞,导致脑缺氧加重所致。由于任何能促使呼吸过度增快的因素均可诱发缺氧发作,有人认为过度呼吸本身增加了需氧量和心搏量,又因四联症的肺血流量是相对固定的,故心搏量的增加必然增加静动脉分流,引起动脉血氧饱和度的进一步降低。动脉血氧分压低,二氧化碳分压增加等因素共同刺激呼吸中枢,进一步使呼吸加快,形成恶性循环,导致缺氧发作。缺氧性发作也可能与严重的酸中毒有关。四联症一般不发生心力衰竭,但严重肺动脉狭窄或闭锁时,可早期发生心力衰竭。

2. **体征** 体检时在胸骨左缘第 2、3 肋间听到 2~3 级喷射性收缩期杂音,是血流通过狭窄的肺动脉口产生。在严重肺动脉狭窄或闭锁时,此杂音变得很轻或者听不到,因此在极重型法洛四联症中常听不到杂音。肺动脉瓣区第二心音响亮、单一,为前位和扩张的主动脉瓣关闭音。

3. **心电图** 电轴右偏,胸导联表现为明显右室肥厚,严重者伴心肌劳损,亦可见右房肥大。

4. **X 线检查** 心脏大小一般正常或稍增大,心尖钝圆上翘,肺动脉段凹陷,构成靴型心影。肺门血管影缩小,肺血减少,肺野透亮度增加。

5. **超声心动图** 其特征为主动脉前后径增宽且位置偏前,主动脉前壁与室间隔不连续,主动脉骑跨于室间隔上,与左右室相通,室间隔和右室前壁增厚,右室流出道变小。

6. **心导管检查及造影** 右室压力增高,右室与肺动脉间有明显收缩期压力阶差。导管由右室可直接插入主动脉,证明主动脉的骑跨。动脉血氧饱和度低。选择性右室造影显示主动脉在肺动脉显影的同时早期显影,证实有主动脉骑跨和室间隔缺损、造影也可显示肺动脉狭窄的解剖类型、肺动脉直径、周围肺血管发育情况,从而为手术治疗提供依据。

(二) 治疗

最理想的治疗是行一期矫治手术,但肺动脉发育必须良好。对于肺动脉发育极差、严重缺氧的患儿,尤其是 1 岁以下的婴儿,可先施行体、肺动脉分流。

1. **手术时间** 目前 TOF 的近期效果得到很大提高,病死率已降到 0~5% 以下,但是其最佳手术时机仍存在争议。一般认为对于重症发绀(血氧饱和度<75%)和频繁缺氧发作患儿,无论年龄大小均应尽早手术治疗。在国内 TOF 手术年龄也有逐年减小的趋势。有学者指出对于有 TOF 症状的患儿,最佳手术年龄为 3~11 个月。

2. **TOF 早期根治术的优点** ①早期解除了右心室流出道和肺动脉狭窄,避免了继发的右心室肥厚、纤维化及流出道梗阻,使右心室舒缩功能得到保护。②减轻了缺氧对 TOF 患儿心、肺和脑的损害,有利于患儿肺血管、中枢神经系统和全身发育。③保护了心肌的电机械功能。TOF 患儿右心室肥厚及右室流出道梗阻随年龄增加呈进行性加重趋势。早期手术能够降低日后室性心律失常、猝死等各种并发症的发生。④早期根治术能够促进肺血管的进一步发育,且根治术后肺动脉狭窄和肺动脉瓣反流的再次手术率并不增加。⑤避免了分期手术以及体肺分流有关的血栓形成、充血性心力衰竭、肺动脉的扭曲和肺血管病变的发生。小的右心室—肺动脉交界、肺动脉瓣环、主肺动脉及年龄<3 个月为早期 TOF 根治术后患儿死亡高

危因素,其机制与此类患儿较高的先天性肺血管阻力和对跨瓣环补片所引起得肺动脉瓣反流耐受能力低有关,术中应予以注意。

3. 根治术近期疗效的影响因素 ①行根治术后近期疗效较好的病例,术前年龄一般在3～6岁,随着年龄增加,大龄儿童或成人 TOF 患者畸形存在时间延长,肺动脉发育差,侧支循环多,术前大多有明显的心功能损害,导致手术死亡率和手术并发症增加,术后近期心功能恢复不佳。②Nakata 指数是反映术前肺动脉发育情况的重要指标,较 McGoon 比率更能反映根治术后效果,肺动脉和右室流出道的发育情况对 TOF 根治术式和近期疗效均有明显的影响。③单纯流出道梗阻或肺动脉瓣狭窄的患者,根治术后心功能恢复等近期疗效较为理想,而肺动脉主干或分支狭窄病变严重的病例,行肺动脉拓宽后,由于存在右心发育差及肺动脉反流等问题,术后近期效果相对较差。④具体手术方式也是影响 TOF 根治术效果的重要因素;⑤TOF 患者根治术前平均血细胞比容、外周氧饱和度,血红蛋白含量等血生化指标,在一定程度上反映了机体缺氧程度和血流动力学的病变状态,这些因素也对根治术近期疗效有显著的影响。

4. 根治术后的问题 根据文献报道,TOF 根治术后远期有近5%的患者需要再次手术治疗,其主要问题有肺动脉残留狭窄、残余分流、肺动脉瓣关闭不全、残余的右室流出道梗阻、同种管道的组织退变、主动脉瓣的狭窄、反流和三尖瓣反流。

八、完全性大动脉转位

大动脉转位(transposition of great arteries,TGA)是指主动脉和肺动脉的位置及它们与心室的关系异常,其发病率占先天性心脏病的 5%～8%,是新生儿最常见的青紫型先天性心脏病。可分为完全型和矫正型,其中完全性大动脉转位(complete transposition of the great arteries)即主动脉位于肺动脉之前,出自右心室,肺动脉位于主动脉之后,发自左心室;矫正型大动脉转位则为房室连接关系异常,主动脉与肺动脉又互换位置。

(一) 诊断

1. 症状 受体、肺循环缓和程度及合并畸形的影响。主要症状是早期出现的青紫,吸氧后仍不能改善,且有逐渐加重的缺氧、酸中毒、充血性心力衰竭。若体、肺循环血液混合充分,青紫程度可较轻,但有严重的心衰。若体、肺循环血液混合较少,则患儿有严重青紫、缺氧、呼吸困难、代谢性酸中毒。若上、下肢出现差异性青紫,提示合并大型动脉导管未闭,主动脉缩窄或主动脉弓离断,因为此时含氧较高的血由左室经肺动脉通过动脉导管进入降主动脉流向身体下部,故下肢青紫较颜面及上肢轻。

2. 体征 体检时常能在胸骨左缘闻及收缩期杂音,响度为 I～II 级,伴大型室间隔缺损而肺动脉狭窄不严重者杂音较响,室间隔完整者可无杂音。分流量大者尚可在心尖区闻及第三心音和舒张期隆隆样杂音。虽然几乎所有大动脉转位患儿在婴儿早期左主动脉造影均能显示开放的动脉导管,却很少听到连续性杂音,是由于婴儿期肺动脉压相对较高,主、肺动脉压差较小所致。第二心音响亮、单一或者轻度分裂。

3. 心电图 大多数病例心律呈窦性,P-R 间期正常,房室传导阻滞少见。体、肺循环血液混合差的病例主要表现为电轴右偏和右室肥厚;体、肺循环血液混合较好者则多表现为双心室肥厚;如果心室电压进行性增高,提示有肺动脉压或进行性肺血管病变的可能。右室电压的降低则需考虑右室发育不良的可能。

4. X线检查 典型表现为心脏呈中度增大,增大的心脏主要位于左缘,心脏轮廓如斜置的鸡蛋,蛋尖形成心尖部,肺动脉段平直或凹陷,缺少主动脉影,心蒂部狭窄。肺动脉血增多。伴明显肺动脉狭窄者心脏无明显增大,肺野缺血,易与法洛四联征相混淆,但前者凹陷的肺动脉段以下的心缘突面向上,不形成四联征的典型靴形心影有助于两者的鉴别。

5. 心导管检查及造影 一旦怀疑大动脉转位应紧急进行心导管及造影检查,证实完全性大动脉转位的诊断。大动脉转位的确诊必须依靠心血管造影,理想的方式是右室、左室和升主动脉的选择性双向轴位造影。典型的表现室造影剂注入右室后主动脉迅速显影,主动脉瓣位置较高,与右室之间有漏斗部相隔,升主动脉位于肺动脉的右前方,少数可能在其正前方或左前方。

6. 超声心动图 心血管造影虽然可以明确诊断,但该技术具有创伤性,危重患者不能应用,复查随访不方便,临床应用受限。超声心动图技术具有简便、无创的优点,已广泛用于各种先天性心脏病的诊断。应用超声诊断完全性大动脉转位的正确率可达97.5%。二维超声心动图的特征有:①在大动脉短轴切面上正常呈半月形的肺动脉环绕圆形主动脉根部的图形消失,代之以两个圆形结构,前位主动脉根部位于后位肺动脉的右前方、正前方或左前方(左型转位)。②长轴切面可见两条香肠样暗区平行排列。③若将探头稍加移位,跟踪两根大动脉可发现右前方的主动脉行程远,向前方延续为主动脉弓。而左后位的肺动脉干行程短,旋即分为左右两支而终结。主动脉根部则与含二尖瓣的左室相通,且肺动脉瓣与二尖瓣前叶有纤维连续。

(二) 鉴别诊断

发绀型先天性心脏病临床不易鉴别,而在二维超声图像上如法洛四联症、完全性肺静脉异位引流等均易显示左室长轴切面的"圆-肠"型图像,"圆-肠"图像即在主动脉根部短轴切面,主动脉显示为圆形,肺动脉显示为肠型,但在大动脉转位时主动脉根部短轴切面显示"圆-圆"结构,即主动脉与肺动脉呈前后位排列。而最易与大动脉转位相混淆者为右室双出口,因为其结构特征与前者极其相似,应多切面进行观察对比分析,两者病理解剖特点及超声心动图相仿,唯一鉴别是肺动脉完全起自左室,还是骑跨在室间隔上,倘若有骑跨即为右室双出口。

(三) 治疗

一旦明确诊断,对青紫严重,体、肺循环间交通较小的新生儿应迅速进行球囊导管房间隔撕裂术,若操作失败,应进行外科手术人造房间隔缺损或行体、肺循环分流术。伴大型室间隔缺损、早期发生难治性心衰者可作肺动脉环扎术,但也有主张早期甚至在新生儿期进行根治术。若扩大房间隔缺损后病情改善,根治术年龄可推迟到6~12个月。国内有研究采用心房内调转术治疗完全性大动脉转位,成功率高,术后近、中期效果满意,但远期由于解剖右心室及三尖瓣长期负担体循环负荷,不可避免地会出现右心功能不全,为此类手术的缺点。此外,冠状动脉的畸形是大动脉转换手术的高风险因素之一,术中冠状动脉移植时的任何牵拉、扭曲均可能导致死亡。随着我国心外科技术的提高,将有越来越多的患者有机会获得大动脉转位术这一较理想的手术治疗机会。虽然其远期有吻合口狭窄、冠状动脉开口狭窄等并发症,但总体效果明显优于心房内转流术。此外,因为动脉导管未闭是最常见的通路,合并动脉导管未闭的完全性大动脉转位患儿通常能存活1~3天,但随着动脉导管逐渐闭合,患儿发绀和低氧血症症状又开始明显,因此保持动脉导管开放对争取时间以便手术根治至关重要。目前外科手术是唯一的根治方法,但由于患此病的新生儿一般状况均较差,需一定时间术前准备,不少患儿往往等不到手术时间已死亡,国内已有研究使用前列腺素 E_1 静脉持续滴注法对维持

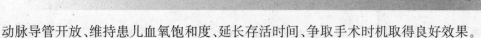

动脉导管开放、维持患儿血氧饱和度、延长存活时间、争取手术时机取得良好效果。

九、左心发育不良综合征

左心发育不良综合征(hypoplastic left heart syndrome,HLHS)是一组以主动脉、主动脉瓣、左心室、二尖瓣、左心房发育不良为特征的先天性心脏畸形。左半心发育不良程度不一,轻者仅表现为主动脉瓣狭窄,而重者可表现为左心室缺如、主动脉弓发育不良或离断。其声像图特征主要表现为左心系统与右心系统、主动脉与肺动脉、主动脉弓分支与主动脉之间的大小形态、管径的比例失调。HIHS约占所有先天性心脏病的1%,但在新生儿期因先天性心脏病死亡的病例中此病几乎占1/4。胎儿HLHS是最常见的单侧心室先天性心脏病,其发病率约为存活新生儿的0.2‰,预后差。以下分别叙述主动脉瓣闭锁和二尖瓣闭锁两种比较典型的左心发育不良综合征的临床表现、辅助检查及鉴别诊断。

(一)主动脉瓣闭锁诊断

主动脉瓣闭锁(aortic atresia)的主要特征是整个心脏左侧,包括左心房、左心室、升主动脉发育均不良,并有主动脉瓣闭锁。而心脏右侧,包括右心房、右心室和肺动脉显著扩大,动脉导管粗大,血液经此通道进入主动脉,患者体、肺、冠状动脉三个循环的泵血均由右心室负担,而左心室则无功能。

1. 患儿出生头几天即出现呼吸困难,呼吸频率可高达每分钟60～120次,1～2周内发生明显心力衰竭,肝脏迅速增大。生后头两天即可发现轻度青紫,逐渐加重。左房血液流入右房受限制者,青紫较重,伴肺部瘀血。多数病例心率增快,心音低顿,胸骨左缘第二肋间可听到因肺动脉扩张而产生的收缩期喀喇音,杂音一般不明显。伴有室间隔缺损时,则可听到响亮的收缩期杂音。偶尔听到连续性杂音,是血液通过卵圆孔时所产生。周围动脉搏动微弱,动脉导管关闭时尤为明显。

2. X线检查　出生头两天心影增大不明显。随着临床症状的加重心脏迅速增大。心尖圆钝,稍向上翘,右心房和右心室增大。肺门血管影增多且模糊,呈瘀血改变。

3. 心电图　出生时心电图示正常的右心优势,数天后即出现右心房和右心室肥厚改变。V_1导联T波多直立。V_5和V_6导联T波倒置,与冠状动脉血供不足有关。

4. 超声心动图　二维超声心动图可直接见到升主动脉细小,根部膜瓣闭锁,左心室腔很小,右心房和右心室则明显增大。彩色多普勒超声心动图可测得经房间隔的左向右分流及动脉导管的右向左分流。以上表现结合典型临床症状可明确诊断,从而避免进一步做心导管及心血管造影等创伤性检查。

5. 心导管及心血管造影　静脉心血管造影可见扩大的右心房、右心室及较粗的动脉导管,狭小的升主动脉往往不能清晰显示。导管经脐动脉或腋下动脉做逆行主动脉造影,可见到细小的升主动脉,导管不能插入左心室。心导管检查右心房尚可测到左向右分流及右心室压力过高。

主动脉瓣闭锁是新生儿心源性休克和心力衰竭最常见的原因。因此,当婴儿出生1～2周内出现休克或心力衰竭伴轻度青紫时,首先应考虑此症。X线检查心脏增大、肺部充血伴心电图右心室肥厚和心肌劳损支持诊断。多普勒超声心动图可进一步确诊。鉴别诊断主要考虑以下疾病:①新生儿心肌炎,心电图多表现为低电压和ST-T改变;②梗阻型完全性肺静脉畸形引流,往往有明显发绀而心脏不增大;③主动脉缩窄综合征可有严重心衰类似X线和

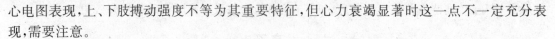

心电图表现，上、下肢搏动强度不等为其重要特征，但心力衰竭显著时这一点不一定充分表现，需要注意。

（二）二尖瓣闭锁诊断

二尖瓣闭锁（mitral valve atresia）时整个左半心发育不良，左心房较小，左心室腔很小或缺如，同时可伴有主动脉瓣狭窄或闭锁及升主动脉发育不良。但亦可能主动脉瓣正常，升主动脉发育不良不太明显。

1. 患儿出生时可正常，患儿多于出生后第一周即出现青紫，但亦可发生于数月之后。青紫于哭闹时加重。存活时间较长的有喂养困难、容易激动及青紫发作等症状。体格发育甚差，皮肤苍灰，体温不升。可能听到室间隔缺损或肺动脉狭窄产生的收缩期杂音，亦可能听到经房间隔的左向右分流所产生的连续性杂音。肺动脉区第二心音多亢进。充血性心力衰竭甚为常见。

2. X线胸片　绝大多数患儿右心房和右心室增大，心尖略上翘，肺动脉段突出。大动脉转位时心底部变窄。肺静脉显著瘀血。

3. 心电图　电轴显著右偏，多在＋120°以上。P波高尖，右心室肥厚。右侧心前区心室波多呈 qR 型，T 波直立。

4. 超声心动图　二维超声心动图可见二尖瓣闭锁，左心室腔很小或缺如，左心房腔亦小，右心房、右心室增大。彩色多普勒超声心动图可测到经房间隔的左向右分流以及部分病例的室间隔缺损或大动脉转位。

5. 心导管及心血管造影　心导管检查右心房可测到左向右分流，右心室压力增高。静脉心血管造影可见扩大的右心房、右心室及未闭的动脉导管。造影剂自右心室经室间隔缺损进入主动脉。但经超声检查已经确诊的病例可免去本项检查。

新生儿时期的心力衰竭见于多种复杂先天性心脏病，单从临床表现来区别二尖瓣闭锁伴正常主动脉，还是两者均闭锁，或者主动脉缩窄和离断等均较困难。法洛四联症伴肺动脉闭锁时也有类似本病的症状。进一步鉴别有赖于 X 线和心电图检查，多普勒超声心动图可确诊此症。必要时再做选择性心血管造影。

（三）治疗

1. 内科治疗　主要针对心力衰竭，低氧血症及代谢性酸中毒，但不能挽救生命。未闭动脉导管收缩和通过卵圆孔的血液量减少是早期死亡的主要原因。前列腺素 E_1 静滴可维持动脉导管通畅以争取时间进行外科手术。

2. 外科手术　采用分期手术。先用 Norwood 方法使右室和主动脉间建立一个不阻塞的交通及扩张升主动脉。然后施行 Fontan 手术在右房和肺动脉之间置入人造血管以使右房与肺动脉直接吻合，提供肺循环血液；在心房内置入挡板以提供右房和三尖瓣之间的连续性。

（四）有条件的医学中心也可考虑心脏移植。

十、主动脉缩窄

主动脉缩窄（coarctation of the aorta，COA）是指主动脉有一局限的腰束，其内且有隔膜的"隔板"阻挡血流，另一类型为有一小段管道狭细，缩窄多位于主动脉峡部或左锁骨下动脉开口远端的胸主动脉，少数病例缩窄位于主动脉弓。本病占先心病中 5％～8％，可单独存在，也可合并有其他心血管畸形。单纯的主动脉缩窄多见于男性，约为女性的两倍，合并其他畸

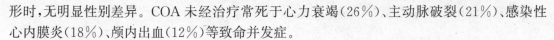

形时,无明显性别差异。COA 未经治疗常死于心力衰竭(26%)、主动脉破裂(21%)、感染性心内膜炎(18%)、颅内出血(12%)等致命并发症。

(一)诊断

1. X 线检查 心脏至少有中度扩大,肺血管影增多,有时呈典型肺静脉瘀血。儿童时期常见的缩窄前的左锁骨下动脉增宽和缩窄后的主动脉扩张在新生儿时期很少见。肋骨切迹在新生儿从未见到过。本病可有两种特殊表现:一为肋骨下缘因扩大的侧支循环所致的蚀迹影,多见于 5 岁后,至成人约 75% 可显示,位于第 4~8 肋下缘,见此蚀迹影即可推断侧支丰茂;另一特点为"3"字形征,主动脉结似有两段,上一凸出为主动脉结,下一凸出为缩窄后的扩张,在两者之间为缩窄所在。

2. 超声心动图 M 型可见右心室扩大、壁增厚。左侧房、室大小一般正常。二维超声心动图胸骨上探测可直接见到主动脉缩窄的位置及形态、剑突下探测腹主动脉可见其搏动较正常为弱。

3. 磁共振成像技术 近年来应用磁共振成像技术能立体地观察缩窄的主动脉,使诊断和定位更确切。

4. 心血管造影 一般病例根据超声心动图和磁共振结果已能作出诊断。怀疑合并其他畸形者可行主动脉造影,以明确缩窄段地部位、长度及其与动脉导管的关系等。

(二)治疗

1. 手术指征 手术治疗是主动脉缩窄的首选治疗方法。上肢高血压,上下肢收缩压差>50mmHg 或主动脉管腔缩窄处直径减少 50% 以上,均应手术治疗。

2. 手术目的 治疗目的是切除缩窄段,重建主动脉正常血流通道,使血压和循环功能恢复正常。

3. 手术时间 一旦确定 COA 诊断后原则上应尽早手术治疗,但目前 COA 婴幼儿最佳手术时机尚有争论。有资料表明远期高血压的发生率与手术年龄成正比,<3 岁患儿术后持续高血压发生率较低。同时患儿常合并其他心内畸形,如大室间隔缺损、右室双出口等,容易出现心力衰竭。因此对 COA 无论有无合并心内畸形,主张早期手术为宜。过去认为除发生左心衰竭和进行性严重低灌注的新生儿和小婴儿需要急诊手术外,对无症状的儿童手术可延迟到 4~6 岁后进行,以求最低的再缩窄发生率。然而有研究发现婴儿期 COA 术前的心血管并发症发生率以及术后晚期高血压发生率都是最低的,因此认为该年龄段是 COA 纠治术的最佳时期,而且 Pearl 等通过分析 120 例 COA 患者的治疗效果,提示早期治疗(1 岁内)COA 并不是发生再缩窄的显著相关因素。

4. 手术方式 解除缩窄的方法很多,外科治疗可分为 3 大类:①缩窄段切除后端端吻合或人造血管移植术;②主动脉缩窄成形术,又可分为补片成形术、锁骨下动脉垂片成形术、Vosschulte 主动脉缩窄成形术等;③主动脉缩窄人工血管旁路移植术。根据 COA 的不同类型权衡选择最适合的治疗方法,以得到最佳治疗效果。自从 Crafoord 和 Nylin 首先施行主动脉缩窄段切除端端吻合术治疗主动脉缩窄取得成功后,该术式被广泛应用,此术式适用于缩窄比较局限、切除缩窄段后主动脉两端的口径相似的病例。此外,应用补片成形术矫治主动脉缩窄也已取得了良好的疗效,其应用也最广泛,优点为手术操作相对简单,并且保留了部分有潜在生长能力的主动脉壁,减少再缩窄机会。Zeltser 等总结了 1986~2001 年 COA 外科术后再狭窄进行 PTA 治疗的 35 例患儿(平均年龄 6.6 个月),有 32 例(92%)成功解除再狭窄,且与未复发者相比,长期存活率无明显差异。

第二节　新生儿心律失常

随着心电图、心电监护在新生儿病房的广泛应用,新生儿心律失常并不少见,其发生率为0.5%～4.8%。有学者报道,正常新生儿出生头 10 天,每天做一次心电图,心律失常的发生率为 1.7%～4.8%。最常见的异常为窦性或交界性心动过缓伴期前收缩。国内报道常规心电图 1～7 天,8～28 天正常新生儿心率分别为 85～162 次/分,115～172 次/分。动态心电图检测 1～7 天,8～28 天的心率范围分别为 72～219 次/分,76～219 次/分。新生儿心律失常临床有三大特点:①以传导系统紊乱发生率最高;②功能性、暂时性多;③预后较佳。

新生儿的心律失常的常见原因有:①感染:为引起新生儿心律失常最常见的原因。②围生期窒息:围生期窒息可导致心肌细胞缺氧缺血、心脏自主神经功能受损引起心律失常。③水、电解质紊乱和代谢异常。④先天性心脏病及其修补术后。⑤原发性心肌病:肥厚型和扩张型心肌病均可见于新生儿期,心律失常的发生率高达 30%。⑥窦房结功能不良。⑦心脏肿瘤。⑧药物:母亲妊娠期使用抗心律失常药物如胺碘酮或 β 受体阻滞剂易致新生儿心律失常。妊娠期接触可卡因的母亲可导致新生儿出现严重心律失常,甚至猝死。此外,洋地黄、氨茶碱亦可导致新生儿心律失常。

关于新生儿心律失常的机制,多半从年长儿与成人患者的研究中获得的。由于新生儿的年龄限制,电生理研究的危险性较大,所以许多电生理研究都是在动物实验模型中进行的,只有少数是在新生儿中进行。虽然新生儿心律失常的心电图特征与其他年龄组相似,但在病因、发病率、临床表现和预后方面有许多不同之处。

一、窦性心律失常

新生儿的心率波动很大。健康足月新生儿出生时平均心率为 135～140 次/分,生后第一小时中的心率范围为 74～200 次/分,在第一小时末平均为 124 次/分,将近 3 小时时平均为 115 次/分,然后缓慢上升,在第一天末达到 120～140 次/分。新生儿的基础心率与肛门温度似乎呈正相关(即肛温较高者心率较快)。

健康的早产儿在生后一周内心率较快,而且不稳定,稍受刺激后心率可达 200 次/分以上,而睡眠时则可降至 100 次/分,有时甚至更慢。早产儿在出生后二个月内心率仍很不稳定。新生儿心率变化见表 6-2。

表 6-2　健康新生儿心率(每分钟次数)

		足月儿			早产儿(1.5～2.5kg)			早产儿(<1.5kg)		
		平均	最低	最高	平均	最低	最高	平均	最低	最高
国外	1～7 天	133	100	175	147	100	195	145	125	168
	7～30 天	163	115	190	157	123	190	161	110	192
国内	1～7 天	116	85	162	—	—	—			
	7～30 天	164	115	172	—	—	—			

（一）窦性心律不齐

在健康的新生儿，窦性心律不齐可能与呼吸有关，也可能与呼吸无关。窦性心律不齐是小儿时期的特征，几乎发生于所有的健康婴儿。有学者曾对 50 名正常足月儿和 20 名正常未成熟儿进行研究，发现在这些小儿中均有一定程度的窦性心律不齐。部分新生儿也可能表现为"固定心率"，即不发生窦性心律不齐现象，但这种情况往往见于健康的未成熟儿、低出生体重的未成熟儿以及 Apgar 评分低的婴儿。关于"固定心率"的机制目前未了解清楚，有的作者认为这一现象是由于窦房结中的神经控制消失所致，是脑部功能受抑制的一种体征。

（二）窦性心动过速

国内足月新生儿常规心电图安静状态下心率最高值为 162～172 次/分。发生窦性心动过速时心率可达 200～220 次/分，也有作者报道足月新生儿发生窦性心动过速时可达 260 次/分。生后第一天，健康的足月新生儿及早产儿均可发生暂时性心动过速，心率超过 170 次/分。在足月儿中，这种心动过速的持续时间可长达 60 分钟，但在早产儿约为 20 分钟。有窒息史的新生儿，心动过速时心率峰值较低，历时较短，发生次数也较少。

（三）窦性心动过缓

新生儿的心率在 90 次/分以下时称为窦性心动过缓。在正常的足月儿和未成熟儿中可发生短时间的窦性心动过缓。新生儿发生窦性心动过缓的机制目前尚未完全了解。由于这一现象首先在未成熟儿中发现，所以有的作者认为可能与新生儿自主神经系统发育不完善有关。有学者曾对 50 名足月新生儿进行观察、研究，并未发现有心率低于 70 次/分者；而在 20 名未成熟儿中，则有 14 名发生显著的窦性心动过缓，其中 5 名甚至达 50 次/分，伴结性逸搏。此外，对 30 名年龄在 14 周内的健康未成熟儿进行研究，发现其中 35％发生窦性心动过缓。

新生儿和婴儿的一些生理活动，如排便、打嗝、呵欠等均可引起心动过缓。在未成熟儿熟睡时心率甚至可慢到 32 次/分。此外，夹住脐带、压迫前囟或眼球、刺激颈动脉窦、刺激鼻咽部等均可引起心动过缓。这些刺激所引起的心动过缓可能是由于副交感神经受刺激所引起的心脏抑制反射所致。

新生儿呼吸暂停发作时心率也显著减慢，这种情况绝大多数是发生在呼吸暂停后，但在少数患者也可能发生在呼吸暂停之前。此外，胎儿窘迫、母亲的子宫颈周围阻滞麻醉、新生儿肺出血发生前、新生儿窒息出血并颅内压增高、呼吸窘迫综合征以及肾上腺出血等均可发生心动过缓。

短暂的心动过缓并不影响近期预后，但长时间的严重心动过缓则提示预后严重。

二、异 位 搏 动

异位搏动可以由心房、房室交界或者心室中的异常起搏组织所引起的。当窦房结的节律缓慢时，这些异常起搏组织可能发生逸搏；当异常起搏组织的自律性增强时则发生期前收缩。期前收缩主要由三种机制所产生的，即折返激动、异位节律点兴奋性增高与并行心律。但在新生儿的期前收缩中，很少是由并行心律所引起的。

在新生儿和婴儿中，关于期前收缩的发生率与期前收缩类型方面的意见很不一致。一般认为在健康的未成熟儿中期前收缩的发生率很高，达 21％～31％；而在足月的新生儿中则为 2％～23％。从期前收缩的类型来看，室上性期前收缩比室性期前收缩更常见，而且主要发生在出生后头几天内。室上性期前收缩可以分为房性或房室交界性，如果期前收缩发生得很早,则可能遇到前一个心动周期的不应期,使期前收缩被阻滞无法下传,或者发生心室内差异性传导。在新生儿中,这两种情况都能发生。当发生心室内差异性传导时,QRS波差异变化的程度取决于不应期的长短,房室交界、希氏束和左右束支的兴奋恢复程度,以及前一个心动周期的长度等因素。室上性期前收缩伴差异性传导时,心室波形常类似右束支传导阻滞的波形,心室波的起始向量和窦性时往往一致,这与室性期前收缩时不同。但有时两者鉴别很困难,希氏束图对鉴别室性期前收缩虽有帮助,但此法在新生儿中尚很少应用。

室性期前收缩的心电图波形依其起源不同而异,冲动在心室肌肉内的传导迟缓,因此QRS时限延长,复极波也发生改变。但如果异位冲动起源于希氏束尚未分支的部位,QRS波时限就可能正常。

在没有其他疾病基础时,期前收缩的预后一般是良好的。期前收缩多发生在生后1周以内,有自动消失的趋势。关于期前收缩的治疗,对偶发期前收缩,无需应用抗心律失常药物治疗,常在1周内自动消失。对高危室性期前收缩(多源、成对、RonT或提前指数 R-V/QT<1)者,除积极治疗原发病以外,可选用普罗帕酮、胺碘酮、普萘洛尔,目前主张首选普罗帕酮。当合并心功能不全或房室传导阻滞时,上述药物禁用。药物的治疗方法与年长儿并无不同。

三、阵发性室上性心动过速

阵发性室上性心动过速可在胎儿期或分娩过程中发生,在胎儿期发生时常被误诊为胎儿窘迫。新生儿时期的室上性心动过速多为房室1:1传导,故心率很快,常大于210次/分,新生儿发生率约为1/2 500。本病以新生儿后期发病居多,约20%患儿于出生后第1周内出现,男婴较女婴多。

(一) 诊断

1. 典型症状为脸色苍白、明显烦躁、拒食、呕吐。如发作持续数小时,则体温下降。新生儿如发作超过24小时几乎均出现心力衰竭。体检心率快,无心力衰竭时心音一般有力,心力衰竭时心音低钝、脉搏微弱。

2. 心电图特点　心率异常增快,通常为240～260次/分,R-R间期绝对规则,P波消失,QRS波形态和间期多数正常。若伴有差异性传导时,QRS波也可能增宽变形。发作持续时间长时,可有暂时性ST段和T波改变,终止后可恢复。终止发作后部分患儿心电图可显示预激综合征,个别在发作期间也能辨认。

3. X线检查　发作早期如无器质性心脏病,心影增大不明显。随着时间延长,心脏逐渐扩大,肺静脉瘀血。

心电图是确诊的主要依据,需与心房扑动伴房室传导阻滞或室性心动过速鉴别。临床上需与各种原因所致的窦性心动过速鉴别,窦性节律极少超过210次/分。

(二) 治疗

本病属急症,应从速处理。若不及时处理可致心力衰竭或死亡,可选用药物或非药物治疗。

1. 洋地黄类药物　新生儿首选。低钾、心肌炎、室上速伴房室传导阻滞或肾功能减退者慎用。临床上采用饱和法和维持量的低剂量地高辛疗法即口服法:早产儿20μg/kg(饱和量)和每日5μg/kg(维持量),足月儿30μg/kg(饱和量)和8～12μg/kg(维持量),静脉注射为口服量的75%。也可用毛花苷丙30～40μg/kg(饱和量)先用一半,余量分2次,每4小时一次,静注或肌注,饱和量后8小时开始用地高辛维持量,分2次口服。一般采用快速饱和法。

2. 普罗帕酮 为Ⅰc类抗心律失常药物,洋地黄无效后可选用。复律时用静注:0.5～1.0mg/kg加入10%葡萄糖注射液5～10ml中,在5分钟内缓慢静脉注射。若无效10～20分钟可重复,总量不超过5mg/kg。复律后口服维持。对合并心功能不全和房室传导阻滞者禁用。因各种原因致心肌炎或心肌损害者慎用。

3. 普萘洛尔 1～2mg/(kg·d)分3～4次口服或每次0.05～0.15mg/kg加入10%葡萄糖中在5～10分钟内静注,必要时6～8小时重复一次。合并房室传导阻滞及心力衰竭者禁用。

4. 甲氧明 为人工合成α_1受体兴奋剂,不兴奋β受体,无中枢神经系统的作用。注射后血压升高,可反射性引起心率减慢。尚有延长心肌不应期和减慢房室传导作用。肌注:每次0.25mg/kg,1～3次/日;静注,每次0.125mg/kg,必要时加以5%～10%葡萄糖稀释后静滴。转律后立即停药。

5. 维拉帕米 为钙通道阻滞剂。0.1～0.3mg/kg,缓慢静脉注射。在单用地高辛效果差时,可合用。对心功能不全者慎用。

6. 物理方法提高迷走神经张力 新生儿可采用潜水反射法,用冰水袋或浸过冰水(0～4℃)的湿毛巾放在患儿口周10～15秒,可迅速纠正心律,每隔3～5分钟可再试两次。压迫眼球法和压迫颈动脉窦法在新生儿期禁用,因为前者可致新生儿眼球损伤,后者可致心脏骤停。

7. 对药物治疗无效者可选用直流电同步电击复律或利用食管心房调搏术转复心律。直流电电击治疗的剂量为每公斤0.5～1瓦秒,转为窦性节律后给地高辛口服维持。对新生儿室上性心动过速的复律治疗,因对药物的耐受性差,应认真选择有效方法。对刚发作者,可试用物理法。上述药物中首选洋地黄,但其成功率约60%～85%。心功能正常者可选用普罗帕酮、维拉帕米、普萘洛尔等,但因其负心肌作用,应慎重应用。心力衰竭尤其是合并低血压时,选用甲氧明或去氧肾上腺素,亦可首选地高辛。国外常选用地高辛加用普萘洛尔或维拉帕米、心律平等,但需减少剂量,曾有报道先后毛花苷丙和普罗帕酮治疗致死亡。顽固病例用胺碘酮对伴预激综合征者,有较好疗效。对有严重心功能不全者首选电击复律。

四、心房扑动与心房颤动

心房扑动在新生儿期比较少见,其发生率占新生儿心律失常的9%～14%。在先天性心房扑动的患儿中,在分娩前常有心律失常的征象,因胎儿超声技术的发展,在胎儿或出生时即可诊断。部分诊断晚者可发展为心力衰竭。新生儿心房颤动极为罕见,并常与心房扑动交替出现。

(一)诊断

1. 典型症状为面色苍白、烦躁、拒食、呕吐。体检心率快、心音低钝、脉搏微弱。由于心率很快,可以发生严重的充血性心力衰竭。但偶尔有些新生儿患儿也可以无症状,当房室传导阻滞的程度固定不变,心室率较慢而规则时,缺乏临床症状、体征。

2. 心电图特点 心房扑动时P波消失,代之以典型的锯齿状扑动波(F波),以下壁导联最为明显。心房率达360～480次/分,平均为430次/分。心室率的快慢,是否规则,取决于Ⅱ度传导阻滞的程度与类型。如果房室传导阻滞固定(常为2:1传导阻滞),则R-R间期亦固定规则,心电图表现为阵发性房性心动过速图形;如果房室传导阻滞的程度变化不定,则 R-R 间期也是不规则的,此时心室率变动在 60～200 次/分之间。心房颤动时出现 f 波,心房率可高达 750 次/分,心室搏动完全不规则,心室率取决于房室传导阻滞的程度。

心电图是确诊的主要依据。需与多源性房性心动过速鉴别。后者特点是心电图上表现为频发房性期前收缩,P 波形态呈多样化,心室率不规则。当心房扑动为 2∶1 传导时,体表心电图可不见锯齿波形,而易误诊为房性心动过速,所以对心率介于 165～220 次/分之间的心动过速应行食管心电图检查以明确诊断。

(二) 治疗

新生儿心房扑动对低能量复律(1J/kg)、经食管心房调搏和洋地黄治疗均较敏感。有条件者可首选电复律和心房调搏复律。亦可用地高辛,其用法同阵发性室上速的用法相同。转律后再用地高辛短时间维持,因晚期复发的可能性不大,故不需预防用药。心房颤动偶尔也可被洋地黄转为窦性,无效者可应用奎尼丁或普鲁卡因胺,对病情危重,有心力衰竭表现的颤动,宜采用电击转律方法。

新生儿心房扑动与颤动的预后与是否并发器质性心脏病有明显关系,有基础疾病时预后比较严重。有作者报道在出生前或新生儿期发生的心房扑动与颤动 36 例,其中 30% 死亡。但 Dunnigan 等报道 8 例预后良好。

五、房室传导阻滞

(一) Ⅰ度

由于新生儿期的 P-R 间期正常值与年长儿不同,因此必须参照新生儿时期的正常值(表 6-3)。Ⅰ度房室传导阻滞在心电图上主要表现为 P-R 间期延长,房室比例保持 1∶1。部分正常的新生儿,由于脐带结扎延迟,于出生后头几个小时内 P-R 间期可以高于正常。在年长儿中,P-R 间期与心率快慢有关。但在新生儿中,P-R 间期与心率无关。然而如果发生了窦性心动过速,心率超过 170 次/分时,P-R 间期可略为缩短(0.01 秒)。

表 6-3　足月儿、早产儿 P-R 间期正常值

年　龄	足月儿			早产儿		
	平均	最小	最大	平均	最小	最大
0～24 小时	0.110	0.08	0.14	—	—	—
1～7 天	0.104	0.08	0.14	—	—	—
1～4 周	0.112	0.09	0.13	0.10	0.08	0.125

(足月儿值引自湖南医学院资料,早产儿值引自国外资料)

其发病原因有先天性心脏病、心肌炎等。但临床上最常见的原因为洋地黄作用,此非停药指征。体征除第一心音较低外,余无其他表现。只需病因治疗。

(二) Ⅱ度

Ⅱ度房室传导阻滞,窦房结冲动不能全部传达心室,因而造成不同程度的漏搏。心电图表现有两型:莫氏(Mobitz)Ⅰ型或Ⅰ型,又称文氏型:P-R 间期逐步延长,终于 P 波后不出现 QRS 波。莫氏(Mobitz)Ⅱ型或Ⅱ型:P-R 间期固定不变,但心室搏动呈现规律性脱漏。Ⅱ度房室传导阻滞最常见的原因是地高辛中毒,通常表现为 MobitzⅠ型,其发生率为

1.2%。新生儿时期 Mobitz Ⅱ型较罕见，但在电轴左偏伴完全性右束支传导阻滞（即双束支传导阻滞）者发生完全性房室传导阻滞前，可以出现 Mobitz Ⅱ型。另外，在先天性三束支传导阻滞伴症状性高度房室传导阻滞，以及新生儿低钙血症的病例中，可见到 Mobitz Ⅱ型房室传导阻滞的心电图表现。治疗主要针对原发疾病，但 Mobitz Ⅱ型有可能发展为Ⅲ度房室传导阻滞，应予警惕。

（三）Ⅲ度

Ⅲ度房室传导阻滞又称完全性房室传导阻滞，此型心房与心室各自独立活动，彼此无关，心室率比心房率慢。阻滞可发生于房室结或房室束，阻滞位置越低，则心室率越慢，QRS 波越宽。可分获得性与先天性两种，前者可见于新生儿心脏术后，偶见于心肌炎、重度窒息缺氧所致心肌损害；后者为传导系统先天缺陷，约30%同时有先天性心脏病，有作者报道与患儿母亲患免疫性疾病有关。新生儿完全性房室传导阻滞大多数是先天性的，但也有极少数是后天性的。根据国际联合调查研究报道，每20 000名活产儿中有1例为先天性完全性房室传导阻滞。但近年估计发病率为1/25 000。由于本病在新生儿期可以没有症状，新生儿先天性完全性房室传导阻滞患者的心室率也较快，因此容易漏诊。对先天性房室传导阻滞者进行组织学研究表明，病变可以发生在房室结之上、房室结本身或者希氏束。尸检发现有下述情况：①在心房传导组织与房室结之间缺乏心肌的连结；②房室结先天缺如或变性，可能同时有希氏束的病变；③希氏束缺乏连贯性（为先天性心脏传导阻滞中最常见的一种病变），或者为希氏束的变性（由于炎症或非炎症所致）。这些组织学改变的病因尚不明确，有以下几种学说：①传导系统发育缺陷。②胎儿时期发生过心内膜炎。③结缔组织变性（包括弹力纤维增生症）。④遗传缺陷引起细胞凋亡的错误。⑤房室结动脉闭塞等。部分家庭一家发生两例或两例以上，似乎与遗传缺陷有关。

1. 临床表现 心室率在50～80次/分的患儿可无症状，仅在体检时被发现。如无合并其他畸形，心脏听诊时常发现胸骨左缘Ⅱ～Ⅲ级收缩期喷射性杂音和心尖区舒张期第三心音，这是由于每搏输出量较高所引起。心率在30～45次/分时，多出现呼吸困难、气急、周围性青紫及充血性心力衰竭。

2. 心电图 心室率大多为40～80次/分，心房率70～200次/分，偶见心房扑动，可有室性期前收缩，Q-T 时限延长，QRS 波增宽示合并束支传导阻滞。

3. 诊断 新生儿心率持续在80次/分以下应考虑此症，经心电图检查可确诊。窦性心动过缓与Ⅲ度房室传导阻滞在心电图上很容易鉴别。

4. 治疗 心室率大于50次/分，无任何症状者则不需治疗。有症状者试用阿托品或异丙基肾上腺素仅可获得短暂心率增快。目前异丙基肾上腺素仅用于改善心率，作为安放起搏器前的准备。获得性者通过对原发病的治疗部分可获得恢复。对于先天性和治疗无效的获得性者可安装起搏器。应用起搏器的指征：①充血性心力衰竭伴 QRS 时限延长；②伴有先心病需手术治疗；③新生儿心率<50次/分，尤其是出现心源性脑缺氧综合征者。

关于本症的预后，国际联合调查研究的材料报道了120名出生前或出生时即诊断为完全性房室传导阻滞的婴儿，他们均无心脏病证据，随访10年期间总的死亡率为15%。在另一组1岁后方才确诊为完全性房室传导阻滞的患儿（不伴心脏病），总的死亡率仅3.5%。说明完全性房室传导阻滞的预后与确诊时的年龄有关：年龄越小，死亡率越高。此外，完全性房室传导阻滞的预后与是否伴有其他心脏病有关。出生时诊断为完全性房室传导阻滞伴其他心脏病者,随访期间死亡率高达43%。而在1岁后诊断为完全性房室传导阻滞伴心脏病者,死亡率为9%。在生后头几天内心室率有所增快者预后较好,而心室率有所减慢者死亡率较高。有人认为完全性房室传导阻滞的新生儿如生后72小时一般情况良好,则新生儿期多无困难;QRS时限正常而又无先天性心脏病者,多数以后也不会发生严重问题。伴有先心病者,长期生存率只有20%。

六、窦房结功能不良

窦房结功能不良(Sinus Node Dysfunction,SND)系自主神经系统功能紊乱,窦房结(SN)不能发出冲动或窦房传出阻滞所致,也可能多种因素并存。其主要特征为窦性心动过缓、窦性停搏、窦房阻滞、心动过缓-过速综合征、眩晕、晕厥和心脏骤停等。SND的主要病因有:早产低体重儿,窦房结发育不完善;严重发绀型先天性心脏病,因缺氧导致SND;宫内窘迫、肺炎、高黏综合征、呼吸暂停、心肌炎致窦房结缺氧缺血;迷走神经或β受体功能亢进;医源性:先心病矫治过程中损伤窦房结动脉及结缔组织;某些抗心律失常药物可直接或间接影响窦房结功能;特发性:原因不同,有些病例有家族性发病倾向,有些是遗传综合征的部分表现,如长Q-T间期综合征。

(一) 诊断

1. 症状体征 轻至中度青紫,以口周、鼻唇沟处明显,哭闹及喂奶时青紫无明显加重。听诊时心音低钝,心率快或心律不齐。

2. 心电图特点 表现复杂,主要有窦性心动过缓、窦律不齐、心房内游走节律、窦房结传出阻滞、窦性停搏、心动过缓-过速综合征、窦房结折返。

目前SND尚无统一标准。以下要点可参考。

1. 生后出现心律改变,尤其反复出现缓慢心率时应怀疑本病。

2. 心电图反复出现窦性心动过缓、P波形态异常、窦房阻滞、窦性停搏、心动过缓-过速综合征等,具备其中两项者可确诊。

3. 临床症状可有可无,以青紫、心律改变、气促多见。

症状性SND与非症状性SND鉴别,见表6-4。

表6-4 症状性SND与非症状性SND鉴别表

项　　目	症状性SND	非症状SND
窦房结损伤	暂时、一过性	持久、进行性
临床表现	无或轻、青紫、气促心律改变、呕吐、呼吸暂停、嗜睡	明显发绀、晕厥、癫痫样发作、偏瘫、猝死
心电图	暂时性轻度改变	中至重度改变,较恒定
坐卧试验	心率>120次/分	心率≤120次/分
阿托品试验	正常	异常
治疗	显效	好转或无效
预后	良好	较差或差

(二) 治疗

症状性SND可随年龄增长而缓解,无需特殊处理。以治疗原发病和有效的氧疗为主。

不必盲目应用副交感神经阻滞剂。非症状性 SND 常需安装起搏器治疗,定期随访。

症状性 SND 疗效明显,预后良好。如属窦房结本身损伤(心脏病术后)、先天性窦房结缺如、中毒变性、坏死纤维化等不可逆转改变时,则临床疗效及预后均不理想。

七、室性心动过速

室性心动过速在新生儿中并不少见,可发生于各种先天性与后天性心脏病以及低血钾、高血钾、严重缺氧与酸中毒等代谢紊乱时,60%的患儿并无心脏病的证据。危重新生儿临终前监护中常见,不及时处理,易转为心室扑动或心室颤动。

(一) 诊断

1. 室速发生时表现为精神反应极差、呻吟、尖叫、双目凝视、面肌或四肢抽搐、呼吸困难、面色苍白、气急、心音低钝。部分可无症状,常被原发病表现所掩盖。

2. 心电图特点 ①发作前常有室性期前收缩;②QRS 波宽大异常有切迹;③额面向量电轴显著变化偏向右上方;④呈现房室脱节,心室夺获。其频率为 160～280 次/分,加速性室性心律者心率约为 110～150 次/分。

根据心电图改变可确诊。但应注意与室上性心动过速伴差异传导或束支阻滞鉴别。

(二) 治疗

除针对原发病治疗外均应采取措施及时终止室速。对不伴 Q-T 间期延长的,单源或多源的室性心动过速用利多卡因,首次 1mg/kg 静脉注射,10～30 分钟重复使用 2～3 次,转为窦性心律后再用利多卡因 10～50μg/(kg・min)静脉滴注以维持疗效,应用 2～3 天后逐步减量至停用,时间共 4～5 天。对扭转型室速特别是 Q-T 间期延长的用异丙肾上腺素治疗,按 0.05～0.20μg/(kg・min)静脉滴注 1～2 天,转为窦性心律后维持 1～2 天可停用。对于特发性室速可选用 β-受体阻滞剂或胺碘酮治疗。

室速的预后与患儿心脏是否正常及发作时室率的快慢有关。心脏无器质性病变,Q-T 间期正常,预后较好。Q-T 间期延长者可发生猝死。室速合并严重感染或室速的室率快且持续时间长者预后差。心脏异常者,即使室速为单源性,预后亦不良。

第三节　新生儿高血压

新生儿高血压(hypertension in the newborn)主要继发于多种疾病,以血管病变及肾脏疾患为主。血管病变见于肾动、静脉血栓形成,主动脉缩窄,主动脉血栓形成,肾动脉缩窄。肾脏疾患见于各种原因引起的肾衰竭、多囊肾、梗阻性尿路疾病,肾发育不良、肾周围血管。其他病因有药物(肾上腺皮质激素、茶碱等),输液过多,颅内压升高,支气管肺发育不良。

一、诊　　断

(一) 血压标准 轻度高血压者,血压为≥95/64mmHg;显著高血压者,生后 7 天血压≥96/65mmHg,8～30 天血压≥104/70mmHg;严重高血压者,生后 7 天血压≥105/70mmHg,8～30 天血压≥110/74mmHg。测量患儿血压应在其安静状态下进行,连续 3 次的读数都升高才能确认为高血压,袖带宽度为上臂长度 66%。国内有研究对足月新生儿生后 7 天内血压的正常值范围及每日变化进行研究,提出以 $x±1.96s$ 为正常 95%上下限,正常足月新生儿高血压临界值分别为收缩压>90mmHg,舒张压>65mmHg,平均动脉压>75mmHg;低血压临界值分别为:收缩压<50mmHg,舒张压<30mmHg,平均动脉压<40mmHg。

(二) 辅助检查

1. 实验室检查　尿常规可见白细胞>10 个/HP,红细胞>5 个/HP,蛋白尿、管形>5个/HP,尿比重降低(<1.002)或升高(>1.018)。肾性高血压血气分析可呈代谢性酸中毒,血钾升高,血钠、血钙降低,血管紧张素Ⅱ>100.67μg/L。尿量<0.5ml/(kg·h),血肌酐>132μmol/L,尿素氮>14.28mmol/L 提示急性肾衰竭。肾静脉血栓形成血红蛋白降低,血小板减少,凝血酶原时间延长和部分凝血活酶时间延长。

2. X 线检查与造影　胸片可见心脏扩大。有助于支气管发育不良的诊断。腹片可见肾脏增大,肾钙化斑。静脉肾盂造影可显示患侧肾脏肿大及无功能肾,阻塞严重可见肾萎缩,有助于梗阻性尿路疾病及多囊肾的诊断。肾动脉造影有助于肾动脉狭窄的诊断。但造影剂可导致肾衰竭,生后 1 周内及肾衰竭者应慎用。

3. 心电图与 B 超　心电图见左心室扩大,血钾增高可见 QRS 波增宽。心脏 B 超有助于主动脉缩窄、主动脉血栓形成的诊断。腹部 B 超有助于多囊肾、肾肿瘤、肾静脉血栓形成、肾发育不全、肾周围血肿的诊断。

4. 肾图或肾扫描　可作为静脉肾盂造影可疑病例的补充检查,评价尿道反流,评估患肾所占总功能的百分比,判定手术价值。

5. CT 及磁共振　有助于判断肾脏畸形及肾后性梗阻。

二、治　疗

(一) 原发病治疗

因药物所致的高血压停用有关药物。输液过多者予利尿剂、抗心衰治疗。颅内压增高者予以降低颅内压的处理。纠正引起肾衰竭的各种原因。多囊肾者处理心力衰竭及肾衰竭,合并感染应用抗生素。肾静脉血栓形成者予纠正酸中毒、抗休克、抗凝治疗。梗阻性尿路疾病、肾周围血肿、主动脉缩窄、肾动脉血栓形成,应行外科手术纠正。

(二) 维持水电解质平衡

少尿或无尿者每日液体摄入量=不显性失水+前一日尿量+异常损失量-内生水,足月儿不显性失水为 30ml/(kg·d),早产儿高达 50~70ml/(kg·d),内生水 10~20ml/(kg·d),总液体以输液泵 24 小时均匀输入,使每日体重减轻 10~20g 为宜。一般不给电解质,不输库血及限制钾盐摄入。纠正酸中毒及高钾血症。确认无容量负荷过重而血钠仍<120mmol/L时,补充钠盐,3%氯化钠 12ml/kg 可提高血钠 10mmol/L。

(三) 降低血压

1. 利尿剂　通过促进排尿降低血容量而起降压作用,适用于低肾素型高血容量的轻、中度高血压。轻度高血压可单用利尿剂,在严重的高血压病可与其他降压药合用能增加其他药物降压作用,应用过程中注意水、电解质平衡。①氢氯噻嗪为抑制髓袢升支皮质部对 Na^+ 和 Cl^- 的再吸收促进肾排泄,并有降压作用,用法是 20~50mg/(kg·d),分次口服,对肾功能>50%者有利尿作用,对肾衰竭者效果差。②呋塞米为强襻利尿剂,适用于肾功能不全的高血压患儿。用法是剂量 1~4mg/(kg·d),分次口服或静脉注射。其副作用可导致低血钾,用药中如出现氮质血症及尿少加重则应该停药。

2. 血管扩张剂 轻度高血压用利尿剂无效以及显著高血压患儿,可加用血管扩张剂,其作用机制为直接扩张小动脉平滑肌降低总外周阻力,从而发挥降压作用,由于扩张血管血压下降,继发性的心交感神经兴奋可引起心率增快,心肌收缩力增强及水钠潴留的副作用,故与普萘洛尔和利尿剂合用可增强疗效。①肼屈嗪:不引起肾血流量下降,故可用于肾衰竭。常与利尿剂和 β 受体阻滞剂合用治疗中、重度高血压,用法为 0.1～1mg/kg 口服或静注,每 3～6 小时一次,副作用为皮肤潮红、心动过速、水钠潴留,故常需与利尿剂同用,合并心衰者忌用。②硝普钠:最强力、最迅速的降血压药,为血压严重升高或有神经系统症状者的首选药,对心、肾衰竭有效。用法为 5% 葡萄糖稀释后以 0.2～0.6μg/kg. min 速度,用输液泵控制避光滴入,根据血压情况调整输液速度,待血压稳定后维持该输液速度。副作用为血压过度下降、恶心、嗜睡、皮肤紫色花斑,还有硫氰酸盐中毒,故用药超过 24 小时者需测定其血液硫氰酸盐浓度,其浓度不得超过 10mg/dl。③米诺地尔:降压作用较肼屈嗪强,与 β 受体阻滞剂和利尿剂合用适用于其他药物无效的严重高血压,也可用于肾衰竭患儿。

3. 血管紧张素转换酶抑制剂 适用于高肾素性高血压,对正常肾素性及低肾素性高血压也有效。因其可增加肾血流量,也可用于肾衰竭患儿。降压作用迅速,可用于高血压急症治疗,已成为常用的一线降压药。卡托普利是最常用的药,推荐剂量早产儿及足月儿 0.01～0.03mg/(kg·d),每 8～12 小时一次,于后 24～48 小时视病情加量到 0.1mg/(kg·d),停药时逐渐减量,避免骤停。其副作用主要为白细胞减少、高钾血症、蛋白尿、皮疹,因其导致肾小球滤过率减少,对于肾动脉狭窄、独肾或肾动脉血栓形成者禁用。

4. 肾上腺素能受体阻滞剂 常用的是 β 受体阻滞剂,其降压机制不明确,可能与血管运动中枢及肾球旁装置的 β 受体的抑制作用有关。适用于高搏出量高肾素性高血压患儿。与利尿剂及血管扩张剂合用可增加疗效。其起效迅速,疗效高,对心、脑、肾无不良影响。可用于轻、中、重度各型高血压,静注可用于高血压危象的抢救,开始 0.2mg/kg,无效时 10 分钟 0.5mg/kg,必要时最后一次静注 1.0mg/kg,总剂量＜4mg/kg。静注后数分钟内即起作用,降压作用平稳,有效后可改为口服。

5. 钙通道阻滞剂 通过阻滞钙离子进入细胞内,使血管平滑肌松弛,达到扩张血管、降压的目的,降压效果较好,已用于儿科临床的有尼非地平、维拉帕米。

总之,降压药物的选择原则上对轻、中度高血压开始用一种药,从小剂量开始,逐渐增加剂量达到降压效果。一种药产生效果不满意时再加第二种药物。常用治疗方案为首选噻嗪类利尿剂,无效时加用 β 受体阻滞剂,必要时再加上血管扩张剂。今年来有良好降压作用的钙阻滞剂加卡托普利也常被用为第一线药。用药时应考虑高血压的发病机制,其机制常较复杂,则需要不同作用方式的药物联用。

(四) 高血压危象的治疗

高血压危象的治疗应选择紧急静脉给药降压。药物首选硝普钠,除用硝普钠外,还应同时给予足量镇静剂控制惊厥,保持呼吸道通畅,供氧,降低颅内压,抗心力衰竭治疗,减少心、脑、肾功能的损害。大多数患儿在药物治疗 1～7 天内高血压可得到控制,肾动脉血栓形成者在血栓得到治疗后 4～8 周内逐渐停药。支气管肺发育不良患儿随其肺功能好转而恢复。药物所致高血压在停药后血压即可趋于正常。注意为保证心、脑、肾等脏器充足的血供应,降压不宜过快,最好在治疗开始后 6 小时内血压降低计划降压的 1/3～1/2,在以后 48～72 小时内降压至接近正常。

第四节 新生儿心力衰竭

新生儿心力衰竭是新生儿期的急重症之一,也是围生期新生儿死亡的主要原因,它是由多种因素引起的心肌收缩能力减弱,不能正常排出由静脉回流的血液以致动脉系统的血液供应不足,静脉系统发生内脏瘀血而出现的不能满足周围循环、组织代谢需要的临床综合征,并出现心脏形态功能的异常和体液的调节紊乱,严重威胁患儿的生命。它具有起病急、来势凶猛、病情进展迅速、症状不典型、可呈暴发性经过等特点。临床上极易被忽略或漏诊误治,导致病情急剧恶化,失去抢救时机,甚至猝死。

一、诊 断

新生儿心力衰竭的临床症状,除肺动脉瓣狭窄可导致单纯右心衰竭外,新生左心或右心衰竭不能截然分清,主要临床表现有:

1. 心动过速,安静时心率持续＞150～160 次/分,心音减弱,且可出现奔马律,心脏扩大(主要靠 X 线显示)。

2. 小儿烦躁不安或萎靡,血压一般尚正常,但当心搏出量显著减少时,血压可下降,面色发灰,皮肤出现花纹。

3. 呼吸急促(60 次/分)浅表,青紫,呼吸困难,肺部干啰音或湿啰音。

4. 肝脏肿大＞3cm 或短期内进行性增大,或用洋地黄后缩小。

5. 食欲差,慢性心衰者主要表现为食欲减退,吸奶时气促易疲乏,体重不增。

6. 晚期心衰者可表现为心动过缓,呼吸减慢,呼吸暂停等。

7. 胸部 X 线平片示心脏扩大,心胸比例＞0.6 及肺水肿。

新生儿心衰的特点:由于新生儿心脏的解剖生理特点与年长儿不同,因而新生儿心衰表现有自身的特点:①左右心常同时衰竭,左心衰竭与右心衰竭不易明确区分,常表现为全心衰竭,发绀明显;②严重病例心率、呼吸可不增快;③肝脏大,以腋前线较明显;④新生儿心衰时夜间阵发性呼吸困难发生率不高,夜间呼吸困难往往比白天轻;⑤可合并周围循环衰竭;⑥新生儿心衰缺少特异症状,常被原发疾病掩盖,易致误诊误治;⑦新生儿心衰缺少临床诊断金标准;⑧早产儿及免疫功能低下的患儿,由于其生理功能不成熟,抵抗能力差,易出现心肌损伤而导致心衰。

二、诊 断 标 准

1993 年全国新生儿学术会议制定的新生儿心力衰竭诊断标准如下:

1. 可能引起心衰的病因存在。

2. 提示心力衰竭 ①心动过速＞160 次/分;②呼吸急促＞60 次/分;③心脏扩大(X 线和超声心动图);④湿肺(肺部有湿啰音,轻度肺水肿)。

3. 确诊心力衰竭 ①肝脏肿大＞3cm,短期内进行性肿大,治疗后肝脏缩小,为右心衰竭的主要特征;②奔马律;③明显肺水肿,为急性左心衰竭的表现。

具备以上条件者诊断心力衰竭:1 项+2 项中 4 条,多为左心衰竭的早期表现;2 项中 4 条+3 项中任何 1 条;2 项中 2 条+3 项中 2 条;1 项+2 项中 3 条+3 项中 1 条。

三、治　疗

(一) 原发病及诱因的治疗

原发病及诱因的治疗是解除心衰的重要措施。如复杂心脏畸形及时手术矫治。

(二) 一般治疗

1. 严密监护生命指征(心电、呼吸、血压及周围循环监护)。保持适中温度,置暖箱或红外线抢救台。

2. 保持适当的体位,一般将床头抬高 $15°\sim30°$,呈头高倾斜位。

3. 心衰均需供氧,但对动脉导管开放依赖生存之先天性心脏病患儿供氧应慎重。因血氧增高可促使动脉导管关闭,监测血气,纠正酸碱紊乱,必要时应用人工辅助呼吸。

4. 烦躁不安者给镇静剂如苯巴比妥或地西泮,严重者可给吗啡 0.1mg/kg 肌内注射。

5. 纠正代谢紊乱,如低血糖、低血钙、低血镁、低或高血钾症。

6. 控制液体入量,保持水和电解质平衡。液量一般为 $80\sim100ml/(kg \cdot d)$,凡有水肿时可减为 $40\sim80ml/(kg \cdot d)$,钠 $1\sim4mmol/(kg \cdot d)$,钾 $1\sim3mmol/(kg \cdot d)$。最好依据测得电解质浓度决定补给量,宜 24 小时平均给予。

(三) 强心药物治疗

1. 儿茶酚胺正性肌力药物　为肾上腺能受体兴奋剂,使心肌收缩力加强,心排血量增加,周围血管作用视药物和剂量而异。近年来国外有人认为,由于新生儿心肌储备力不足,以增加心肌收缩力为目的的洋地黄类药物对新生儿作用不大,主张心衰时应用儿茶酚胺类正性肌力药物。此类药物作用快,停药后持续时间短,有增强心肌力、增加心排血量的作用。常用药物作用及用法:

(1) 多巴胺:多巴胺的药理作用有剂量依赖性,小剂量 $2\sim4\mu g/(kg \cdot min)$ 可扩张肾、脑、肺血管,中剂量 $5\sim10\mu g/(kg \cdot min)$ 主要作用于 β 受体,增强心肌收缩和升高血压,大剂量 $10\sim20\mu g/(kg \cdot min)$ 通过兴奋多巴胺受体收缩血管。治疗新生儿心衰开始 $2\sim5\mu g/(kg \cdot min)$,逐渐增至 $20\mu g/(kg \cdot min)$,根据心血管效应调整剂量,最好用输液持续泵注入。但其在静脉滴注的过程中,静脉穿刺局部常出现皮肤苍白,甚至坏死等改变。国内有报道早产儿在静脉滴注多巴胺的过程中出现皮肤坏死。

(2) 多巴酚丁胺:直接作用于 β 受体,可增强心肌收缩力,而对心率及心律影响较小。剂量 $2.5\sim15\mu g/(kg \cdot min)$,静脉持续滴注,该药可以同多巴胺合用,剂量是多巴胺 $2\sim5\mu g/(kg \cdot min)$,多巴酚丁胺 $5\sim10\mu g/(kg \cdot min)$,疗效较好。

(3) 异丙肾上腺素:适用于濒死状态伴心动过缓的心衰及完全性房室传导阻滞伴心衰,剂量 $0.01\sim0.10\mu g/(kg \cdot min)$,心脏骤停时剂量每次 0.1mg/kg。

2. 洋地黄类正性肌力药物　洋地黄类药物治疗心衰是临床应用已久,其可加强心肌缩力,减慢心率,心搏量增加,心室舒张末期压力下降,尿量增加,改善心排出量及静脉瘀血。其作用机制是抑制心肌细胞膜上的 Na^+-K^+-ATP 酶活性,使细胞内 Na^+ 增多,通过 Na^+-Ca^{2+} 交换,导致细胞内 Ca^{2+} 增多,作用于心肌的收缩蛋白,增加心肌收缩力及心排血量。但其在新生儿心衰的应用价值仍有争议,多认为对轻中度心衰疗效好。一般推荐地高辛,其作用可靠,吸收和排泄迅速,使用较安全,口服 1 小时后浓度达最高水平,地高辛静注后 $3\sim4$ 小时,口服后 $6\sim8$ 小时血清地高辛浓度可作为反映心肌内浓度的指标。婴幼儿地高辛半衰期为 32.5 小时,故蓄积不多,使用较安全,地高辛可口服或静注为宜。国际已广泛实用 β-甲基地高辛,其优点在于口服吸收好,蓄积作用小。地高辛的用法及剂量见表 6-5。

表 6-5　地高辛的用法及剂量

年　　龄		地高辛化量(mg/kg)	
		肌肉、静脉注射	口　　服
早产儿	0～2 周	0.02	0.03
	2～4 周	0.03	0.04
新生儿	0～1 周	0.03	0.04
	1～4 周	0.04	0.05

(1) 用法及剂量:地高辛口服饱和量足月儿为 0.04mg/kg,早产儿 0.02～0.03mg/kg,静脉注射足月儿为 0.03mg/kg,早产儿为 0.015～0.02mg/kg。首次剂量用 1/2 饱和量,余量分 2 次(每次 1/4 饱和量),每隔 4 小时给 l 次。在给饱和量后 12 小时开始给维持量,维持量为饱和量的 1/4～1/3,每日分 2 次(间隔 12 小时)。

(2) 应用地高辛的注意事项:①用药过程中应密切观察患儿心衰是否改善,以确定疗效,并根据其病情变化随时调节剂量;②在缺氧、酸中毒、低钾、低镁、高钙及肝、肾功能不全时可增加洋地黄毒性作用,易发生洋地黄中毒,应注意及时纠正;③新生儿尤其是早产儿比年长儿易于引起洋地黄中毒,因此临床或心电图上发现任何洋地黄中毒的可疑征象均需用心电监护并暂时停药;④新生儿洋地黄中毒症状多不明显,主要表现为嗜睡、拒奶、心律失常,临床应严密观察,及时处理;⑤如在用药的过程中心率<100 次/分,出现异位搏动、Ⅱ度以上房室传导阻滞等,应该暂时停药并进行心电图监测;⑥地高辛血浓度测定对指导临床用药剂量是否合适有重要的参考价值,其有效血清浓度婴儿为 2～3mg/ml,地高辛中毒时新生儿血药浓度大多>4mg/ml,婴儿>3～4mg/ml,应注意高辛中毒可能。

(3) 洋地黄中毒的治疗:①立即停药,监测心电图;②血清钾低或正常者,肾功能正常者,用 0.15%～0.3%氯化钾静滴,总量不超过 2mmol/kg,但有Ⅱ度以上房室传导阻滞者禁用;③Ⅱ或Ⅲ度房室传导阻滞者可自静脉注射异丙肾上腺素,按 0.15～0.2μg/(kg·min),必要时用临时性心内起搏,也可用抗地高辛抗体,1mg 地高辛需要用 1 000mg 地高辛抗体;④窦性心动过缓、窦房阻滞者可用阿托品 0.01～0.03mg/kg,静脉或皮下注射;⑤有异位节律者首选苯妥英钠 2～3mg/kg,在 3～5 分钟静脉缓注,必要时每 15 分钟重复 1 次,最多不超过 5 次;⑥室性心律失常者可应用利多卡因,静脉注射每次 1～2mg/kg,必要时 5～10 分钟重复 1 次,总量不超过 5mg/kg。

3. 非洋地黄、非儿茶酚胺类正性肌力药物　主要药物有:

(1) 氨联吡啶酮:为近年来新合成的双吡啶衍生物。可能通过抑制磷酸二酯Ⅱ和增加环磷酸腺苷浓度,使细胞内钙离子浓度增加,从而加强心肌收缩力,同时亦作用于周围血管,引起血管扩张,减轻心脏前后负荷,该药在洋地黄饱和情况下,仍可兴奋心脏且不引起心脏激惹或其他中毒表现,尤其适用于房室传导阻滞亦可用于心源性休克,多用于慢性充血性心力衰竭如扩张型心肌病患者,静脉注射开始用 0.25～0.75mg/kg,2 分钟内显效,10 分钟达高峰值效应,可持续 1～1.5 小时,以后 5～10μg/(kg·min)。应监测血压和心律,长期应用副作用有心律失常,血小板减少,发热,肝炎,胃肠功能障碍及肾性尿崩症。

(2)米力农:系氨联吡啶酮同类药,作用较之强 10～40 倍,副作用少,静脉注射时首剂 0.01～0.05μg/kg,以后 0.1～1.0μg/(kg·min),用药后心脏指数增加,肺毛细血管镆压降低,运动耐力增加 ,适用于重度心衰患儿,但新生儿方面的应用尚缺乏经验。肝肾功能不全及严重室性心律失常忌用。

(四) 血管扩张剂

使用血管扩张剂减轻心泵负荷,从而增加心排血量,并可使心室壁张力下降,致心肌耗氧量有所减少,心肌代谢有所改善。新生儿用药前应了解病因,外周血管阻力,估计血容量及左室充盈度,动态观察心率、血压及动脉血氧饱和度,必要时超声监测心功能。应在积极用洋地黄及利尿剂的基础上应用,从小剂量开始,渐加量,待病情稳定后渐减量、停药。常用血管扩张剂按其作用周围血管的部位可分为 3 类:

1. 第Ⅰ类药物有硝酸甘油、硝酸异山梨醇、吗多明等,主要扩张毛细血管后静脉(容量血管),使静脉回流量减少心室充盈压降低,从而缓解肺血管高压症状。

2. 第Ⅱ类药物有肼屈嗪、酚妥拉明、酚苄明、米诺地尔、硝苯地平、前列腺素 E$_1$ 等,主要作用于小动脉、松弛周围动脉血管床,减少心脏排血阻力,有利于心排血量增加。新生儿常用酚妥拉明,其用法为每次 0.3～0.5mg/kg,静脉点滴(加入静脉点滴小壶中),3～4 小时 1 次,或 1～5μg/(kg·min)持续静脉点滴。

3. 第Ⅲ类药物有硝普钠、哌唑嗪、三甲唑嗪、卡托普利、咪噻吩等,作用于小动脉和静脉,使两者皆均扩张。新生儿常用硝普钠,其用法为 0.5～5μg/(kg·min),持续静脉点滴,应避光使用,应用过程中要测硫氰酸盐浓度,如达 5～10μg/dl 以上,可出现神经及消化系统中毒症状。此外。心钠素也具有强力排尿利钠及扩张血管作用,用于心衰患儿可提高心排血量,降低肺毛细血管镆压及总外周阻力,用法为静脉滴注,剂量 0.1μg/(kg·min),持续 1 小时。

(五) 血管紧张素转换酶抑制剂

可抑制血管紧张素Ⅰ转化酶活性,使血管紧张素Ⅱ生成减少,小动脉扩张,心后负荷降低,可用于轻度心衰治疗。血管紧张素转化酶抑制剂治疗心力衰竭与直接扩张血管药物比较有以下优点:①疗效持久;②不激活肾素-血管紧张系统;③不增强交感神经活性;④不引起水钠潴留;⑤有保护心肌作用,并可使肥厚的心脏回缩。常用药物有:

1. 卡托普利(巯甲丙脯酸　开搏通) 可抑制血管紧张素Ⅰ转换酶活性,使血管紧张素Ⅱ生成减少。小动脉扩张,后负荷降低。还可使醛固酮分泌减少,水钠潴留减少,降低前负荷,心功能得以改善,另外它可使缓激肽水平增高,前列腺素合成增多,抑制去甲肾上腺素的分泌和交感神经兴奋及抑制血管加压素作用。含有巯基的制剂具有抗自由基,防止脂质过氧化作用,保护心肌。本药治心衰时,体内总钾量及血清钾浓度增加应慎用储钾利尿剂,本药副作用有血钾升高、粒细胞减少和蛋白尿等,个别有肾功能损害,新生儿口服每次剂量 0.1mg/kg 开始,2～3 次/日,然后逐渐增加至 1mg/(kg·d)。

2. 乙丙脯胺酸 作用与卡托普利相似,但其分子结构不含有巯氢基结构,无卡托普利的副作用,与卡托普利比较,其血压下降明显,起效时间慢,服药后 4 小时达血浆浓度峰值,半衰期长达 33 小时,一天服 1～2 次即可,对水、钠排泄作用不明显。用药要从小剂量开始,开始剂量 0.1mg/(kg·d),逐渐增加,最大量不超过 0.5mg/(kg·d),分 2 次服。

（六）利尿剂

因心力衰竭有水、钠潴留,利尿剂可作用于肾小管不同部位,抑制对水、钠的重吸收,促进水钠排泄而发挥利尿作用,可减轻肺水肿,降低血容量,回心血量及心室充盈压,达到减低前负荷作用。需长期应用利尿剂的患者,宜选择呋塞米或氢氯噻嗪,加用螺内酯,前者利尿的同时失钾较多,后者有保钾作用,故二者配伍使用较为合理。本药须与强心药同时应用,如需长期应用,可用间歇疗法,即用 4 天,停 3 天。常用药有呋塞米静脉注射后 1 小时发生作用,持续作用 6 小时,剂量为每次 1mg/kg,每 8～12 小时 1 次,静脉注射。螺内酯为保钾利尿剂,可与呋塞米并用,静脉注射为每次 1mg/kg,每 8～12 小时 1 次,口服剂量为 1～3mg/(kg·d),分 2～3 次给予。各种利尿剂的用法及剂量见表 6-6。

表 6-6　各种利尿剂的用法和剂量

药　名	用　法	剂量 mg/(kg·d)	药　名	用　法	剂量 mg/(kg·d)
呋塞米	静注	1	氯噻嗪	口服	2～3
	口服	2～3	氢氯噻嗪	口服	2～5
依他尼酸	静注	1	螺内脂	口服	1～2
	口服	2～3			

（七）心肌保护药物

可保护和营养心肌,并能一定程度阻止受损心肌的进一步损伤。

1. 维生素 E 50mg/d 口服,维生素 C 0.5mg/(kg·d)静滴,5～7 天 1 疗程;

2. 1,6-二磷酸果糖 100～250mg/kg 静滴,每日 1 次,7～10 天 1 疗程。

（八）改善心室舒张功能

心室舒缓性与顺应性降低,可导致舒张性心力衰竭,如肥厚性心力衰竭、限制性心肌病患者,均不宜应用传统治疗的正性肌力药物。肥厚性心肌病患者采用 β 受体阻滞剂或钙拮抗剂治疗,取得一定的疗效,前者如普萘洛尔口服 1～2mg/(kg·d)分 3 次,后者如维拉帕米 3～6mg/(kg·d),分 3 次服或用硝苯地平 1～2mg/(kg·d)分 3 次服,从小剂量开始,逐渐加量。限制性心肌病则主要用利尿剂及对症处理。

（九）其他

动脉导管依赖性发绀型先天性心脏病如主动脉闭锁或缩窄、主动脉弓离断、大动脉移位、左心发育不良综合征、三尖瓣狭窄等。可用:

1. 前列腺素 E　0.02～0.05μg/(kg·min)静滴,促使动脉导管开放而纠正缺氧。

2. 未成熟儿动脉导管开放,可用吲哚美辛 0.2mg/kg,静脉滴注或口服,必要时每 8 小时再给予 1 次,总量不超过 3 次。

3. 有心律失常者用抗心律失常药。

（十）治疗心力衰竭的展望

1. 心力衰竭治疗模式的转变　以往认为,心力衰竭时心肌肥厚、交感神经激活、血浆和组织中肾上腺素升高是一种有利的代偿机制,可对衰竭的心肌起支持作用,增强心肌收缩力,使心排血量增加,并使周围血管收缩,以维持动脉压和重要器官的血流灌注。后来逐渐认识到,交感神经的过度激活增加心肌的能量消耗,并加速心肌细胞的凋亡,是心力衰竭发生、发展的重要机制,从而推动了心力衰竭治疗干预对策的转变。人们对心力衰竭的治疗对策已从短期的、血流动力学/药理学措施转变为长期的、修复性策略,目的是有利于改变衰竭心脏的生物学性质,并确立了受体阻滞剂与 ACEI 在心力衰竭治疗中的重要地位。β 受体阻滞剂治疗心力衰竭的现代观念,受体阻滞剂可以阻断交感神经兴奋性递质对肾上腺素能受体的兴奋作用,心力衰竭患者初期应用虽然有可能导致心力衰竭症状加重,但长期应用可获得有益的临床疗效。目前在成人的充血性心力衰竭中,非选择性 β 受体阻滞剂卡维地洛治疗后患者心功能指标明显改善。

2. 左心室辅助装置(LVAD)是一种全新的治疗技术,可作为心脏移植的桥梁或为心肌细胞修复提供一个过渡时期。对于不能进行供体移植的特殊患者则担当起长期的慢性心功能支持任务。它可在心脏衰竭的情况下维持正常的体循环,避免了多脏器功能衰竭。但在儿科受年龄、驱动装置和费用限制,应用经验有限,尚无有效的可比性数据,不过已有的临床数据已显示其良好的应用价值。随着 LVAD 技术的不断完善,目前一种"完全植入式"的 LVAD 也已经开发成功,对于心脏衰竭的治疗又将向前迈出一大步,LVAD 值得在国内儿科界中大力推广。

3. 肾素-血管紧张肽-醛固酮系统在心力衰竭的病理生理中发挥重要作用,且醛固酮受体拮抗剂在大部分的经过精心选择的大规模临床试验的心力衰竭病例中表现出良好效果。醛固酮受体拮抗剂的可能机制有:抑制心血管重塑、减少胶原沉着、增强心肌顺应性、防止低血钾和心律失常、调节一氧化氮合成、免疫调节作用。

第五节　新生儿休克

休克是由多种病因引起的以微循环障碍为特征的危重临床综合征,为新生儿常见的急症,也为多见的死亡原因之一。此征可产生生命重要器官的微循环灌注不足,有效循环血量降低及心排血量减少。细胞不能充分利用氧,发生结构和功能的损害,最终导致脏器功能不全。与其他年龄小儿相比,新生儿休克不论病因、病理生理或是临床方面都有其特殊性,新生儿休克病因复杂,临床症状不典型,早期症状不明显,病情进展迅速,治疗困难,病死率高。

一、诊　　断

(一)病史、症状、体征

患儿除有早期的临床表现外,监护是很重要的。休克时体温大多低下。如为低出生体重,母亲妊娠期有败血症,或多胎妊娠、脐带脱垂及分娩前 24 小时内母亲阴道出血所娩出的婴儿,有可能发生休克,应常规检测心率、呼吸次数和血压。新生儿肺透明膜病、硬肿症及临产前或分娩过程中其母亲使用过镇静剂或麻醉剂常易发生休克,应注意。胎内输血而失血的胎儿,如生后 HCT 降至 40% 以下时,表现为面色苍白、血压下降,可测量中心静脉压(CVP),此可反映心脏泵功能和循环血量的总和,其正常值为 $0.4 \sim 0.7$ kpa($3 \sim 5$ mmHg)。用于鉴别心源性休克和低血容量性休克时。

(二)血流导向飘浮导管

该技术可测量左室和右室充盈压、右房和肺毛细血管楔嵌压、肺动脉压和心排出量。从这些参数可计算肺与循环血管阻力、心脏指数和休克指数等,此不仅有利于休克的诊断和鉴

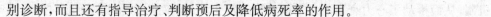

别诊断,而且还有指导治疗、判断预后及降低病死率的作用。

（三）其他检查

包括 HCT、Hb、RBC、心电图、电解质、血气分析、脉搏氧饱和度（SpO_2）、胸部 X 线及血培养等,如外周循环不良,SpO_2 下降与 PaO_2 的差别大。感染性休克时,可测血 C-反应蛋白、内毒素、TNF-α、ET、白介素-6（IL-6）、白介素-1（IL-1）、β-内啡肽和 PAF 等,帮助早期诊断和指导治疗。

根据血压、脉搏性质、皮肤温度和颜色等进行评分,将新生儿休克分为轻、中、重三度,如表 6-7。

表 6-7 新生儿休克评分标准

评 分	血 压	脉 搏	皮肤温度	皮肤颜色	皮肤指压转红
0	正常	正常	正常	正常	正常
1	稍低	弱	发凉	苍白	轻度变慢
2	比正常值稍低				
	20% 以上	触不到	冷	发花	严重变慢

根据以上 5 项体征评分数值之和计算,0～3 分示轻度休克、3～6 分示中度休克,6～10 分属重度休克。

二、治 疗

休克是必须分秒必争抢救的重症,为防止发生不可逆的病理变化,一定要尽早改善外周循环、增加心搏出量,使细胞功能恢复。其治疗原则是保持通气、输液、维护心、肺功能,并要有临床和实验室的监护记录,以便于评估病情动态变化。必要时采用动脉内和中心静脉留置导管,对治疗反应进行监测。

（一）一般治疗

应减少搬动,体温不升者保温（轻症可缓慢复温）。将患儿置于温室中,使体温升至 35℃后,送入预先加热到 26℃的暖箱内,于 4～6 小时内将暖箱温度逐渐调节到 30～32℃,使患儿体温于 24 小时内恢复正常。患儿有高热,以擦浴降温为主,动作要轻。饲喂少量水或奶,腹胀时插胃管引流。

（二）改善通气和供氧

在抢救中通气及供氧应放在首位。不论血气结果如何,都应及早供氧,当出现呼吸加快或由快转慢,呼吸节律不整,吸氧下发绀加重,血 $PaCO_2 > 6.7kPa$（50mmHg）时,均要机械通气。对 PPHN,有条件可用 NO 吸入治疗。目前治疗原发和继发的 PPHN,起始 NO 浓度一般在 20～40ppm,长时间吸入则降到 5～10ppm,甚至 1～3ppm,原则上选用最低有效浓度。

（三）扩充血容量

其目的是改善微循环、补充血容量、维持各脏器的血供。输液原则是"需多少、补多少",采取充分扩容的方法。当血压降低、CVP<0.4kPa 时,必须扩容,可用清蛋白 1g/kg 或血浆增量剂以及生理盐水（10～20ml/kg）。如有明显急性失血,则需输全血或新鲜冻血浆,HCT降至 35% 以下,可使用浓缩红细胞。但超量补液会带来肺水肿,动态观察静脉充盈程度、尿

量、血压和脉搏等指标,可作为监测输液量多少的参考指标。有条件时应动态监测 CVP 和肺动脉楔嵌压(PAWP),CVP 和 PAWP 超过正常,说明补液过多;反之两者低于正常,说明血容量不足,可以继续补液。在补充血容量时,需考虑纠正血流动力学的障碍,注意输血和输液的比例,一般可参考 HCT 的变化,选择全血、胶体或晶体液,使 HCT 控制在 $40\%\sim45\%$。

(四)纠正酸中毒

因休克引起的代谢性酸中毒,用碱性药物其疗效是有限的,一般如能补充血量和液量,即可改善酸中毒。如通过上述治疗其 $PaCO_2$ 仍低,则每次应用 $2mmol/kg$ 的 5% 碳酸氢钠是安全的。通过监测血气酸中毒纠正程度,若 $pH>7.25$ 则不必再补碱。反复使用可能导致高钠血症和高渗透压,而并不能中和乳酸,特别是对极低出生体重儿,使用时应特别慎重,需稀释两倍以上作静脉滴注。

(五)血管活性药物的应用

必须在纠正血容量和酸中毒的基础上应用。多巴胺可增强心肌收缩力、扩张肾血管、增加肾血流量,对心率影响少,是治疗各类型休克的首选药物。其药理作用随剂量不同。常用 $5\sim10\mu g/(kg\cdot min)$,并加用酚妥拉明 $2\sim5\mu g/(kg\cdot min)$ 以解除多巴胺的血管痉挛作用及协同增加心肌收缩力。多巴胺无效或心源性休克,可用有增强心肌收缩力作用的多巴酚丁胺 $5\sim15\mu g/(kg\cdot min)$。如心率<120 次/分,多巴胺 $3\sim5\mu g/(kg\cdot min)$ 加异丙肾上腺素 $0.1\sim1.0\mu g/(kg\cdot min)$,异丙肾上腺素从小剂量开始,维持心率 160 次/分左右。

(六)补充钙剂

休克时因大量应用清蛋白、全血或新鲜冰冻血浆后,常发生总血钙或游离钙的降低,应及时补充,以提高心肌收缩力和全身血管张力。对已经洋地黄化的患儿,最好避免应用。

(七)肾上腺皮质激素的应用

可解除血管痉挛,减低外周阻力,改善微循环,稳定溶酶体膜,防止细胞因缺氧、酸中毒发生自溶,并可中和细菌毒素,通过糖异生使乳酸向糖转化,减少乳酸堆积。对感染性休克可防止毒素进入,并控制其病情发展。多数学者认为,应遵循早期、大量、短疗程的原则。在肾上腺功能不全、过敏性休克时,首选地塞米松(dexamethasone)$1\sim2mg/kg$ 或氢化可的松(hydrocortisone)$10\sim20mg/kg$,每 $3\sim4$ 小时静脉内注入 1 次。大剂量有阻断 α 受体的作用,可致周围血管阻力降低,使心搏出量增加,但对出血性休克的效果不佳。

(八)纳洛酮

是阿片受体竞争性拮抗剂,能自由通过血脑屏障,与阿片受体呈专一性结合,亲和力强于吗啡或脑啡肽。结合后能有效地阻断内源性阿片样物质介导的各种效应。Boeuf 等综合分析了 2002 年 12 月之前纳洛酮治疗各型休克的 6 项随机对照研究,认为纳洛酮能提高血压,特别是平均动脉压,降低死亡率,改善预后。国内许多文献均证实,新生儿休克时血浆 β-内啡肽水平显著增高并与休克程度平行。β-内啡肽可抑制前列腺素和儿茶酚胺的心血管效应,使血管平滑肌松弛,血压下降。纳洛酮可解除 β-内啡肽对儿茶酚胺的拮抗作用,使 β 肾上腺素能受体增敏,α 和 β 肾上腺素能受体恢复平衡,同时纳洛酮也改变了 G 蛋白水平,增强了心脏的兴奋性和敏感性,从而使心脏舒缩功能恢复正常。但对于轻度新生儿休克,其作用不甚明显。这可能与以下原因有关:纳洛酮主要是通过拮抗 β-内啡肽的释放来发挥作用,而新生儿休克时,其血浆 β-内啡肽含量明显增高,且增高的程度与病情轻重有关。休克总的治疗目的就是通过提高携氧能力(维持血细胞比容在 $35\%\sim40\%$),改善 SaO_2($95\%\sim99\%$)及 PaO_2,增加心排血量来恢复重要脏器的氧供,而纳洛酮在以上环节均能发挥作用,显著提高抢救成功率。此外,纳洛酮的临床应用安全性较大,副作用也很少,且尚未见有儿童严重副作用的报道。

(九)抗自由基治疗

休克时自由基产生速率超过清除能力,应用自由基消除剂十分必要。维生素 C 目前最常用的抗自由基药物之一,需足够剂量方能奏效,以 $100\sim150mg/(kg \cdot d)$ 静脉点滴后,能迅速使血丙二醛水平下降和超氧化物歧化酶(SOD)、过氧化氢酶(CAT)水平升高,说明起到清除自由基、保护机体自身抗氧化系统的作用。此外还可使用维生素 E、SOD 及 CAT 等,持续需时较长。

(十)抗介质治疗

1. 内毒素抗体应用　有单克隆和多克隆抗体,用后能明显改善预后,可降低感染性休克的病死率。

2. 肿瘤坏死因子拮抗剂的应用　在诸多因子中 NTF 起着关键作用。如产生过多,可造成机体的损伤,如给予 TNF-α 单克隆抗体能提高存活率。

3. IL-1 受体拮抗剂的作用　在休克发病机制中,IL-1 能活化靶细胞合成并释放 PAF、前列腺素、NO 等舒血管物质。如给予 IL-1 受体拮抗剂治疗,存活率明显增高,认为是安全有效的。

4. NO 合成酶抑制剂　在感染性休克,各种细胞因子均可诱导 NO 合成酶的基因表达,因合成增加致外周血管舒张和低血压,并抑制心肌收缩力。用鸟苷酸环化酶抑制剂亚甲蓝治疗,可使动脉压升高,心功能得以改善。亚甲蓝能阻止 NO 与鸟苷酸环化酶结合,抑制 NO 的活性。

(十一)不同病因引起休克的治疗特点

1. 心源性休克　主要是针对病因治疗,纠正低血糖和低血钙。如心脏有器质性畸形,必要时行手术矫正。输液应保持最低量,以免增加心脏负荷。如休克继发于窒息性心脏综合征,治疗应针对矫正缺氧和酸中毒,以及伴存的低血糖和低血钙,然后再考试应用洋地黄及异丙肾上腺素;继发于 PPHN 者,可行 NO 吸入治疗;若发生于严重快速心律失常,可用直流电复律;如为机械心包填塞,则应采取减压措施。

2. 低血容量性休克　需立即扩容,血型不明时使用 O 型 Rh 阴性的红细胞混悬在 AB 型血浆中输注,最好用患儿及其母亲都作过交叉配血的新鲜同型血,剂量 $10\sim20ml/kg$,紧急处理后根据 Hb、RBC、HCT 作进一步补充。其计算公式为 Hb 缺失(g%)×6(ml)×体重(kg)=所需全血量(ml)。扩容可按每分钟 $2\sim3ml/kg$ 的速度输入,密切监护其反应,一旦恢复适当的血容量,则其他部分的液体补充应在数小时内缓慢给予,有人认为扩容应使收缩压达到 $4.7\sim5.3kpa(35\sim40mmHg)$。由于水和电解质失调引起的低血容量休克,可静脉输注相应的电解质溶液。因肾上腺皮质 21 羟化酶缺陷引起的严重失盐型患儿,如能及早诊断,在静脉补充含钠溶液的同时,口服氟氢可的松$(0.05\sim0.20mg/d)$效果良好。

3. 感染性休克　及早诊断是治疗成功的关键。必须给予有力的抗生素和必要的清创引流,以控制感染。在使用抗生素前,要作血、尿、粪、胃液、脑脊液及感染部位渗出液的培养和药敏试验。此外,适当的扩容、应用血管活性药物及其他支持疗法。有主张用大剂量糖皮质激素对抗内毒素,甲基泼尼松龙每次用 $10\sim30mg/kg$,或地塞米松每次 $2\sim6mg/kg$ 静脉注射,每 $4\sim6$ 小时 1 次,直到病情稳定,不超过 3 天者,可以骤停使用。扩容可选用新鲜血、血浆或右旋糖酐,剂量为 15～20ml/kg。血管活性药物要根据患儿血流动力学的情况适当选用,多巴胺 5～10μg/(kg·min)、阿托品每次用 0.03mg/kg、胰升血糖素 0.5～1mg/(kg·h)等,必须用微泵给药,并视患儿的反应调整速度。若并发 DIC,现主张微剂量肝素皮下注射(20～40V/kg,每 12 小时一次),吸收缓慢,能较长时间的维持稳态血浓度,而且安全有效,无出血副作用,也不需监测凝血指标,尤其适用于 DIC 的早期高凝状态或预防 DIC。采用换血疗法,也常能取得良好疗效。革兰阴性菌感染引起的应用单克隆或多克隆抗体可降低休克病死率;嗜苯胺蓝体颗粒的抗内毒素蛋白是为增加渗透性的杀菌蛋白(BPIP),与内毒素的脂多糖有较好的亲和力,对患者有明显的保护作用;此外,严重感染时,使用 TNF-单克隆抗体、IL-1 受体拮抗剂治疗能提高其存活力。

4. 窒息性休克 窒息性休克的治疗不主张快速有力的扩容,而重在给氧,根据病情尽早给予人工通气呼吸支持,通常行气管插管,以维持适当的血氧及通气。碳酸氢钠在窒息性休克时并非必用不可,仅在患儿有严重的代谢性酸中毒,接受辅助通气和 $PaCO_2$≤3.66kPa(35mmHg)时才给予,否则有加重呼酸的危险。人工辅助通气的作用,不仅使血糖水平上升,而可促进体内积蓄的乳酸进入三羧循环,改善代谢性酸中毒,且可激活一种转换酶,此酶可分解缓激肽,使血管紧张素转变成血管紧张素,有利于血压回升。如心率在 2 分钟内不见改善,应行胸外心脏按压,用碳酸氢钠无效者,改为肾上腺素、葡萄糖和钙剂。如有低血容量,可选用全血、血浆或清蛋白,按每次 5ml/kg 均匀速度约于 5 分钟输完,此量可以重复,到组织灌流恢复即停止。如能及早给予合理治疗,阻断 ET、NO 过量释放所致的神经毒性作用,可望减轻神经细胞损伤,以免后遗症的发生。寻求理想的 ET 受体 beon 阻滞剂与 NOS 抑制剂是防治的有效途径。韩玉昆提出的患儿出生后三天内要做到"三项支持",其中之一的"维持周身各脏器的良好灌注"这一理念便已涵盖了窒息性休克的内容,真正做到"三项支持"的,必然要诊断是否存在休克,并治疗休克,这是稳定机体内环境的手段之一。

(十二) 新生儿休克的预后

早期休克如未能及时控制,常导致病情恶化,预后不佳。休克的预后与以下因素有关。

1. 动脉血 pH 休克时微循环灌注不足,组织器官缺氧缺血,乳酸堆积,导致酸中毒。酸中毒致组织器官微循环灌注量进一步减少,休克进一步加重。酸中毒还使毛细血管内皮细胞受损,从而激活凝血系统,使 DIC 形成,加重微循环障碍;使心肌收缩力降低,微循环灌注压进一步降低,使休克不断恶化。休克愈重,代谢性酸中毒也愈重,治疗难度就越大。

2. 血压 新生儿休克时交感神经兴奋性较强,能维持较长时间的血管收缩。休克早期血压可以正常,但血压下降是病情严重的标志,提示休克进入中晚期,病死率高。

3. 血管活性药物应用早晚 交感神经兴奋是导致病情进展的主要病理基础,阻断交感神经持续兴奋是治疗休克的重要环节。

4. 呼吸支持 新生儿休克时肺功能障碍明显,应用呼吸支持治疗、维护肺功能是治疗休克的重要措施之一,呼吸支持可使体内积蓄的乳酸进入三羧酸循环,从而改善代谢性酸中毒,还可使血管紧张素 I 转变为血管紧张素 II,有利于血压回升,同时保证机体的氧合功能,解除呼吸肌疲劳和中枢抑制所致的通气障碍,使 $PaCO_2$ 下降,维护肺泡扩张,减轻肺水肿。

（吴本清 刘 珍）

参考文献

1. 金汉珍,黄德珉,官希吉.实用新生儿学.第3版.北京:人民卫生出版社,2001.

2. Heyman E, Morag I, Batash D, et al. Closure of patent ductus arteroisus with oral ibuprofen suspension in premature newborn:a pilot study. Pediatrics,2003,112(5):354.

3. 陈忠建,翟波,何强,等.动脉导管未闭结扎与缝扎术疗效比较.临床小儿外科杂志,2007,6(1):44-45.

4. 杨思源.小儿心脏病学.第3版.北京:人民卫生出版社,2005.

5. 张永为,黄敏,华仰德.经导管封堵和手术修补继发孔型房间隔缺损对照研究的Meta分析.中国循证儿科杂志,2007,2(1):7-13.

6. Bass JL, Kalra GS, Arora R, et al. Initial human experience with the Amplatzer perimembranous ventricular septal occluder device. Cat heter Cardiovasc Interv,2003,58(2):238-245.

7. Sun SH, Yang XC, Zang H, et al. Catheter closure ofcongenital heart diseases using a new homemade occluder. Acta Academiae Medicinae CPAPF,2006,15(1):26-28.

8. 成胜权,刘建平,孙新,等.国产双盘状封堵器治疗儿童膜周部室间隔缺损效果及随访研究.中国循证儿科杂志,2007,2(1):27-31.

9. 李寰,张玉顺,刘建平,等.室间隔缺损经导管封堵术后高度房室阻滞.中华心律失常学杂志,2005,9:55-56.

10. Pretre R, Dave H, Kadner A, et al. Direct closure of the septump rimum in atrioventricular canal defects. J Thorac Cardiovasc Surg,2004,127(6):1678-1681.

11. 凌庆,汪涛,赵萍,等.新生儿复杂先天性心脏病的外科治疗.中国胸心血管外科临床杂志,2005,12(3):155-157.

12. 李守军,高峰,吴清玉,等.完全性房室通道的外科治疗.中国胸心血管外科临床杂志,2005,12(5):323-325.

13. 屈顺梅,李奋,武育蓉,等.房室间隔缺损的心电图分析.心电学杂志,2005,24(1):3-6.

14. Vasilopulos RJ. ECG of the month:Pulmonic stenosis. J Am VetMed Assoc,2004,224(10):1589-1590.

15. Silvilairat S, Pongprot Y, Sittiwangkul R, et al. Factors determining immediate and medium-term results after pulmonary balloon valvulop lasty. J Med Assoc Thai,2006,89(9):1404-1411.

16. Garty Y, Veldtman G, Lee K, et al. Outcomes after pulmonary valve bal-loon dilatation in neonates. infants and children. J Invasive Cardiol,2005,17(6):318-322.

17. Oxmen N, Cebeci BS, Kardesoglu E, et al. P wave dispersion is increased in pulmonary stenosis. Indian Pacing Electrophysiol J ,2006,6(1):25-30.

18. Ashburn DA, Blackstone EH, Wells WJ, et al. Determinants of mortality and type of repair in neonates with pulmonary atresia and intact ventricular septum. J Thorac Cardiovasc Surg,2004,127:1000-1007.

19. Karamlou T, Crindle BW, williams WG. Surgery Insight:late complications following repair of tetralogy of Fallot and related surgical strategies formanagement. Nature Clin Practice Cardiovasc Med,2006,3(11):611-622.

20. Mackie AS, Gauvreau K, Perry SB, et al. Echocardiographic predictors of aortopulmonary collaterals in infants with tetralogy of fallot and pulmonary atresia. J Am Coll Cardiol,2003,41(5):852-857.

21. Kolcz J, Pizarro C. Neonatal repair of tetralogy of Fallot results in improved pulmonary artery development without increased need for reintervention[J]. Eur J Cardiothorac Surg,2005,28(3):394-399.

22. Jeoung RL, Jun SK, Hong GL, et al. Complete repair of tetralogy of Fallot in infancy[J]. Interact

Cardiovasc Thorac Surg,2004,3(5):470-474.

23. Cheung MM, Konstantinov IE, Redington AN. Late compl ications of repair of tetralogy of Fallot and indications for pulmonary valve replacement. Semin Thorac Cardiovasc Surg,2005,17:155-159.

24. 何维来,周汝元,林敏,等.法洛四联症根治术后近期疗效影响因素分析.中国心血管病研究杂志,2007,5(5):338-341.

25. 余波,林振浪,李莎莎,等.前列腺素E1治疗新生儿完全性大动脉转位的疗效.实用儿科临床杂志,2006,22(1):57-58.

26. Murthy KS,Coelho R,Kulkarni S,et al . Arterial switch operation with in situ coronary reallocation for transposition of great arteries with single coronary artery. European Journal of Cardio-Thoracic Surgery,2004,25(2):246-249.

27. 徐宏耀,王平凡,朱汝军,等.心房内调转术治疗完全性大动脉错位.中国胸心血管外科临床杂志,2006,13(3):202-203.

28. 张玉奇,叶宝英,陈树宝,等.完全性大动脉转位的多普勒超声心动图诊断.医学影像学杂志,2005,15(9):778-780.

29. Pearl JM,anning MPB,Franklin C,et al. Risk of recoarctation should not be a deciding factor in the timing of coarctation repair. Am J Cardiol,2004,93(6):803-805.

30. 施凯耀,张秀和,吕民,等.小儿先天性主动脉缩窄的临床治疗.中国妇幼保健,2007,22(1):49-51.

31. Rosenthal E. Coarctation of the aorta from fetus to adult:curable conditionor life long disease process. Heart,2005,91(11):1495-1502.

32. Ramnarine I. Role of surgery in the managem ent of the adult patient with coarctation of the aorta [J]. Postgrad Med J,2005,81(954):243-247.

33. Zeltser I,Menteer J,Gaynor JW,et al. Impact of re-coarctation following the Norwood operation on survival in the balloon angioplasty era. J Am CollCardiol,2005,45(11):1844-1848.

34. 吴本清.新生儿心律失常.国外医学儿科学分册,1998,25(1):26-29.

35. 范秀芳,刘红锋,董敏,等.足月新生儿7日内血压变化范围及临界值,实用儿科临床杂志,2006,21(4)235-236.

36. 程志远,王爱红.β受体阻滞剂在心力衰竭患者中的应用.医学综述,2007,13(10):773-774.

37. 杨晓东,陈秀玉.左心室辅助装置在儿科心力衰竭中的应用价值.国际儿科血杂志,2007,34(3):182-185.

38. 丁学星.新生儿休克的早期诊断治疗及影响预后的因素.实用儿科临床杂志,2006,21(8):509-512.

39. Boeuf B,Poirier V,Gauvin F. Naloxone for shock Cochrane Database. Syst Rev,2003(4):CD004443.

40. 钱培德,张少丹.纳洛酮在新生儿疾病中的应用.中国实用儿科杂志,2001,16(3):183.

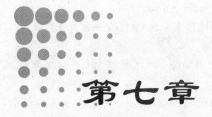

第七章

神经系统疾病

第一节　新生儿惊厥

新生儿惊厥是中枢神经系统疾病或功能失常的一种临床表现,是新生儿期常见急症之一,常提示存在严重的原发病,需要迅速的诊断和处理。足月儿中新生儿惊厥的发生率为2%～3%,早产儿中为 10%～15%。新生儿惊厥的病因复杂,临床表现多样,其诊断和治疗大不一样,预后也各异。

一、诊　　断

1. 病因诊断　新生儿惊厥的病因广泛、复杂,且多种病因同时存在,以围生期并发症如缺氧缺血性脑病、脑损伤、颅内出血、脑积水,各种病原体所致的脑炎、脑膜炎、感染中毒性脑病、破伤风,代谢异常如低血钙、低血镁、低血钠、高血钠、低血糖、碱中毒、核黄疸、甲状旁腺功能低下、维生素 B6 缺乏症及各种心肺疾病、红细胞增多症所致的脑缺氧为最常见。颅脑异常、先天性酶缺陷、基因缺陷,及一些药物如呼吸兴奋剂、氨茶碱、异烟肼局麻药、有机磷的撤药综合征等都可引起新生儿惊厥。值得注意的是同一惊厥患儿可以有多种病因,如缺氧缺血性脑病可同时有低血钙、低血镁、低血钠、低血糖,败血症患儿可合并脑膜炎、中毒性脑病、低血糖,在有电解质和酸碱失衡、血糖异常的惊厥患儿中绝大部分存在更主要的病因。

(1) 应着重询问以下病史:惊厥家族史和父母是否近亲婚配,有助评估先天性或遗传性疾病可能性;母药瘾史或吸毒史有助诊断撤药综合征;母亲孕期妊高征、胎儿宫内窘迫、产程延长、难产、羊水胎粪污染、产伤、产时窒息史,对判断缺氧缺血性脑病和颅内出血极为重要;有旧法接生史要警惕破伤风;喂养史有助于判断低血糖、电解质紊乱;母儿感染史和胎膜早破史有助于判断颅内感染、败血症等。出生 3 日内出现惊厥,最常见的病因是缺氧缺血性脑病、颅内出血,可合并低血糖、低血钙、低血钠;先天性弓形体、TORCH 感染,维生素 B6 依赖症也可在出生后不久发生惊厥;出生 4 日后出现的惊厥,以脑膜炎、败血症、破伤风和低血钙、低血镁较多见。

(2) 体检:除全面体检外,应着重以下检查:①精神、意识:嗜睡、昏迷常提示大脑受损;

②四肢运动和肌张力异常提示中枢神经系统损害；③原始反射：如吸吮、觅食、拥抱、握持等反射异常，表明脑干受损；④囟门和颅缝：增宽和饱满示颅内压增高；⑤瞳孔：应注意瞳孔大小、两侧是否对称和对光反应；⑥皮肤和脐部：皮肤重度黄染注意核黄疸，肤色深红注意红细胞增多症，严重发绀需考虑脑缺氧，皮肤和脐部的感染需警惕败血症、脑膜炎，脐部不洁加旧法接生史应警惕破伤风；⑦抽血部位不易止血：注意弥漫性血管内凝血致颅内出血；⑧心肺情况和血压：有助判断是否脑缺氧；⑨体温：新生儿发热、早产儿可表现为体温不升，多由感染引起；⑩特殊气味：伴呕吐、进行性神志障碍，应想到先天性代谢缺陷病。

（3）辅助检查：是确定新生儿惊厥的重要手段。新生儿惊厥病因多，给临床病因诊断带来困难，应有选择有步骤地进行。寻找病因的一个逻辑顺序：血氧、血糖、血清钙钠镁、血 pH 值、脑脊液、血培养、母亲和新生儿的宫内感染、头颅 B 超、MRI 或计算机体层扫描（CT）、脑电图（EEG）、尿液有机酸、血清和脑脊液的氨基酸等检查。若仍未找到明显病因，可考虑试验性吡哆醇治疗等。

（4）特别注意的是以前认为新生儿脑梗死是少见的致病因素，但近来发现新生儿脑梗死的发生率约为 1/4 000 活产足月新生儿。本病临床表现多变，体征不明显，易漏诊，因此对有高危因素的新生儿应高度警惕脑梗死的发生。对临床出现神经系统异常表现者，无论其表现程度是否严重均应常规作进一步的影像学检查。头颅 B 超筛查脑梗死有效、方便、经济。弥散加权和磁共振成像（DW-MRI）诊断脑梗死敏感且快速，可在发病后数小时以内明确诊断。联合应用超声和磁共振血管（MRA），发现 12％ 的脑梗死病灶局限在左大脑中动脉。

（5）良性家族性新生儿惊厥（benign familial neonatal convulsions，BFNC）较罕见，国外发病率约为 1/10 万，是常染色体显性遗传病。近年对该病研究较深入，研究显示 BFNC 是由于钾离子通道基因 KCNQ2 和 KCNQ3 突变引起的，常表现为先前正常的新生儿，出生后 2～3 天出现强直性和阵挛性惊厥，几周后自行停止，预后好。对 BFNC 家系的基因诊断显示 KCNQ2 基因突变为 193ldelG。

2. 新生儿惊厥发作的临床表现形式和分类　新生儿惊厥发作的临床表现不典型，发作症状往往是片段性的，且常与正常活动不易区分，因此新生儿惊厥发作难以诊断和分类。根据临床表现分以下几种。

（1）轻微性发作（微小型）：是新生儿期最常见的惊厥表现形式；早产儿多见，临床表现为①面、口、舌的异常运动：眼皮颤动，反复眨眼，皱眉，面肌抽动，咀嚼，吸吮，咂嘴，伸舌，吞咽，打哈欠等动作。②眼部异常运动：凝视，眼球上翻，眼球偏向一侧，眼球颤动。③四肢的异常运动：上肢划船样、击鼓样、游泳样动作，下肢踏步样、蹬车样动作，肢体的旋转运动。④自主神经性发作：呼吸暂停，屏气，呼吸增强，鼾样呼吸，心率增快，血压升高，阵发性面红或苍白，流涎，出汗，瞳孔扩大或缩小。足月儿和早产儿均常见的临床表现为眼部表现，足月儿为持续的水平斜视，早产儿为无反应的持续睁眼伴眼球固定。微小型常见缺氧缺血性脑病、严重颅内出血和感染患儿。在新生儿缺氧缺血性脑病的研究中，数字视频脑电图（videoelectroencephalogram，VEEG）监测发现轻微性发作有 3 多种形式的皮层脑电变化，可以出现节律性的脑电发作活动。呼吸暂停作为一种发作形式需要特别注意，在未成熟新生儿，呼吸暂停很少是癫痫发作症状，这些新生儿呼吸暂停的病因主要是发育未成熟、脓毒症和呼吸疾病。在晚期新生儿中，发作性呼吸暂停常常与其他轻微性发作表现相联系，如眼球震颤、咀嚼或眇眼动作。

（2）局灶阵挛发作：表现为一个肌肉群阵发性节律性的抽动，常见于单个肢体或一侧面部，有时可扩散到同侧的其他部位。通常神志清醒。此型大部分伴有大脑皮质的异常放电，主要脑电图表现为局灶性尖波通常包括棘波，有时可扩散到整个半球。常提示脑局部损伤如出血或梗死，蛛网膜下腔出血，以及代谢异常。

（3）多灶阵挛发作：表现为多个肌肉群阵发性节律性的抽动，常见多个肢体或多个部位同时或先后交替地抽动，常伴有意识障碍，脑电图表现为多灶性地尖波或慢节律电波由皮层的一个区游走到另一个区。本型常见于缺氧缺血性脑病、颅内出血和感染。

（4）强直发作：表现为单个肢体或四肢强直性伸展，或双下肢强直而双上肢屈曲，全身强直型可有躯干的后仰或俯屈，常伴有眼球偏移和呼吸暂停，除破伤风外一般神志不清。脑电图主要为高幅慢波，有时出现在暴发抑制的背景上。常见于早产儿脑室内出血、破伤风、核黄疸等。

（5）肌阵挛发作：表现为肢体或某个孤立的部位 1 次或多次短促的屈曲性制动，也可涉及双上肢或双下肢。全身性肌阵挛型四肢和躯干均可同样痉挛，类似婴儿痉挛症。脑电图常见暴发抑制。常示存在明显的脑损害。足月儿和早产儿均可见，局灶和多灶性发作与 EEG 多不一致，全身性发作多与 EEG 一致。一些缺氧缺血性损害的新生儿出现肌阵挛发作时，提示脑干受损。

3. 脑电图诊断　脑电图（EEG）可记录脑细胞群的自发性、节律性电活动，是新生儿惊厥的重要辅助检查。惊厥的婴儿大多数有着严重的异常电背景活动。足月儿和早产儿最常见的惊厥发作部位在颞叶。足月儿在发作的起始阶段通常有棘波、尖波、尖慢波和棘慢波，早产儿中 delta 节律最多见。早产儿或足月儿放电发作的形式和胎龄有联系，并且 EEG 的阳性率随着胎龄的增加而增加。但是新生儿惊厥的临床表现与脑电图之间的联系少，特别是应用抗癫痫药物后。因此并不是所有的发作都能通过 EEG 显示，特别是一些轻微发作、大多数的一般强直发作、局灶性及多灶性肌阵挛发作。新生儿发作可表现为几种不同性质的电-临床分离，根据临床惊厥和脑电信号之间的关系分以下三类：第一，临床惊厥发作伴皮质异常放电，包括局灶阵挛型、局灶强直型、肌阵挛型和呼吸暂停。第二，临床惊厥发作不伴皮质异常放电，包括肌阵挛型，全身强直型，不自主动作如口-颊-舌部的异常动作、眼部征象等，复杂的无目的动作和自主神经性发作。第三，有皮质异常放电，无临床惊厥发作，包括皮质异常放电未达到引起临床发作的阈值，用抗惊厥药后临床惊厥停止而皮质异常放电存在和用肌肉松弛剂后惊厥动作消失皮质异常放电。

二、新生儿惊厥的治疗

1. 病因治疗　依原发病而异。有些病因如低血钙、低血糖、维生素 B_6 缺乏、急性脑缺氧、高热、高血压等，重点是处理病因。如情况紧急，应立即给氧，在抽血备检后，先静脉缓慢注射 25％葡萄糖和 10％葡萄糖酸钙各 2ml/kg，对维生素 B_6 依赖症家族史者，可加用维生素 B_6 100mg，如惊厥未控制，立即使用抗惊厥药。

2. 控制惊厥

（1）苯巴比妥：苯巴比妥是治疗新生儿惊厥的一线药物。苯巴比妥负荷剂量 20～40mg/kg，它可以在很短的时间内达到血浆中的治疗浓度（20～40mol/L，注意监测血压和呼吸）。分次给予,首次量 10～15mg/kg 静脉注射,如未控制惊厥,每隔 10 分钟加注 5mg/kg,直至惊厥停止,24 小时后改用维持量 3～5mg/(kg·d),静脉或口服,可一次给予。如累积负荷剂量达 30～40mg/kg 仍未控制惊厥,可改用苯妥英钠。苯巴比妥仅对 1/3～1/2 的新生儿惊厥有效。

(2) 苯妥英钠:苯妥英钠作为治疗新生儿惊厥的二线药物,推荐负荷剂量是 15～20mg/kg,以每分钟不超过 1mg/kg 的速度静脉注射(注意监测心率和心律)。首次 10mg/kg 静脉注射,如未控制惊厥,每隔 10 分钟加注 5mg/kg,直至惊厥停止,维持量 5mg/(kg·d)(常改为苯巴比妥维持)。如累积负荷剂量达 20mg/kg 仍未控制惊厥,可改用地西泮。有人研究在以苯巴比妥作为一线药物治疗的 29 例新生儿中,13 例有效。然而以苯妥英钠为二线药物治疗的 15 例新生儿中,只有 4 例有效。且苯妥英钠对缺血缺氧性脑病伴隐匿性心肌受损的患儿可造成低血压和心律失常等。

(3) 苯二氮䓬类药物:地西泮在体内的半衰期接近 30～75 小时,由于药物的蓄积作用可发生呼吸抑制,不适合长期静脉应用,可以 1 次以 0.3～1mg/kg 静脉注射,止住惊厥后,可用苯巴比妥维持。对于破伤风引起的惊厥,地西泮为首选药,且需较大剂量。劳拉西泮在新生儿体内的半衰期较长,接近 40 小时,作用时间为 4～6 小时,静脉用量为 0.05～0.15mg/kg,其副作用为明显的呼吸抑制,在新生儿中应用的报道较少。氯硝西泮也常静脉给予,剂量以 100μg/(kg·d)较合适,但常引新生儿多涎和支气管分泌物增加。咪达唑仑是新型的苯二氮䓬类药物,是治疗儿童癫痫持续状态的安全有效药物。但目前发现应用咪达唑仑治疗新生儿惊厥的副作用较多,可导致新生儿脑电图出现暴发抑制现象;用于早产儿镇静时,可导致肌阵挛性痉挛和强直姿势,多不主张应用。

(4) 利多卡因:利多卡因的治疗范围很窄,静脉输液必须限制在 48 小时内。

(5) 其他药物:副醛(三聚乙醛)治疗新生儿痉厥的副作用多,已很少应用于新生儿。丙戊酸钠对苯巴比妥无效的新生儿惊厥可能有效,但由于其严重的肝脏损害也很少用于新生儿。拉莫三嗪对 1 岁以下的顽固性部分性发作和婴儿痉挛有效,对新生儿应用的报道还很少,在新生儿应用受到限制是由于它需要缓慢滴注,如快速静滴导致变态反应性皮疹。氨己烯酸不能静脉应用,而且它可以导致婴儿期不能被监测到的复视等副作用。托吡酯和唑尼沙胺是需要继续临床试验的新药物。托吡酯的肝代谢率很快,新生儿需要的剂量达到 30～40mg/(kg·d),每日 3 次,但在新生儿中的有效性和安全性尚未证实。唑尼沙胺在日本应用 15 年,证实了在新生儿的安全性。

第二节　新生儿颅内出血

新生儿颅内出血是新生儿期常见的严重脑损伤,死亡率高,存活者也常有神经系统后遗症。其原因主要与围生期缺氧缺血、早产和产伤有关。颅内出血发生出血时间可以是产前、产时及产后。新生儿颅内出血根据出血部位分为:脑室周围-脑室内出血、硬脑膜下出血、蛛网膜下腔出血、小脑出血及混合性出血。近年来随着产科技术的进步,因产伤所致的硬脑膜下出血、蛛网膜下腔出血已较少见;早产儿尤其是孕龄不足 32 周或体重低于 1 500g 者,以及由缺氧缺血引起的脑室周围-脑室内出血,已成为新生儿颅内出血的主要病理类型。

一、诊　断

(一) 病史

母亲围生期病史如母亲有无心肺疾患、高血压、凝血功能障碍、前置胎盘大出血等疾病；新生儿有无围生期缺氧史及产伤史。

(二) 临床表现

出血时间及部位不同，出现症状的时间也不一。宫内胎儿颅内出血者可为死胎、死产，活产儿出生时可无症状，只有根据超声检查或 CT、MRI 进行诊断。窒息、产伤引起者，发病时间多在生后 1 周内，80％在生后 3 天内出现症状，发病早者常在 24～48 小时恶化。值得注意的是，早产儿颅内出血症状多不明显，常表现为吸吮困难，肢体自发活动过少或过多，呼吸暂停，皮肤发灰或苍白，心率变化，肌张力消失，甚至无临床表现，在头颅超声筛查时发现。极低出生体重儿颅内出血症状有时出现较晚。

1. 新生儿颅内出血常见的神经系统症状

(1) 意识状态：过度兴奋、淡漠、嗜睡、昏迷。

(2) 兴奋症状：激惹、躁动不安、抖动、尖叫、呼吸增快、心动过速、腱反射亢进、颈强直、惊厥、角弓反张等。

(3) 抑制症状：肌肉松弛、心动过缓、呼吸慢而不规则或有呼吸暂停、各种反射减弱或消失。

(4) 眼症状：凝视、眼球震颤、眼球转动困难、眼斜视、瞳孔对光反射迟钝或消失、瞳孔大小不等或散大。

(5) 其他：前囟隆起或紧张、体温不稳或不升、黄疸、贫血等。

2. 颅内出血的临床类型

(1) 产前颅内出血：随着超声检查在产前的更广泛应用，发现宫内胎儿颅内出血的病例增多。出生后，产前颅内出血的主要诊断依据是早期超声检查发现有血块的声像及出血区域的囊性变性，即提示出血发生于数日或数周前。

(2) 硬脑膜下出血：多因机械性损伤使大脑镰(伴下矢状静脉破裂)及小脑幕(伴直窦、大脑大静脉或横窦破裂)撕裂引起。多发生于足月儿或巨大儿，头大、胎位异常、难产或产钳助产者。轻微出血无症状，出血量多者生后即出现各种神经系统症状，以惊厥为主，常为局限性并有局部脑症状如偏瘫、眼偏斜向瘫痪侧等，严重者四肢阵挛性或强直性惊厥伴呼吸暂停，可有前囟膨隆紧张。慢性型者，在新生儿期症状不明显，数月后形成硬膜下积液，压迫其下脑组织，出现局灶性癫痫，发育迟缓、贫血。

(3) 蛛网膜下腔出血：可为原发性或继发于脑室内出血后血液经脑室流入蛛网膜下腔。原发性蛛网膜下腔出血起源于蛛网膜下腔之内，比较局限，是静脉出血，临床最常见，预后良好，脑干压迫症状少见，出血量少者可无症状或仅有易激惹、肌张力低下，常在 1 周内恢复，如有惊厥常在生后第 2 天出现，惊厥发作间歇期患儿情况良好，惊厥发作与预后关系不大。出血量大者可引起梗阻性脑积水。大量蛛网膜下腔出血常为产伤或有血管畸形，病情严重，很快死亡。

(4) 脑室周围-脑室内出血：多见于早产儿，其发生率与新生儿成熟度直接相关。出血主要来自生发层基质未成熟的毛细血管网，当室管膜下生发层基质出血，血液流入侧脑室发生脑室内出血。发病时间多在出生后1周内,约80%发生在生后3天内,迟发病例亦非罕见,15%极低出生体重儿在出生2周后发生出血。起病早者,病情常在24～48小时内恶化,晚期发病患儿,病程常呈良性经过而不易造成严重后果。根据CT分为四级。Ⅰ级:单纯室管膜下出血,单侧或双侧。Ⅱ级:Ⅰ级加脑室内出血,但无脑室扩大。Ⅲ级:Ⅱ级加脑室扩大。Ⅳ级:Ⅲ级加脑实质出血。临床表现分为三型:

1) 急剧恶化型:并不多见,但病情凶险。多为Ⅲ～Ⅳ级出血,神经系统症状进展快,在数分钟到数小时内意识状态从迟钝转入昏迷,呼吸不规则,瞳孔对光反射消失,全身肌张力消失,也可有频繁惊厥及去大脑强直状态,前囟隆起,血细胞比容下降,血压低,心动过缓,体温不稳,病死率极高,存活者常有明显脑积水后遗症。

2) 继续进展型:神经系统症状在数小时或数日内逐渐表现出来,病情起伏。

3) 安静型:神经系统体征不明显,在常规使用超声检查后,已知大多数脑室周围-脑室内出血病例是无症状的,极低出生体重儿中安静型患儿占50%～68%。然而详细全面的神经系统检查会发现脑室周围-脑室内出血患儿在出血时会出现一些神经系统体征如腘窝角变小、不固定的眼球运动,肌张力减低等,常为Ⅰ级或Ⅱ级出血,预后较好。早产儿脑室内出血最重要并发症是脑积水。如脑室进行性扩大伴每周头围增大超过2cm,同时有颅内高压症状如心率减慢、昏睡、呕吐、前囟张力增高及脑干性眼球症状等,应考虑出血后脑积水。

(5) 小脑出血:多见于早产儿及极低出生体重儿,临床表现大部分为急剧恶化型症状,死亡常发生在12～36小时内,存活者预后不良。

(三) 辅助检查

1. B超　对早产儿脑室内出血、脑室周围出血、室管膜下出血较敏感,一般生后3～7日内检查,并能作系列随访。对蛛网膜下腔出血不敏感。

2. CT　可确定颅内出血类型,病灶定位,一般生后7日内检查。

3. MRI　对各种颅内出血均敏感。

4. 脑脊液检查　急性期均匀血性,1周后呈黄色,一般可持续4周左右。颅内出血者糖定量明显减低,与血糖比值<0.6,可持续数周。含铁血黄素细胞在脑脊液中可持续存在6个月以上,有助于原因不明脑积水患儿的病因追查。

5. 生化指标　脑脊液或血清磷酸肌酸激酶同工酶CPK-BB活性升高程度与脑组织损伤严重度成正比。

二、治　疗

1. 加强护理　保暖,保持安静,减少干扰,避免剧烈哭闹。抬高头位,一般保持15°～30°。

2. 一般支持治疗　保证液量及热卡供给,液量一般控制在50～60ml/kg。保持呼吸道通畅,采用不同形式的氧疗,及时纠正缺氧和酸中毒,维持体内代谢平衡。维持良好灌注,血压过低时给多巴胺静脉注射,速率为5～15μg/(kg·min)。维持血糖在正常高限,一般输注葡萄糖的速率为6～8mg/(kg·min),低血糖时可增至8～10 mg/(kg·min)。

3. 抗惊厥　见本章第一节。

4. 控制脑水肿　有脑水肿症状时可给予地塞米松,首剂1～2mg静脉推注,以后按每次0.2～0.4mg/kg给予;当颅内压升高,脑干受压症状出现时可给予甘露醇,首剂0.50～0.75g/kg静脉推注,以后给0.25g/kg,隔6～8小时静脉推注。

5. 止血药物 维生素 K$_1$5mg 静脉注射,每日 1 次,共用 3~5 次;酚磺乙胺 125mg/次,静脉注射,每日 1 次,共用 3~5 次;输新鲜血或新鲜冰冻血浆,每次 10ml/kg。

6. 恢复脑功能药物 1,6 二磷酸果糖,每次 125mg,静脉注射,每日 1 次,5~7 次为一疗程,可以重复使用;胞二磷胆碱,急性期后用,每次 0.125g,加葡萄糖静脉注射,每日 1 次,10次为一疗程,可以重复使用;脑蛋白水解物,每次 0.2g,静脉或肌内注射,每日 1 次,10 次为一疗程,可重复使用;吡拉西坦,每次 0.2g,每日 1 次,3 个月后可增至每次 0.4g,每日 1 次,共用3~6 个月。

7. 脑室内出血 对于Ⅲ级、Ⅳ级脑室内出血,尤其出血后脑积水,尽早进行连续腰穿治疗。B 超在决定连续腰穿的指征、治疗时脑室面积的监测及腰穿疗效的评估中起关键性作用。一般腰穿开始时间为生后 2 周左右,最早为生后 6 天,每次放出脑脊液量 8~10ml,最多可达 14ml,每次放液量不能少于 5ml。治疗初期每日 1 次,当 B 超显示脑室明显缩小或每次腰穿流出脑脊液<3ml 时,改为隔日或间隔更长时间,直至脑室恢复正常大小或脑室形态稳定为止,疗程多为 1 个月,最长为 2 个月,B 超证实脑室形态确无动态变化时方能停止腰穿。连续腰穿的目的是解决脑脊液吸收障碍的问题,可放出积聚的血液、增高的蛋白质及过量的脑脊液,从而降低脑室内压力,防止因血块堵塞及炎性粘连引起脑脊液循环通路的阻塞和因脑室内压力增高所引起的脑室周围缺血性损害,尚可为脑脊液的吸收途径代偿性改变赢得时间,并可避免效果并不理想且被动的外科分流或引流术。如连续腰穿的规范疗程因种种原因被干扰时,可连用乙酰唑胺治疗,乙酰唑胺为碳酸酐酶抑制剂,推荐剂量为每日 10~30mg/kg。当连续腰穿及药物治疗均无效,脑室仍进行性扩张时,需转外科处理。

8. 硬脑膜下出血 对大脑顶部表浅部位的硬脑膜下出血,前囟饱满者,应予前囟穿刺,每日 1 次,穿刺深度不超过 5mm,每次抽出液量不超过 10~15ml,直至无血性液体为止。

9. 严重蛛网膜下腔出血并出现脑积水迹象者,可予连续腰穿治疗。

10. 外科治疗 出血后脑积水内科治疗无效,可作脑室引流,一般仅能持续 7 天应撤除;如头围继续增大作脑室腹腔转流,体内置管给患儿带来生活上的不便,小儿常需多次换管,易出现分流管堵塞、颅内及腹腔感染等并发症。近年来发展的出血后脑积水的外科治疗方法有储液囊头皮下埋植引流脑脊液和神经内镜三脑室造瘘术。储液囊头皮下埋植引流脑脊液主要是通过外科手术,将脑脊液引入储液囊,置于顶骨区帽状腱膜下,缝合腱膜、头皮,术后用输液针经头皮穿刺储液囊,用输液瓶连接到无菌引流瓶,持续脑室引流 7~10 天,此后,每隔 3、4天输液针经头皮穿刺储液囊引流脑脊液,直至脑脊液蛋白<0.5g 时结束。疗程一般为 2 个月。该疗法的主要缺点是手术可造成创伤,患儿前后需作储液囊的植入和取出两次手术。神经内镜三脑室造瘘术是经侧脑室-室间孔-三脑室植入神经内镜,在三脑室底部与脚间池之间造一瘘孔,使脑室内阻塞的脑脊液流入脑脚间池而形成新的脑脊液循环通路,可避免传统分流术的各种并发症。

第三节 新生儿缺氧缺血性脑病

新生儿缺氧缺血性脑病(HIE)是指围生期缺氧窒息导致脑的缺氧缺血性损害,临床出现一系列中枢神经系统异常的表现,部分病例可留有不同程度神经系统后遗症。多见于足月儿,是围生期足月儿脑损伤的最常见原因。我国于 2004 年将 HIE 的诊断依据和临床分度方

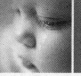

案再次修订,并对治疗也进行了规范。

一、诊　断

本诊断标准仅适用于足月新生儿 HIE 的诊断。

1. 临床表现　是诊断 HIE 的主要依据,同时具备以下 4 条者可确诊,第 4 条暂时不能确定者可作为拟诊病例。

(1) 有明确的可导致胎儿宫内窘迫的异常产科病史,以及严重的胎儿宫内窘迫表现(胎心<100 次/分,持续 5 分以上和(或)羊水Ⅲ度污染),或者在分娩过程中有明显窒息史。

(2) 出生时有重度窒息,指 Apgar 评分 1 分钟≤3 分,并延续至 5 分钟时仍≤5 分和(或)出生时脐动脉血气 pH≤7.00。

(3) 出生后不久出现神经系统症状,并持续至 24 小时以上,如意识改变(过度兴奋、嗜睡、昏迷),肌张力改变(增高或减弱),原始反射异常(吸吮、拥抱反射减弱或消失),病重时可有惊厥,脑干征(呼吸节律改变、瞳孔改变、对光反应迟钝或消失)和前囟张力增高。

(4) 排除电解质紊乱、颅内出血和产伤等原因引起的抽搐,以及宫内感染、遗传代谢性疾病和其他先天性疾病所引起的脑损伤。

2. 辅助检查　可协助临床了解 HIE 时脑功能和结构的变化及明确 HIE 的神经病理类型,有助于对病情的判断,作为估计预后的参考。

(1) 脑电图:在生后 1 周内检查。表现为脑电活动延迟(落后于实际胎龄),异常放电,缺乏变异,背景活动异常(以低电压和暴发抑制为主)等。有条件时,可在出生早期进行振幅整合脑电图(aEEG)连续监测,与常规脑电图相比,具有经济、简便、有效和可连续监测等优点。

(2) B 超:可在 HIE 病程早期(72 小时内)开始检查。有助于了解脑水肿、脑室内出血、基底核、丘脑损伤和脑动脉梗死等 HIE 的病变类型。脑水肿时可见脑实质不同程度的回声增强,结构模糊,脑室变窄或消失,严重时脑动脉搏动减弱;基底核和丘脑损伤时显示为双侧对称性强回声;脑梗死早期表现为相应动脉供血区呈强回声,数周后梗死部位可出现脑萎缩及低回声囊腔。B 超具有可床旁动态检查、无放射线损害、费用低廉等优点。但需有经验者操作。

(3) CT:待患儿生命体征稳定后检查,一般以生后 4~7 天为宜。脑水肿时,可见脑实质呈弥漫性低密度影伴脑室变窄;基底核和丘脑损伤时呈双侧对称性高密度影;脑梗死表现为相应供血区呈低密度影。有病变者 3~4 周后宜复查。要排除与新生儿脑发育过程有关的正常低密度现象。CT 图像清晰,价格适中。但不能作床旁检查,且有一定量的放射线。

(4) MRI:对 HIE 病变性质与程度评价方面优于 CT,对矢状旁区和基底核损伤的诊断尤为敏感,有条件时可进行检查。常规采用 T1W I,脑水肿时可见脑实质呈弥漫性高信号伴脑室变窄;基底核和丘脑损伤时呈双侧对称性高信号;脑梗死表现为相应动脉供血区呈低信号;矢状旁区损伤时皮质呈高信号、皮质下白质呈低信号。弥散成像(DWI)所需时间短,对缺血脑组织的诊断更敏感,病灶在生后第 1 天即可显示为高信号。MRI 可多轴面成像、分辨率高、无放射线损害。但检查所需时间长、噪声大、检查费用高。

3. 临床分度　HIE 的神经症状在出生后是变化的,症状可逐渐加重,一般于 72 小时达高峰,随后逐渐好转,严重者病情可恶化。临床应对出生 3 天内的新生儿神经症状进行仔细地动态观察,并给予分度,见表 7-1。

表 7-1　HIE 的临床分度

分度	意识	肌张力	原始反射 拥抱反射/ 吸吮反射	惊厥	中枢性 呼吸衰竭	瞳孔 改变	EEG	病程及 预后
轻度	兴奋、抑制交替	正常或稍增高	活跃/正常	可有肌阵挛	无	正常或扩大	正常	症状在 72 小时内消失,预后好
中度	嗜睡	减低	减弱/减弱	常有	有	常缩小	低电压可有痫样放电	症状 14 天内消失。可能有后遗症
重度	昏迷	松软或间歇性伸肌张力增高	消失/消失	有,可呈持续状态	明显	不对称或扩大,对光反射迟钝	暴发抑制等电线	症状可持续数周,病死率高。存活者多有后遗症

二、治　疗

(一) 治疗原则

1. 尽量争取早治　窒息复苏后出现神经症状即应开始治疗,最好在 24 小时内,最长不超过 48 小时开始治疗。

2. 治疗应采取综合措施　首先要保证机体内环境稳定和各脏器功能的正常运转,其次是对症处理和恢复神经细胞的能量代谢,以及促使受损神经细胞的修复和再生。

3. 治疗应及时细心　每项治疗措施都应在规定时间内精心操作,保证按时达到每阶段的治疗效果。

4. 要有足够疗程　中度 HIE 需治疗 10～14 天,重度 HIE 需治疗 20～28 天,甚至延长到新生儿期后,疗程过短,影响效果,对轻度 HIE 不需过多干预,但应观察病情变化,及时处理。

5. 医务人员对治疗要有信心　积极争取家长的信赖与配合,相信经过治疗预后会有改善,即使对重度 HIE 经过积极治疗也可减轻或避免神经后遗症发生。

(二) 生后 3 天的治疗

此阶段治疗主要针对窒息缺氧所致多器官功能损害,保证机体内环境稳定,积极控制各种神经症状,治疗重点是三项支持疗法和三项对症处理。

1. 三项支持疗法

(1) 维持良好的通气、换气功能,使血气和 pH 值保持在正常范围:窒息复苏后低流量吸氧 6 小时,有青紫呼吸困难者加大吸入氧浓度和延长吸氧时间;有代谢性酸中毒者可酌情给予小剂量碳酸氢钠纠正酸中毒;有轻度呼吸性酸中毒 $PaCO_2 < 9.33KPa(70mmHg)$ 者清理呼吸道和吸氧,重度呼吸性酸中毒经上述处理不见好转,可考虑用呼吸机作人工通气并摄胸片明确肺部病变性质和程度。

(2) 维持周身和各脏器足够的血液灌流,使心率和血压保持在正常范围:心音低钝、心率 <120 次/分,或皮肤苍白、肢端发凉(上肢达肘关节、下肢达膝关节),前臂内侧皮肤毛细血管再充盈时间≥3 秒者,用多巴胺静滴,剂量为 $2.5～5.0\mu g/(kg \cdot min)$;诊断为缺氧缺血性心肌

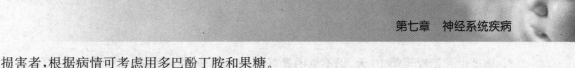

损害者,根据病情可考虑用多巴酚丁胺和果糖。

(3) 维持血糖在正常高值(5.0mmol/L),以保证神经细胞代谢需要:入院最初 2～3 天应有血糖监测,根据血糖值输入葡萄糖,如无明显颅内压增高、呕吐和频繁惊厥者,可尽早经口或鼻饲喂糖水或奶,防止白天血糖过高,晚上血糖过低,葡萄糖滴入速度以 6～8mg/(kg·min),为宜。

生后 3 天内应加强监护,尤其对重度 HIE 应临床监护各项生命体征,血气、电解质、血糖。

2. 三项对症处理

(1) 控制惊厥:HIE 惊厥常在 12 小时内发生,首选苯巴比妥,负荷量为 20mg/kg,静脉缓慢注射或侧管滴入,负荷量最大可达 30mg/kg,12 小时后给维持量 5mg/(kg·d)(若负荷量为 30mg/kg,维持量应为 3mg/(kg·d),静滴或肌注,一般用到临床症状明显好转停药。用苯巴比妥后如惊厥仍不止,可加用短效镇静药如水合氯醛 50mg/kg 注肛,或地西泮 0.3～0.5mg/kg 静滴。有兴奋激惹患儿,虽未发生惊厥,也可早期应用苯巴比妥 10～20mg/kg。

(2) 降低颅内压:颅内压增高最早在生后 4 小时出现,一般在 24 小时左右更明显,如第一天内出现前囟张力增加,可静注呋塞米 1.0mg/kg,6 小时后如前囟仍紧张或膨隆,可用甘露醇 0.25～0.5g/kg,静脉注射,4～6 小时后可重复使用,第二、三天逐渐延长时间,力争在 2～3 天内使颅内压明显下降便可停药,生后三天内静脉输液量限制在 60～80ml/(kg·d),速度控制在 3ml/(kg·h)左右,有明显肾功能损害者,甘露醇应慎用。颅压增高同时合并 $PaCO_2 >$ 9.33kPa(70mmHg)者,可考虑用机械通气减轻脑水肿。

(3) 消除脑干症状:重度 HIE 出现深度昏迷,呼吸变浅变慢,节律不齐或呼吸暂停;瞳孔缩小或扩大,对光反应消失;眼球固定或有震颤;皮肤苍白,肢端发凉和心音低钝,皮肤毛细血管再充盈时间延长;或频繁惊厥发作用药物难以控制,便应在 2～3 天内开始应用纳洛酮,剂量为 0.05～0.10mg/kg,静脉注射,以后改为 0.03～0.05mg/(kg·h),持续 4～6 小时,连用 2～3 天,或用至症状明显好转时。

3. 其他 为要清除自由基可酌情用维生素 C 0.5g/d 静脉滴注或维生素 E 10～50mg/d 肌注或口服;合并颅内出血应用维生素 K_1 5～10mg/d,静注或肌注,连用 2～3 天。促进神经细胞代谢药物在 24 小时后便可及早使用。

(三) 生后 4～10 天的治疗

此阶段治疗是在机体内环境已稳定,脏器功能已恢复,神经症状已减轻的基础上,应用促进神经细胞代谢药物或改善脑血流药物,消除因缺氧缺血引起的能量代谢障碍,使受损神经细胞逐渐恢复功能。以下各种药物可任选一种。

1. 神经细胞代谢药物 生后 24 小时便可用胞二磷胆碱 100～125mg/d 或脑活素(国产药为丽珠塞乐)2～5ml/d,加入 50ml 液体内静脉滴注,10～14 天为一疗程,上述两种药可任选一种应用。

2. 复方丹参注射液 能调节微循环,改善脑缺血区血液供应,从而消除神经细胞能量代谢障碍,生后 24 小时便可应用,用法为 6～10ml/d,静脉滴注,连用 10～14 天为一疗程。

3. 经上述治疗,中度患儿及部分重度患儿病情从第 4～5 天起可开始好转,如会哭会吮乳,肌张力渐恢复,惊厥停止,颅内压增高消失,至第 7 天最多第 9 天病情便明显好转。此类患儿继续治疗 10～14 天便可出院,通常不致产生神经后遗症。

4. 重度患儿治疗至第 10 天，仍不见明显好转，如意识迟钝或昏迷，肌张力松弛，原始反射引不出，不会吮乳，或仍有惊厥或颅压增高，提示病情严重，预后可能不良，需延长治疗和强化治疗方法。此类患儿仍需注意喂养，在患儿可承受的基础上，供给足够的奶量和热卡，防止产生低血糖。

5. 本阶段治疗过程中，需逐日观察神经症状和体征的变化，是否在第 4～5 天开始好转，第 7～9 天明显好转，最好用 NBNA 评分。

（四）生后 10 天后的治疗

本阶段治疗主要针对重度患儿对以上阶段治疗效果不满意者，需继续治疗以防止产生神经后遗症。治疗重点为：

1. 丽珠塞乐、复方丹参注射液，可反复应用 2～3 个疗程。

2. 可加用脑细胞生长肽治疗。

3. 加强新生儿期干预，如肢体按摩，被动运动等。

4. 维持水电解质平衡，供给足够的奶量和热卡，做好基础护理。

5. 新生儿期的干预　①视觉刺激法，用颜色鲜艳的红球挂在婴儿床头，每天多次逗引婴儿注意，或让婴儿看人脸；②听觉刺激法，每天听音调悠扬而低沉的优美乐曲，每日 3 次，每次 15 分钟；③触觉刺激，被动屈曲婴儿肢体，抚摸和按摩婴儿，以及变换姿势等；④前庭运动刺激，给予摇晃、震荡。以上干预应因人而异。

（五）新生儿期后治疗

1. 治疗对象　有下列情况者需新生儿期后继续治疗，以防止产生神经后遗症。

（1）治疗至 28 天，神经症状仍未消失，NBNA 评分＜36，脑电图仍有异常波形。

（2）第二、三个月复查 CT、B 超或 MRI，出现脑软化、脑室扩大、脑萎缩、脑室周围白质软化或基底节病变等。

（3）第二、三个月时不能直立抬头、手不灵活、不会握物、脚尖着地、肌张力异常，以及膝反射亢进、踝阵挛阳性等异常体征。

2. 治疗方法　丽珠塞乐 5ml 加脑细胞生长肽 1 600～4 000u 或复方丹参注射液 6～10ml/d，静脉滴注，每天一次，每月连用 10 次，共 2～3 个月或一直用至 6 个月，同时按年龄及发育缺陷进行功能训练，并从心身、行为、情绪、喂养等综合治疗基础上进行早期干预。

（六）高压氧治疗

国内文献，一般认为在常规药物治疗基础上，配合高压氧治疗，效果肯定。重度 HIE 患儿高压氧治疗时间至少应在生后 5 天进行。国外报道不支持高压氧的应用。

（七）亚低温治疗

指采用人工诱导方法将体温下降 2～5℃ 以达到治疗目的。亚低温治疗主要是通过降低脑细胞的代谢、脑细胞耗能和无氧酵解，减少脑细胞 ATP 的下降和乳酸堆积，阻断或延迟继发性能量衰竭的发生，从而进一步降低细胞毒素，如兴奋性神经递质、Ca^{2+}、自由基、NO 和炎性介质等的大量聚集，延迟或减轻细胞凋亡的发生而起到保护神经的作用。治疗方法有选择性头部降温（SHC）和全身降温，治疗时间生后 6 小时内，治疗温度 33～34℃，疗程 72 小时。使用水循环降温帽进行头部局部降温，或水循环降温垫进行全身降温，降温帽或降温垫的温度设为 5～10℃，在 30～60 分钟内使鼻咽部温度达 34℃，肛温 34.5～35℃，维持 72 小时。亚低温治疗期间可出现心率减慢、QT 间期延长和寒冷损伤综合征，关键是温度控制，患儿体温

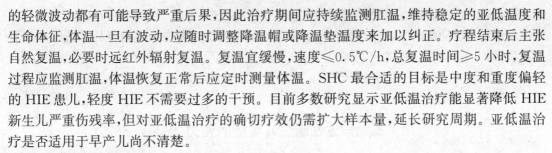

的轻微波动都有可能导致严重后果,因此治疗期间应持续监测肛温,维持稳定的亚低温度和生命体征,体温一旦有波动,应随时调整降温帽或降温垫温度来加以纠正。疗程结束后主张自然复温,必要时远红外辐射复温。复温宜缓慢,速度≤0.5℃/h,总复温时间≥5 小时,复温过程应监测肛温,体温恢复正常后应定时测量体温。SHC 最合适的目标是中度和重度偏轻的 HIE 患儿,轻度 HIE 不需要过多的干预。目前多数研究显示亚低温治疗能显著降低 HIE 新生儿严重伤残率,但对亚低温治疗的确切疗效仍需扩大样本量,延长研究周期。亚低温治疗是否适用于早产儿尚不清楚。

(八) 神经干细胞移植

是具有自我更新能力的不成熟细胞,能产生神经元、星形角质细胞和少突角质细胞。动物实验研究表明神经干细胞移植入缺氧缺血性脑损伤区能改善其学习能力和记忆能力,为临床治疗新生儿 HIE 带来了希望。

第四节　新生儿周围神经病及肌病

周围神经病和肌病一般是指在以下四个部位发生的疾病:脊髓前角细胞或脑神经核、神经根及周围神经、神经肌肉接合处、肌肉组织。这是病因和临床表现均较复杂的一大类疾病,临床主要表现为肌力减退和肌张力降低、肌肉萎缩和假性肌肥大、腱反射减弱或丧失、感觉或自主神经功能障碍。在新生儿期发病主要有以下几种疾病。

一、婴儿型脊髓性肌萎缩症(spinal muscular atrophy,SMA)

脊髓性肌萎缩症是由于 5q12.2-q13.3 上的神经元存活基因(SMN)先天性缺损或突变,致脊髓前角细胞和脑干脑神经核团神经元变性,引起全身骨骼肌进行性下运动神经元肌无力,不伴感觉障碍,智力正常或基本正常。发病率为 1/6 000～1/10 000,携带者频率为 1/40～1/60。临床上根据其发病早晚和病程将其分为 3 型,I 型又称婴儿型 SMA,常于 6 个月前发病,重者出生即有全身松软、吞咽及呼吸困难。

1. 诊断　临床主要表现为对称性肌张力低、肌肉软弱松弛,且肢体近端较远端严重,下肢较上肢严重;躯干、颈、胸肌肉亦受累,婴儿姿势呈"蛙"形;膈肌早期不受损,而肋间肌软弱可造成典型的矛盾呼吸;延髓肌受损影响吸吮和吞咽;面肌及眼外肌不受损,因此患儿表情活泼,眼大。腱反射消失,但智力多不受影响,感觉正常。肌电图示神经元性损害,病理检查可见脊髓的前角细胞变性和减少,肌活检见正常与萎缩肌纤维相间分布,血清肌酸磷酸激酶正常,脑脊液及神经传导正常。本病的确诊靠基因诊断。

2. 治疗　目前尚无特效治疗。主要是支持疗法、预防挛缩及维持良好的呼吸功能。预后差。

二、婴儿肉毒中毒

肉毒芽胞杆菌神经毒素选择性与运动神经和副交感神经末梢相结合,抑制突触递质乙酰胆碱释放,引起全身急性肌弛缓。

1. 诊断　可发生在生后 3 周至 6 个月婴儿,发病高峰为生后 2～4 个月,有明显季节性,3～10 个月发病率高。人工喂养儿多见,常有进食蜂蜜史,起病前 3～4 日先有便秘,继而嗜睡、哭声低微、全身松软、吞咽和呼吸困难,眼外肌麻痹,瞳孔散大,对光反应迟钝或消失。肌电图示运动单位动作电位短暂、振幅小、数量多。确诊赖于粪便中证实肉毒杆菌毒素或培养出致病菌。

2. 治疗 给予呼吸、营养支持治疗。抗毒素及抗生素均无效。自限性疾病,若能及时抢救,病程为2~6周。

三、一过性新生儿重症肌无力

本病见于母患重症肌无力者,约占母患此病所生婴儿的20%,可能是抗乙酰胆碱受体抗体通过胎盘被动转移至胎儿所致。

1. 诊断 母患重症肌无力,出生后数小时发病,最迟3天,患儿哭声低弱,吸吮力差,呼吸浅,拥抱反射及深反射减弱或消失,眼外肌麻痹及眼睑下垂少见。病情可在几小时或几天内迅速恶化而死亡,亦可逐渐好转,2~4周内恢复。给患儿皮下注射0.1mg依酚氯铵,10分钟内症状暂时缓解有助诊断。

2. 治疗 甲基硫酸新斯的明0.1mg奶前20分钟肌注,以改善吸吮及吞咽反应;呼吸功能受损时,可考虑换血疗法;对症支持治疗,进食差时予静脉营养,呼吸肌麻痹致呼吸衰竭时予呼吸机辅助呼吸。

四、先天性肌无力综合征

先天性肌无力综合征(congenital myasthenic sydrome,CMS)是由于神经肌肉接头处的突触前、突触、突触后缺陷,导致神经肌肉传递障碍,而产生的一组临床表现相似的肌无力疾病。家族性发病,常染色体遗传。出生时即出现类似重症肌无力表现如眼睑下垂、斜视、肢体无力或呼吸困难等表现,症状持续终身,但有可能好转。常不具有自身免疫疾病的特征。排除因母亲患病出现的一过性新生儿重症肌无力。它包含有几种不同遗传类型、不同临床特征、不同的病理生理学机制及不同治疗效果的亚型。发病率低于1/50万,其临床表现与重症肌无力相似,易被误诊为重症肌无力。CMS按其临床及遗传特征分为3型:①Ⅰa家族性婴儿型重症肌无力(familial infantile myasthenia gravis,FIMG)、Ⅰb家族性肢带肌无力、Ⅰc终板乙酰胆碱酯酶缺乏(endplate acetylcholinesterase deficiency,EAD)、Ⅰd乙酰胆碱受体缺乏(AchR deficiency);②先天性慢通道肌无力综合征(slow-channel congenital myasthenic syndrome,SCCMS);③无家族史的散发病例。

1. 诊断 SCCMS为常染色体显性遗传。常见于婴儿期,病情发展十分缓慢,可突然加重,上肢伸肌的受累非常明显,颈肌、肩肌亦受累,多伴有眼睑下垂,复试、眼外肌麻痹症少见,症状呈波动性。AchR抗体阴性。诊断要点:①前臂伸肌选择性的严重肌无力。②对单个神经刺激出现反复的复合动作电位,使用edrophonium该反应可增强。③出现增强的双指数递减的微小终板电流。④肌肉病理检查存在终板肌病。

EAD为常染色体隐性遗传,多数在新生儿期或婴儿起病,发病年龄为0~2岁,表现为中度至重度的全身肌无力,可逐渐加重。瞳孔对光反射迟钝,哭声低,吸吮无力并逐渐加重,可出现新生儿呼吸窘迫,运动发育迟缓,面肌、颈肌、四肢和躯干无力,活动后加重,易疲劳,可有眼外肌麻痹。AchR抗体阴性。

FIMG为常染色体隐性遗传,在新生儿的表现为一过性波动性上眼睑下垂、哭声低、吸吮

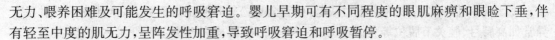

无力、喂养困难及可能发生的呼吸窘迫。婴儿早期可有不同程度的眼肌麻痹和眼睑下垂,伴有轻至中度的肌无力,呈阵发性加重,导致呼吸窘迫和呼吸暂停。

AchR 缺乏为常染色体隐性遗传,在出生时或婴儿早期发病,表现为全身性肌无力。

2. 治疗 抗胆碱酯酶药物对大多数患者有效,但对 SCCMS 无效。硫酸奎尼丁作为一种长效的通道阻滞剂,能减轻 SCCMS 病情,开始剂量为 200mg,每日 3 次,使血清浓度维持在 $1.0\sim2.5\mu g/ml$,在应用奎尼丁期间应注意其副作用,如药物过敏,血药浓度超过 $2.5\mu g/ml$ 时可加重肌无力。

五、先天性肌营养不良

先天性肌营养不良(congenital muscular dystrophy,CMD)是指出生时或出生后数月内出现的原发性、进行性肌病,是一类以骨骼肌受累为主的遗传性疾病,通过临床表现可诊断出 20 种以上的肌营养不良。CMD 作为一个独立的疾病类型已经得到国际公认,但分类还没有统一的标准。有根据是否伴有智力低下进行分类;有根据 laminin-α_2(merosin)染色阴性或阳性进行分类。常用的 CMD 分类:①层连蛋白 α_2(merosin)缺失型 CMD;②福山型 CMD (FCMD);③ Walker-Warberg 综合征(WWS);④肌肉-眼-脑病(muscle-eye-brain disease,MEBD);⑤单纯 CMD;⑥CMD 伴远端关节松弛症(Ullrich 病);⑦merosin 阳性伴智力低下;⑧merosin 阳性伴小脑发育不良。

1. 诊断 新生儿期或婴儿早期发病,主要表现为肌无力、肌张力低下,运动发育落后,关节挛缩等,伴或不伴中枢神经系统受累。血清 CPK 常高出正常数十甚至数百倍,肌电图呈肌源性损害,肌肉病理为肌营养不良改变,头颅 MRI 检查和免疫组织化学染色检测基因产物的表达协助诊断和分型。

层连蛋白 α_2(merosin)缺失型 CMD 脑部病变为脑室周围和皮层下白质髓鞘形成不良,头颅 CT 可见广泛的白质低密度,脑 MRI 示白质内异常信号,脑皮质改变轻,肌肉活检经免疫荧光染色见层连蛋白 α_2 染色减少或消失。FCMD、WWS 和 MEBD 是 merosin 阳性 CMD,属 α 抗肌萎缩相关糖蛋白病(α-DG),共同的特点是 α-DG 糖基化低下,均为常染色体隐性遗传。FCMD 伴有脑部病变,语言发育差,约半数患者伴有热或无热惊厥,头颅 MRI 可见小多脑回、巨脑回和脑积水,部分患者伴小脑、脑干发育不全,眼部病变主要为近视、斜视或远视。WWS 以脑部畸形、眼部畸形、肌营养不良为特征,脑、眼病变重于 FCMD,头颅 MRI 可见巨脑回、脑积水、小脑、脑干发育不良,广泛脑白质异常,典型眼部病变包括前方、后方功能障碍、巨角膜、牛眼或小眼球白内障、视神经发育不良和视网膜异常。MEBD 和 WWS 在临床上非常相似,但所有病例均轻于 WWS。上述三种疾病中 WWS 临床症状最重,患儿多在一岁内死亡,以脑的症状突出;FCMD 以肌肉受累突出,患者最大运动能力极少能独走,多于 20 岁前死亡;MEBD 在三者中最轻,以眼的症状为突出,平均生存年龄为 18 岁。Ullrich 病患者智力正常,组织层连蛋白 α_2 染色阳性。

2. 治疗 无特效治疗。

六、先天性肌病

先天性肌病是一组具有特异组织学改变的先天性肌病。在新生期发病的有肌小管肌病、杆状体肌病、中心核肌病等。

1. 诊断　临床均表现为肌张力减退,重者全身松软呼吸困难而死亡,常伴先天性骨发育异常如高腭弓、髋关节脱位等。血清 CPK 多正常,肌活检表现为Ⅰ型纤维占优势,其数量较Ⅱ型多,但体积小。肌肉病理活检电镜和组化检查可助诊断。

肌小管肌病肌活检有均匀肌管结构,肌纤维中心有大而圆的核。杆状体肌病肌活检Ⅰ型纤维增加,纤维中有小杆状颗粒。中心核肌病Ⅰ型纤维中心有变形肌原纤维紧密充填的空轴,缺乏线粒体,脂肪及糖原。

2. 治疗　无特效治疗。

（宋金枝）

参 考 文 献

1. 郭庆辉,王纪文,孙若鹏.新生儿惊厥发作的研究新进展.中国儿童保健杂志,2006,14(1):60-62.

2. 于新桥,邹曲定.新生儿惊厥的诊治进展.医学新知杂志,2007,17(1):38-40.

3. 陈惠金,吴圣楣.早产儿脑室内出血的早期诊断和防治.中华儿科杂志,2003,41(2):110-112.

4. 陈惠金.新生儿脑损伤防治技术进展.实用儿科临床杂志,2006,21(14):883-886.

5. 中华医学会儿科学分会新生儿学组.新生儿缺氧缺血性脑病诊断标准.中华儿科杂志,2005,43(8):584.

6. 韩玉昆,许植之,虞人杰.新生儿缺氧缺血性脑病.北京:人民卫生出版社,2000.

7. 史源,李华强.高压氧治疗新生儿缺氧缺血性脑病国内外研究进展.实用儿科临床杂志,2006,21(14):951-952.

8. 邵肖梅.选择性头部亚低温治疗新生儿缺氧缺血性脑病多中心临床研究阶段性疗效分析.中国循证儿科杂志,2006,1(2):99-104.

9. Shankaran S,Laptook AR,Ehrenkranz RA,et al. Whole-body hypothermia for neonates with hypoxic-ischemic encephalopathy. N Engl Jmed,2005,12(2):296-297.

10. 蔡方成,钟敏.小儿常见周围神经病与肌病的诊断.临床儿科杂志,2005,23(5):261-263.

11. 王治平,鲍克容.先天性肌营养不良研究进展.国外医学儿科学分册,2000,27(2):68-71.

12. 金汉珍,黄德珉,官希吉.实用新生儿学.北京:人民卫生出版社,2003.797-801.

13. 熊晖,袁云,吴希如.先天性肌营养不良的研究进展.中华儿科杂志,2005,43(12):958-961.

14. 熊晖,姚生,袁云,等.先天性肌营养不良的诊断及层粘连蛋白表达的意义.中华儿科杂志,2006,44(12):918-921.

15. 陈昕,唐北沙.先天性肌无力综合征的分子遗传学研究进展.医学综述,2003,9(5):265-267.

16. 丰岩清,王莹,梁秀龄.慢通道综合征的研究进展.中国神经精神疾病杂志,2001,27(5):396-398.

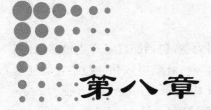

第八章

血液系统疾病

第一节 新生儿黄疸

新生儿血中胆红素超过5~7mg/dl,可出现肉眼所见的黄疸。新生儿黄疸是新生儿常见疾病,尤多见于有色人种新生儿。黄疸是胆红素代谢异常所致的一种临床症状,此症状可见于多种疾病,发生原因多种多样,既可以是生理性的,亦可以是病理性的。出现黄疸的新生儿大多数预后良好,仅个别严重者发生胆红素脑病(核黄疸),存活者多留有后遗症。

一、诊　　断

(一) 生理性黄疸

在新生儿早期,由于新生儿胆红素代谢特点,约50%~60%的足月儿与80%的早产儿可出现血清未结合胆红素增高到一定范围的生理性黄疸。是新生儿正常发育过程中发生的一过性血清胆红素增高。

1. 临床特点　①一般情况好,也可出现轻度嗜睡或食欲缺乏。②足月儿生后2~3天出现,4~5天达高峰,5~7天消退。最迟不超过2周;早产儿生后3~5天出现,5~7天达高峰,7~9天消退。最长可延迟至4周。黄疸程度轻重不一,轻者仅限于面颈部,重者可延及躯干四肢和巩膜。

2. 实验室检查　①红细胞、血红蛋白、网织红细胞都在正常范围。②尿中无胆红素或过多尿胆原。③血清胆红素增高范围随日龄而异:足月儿脐血 $42.7\mu mol/L(2.5mg/dl)$,24小时内 $102.6\mu mol/L(6mg/dl)$,48小时内 $153.9\mu mol/L(9mg/dl)$,72小时内及以后 $220.6\mu mol/L(12.9mg/dl)$。早产儿 24 小时内 $136.8\mu mol/L(8mg/dl)$,48小时内 $205.2\mu mol/L(12mg/dl)$,72小时内及以后 $256.5\mu mol/L(15mg/dl)$。④每日血清胆红素增高 $<85\mu mol/L(5mg/dl)$。

近年发现生理性黄疸与许多因素,如种族、喂养等有关,不少足月儿生理性黄疸发生早(生后24小时内出现),对于小早产儿,在血清胆红素 $<171\mu mol/L(10mg/dl)$ 时也可发生胆红素脑病,相反,对正常足月新生儿,虽血清胆红素值超过生理正常值,但找不到任何病理因

素,可能仍属于生理性黄疸。因此,生理性黄疸是一除外性诊断,必须排除引起病理性黄疸的各种疾病才可确定。生理性黄疸一般不需要治疗,若胆红素超过 $171\mu mol/L(10mg/dl)$ 时,应予干预,尤其是未成熟儿。

(二)病理性黄疸

病理性黄疸的产生有多种原因,临床疾病多以某一原因为主,包括胆红素产生过多(红细胞增多症、溶血、感染、胎粪排泄延迟、体内出血、母乳性黄疸等);肝脏摄取和(或)结合胆红素功能低下(感染、窒息、酸中毒、缺氧、药物、Crigler-Najjar 综合征、Gilbert 综合征、Lucey-Driscoll 综合征等);胆汁排泄障碍(新生儿肝炎、先天性代谢缺陷病、Dubin-Johnson 综合征、胆管阻塞等);肠肝循环增加(先天性肠道闭锁、幽门肥大、巨结肠、饥饿、喂养延迟等)。

1. **临床特点** ①表现为皮肤巩膜黄染,粪便色黄或色泽变淡或呈灰白色,尿色正常或深黄;②黄疸持续时间,足月儿超过 2 周,早产儿超过 4 周;③黄疸退而复现。

2. **实验室检查** ①生后 24 小时内出现黄疸,胆红素>$102\mu mol/L(6mg/dl)$;②血清胆红素足月儿>$220.6\mu mol/L(12.9mg/dl)$,早产儿>$255\mu mol/L(15mg/dl)$;③每日血清胆红素增高>$85\mu mol/L(5mg/dl)$;④血清结合胆红素>$34\mu mol/L(2mg/dl)$;⑤红细胞、网织红细胞、肝功能因不同发病因素或有异常或正常;⑥尿三胆检查 正常尿不含胆红素,若尿胆红素阳性提示血清结合胆红素增高;⑦新生儿溶血病血清学检查;⑧血培养、尿培养;⑨肝功能检查总胆红素、结合胆红素、谷丙转氨酶、碱性磷酸酶等。

3. **影像学检查** 腹部 B 超、CT 检查对胆道系统疾病有诊断价值。

(三)胆红素脑病

严重的病理性黄疸常可引起胆红素脑病,早产儿更易发生,多于生后 4~7 天出现症状,很少发生于 12 天以后。胆红素对中枢神经系统的毒性作用取决于:①中枢神经系统的胆红素浓度;②高浓度胆红素持续存在的时间;③新生儿自身体质状况,如:出生体重、感染、酸中毒、低血糖、低体温、高温、低蛋白血症等。

1. **临床特点** 黄疸多较严重,全身皮肤黏膜呈重度黄染,小部分患儿可无明显黄疸,但尸解证实为核黄疸,多见于未成熟儿,特别是合并呼吸功能衰竭者。临床上可分为 4 期:①警告期:表现为嗜睡、反应低下、吸吮无力、拥抱反射减弱、肌张力减低等,偶有尖叫和呕吐,持续约 12~24 小时。②痉挛期:出现抽搐、角弓反张和发热。轻者仅有双目凝视,重者出现肌张力增高、呼吸暂停、双手紧握,持续约 12~48 小时。③恢复期:吃奶及反应好转,抽搐次数减少,角弓反张逐渐消失,肌张力逐渐恢复。此期约持续 2 周。④后遗症期:生后 2~3 个月可出现核黄疸四联症:手足徐动、眼球运动障碍、听觉障碍、牙釉质发育不良。此外,还可留有脑瘫、智能落后、抽搐、抬头无力和流涎等后遗症。

2. **实验室检查** ①足月儿≥$308~342\mu mol/L(18~20mg/dl)$,早产儿≥$171\mu mol/L(10mg/dl)$,在此浓度以上极易发生胆红素脑病。但当早产、呼吸困难、严重感染、低蛋白血症、低血糖、低体温、酸中毒或体重低于 1.5kg 时,血清胆红素低于临界值也可发生胆红素脑病。②胆红素/清蛋白(B/A)比值间接反映游离胆红素情况,有学者推荐作为换血指标。③脑脊液胆红素水平。④脑干听觉诱发电位等。

(四)母乳性黄疸

母乳性黄疸主要特点是新生儿母乳喂养后未结合胆红素升高,临床出现黄疸。早产儿比足月儿更易发生。可分为母乳喂养性黄疸(早发型)及母乳性黄疸(晚发型)。前者少见,多发生于生后 3～4 天,是因为母乳次数少、母乳不足、肠蠕动差及肠肝循环增加等引起。后者多见,多发生于生后 5～15 天,持续 2 ～12 周才消退。胆红素达 205～342μmol/L(12～20mg/dl)。极少数可达 342μmol/L(20mg/dl)以上,但不引起胆红素脑病。诊断需要鉴别各种引起新生儿黄疸的病因,进行逐一排除后才能做出诊断。也可进行试验性诊断,通过暂停喂母乳 1～3 天,血清胆红素迅速下降 30％～50％,可考虑母乳性黄疸。

二、治 疗

新生儿生后血脑屏障的发育和胆红素水平是一个动态发育的过程,胎龄及日龄越小,出生体重越低,血清胆红素超过一定限度对新生儿造成脑损害的危险性越大。所以,不能用一个固定的界值作为新生儿黄疸的干预标准。新生儿黄疸的干预标准应为随胎龄、日龄和出生体重而变化的多条动态曲线。对新生儿黄疸的积极处理需要考虑以下因素:①新生儿的一般情况:早产儿及病儿由于一般情况欠佳,耐受胆红素能力低而易受其影响,其胆红素的增加速率也较快,这类患儿更需要及时治疗,往往开始治疗时其胆红素水平是低于健康足月儿生理性黄疸胆红素水平。②生后年龄:年龄不仅作为新生儿生后成熟情况的参考,而且可评估胆红素浓度是否达高峰,有助于决策。③高胆红素的病因。④胆红素的浓度:当未结合胆红素浓度很高时,尽管患儿一般情况好,也必须立即治疗。

(一) 光照疗法

见新生儿溶血病。

(二) 药物治疗

1. 纠正代谢性酸中毒 如无酸中毒,也可用 5％碳酸氢钠 5mg/kg 提高血 pH,一连 2 天。

2. 肝酶诱导剂 常用苯巴比妥每日 5mg/kg,分 2～3 次口服。

3. 供给清蛋白 20％清蛋白 1g/kg 或血浆 10～15ml/kg,1 日 1 次。

4. 锡-原卟啉 是一种血红素加氧酶的抑制剂,减少胆红素的形成。剂量为 0.52μmol/kg(相当于 0.25ml/kg),一般用 1 次。

5. 中药治疗 茵陈冲剂、三黄汤等。

(三) 换血疗法

见新生儿溶血病。

(四) 其他治疗

防止低血糖、低体温,纠正缺氧、贫血、水肿和心力衰竭等。

(五) 母乳性黄疸的治疗

确诊后无需特殊治疗,应在密切观察下予少量多次喂奶,并监测血清胆红素浓度,若胆红素＜256.5μmol/L(15mg/dl),可边喂母乳,边光疗;＞256.5μmol/L(15mg/dl),应暂停母乳 72 小时,改配方奶;＞342μmol/L(20mg/dl),停母乳,给予光疗。一般不需要用清蛋白或血浆治疗。对早产儿母乳性黄疸,治疗应更为积极。

(六) 对已发生胆红素脑病患儿,根据各期表现给予对症治疗

后遗症期可指导早期干预智能和运动发育。

附 1:中华儿科学会新生儿学组《新生儿黄疸干预推荐方案》

新生儿黄疸是指未结合胆红素为主的新生儿黄疸。新生儿血清胆红素水平对个体的危害性受机体状态和环境多种因素的影响。首先,在某些情况下,低于现行生理性黄疸标准,也有形成胆红素脑病的可能,而超过生理性黄疸水平的健康足月儿不一定会造成病理性损害。第二,新生儿生后血脑屏障的发育和胆红素水平是一个动态发育的过程,胎龄及日龄越小,出生体重越低,血清胆红素超过一定限度对新生儿造成脑损害的危险性越大。所以,不能用一个固定的界值作为新生儿黄疸的干预标准。新生儿黄疸的干预标准应为随胎龄、日龄和出生体重而变化的多条动态曲线。新生儿黄疸的干预方案应建立在病史、病程、体检和权衡利弊的基础上。推荐适合我国国情的新生儿黄疸干预标准见表 8-1、表 8-2,并做以下说明。

表 8-1 不同出生时龄的足月新生儿黄疸干预推荐标准

时龄(h)	总血清胆红素水平(μmol/L)			
	考虑光疗	光疗	光疗失败换血	换血加光疗
~24	≥103(≥6)	≥154(≥9)	≥205(≥12)	≥257(≥15)
~48	≥154(≥9)	≥205(≥12)	≥291(≥17)	≥342(≥20)
~72	≥205(≥12)	≥257(≥15)	≥342(≥20)	≥428(≥25)
>72	≥257(≥15)	≥291(≥17)	≥376(≥22)	≥428(≥25)

注:括号内数值为 mg/dl 值,1mg/dl=17.1μmol/L

表 8-2 不同胎龄/出生体重的早产儿黄疸干预推荐标准(总胆红素界值,μmol/L)

胎龄/出生体重	出生~24h		~48h		~72h	
	光疗	换血	光疗	换血	光疗	换血
~28 周/ <1 000g	≥17~86 (≥1~5)	≥86~120 (≥5~7)	≥86~120 (≥5~7)	≥120~154 (≥7~9)	120 (≥7)	≥154~171 (≥9~10)
28~31 周/ 1 000~1 500g	≥17~103 (≥1~6)	≥86~154 (≥5~9)	≥103~154 (≥6~9)	≥137~222 (≥8~13)	154 (≥9)	≥188~257 (≥11~15)
32~34 周/ 1 500~2 000g	≥17~103 (≥1~6)	≥86~171 (≥5~10)	≥103~171 (≥6~10)	≥171~257 (≥10~15)	171~205 (≥10~12)	≥257~291 (≥15~17)
35~36 周/ 2 000~2 500g	≥17~120 (≥1~7)	≥86~188 (≥5~11)	≥120~205 (≥7~12)	≥205~291 (≥12~17)	205~239 (≥12~14)	≥274~308 (≥16~18)

注:括号内数值为 mg/dl 值,1mg/dl = 17.1μmol/L

1. 在使用推荐方案前,首先评估形成胆红素脑病的高危因素,新生儿处于某些病理情况下,如新生儿溶血、窒息、缺氧、酸中毒(尤其高碳酸血症)、败血症、高热、低体温、低蛋白血症、低血糖等,易形成胆红素脑病,如有上述高危因素应尽早干预。

2. 24 小时以内出现黄疸者,应积极寻找病因,并给予积极的光疗措施。

3. 24~72 小时,出院前出现黄疸者至少要检查 1 次血清胆红素,出院后 48 小时应于社区或医院复查胆红素,以监测胆红素水平。

4. 出生后 7 天内(尤其是出生后 3 天内) 接近但尚未达到干预标准者,应严密监测胆红素水平,以便得到及时治疗。无监测条件的地区和单位可适当放宽干预标准。

5. "考虑光疗"是指在该日龄的血清胆红素水平,可以根据临床病史、病程和体检做出判断,权衡利弊,选择光疗或严密监测胆红素。

6. "光疗失败"是指光疗 4～6 小时后,血清胆红素仍上升 8.6μmol/(L・h)[0.5mg/(dl・h)],如达到上述标准可视为光疗失败,准备换血。

早产儿胆红素增长速度快,肝脏及血脑屏障发育更不成熟,干预方案应有别于足月儿。早产儿黄疸治疗标准按照胎龄、日龄、出生体重而形成多条动态曲线。有形成胆红素脑病的高危因素的早产儿,应予以更早期的预防性光疗。

一、干预方法

(一)光照治疗

1. 光源　蓝光最好(主峰波长为 425～475nm),也可选择白光(波长 550～600nm)或绿光(波长 510～530nm)。

2. 方法　单面光疗法、双面光疗法、毯式光纤黄疸治疗法。

3. 时间　分连续和间歇照射。前者为 24 小时连续照射;后者是照 10～12 小时,间歇 14～12 小时。不论何法,应视病情而定。

4. 光疗期间需密切监测血清胆红素浓度,一般 12～24 小时测定 1 次,对溶血病及血清胆红素浓度接近换血指征者,应每 4～6 小时 测定血清胆红素和血细胞比容。光疗结束后,连续监测 2 天,以观察有无反跳现象。当反跳值超过光疗前水平时,需再次光疗。

(二)光疗注意事项

1. 灯管连续使用 2000～2500 小时需更换新灯管。在治疗 Rh 溶血病等重症高胆红素血症时,应更换新灯管。

2. 光疗箱要预热,待灯下温度在 30℃左右时才放入患儿。

3. 用黑色、稍硬不透光纸片或布遮盖双眼,尿布遮盖生殖器。

4. 由于光疗时不显性失水增加,因此光疗时液体入量需增加 15%～20%[以 ml/(kg・d)计]。

(三)光疗的副作用

目前认为光疗相当安全,基本无明显并发症。有一些相对较轻和一过性的并发症。常见表现有发热、腹泻、皮疹、核黄素缺乏、青铜症及低血钙等。

二、换血疗法

(一)血液的选择

1. Rh 血型不合时,采用 Rh 血型与母同型,ABO 血型与新生儿同型或 O 型血。在 Rh(抗 D)溶血病无 Rh 阴性血时,也可用无抗 D(IgG)的 Rh 阳性血。

2. ABO 血型不合时,最好采用 AB 型血浆和 O 型红细胞混合后换血,也可选用 O 型或与子同型血液换血。

3. 对有明显心力衰竭的患儿,可用血浆减半的浓缩血来纠正贫血和心力衰竭。

4. 血液首选新鲜血,在无新鲜血的情况下可使用深低温保存的冷冻血。换血前先将血液在室内预热,使之与体温接近。

(二)抗凝剂

每 100ml 血加肝素 3～4mg,换血后可用肝素半量的鱼精蛋白中和。枸橼酸盐保养液可结合游离钙,引起低钙血症,故每换 100ml 血应缓注 10% 葡萄糖酸钙 1ml,换血结束时再缓注 2～3ml。

（三）换血方法

1. 换血途径有经脐静脉换血、脐静脉和脐动脉同步换血及周围血管同步换血法。

2. 换血量和换血速度　换血总量按 150～180ml/kg，总量约 400～600ml。每次抽输血量 3～5ml/kg。输注速度要均匀，每分钟约 10ml。

3. 换血后处理　①继续光疗，重点护理，每 4 小时测心率呼吸，注意黄疸程度及嗜睡、拒食、烦躁、抽搐、拥抱反射等情况，黄疸减轻即可解除。使用抗生素 3 天预防感染，拆线后改为一般护理，继续母乳喂养。②血常规每 1～3 天检测 1 次，胆红素每天 1 次。出院后每 2 周复查 1 次红细胞和血红蛋白直至生后 2 个月。③1 次换血后，血清胆红素可再次上升，此时可按指征考虑再次换血。

三、药物治疗

1. 一般治疗　如存在引起胆红素脑病的高危因素，应给予对症治疗。

2. 酶诱导剂　苯巴比妥 5mg/(kg·d)，分 2～3 次服；尼可刹米 100mg/(kg·d)，分 3 次口服。

3. 抑制溶血过程　大剂量丙种球蛋白：一般用于重症溶血病的早期，用量为 1g/kg，4～6 小时内静脉滴注。

4. 减少游离的未结合胆红素　清蛋白：一般用于生后 1 周内的重症高胆红素血症，用量 1g/kg 加葡萄糖液 10～20ml 静脉滴注；也可用血浆 25ml/次静脉滴注，每日 1～2 次。在换血前 1～2 小时应输注 1 次清蛋白。

新生儿溶血病的治疗：

1. Rh 溶血病

（1）胎儿期重度受累者出生时有水肿、腹水、贫血、心肺功能不全者，如不及时处理常生后不久死亡。应保持有效的通气、抽腹水、控制心衰，尽快换血（换入浓缩血）。

（2）出生后一旦明确诊断为 Rh 血型不合溶血病，可给静脉滴注丙种球蛋白，按 1g/kg，于 4～6 小时内滴入。

（3）出生时一般情况尚正常，但生后很快出现黄疸，应采取措施降低血清胆红素，防止胆红素脑病的发生。主要采用光疗、换血、输注清蛋白治疗，具体方法见前述。

（4）纠正贫血：早期重度贫血者可采用浓缩血液换血；晚期贫血若程度不重者可观察，但当血红蛋白明显下降同时出现心率加快、气急或体重不增等症状时，可少量多次输血，输入的血 Rh 血型最好没有引起发病的血型抗原。

2. ABO 溶血病　治疗原则同 Rh 溶血病，重点是降低血清胆红素，防止胆红素脑病。绝大多数患儿经光疗即能达到治疗目的，但少数黄疸出现早、胆红素上升快、血清胆红素达到换血指征者仍需换血治疗。贫血明显者可酌情输血。

母乳性黄疸的治疗：母乳性黄疸分为早发型（母乳喂养性黄疸）和晚发型（母乳性黄疸）。

（1）早发型母乳性黄疸的预防和处理：①鼓励频繁喂奶，避免添加糖水。喂奶最好在每日 10 次以上。②监测胆红素浓度。③血清胆红素达到光疗指征时可光疗。

（2）晚发型母乳性黄疸血清胆红素<257μmol/L（<15mg/dl）不需停母乳；>257μmol/L（>15mg/dl）时暂停母乳 3 天，在停母乳期间，母亲需定时吸奶。>342μmol/L（>20mg/dl）时则加光疗，一般不需要用清蛋白或血浆治疗。

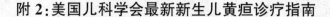

附2：美国儿科学会最新新生儿黄疸诊疗指南

一、指南的关键部分

指南中提出，只要按照推荐意见执行，大部分胆红素脑病是可预防的。强调对发生严重高胆红素血症的危险因素进行系统和全面评估、进行紧密随访和在有指征时及时有效的处理的重要性。对临床医生提出了以下建议：

1. 促进和支持成功的母乳喂养。

2. 建立鉴定和评估新生儿高胆红素血症的护理方案。

3. 生后24小时内测量新生儿血清总胆红素（TSB）水平或经皮胆红素（TcB）水平。

4. 应该认识到目测黄疸程度易出现误差，特别是在深肤色新生儿。

5. 应该按照生后不同时间认识胆红素水平。

6. 应该意识到早产儿，特别是母乳喂养的早产儿，易发生严重高胆红素血症，应予以更严密的监测。

7. 在出院前，应对发生严重高胆红素血症的危险因素进行系统的评估。

8. 应对新生儿父母进行书面或口头的新生儿黄疸知识宣教。

9. 依据出院时间和风险评估结果对患儿提供合适的随访。

10. 对有指征患儿，应立即行光疗或换血治疗。指南中制定了一个非常直观的新生儿黄疸管理流程图，见图8-1。该流程图中，对TSB和TcB的监测和对高胆红素血症高危因素的评估贯穿始终，并强调严密随访和适时干预。

二、胆红素脑病与核黄疸概念的区别

核黄疸最初是一个病理学名词，用来形容脑干神经核和小脑被胆红素浸染的情况。在临床上核黄疸和急、慢性胆红素脑病常混为一谈。为避免概念的混淆和保持文献分析时的一致性，对核黄疸和胆红素脑病概念作了相应界定。急性胆红素脑病指生后1周内胆红素神经毒性引起的症状，而核黄疸则特指胆红素毒性引起的慢性和永久性损害。

三、高胆红素血症一级预防

由于母乳性黄疸是新生儿黄疸的重要原因之一，指南认为对于健康的足月儿或接近足月儿，应鼓励和促进有效的母乳喂养。在生后前几天内，临床医生应鼓励母亲喂哺孩子至少8～12次/天。母乳喂养不足伴随的热卡摄入不足和脱水可增加黄疸的严重程度。增加喂哺的频率可减少严重高胆红素血症的发生率。临床医生的建议对于提高母乳喂养的成功率意义重大。对无脱水存在的母乳喂养患儿无需额外补充水分和葡萄糖，对于黄疸的消退毫无益处。

四、二级预防

临床医生应对新生儿高胆红素血症的高危因素进行动态的全面的评估。这些因素包括：

（一）血型

1. 怀孕妇女都应检测ABO与Rh（D）血型，并筛查血清中异常抗体。

2. 如果母亲产前未检测血型或为Rh阴性血型，则必须检测婴儿脐血的直接抗体、血型、Rh血型。

3. 如母亲为O型血或Rh阳性血型，则可选择性检测婴儿脐血的直接抗体、血型、Rh血型。但严密的监测、出院前危险因素的评估和随诊是必不可少的。

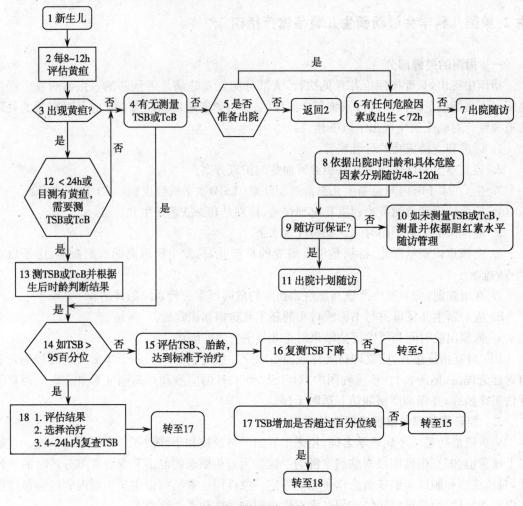

图 8-1　指南推荐的新生儿黄疸干预流程

（二）临床评估

临床医生应常规监测所有新生儿的黄疸情况,护理人员应建立新生儿黄疸进展的记录,评估不应少于 8～12 小时 1 次。对新生儿黄疸的观察应在光线好的房间或是日间进行,方法是指压住皮肤以显露皮下组织的颜色。但目测黄疸经常是不准确的,常常需要检测 TcB 或 TSB。

五、实验室检查选择

为避免不必要的检查浪费,指南对于新生儿黄疸的实验室检查选择提出了一些推荐意见(表 8-3)。

六、胆红素水平分区

Bhutani 对 2 840 名胎龄≥36 周、体重＞2 000g,或胎龄＞35 周、体重＞2 500g 的新生儿依据不同出生时龄胆红素水平所绘制危险分图,将新生儿胆红素水平分为高危、高中危、低中危、低危 4 个区,见图 8-2,其中＞95 百分位为高危区,发生严重高胆红素血症和胆红素脑病的风险大大增加。

表 8-3　胎龄≥35 周新生儿黄疸实验室检查

指　征	检查措施
24h 内出现黄疸	测量 TSB 和(或)TcB
黄疸程度超过新生儿时龄	测量 TSB 和(或)TcB
正接受光疗或 TSB 升高迅速,不好用病史及体检解释	测定血型、CoombS 试验、血常规、直接和间接胆红素、有条件检查网织红细胞计数、G-6PD、ETCOc,并根据患儿出生时间和 TSB 水平在 4～24 h 内复查 TSB
TSB 超过换血水平或对光疗无反应,或直接胆红素水平升高	检查网织红细胞计数、G-6PD、ETCOc、作尿液分析和培养,如病史及体征提示脓毒症,完善相关检查
升高生后 3 周仍存在黄疸或疾病胆红患儿有黄疸	测定总胆红素和直接胆红素,如直接素增高,是否胆汁淤积?筛查甲状腺功能低下和半乳糖血症

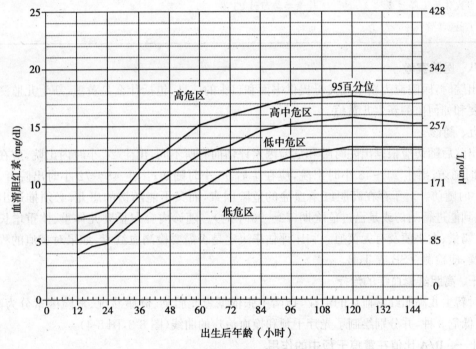

图 8-2　新生儿胆红素水平分区

七、出院前危险因素的评估

在出院前,应对每一个新生儿进行高胆红素血症的危险因素评估,护理人员应建立记录,对于生后 72 小时出院的新生儿,这些评估尤为重要。对高胆红素血症最好的评估方法是出院前检测 TSB 或 TcB,并把结果绘成曲线图。出院前危险因素的评估,可预测出院后黄疸发展的程度,从而提供更加有针对性的随访,大大减少了严重高胆红素血症的发生。本指南中将黄疸危险因素分为主要危险因素、次要危险因素和低危因素 3 类,见表 8-4。最常出现的危险因素有:母乳喂养、胎龄小于 38 周、曾有明显黄疸的同胞和出院前已出现了黄疸。对有主要危险的患儿应给予特别关注。

表 8-4　胎龄≥35 周新生儿发生严重高胆红素血症的危险因素

主要危险因素	次要危险因素	低危因素
出院前 TSB 或 TcB 处于高危区	出院前 TSB 或 TcB 处于中危区	出院前 TSB 或 TcB 处于低危区
24 小时内出现黄疸	出院前出现黄疸	胎龄＞41 周
直接抗人球蛋白（＋）的血型不合或其他溶血病		单纯人工喂养
胎龄 35～36 周	胎龄 37～38 周	出院时间＞72 小时
以前同胞接受过光疗	以前同胞出现过黄疸	黑色人种
头皮血肿或明显产伤	糖尿病母亲或巨大儿	
单纯母乳喂养特别是喂哺不当或体质下降过多	母亲年龄超过 25 岁	
东亚人种	男性	

八、医院宣教

出院时,医院应为新生儿父母提供书面和口头的信息,包括什么是黄疸,新生儿监测黄疸的必要和如何监测新生儿黄疸。

九、随诊

出院后随访应根据出院时龄和危险因素评估而有所不同,出生 24 小时内出院,应在生后 72 小时随访;出生 24～48 小时出院,应在生后 96 小时随访;出生 48～72 小时出院者,生后 120 小时随访。对于存在高胆红素血症的危险因素,而又不能随访的患儿,必须推迟出院时间,直到能进行随访或是已过危险期(72～96 小时)。随诊内容包括婴儿体重、体重增长百分位、吃奶量、大小便及有无黄疸。临床评估来决定是否需要检测血红素,如果对黄疸的程度有所怀疑,应检测 TSB 或 TcB。

十、高胆红素血症的治疗

对新生儿高胆红素血症的治疗,指南主张依据患儿胎龄、健康状况、危险因素分为高危、中危、低危 3 种,并分别绘制了光疗干预和换血治疗的曲线(图 8-3,图 8-4)。

十一、B/A 比值在黄疸干预中的作用

研究发现当新生儿处于低出生体重、低氧血症、低血糖、低血容量、高热、高渗血症、高碳酸血症等病理状态时,清蛋白与胆红素联合力降低,导致体内游离胆红素增多。游离胆红素易通过血脑脊液屏障,与神经细胞联结,发生核黄疸。

可通过检测胆红素/清蛋白(B/A)值评估胆红素脑病的危险因素。比值越低,则胆红素蛋白联结越牢固;比值越高,则胆红素蛋白联结越疏松;游离胆红素水平越高,越易出现胆红素脑病。对于胎龄≥38 周新生儿,B/A＞8.0(mg/dl∶g/L),要考虑换血。35～37 周健康新生儿或 38 周有高危因素或 G-6PD 等溶血性疾病的患儿,B/A＞7.2(mg/dl∶g/L),要考虑换血。35～37 周有高危因素或 G-6PD 等溶血性疾病的患儿,B/A＞6.8(mg/dl∶g/L),要考虑换血。

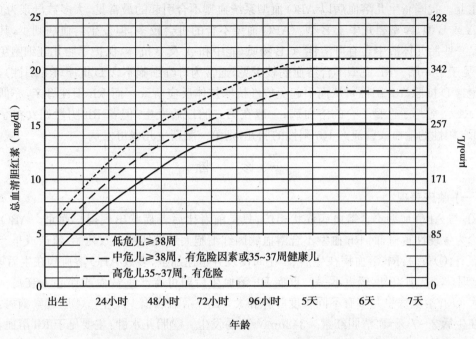

图 8-3 胎龄 35 周及以上新生儿黄疸光疗干预

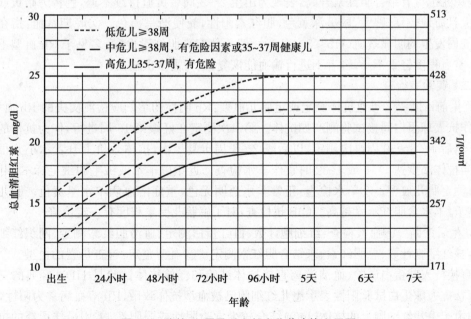

图 8-4 胎龄 35 周及以上新生儿黄疸换血干预

第二节 新生儿溶血病

新生儿溶血病（hemolytic disease of the newborn，HDN）是因母婴血型不合引起的同族血型免疫性疾病，母亲的血型抗体通过胎盘引起胎儿、新生儿红细胞破坏，仅发生在胎儿与早期新生儿。我国新生儿溶血病以 ABO 血型系统血型不合引起的最常见,大多数母亲为 O 型,子为 A 或 B 型,A 型婴儿多于 B 型。ABO 血型不合的机会较多,但发生溶血病则少,其原因可能是一些胎儿体液中含有可溶性 A、B 物质,能中和 A 及 B 抗体,保护了胎儿红细胞免于溶血,可见于第一胎。Rh 血型不合溶血病较少见,通常为母红细胞不含 D 抗原(Rh 阴性),而子红细胞含 D 抗原(Rh 阳性),从而引起免疫性抗原抗体反应所致。而 Rh 阳性母亲,亦偶可发生 E、e、C、c 等母子血型不合的溶血病,一般在第二胎以后发生,但若 Rh 阴性妇女在孕前曾接受 Rh 阳性的输血或曾流产 Rh 阳性的胎儿,则第一胎新生儿也可发病。

一、诊 断

(一)临床表现

Rh 与 ABO 血型不合溶血病症状相仿,只是前者比后者症状出现得早而重。ABO 轻症易误诊为生理性黄疸,而 Rh 血型不合溶血病因红细胞大量破坏可导致死胎、流产或早产。临床特点有:①黄疸:Rh 溶血病在生后 24 小时出现并迅速加重,多数 ABO 溶血病在生后第 2~3 天出现。②贫血:程度轻重不一。重症 Rh 溶血生后即可有严重贫血或伴心力衰竭。③肝脾肿大:Rh 溶血病患儿多有不同程度肝脾肿大,ABO 溶血病很少发生。④胆红素脑病:一般发生在生后 2~7 天,血清胆红素>342μmol/L 易发生。⑤胎儿水肿:主要见于 Rh 溶血,全身水肿、胸腔积液、腹水、心率快、心音低钝、呼吸困难等,病情严重者为死胎。⑥胆汁淤积:少数溶血病患儿也可有结合胆红素升高,表现为出生 2~3 周后黄疸持续不退,色转为暗黄或黄绿色,肝大且质地较硬,脾大,尿呈深黄色,胆红素阳性,粪便渐呈白色。⑦晚期贫血:指在生后第 2~6 周发生的明显贫血(Hb<80g/L),一般不伴有高胆红素血症,多见于 Rh 血型不合溶血病。贫血程度轻重不一,轻者不进行输血能恢复,重者需多次输血。

(二)实验室检查

1. 生前诊断　①母血抗体测定或定胎儿血型:Rh 阴性的孕妇应检测丈夫的 Rh 血型,若不合,作抗人球蛋白间接试验测产妇抗体。第一次测定在妊娠第 16 周进行,作为抗体的基础水平。然后于 28~30 周再次测定,以后隔 2~4 周重复 1 次,抗体效价上升者示小儿很可能受累,当抗体滴度达 1:16 或 1:32 时宜作羊水检查。近年以羊水或绒毛膜绒毛标本,用 PCR 技术可测定胎儿血型。②羊水检查:正常羊水透明无色,重症溶血病羊水呈黄色。胎儿溶血程度越重,羊水含胆红素就越高。③B 超检查:对了解胎儿受累程度有一定价值。

2. 生后诊断　①血液检查:红细胞计数、血红蛋白测定、血清胆红素测定、网织红细胞计数及有核红细胞计数、总胆红素、未结合胆红素测定。②血型鉴定:检查母婴的血型。③抗体测定:直接抗人球蛋白试验、血清游离直接抗体试验和释放抗体试验是 HDN 经典的三项检查。直接抗人球蛋白试验阳性表示患儿红细胞已被血型抗体致敏,Rh 溶血病常为阳性,ABO 溶血病由于患儿红细胞上的抗体(IgG)结合较少常为阴性或弱阳性,需用最佳稀释的抗人球蛋白血清与充分洗涤后的受检红细胞盐水悬液混合后检查(改良直接抗人球蛋白试验),可使阳性率提高。游离抗体阳性表明新生儿血液中有来自母体的游离的 IgG 抗 A(B),这部分抗体会继续致敏新生儿红细胞,进而使其发生免疫性破坏。抗体释放试验是判断新生儿红细胞被 IgG 抗 A(B)致敏最灵敏、准确的方法,只有抗体释放试验阳性的新生儿才可能发生临床型 HDN。患儿血样检查除抗人球蛋白直接试验外,患儿红细胞抗体释放试验阳性则诊断成立。如患儿血清中游离抗体测定阳性时表明可能受害。

二、治　疗

（一）产前治疗

1. 血浆置换　适于血 Rh 抗体效价明显增高但又不宜提前分娩的孕妇。

2. 宫内输血　适于胎儿水肿或胎儿 HB<80g/L，而肺尚未成熟者。

3. 母或胎儿注射静脉用免疫球蛋白　在孕 28 周前，胎儿受累较重而尚未发生胎儿水肿者。

4. 提前分娩　适于既往有输血、死胎、流产的分娩史的 Rh 阴性孕妇，本次妊娠 Rh 抗体效价逐渐升至 1:32 或 1:64 以上，且羊水测定胆红素增高，胎儿肺已成熟。

（二）新生儿治疗

1. 光照疗法　用波长 420～470 nm 的蓝光灯可使用。未结合胆红素在光的作用下，转变成水溶性异构体，可从胆汁或尿中排出，因此光疗仅对高间接胆红素有效。200～400W 灯，距离 40cm 照 8 小时，停 2～4 小时，共照射 24～72 小时。光疗副作用有发热、腹泻、脱水、核黄素缺乏、青铜症（当直接胆红素>68μmol/L）等。

2. 药物治疗　①纠正代谢性酸中毒：用 5％碳酸氢钠提高血 pH 值；②肝酶诱导剂：常用苯巴比妥 5mg/(kg·d)，分 2～3 次口服；③静脉用免疫球蛋白：1g/kg，于 6～8 小时内静脉滴入。

3. 换血疗法　①适应证：大部分 Rh 溶血病和个别严重 ABO 溶血病有下列任一指征就应换血：产前已明确诊断，出生时脐血总胆红素>68μmol/L，血红蛋白低于 120g/L，伴水肿、肝脾大和心力衰竭者；生后 12 小时血清胆红素每小时上升>12μmol/L 者；总胆红素已达342μmol/L 者；不论血清胆红素水平高低，已有胆红素脑病的早期表现者。对于小早产儿，合并缺氧和酸中毒者或上一胎溶血严重者，应放宽指征。②方法：Rh 溶血病选用 Rh 系统与母亲同型、ABO 系统与患儿同型的血液，ABO 溶血病最好用 AB 型血浆和 O 型红细胞的混合血，也可用抗 A 或抗 B 效价不高的 O 型血或患儿同型血，有明显贫血和心力衰竭者，可用血浆减半的浓缩血。换血量一般为患儿血量的 2 倍（约 150～180ml/kg），时间需 2～3 小时。也有人主张用 3 倍血，但所需时间长，对患儿循环影响较大。换血途径一般选用脐静脉或其他较大静脉进行换血，最好选用动静脉同步换血。

4. 其他治疗　防止低血糖、低体温，纠正缺氧、贫血、水肿和心力衰竭等。

第三节　新生儿贫血

新生儿在出生两周内静脉血红蛋白≤130g/L，毛细血管血红蛋白≤145g/L，称为新生儿贫血。贫血原因有生理性和病理性之分，足月儿生理性贫血在生后 2～3 个月发生，早产儿生后 3～6 周即可出现。病理性贫血包括失血性、溶血性、红细胞或血红蛋白生成障碍性。新生儿期发生的贫血并不少见。病因以失血性与溶血性为主要，再生不良与白血病很少见。

一、失血性贫血

可发生于产前、产时或生后。出生前或分娩时隐匿出血见于胎-母输血，胎-胎输血，胎-胎盘出血；产时出血见于各种产科意外，如胎盘及脐带畸形；生后失血由产伤、窒息引起，如巨大头颅血肿、颅内出血,肝脾破裂等;此外,还可见于先天性或获得性凝血障碍和医源性失血。

（一）诊断

1. 母亲及产科病史 妊娠期有无感染史,有无阴道流血及病理产科史。

2. 临床症状 与失血量及失血的速度有关。

除皮肤黏膜苍白外,急性失血常伴心率快、气急、低血压和休克,肝脾不大。而慢性失血患儿出生时苍白与窘迫不成比例,偶有充血性心力衰竭,多有肝脾肿大。内出血患儿血胆红素量增加,可出现黄疸,甚至发生核黄疸,因出血部位不同,可有与此器官相应的症状。

3. 实验室检查 ①急性失血血红蛋白浓度出生时正常,24小时内迅速下降,慢性失血出生时血红蛋白浓度低;②急性失血时红细胞形态为正色素、大细胞性,慢性失血红细胞形态为小细胞低色素,红细胞大小不均;③网织红细胞计数可正常或增加;④急性失血血清铁正常,慢性失血血清铁低;⑤母血涂片红细胞酸洗脱试验找到胎儿红细胞,母血 HBF＞2％及甲胎蛋白增加可帮助诊断胎-母输血,应在分娩后数小时进行;⑥双胎间血红蛋白相差在50g/L以上,体重差异为20％以上可帮助诊断胎-胎输血,但不能以此来确诊;⑦内出血患儿总胆红素及间接胆红素增高。

（二）治疗

根据失血的严重程度及急、慢性贫血来决定治疗措施。轻度慢性贫血,患儿无窘迫,不需立即治疗;但急性失血患儿,有软弱、苍白,甚至低血压或休克,应立即采取紧急治疗措施。

1. 输血疗法 ①输血适应证:出生24小时内,静脉血红蛋白＜130g/L;急性失血≥10％总血容量;静脉采血所致失血≥5％～10％总血容量;患儿有肺部疾病或先天性心脏病室间隔缺损,有大量左向右分流者,应维持其血红蛋白≥130g/L,但应注意输血可加重心力衰竭;出现与贫血有关的症状,如气急、呼吸困难、呼吸暂停、心动过速或过缓、进食困难或淡漠等,输血后症状可减轻。②血源选择:一般给新鲜全血,如有血容量减少而全血一时不能得到,可给O型血或血浆、清蛋白、右旋糖酐或生理盐水 20ml/kg 以维持血容量。③输血量的计算:输红细胞 2ml/kg 可提高血红蛋白1g,因此输压缩红细胞 3ml/kg 或全血 6ml/kg 可提高血红蛋白1g。计算公式:所需全血量(ml)＝体重(kg)×要求提高的血红蛋白值(g/L)×6。如输压缩红细胞,为所需要全血量的一半。总量分次输入,每次 5～15ml/kg。

2. 铁剂治疗 大量失血婴儿,无论急慢性均要补充铁剂。剂量为元素铁 2～3mg/(kg·d),分3次口服,疗程至少3个月,同时加服维生素C,应在两次喂奶间服。

3. 治疗并发症 积极抗休克,抗心力衰竭,有外科指征时外科止血。

二、溶血性贫血

可由红细胞内在异常或红细胞外在因素引起。红细胞内在因素包括:①红细胞膜缺陷,如遗传性球形、椭圆形、口形红细胞增多症;②红细胞酶缺乏,如葡萄糖-6-磷酸脱氢酶(G-6-PD)缺乏、丙酮酸激酶(PK)缺乏、己糖激酶缺乏等;③血红蛋白合成或结构异常,如地中海贫血、血红蛋白病等。红细胞外在因素包括:①免疫因素,如新生儿溶血病、母亲自身免疫性溶血性贫血、药物所致免疫性溶血性贫血;②非免疫因素,如感染、弥漫性血管内凝血、维生素 E 缺乏等。

（一）诊断

1. 家族史 家中其他成员有无贫血,不能解释的黄疸及肝脾大。

2. 临床症状　除皮肤黏膜苍白外,尚有黄疸、肝脾肿大及水肿等症状,严重者有核黄疸。

3. 实验室检查　①红细胞计数、血红蛋白、血细胞比容降低;②网织红细胞计数正常或增加;③血涂片可看出红细胞形态异常;④总胆红素及间接胆红素明显增高;⑤抗人球蛋白试验:大部分新生儿溶血性贫血是由于同族免疫反应引起,抗人球蛋白试验可以测出红细胞上的抗体(直接)或测出血浆中抗体(间接)以助鉴别诊断;⑥红细胞酶学活性测定;⑦血红蛋白分析;⑧其他:血、尿、脑脊液培养有助于感染的诊断,从血、尿中分离病毒及特殊血清学检查有助于宫内感染的诊断;如疑有弥漫性血管内凝血,则作血小板、凝血酶原时间、纤维蛋白降解产物等试验检查。

(二) 治疗

1. 病因治疗　包括产前防治、避免围生期窒息及产伤和使用易导致溶血的药物、防治孕母及新生儿感染。

2. 对症治疗　①贫血:有家族史,有可能在胎内发生贫血者,可提早在妊娠18周行宫内输血;出生后到1周内的急性溶血性贫血须及时输血纠正;急性溶血期过后,可少量输血使血红蛋白达110～120g/L,此外,可加用叶酸及维生素E。②高胆红素血症:参见有关章节。

三、红细胞或血红蛋白生成不足

新生儿见于先天性纯红细胞再生障碍性贫血、运钴胺Ⅱ缺乏及难治性铁粒幼细胞贫血综合征。后两者极少见。

(一) 诊断

1. 临床症状　除皮肤黏膜进行性苍白外,有精神萎靡,吃奶差,多无肝脾淋巴结肿大。

2. 实验室检查　①红细胞计数、血红蛋白、血细胞比容降低;②先天性再生不良性贫血网织红细胞计数减少;③血清铁增高,总铁结合力降低;④骨髓检查:红细胞系增生减少或极度低下,粒细胞和巨核细胞系正常。

(二) 治疗

如为先天性红细胞再生障碍,早期可用肾上腺皮质激素治疗,无效者考虑输血。

四、早产儿贫血

早产儿脐血平均血红蛋白值与足月儿相似,但贫血发生早且重,在生后4～8周达最低值。体重在1.2～2.3kg间者,血红蛋白最低点96±14g/L;体重<1.2kg者,血红蛋白最低点为78±14g/L。早产儿贫血程度与胎龄及出生体重有直接关系,也与营养情况有关。引起早产儿贫血的原因众多,可能与早产儿红细胞寿命短、生长迅速,血液稀释、红细胞生成素产生减少、营养物质缺乏及医源性失血有关。

(一) 诊断

1. 临床症状　部分早产儿虽有贫血,但无症状,可称为早产儿生理性贫血;另一部分早产儿可出现苍白、淡漠、进食困难、体重不增、呼吸困难、呼吸暂停、心率增快,少数病例有下肢、足、阴囊、颜面水肿。

2. 实验室检查　①红细胞计数、血红蛋白、血细胞比容降低;②网织红细胞计数正常或升高;③血清铁降低;④血浆促红细胞生成素降低。

(二)治疗

1. 输血疗法 早产儿输血的临床标准，不仅根据血红蛋白值，应同时考虑婴儿的胎龄、生后日龄、临床情况、出生时血红蛋白值、采取血标本的血量等各种因素。

2. 重组人类红细胞生成素疗法 重组人类红细胞生成素可有效防治早产儿贫血，减少输血率，促进早产儿生长发育，提高其生存质量。但目前关于重组人类红细胞生成素用于治疗早产儿贫血的开始给药时间、剂量、疗程及副作用尚存争议。大多数学者倡导应及早应用，大剂量方能达治疗效果，但剂量与效果并不成正比，每周 750IU/kg 即可，且分次多者对红细胞生成的刺激增加。

3. 铁剂治疗 生后 2 周开始补充铁剂，不能迟于生后 2 个月。剂量：体重 1500～2500g，$2mg/(kg \cdot d)$；$1\,000～1\,500g$，$3mg/(kg \cdot d)$；$<1\,000g$，$4mg/(kg \cdot d)$。补铁应持续 12～15 个月。

第四节 出血性疾病

新生儿出血性疾病指生理的止血、凝血或抗凝血机制发生障碍，机体发生出血倾向或发生血栓。常见的新生儿出血性疾病分为：①血管壁功能失常，可由于缺氧、感染、营养不良或维生素 C 缺乏，机械性、遗传性、先天性及过敏性引起。②血小板减少或功能异常，常见原因有免疫性、感染性、先天性或遗传性血小板减少，血小板功能异常常见于先天性血小板无力症及血小板因子的缺陷。③凝血因子缺陷或抗凝作用增强，包括先天性及后天性凝血障碍。新生儿出血较年长儿多见，与部分新生儿（特别是早产儿和小于胎龄儿）存在止血、凝血机制一时性障碍，早产儿血管脆性增加，新生儿易患感染及代谢紊乱等疾病及早产儿、危重儿常需要动、静脉插管并留置有关。

一、诊 断

1. 病史 询问患儿家族出血史，母亲患病史（感染、特发性血小板减少性紫癜、红斑狼疮），母亲既往妊娠出血史，母及新生儿用药史。

2. 临床特点 患儿出生后自发性反复出血的表现，出血可呈广泛性或局限性，皮肤、黏膜、关节、肌肉等部位为主要发生部位，出血发生时，予一般止血的治疗疗效差，但静脉输注含各种凝血因子的血液制品疗效较好。贫血程度与出血量一致，且一般无肝脾及淋巴结肿大。

3. 实验室检查 根据病史、遗传性疾病家族史、主要临床表现和初步的实验室检查，初步确定诊断方向，再选用必要的确定性实验，可作出疾病的诊断。

临床上一般先做初筛试验，包括①血小板计数，血小板减少很有诊断价值；②凝血酶原时间（PT），测定外源性凝血系统（因子Ⅶ、Ⅹ、Ⅴ、Ⅱ及纤维蛋白原）；③白陶土部分凝血活酶时间（APTT），是测定内源性凝血系统（因子Ⅻ、ⅩⅢ、Ⅺ、Ⅸ、Ⅹ、Ⅴ、Ⅱ及纤维蛋白原）；④毛细血管脆性试验；⑤血块回缩试验；⑥凝血时间；⑦出血时间；⑧纤维蛋白原定量。

进一步筛选：①当血小板计数，毛细血管脆性试验或血块退缩试验中某项异常时，提示可能为血小板或血管性疾病，可进一步检查血小板形态，血小板黏附试验，血小板聚集试验、血小板因子 3 有效性测定、血小板免疫球蛋白测定等。②当凝血时间，凝血酶原时间、部分凝血活酶时间或纤维蛋白原定量异常，提示为凝血因子异常者，可进一步检查凝血酶原消耗试验、凝血酶原消耗纠正试验、凝血活酶生成试验、某些凝血因子定量测定、血液循环中抗凝物质测定,有条件可做某因子基因异常分析。③当凝血时间、凝血酶原时间、部分凝血活酶时间和纤维蛋白定量均异常者,可测血浆鱼精蛋白副凝试验(3P)试验、优球蛋白溶解时间、纤维蛋白降解产物(FDP)测定;④当凝血时间、凝血酶原时间、部分凝血活酶时间、纤维蛋白定量均正常,而临床上高度怀疑为凝血因子障碍者,应进一步查ⅩⅢ因子定性试验(5M尿素溶解试验)或定性试验。

二、治　疗

新生儿出血性疾病的诊断依赖于临床表现及实验室检查。若诊断成立,则应立即给予凝血因子等治疗,而仅有实验室检查的阳性,没有临床表现,不需要立即给予凝血因子等输血治疗。

1. 根据病因采用适当防治措施　新生儿出生后立即肌注维生素 K_1 1～2mg/kg;避免使用影响出、凝血的药物,如阿司匹林、吲哚美辛、双嘧达莫、前列腺素 E_1 等。对于获得性出血,病因治疗很重要。

2. 止血药的应用　选用针对性强的药物,由于毛细胞血管因素所致的出血,可选用维生素C、芦丁及卡巴克络;对于血小板异常所致出血,可用酚磺乙胺及肾上腺皮质激素。DIC高凝期用肝素,消耗期同时补充凝血因子加用肝素,纤溶亢进期可在肝素基础上加用抗纤溶制剂。

3. 替代疗法　血小板减少或凝血因子缺乏者,可输血小板、冷沉淀物、AT-Ⅲ、新鲜血浆(每次 10～15ml/kg),或新鲜全血(每次 10ml/kg),必要时换血治疗。

4. 其他　局部压迫止血,免疫性疾病可使用静脉用丙种球蛋白。

第五节　新生儿出血症

新生儿出血症是由于维生素 K 缺乏而导致体内某些维生素 K 依赖性凝血因子活性降低的自限性出血性疾病,又称低凝血酶原血症,其发生与新生儿出生时维生素 K 储存少,通过胎盘的转运率低,母乳中的维生素 K 含量不足,肠道菌群少等因素有关。

一、诊　断

1. 病史　①母亲产前有应用抗癫痫药、抗凝药、抗结核药物;②纯母乳喂养;③有先天性肝胆疾病、慢性腹泻、使用广谱抗生素或口服抗生素等病史。

2. 临床表现　本病特点是婴儿突然发生出血,其他方面正常,无严重的潜在疾病。按发病时间分为 3 型:①早发型:生后 24 小时内发病,多与母亲产前服用干扰维生素 K 代谢的药物有关,少数原因不明。轻重程度不一,可表现为皮肤少量出血或脐残端渗血,也可表现多部位多器官出血,颅内出血常是致命的。②经典型:生后 2～5 天发病,早产儿可迟至生后 2 周发病。可自然出血或轻微损伤引起,一般为缓慢、持续渗血,表现为皮肤瘀斑、脐残端渗血或胃肠道出血,一般情况好,呈自限性,少量大出血可致贫血和休克。③晚发型:生后 1～3 个月发病,几乎均有颅内出血,死亡率高。

3. 实验室检查　①血涂片见正细胞正色素性贫血;②血小板正常;③凝血酶原时间与部

分凝血活酶时间均延长(为对照的 2 倍以上,意义更大);④纤维蛋白原正常;⑤测定无活性凝血酶原,阳性可提示维生素 K 缺乏;⑥测定活性Ⅱ因子与Ⅱ因子总量比值,两者比值小于 1 时提示维生素 K 缺乏;⑦直接测定血中维生素 K 含量,但在新生儿期应用,有一定困难。

二、治　疗

1. 出血者立即给予维生素 K_1 1～2mg 静脉滴注可迅速纠正凝血障碍,一般 4 小时起作用,4～8 小时出血停止,必要时 12 小时后重复 1 次。根据病情连用 3～5 天。

2. 严重出血可输全血或新鲜冰冻血浆 10～20ml/kg,以提高血浆中有活性的凝血因子水平,纠正低血压和贫血。有条件者可立即使用凝血酶原复合物(系健康人血浆中提取并经过 SD 灭活病毒等处理),每血浆当量单位相当于人新鲜血浆 1ml 的Ⅱ、Ⅶ、Ⅸ、Ⅹ凝血因子的含量,一般用量每千克 10～20 血浆当量单位,可 6～24 小时重复用药,连续用药 2～3 天,出血严重或需大手术者可增加剂量。输注开始缓慢,15 分钟后可加快速度。

3. 其他　使用止血药物,血凝酶 0.3～0.5U,连用 3 天。如有消化道出血,应暂时禁食,胃肠外营养;脐部渗血可局部应用止血药粉;穿刺部位渗血可行压迫止血。

第六节　血小板减少性紫癜

新生儿血小板减少性紫癜是由于血小板减少和(或)破坏增加所致的新生儿紫癜,是引起新生儿出血、紫癜的常见原因。新生儿期血小板计数的幅度很大,一般足月儿在 $250\times10^9/L$ 左右,$(100\sim150)\times10^9/L$ 时,认为是临界,血小板 $<100\times10^9/L$ 时,为血小板减少。引起新生儿血小板减少的病因可分为免疫性、感染性、先天性或遗传性,各年龄段的病因侧重有所不同。研究结果显示在早期新生儿(日龄≤7 天),以窒息缺氧最常见,其次为细菌感染、寒冷损伤、溶血病、红细胞增多症与宫内感染。在晚期新生儿(日龄>7 天),以细菌感染最常见,依次为上呼吸道感染、宫内感染、寒冷损伤与免疫。这些病因或使血液循环中的血小板破坏增加,或导致骨髓血小板生成障碍,患儿出现皮肤广泛瘀点、瘀斑,严重者还可有胃肠道出血和颅内出血。早产儿、低体重儿血小板减少症发病率与足月儿比较有明显增高,主要与早产儿易出现各种并发症有关,也与早产儿血小板生成素水平低和调节能力较差有关。

一、免疫性血小板减少性紫癜

是由体液免疫反应引起的血小板减少性疾病,胎儿血小板被来自母亲的抗血小板抗原的免疫性抗体 IgG 破坏,胎儿出生后血小板减少而出血。该抗体包括同族免疫抗体和自身免疫抗体,前者仅破坏胎儿血小板,而后者同时破坏母亲和胎儿血小板。

(一)新生儿同族免疫性血小板减少性紫癜

该病发病机制与 Rh 或 ABO 血型不合所致溶血病相似,即抗父亲血小板特异性抗原的母体抗体可通过胎盘进入胎儿血液循环中,致使胎儿血小板破坏加速。

1. 诊断

(1) 母妊娠史:如母亲曾分娩过血小板减少的婴儿,曾输注过 PL^{AL} 抗原阳性的全血或血小板,母亲的血小板正常且无出血倾向,无特发性血小板减少性紫癜病史,无服用能引起免疫性血小板减少的药物史。

（2）临床表现：胎儿期很少发病，生后数分钟至数小时内可迅速出现广泛性瘀点和瘀斑，尤以骨骼突出部或受压部位明显。严重者可同时有呕血、便血、尿血、脐带残端出血、注射部位出血、较大的头皮血肿或颅内出血，常伴有黄疸。体查无肝脾大，无其他全身性疾病的异常情况。出血不多者数日后好转，重症病例的病程 2 周至 2 个月不等，严重病例常因合并胃肠道出血和（或）颅内出血而死亡。

（3）实验室检查：①血小板参数：血小板常在 $30\times10^9/L$ 以下，外周血网织血小板（RP）明显增加，平均血小板容积（MPV）增大；②血红蛋白下降与出血程度一致，粒细胞、淋巴细胞正常；③出血时间延长，血块收缩时间延长且不完全，凝血时间正常；④骨髓表现为红细胞系统及巨核细胞系统增生活跃，有少数患儿的骨髓巨核细胞因对同族免疫抗体敏感，发生破坏而减少；⑤Coombs 试验一般阴性；⑥有条件者，可直接测定母、儿血液中血小板抗原和抗体。

2. 治疗

（1）如血小板在 $30\times10^9/L$ 以上，出血不严重，可不作特殊处理。

（2）如血小板 $\leqslant30\times10^9/L$，可采用以下措施：①肾上腺皮质激素的应用：泼尼松 $1\sim2mg/(kg\cdot d)$，重症可使 $2\sim3g/(kg\cdot d)$，再逐渐减量，疗程约 1 个月。②静脉用丙种球蛋白：适用于肾上腺皮质激素治疗无效或有明显副作用者。每日 400mg/kg。静脉滴注，连用 5 天。③血小板输注：每天输注血小板 10ml/kg，连续应用 2 天，可提高患儿血小板数 $(10\sim20)\times10^9/L$。如新生儿有发热、肝脾肿大、脾功能亢进、严重感染、DIC 等血小板破坏增加的因素，可加倍输注。输注血小板后，实际增高值常低于理论值，甚至不增加，但临床有止血效果，这可能和血小板在血管内皮重排有关。临床上应注意个体化原则，在血小板减少程度相同的情况下，每个患儿的出血程度不同，在输注血小板数相同的情况下，每个受血者临床止血情况和血小板增加数可不同，因此需严格掌握血小板输注指征、剂量的个体差异。尽量使用 ABO 血型和 HLA 相同的、机采同一人的血小板，可提高疗效，减少副反应。④新鲜血输注：输入与患儿血小板同型的新鲜全血，可中和患儿血清内的抗体，并补充红细胞。⑤换血疗法：可使用血小板抗原匹配的血进行换血来清除抗体，并可提供不被破坏的血小板。

（二）先天性被动免疫性血小板减少性紫癜

母有特发性血小板减少性紫癜、系统性红斑狼疮或甲状腺功能亢进时，其血中的自身免疫抗体通过胎盘进入胎儿血液循环，破坏胎儿血小板。

1. 诊断

（1）母疾病史：母有特发性血小板减少性紫癜、系统性红斑狼疮或甲状腺功能亢进史。

（2）临床表现：母有特发性血小板减少性紫癜的患儿与同族免疫性血小板减少性紫癜很相似。但本病血小板减少的持续时间比后者要长，平均为 1 个月，个别延长至 $4\sim6$ 个月。如母亲为系统性红斑狼疮，婴儿出生后大多仅出现血小板减少，少有出血等临床症状，如出现皮疹，一般历经数月消失。

（3）实验室检查：同同族免疫性血小板减少性紫癜，如母亲为系统性红斑狼疮，新生儿血中除有抗血小板抗体外，还可发现狼疮细胞。

2. 治疗　与同族免疫性血小板减少性紫癜治疗相同。

（三）新生儿溶血病合并有血小板减少性紫癜

严重的新生儿溶血病常合并有血小板减少，一方面患儿血中同时存在红细胞及血小板同族免疫抗体，同时破坏红细胞与血小板；另一方面，大量红细胞被破坏后释放出与血小板第 3

因子有类似作用的红细胞素,使血小板的消耗增加。患儿有溶血病的症状,如贫血、水肿、黄疸、肝脾肿大等,严重病例可用新鲜血进行换血治疗。

(四) 药物所致血小板减少性紫癜

分为先天性与后天性两种。先天性是指妊娠期母亲用药引起的婴儿免疫性血小板减少性紫癜,孕妇多有过敏体质。使孕母致敏的药物很多,包括磺胺类、奎宁、奎尼丁、对氨基水杨酸钠和苯巴比妥等。后天性是指新生儿时期应用某些药物,如磺胺类、奎宁、奎尼丁、吲哚美辛、地高辛、利福平等,所引起的婴儿免疫性血小板减少性紫癜。

1. 诊断

(1) 病史:母妊娠期或婴儿出生后有服用能引起血小板减少的药物史。

(2) 临床表现:有特发性血小板减少性紫癜的患儿与同族免疫性血小板减少性紫癜很相似。

(3) 实验室检查:同同族免疫性血小板减少性紫癜,以下方法有助于诊断:①将所用药物、患儿血清及其血小板相加,可出现血小板凝集或溶解;②患儿血清加相应药物后,可抑制具有同型血小板的血块收缩。

2. 治疗　应及时停用可能引起血小板减少的药物,并促进其排泄。停用药物后,出血症状逐渐减轻,血小板渐趋正常。如出血较重,或进行换血治疗,输注血小板也有一定的帮助。

二、感染性血小板减少性紫癜

感染性血小板减少性紫癜是宫内或生后感染所致的新生儿血小板减少性紫癜。宫内感染以风疹病毒及巨细胞病毒感染最易引起。先天性感染(TORCH)常常可见与贫血同时存在的血小板减少性紫癜,主要原因是骨髓巨核细胞的增生和成熟障碍。生后感染则以细胞感染为主,多见于金黄色葡萄球菌和革兰阴性杆菌感染。一方面是感染的病原体或其毒素损伤了血管内皮细胞,血小板的消耗和破坏明显增多,特别是有微血栓形成时,严重者表现为 DIC。另一原因是毒素抑制了骨髓巨核细胞的成熟以致血小板的产生减少。

1. 诊断

(1) 病史:孕母有宫内感染史;新生儿合并有败血症、化脓性脑膜炎、肺炎、肠炎和脐炎等。

(2) 临床表现:宫内感染所致血小板减少性紫癜,常于生后数小时内皮肤出现广泛性瘀点和瘀斑,1 周左右消退,但血小板减少可延至数周才恢复正常。在重症感染中,50%～70%在感染开始即有血小板减少。

(3) 实验室检查:血小板参数:由骨髓抑制所致,RP 可减少,MPV 降低;由血小板消耗过多所致,RP 明显增加,MPV 升高。

2. 治疗

(1) 积极控制感染。

(2) 对于细菌感染引起的血小板减少,可大剂量静脉用丙种球蛋白。

(3) 严重者输注新鲜血或血小板。

三、先天性或遗传性血小板减少性紫癜

先天性巨核细胞增生不良引起的血小板减少性紫癜可以是单纯性的,也可以是一组综合

征中的共同临床表现,与某些先天畸形或骨骼畸形(短肢或桡骨缺乏)、小头畸形、13-或18-三体综合征、心血管畸形和泌尿生殖器畸形等同时存在,或是范可尼综合征全血细胞减少症在新生儿时期的表现。

四、其他能引起新生儿血小板减少性紫癜的疾病

包括巨大血管瘤,如 Kasabach—Merritt 综合征(Kasabach—Merritt Syndrome,KMS)又称巨大血管瘤-血小板减少综合征,其特点为巨大血管瘤、血小板减少和消耗性凝血病,治疗上以糖皮质激素为首选;骨髓浸润性疾病,如先天性白血病;血栓性血小板减少性紫癜及一些围生期并发症如窒息、呼吸窘迫、坏死性小肠结肠炎、硬肿症和红细胞增多症等引起血小板生成减少或消耗过多。

第七节 红细胞增多症-高黏滞血症综合征

红细胞增多症是新生儿期常见问题,与高黏滞血症关系密切,两者既可单独发生,又可同时存在。有红细胞增多症患儿不一定有高黏滞度,反之亦然。全血黏度是由血细胞比容、红细胞变形性及血浆黏滞度决定,其中,最重要的是血细胞比容。只有血细胞比容升高而无血黏滞度增高,可形成无症状性红细胞增多症,两者均升高时,血黏度增加,能影响全身各器官的血流速率,导致缺氧、酸中毒及营养供应减少,引起临床症状。本病病因可分为主动型与被动型,前者为宫内缺氧引起宫内红细胞生成增加,后者则继发于红细胞的输注,如胎-母输血、胎-胎输血和延迟结扎脐带等。

一、诊 断

1. 临床表现 症状为非特异性,大部分患儿血细胞比容增加但无症状,但一部分患儿血细胞比容增加时,表现各种症状与体征,并与累积器官有关。①皮肤:患儿外观皮肤颜色正常,在活动后,表现红色或紫色呈多血质貌,严重者可出现坏疽。②心血管系统:由于冠状动脉灌注不足,可引起心肌损害,若同时有血容量增加及血管阻力增加,可出现心率加快,心脏扩大,充血性心力衰竭。③呼吸系统:可表现为气促、发绀及呼吸暂停,肺出血。④神经系统:淡漠,吸吮力差,不易唤醒,醒后激惹,肌张力低,震颤,惊跳,呕吐,对光反应差,甚至抽搐。⑤消化系统:拒食,腹胀,腹泻,血便,肝大,黄疸,并可发生坏死性小肠结肠炎。⑥泌尿生殖系统:尿少,血尿,蛋白尿,急性肾衰竭,阴茎勃起,睾丸梗死。⑦血液系统:高胆红素血症,有核红细胞增多症,血小板减少及弥散性血管内凝血。⑧代谢方面:可出现低血糖,酸中毒。

2. 实验室检查 出生后 12 小时静脉血细胞比容≥0.65 可诊断。毛细血管血标本值较静脉血高 10%,如将新生儿足跟放于 40～42℃水浴 5 分钟后,取血测定所得数值与静脉血值相关性好。

二、治 疗

1. 对症治疗 包括保暖,供氧,输液,监测血糖及其他对症处理。

2. 换血治疗 根据个体的不同情况,应注意以下三个问题:①静脉血血细胞比容;②患儿是否有临床症状;③患儿日龄。一般静脉血血细胞比容在 0.65～0.70 而无症状的患儿应

密切观察,如已有症状,或虽无临床症状,但血细胞比容>0.70,应给予换血治疗。此外,新生儿在生后最初 2～12 小时血细胞比容上升,在决定换血治疗时,要考虑患儿的日龄。

(1) 放血疗法:仅用于有血容量增多,尤其是合并心力衰竭时,可从静脉放血 5～8ml/kg。

(2) 部分换血疗法:即移去若干量全血,代之以等量的新鲜冰冻血浆或清蛋白,使静脉血血细胞比容降至安全值 0.55～0.60。

1) 换血部位:可采用脐静脉或周围血管,国内多采用周围小动脉抽血,周围小静脉输入血浆或清蛋白。

2) 换血量计算方法:换血量=总血容量×(实际血细胞比容－预期血细胞比容)/实际血细胞比容。新生儿血容量计算 85ml/kg,极低体重儿为 100ml/kg,预期血细胞比容静脉血按 0.60,毛细血管血按 0.65 计算。现多数认为,按公式计算换血量偏大,采用实际换血量为公式计算量的 30%～50%的少量换血法,大部分 24 小时内恢复正常,8 小时后临床症状改善不明显或者 24 小时化验结果改善不满意者,酌情给予第二次换血。少量换血在一定范围内是可行的,对减少贫血有益。但在有些情况下完全按公式计算换血量仍是必要的,例如当血细胞比容>0.80,临床症状明显,血液黏滞度高,组织供氧障碍严重时,应及时增加换血量,但一次换血量应≤28ml/kg。抽血量与输入的稀释液量相等,尽量同步进行。

3) 稀释液:当前国际上许多新生儿中心都主张用晶体液(0.9%生理盐水)代替清蛋白或血浆进行部分换血,以避免发生胃肠道并发症和血源性感染的危险。

4) 注意事项:换血前保暖,禁食,排空胃内容物,监测生命体征,监测血糖,术后仍需禁食 2～4 小时,注意有否腹胀与便血,防止坏死性小肠结肠炎发生。

第八节　新生儿弥漫性血管内凝血

弥漫性血管内凝血(disseminated intravascular coagulation,DIC)是在多种致病因素作用下,凝血系统和血小板大量被激活,在微循环中发生广泛、弥漫性血小板凝聚、纤维蛋白沉积和血液凝固,血小板和凝血因子大量被消耗,纤溶系统激活,导致严重的广泛出血及有关器官功能障碍的一种病理过程和临床综合征。临床征象主要表现为栓塞、出血、溶血和休克。新生儿 DIC 比较常见,主要的病因有感染、窒息、胎粪吸入、肺透明膜病、先天性心脏病、颅内出血、硬肿症、新生儿溶血病及一些病理产科情况。

一、诊　　断

1. 临床表现　根据病情进展,DIC 分为三期:①高凝期:持续时间短暂,无出血表现,不易发现,但可因脑、肺栓塞致死。②低凝期:以出血为主要表现。③继发性纤溶亢进期:出血进一步加重。三期可交叉存在,不易截然分开。

按照病情的急缓,DIC 可分为三型:①急性型:数小时至 1～2 天内发病,病情急而凶险,出血症状明显而且严重,常有短暂或持续的血压下降甚至休克。②亚急性型:起病较缓慢,数天至数周内起病,病程较缓慢,血栓栓塞症状较出血更显著。③慢性型:起病慢,病程长,可达数月。新生儿以急性型和亚急性型为主。

因为病因不同,DIC 可轻可重,但临床表现基本相同。

(1) 出血症状:最常见症状。注射部位、皮肤、口鼻腔黏膜、脐残端出血不止,及各脏器出血。

（2）溶血症状：贫血、黄疸、发热及血红蛋白尿。

（3）栓塞症状：见于 DIC 高凝期，因栓塞部位及程度不同而异。可出现呕吐、腹泻、呼吸困难、发绀、咯血、呼吸衰竭、意识障碍、惊厥、尿少、血尿、肾衰竭、肝功能障碍、四肢末端坏死、皮肤坏疽等症状。

（4）休克症状：表现为一过性或持久性血压下降。新生儿常表现为面色青灰或苍白、黏膜青紫，肢端冰冷，发绀等。

2. 实验室检查

（1）一般常用检查：①高凝期：凝血时间缩短；白陶土部分凝血活酶时间（APTT）缩短；复钙时间缩短，<60 秒。②消耗性低凝期：血小板计数逐渐减少；出血时间延长；凝血时间延长；凝血酶原时间延长，超过正常对照 3 秒以上，日龄 4 天内者≥20 秒，日龄 5 天以上者≥15 秒；白陶土部分凝血活酶时间（APTT）延长，超过正常对照 10 秒以上；凝血酶时间延长，超过正常对照 3 秒以上；血浆纤维蛋白原（FI）含量逐渐减少，<1.6g/L，但在某些病因和高代偿期增高。③继发性纤溶亢进期：优球蛋白溶解时间缩短，<70 分钟；纤维蛋白溶酶原减少；纤维蛋白降解产物（FDP）增高，>20mg/L，特别是>40 mg/L 时，有诊断价值，但新生儿期此值不一定增加；鱼精蛋白副凝固试验（3P）阳性，但新生儿不敏感，且假阴性较常见，3P 试验阴性不能排除 DIC。

（2）反映红细胞破碎综合征的检查：①血管内溶血检查阳性：红细胞减少，网织红细胞增多，结合珠蛋白减少，血浆游离血红蛋白增高，血红蛋白尿等。②棘形红细胞、盔形红细胞、破碎红细胞增多（>2%）。③骨髓增生，红细胞系增生。

（3）其他实验室检查：①抗凝血酶Ⅲ（AT-Ⅲ）活性减低。②大量血小板凝聚、释放，使血浆中血小板第 4 因子（PF4）、β 血小板球蛋白（β-TG）>0.5mg/L 和血栓氧丙烷增高。③血浆纤维蛋白肽 A（FPA）增高>2μg/ml。④D-二聚物的测定增高>200μg/L。⑤纤维蛋白原转换试验对诊断慢性 DIC 有一定意义。

（4）DIC 的诊断标准：

1）存在易引起 DIC 的基础疾病。

2）有下列两项以上临床表现者：多发性出血倾向；不易用原发病解释的微循环衰竭或休克；多发性微血管栓塞的症状和体征，如皮肤、皮下、黏膜栓塞坏死及早期出现的肾、肺、脑等脏器功能不全；抗凝治疗有效。

3）实验室检查下列 3 项以上异常者：①血小板<100×10⁹/L 或进行性降低或下列 2 项以上血小板活化分子标志物血浆水平增高：β 血小板球蛋白（β-TG）；血小板第 4 因子（PF4）；血栓烷 B₂（TxB₂）；血小板颗粒膜蛋白-140（P-选择素，GMP-140）。②纤维蛋白原<1.5g/L 或进行性减少或高于 4g/L。③3P 试验阳性或 FDP>20mg/L。④凝血酶原时间缩短或延长 3 秒以上或呈动态变化或 APTT 缩短或延长 10 秒以上。⑤AT-Ⅲ含量及活性降低。⑥优球蛋白溶解时间缩短或纤维蛋白溶酶原减少或活性降低。⑦因子Ⅷ：C 活性<50%。⑧血浆内皮素-1（ET-1）含量>80pg/ml 或凝血酶调节蛋白（TM）增高。

二、治　疗

（一）治疗原发病

如控制严重的细菌感染，抗过敏药物治疗等。

(二) 改善微循环

1. 低分子右旋糖酐　可修复受损的血管内皮,减低血小板的黏附和凝聚,增加血容量,减低血液黏稠度,解除小动脉痉挛,一般首次 10ml/kg,以后每次 5ml/kg,6 小时 1 次,每天量不超过 30ml/kg。

2. 纠正酸中毒,改善缺氧状态。

3. 阻断血管内凝血过程的发展

(1) 抗血小板凝聚的药物:双嘧达莫 10mg/kg 分次口服;阿司匹林每日剂量 10mg/kg,分 2～3 次口服,一直用至血小板恢复正常后数日才停药。

(2) 肝素的应用:肝素对凝血三个阶段均有抑制作用,并可抑制血小板聚集、裂解和促使纤维蛋白溶解。

常用方法:每次 60～125U/kg,加入生理盐水或葡萄糖液中,约 1 小时滴完,每 4～6 小时 1 次;也可先以 50～75U/kg 静滴,然后按每小时 15～25U/kg 持续静滴。在应用肝素期间应监测凝血功能,用药前测凝血时间,用药 4 小时后再测定 1 次凝血时间,要求凝血时间控制在 20～30 分钟内,如＞30 分钟,应停用,必要时以鱼精蛋白中和,其用量与最后 1 次肝素用量相等,如出血症状无减轻,15 分钟后可重复 1 次。使用肝素同时,宜输新鲜血液或血浆补充凝血因子。

停药指征:原发病已控制或缓解;用药后病情好转,出血停止,血压稳定;凝血酶原时间和纤维蛋白原恢复正常或接近正常时,即可逐渐减量至停药。用药时间一般可持续 3～7 天。

(3) 抗凝血因子的应用:已用于临床的有 AT-Ⅲ浓缩剂、蛋白-C 浓缩剂。

(4) 替代疗法:目前认为在活动性 DIC 未控制之前,可使用以下成分:经洗涤的浓缩红细胞、血小板和不含凝血因子的扩容剂(如血浆蛋白、清蛋白)。如果 DIC 过程停止或肝素化后仍出血,此时要补充凝血因子,如新鲜冰冻血浆 10～20ml/kg、凝血酶原复合物等。

4. 抗纤溶药物的应用　在 DIC 时,特别是早期高凝状态,应禁用抗纤溶药物,若病情发展并出现以纤溶为主时,可在肝素化的基础上使用纤溶抑制剂。一般可选用 6-氨基己酸,每次剂量 0.08～0.12g/kg,也可采用对羧基苄胺或氨甲环酸。

5. 其他　以上治疗效果都不满意时,可进行换血。有人主张用两倍血容量的新鲜肝素血进行换血。此外,要重视综合支持疗法,及时补充维生素 K。对于糖皮质激素,有较大争论,如原发病需要,可酌情使用。

(张朝霞)

参 考 文 献

1. 杨锡强,易著文. 儿科学. 第六版. 北京:人民卫生出版社,2004.

2. Porter ML,Dennis BL. Hyperbilirubinemia in the term newborn. Am Fam Physician,2002,65(4):599-602.

3. B hutani VK,Donn SM,Johnson LH. Risk management of severe neonatal hyperbihrubinemia to prevent kernictems. Clin Perinatol,2005,32(1):125-127.

4. B hckmon LR,Fanaroff AA,Raju TN,et a1. Research on prevention of bilirubin—induced brain injury and kernicterus:National Institute of Child Health and Human Development conference executive summary.

Pediatrics,2004,114(1):229-234.

5. 丁国芳,朴梅花等. 新生儿黄疸干预推荐方案. 中华儿科杂志,2001,39(3):185-187.

6. 余汉珍,黄德珉,官希吉. 实用新生儿学. 第3版. 北京:人民卫生出版社,2003.

7. 李秋平,封志纯. 美国儿科学会最新新生儿黄疸诊疗指南. 实用儿科临床杂志,2006,21(14):958-960.

8. American academy of Pediatrics. Provisional committee for quality improvement and subcommittee on hyperbilirubinemia. Practice parameter:Management of hyperbilirubinemia in the healthy term newborn. Pediatrics,1994,94(4):558-565.

9. American Academy of Pediatrics. Clinical Practice Guideline Subcommittee on Hyperbilirubinemia. Management of hyperbilirubinemia in the newborn infant 35 or more weeks of gestation. Pediatrics,2004,114(1):297-316.

10. New guideline for management of hyperbilirubinemia in newborns. Adv Neonatal Care. 2004,4(4):225.

11. 杨于嘉. 新生儿溶血病. 医学临床研究,2002,19(7):513-515.

12. Dukler D,Oepkes D,Seaward G,et al. Non—invasive tests to predict fetal anemia. A study comparing Do ppler and ultrasound parameters. Am J Obstet Gynecol,2003,188(5):1310-1314.

13. Plllak A,Hayde M,Hayn M,et al. Effect of intravenous iron supplementation on erythropoiesis in erythropoietin treated premature infants. Pediatrics,2001,107:78-85.

14. 李月梅. 促红细胞生成素在早产儿贫血治疗中的研究进展. 新生儿科杂志,2002,17(4):188-190.

15. 廖清奎. 小儿血液病基础与临床. 北京:人民卫生出版社,2001.

16. 毕玫荣,张岩. 新生儿凝血特点及影响因素. 国外医学妇幼保健分册,2005,16(1):15-17.

17. 杨成民,李家增,季阳. 基础输血学. 北京:中国科学技术出版社,2001.365-383.

18. 马廉,田兆嵩. 新生儿出血并发症的输血治疗. 中国输血杂志,2003,16(2):141-144.

19. Salem N,Monastiri K,Guirat N,et al. Neonatal hemorrhagic syndromes. Arch Pediatr,2001,8(4):374-376.

20. Aman I,Hassan KA,Ahmad TM. The study of thrombocyto—penia in sick neonates. J Coil Physicians Surg Pak,2004,14:282-285.

21. Chakravorty S,M urray N,Roberts I. Neonatal thrombocyto—penia. Early Hum Dev,2005,81:35-41.

22. Frevel T,Rabe H,Uckert F,Harms E,et al. Giant cavel TIOUS haemangioma with Kasabach—Memtt syndrome:a c～[se report and review]. Eur J Pediatr,2002,161(5):243-246.

23. 丁国方,杨默. 新生儿血小板减少症和血小板生成素在其发病机制中的作用. 中华儿科杂志,2002,40(2):122-123.

24. Garcia MG,Duenas E,Sola MC,et al. Epidemiologic and outcome studies of patients who received platelet trandfusions in the neonatal intensive unit. Perinatol,2001,21(7):415-417.

25. Fujimura K,Harada Y,Fujimoto A,et al. Nationwide study of idiopathic thrombocytopenic purpura in pregnant women and the clinical influence on neonatal. Int J Hematol,2002,75(4):426-429.

26. 陈文清,宋龙秀,陈滇. 新生儿红细胞增多症部分换血的换血量分析. 广东医学,2005,26(2):225-226.

27. 孙正芸,郝振荣,魏朝霞. 红细胞增多症与多器官功能损害的临床探讨. 山东医药,2006,46(31):17-18.

28. 刘泽霖. DIC的研究进展—诊断标准的探讨. 血栓与止血学,2001,7(2):93-96.

29. 袁壮. 危重患儿DIC与肝素治疗的进展. 急救医学,2001,8(4):204-206.

30. Christensen RD,Henry E,Wiedmeier SE,et al. Thrombocytopenia among extremely low birth weight neonates:data from a multihospital healthcare system. J Perinatol. 2006,26(6):348-353.

31. Williams MD, Chalmers EA, Gibson BE, et al. The investigation and management of neonatal haemostasis and thrombosis. BR J Haematol, 2002, 119(2): 295-309.

32. Muntean W. Fresh frozen plasma in the pediatric age group and in congenital coagulation factor deficiency. Thromb Res, 2002, 107: 29-32.

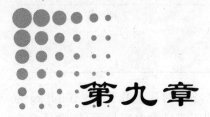

第九章

泌尿系统疾病

第一节 急性肾衰竭

新生儿急性肾衰竭(acute renal failure,ARF)是指新生儿由于围生期的各种致病因素使肾小球滤过率突发下降,肾脏调节功能失常,以致体内代谢产物堆积,电解质、酸碱平衡失调一种临床危重综合征。新生儿 ARF 的病因是多样的,缺氧、感染、休克等均可导致,根据国内外文献报道新生儿窒息使机体缺氧缺血导致的肾前性肾衰是新生儿急性肾衰竭的主要原因。近年有研究显示极低出生体重儿亦为急性肾衰竭的高危因素,发病率达 79%。

一、诊　断

(一) 诊断依据

1. 出生后 48 小时无排尿或出生后少尿(每小时<1ml/kg)或无尿(每小时<0.5ml/kg)。

2. 出现氮质血症——血清肌酐(Cr)≥88～142μmol/L,血清尿素氮(BUN)≥7.5mmol/L 或每日增加 Cr≥44μmol/L,BUN≥3.57mmol/L。

3. 常伴有酸中毒,水潴留,高钾、高磷、高镁、低钙、低钠等电解质紊乱,心力衰竭,惊厥,拒奶,吐奶等表现。

肾性及肾前性 ARF 的鉴别见表 9-1。

表 9-1　肾前性与肾性少尿肾衰鉴别

鉴别要点	肾前性	肾性
FeNa Una×Pcr/Pna×Ucr	≤2.1%(<1%)	>3%(2%)
尿钠浓度(mmol/L)	≤20	>50(>40)
尿渗透压(mOsm/L)	≥350	≤300
尿/血浆渗透压比	≥1.2	0.8～1.3
尿比重	>1.012	<1.010
BUN/Cr	>20	<20

续表

鉴 别 要 点	肾 前 性	肾 性
对激发反应	尿量>2ml/(kg·h)	无排尿增加
肾脏超声	正常	可异常
肾衰指数	<1	>1

补液试验:予生理盐水或2:1液15ml/kg,30分钟滴完,2小时尿量升至6~10ml/kg为有效,即可考虑为肾前性肾衰竭,无效者不宜再补液。在纠正或排除血容量不足,循环充血或心力衰竭后,可用20%甘露醇(0.2g/kg),无反应者给予呋塞米(1~2ml/kg),如2小时尿量达6~10ml/kg,即为有效,也可考虑为肾前性肾衰。该试验在容量负荷过度及心力衰竭时不用。

符合肾衰竭,但无尿量减少,则诊断非少尿型肾衰竭。随着认识的提高,抗生素的使用,多巴胺、利尿剂等药物的使用,非少尿型肾衰竭发病率有所提高。本病患儿无少尿及无尿改变。一般预后较好,目前报道的死亡率为22.2%。

(二)辅助检查

1. 肾小球滤过率(GFR)的计算　Schwartz公式:GFR(ml/min/1.73m²)=0.55×身长/血浆肌酐(mg/dl)。尿素氮、肌酐为小分子氮代谢产物,肾功能正常时能完全经肾小球滤过而排出体外,其血浓度随肾小球滤过率下降而上升,为评估肾小球功能较好的指标。但尿素氮的产生受诸多因素影响,如高蛋白饮食,消化道出血、创伤、感染、发热、营养不良或接受皮质类固醇激素治疗等,而且尿素氮在尿排量变化情况下比例可发生明显变化,即BUN常随肾小管回吸收情况变化。故临床用Scr评价比BUN多,但不同检测方法其结果不同,判断时必须考虑患者的病理生理变化及药物因素和方法学造成的影响。故BUN、Scr作为GFR评估指标其敏感性都较差,不利于新生儿肾衰竭的早期发现及诊治。

2. 泌尿系超声　能准确反映肾脏形态、大小、血流,输尿管、膀胱形态,及早发现肾积水、巨输尿管等泌尿系统畸形,尿路梗阻,钙化,肾静脉血栓,腹部包块。

3. 磁共振　可反应肾脏形态、血流和功能。有助肾脏占位性病变及尿路梗阻的诊断。

4. 腹部X线检查　可发现脊柱裂或骶骨缺失。

5. 尿微量蛋白　尿β2微球蛋白升高可反映肾小管重吸收功能降低,可早期发现肾小球和肾小管功能改变,正常值100~150μg/ml。近年研究显示尿α1微球蛋白较尿β2微球蛋白更稳定、更敏感。视黄醇结合蛋白(RBP)是一种低分子蛋白,正常人尿排出量极微,较β2微球蛋白更敏感地反映近曲小管损伤程度,尿RBP(ELISA法)正常为0.3mg/L。

6. 其他测定GFR的内源性物质　血Cystain C:产生率处在相对恒定状态,完全经肾小球滤过,血中浓度与GFR呈良好线性关系,且不受血清中胆红素、血红蛋白和三磷酸甘油等物质干扰,在肾功能仅轻度减退时既有所变化,敏感性远较Scr高,采用乳胶颗粒增强浊度法(PET)可快速测定。血清Creatol(5-羟基肌酐):为肌酐的氧化代谢产物。Creatol和肌酐在同一个体是一致的,血和尿Creatol含量增多提示肾功能减退以及可以反映体内氧化应激的程度。

7. 尿酶　尿溶菌酶、乳酸脱氢酶及其同工酶、N-乙酰-β-D氨基葡萄糖苷酶(NAG)、C2谷胱氨酶(C2GT)、A2葡萄糖苷酶(A2GLV)均与肾小管功能相关。

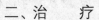

二、治　疗

(一) 去除病因,治疗原发病

针对原发病给予治疗,及早去除肾衰的病因和危险因素,有利于肾功能恢复,阻断肾衰的发展。缺氧窒息、休克、硬肿症、感染导致的肾衰,分别予改善通气、纠正低氧血症、扩容、复温、抗感染治疗。抗感染治疗应选用无肾毒性的敏感药物。肾前性肾衰无合并充血性心力衰竭时,给予生理盐水或胶体液扩容,辅以呋塞米利尿,多巴胺 5~10ug/(kg·min)改善肾灌注,有较好的效果。肾后性肾衰应及早解除梗阻。

(二) 一般治疗

密切监测心率、呼吸、血压等生命体征;每天严格记录液体出入量;每天测体重;严密隔离,避免感染;监测血电解质、血气、尿素氮、肌酐等血生化改变;注意尿常规、血常规、胸片、心电图变化。

(三) 少尿期治疗

1. 严格限制入液量　每天入液量＝不显性失水＋前 1 天尿量＋异常损失量－内生水。足月儿不显性失水约 30ml/(kg·d),早产 50~70ml/(kg·d),内生水 10~20ml/(kg·d)。水肿的消除不应过快,以体重每天下降 10~20g 为宜。

2. 纠正电解质紊乱　①高钾血症予停止钾摄入,不输库血。无心电图改变,血钾 6~7mmol/L 可用阳离子交换树脂(钠型 Kayezalafe)1g/kg,可降低血钾 1mmol/L,应用时注意钠潴留。有心电图改变,血钾＞7mmol/L,予 10％葡萄糖酸钙 1~2ml/kg 静注,同时给予碳酸氢钠,如存在高钠血症和心力衰竭时禁用碳酸氢钠。严重者可按 4:1 输注葡萄糖加胰岛素。②高磷、低钙血症予限制磷摄入,静注葡萄糖酸钙。③低钠血症,多为稀释性,轻度低钠血症,经限制入液量后可纠正。血钠＜125mmol/L 并有症状时给予 3％氯化钠,所需钠 mmol 数＝(140－血清钠)mmol/L×0.7×体重(kg)。④高镁血症,可予 10％葡萄糖酸钙 2ml/kg 静注。

3. 纠正酸中毒　pH＜7.2 或血 HCO_3^-＜15mmol/L 时,应按公式 5％碳酸氢钠 ml 数＝/BE/×体重(kg)×0.5 或 5％碳酸氢钠 mol 数＝(24－HCO_3^-)×体重(kg)×0.3 计算总量,先给予总量的一半,剩余量可根据血气结果酌情给予。无条件或来不及行血气检查的,可根据病情给予 5％碳酸氢钠 3~5ml/kg。Ⅱ型呼吸衰竭的患儿补碱需慎重,避免二氧化碳潴留导致的呼吸抑制。

4. 供给营养　充足的营养可减少组织蛋白的分解和酮体的生成,适宜的热量和氨基酸的供给可促进蛋白合成及新细胞生长,并从细胞外摄取钾、磷。每天总热量应大于 40kcal/(kg·d),以糖和脂肪为主要供能方式。当入液量限制于 40ml/(kg·d)时,应有中心静脉输注 25％葡萄糖。脂肪乳加至 2g/(kg·d),氨基酸加至 1.0~1.5g/(kg·d)。注意补充维生素。少尿期不给予钾、钠、氯。

5. 腹膜透析治疗　①指征:严重水钠潴留,出现充血性心衰或肺水肿;严重代谢性酸中毒,pH＜7.15;严重高钾血症;严重尿毒症症状出现中枢抑制或尿素氮＞35.7mmol/L 或尿素氮每天升高＞10.7mmol/L 及少尿 4~5 天或无尿 2 天。②禁忌证:腹部手术后未满 3 天;腹壁广泛感染;感染或肿瘤引起的广泛腹腔粘连;局限性腹膜炎。③透析方法:理想的透析液应该与细胞外液相似。每次以透析液 20~30ml/kg,酌情可增加至 40ml/kg,快速(经 10 分钟)注入腹腔内,在腹腔内停留 35 分钟,然后用 15 分钟经引流管流出。开始每天连续重复 20~

24 次,随病情好转可逐渐减少至每天 10～12 次。④透析液成分见表 9-2。⑤并发症:腹膜炎;腹痛;漏液;蛋白质、氨基酸、维生素的丢失等。

表 9-2　腹膜透析液成分

葡萄糖	20g
氯化钙	0.257g
氯化镁	0.152g
氯化钠	5.56g
醋酸钠	5.44g
注射用水	适量
全量	1000ml
渗透压	372.2mmol/L

6. 连续血液滤过治疗　严重急性肾衰竭不能行腹膜透析,尤其心肺功能不稳定,凝血性疾病的患儿,可应用连续血液滤过治疗。连续血液滤过治疗包括连续静脉-静脉血液滤过(continuous venous-venous hemofiltration,CVVH),连续动脉-静脉血液滤过(continuous arterio-venous hemofiltration,CAVH),血液透滤(hemo filtration)。该疗法需要特殊滤过仪器,在新生儿中使用的经验不多。

(四) 多尿期及恢复期治疗

该期尿量开始增多,但补液仍需谨慎。多尿期头 3～4 天可按尿量的 2/3 补给。根据血生化变化给予补充纠正,保持电解质平衡。

第二节　肾静脉血栓

肾静脉血栓(renal vein thrombosis,RVT),指肾静脉主干和(或)分支内血栓形成,导致肾静脉部分或全部阻塞而引起一系列病理改变和临床表现。可分为原发性和继发性肾静脉血栓。有明确的肾性或非肾性原因的肾静脉血栓称继发性肾静脉血栓,肾病综合征伴高凝状态是最常见的病因。由隐匿而复杂的原因导致的肾静脉血栓称原发性肾静脉血栓,新生儿肾静脉血栓 80％为原发性。

一、诊　　断

(一) 高危因素

1. 喂养不足、液量限制过度、呕吐、腹泻导致失水过多。

2. 缺氧缺血、感染、低体温、酸中毒、红细胞增多、高渗剂的应用、肿瘤压迫。

3. 母孕期存在病理因素,多见于糖尿病母儿。

(二) 诊断依据

1. 可具有或不具有上述高危因素,起病隐匿,症状不典型。

2. 血小板减少　90％的患儿出现进行性血小板减少,与血栓形成消耗有关。偶见全身性 DIC 表现。

3. 肾肿大　表现为突发性肾肿大,表面光滑,质硬,可为双侧或单侧,双侧肿大者可两侧大小不一致,右侧常较重。60％的新生儿肾静脉血栓可出现肾肿大。

4. 尿异常　急性期可见肉眼血尿,并转变为持久的镜下血尿和蛋白尿。亦可发展为肾功能不全而表现少尿或无尿。

5. 其他　可出现氮质血症,代谢性酸中毒,高钾血症等肾功能损害表现;高血压;也可以出现呼吸困难、腹胀、呕吐、发热、休克、黄疸等不典型症状。

6. 确诊依赖于影像学检查　是目前诊断 RVT 最可靠的方法,包括:

(1) B 超及多普勒彩超:可见患侧肾脏体积增大,内部形态改变及肾窦回声移位等,并可见存在于下腔静脉或肾静脉内的实性血栓回声。平卧位横切二联声像图有时可显示肾静脉内血栓所在。左、右侧卧位冠状切超声彩色血流成像在肾动脉周围不能显示反方向彩色肾静脉血流。

(2) 电子计算机体层扫描(CT):可以形成高分辨力的横断面影像,大多数人不需注射造影剂,借助腹膜后与肾周围脂肪的对比,可显示肾动静脉、主动脉和下腔静脉。注射造影剂后这些血管可显示更清楚。螺旋 CT 可以重建三维图像,注射造影剂后显示更为清楚。RVT 时对照增强 CT 可显示伴或不伴扩张的厚壁肾静脉中血栓进入下腔静脉。在肾静脉血栓形成的慢性阶段,受累肾静脉由于血块退缩而变细,这种血块沿近端和中端输尿管平行血管或围绕肾脏血管而存在。单侧 RVT 时肾脏增大,肾窦和肾周围血肿,肾实质和肾盂增强软组织影变弱。CT 还可以发现肾静脉血栓的赘生物和形成压迫的肾上腺或肾上腺周围肿块。

(3) 磁共振(MRI):是一种非辐射性成像仪器,可显示多层面图像,即横断面、矢状断面或冠状断面图像。含流动液体组织,如血管信号不停留,不产生影像。因此,在反映血管方面MRI 优于 CT。RVT 时 MRI 能发现肾静脉及下腔静脉内血栓,能在长 TE,长 TR 的 T2 加权图像上区分是血栓还是缓慢流动的血液。

(4) 肾核素扫描:RVT 时核素检查法可显示病侧肾脏影像增大,但灌流和吸收功能减低。若肾静脉主干血栓形成,则可有近乎无灌注和无功能的表现。

(5) 肾静脉造影术:B 超、CT 等无创伤性检查方法方便易行,但诊断特异性都不强。确诊 RVT 依赖于肾静脉插管造影或数字减影血管造影(DSA)。目前普遍采用肾静脉造影术。用 Seldinger 技术经皮穿刺股静脉置管,经下腔静脉行肾静脉造影,可了解肾静脉开口位置、是否通畅以及下腔静脉是否同时受累。血栓形成表现为肾静脉管腔内充盈缺损或管腔截断。急性 RVT 时除病变支外,其余各支因瘀血而增粗,肾增大,无侧支循环形成。慢性 RVT 可见侧支循环形成。

(6) 数字减影血管造影(DSA):由电子计算机与常规血管造影相结合的一种新型检查方法,能突出显示血管影。与普通血管造影比较,密度分辨率高,所需造影剂少,但空间分辨率较差,在显示微血管结构方面不如普通肾静脉造影,常可显示 1～2 级血管。

(7) 静脉肾盂造影(IVP):新生儿应用 IVP 危险性较大,常改用肾核素扫描。

二、治　　疗

(一) 一般治疗

监测心率、呼吸、血压、体温、尿量;监测血常规、尿常规、血尿素氮、血肌酐变化;注意检查凝血四项,注意 DIC 的发生;注意肾脏大小的变化;注意维持水电解质平衡;给予中性温度,充足的液量和热卡。

(二) 病因治疗及阻断血栓形成

针对原发病治疗,去除病因;积极给予补液、扩容、给氧、抗休克治疗以阻断血栓形成。

1. 抗凝治疗

(1) 肝素治疗:首次负荷量 $50\sim100U/kg$,维持量 $25U/(kg \cdot h)$静脉滴注,每 $8\sim12$ 小时检测血药浓度,使血药浓度维持在 $0.3\sim0.5U/ml$。也有研究显示小剂量肝素治疗($25U/kg$,1 次/12 小时,静脉滴注)疗效满意。治疗过程中注意监测凝血酶原时间,使其在正常值 2 倍以内。

(2) 溶栓剂:近年有使用尿激酶和链激酶的报道,但疗效仍不确切。

(3) 进行抗凝治疗时需给予新鲜血浆补充凝血因子。

2. 对症治疗 根据症状及时给予降温、补液、退黄等对症治疗;出现肾衰竭者必要时予透析治疗。

3. 手术治疗 近年已经很少应用手术治疗。

第三节 肾小管性酸中毒

肾小管性酸中毒(renal tubular acidosis,RTA)是由于近端肾小管重吸收 HCO_3^- 和(或)远端肾单位泌 H^+ 功能障碍导致机体酸碱平衡失调的临床综合征。既可为原发病变,亦可继发于感染、先天性肾病、免疫性疾病(干燥综合征、系统性红斑狼疮)、肾移植后、慢性肝炎、肾毒性药物使用等。临床分为四型:①Ⅰ型:远端肾小管性酸中毒(dRTA)。②Ⅱ型:近端肾小管性酸中毒(pRTA)。③Ⅲ型:混合型。④Ⅳ型:高钾性 RTA。

一、诊 断

(一) 初步诊断

婴幼儿期起病,血生化检查示高氯性代谢性酸中毒,阴离子间隙正常,尿 pH 大于 6,可伴有生长发育落后、呕吐、便秘、喂养困难、气促等酸中毒症状,多尿、烦渴。根据上述情况可初步诊断肾小管性酸中毒。

(二) 进一步明确分型

1. 远端肾小管性酸中毒(Ⅰ型 RTA) 本病可分为常染色体显性 dRTA(Ⅰa 型),常染色体隐性 dRTA 伴耳聋(Ⅰb 型),常染色体隐性遗传 dRTA 不伴耳聋(Ⅰc 型)。多于 2 岁以后起病,婴儿期发病者以常染色体隐性遗传多见。Ⅰ型 RTA 的患儿远端肾单位泌 H^+ 障碍,即使严重酸中毒($HCO_3^- <16mmol/L$)时,尿 pH 也不能降到 6 以下。出现高氯性代谢性酸中毒,低钾血症及相应症状。长期酸中毒,使骨骼矿物质丢失,导致骨骼病变(佝偻病、骨折、骨软化),尤其钙释出增多,尿钙升高,而且尿碱性,易发生泌尿系钙沉积和肾结石,严重者可致甲状旁腺功能亢进。

2. 近端肾小管性酸中毒(Ⅱ型 RTA) 本病患儿近端肾小管 HCO_3^- 的肾阈值降低,HCO_3^- 重吸收减少。起病早,多在 18 个月以内发病,男性多,表现为生长发育落后、呕吐、便秘、喂养困难、气促等酸中毒症状,高氯性代谢性酸中毒。尿一般呈碱性,当血 $HCO_3^- <16mmol/L$ 时,尿 pH 可<5.4。Ⅰ型、Ⅱ型 RTA 的鉴别要点见表 9-3。

3. **混合型肾小管性酸中毒（Ⅲ型 RTA）**　兼有Ⅰ型 RTA 和Ⅱ型 RTA 的表现。

4. **高钾性肾小管性酸中毒（Ⅳ型 RTA）**　见于继发性醛固酮缺乏或醛固酮被拮抗或肾对醛固酮无反应。表现高氯性代谢性酸中毒，持续高钾血症。可因失盐导致低血压。血肾素、醛固酮减少。

Ⅰ型和Ⅱ型 RTA 的鉴别要点见表 9-3。

表 9-3　Ⅰ型和Ⅱ型 **RTA** 的鉴别要点

	Ⅰ型 RTA	Ⅱ型 RTA
发病时间	多＞2 岁	多＜18 个月
酸中毒症状	有	有
尿钙	升高	正常
尿 pH	＞6	一般＞6，血 HCO_3^-＜16mmol/L 时，尿 pH 可＜5.4。
骨骼改变	有	无
肾钙化、结石	有	无
多尿	常有	不明显
滤过功能	后期可下降	正常
① HCO_3^- 肾阈	正常	下降
② 尿 HCO_3^- 滤过分数	＜5%	＞15%
③ 氯化铵负荷试验	尿 pH＞5.5	尿 pH＜5.5

① 口服或静滴碳酸氢钠，逐渐增量，监测尿 pH，当尿 pH＞6 时，测血 HCO_3^-。

② 口服碳酸氢钠 1～2mmol/(kg·d)，逐日加量，连用 3 天，测血 HCO_3^- 正常时，测尿 HCO_3^-、Cr，HCO_3^- 排出% =（尿 H^2口服或静滴碳酸氢钠，逐渐增量，监测尿 pH，当尿 pH＞6 时，测血 HCO_3^-。
$CO_3 × 血 Cr)/(血 HCO^- × 尿 Cr) × 100\%$

③ 口服氯化铵 0.1g/(kg·d)，分 3～4 次，连用 3 天，测服药前后血 HCO_3^- 和尿 pH，如血 HCO_3^- 明显下降，而尿 pH＞6 为Ⅰ型。该试验严重酸中毒时慎用。

二、治　疗

早期诊断、及时治疗是改善本病预后的关键。治疗关键在于纠正酸中毒。

（一）纠正酸中毒

1. 严重酸中毒，伴轻中度脱水者可予 2∶3∶1 液纠正脱水，可根据血 HCO^- 浓度调整碳酸氢钠用量，并根据血气、电解质结果调整补液结构、量和速度。合并重度脱水者先予 1.4% 碳酸氢钠 20ml/kg 进行扩容，再以 2∶3∶1 液纠正脱水。

2. 一般病例，可予口服碳酸氢钠或 10% 枸橼酸钠钾合剂（枸橼酸钠、钾各 100g 加水至 1 000ml）。Ⅰ型 RTA1～3ml/(kg·d)，Ⅱ型 RTA5～15ml/(kg·d)，分 4～6 次口服，根据血气、尿钙情况调整用量，使尿钙排出＜2mmol/(kg·d)。高尿钙症可加用枸橼酸 70g。

（二）其他对症治疗

低钾的患者给予补钾，常用 10% 枸橼酸钠钾合剂，补钾同时可以纠酸。对高钾型的应限制钾摄入，可予利尿剂促进钾排出，必要时予暂时性透析治疗。醛固酮不足者可予氢化可的松 0.05～1mg/d。存在骨病的患者，予维生素 D 1 万～5 万 U/d，口服或 $1.25(OH)_2D_3 0.25\mu g/d$。

(三) 去除病因,治疗原发病

继发性肾小管性酸中毒,需同时治疗原发病。

(黄进洁 吴本清)

参 考 文 献

1. 周秦玉,魏克伦.新生儿急性肾衰竭//金汉珍,实用新生儿学.第 3 版.北京:人民卫生出版社,2003.

2. 吴荫云.新生儿肾静脉血栓//金汉珍,实用新生儿学.第 3 版.北京:人民卫生出版社,2003.

3. 张家骧,薛辛东.原发性肾小管性酸中毒//金汉珍,实用新生儿学.第 3 版.北京:人民卫生出版社,2003.

4. 中华医学会儿科学会肾脏病组.小儿急性肾衰竭的诊断标准(试行稿).中华儿科杂志,1994,32:104.

5. 倪桂臣.肾小管酸中毒//金汉珍,实用儿科学.第 7 版.北京:人民卫生出版社,2002.

6. 侯凌,林汉华.90 例肾小管性酸中毒临床分析.临床儿科杂志,2003,21(10):622-624.

7. 蔡胜,姜玉新等.肾静脉血栓形成的彩色多普勒超声征象及其诊断价值.中华超声影像学杂志,2006,15(04):303-306.

8. Auron A, Warady BA, Simon S, et al. Use of the multipurpose drainage catheter for the provision of acute peritoneal dialysis in infants and children,2007,49(5):650-655.

9. Mathur NB,Agarwal HS,Maria A. Acute renal failure in neonatal sepsis. Indian J Pediatr,2006,73(6):499-502.

10. Corey HE, Vallo A, Rodríguez-Soriano J. An analysis of renal tubular acidosis by the Stewart method. Pediatr Nephrol,2006,21(2):206-211.

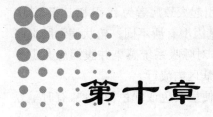

第十章

消化系统疾病

第一节　新生儿腹泻

由于新生儿免疫系统发育不完善,肠道内缺乏分泌型 IgA,防御感染的功能低下;加之新生儿从宫内无菌环境到出生后处于各种细菌存在的环境中,故易患感染性腹泻。该病由多种细菌、病毒、真菌或寄生虫引起。感染可由母亲阴道或经被污染的乳品或食具等直接进入消化道,或经成人带菌者传染。新生儿体液量占体重的比比成人高,体液不够稳定,肾脏维持水电解质平衡功能较差,发生腹泻时易致水电解质及酸碱紊乱,造成脱水及代谢性酸中毒,严重危害新生儿的健康。新生儿腹泻常导致水电解质紊乱及酸碱平衡失调。

一、诊 断 要 点

询问有无不洁食物的进食史,有无进食过多或饮食骤然改变史,有无受寒或过热病史,家属中(尤其是母亲)有无腹泻或病毒性感冒史,并应询问腹泻时大便性状及伴同症状。新生儿腹泻的临床表现由于病因不同,病情表现轻重程度不一。轻型的病例主要表现为腹泻,大便为黄色或绿色的水样便,有时带有黏液,大便在 10 次/天以下,可有轻度脱水及酸中毒,伴吃奶少、呕吐、腹胀、体重下降。重型消化道症状明显,大便 10 次/天以上,全身症状较重,体温升高或不升,伴有中重度脱水及严重的酸中毒。严重者出现周围循环衰竭、肠麻痹、昏迷及惊厥等严重症状。

1. **肠毒素型细菌**　如产毒性大肠埃希菌(enterotoxigenic E. Coli,ETEC)、致病性大肠埃希菌(enteropathogenic E. Coli,EPEC)本身并不侵犯肠壁黏膜组织,但产生肠毒素,可激活上皮细胞中的腺苷环化酶促使 cAMP 或 cGMP 增高,从而引起钠、氯、水的分泌增加,产生腹泻,大便为绿色水样或蛋花汤样,无脓血、腥臭,易出现脱水,酸中毒。

2. **肠侵袭型细菌**　如侵袭性大肠埃希杆菌(enter invasive E. Coli,EIEC)、痢疾杆菌、沙门菌、空肠弯曲菌、耶尔森菌和假单胞菌等直接侵袭肠黏膜,导致广泛炎症而发生腹泻,大便为黏液、脓血样,水分不多,常可同时并发全身性感染,如败血症、脑膜炎、肺炎、骨髓炎等。

3. 轮状病毒所致腹泻,起病较急,有发热,多有上呼吸道症状,有呕吐,大便水样,色淡稀薄或呈米汤样,次数多,无黏液,腥臭不明显。轮状病毒肠炎发病以每年12月至次年2月为多,其中12月至次年1月最多,也有报道每年6～8月为轮状病毒肠炎发病的小高峰。轮状病毒肠炎患者2岁以下占95%;轮状病毒分A～G7个组,引起人致病者为A组和B组,其中A组轮状病毒主要引起婴幼儿腹泻,但各年份流行的主流基因型有所不同。轮状病毒肠炎好发季节,除应对肠炎患儿进行隔离和大便轮状病毒检测外,对呼吸系统感染并腹泻患儿也要采取上述措施,并应加强环境消毒等,杜绝轮状病毒肠炎在病区内流行。

4. **真菌性腹泻**　多继发于长期应用大量抗生素后,大便呈黄色或绿色稀水便,有时呈豆腐渣样,有较多泡沫和黏液。

5. **抗生素相关性腹泻**(antibiotic-associated diarrhea,AAD)　近年来,由于大量广谱抗生素在儿科的应用,严重破坏了正常菌群内各种微生物之间的相互制约关系,使其失去平衡,严重影响患儿的身体健康。本病诊断标准:①入院时大便外观及常规检查正常,在使用抗生素的过程中发生腹泻;②原发病改善而腹泻无好转;③大便每日≥6次,水样便或稀便;④大便常规培养无特异致病菌生长。

6. **喂养不当及肠道外感染所致的腹泻**　大多程度较轻,无明显失水及酸中毒,且有喂养不当或其他部位感染的病史。

7. **吸收不良所导致的腹泻**　多为顽固性迁延性腹泻,可有电解质紊乱和生长发育迟缓。

8. **碳水化合物吸收不良**　大便为泡沫样发酵酸臭的水样便,当给予不含乳糖(或其他双糖)的奶方时,症状可以缓解。

9. **牛乳蛋白过敏**　主要累及小肠和(或)结肠,大便为黏液血性,隐血阳性和镜检可有白细胞;乙状结肠镜检可见黏膜极为脆弱,易出血;直肠活检可见炎性改变,有多形核粒细胞和嗜酸性粒细胞浸润。患儿除腹泻外,常有呕吐、激惹、贫血及其他过敏表现,停止牛乳后症状缓解,再次喂给牛乳,症状可重新发作。

10. **先天性失氯性腹泻**　有家族史,由于大便中丢失大量水及氯、钾、钠,患儿可有水泻、腹胀及代谢性碱中毒,大便中氯排出量增多,而尿氯含量甚低是此病诊断依据。

二、治疗措施

1. 加强护理,维持营养供给。

2. **饮食**　轻症患儿应喂以稀释奶液和减少喂奶次数及奶量。消化道症状较重者需先禁食8～12小时,然后喂以母乳或稀释奶方,从少量开始逐步增加浓度和奶量,切勿操之过急。

3. **注意纠正水及电解质紊乱,维持酸碱平衡**　临床表现为不同的脱水与酸中毒状态。除针对不同病因进行有效的抗感染治疗外,液体治疗亦十分重要。新生儿脱水程度较难估计,尤其对早产儿,因缺乏皮下脂肪,用皮肤弹性估计脱水并不准确,故最好有连续的体重测量资料。输液内容为先盐后糖,输液速度为先快后慢,钾的补充为见尿补钾,酸中毒纠正为宁稍酸勿过碱。输液旨在矫正失水时,既不增加心脏负担,又能改善肾血流量及恢复肾功能。新生儿腹泻所致脱水,一般不采用口服补液而用静脉补液。

4. **合理选用抗生素**　细菌性感染应用抗生素,应根据病原学及药敏试验结果选用抗菌药物,症状轻的可选用口服给药,如新霉素、多黏菌素B、阿莫西林等。症状重者可选用静脉给药,如头孢菌素第三代等。要避免长期用药,以免扰乱正常菌群。病毒感染不用抗生素。

5. **微生态疗法**　可调节重建肠道菌生态平衡,起到生物屏障作用,并产生有机酸降低肠道 pH 值及氧化还原电位,抑制致病菌,常用含双歧杆菌的药物。AAD 应用微生态制剂是基于抗生素应用导致正常肠道菌群失调,并且是 AAD 发病机制关键因素。临床研究发现微生态制剂预防新生儿 AAD 效果明显,安全性可能较高,有利于减少 AAD 的发生。

6. 肠黏膜保护剂 对病毒、细菌及其毒素有吸附作用,可加强肠黏膜屏障作用,常用药有双八面体蒙脱石,近年有报道用双八面体蒙脱石治疗病毒性腹泻效果良好。

第二节 新生儿呕吐

呕吐是新生儿期常见症状,病因复杂,其中绝大部分属内科性呕吐,但出生后 3 天内出现反复呕吐,外科性呕吐占有相当比例。在临床上排除正常的溢乳和其他感染性疾病引起的呕吐外,需要明确呕吐的病因,胃肠造影是新生儿消化道疾病诊断的有效方法。传统的上消化道造影是诊断新生儿呕吐病因的有效方法,熟练掌握造影技术和特有的造影征象能够及时明确诊断。

一、诊 断 要 点

新生儿呕吐首先要鉴别是内科疾病还是外科疾病。内科性呕吐特点:有围生期窒息史、难产史、产前感染、喂养不当史或服药史,以呕吐奶汁及咖啡样物为主,呕吐物不含胆汁,更不含粪汁,无肠梗阻表现,常有消化系统以外的症状、体征、X 线腹部平片无异常特征。外科性呕吐特点:羊水过多史、反复的顽固性的严重呕吐,常伴失水和电解质紊乱;呕吐物含胆汁、粪汁,无胎便或量极少;有明显肠梗阻表现,反复的严重呕吐常伴失水和电解质紊乱,X 线腹部平片、钡剂或碘油造影可见各种消化道病变的特征。

(一) 内科性病因

1. 新生儿功能性呕吐 新生儿的食管短而紧缩,神经系统发育尚未完善,调节功能差,大脑皮质的兴奋和抑制易于泛化,对呕吐中枢的肌张力低,贲门肌肉松弛,胃容量小,呈水平位,因此新生儿容易发生功能性呕吐。

2. 喂养不当 可由喂奶过频过多过快、乳汁过凉过热、吸入空气、翻动过多等所引起。不是每次喂奶均有呕吐,呕吐物为乳汁、乳块。

3. 胃黏膜受刺激 包括咽下综合征、新生儿出血症、DIC、应激性溃疡、药物副作用等均可引起呕吐。咽下综合征是在产程中尤其宫内窘迫时,吸入羊水、胎粪或产道血液和黏液刺激胃黏膜引起呕吐,特点是生后即吐,吃奶后加重,呕吐物为黏液,常混有胎粪或咖啡样物。

4. 应激性溃疡 多由围生期窒息所致,呕吐物为黏液,含较多血液和咖啡样物是其特征,可做抗碱试验(ATP)帮助诊断。

5. 胃食管反流 由贲门、食管松弛引起,多见于早产儿,表现溢乳、呕吐乳汁含少量乳块,B 超下见胃与食管间有液体来回流动。

6. 贲门失弛缓 喂奶后随即吐出,做钡餐透视,可见贲门口狭窄和食管扩张,试用阿托品可缓解。

7. 幽门痉挛 常在喂奶后不久呕吐,呈喷射性,并非每次喂奶后均呕吐,间歇性发作,时轻时重,呕吐物为乳汁乳块,不含胆汁。

8. 新生儿便秘及胎粪性便秘,呕吐物可见粪样物,腹部可见肠型及蠕动波,通便后症状缓解。

9. 其他 感染包括肠道感染及全身感染、颅内压升高、遗传代谢性疾病等也可引起呕吐,伴有相应的临床特征,不难鉴别。

(二) 外科性病因

1. 与前原肠有关的疾病

(1) 食管闭锁和食管气管瘘:生后频吐泡沫,第一次喂奶(水)时即吐,并出现突然发绀、呛咳、呼吸困难,每次喂奶均出现类似现象,插胃管受阻并见折返。先天性食管闭锁的Ⅰ型及Ⅱ型X线表现可见造影剂位于食管盲端,造影剂反流时可由咽部进入气管引起呛咳并可见肺内进入少量造影剂影。Ⅴ型造影剂可直接进入主支气管,使肺内支气管显影。

(2) 膈疝:疝入腹腔之胃肠如发生嵌闭,可剧烈呕吐。常有明显发绀、呼吸窘迫和循环衰竭表现。X线表现食管短直,贲门位于第6胸椎体下缘,胃大部分位于膈上,肠胃不能还纳回腹腔。

(3) 胃扭转:新生儿胃呈水平,韧带松弛,易胃扭转而呕吐,多发生在生后24小时或更晚,呕吐物为乳汁,X表现仰卧位钡剂位于胃底可见胃-食管反流,钡剂进入胃窦困难,俯卧位钡剂顺利进入胃体并通过幽门进入十二指肠。

(4) 幽门狭窄:男孩多见,呕吐在生后第2周出现,进行性加重,呕吐物为乳汁及乳凝块,酸臭,无胆汁。X线表现胃充盈,蠕动强,可见胃-食管反流,胃窦充盈可见"肩征"、"乳头征",有时可见细长的幽门管。

2. 与中原肠有关的疾病

(1) 肠闭锁和肠狭窄:如位于十二指肠、空肠、回肠、上段结肠,可在出生后2天内发生呕吐,其共同表现为完全性或不完全性肠梗阻,有持续反复呕吐、便秘、腹胀、肠鸣音亢进、气过水声,部位愈上,呕吐愈早。如位于十二指肠壶腹部以上,呕吐物无胆汁,位于壶腹部以下,则含胆汁;如位于空回肠或结肠,呕吐物含粪便。十二指肠闭锁:腹部平片可见典型"双泡征",造影片显示十二指肠盲端呈"风兜征"可明确诊断。肠回转不良:典型X线表现为十二指肠框消失,十二指肠降部及水平部呈螺旋状,十二指肠空肠曲位置下降且位于脊柱的右侧,回盲部位于中腹。

(2) 胎粪性肠梗阻:表现呕吐、顽固便秘、腹胀、肠型,肛门指检或一般灌肠法不能引出多量胎粪。X线平片见小肠充气而结肠细小,在下腹可见粪块阴影。

(3) 坏死性小肠结肠炎:少数患儿可在出生后3天内发病,轻症表现腹胀、胃潴留,胃内抽出物含胆汁;重度有呕吐、腹胀、腹泻及血便,肠鸣音消失。X线平片特征性改变:肠壁增厚,肠壁积气和门静脉充气征。

3. 与后原肠有关的疾病

(1) 先天性巨结肠:男孩多见,生后不排胎便或仅排少量胎便,数日后出现呕吐,灌肠后排出大量恶臭的胎便及气体,腹胀缓解,2～3天症状反复。直立位腹部平片,可见扩张的降结肠,直肠不充气;钡灌肠可见直肠、乙状结肠远端细窄,乙状结肠近端及降结肠肠腔扩张明显,蠕动减弱,移行段呈猪尾状,蠕动消失。

(2) 肛门及直肠闭锁或狭窄:类型多,出现症状时间不一,呕吐物含胆汁及粪样物,症状进行性加重,出现水、电解质紊乱。X线检查出生24小时后,将患儿倒置1～2分钟,于肛门凹陷处皮肤上放置金属标记,以判断直肠盲端的位置。

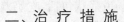

二、治 疗 措 施

(一) 病因治疗

喂养不当改进喂养方法;药物副作用予停药;肠道及全身感染则控制感染;颅内压升高予脱水剂;先天性畸形及早手术。

(二) 对症治疗

1. 禁食　应激性溃疡及考虑外科性疾病,予禁食。

2. 体位　采用头高右侧卧位,防止呕吐物吸入气道。

3. 1%碳酸氢钠溶液或生理盐水洗胃。

4. 胃肠减压　呕吐频繁伴严重腹胀可持续进行。

5. 平衡水、电解质,供给足够的热量。

(三) 药物治疗

1. 解痉剂　贲门失弛缓、幽门痉挛阿托品治疗有效。

2. 多潘立酮　可阻断催吐化学感受区多巴胺作用,抑制呕吐发生,加速餐后胃排空,增进贲门括约肌紧张性,促进幽门括约肌餐后蠕动的扩张度,可直接作用于胃肠壁。由于多潘立酮可加速胃排空,因此患儿进奶量也明显增加,改变了由于呕吐不能进食而出现的体重下降。

3. 红霉素　用3～5mg/(kg·d)的小剂量红霉素静脉滴注,患儿的胃排空时间加快,反流指数下降,血浆胃动素水平显著升高,但血清胃泌素浓度变化不明显。小剂量红霉素治疗新生儿呕吐对新生儿电解质没有任何不良影响,而且对钠的负平衡及新生儿高钾血症均有改善作用,其对纠正新生儿呕吐引起的代谢性酸中毒也有明显的改善作用。

第三节　新生儿坏死性小肠结肠炎

新生儿坏死性小肠结肠炎(NEC)是新生儿时期严重威胁生命的消化系统急症,早产儿、小于胎龄儿发病者较多,随着新生儿医学的发展、NICU的建立以及机械通气的应用,NEC发病率近几十年有增加趋势,在NICU患儿中的发病率高达10%,是早产儿死亡的重要原因。临床以腹胀、腹泻、黏液血便和胆汁样呕吐为主要表现,腹部X线平片以肠壁囊样积气为特征,肠道病变范围可局限或广泛,回肠累及最多,依次为升结肠、盲肠、横结肠、乙状结肠,黏膜呈凝固性坏死,黏膜下层弥漫性出血或坏死,亦可累及肌肉层,严重者肠壁全层坏死甚至穿孔。病死率为10%～50%。

一、诊 断 要 点

多见于早产儿、低体重儿,围生期有缺氧窒息史或其他诱因,如出现精神面色改变,体温不稳,嗜睡、呼吸暂停、心动过缓等非特异性症状,应密切注意观察,典型的症状是腹胀,主张每天动态测腹围,轻度腹胀立即拍腹部X线平片并做大便潜血检查,有助于早期诊断,腹部X平片一次未见异常者,应连续做腹部X平片的动态观察,往往在第一次、第二次腹部X平片即可见NEC的X线表现。国外有研究发现彩色多普勒对早期NEC诊断较腹部平片更敏感。

根据Bell的分期标准国际上将NEC分为3期:Ⅰ期:可疑病例,非特异性症状,体温不稳定,嗜睡、呼吸暂停、心动过缓等,胃肠道症状包括:吃奶差、胃潴留、呕吐、轻微腹胀、便潜血阳性(除外肛裂),腹部 X 线平片可以正常或肠扩张,也可有轻度肠梗阻征象,无肠壁囊样积气。Ⅱ期:确诊 NEC,除Ⅰ期症状外还有持续大便潜血阳性或肉眼可见的胃肠道出血,明显腹胀,肠鸣音消失伴或不伴腹部压痛,部分患儿可见轻度代谢性中毒,轻度血小板减少。腹部 X 线表现为肠道扩张、腹壁水肿、肠祥不变化,肠壁积气或门静脉积气,病死率为 15%。Ⅲ期:重症病例,全身情况恶化,出现休克或严重败血症表现,呼吸衰竭,低血压,心动过缓,严重呼吸暂停,呼吸性和代谢性酸中毒,或有严重的胃肠道出血,DIC,血小板减少,并发腹膜炎或肠穿孔,腹部 X 线除上述改变外还有气腹,病死率达 60%。

二、治　疗

治疗原则:绝对禁食、控制感染、维持代谢平衡,严密监护直到肠道恢复。

1. 禁食和胃肠减压　从怀疑本病时即开始禁食,确诊后继续禁食,鼻饲管抽空胃内容物,腹胀明显者同时行胃肠减压,禁食时间为 10～14 天。恢复喂养:临床一般情况好转,腹胀、呕吐消失,肠鸣音恢复,大便潜血阴性,有觅食反射。临床上除穿孔病例外,大部分 NEC 病例不需禁食 3 周,应根据临床胃肠功能恢复情况个体化地确定恢复胃肠道喂养的时间,可先喂开水 1 次,再试喂 5%糖水两次,由稀释奶循序渐进,不可开奶过早或加奶过快,否则都易复发,甚至病情恶化。

2. 抗生素　选择广谱覆盖需氧、厌氧菌的抗生素,静脉持续 10～14 天。推荐氨苄西林、第三代头孢菌素、去甲万古霉素等抗生素,可根据环境中流行病原菌选用敏感抗生素和培养药敏进行更换。多中心研究表明早产儿预防性口服抗生素可显著降低 NEC 的发病率及病死率。

3. 补液和静脉营养　液量 120～150ml/(kg·d);能量 50kcal/(kg·d)渐增至 100～120kcal/(kg·d);纠正酸中毒,维持电解质正常。保持尿量 1～2ml/(kg·h),记录 24 小时出入量。可以用清蛋白或者其他适当的液体扩容,输血纠正贫血,病初 24～48 小时减少氨基酸入量,停止使用脂肪乳。

4. 加强护理　保温,保持口腔、皮肤清洁卫生,NEC 患儿可有疼痛和应激,可以用吗啡。

5. 外科治疗　腹膜腔穿刺引流,切除坏死或穿孔的肠管,清除粪便、脓液或坏死碎片。手术指征包括:①气腹:个别少量气腹且病情好转者例外;②腹膜炎体征明显,腹壁明显红肿;③内科保守治疗后病情继续恶化,酸中毒不能纠正、休克等。腹膜引流:近来有报道对极低出生体重儿 NEC 合并穿孔、不能耐受手术者,可作腹腔引流。有学者主张 NEC 合并气腹应首先采用腹腔引流,需要剖腹手术的病例,应待生命体征稳定后进行。

(唐　沂)

参　考　文　献

1. 方肇寅,张丽杰,唐景裕,等.中国河北省卢龙县儿童轮状病毒腹泻研究.病毒学报,2005,21(1):21-26.

2. Fang ZY, Wang B, Kilgore PE, et al. Sentinel hospital surveillance for rotavirus diarrhea in the People's Republic of China, August 2001 -July 2003. Infect Dis,2005,(1):192.

3. 孙跃宏,王凤敏,卢文波,等.新生儿轮状病毒肠炎23例临床与流行病学分析.中国感染控制杂志,2007,6(1):19-20,23.

4. Vethanayagam RR, Ananda BM, Nagalaxmi KS. Possible role of neonatal infection with the asymptomatic reassortant rotavirus (RV) strainI321 in the decrease in hospital admissions for RV diarrhea, Bangalore, India, 1988-1999. J Infect Dis, 2004, 189(12):2282-2289.

5. 范诺伟译.抗生素相关性腹泻的治疗微生态制剂可能有助于预防.美国医学杂志中文版,2003,6(1):10.

6. Surawiczcm. Probiotics, antibiotic-associated diarrhea and Clostridium difficile diarrhea in humans. Best Prace Res Clin Gastroentero. 2003, 17(5):775-783.

7. 高明远.新生儿呕吐性疾病的消化道造影研究.医学影像学杂志,2005,15(6):488-490.

8. 张善梅.新生儿呕吐120例临床分析.实用临床医学,2006,7(2):87-89.

9. Faingold R, Daneman A, Tomlinson G, et al. Necrotizing enterocolitis: assessment of bowel viability with color doppler US. Radiology, 2005, 235(2):587-594.

10. Bury RG, Tudehop D. Enteral antibiotics for preventing necrotizing enterocolitis in low birth weight or preterm infants. Cochrane Database Syst Rev, 2001, 1(1):CD000405.

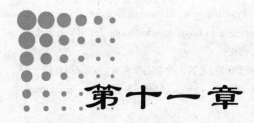

第十一章

代谢紊乱性疾病

第一节 新生儿低血糖症

糖代谢紊乱在新生儿期极常见。新生儿既易发生低血糖症,又易发生高血糖症,若不及时治疗,均可造成中枢神经系统损害和智能落后,因此对新生儿应常规监测血糖水平,若血糖<2.2mmol/L（40mg/dl）,可诊断为低血糖症（hypoglycemia）。

一、诊 断

(一) 病因诊断

1. 葡萄糖产生过少和需要增加 见于窒息缺氧、败血症、寒冷损伤、先天性心脏病、小于胎龄儿和先天性内分泌紊乱、代谢缺陷病等。与下列因素有关：①肝糖原、脂肪、蛋白贮存少,糖异生途径中的酶活力低,如小于胎龄儿;②热量摄入不足,代谢率高,糖的需要量增加,糖异生作用缺陷,如败血症、寒冷损伤、先天性心脏病等;③无氧代谢耗氧量高,加之去甲肾上腺素释放使糖耗用增加;④胰高糖素缺乏、先天性垂体功能不全、皮质醇缺乏、糖原累积病、先天性氨基酸和脂肪代谢缺陷等,常出现持续顽固的低血糖。

2. 葡萄糖消耗增加 多见于糖尿病母亲婴儿、Rh溶血病、beckwith综合征、窒息和婴儿胰岛细胞增生症等,均由于高胰岛素血症所致。

(二) 临床表现

有症状者亦为非特异性,如喂养困难、淡漠、嗜睡、气急、青紫、异常哭声、颤抖、震颤、激惹、肌张力减低、惊厥、呼吸暂停等,在输注葡萄糖液后上述症状消失、血糖恢复正常者应考虑本症。无症状性低血糖者多见,确诊有赖血糖测定。

(三) 血糖测定

血糖<2.2mmol/L（40mg/dl）。

二、预防和治疗

(一) 预防

对低血糖症高危儿应定时监测血糖,生后能进食者宜提前喂养,首先给10％葡萄糖液试喂,1~2 次以后可喂奶。

(二) 治疗

1. 无症状低血糖症 先给进食,如血糖值不升高改为静脉输注葡萄糖,每分钟 6~8mg/kg,4~6 小时后根据血糖测定结果调节输注速率,稳定 24 小时后停用。

2. 有症状低血糖症 按 0.2~0.5g/kg,给予 10%~25% 葡萄糖,每分钟 1.0ml 滴注;以后改为每分钟 8~10mg/kg;12 小时后给氯化钠每日 2~3mmol/kg。24 小时后给氧化钾每日 1~2mmol/kg;每 4~6 小时监测血糖一次,正常 24 小时后逐渐减慢滴注速率,48~72 小时停用。极低体重早产儿对糖耐受性差,每分钟输注量不宜>8mg/kg,否则易致高血糖症。

3. 持续或反复低血糖症 葡萄糖输注速率可提高至每分钟 12~16mg/kg;急症情况下加用胰高糖素 0.03mg/kg(不超过 1mg)肌内注射,4~6 小时可重复;亦可每日加用氢化可的松 5mg/kg,静脉注射;或泼尼松(强的松)1~2mg/kg 口服,共 3~5 天。高胰岛素血症可用二氮嗪(diazoxide),每日 10~25mg/kg,分 3 次口服。胰岛细胞增生症则须作胰腺次全切除。先天代谢缺陷患儿应给予特殊饮食疗法。

第二节 新生儿高血糖症

若血糖>7.0mmol/L(125mg/dl)可诊断为高血糖症(hyperglycemia)。

一、诊 断

(一) 病因诊断

1. 呼吸暂停时使用氨茶碱治疗,能激活肝糖原分解,抑制糖原合成。

2. 窒息、寒冷和败血症等均可使肾上腺素能受体兴奋、儿茶酚胺和胰高糖素释放增加、或使胰岛内分泌细胞受损伤而致功能失调,均可引起高血糖,多为一过性,但亦有少数可持续较长时间。

3. 糖尿病,新生儿期少见。

4. 医源性高血糖,常由于早产儿和极低体重儿输注葡萄糖速率过快、或全静脉营养时,外源性糖输注不能抑制内源性糖产生所致。

(二) 临床表现

轻症者可无症状;血糖增高显著者表现为烦渴、多尿、体重下降,眼不闭合,惊厥等症状。早产儿高血糖时,可致脑室内出血。

(三) 血糖测定

血糖>7.0mmol/L(125mg/dl)。

二、预防和治疗

(一) 预防

早产儿,特别是极低出生体重儿,生后输注葡萄糖液或全静脉营养时糖浓度不宜太高,以防止高血糖发生。

(二) 治疗

1. 减慢葡萄糖滴注速度至 4~6mg/(kg·min)或更低。监测血糖。但葡萄糖滴注浓度不宜低于 5%。

2. 若经上述处理血糖仍然＞14mmol/L(250mg/dl)，可给胰岛素，剂量 0.01～0.1U/(kg·h)，持续静滴，同时监测血糖和血钾。也可皮下注射胰岛素 0.1～0.2U/kg,q6h,注射后 1、2、4 小时应监测血糖及血钾。

3. 治疗基础疾病，停用易引起血糖升高的药物。

第三节　新生儿低钙血症

正常新生儿血清总钙 2.25～2.75mmol/L(9～11mg/dl)，当血清总钙低于 1.8mmol/L(7.0mg/dl)或游离钙低于 0.9mmol/L(3.5mg/dl)即为低钙血症(hypocalcemia)。

一、诊　　断

(一) 病因诊断

1. **早期低血钙**　发生在出生 48 小时内，常见于：低体重儿，各种难产儿和颅内出血、窒息、RDS、败血症、低血糖等症患儿；或在应用碱性液纠正酸中毒后；或孕妇患有糖尿病、妊娠高血压综合征、产前出血、饮食中钙及维生素 D 不足和甲状旁腺功能亢进等情况者，其新生儿容易发生低血钙。

2. **晚期低血钙**　指出生 48 小时后发生的低血钙，多为足月儿。主要发生于人工喂养儿，因牛乳、黄豆粉制的代乳品和谷类食品中含磷量较高，且牛乳中钙/磷比例低(人乳钙/磷比例为 2.25:1；牛乳为 1.35:1)，不利于钙的吸收，相对高的磷酸盐摄入和新生儿相对低的肾小球清除能力，导致了高磷酸盐血症和低钙血症。此外，母妊娠时维生素 D 摄入不足、用碳酸氢钠治疗新生儿代谢性酸中毒或换血时用枸橼酸钠做抗凝剂等均可使游离钙降低。

3. **其他低血钙**　常见于维生素 D 缺乏或先天性甲状旁腺功能低下的婴儿，低血钙持续时间长。

(1) 母甲状旁腺功能亢进：母血钙增高可造成胎儿高血钙和胎儿甲状旁腺被抑制，其甲状旁腺较正常儿者为大，症状顽固而持久，血磷一般高达 2.6mmol/L(8.0mg/dl)或更高，对治疗有拮抗作用；但应用钙剂最终可使抽搐缓解，疗程常须持续数周之久，可伴发低镁血症。患儿母亲的病情可以是隐匿的，无临床症状，或是由于婴儿的顽固低钙抽搐而发现母亲的甲状旁腺病变。

(2) 暂时性、先天性、特发性甲状旁腺功能不全：是良性自限性疾病，母甲状旁腺功能是正常的。除用钙剂治疗外，还须用适量的维生素 D 治疗数月。

(3) 永久性甲状旁腺功能不全：较少见，具有持久的甲状旁腺功能低下和高磷酸盐血症。多数是散发性的，系由于甲状旁腺缺如所引起，为 X 连锁隐性遗传。常合并胸腺缺如、免疫缺损、小颌畸形和主动脉弓异常，称 DiGeorge 综合征。

(二) 临床表现

主要为神经肌肉兴奋性增高，出现不安、震颤、惊跳、手足抽搐、惊厥，严重者出现喉痉挛和窒息。早产儿低钙血症一般无惊厥，常表现为屏气、呼吸暂停、青紫，严重者可发生猝死。

(三) 辅助检查

血清总钙低于 1.8mmol/L(7.0mg/dl)或游离钙低于 0.9mmol/L(3.5mg/dl)；心电图检

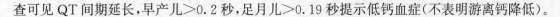

查可见 QT 间期延长,早产儿>0.2 秒,足月儿>0.19 秒提示低钙血症(不表明游离钙降低)。

二、治　疗

1. 出现惊厥或其他明显神经肌肉兴奋症状时,应经静脉补充钙剂,可用 10％葡萄糖酸钙每次 2ml/kg,以 5％葡萄糖液稀释一倍缓慢静注(1ml/min),避免注入过快引起循环衰竭和呕吐等毒性反应。必要时可间隔 6～8 小时再给药一次。元素钙总量为每日 25～35mg/kg(10％葡萄糖酸钙含元素钙量为 9mg/ml),最大剂量每日 50～60mg/kg。在静脉注射钙过程中,必须注意保持心率>80 次/分,否则应暂停,同时应避免药液外渗引起组织坏死。若症状在短期内不能缓解,应同时给予镇静剂。惊厥停止后改为口服钙维持,可用碳酸钙每日 0.3～0.6g,或葡萄糖酸钙每日 2～3g。对病程较长的低钙血症可口服钙盐 2～4 周,维持血钙在 2.0～2.3mmol/L(8.0～9.0mg/dl)。调节饮食是重要的,应强调母乳喂养或用钙磷比例适当的配方奶。也可服用 10％氢氧化铝 3～6ml/次,阻止磷在肠道的吸收;并用口服钙剂治疗,以降低血磷,恢复血钙浓度。

2. 甲状旁腺功能不全患儿需长期口服钙剂治疗,同时用维生素 D_2(每日 10 000～25 000IU);或二氢速变固醇每日 0.05～0.1mg;或 1,25(OH)$_2$D$_3$,每日 0.25～0.5μg。治疗过程中应定期监测血钙水平,调整维生素 D 的剂量。

3. 低钙血症同时伴有低镁血症(血镁<0.6mmol/L)者,惊厥不易得到控制,在用钙剂的同时应给予镁盐治疗,可按 2～4ml/kg 静滴 2.5％硫酸镁,一日 2 次;惊厥停止后改用 10％硫酸镁口服,一日 3 次。

第四节　新生儿低镁血症

正常血清镁 0.6～1.1mmol/L,当血清镁<0.6mmol/L 时称为低镁血症(hypomagnesemia)。胎儿期胎盘主动转运镁到达胎儿,胎儿及分娩时脐血镁高于母亲,生后开始下降。血镁低下时,神经系统的兴奋性增强,神经肌肉的传导加强,当血镁降至 0.5mmol/L 以下时,临床上可出现类似低钙性惊厥,多见于 3 个月以下牛乳喂养的小婴儿,尤其是新生儿。新生儿低镁血症常伴有低钙血症,主要由于低镁血症可引起甲状旁腺功能低下,导致低钙血症,或低镁血症时肾和骨等靶器官对 PTH 的反应低下,因而不能动员骨钙入血,不能减少肾小管对磷的再吸收。因此,临床上治疗低钙血症时应注意是否伴有低镁血症。

一、诊　断

(一) 病因诊断

1. 先天储备不足　宫内发育不良、多胎、母患低镁血症或服用影响镁代谢的药物。

2. 镁摄入减少　新生儿患肝病或肠道疾患、各种肠切除术(小肠切除、十二指肠空肠吻合术)后的吸收不良。

3. 磷镁比例失调　人乳中磷镁比例 1.9：1,而牛乳高达 7.5：1,牛乳喂养儿的血钙和血镁均较母乳喂养儿低,甲状旁腺功能低下(新生儿早期、患甲状旁腺功能亢进母亲的婴儿或患糖尿病母亲的婴儿)时血磷高,也影响血中镁浓度。

4. 镁丢失增加　腹泻、肠瘘、换血用枸橼酸保养液、透析以及尿毒症时体内镁排出增多。

（二）临床表现

1. 以神经肌肉的兴奋性增高的表现为主，包括烦躁、惊厥、抽搐等。惊厥每日可达 1～10 次，每次持续数秒或数分钟自行缓解。新生儿可仅表现为眼角、面肌小抽动，四肢强直及两眼凝视，有的可表现为阵发性屏气或呼吸停止。

2. 严重低镁血症可出现心律失常。

（三）辅助检查

1. 血清镁低于 0.6mmol/L 时诊断可成立。

2. 尿镁比血镁更能反映实际情况。尿镁排出是低的。

3. 镁负荷试验，只保留 40％可出现症状。

4. 心电图主要表现为 T 波平坦、倒置及 ST 段下降，无特异性。QT 间期正常，可与低钙血症鉴别。

二、治　疗

1. 有手足搐搦症状时可立即给予 25％硫酸镁 0.2～0.4ml/kg 深部肌内注射，或 2.5％硫酸镁 2～4ml/kg 缓慢静脉滴注（每分钟不超过 1ml），如症状未控制可重复给药，每 8～12 小时重复 1 次。早产儿不做肌内注射，注射过浅可致局部坏死。

2. 惊厥控制后可将上述剂量加入 10％葡萄糖液中静脉滴注或改口服 10％硫酸镁每次 1～2ml/kg，每日 2～3 次，多数病例总疗程 7～10 天。

3. 伴有低钙的低镁血症，用钙剂及维生素 D 治疗多数无益，甚而可使血镁更低，此时应强调用镁治疗。

4. 给硫酸镁治疗过程中，每日应做血镁浓度测定，尤其在静脉给药时，如出现肌张力低下、深腱反射消失或呼吸抑制等血镁过高的表现，立即静脉注射 10％葡萄糖酸钙 2ml/kg。

第五节　新生儿低钠血症

低钠血症（hyponatremia）是指血清钠低于 130mmol/L，是由于各种原因所致的钠缺乏和（或）水潴留引起的临床综合征。体液和体钠总量可以减少、正常或增加。低渗综合征均伴有低钠血症，但低钠血症的血浆渗透压亦可增高（高血糖症）或正常（高脂血症或高蛋白血症），即假性低钠血症。低钠血症使细胞外液渗透压降低，细胞内液渗透压相对增高。水由细胞外液向细胞内液移动，引起细胞特别是脑神经细胞肿胀，产生一系列神经系统症状如烦躁不安、嗜睡、昏睡、昏迷和惊厥等。

一、诊　断

（一）病因诊断

1. 钠摄入不足或排出过多，只补充水或低盐溶液，引起失钠性低钠血症。

（1）母体因素：孕妇妊娠高血压综合征，应用低盐饮食，在产前 24 小时或更长时间内连续应用利尿剂，通过胎盘引起胎儿利尿，体内钠总量减少。

（2）早产儿：尤其是极低体重儿，尿失钠较多，而生长迅速，每日需钠量较大，人乳含钠较牛乳少，加之于哺乳量少，若长期仅喂人乳，不另外补盐，在生后 2～6 周时常发生低钠血症。

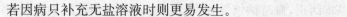

若因病只补充无盐溶液时则更易发生。

（3）胃肠道丢失：腹泻、肠瘘、外科引流、肠梗阻等。

（4）泌尿道丢失过多：使用利尿剂、急性肾衰竭多尿期、肾病综合征利尿后、肾脏髓质囊性病等。

（5）体液大量丢失、烧伤、脑脊液引流。

（6）肾上腺盐皮质激素缺乏：各种原因引起的肾上腺皮质功能不全，如肾上腺发育不全或不发育、肾上腺出血、先天性肾上腺皮质增生症等。

（7）假性醛固酮缺乏症（远端肾小管和集合管对醛固酮不反应）。

2. 水潴留　水摄入过多和（或）排泄障碍，引起稀释性低钠血症。

（1）水摄入过多：①孕妇对胎儿的影响：产妇在分娩期接受催产素，由于其抗利尿作用使产妇及胎儿细胞外液扩张。若再给产妇静滴无盐或少盐溶液将使之更为扩张，新生儿生后可出现稀释性低钠血症。②口服或静滴无盐或少盐溶液过多。

（2）肾脏排水障碍：①肾脏疾病：急性肾衰竭，先天性肾炎或肾病；②ADH异常分泌见于窒息、缺氧、感染、脑膜炎、颅内出血、缺氧缺血性脑病、肺炎、心肺功能障碍、外科术后、呼吸机治疗等；③充血性心力衰竭。

3. 重新分布　钾缺乏症时钠钾交换，钠由细胞外液进入细胞内液，使血钠降低。

4. 假性低钠血症　高血糖、高脂血症、高蛋白血症。

（二）临床表现

一般血清钠<125mmol/L即出现症状。

1. 低渗性脱水症状　失钠性低钠血症主要是低渗性脱水的症状。无明显口渴，细胞外液减少，血液浓缩，眼窝及前囟凹陷。皮肤弹性减低，心跳增快，四肢厥冷，血压降低，严重者可发生休克。尿不少，但休克时尿量即明显减少或无尿。

2. 脑细胞水肿症状　低钠严重者可发生脑细胞水肿，出现神经系统症状如呼吸暂停、嗜睡、昏睡、昏迷或惊厥。

3. 稀释性低钠血症时细胞外液增加、血液稀释、原有水肿可加重，但抗利尿激素不适当分泌综合征多无水肿，血压不降低。主要症状都是脑水肿引起的神经系统症状。

（三）辅助检查

血清钠低于130mmol/L。

二、治　　疗

治疗方法随原发病而异。主要是积极治疗原发病，去除病因，恢复血清钠。纠正低钠血症的速度决定于临床表现，治疗的目的首先是解除严重低钠血症的危害，使血清钠恢复到120mmol/L以上，而不是在短时间内使之完全恢复正常。

1. 失钠性低钠血症

（1）补充钠盐使血清钠及体液渗透压恢复正常。

$$所需钠量(mmol/L)=(140-患者血清钠)mmol/L×0.7×体重(kg)$$

先给计算量的1/2，根据治疗后的反应，决定是否继续补充及其制量。一般在24～48小时补足。若同时存在脱水和异常损失（如腹泻等），可与纠正脱水和补充正常及异常损失所需溶液分别计算共同给予。中度脱水伴循环障碍和重度脱水者需首先扩容，最初8～12小时滴速稍快 8～10ml/(kg·h),使脱水基本纠正,血清钠恢复到＞125 mmol/L。纠正酸中毒和补充钾剂(肾上腺皮质功能低下除外),与低渗性脱水的治疗相同。若发生明显的症状性低钠血症需紧急治疗,应用 3‰NaCl 静滴,使血清钠较快恢复到 125mmol/L。

所需 3‰NaCl(ml)＝[(125－患儿血清钠)mmol/L×0.7×体重(kg)]÷0.5

(2) 肾上腺皮质功能不全患者尚需给予皮质醇和盐皮质激素,单纯性醛固酮合成不足者补充盐皮质激素,按各疾病处理。早产儿和各种原因所致失盐增加者需增加盐摄入量,以保持钠平衡。停用利尿剂。

2. 稀释性低钠血症

(1) 清除体内过多的水,使血清钠和体液渗透压及容量恢复正常。限制水摄入量,使之少于生理需要量(不显性失水量及尿量),适当限制钠摄入量。对有水、钠潴留的低钠血症可应用袢利尿剂如呋塞米等,以加速水和钠的排出。对明显的症状性低钠血症给予 3‰ NaCl 提高血清钠到 125mmol/L,同时用利尿剂。效果不佳者,尤其是心衰和肾衰患者肾脏排水障碍,必要时进行腹膜透析治疗。

(2) 积极治疗引起 ADH 异常分泌的原发病。ADH 异常分泌多为暂时性的现象,随着原发病的好转而缓解。当血清钠恢复正常后,可试行增加进水量;如果血清钠下降,尿渗压仍高,表示 ADH 异常分泌仍然存在,尚需限制进水量。若血清钠仍正常,排尿量增多,尿渗透压下降,水负荷能充分排出,则 ADH 异常分泌已消除。

在治疗过程中要进行临床观察,记录出入水量,监测体重变化、血清电解质、血气、血细胞比容、血浆及尿渗透压、尿钠含量等,随时调整治疗。

第六节　新生儿高钠血症

由于各种原因引起的水缺乏和(或)钠过多致血清钠＞150mmol/L 的高渗临床综合征,称为高钠血症(hypernatreia)。

一、诊　　断

(一) 病因诊断

1. 单纯水缺乏　①水摄入不足;②不显性失水增多:新生儿尤其是早产儿体表面积相对较大,胎龄愈小,不显性失水量愈多。发热、辐射保温、光疗和呼吸增快均使不显性失水增多。

2. 混合性失水失钠　失水在比例上多于失钠。①肾脏丢失:新生儿尤其是早产儿肾脏浓缩功能差,肾失水相对增多。尿崩症,急性肾衰(多尿期),渗透性利尿如静滴甘露醇或高张葡萄糖。②肾外丢失:腹泻、烧伤、引流等。

3. 钠潴留　钠摄入过多和(或)排钠障碍,进水相对不足。①钠摄入过多:腹泻脱水时口服盐溶液浓度过高,纠正酸中毒时应用碳酸氢钠过多等。②肾脏排泄钠障碍:醛固酮增多症、充血性心力衰竭、肾衰竭等。

(二) 临床表现

1. 单纯失水性和混合失水失盐性高钠血症为高渗性脱水的症状,若严重脱水亦可发生休克。

2. 钠潴留性高钠血症可出现皮肤水肿或肺水肿。

3. 高钠血症均有烦渴、尿少,但新生儿易被忽略。由于细胞内脱水,黏膜和皮肤干燥。

4. 急性高钠血症在早期即出现神经系统症状如发热、烦躁、嗜睡、昏迷、震颤、腱反射亢进、肌张力增高、颈强直、尖叫、惊厥等。重症可发生颅内出血或血栓形成。

(三) 实验室检查

1. 血清钠＞150mmol/L。

2. 血浆及尿渗透压、尿比重等。

二、治　疗

1. 单纯失水性高钠血症　增加入液量使血清钠及体液渗透压恢复正常。

所需水量$(L)=[(患儿血清钠-140\ mmol/L)\times0.6\times体重(kg)]\div140mmol/L$。纠正高钠血症的速度不可过快,否则可发生脑水肿和惊厥。一般血清钠的降低不能超过$1mmol/(L\cdot h)$。

2. 混合失水失钠性高钠血症　纠正高钠血症所需水量同上,尚需纠正脱水和补充正常及异常损失量,可根据患儿的需要分别计算共同给予。

3. 钠潴留性高钠血症　暂时禁盐,肾功能正常者可用呋塞米加速钠的排出,适当增加入液量,肾功能障碍者,可行腹膜透析。

第七节　新生儿低钾血症

血清钾＜3.5mmol/L,称低钾血症(hypokalemia)。钾缺乏时血清钾降低,但当存在影响细胞内外钾分布的因素时,血清钾可正常或增高;而体钾总量正常时,血清钾亦可降低或增高。钾是细胞内的主要阳离子,对于维持细胞内液的渗透压及容量、酸碱平衡,细胞代谢包括蛋白、核酸及糖原合成,神经肌肉的兴奋性和心脏的自律性、兴奋性和传导性都具有重要作用。

一、诊　断

(一) 病因诊断

1. 钾摄入不足　长期不能进食或进食甚少。

2. 钾丢失过多

(1) 经消化道丢失如呕吐、腹泻、胃肠吸引、外科引流及肠瘘。

(2) 经肾脏丢失如袢利尿剂、渗透性利尿剂、盐皮质激素过多(醛固酮增多症)、先天性肾上腺皮质增生症(11β-羟化酶或17α-羟化酶缺乏)、Bartter 综合征、Liddle 综合征、肾小管性酸中毒、碱中毒、低镁血症、高钙血症、不能吸收的阴离子增加(酮症酸中毒、青霉素、羧苄西林、氨苄西林、庆大霉素、克林霉素)。

(3) 其他如烧伤、腹膜透析治疗不当。

3. 钾在细胞内外分布异常　细胞摄取钾增加(钾过多移入细胞内):①碱中毒;②胰岛素增多;③低体温。

(二) 临床表现

主要是神经肌肉、心脏、肾脏和消化道症状。

1. 神经肌肉兴奋性减低,精神萎靡,反应低下,躯干和四肢肌肉无力,常从下肢开始,呈上升型。腱反射减弱或消失,严重者出现弛缓性瘫痪。呼吸肌受累则呼吸变浅,平滑肌受累出现腹胀、便秘、肠鸣音减弱,重症可致肠麻痹。

2. 心率增快,心脏收缩无力,心音低钝,常出现心律失常,重症血压可降低。

3. 慢性缺钾(大多超过 1 个月)可使肾小管上皮细胞空泡变性,对抗利尿激素反应低下,浓缩功能降低,尿量增多。缺钾时肾小管泌 H^+ 和再吸收 HCO_3^- 增加,氯的再吸收降低,可发生低钾低氯性碱中毒伴有反常性酸性尿。低钾时胰岛素分泌受抑制,糖原合成障碍,对糖的耐受降低,易发生高血糖症。由于蛋白合成障碍可导致负氮平衡。

(三) 辅助检查

1. 血清钾<3.5mmol/L。

2. 心电图检查,T 波增宽、低平或倒置,出现 U 波,在同一导联中 U 波多 T 波,两波相连呈驼峰样,可融合成为一个宽大的假性 T 波,Q-T(实为 Q-U)延长,S-T 段下降。后期 P 波可增高似肺型 P 波。心律失常包活房性或室性期前收缩、室上性或室性心动过速、室扑或室颤、阿-斯综合征,可致猝死。亦可引起心动过缓和房室传导阻滞。

二、治 疗

1. 治疗原发病 首先是治疗原发病,尽量去除病因,防止钾的继续丢失。尽早恢复喂奶,因为乳内含有较丰富的钾。钾剂治疗决定于低钾是由于钾分布异常还是缺钾。单纯碱中毒所致钾分布异常,主要是纠正碱中毒。

2. 缺钾则需补钾 新生儿可静滴氯化钾,每日 3mmol/kg,另加生理所需钾量,一般为 4~5mmol/kg。静滴氯化钾溶液的浓度和速度按其所需的补钾量和补液量而定,每日补液量较多者(腹泻脱水)浓度宜稍低(0.2 %),滴速可稍快 8~10ml/(kg·h)。补液量少者浓度可稍高,一般不超过 0.3%,滴速减慢<5ml/(kg·h)。所补充的钾须经过细胞外液进入细胞内液,而细胞内外钾平衡需 15 小时以上,给钾量过大过快有发生高钾血症的危险。治疗期间需监测血钾及心电图,随时调整。严重脱水时,肾功能障碍影响钾的排出,必须先扩容以改善血液循环和肾功能,有尿后再给钾。由于细胞内钾的恢复较慢,须持续给 4~6 天。严重缺钾或有经肾或肾外失钾者治疗时间更长。

第八节 新生儿高钾血症

新生儿 3~7 天后血清钾>5.5mmol/L,称高钾血症(hyperkalemia)。血清钾增高常反映体钾总量过多,但当存在细胞内钾移向细胞外液的情况如溶血、酸中毒等时,体钾总量亦可正常或减低。新生儿生后约 10 日内血清钾较高,为 5~7.7mmol/L,与生后早期红细胞破坏较多和肾脏排泄钾负荷的能力较低有关。

一、诊 断

(一) 病因诊断

1. 钾摄入过多 由于机体存在对摄入钾的适应机制,摄入钾稍多不致发生高钾血症。若肾功能障碍或钾从细胞外液移入细胞内液障碍,或短时间给予大量钾或静注大量青霉素钾盐,则易发生高钾血症。

2. 肾排钾障碍(钾潴留)　①肾衰竭;②血容量减少如脱水及休克等;③肾上腺皮质功能不全如肾上腺出血(见于缺氧、分娩损伤、早产儿、败血症、出血病等)、肾上腺发育不全等;④先天性肾上腺皮质增生症(21-羟化酶、3β-羟脱氢酶或 20、22-碳链裂解酶缺乏);⑤潴钾利尿剂如螺内酯及氨苯蝶啶的应用。

3. 钾从细胞内释放或移出　①大量溶血;②缺氧;③酸中毒;④休克;⑤组织分解代谢亢进;⑥严重组织损伤;⑦洋地黄中毒;⑧胰岛素缺乏;⑨去极化型肌松剂琥珀酰胆碱的应用。

(二) 临床表现

1. 神经肌肉兴奋性降低,精神萎靡,嗜睡,躯干和四肢肌肉无力,腱反射减弱或消失,严重者呈弛缓性瘫痪。常从下肢开始呈上升型。但脑神经支配的肌肉和呼吸肌常不受累。

2. 心脏收缩无力,心音减弱,早期血压偏高,晚期降低。

3. 高钾可致乙酰胆碱释放,引起恶心、呕吐、腹痛。

(三) 辅助检查

1. 血清钾 >5.5mmol/L。

2. 心电图检查　早期改变为 T 波高尖,底部较窄,呈帐篷样,振幅亦可正常。正常婴儿 $V_{1\sim3}$ 导联和左室肥厚的 T 波常倒置。高钾时可变为 T 波直立。重度高钾(7.5~10mmol/L)时除 T 波改变外,P 波低平增宽,PR 延长,ST 下降(偶可抬高),以后 P 波消失,R 波变低,S 波增深。血钾 >10mmol/L 时 QRS 明显增宽,S 波与 T 波直接相连呈正弦样波形。由于室内传导缓慢、单向阻滞和有效不应期缩短,可发生室速、室扑或室颤,最后心室静止。在心室静止前常有缓慢的心室逸搏心律。心室静止或室颤可反复发作,出现阿-斯综合征,可猝死。

二、治　疗

首先要除外标本溶血等所致的假性高钾血症。当患者无引起高钾血症的原因,又无 ECG 改变及高钾的临床表现时更应除外。并应注意新生儿生后 10 日内血清钾较高的生理特点。

1. 原发病治疗　主要是纠正高血钾和治疗原发病。停用钾剂、含钾药物及潴钾利尿剂,禁用库存血,暂停授乳和其他含钾丰富的食物。

2. 轻症　血清钾 6.0~6.5mmol/L,ECG 正常,停用含钾药物,减少或暂停授乳。给予阳离子交换树脂保留灌肠或用排钾利尿剂等,促进钾的排出。

3. 紧急治疗　血清钾 >6.5mmol/L,需迅速采取以下措施:

(1) 10% 葡萄糖酸钙 0.5~1.0mmol/kg 缓慢静注,几分钟内显效,但维持时间较短(5 分钟),拮抗高钾对心脏的毒性作用,只起暂时作用。如 ECG 无改善,可在 5 分钟后重复应用。应用洋地黄类药物的患儿须慎用钙剂。

(2) 使钾由细胞外液移入细胞内液,20% 葡萄糖 10ml/kg 加胰岛素 0.5U,30 分钟内静脉滴注。在 30~60 分钟内生效,维持数小时,必要时重复使用。应用高张葡萄糖可刺激胰岛素分泌,停注后可能发生低血糖,可用 5% 或 10% 葡萄糖溶液静滴维持,逐渐减量停用。

(3) 5% 碳酸氢钠 3~5ml/kg,缓慢静注。在 30~60 分钟内生效,维持数小时,必要时重复使用。

4. 促进钾排出

(1) 阳离子交换树脂:常用聚磺苯乙烯,为 Na^+、K^+ 交换树脂,0.5~1.5g/kg 加 20% 山梨醇 10ml,保留灌肠(30~60 分钟),每 4~6 小时 1 次。每克可结合钾 0.5~1mmol,释放钠

1～2mmol被吸收,应计算到钠平衡量内,尤其是肾衰尿少或心衰患者,以免引起水、钠潴留和肺水肿。

(2)利尿剂:如呋塞米等,促进肾排钾。肾衰或醛固酮减低的患者反应不佳,但对心衰和水肿者可促进排除液体及钾。

(3)腹膜透析:需迅速降低血清钾而应用上述治疗措施无效时用之,例如肾衰及分解代谢亢进的患者。腹膜透析简便易行,效果良好,紧急情况下可用血液透析,效果更快。

(李建明 吴本清)

参 考 文 献

1. 胡亚美,江载芳. 实用儿科学. 第7版. 北京:人民卫生出版社,2003.

2. 金汉珍,黄德珉,官希吉. 实用新生儿学. 第3版. 北京:人民卫生出版社,2003.

3. 马家宝,陈凯. 临床新生儿学. 济南:山东科学技术出版社,2002.

4. 吴梓梁. 小儿内科学. 郑州:郑州大学出版社,2003.

5. 吴希如,李万镇. 临床儿科学. 北京:北京科学出版社,2005.

6. Richard E. Behrman, Robert M. Kliegman, Hal B. Jenson. Nelson Textbook of Pediatrics,17th ed. Elsevier Science(USA),2004:196-219.

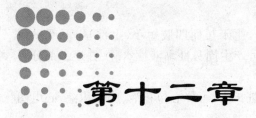

第十二章

内分泌及遗传代谢性疾病

第一节 先天性甲状腺功能减低症

先天性甲状腺功能减低症(congenital hypothyroidism)简称先天性甲低,以往称为克汀病或呆小病。是由于胚胎发育过程中甲状腺未发育、发育不全、异位,甲状腺激素合成过程中合成酶、过氧化酶缺陷、碘缺乏等,造成甲状腺激素分泌不足,导致机体代谢障碍,生长发育迟缓和智力低下。为新生儿重点筛查疾病之一,其中85%～90%为散发性,10%～15%为遗传性。随着筛查方法的规范化,近年来我国发病率已升高至1/4 000～1/2 000。女性多于男性,男女之比约1:2。

一、诊 断

(一) 临床表现

甲状腺功能减低症的症状出现时间和轻重程度与患儿残存的甲状腺分泌功能有关。先天性无甲状腺患儿在婴儿早期即可出现症状;酶缺陷患儿在出生时或生后数年可出现甲状腺肿大;甲状腺发育不良或异位者常在生后3～6个月时症状开始明显。主要特点是生长发育落后,智力低下和基础代谢率降低。

1. 新生儿期症状 大多数新生儿甲低症状和体征轻微,甚至缺如,但仔细询问病史和查体可发现线索。如母孕期常感胎动少,过期产,出生体重正常或上限(常大于第90百分位数>4kg),出生身长偏低(较正常矮小20%左右);全身可水肿,面部呈臃肿状,皮肤粗糙,新生儿黄疸消退延迟;可有吞咽缓慢、食量小、嗜睡、少动、少哭闹、对外界刺激反应迟钝、哭声低哑、腹胀、便秘、体温低、四肢冷。心音低钝,心率减慢,常有脐疝、囟门大、贫血。

大规模开展新生儿甲低筛查以来,暂时性甲低有所增加,此类患儿虽TSH升高,但一般<80mIU/L,T_4可下降(6μg/dl左右),但无甲状腺发育不良或甲状腺合成障碍,其原因可能大多与母亲本身有自身免疫性甲状腺疾病、碘缺乏、碘暴露、孕妇长期摄入抗甲状腺药物及甲状腺发育不成熟等有关。有些新生儿仅TSH升高,但T_4正常,临床无甲低表现,称为暂时性高TSH血症,可持续1～2年。

2. **典型症状**　常在出生半年后出现典型症状：

（1）特殊面容：头大，颈短，皮肤苍黄，干燥，毛发稀少，面部臃肿，鼻梁宽平，舌体宽厚，常伸出口外。腹部膨隆，常有脐疝。

（2）生长发育及神经智能发育落后：身材矮小，躯干长而四肢短小，上部量/下部量＞1.5。骨龄延迟。动作发育迟缓及智能低下。严重可产生周身性黏液性水肿、昏迷。部分可伴性早熟。

（3）心血管功能低下：脉搏微弱，心音低钝，心脏扩大，可伴心包积液、胸腔积液，心电图呈低电压，P-R 延长，传导阻滞等。

（4）消化功能紊乱：纳呆，腹胀，便秘，胃液减少。有时误诊为先天性巨结肠。

（5）造血功能减低：多有轻至中度贫血，抗贫血药治疗无效，甲状腺素治疗有效。

（二）实验室检查

1. **新生儿甲低筛查**　我国于 1995 年 6 月颁布《中华人民共和国母婴保健法》，已将其列入法定的筛查项目之一。目前国内大多采用出生后 2～5 天充分哺乳后取足外侧血，滴入专用滤纸片检查 TSH 作为初筛，结果＞$20\mu IU/ml$ 时，再采血清 T_4、TSH 以确诊。为患儿早期诊断，早期（3 个月内，最好 1 个月内）治疗，避免出生缺陷，提高出生人口素质，有重要意义。

2. **甲状腺功能检查**　血清 T_4、TSH 测定，如 T_4 减低，TSH 增高可确诊。

3. **甲状腺同位素显像（$^{99m}Tc,^{131}I$）**　可判断甲状腺位置、大小、发育情况及摄碘功能，甲状腺 B 超亦可了解甲状腺位置及大小。

4. **骨龄测定**　1 岁以上手腕骨 X 线拍片，骨龄延迟。新生儿期可摄膝关节片，但应用价值不大。

5. **甲状腺释放激素（TRH）兴奋试验**　对 TSH 不增高的甲低，可做此试验以了解垂体的储备功能，给患者静脉注射 TRH $7\mu g/kg$，最大量不超过 $200\mu g$，注射前和注射后 15 分钟、30分钟、60 分钟分别取血测定 TSH 含量。正常注射 TRH 后几分钟内 TSH 升高，20～30 分钟达到峰值，90 分钟回到基础值，不出现反应峰时，应考虑垂体病变。TSH 反应峰甚高或持续时间延长，提示下丘脑病变。可鉴别原发性抑下丘脑-垂体性甲低。

6. **其他**　血常规多有轻至中度贫血，抗贫血药治疗无效，甲状腺素治疗有效。血糖正常或减低，血脂升高，心肌酶升高，心电图示低电压，窦性心动过缓等。超声心动图可发现心包积液，心肌运动速度减低。

二、治　疗

1. **治疗原则**　无论病因如何，一旦确诊，立即治疗。宜尽早治疗（3 个月内，生后 1 个月内开始治疗效果更好），以避免引起智能、体格发育障碍。对已经确诊甲状腺缺如或异位者，需终身治疗。由新生儿筛查检出，怀疑暂时性甲低者可在 2～3 岁后试停药 1 个月，做甲状腺B 超或甲状腺同位素扫描，了解甲状腺发育情况，以便决定是否终身用药。先天性甲低的治疗不需从小剂量开始，应该一次足量，使血 T_4 维持在正常高值水平。因每位病儿对药物反应不一，治疗剂量必须个体化。而对于年龄较大的下丘脑垂体性甲低患儿，甲状腺素治疗需从小剂量开始，如伴有肾上腺皮质功能减退者，同时给予生理需要量糖皮质激素治疗。

2. **治疗剂量**

（1）左旋甲状腺素片（Levo-thyroxine，L-T_4）为首选，制剂稳定，有较长的半衰期，生化活性恒定,患儿易耐受,剂量易于掌握,是目前国内外治疗甲低较理想的制剂。新生儿 8~10μg/(kg·d),婴幼儿 6~8μg/(kg·d),儿童 4~6μg/(kg·d)。目前主张较大的 L-T$_4$ 起始剂量,再根据临床表现及血 T$_3$、T$_4$、TSH 变化随时调节;国外学者认为 L-T$_4$ 初始剂量 8μg/(kg·d)对大多数婴儿为最合适剂量,一般用药后半个月,T$_3$、T$_4$ 升至正常,TSH90%在 2 个月内恢复正常。甲状腺激素过量可引起颅缝早闭和脑功能异常。

(2) 甲状腺素片 40mg/片:为动物甲状腺制剂,所含 T$_4$、T$_3$ 量不稳定。L-T$_4$ 0.1mg 相当于甲状腺素片 60mg。

3. 随访 定期复查甲状腺功能、以调整用药剂量。在治疗开始后应每 2 周随访一次,血清 T$_4$、TSH 恢复正常后可减为 2~3 个月一次。2 岁之后可减为每 6 个月 1 次。同时监测生长发育曲线、智商、骨龄等。

4. 预后 先天性甲状腺功能低下患者的预后取决于疾病的发病时间、严重程度、治疗的早晚和服药的依从性。若出生时即发现有明显的甲低存在,如骨龄发育明显延迟、T$_4$ 水平极低、甲状腺缺如等,对今后智商影响具有高度危险性,遗留神经系统的后遗症可能性较大。患儿治疗越早,预后越佳,新生儿筛查的逐步普及使患儿有可能在出生后 1~3 周得到确诊和治疗。大多数早期治疗病例均可获得较高的智商。

第二节 先天性肾上腺皮质增生症

先天性肾上腺皮质增生症(Congenital adrenal hyperplasia,CAH)是一组常染色体隐性遗传性疾病。由于肾上腺皮质类固醇合成过程中某种酶的先天性缺陷,导致肾上腺皮质醇(cortisol,F)的合成完全或部分受阻,分泌不足,经负反馈作用刺激垂体分泌的促肾上腺皮质激素(adrenocorticotropin,ACTH)增加,导致肾上腺皮质增生。酶阻断的前体化合物增多,经旁路代谢而致雄激素产生增多。临床上可出现肾上腺皮质功能减退或伴有失盐或非失盐、女性男性化或性幼稚、男性假性性早熟或男性女性化等。

CAH 是常染色体隐性遗传病,若父母均为杂合子,则每生育一胎都有 1/4 的可能为 CAH 纯合子患儿。典型的 CAH 发病率约为 1/10 000,非典型的 CAH 发病率约为典型 10 倍。临床上最常见的是 21-羟化酶缺陷(21-OHD),其次为 11-β 羟化酶缺陷(11β-OHB),其他 17-羟化酶缺陷(17-OHD)及 3-β 羟类固醇脱氢酶缺陷(3β-HSD)等较少见。

一、诊 断

21-羟化酶缺陷(21-hydroxylase deficiency,21-OHD)。

由于肾上腺 21-羟化酶(CYP21)的编码基因突变引起,是 CAH 中最常见的类型,约占 90%~95%。

(一) 临床表现

本症按 CYP21 缺乏程度不同,分为典型(单纯男性化型和失盐型)及非典型(迟发型或轻型)两种。

1. 典型 21-羟化酶缺乏症

(1) 单纯男性化型:21-羟化酶部分性缺乏,占 21-OHD 患者总数 25%,临床上多无失盐症状和肾上腺皮质功能减退表现,主要表现为雄激素增高的症状和体征。女孩出生时有阴蒂肥大,大阴唇轻度融合,严重者阴唇完全融合似阴囊,尿道开口于肥大的阴蒂下,外观似男性外生殖器,但无睾丸组织,出生时易错判性别,其内生殖器仍为女性,女性 21-OHD 是女性假两性畸形最常见的原因。男孩出生时外生殖器大致正常,容易漏诊;少数患儿有轻度的阴茎增大和阴囊色素沉着;随着年龄的增大,生后 6 个月体格发育快,常在 2 岁后出现明显雄激素过多的体征,阴茎增大、勃起,阴毛出现,但由于雄激素增高,反馈性抑制促性腺激素分泌,故睾丸并不增大。无论男女,由于雄激素异常增高,一般 4~7 岁可出现胡须,阴毛,腋毛。此外可有体臭、秃发、声音低沉、痤疮、肌肉发达等,身高超过同龄儿,增高的雄激素转变为雌激素促进骨骺成熟并提前闭合,常在 10 岁时发育成长已完成,成年身高低于正常,智力正常。

单纯性 21-OHD 患儿皮质醇接近正常,临床上多无肾上腺皮质功能减退的表现,但有不同程度的色素沉着。本型患儿出生时体内有失盐情况,通过血浆肾素(PRA)及醛固酮(Aldo)分泌增高而起了一定的代偿作用,故临床无明显的失盐症状。

(2) 失盐型:CYP21 完全缺乏,约占 21-OHD 患者总数 75%。本病患儿的糖皮质激素和盐皮质激素合成均受阻。临床上除出现单纯男性化型的一系列表现外,还可出现 Aldo 严重缺乏所致的失盐症状。常在生后 1~4 周(平均 2 周)出现失盐危象症状及不同程度的肾上腺皮质功能不全症状,如拒食、不安、呕吐、腹泻、脱水和严重的代谢性酸中毒,难于纠正的低血钠、高血钾症,如不及时诊断补充糖、盐皮质激素,可导致血容量降低、血压下降、休克,循环衰竭造成患儿夭折。男性因无明显外生殖器异常易误诊为幽门狭窄或婴儿腹泻而失去治疗的机会。一般 4 岁后,机体对失盐的耐受性增加,失盐症状逐渐改善。

2. 非典型或迟发型或轻型 21-羟化酶缺乏症　该型其 P450c21 活性为正常人的 20%~50%。占 CAH 的 1/3,多见于女性。患者于出生时无临床症状,外生殖器正常,随年龄的增大,多数在儿童后期、青少年期或成年期,逐渐出现雄激素增高的体征。有多毛、阴毛早现,发病后身高增长迅速,而成人最终身高明显低于预期身高;女性患者月经初潮延迟,继发性月经减少或闭经者约占 68%。成年期发病的男性因雄激素增高,其体征常被认为正常的性发育,不易察觉,多数会因精子减少而致生育功能障碍;非典型 21-羟化酶缺乏症是引起男女生育能力下降的一个原因,因此,对于女性继发性闭经或月经量减少、患多囊卵巢综合征妇女和所有生育能力障碍者最好做 CAH 筛查诊断。

(二) 实验室检查

1. 血 17-羟孕酮(17-OHP)、孕酮、脱氢表雄酮(DHEA)、雄烯二酮(Δ^4-A)及睾酮(T)均可增高。21-羟化酶缺陷时,17-OHP 可增高几十至几百倍,是 21-OHD 较可靠的诊断依据。<5 个月、青春期和成年期的男性患者,由于本身睾丸产生的 T 水平增加,故在这些年龄阶段不能用测定 T 来评价治疗适当与否。

2. 血浆皮质醇(F)测定　典型失盐型 CAH 患儿皮质醇水平低于正常,单纯男性化型可正常或稍减低。

3. 血浆 PRA、Aldo 水平测定　所有患儿血 PRA 均可增高;失盐型的血 Aldo 早期可增高,严重失代偿后可下降,而单纯男性化型大多正常或轻度增高。

4. 血浆 ACTH 测定　血 ACTH 水平不同程度增高,部分患儿尤其非典型者可正常。

5. 24 小时尿 17 酮类固醇(17-KS)测定　是肾上腺皮质雄激素(不包括睾酮)的代谢产物。21-羟化酶和 11-β 羟化酶缺陷时增高。17-OHP 代谢产物尿孕三醇增高。

6. 测血电解质及 pH　低血钠、高血钾及代谢性酸中毒。

7. **ACTH 刺激试验** 非典型者基础 17-OHP 可正常,需进一步做刺激试验以助诊断。ACTH 刺激后,大部分患儿 17-OHP 可上升达 60nmol/L,有些则上升至正常反应的高值或稍高于正常,如 30～45 nmol/L,而血 F 反应正常。

8. **染色体核型分析** 对外生殖器两性难辨者可做,以明确其遗传性别。

9. **骨龄测定** CAH 患儿骨龄常明显提前。

10. **肾上腺 B 超或 CT 检查** 可显示双侧肾上腺阴影增大。

11. **新生儿 CAH 的筛查诊断** 生后 2～5 天采足跟血样用酶联免疫吸附法(ELISA),荧光免疫法检测 17-羟孕酮浓度可筛查 21-羟化酶缺陷,以早期诊断。新生儿筛查能使 70%21-OHD(主要是失盐型和单纯男性化型)的 CAH 患儿在未出现临床症状前便得到早期诊断。

12. **产前诊断** 对有 CAH 家族史的疑似胎儿可经羊膜穿刺术抽取胎儿羊水,检测 17-OHP 和 Δ 雄烯二酮的浓度,只适合于严重失盐型的 CAH 胎儿。更精确的方法是进行 HLA 分型。

13. **基因学的诊断** CYP21 缺乏症的基因异常可分为基因替换、基因缺失及点突变。

二、治 疗

对"失盐"危象的初步治疗包括用生理盐水补充血容量和全身应用类固醇激素。

长期替代治疗包括:

1. **糖皮质激素的治疗** 以皮质醇为首选药物,如氢化可的松(HC)、醋酸可的松。对新诊断患者,开始剂量宜大些,尤其是新生儿,使之足于抑制高度兴奋的 CRH-ACTH-肾上腺轴功能。第一年宜给予每天 13～18mg/m²,以后给予 10～15mg/m²。儿童口服剂量一般为每天 10～20mg/m²,总量分 2～3 次。对控制不理想者,可先给予一段时间的高剂量氢化可的松 20～25mg/(m²·d),以达到适当的肾上腺皮质萎缩。根据血浆 17-OHP、Δ 雄烯二酮、睾酮、皮质醇的浓度、骨龄及身高生长速率调整用量。新生儿和青春发育期的男性患儿不能用测定血睾酮来调整剂量,因这两个时期本身血 T 分泌水平上升。如患者已进入成年期(>16 岁),此时骨骺已闭,可每晚睡前给予一次 0.25～0.5mg 地塞米松以抑制次日清晨 ACTH 分泌。对于伴真性性早熟者,同时给予 LHRH-a 治疗,剂量 4μg/(kg·d)。在应激状态下,应增加糖皮质激素剂量至原剂量的 2～3 倍,避免发生肾上腺皮质功能减退危象。

女性患者需终身替代治疗,否则可引起继发性闭经和雄性化症状;单纯男性化型 CAH 的男性患者至成年期,已达到最终身高,多余的睾酮对生理的影响不大,皮质醇基本可维持正常,故可中断治疗,但遇到应激时应适当补充糖皮质激素;失盐型者无论男女均应终身治疗。

2. **盐皮质激素治疗** 无论失盐型或单纯男性化型均应给氟氢可的松,以便较好抑制 ACTH,改善失盐状态及减少糖皮质激素的用量,避免引起库欣面容和生长障碍。9α-氟氢可的松(9α-FHC),新生儿及婴儿 0.15～0.30mg/d,每天可在饮食中加入 1～2g 盐;幼儿 0.05～0.15mg/d;随着年龄的增长,对失盐的耐受性增强,故大龄儿童和成人一般不需 9α-FHC 治疗。

3. **手术治疗** 对女性外生殖器明显异常者进行外科整形,阴蒂肥大严重者应尽早在 2 岁内进行阴蒂整形手术。尿道口狭窄者需在青春发育以后进行阴道成形扩张术。肾上腺切除是较新的试验性治疗方法,对于难于控制的女性患儿可考虑手术,最适宜的年龄是出生后 6～12 个月,目前尚未试用于男性患儿。

4. 产前治疗

5. 基因治疗　动物实验中已获得成功。

第三节　苯丙酮尿症

苯丙酮尿症(phenylketonuria,PKU)是由于苯丙氨酸(phenylalanine,phe)代谢途径中酶缺陷所导致的氨基酸代谢病,因患儿尿中排出大量的苯丙酮酸等代谢产物而命名。为常染色体隐性遗传病。各国发病率有所不同,我国1959年起有报道,据我国近几年来对580余万新生儿进行筛查的资料统计,PKU的发病率为1∶11144。目前将血浆苯丙氨酸(phe)浓度高于120μmol/L(2mg/dl)统称为高苯丙氨酸血症(HPA)。根据患儿在正常饮食下〔正常的蛋白质摄入量2~3g/(kg·d)〕血浆phe浓度可分成3型:如血中phe浓度≥1200μmol/L(20mg/dl)者,为经典型PKU(classic PKU);phe浓度在360~1200μmol/L(6~20mg/dl)者为中等型HPA(moderate HPA);phe浓度在120~360μmol/L(2~6mg/dl)者为轻型HPA(mild HPA)。目前有学者提出有必要在新生儿期进行phe-BH$_4$负荷试验筛查,根据他们的反应性进行PKU新的临床分类,将所有的病例分为两大类:① 对BH$_4$无反应性的PKU。② 对BH$_4$有反应性的PAH基因缺陷型PKU和BH$_4$合成缺乏型PKU。

一、诊　　断

本病按酶缺陷的不同,可分为经典型和BH$_4$缺乏型两种。绝大多数为经典型PKU,约1%~3%为四氢生物蝶呤(tetrahydrobiopterin 4,BH$_4$)缺乏型(BH$_4$D)。①经典型:由于肝细胞缺乏苯丙氨酸羟化酶(phenylalanine hydroxylase,PAH),苯丙氨酸不能转变为酪氨酸,而在血、脑脊液、各种组织液中浓度增高。②BH$_4$代谢障碍:是由于苯丙氨酸羟化酶的辅酶BH$_4$缺陷,而BH$_4$是苯丙氨酸、酪氨酸和色氨酸等芳香氨基酸在羟化过程中所必需的辅酶,缺乏时,不仅苯丙氨酸不能氧化为酪氨酸,而且造成多巴胺、5-羟色胺等重要的神经介质缺乏,加重神经系统功能的损伤,故BH$_4$缺乏型PKU的临床症状更重,治疗亦困难。

(一) 临床表现

患儿出生时大都正常,新生儿期无明显特殊的临床症状,部分患儿可能出现喂养困难、呕吐、易激惹等。通常在3个月以后出现症状,如不能及时治疗,将会因高苯丙氨酸血症及苯丙氨酸中间代谢产物的毒性作用,引起智能发育落后、行为异常等临床表现。

1. 神经系统表现

(1) 智力低下为本病最突出的表现,未经治疗者在4~9个月间开始有明显智力发育迟缓,语言发育障碍尤甚。约60%属于重型低下(IQ低于50分),余为中轻型,只有1%~4%未经治疗的经典PKU患儿IQ等于或大于80分。

(2) 癫痫发作约占1/4,患儿在生后18个月之前出现癫痫发作,多见于有严重智力低下者。发作类型可为婴儿痉挛症或其他形式。约80%有脑电图异常,可呈高峰节律紊乱、灶性棘波等。癫痫发作可随年龄增长而逐渐减轻,或自动停止,或变换发作形式。BH$_4$缺乏型PKU患儿的神经系统症状出现较早且较严重,常见肌张力减低、嗜睡和惊厥,智能落后明显,如不经治疗常在幼儿期死亡。

(3) 其他常见精神行为异常,如兴奋不安、多动、攻击性行为等。可有小脑畸形,肌张力增高,步态异常,腱反射亢进,手部细微震颤,肢体的重复动作等。CT 和 MRI 检查可见弥漫性脑皮质萎缩。

2. 外观　因黑色素形成障碍,约 90%病儿在生后数月皮肤和毛发逐渐变为浅淡色,虹膜色素减少。

3. 其他　病情早期患儿可有呕吐,易激惹,生长发育缓慢等现象。约 1/3 患儿皮肤干燥,常有湿疹,甚至持续数年。因汗和尿液排出苯乙酸,故患儿有特殊的发霉样(鼠尿)气味。

(二)实验室诊断

1. 新生儿疾病筛查　①Guthrie 细菌抑制试验,自 1961 年建立即普遍在全世界推广,但仅能做半定量检测,当血中苯丙氨酸浓度偏低时,准确性受到限制;②荧光分析定量法;③高效液相谱法(包括氨基酸分析仪法、反相高效液相谱法等);④高效毛细管电泳法;⑤高效液相谱串联质谱。目前我国常用前两种。血苯丙氨酸浓度正常值均$<120\mu mol/L(2mg/dl)$。血苯丙氨酸$>120\mu mol/L$者,再召回取血,对复查阳性者诊断为高苯丙氨酸血症(HPA)。血苯丙氨酸$\geqslant 1\,200\mu mol/L(20mg/dl)$者,诊断为经典型 PKU。再进一步行尿蝶呤分析、四氢生物蝶呤负荷试验、二氢蝶呤试验(DHPR)以鉴别经典型和 BH_4 缺乏型。

2. 血氨基酸测定　可采用氨基酸分析仪、高效液相色谱仪(HPLC)、荧光分析法等测定血苯丙氨酸、酪氨酸。应用于 PKU 的新生儿疾病筛查和饮食治疗中患者的血 phe 浓度的检测。

3. 苯丙氨酸负荷试验　血 phe 在 $360\sim1\,200\mu mol/L(6\sim20mg/dl))$者,需进一步作 phe 负荷试验,即口服 phe100mg/kg,服前、服后 1、2、4 小时或连服 3 天后,再测定血 phe 浓度,如血中 phe 浓度$\geqslant 1\,200\mu mol/L(20mg/dl)$者,诊断为经典型 PKU,血 phe 浓度$<1\,200\mu mol/L(20mg/dl)$者,则为高苯丙氨酸血症。

4. 四氢生物蝶呤(BH_4)负荷试验　用于 BH_4 缺乏型 PKU 的诊断。患儿在餐前 30 分钟按 20mg/kg 服用 BH_4(试验前血 phe 水平应$>600\mu mol/L$),在服前和服后 2、4、6、8 和 24 小时各留取干血滤纸片测定血 phe 浓度。经典 PKU 病儿血 phe 浓度在服用 BH_4 前后无大改变,BH_4 缺乏型患儿服后 4 小时血 phe 明显下降。并计算出不同时间血 phe 浓度与服药前相比的百分比和下降的百分率。如血中 phe 浓度$\geqslant 1\,200\mu mol/L(20mg/dl)$者,为经典型 PKU (classic PKU);phe 浓度在 $360\sim1\,200\mu mol/L(6\sim20mg/dl)$,酪氨酸浓度正常,确认无蝶呤代谢异常者为中等型 HPA (moderate HPA);phe 浓度在 $120\sim360\mu mol/L(2\sim6mg/dl)$,酪氨酸浓度正常,确认无蝶呤代谢异常者为轻型 HPA(mild HPA)。患儿在服用 BH_4 后 24 小时内血 phe 浓度较之服药前下降 30%或以上,且除外 BH_4D 后可诊断为 BH_4 反应性 PHA 缺乏症。血 phe 水平$<600\mu mol/L$ 的 HPA 或低 phe 饮食治疗的患者适用于 phe-BH_4 联合负荷试验。

5. 基因诊断　对苯丙氨酸羟化酶(PAH)和 DHPR 缺陷可用 DNA 分析进行基因诊断、杂合子检出和产前诊断。现已查明,PAH 基因定位于 12 号染色体长臂上,除缺失突变外,大多是点突变。

6. 尿蝶呤分析　高压液相层析(HPLC)测定新蝶呤 N 和生物蝶呤 B 的含量,可鉴别 3 种非典型 PKU。

7. 尿三氯化铁试验和 2,4-二硝基苯肼(DNPH)试验　两者都是检测尿中苯丙酮酸的化学显色法,其特异性欠佳,一般用于较大儿童的初筛。

8. 酶学诊断　苯丙氨酸羟化酶仅存在于肝细胞中,因其活性检测较困难,故 PAH 活性检测一般不适用于 PKU 的临床诊断,其他 3 种酶的活性可采用外周血中红、白细胞或皮肤成纤维细胞的测定。

二、治　疗

1. 经典型 PKU 的治疗　低苯丙氨酸饮食:PKU 治疗主要是饮食疗法,应力争在症状出现之前给予治疗,可使智力发育接近正常。给予人乳、低苯丙氨酸奶粉、低苯丙氨酸膳食。治疗奶粉的摄入量大致规定如下:婴儿期 60～150g/d,幼儿期 15～200g/d,学龄期 200～300g/d。因苯丙氨酸在体内不能合成,对生长迅速的婴儿,限制饮食过度可导致苯丙氨酸缺乏,表现为精神不好、食欲差、贫血、皮疹、腹泻,甚至死亡。故饮食疗法中需密切监测营养、生长发育及血苯丙氨酸浓度,需保证适量摄入。以维持血中苯丙氨酸含量在 $240～600\mu mol/L$($4～10mg/dl$)为宜。由于 phe 耐受量因人而异,因此治疗开始时需每天检查血 phe 浓度,连续检查数天,并根据血 phe 浓度决定 phe 摄入量。治疗开始 1 个月后婴儿按每周 1 次,幼儿按每月 1～2 次,上小学前每月 1 次的频率测定血 phe 浓度,调整 phe 的摄入量。滤纸血片的 phe 浓度可用 Guthrie 或荧光分析法测定,血清 phe 浓度则用氨基酸分析仪测定。定期测身高、体重及智能检查,最好同时做脑电图检查。不可过早停用饮食疗法,一般认为应维持至 12 岁以后。根据近年来关于 BH_4 反应性 PKU 的研究,许多学者提出:给予生理剂量的 BH_4 治疗是轻型 PKU 和 MHP 的饮食治疗的替代疗法。

2. BH_4 缺乏的治疗　①低苯丙氨酸膳食:高苯丙氨酸抑制神经介质的合成,虽苯丙氨酸膳食不能防止神经系统的损伤,但仍推荐应用。并用以下方法治疗 2 年。②神经介质的治疗:给予左旋多巴,每天 30～50mg/kg 及 5-羟色胺,每天 3～8mg/kg。③BH_4 替代疗法:每天口服小剂量 BH_4 每天 2～5mg/kg,可使苯丙氨酸水平正常。这些治疗效果不确切。

第四节　半乳糖血症

新生儿半乳糖血症是由于半乳糖代谢途径中酶的缺陷所引起的一种代谢性疾病,为常染色体隐性遗传病。在欧美人群中的发病率约为 1/5 万～1/3 万,我国台湾省的筛查显示当地的发病率约为 1/40 万。

半乳糖代谢中半乳糖 1-磷酸尿苷酰转移酶(GALT)、半乳糖激酶(GALK)和尿苷二磷酸半乳糖 4-异构酶(GALE)缺陷均可引起半乳糖血症,其中以 GALT 缺乏型最为多见,且病情严重。

半乳糖-1-磷酸尿苷酰转移酶缺乏阻断了糖原的分解过程;高浓度的 1-磷酸半乳糖抑制葡萄糖异生,因而出现低血糖、白内障。本型患儿的肝、肾、脑等组织都有大量 1-磷酸半乳糖和半乳糖醇沉积,这些异常代谢产物改变了组织细胞的渗透分子浓度和其能量代谢过程,致使这些器官功能受损。

一、诊　断

1. 临床表现　半乳糖血症常表现为黄疸、低血糖、肝脾肿大、肝功能异常、肌张力低下、贫血、出血倾向等非特异性的临床表现,如不及时诊治,常死于并发革兰阴性杆菌感染或肝衰竭。早期诊断、及时治疗,对于改善患儿的症状,延长生命,改善预后有较大的意义。

2. 实验室检查　目前半乳糖血症常见的诊断技术有酶学诊断、化学诊断及基因诊断。这三种诊断方法各有其优缺点,均存在一定的假阴性和假阳性结果。在欧美及日本等地区采用 Beutler 试验或 Paigen 试验进行半乳糖筛查。然而,由于半乳糖血症的临床表现出现较早,进行大规模筛查所耗的费用与结果的比值不甚理想,近年有些国家已放弃对此的筛查,仅对可疑的患儿进行该项检查。Bosch 提出目前半乳糖血症的诊断方法仍然是先进行代谢产物的检测,以检测 GALT 活性的方法作为金标准。半乳糖血症的基因突变种类较多且可能存在潜在的突变位点,因此基因诊断存在一定的不确定性,且基因诊断费用较高,耗时相对较长,目前多用于筛查阳性患儿的确诊或遗传咨询。

二、治　　疗

1. 立刻停用乳类,改用豆浆、米粉等,并辅以维生素、脂肪等营养必需物质。通常在限制饮食 3～4 天后即可见临床症状改善,肝功能在 1 周后好转。在患儿开始摄食辅食后,必须避免一切可能含有奶类的食品和含有乳糖的水果、蔬菜如西瓜、西红柿等。

2. 静脉输给葡萄糖、新鲜血浆,注意补充电解质。

三、预　　后

取决于能否得到早期诊断和治疗。未经正确治疗者大都在新生儿期死亡,平均寿命约为 6 周,即便幸免,日后亦遗留智能发育障碍、语言困难或行为异常等问题。女性患者在年长后几乎都发生性腺功能不足,原因尚不清楚。

第五节　糖原累积病

糖原累积病(glycogen storage disease,GSD)又称肝糖原贮积症,是一组罕见的由于先天性酶缺陷所造成的糖代谢障碍疾病。除部分肝磷酸化酶激酶缺陷为 X 连锁隐性遗传外,其余都为常染色体隐性遗传病。其发病率约为 1/10 万～1/3.5 万。此病特点为糖中间代谢紊乱(由于肝、肌肉、脑等组织中缺乏分解糖原的某些酶所致),以致糖原累积在这些组织中并影响正常糖酵解,能量产生减少,引起肝、脾、肾肿大、血糖过低、血脂过高、血乳酸增高、肌张力低、肌痉挛疼痛、尿酮体阳性和贫血等临床表现,多见于婴幼儿,可分为 12 型,其中 Ⅰ、Ⅲ、Ⅳ、Ⅵ、Ⅸ型以肝脏病变为主,Ⅱ、Ⅴ、Ⅶ型以肌肉组织受损为主;低血糖主要见于 Ⅰ、Ⅲ、Ⅵ、Ⅸ。目前尚无有效的治疗方法,主要为对症治疗。国外有人采用重组腺相关病毒载体来修复相应糖原分解酶的活性,但目前仅试用于动物模型。

一、糖原累积病Ⅰa型(GSD-Ⅰa型)

糖原累积病Ⅰa型(GSD-Ⅰa型)是一种由于先天性葡萄糖-6-磷酸酶(G6Pase)缺陷所导致的常染色体隐性遗传性代谢性疾病,其活产儿患病率为 1/100 000。

(一) GSD-Ⅰa型诊断

1. 典型的临床表现　易饥饿、惊厥、身材矮小、幼稚面容、巨肝、肾增大。

2. 典型的实验室发现　明显空腹低血糖、高乳酸、高尿酸、代谢性酸中毒、高脂血症。

3. 以下至少一项　①空腹及餐后 2 小时肾上腺素刺激试验阳性,即刺激后血糖上升<2.5mmol/L;②肝病理学检查支持 GSD-Ⅰ型;③基因检测证实。有报道,随着对 GSD-Ⅰa 型分子遗传机制的了解和 G6Pase 基因较高的突变检测率,通过其典型的临床表现及生化指标结合突变检测,完全可以取代有创性肝穿刺酶活性检测的确诊方法,同时还可采用分子生物学方法进行携带者诊断和产前诊断。

(二) 治疗

婴儿期主要母乳喂养,婴儿期后给予生玉米淀粉为主的综合治疗,即生玉米淀粉 1.6～2.5g/kg,每 6 小时一次。经综合治疗后代谢性酸中毒仍较严重者适当补充碱制剂。补充适量钙和维生素 D 预防骨质疏松。大量蛋白尿者给予低蛋白饮食和 ACEI 类药物。

二、糖原累积病Ⅲ型(GSD-Ⅲ型)

糖原累积病Ⅲ型(GSD-Ⅲ型)是一种常染色体隐性遗传病,为糖原脱支酶(AGL)活性缺乏,导致糖原分解部位障碍,已证实 GSD-Ⅲ型是由 AGL 基因突变引起。

(一) GSD-Ⅲ型诊断

1. 临床表现　易饥饿、巨肝、伴或不伴身材矮小、脾脏增大。

2. 实验室发现　空腹低血糖,不同程度的代谢性酸中毒,高脂血症和肌酶升高;空腹酮症多见,血乳酸和尿酸多正常。

3. 以下至少一项　①空腹肾上腺素刺激后血糖上升<2.5mmol/L;餐后 2 小时肾上腺素刺激后血糖上升≥2.5mmol/L;②肝病理学检查支持 GSD-Ⅲ型;③基因检测证实。

(二) 治疗

本病的最佳饮食治疗方案仍在探索中。可日间给予高蛋白饮食,夜间予以鼻饲高蛋白液体;也可采用与 GSD-Ⅰ相似的高淀粉饮食。经恰当的饮食治疗后,患儿血糖可保持正常,转氨酶下降,生长情况改善。

三、糖原累积病Ⅵ型(GSD-Ⅵ型)

(一) 诊断

本型也称 Hers 病。是因肝磷酸化酶缺陷所致,其编码基因定位于 14q1-q22,呈常染色体隐性遗传,较罕见。患儿多在幼儿期即出现肝大和生长迟缓,无心脏和骨骼肌受累症状;低血糖、高脂血症和酮体增高程度均较轻。随着年龄增长,肝大和生长滞后情况也逐渐好转,且常在青春发育期消失。

(二) 治疗

多数患儿无需治疗;为防止发生低血糖,可采用多次少量方式进餐,或给予高碳水化合物饮食。

四、糖原累积病Ⅸ型(GSD-Ⅸ型)

(一) 诊断

1. 临床表现　是由于缺乏磷酸化酶激酶所致。

(1) X 连锁遗传性肝磷酸化酶激酶缺乏症(Ⅸa 型):患儿肝组织和红、白细胞中酶活力缺如,但肌细胞中正常,是由位于 xp22 的 α 亚单位编码基因突变所致。多数患儿在 1～5 岁时出现生长迟缓和肝大,血中胆固醇、三磷酸甘油酯和转氨酶轻度增高,乳酸和尿酸正常,血糖基本正常,饥饿时可见酮体增高,随年龄增长,血生化改变和肝大情况可逐渐恢复正常,成人期身高亦可达正常人水平。

(2) 常染色体遗传性肝和肌磷酸化酶激酶缺乏症(Ⅸb型):是由位于常染色体16q12-q13上编码β亚单位的基因PHKB突变所致。患儿在早年即出现肝大和生长迟缓,部分小儿伴有肌张力低下。

(3) 常染色体遗传性肝磷酸化酶激酶缺乏症(Ⅸc型):这是编码Υ亚单位的基因PHKG2突变所致,其临床表现如同Ⅸa型,但病情重,且常发展成肝硬化。

(4) 特定性肌磷酸化酶激酶缺乏症(Ⅸd型):这是由于肌组织中编码α亚单位的结构基因PHKA1突变所致;病变仅见于肌肉,发病可较晚,表现为软弱,易疲劳和肌萎缩,无肌痉挛和疼痛,由于其肝脏和血细胞中酶活力正常,故不伴有肝脏、心脏等病变。

(5) 心脏磷酸化酶激酶缺乏症(Ⅸf型):迄今仅有少数报道,酶缺陷仅限于心肌内,患儿在婴儿期即呈现心脏增大和心衰,病情进展快速,早年即夭折。

2. 实验室检查 上述各型磷酸化酶激酶缺乏症的确诊都必须依赖病变器官的酶活力检测。由于磷酸化酶激酶在各种组织中有多种同工酶,因此,外周血红、白细胞中酶活力的检测有可能发生误诊。

(二) 治疗

多数本酶缺陷小儿无需特殊治疗,预后良好;伴低血糖者可予高糖饮食和少量多次进食。心型患儿除心脏移植外,无有效治疗。

五、糖原累积病0型(GSD-0型)

(一) 诊断

1. 临床表现 是由于糖原合成酶缺乏导致肝糖原合成减少所致。本型罕见。由于糖原储存不足而引致低血糖症。患儿出生后不久即可出现软弱、嗜睡、呼吸暂停甚至抽搐,酮尿症为重要的诊断线索。口服或静脉注射葡萄糖可使症状消失。在婴儿后期由于喂养间歇延长可再度出现低血糖抽搐。由于低血糖发作,患儿可有智能障碍。

2. 实验室检查 与GSD-Ⅲ型相同,患儿饥饿后作胰高糖素试验无反应,而进食后1～3小时做试验可增高。

(二) 治疗

本病无特殊治疗,少量多次进食,予富含蛋白质的饮食,晚间可补充生玉米淀粉以防止低血糖发生。随着患儿年龄增大,病情会好转,低血糖发生逐渐减少。

第六节 新生儿高氨血症

新生儿高氨血症是由于肝内鸟氨酸循环中酶活性缺陷,导致血氨基酸浓度增高引起的进行性脑损伤疾病,为小儿遗传性代谢疾病。除鸟氨酸转氨甲酰基转移酶异常属于X连锁隐性或部分遗传病外,其余的酶异常都属于常染色体隐性遗传病。国外资料表明,其发病率为1/3万。

血氨代谢异常,主要为鸟氨酸循环障碍,主要涉及 N-乙酰谷氨酸合成酶、氨甲酰磷酸合

成酶、鸟氨酸转氨甲酰磷酸酶，

一、诊　　断

（一）临床表现

临床表现无明显特异性，轻则表现为嗜睡、畏食、呕吐等，重则出现癫痫样发作、惊厥，意识障碍、颅内出血、四肢肌张力增高或减低等，多在婴儿期死亡。

（二）实验室检查

血氨代谢异常，主要为鸟氨酸循环障碍，主要涉及 N-乙酰谷氨酸合成酶、氨甲酰磷酸合成酶、鸟氨酸转氨甲酰磷酸酶。首先应检查血氨以及血、尿中氨基酸定量来诊断高氨血症。然后再进行其他生化检查以鉴别病因。必要时需做酶活性测定或 DNA 分析以确诊。

1. 血氨增高　$>200\mu mol/L$。

2. 氨基酸定量分析　检查血和尿中的氨基酸，特别注意谷氨酸、谷氨酰胺、丙氨酸、瓜氨酸、精氨酸和精氨酰琥珀酰尿的定量分析，以区别鸟氨酸循环的酶缺陷。

3. 蛋白负荷试验　鸟氨酸循环障碍时，对蛋白食物不耐受，可做此试验以供临床诊断和杂合子检出。早餐自然进食，给蛋白质 1g/kg，观察血氨以及血、尿中氨基酸和乳清酸的变化，每 2 小时测一次，共 3 次。

4. 血糖、血气、尿有机酸测定　鸟氨酸循环障碍时常有呼吸性碱中毒。有机酸尿症也常伴高氨血症，但其血糖降低，有代谢性酸中毒，尿中排出特异的有机酸。

5. 酶活性测定　氨甲酰磷酸合成酶（CPS）、鸟氨酸氨甲酰基转移酶（OTC）缺乏引起的高氨血症需测肝细胞 CPS、OTC 活性。瓜氨酸血症的诊断可测定肝细胞或皮肤成纤维细胞的精氨基琥珀酸合成酶（AS）的活性；精氨基琥珀酸尿症时，可测肝细胞、外周红细胞、皮肤成纤维细胞内精氨基琥珀酸裂解酶（AL）的活性；疑为精氨酸血症时，应测肝细胞、外周红细胞、白细胞内精氨酸酶的活性。

6. 基因分析　OTC、CPS 缺乏时可采用分子遗传学方法进行 DNA 诊断。

7. 产前诊断　羊水细胞或绒毛做基因分析，可以早期诊断 OTC 缺乏，测羊水细胞或绒毛的酶活性，可诊断 AL 和 AS 缺乏。

8. 杂合子检出　可根据家系分析，蛋白负荷试验，基因分析或酶活性检查。

二、治　　疗

1. 急性高氨血症性昏迷的治疗　①禁止蛋白质摄入，静脉输入葡萄糖和胰岛素，以补充热量，减少体内蛋白质的分解。②血液透析或腹腔透析，以清除过多的氨。③静脉注入苯甲酸钠 0.25g/kg，以后 0.25～0.5g/(kg·d)；或用同量的苯乙酸钠。④盐酸精氨酸 0.8g/kg 即刻给予，以后 0.2～0.8g/(kg·d)。

2. 长期治疗　鸟氨酸循环障碍时的高氨血症需长期治疗。

（1）饮食疗法：给低蛋白饮食；OTC 缺乏时，蛋白入量 0.6g/(kg·d)，补充必需氨基酸 0.5～0.7g/(kg·d)，瓜氨酸 0.18mg/(kg·d)；精氨基琥珀酸尿症时，蛋白入量 1.2～1.5g/(kg·d)，补充精氨酸 0.4～0.7g/(kg·d)。

（2）用药物建立代谢旁路，以排出过多的氨，使血氨近于正常。①苯甲酸钠：0.25g/(kg·d)，可与甘氨酸结合，形成马尿酸，很快由尿排出。②苯乙酸钠：可与谷酰胺结合为苯乙酰谷酰胺,很快由尿排出。③精氨酸:是鸟氨酸循环的底物,可促进氮产物(氨)的排出。一般量:0.4~0.7g/(kg·d)。④氨甲酰谷氨酸:可提供 N-乙酰谷氨酸,以活化鸟氨酸循环第一步所需的 CPS 酶。

3. 其他治疗　避免应激反应和感染,以防加剧高氨血症。有惊厥者不宜应用丙戊酸,因可能诱发严重的高氨血症。肝移植对 CPS 缺乏和 OTC 缺乏有一定的效果,基因治疗尚在研究中。

第七节　有机酸血症

有机酸血症主要是由于氨基酸、脂肪酸和糖代谢途径中某种酶的缺乏导致其中间代谢产物——有机酸增加,从而引起一系列病理生理改变和临床症状的一组疾病,患者尿中含有大量有机酸又称为有机酸尿症。临床表现多样,且为非特异性,可表现为发作性呕吐、意识障碍、代谢性酸中毒、低血糖等,亦可表现为进行性的神经系统损害。目前利用高灵敏、快速的串联质谱分析血中酰基肉碱,结合尿气相色谱/质谱分析,使有机酸血症的诊断更加快速、准确。串联质谱分析在一些发达国家已广泛应用于新生儿遗传代谢病的筛查。

一、丙酸和甲基丙二酸代谢异常

(一) 丙酸血症

为常染色体隐性遗传病,是丙酸分解代谢过程中的一种遗传性缺陷,患儿血中有大量的丙酸积聚、白细胞中丙酸氧化障碍和成纤维细胞中羧化酶缺陷等。为丙酰辅酶 A 羧化酶活性缺乏所致的丙酸血症,亦见于遗传性生物素代谢缺陷所致的多种生物素依赖性羧化酶缺乏。

1. 丙酰辅酶 A 羧化酶缺乏　多数丙酸血症病例在新生儿期出现严重酸中毒,表现为拒食、呕吐、嗜睡和肌张力低下,脱水、惊厥、肝大、低血糖症亦较常见。部分病例发病较晚,表现为急性脑病,或发作性酮症酸中毒,或发育迟缓。神经系统症状以发育迟缓、惊厥、脑萎缩和 EEG 异常为主要特征。其他包括肌张力异常、严重舞蹈症和椎体系症状,尤多见于存活较长的患儿。

(1) 诊断:新生儿期出现酮症或酸中毒均应考虑到丙酰羧化缺陷。诊断需测定血或尿中丙酸及其代谢产物浓度,以及白细胞或成纤维细胞中丙酰辅酶 A 羧化活性。由于丙酸积聚亦可见于甲基丙二酸代谢缺陷患者,故确诊需依据酶活性测定。对高危新生儿测定脐血中酶活性可立即诊断。通过测定培养羊水细胞或绒毛膜绒毛组织酶活性,或羊水中甲基枸橼酸水平可进行产前诊断。

(2) 治疗:低蛋白〔1.5~2.0g/(kg·d)〕或选择性低丙酸前体饮食为目前最佳的治疗,可减少酮症酸中毒的发作次数。由于饥饿会增加丙酸代谢物排泄,故建议增加喂养次数。酮症酸中毒发作时应立即停止所有含蛋白饮食,静脉滴注碳酸氢钠,并给予葡萄糖以避免蛋白质分解代谢。急性发作,尤伴有高氨血症者,可考虑腹膜透析。口服 L-肉碱和抗生素可能有效。

2. 多种羧化酶缺陷

(1) 诊断:一组为全羧化酶合成酶缺乏的患儿,多在生后数天或数周出现喂养困难、肌张力低下、嗜睡和惊厥,部分有弥漫性皮疹和(或)脱发;更多见的是第二组,为生物素酶缺陷,发病多晚至生后 3 个月,有各种神经系统症状如惊厥、肌张力低下、发育迟缓、听力丧失和视神经萎缩。

（2）治疗：两组患儿均对生物素补充（10mg/d）反应敏感，作用迅速而持久。

（二）甲基丙二酸血症

为常染色体隐性遗传病。甲基丙二酸是丙酸的代谢产物，所涉及的甲基丙二酰辅酶A变位酶缺乏或两种腺苷钴胺素合成缺陷和胞浆和溶酶体钴胺素代谢异常，其中任一种酶的活性减低或缺乏均可使甲基丙二酸在血中积聚而致病。

1. 诊断 临床表现变异大，在新生儿期、婴幼儿期及学龄期等时期均可出现，主要以神经系统症状和体征为主，如嗜睡、智能低下或倒退、肌张力低下、惊厥、视神经萎缩，其他有喂养困难、发作性呕吐、酸中毒、共济失调、贫血、血小板减少、头发枯黄、稀少等。

2. 治疗 有关变位酶缺乏的甲基丙二酸血症目前尚无有效的药物，但体细胞基因治疗方法正在研究中。尽早开始限制饮食中蛋白质的含量（或应用限制甲基丙二酸前体氨基酸的特殊奶方）。口服L-肉碱和抗生素可能有效。

胞浆和溶酶体钴胺素代谢异常引起的腺苷钴胺素和甲基钴胺素合成缺陷的甲基丙二酸血症对大剂量的羟钴胺素有效，可以显著地降低尿中甲基丙二酸及相关代谢产物的水平，防止临床症状的出现和改善临床症状。

二、单纯性 3-甲基巴豆酰辅酶 A 羧化酶缺乏

（一）诊断

本症属常染色体隐性遗传。单纯性 3-甲基巴豆酰辅酶 A 羧化酶缺乏的特征性异常代谢产物为 3-羟基异戊酸和 3-甲基巴豆酰甘氨酸，其尿中排泄量极度增高。患儿有严重继发性血浆游离肉碱缺乏，且肉碱酯与游离肉碱比值显著增高，提示肉碱酯排泄异常，主要为 3-羟基异戊酰肉碱。患儿培养成纤维细胞中单纯性 3-甲基巴豆酰辅酶 A 羧化酶活性显著降低，仅为正常的 0～2％，且其他羧化酶活性正常。

1. 临床表现 单纯性 3-甲基巴豆酰辅酶 A 羧化酶缺乏症患儿在首次急性发作前的生长发育多为正常。一般在生后 14～33 个月发病，但可早至 11 周或迟至 5 岁。临床表现类似于 Reye 综合征或 3-羟-3-甲基戊二酰辅酶裂解酶缺乏症。通常在轻微感染后发生，有喂养困难、呕吐、嗜睡、呼吸暂停、肌张力低下或反射亢进等，可有肌阵挛或惊厥。部分病例有中性白细胞增多，可能与感染或非特异性应激性肾上腺素释放有关。个别病例有脱发、心跳暂停、脑水肿或 Reye 综合征样脂肪肝。

2. 实验室检查 典型患儿的实验室检查可发现严重低血糖、高氨血症、肝转氨酶活性增高、轻度代谢性酸中毒、重度酮尿等。血浆游离肉碱浓度极低，且肉碱酯比例增高。

少数病例可无临床症状。有典型有机酸尿症症状，尤其是表现为显著低血糖或 Reye 综合征者均应考虑本病。尿中排出大量 3-羟基异戊酸和 3-甲基巴豆酰甘氨酸者可诊断。这些有机酸的增高不应伴有多种羧化酶缺乏时出现的异戊酰甘氨酸、3-甲基戊烯二酸、3-羟-3-甲基戊二酸、3-羟基丙酸、甲基枸橼酸和乳酸等。伴有酮症的病例可排出中等量的 3-羟基丁酸和乙酰乙酸，可能有继发性二羟酸尿。

最终确诊单纯性 3-甲基巴豆酰辅酶 A 羧化酶缺乏症，并排除多种羧化酶缺乏，应检测到患者白细胞中酶活性降低，并与生物素治疗无关；或在不同生物素浓度培养条件下成纤维细胞中该酶活性降低，且其他羧化酶活性应正常。因杂合子酶活性通常在正常范围内，故不能

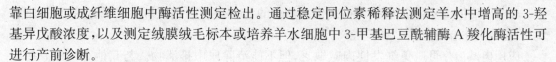

靠白细胞或成纤维细胞中酶活性测定检出。通过稳定同位素稀释法测定羊水中增高的 3-羟基异戊酸浓度,以及测定绒膜绒毛标本或培养羊水细胞中 3-甲基巴豆酰辅酶 A 羧化酶活性可进行产前诊断。

(二) 治疗

急性期患儿应予以葡萄糖输注并纠正酸中毒。长期治疗应限制亮氨酸饮食,可维持正常发育。因患儿有严重继发性血浆肉碱缺乏,应予口服 L-肉碱(75－100mg/kg)纠正,但对尿有机酸排泄无甚影响。

三、3-羟-3-甲基戊二酸血症

(一) 诊断

本症属常染色体隐性遗传,为单基因缺陷病。患儿成纤维细胞、白细胞或肝脏中 3-羟-3-甲基戊二酰辅酶 A 裂解酶缺乏,活性仅为正常人的 1%～5%。部分 3-羟-3-甲基戊二酸尿症患儿的 3-羟-3-甲基戊二酰辅酶 A 裂解酶活性正常,伴有高氨血症,为氨甲酰磷酸合成酶缺乏所致。本症的 cDNA 已被克隆,Northern 转印检测人成纤维细胞或肝组织显示为单一 1.7kb 的 mRNA 带。

1. 临床表现　发病年龄分布呈双峰状,约 30% 在生后 2～5 天发病;60% 在生后 3～11 个月发病;但可迟至 15 岁。所有患儿均有重症代谢性酸中毒,约 90% 病例有严重低血糖。约 2/3 患者表现为呕吐,1/3 为肌张力低下,2/5 出现嗜睡,部分病例发展为昏迷。此症患儿无明显酮症。半数病例可有严重高氨血症、肝大伴血转氨酶增高。20% 病例死亡。可有大头或小头畸形。CT 检查异常,包括脑萎缩、白质密度减低,可能与低血糖发作有关。大部分病例发育正常。许多患儿最初被诊断为 Reye 综合征或 Reye 样综合征。

新生儿和婴儿出现类似 Reye 综合征表现,意识模糊、强直体位、呼吸急促、呕吐、低血糖、高氨血症,肝大、血转氨酶增高但不伴有酮症等,应考虑本病可能。诊断的第一步是进行有机酸分析,其特征为 3-羟-3-甲基戊二酸、3-甲基戊烯二酸、3-羟基异戊酸、3-甲基戊二酸增高,在急性发作期主要表现为前三种有机酸显著增高,而缓解期则仅以 3-羟-3-甲基戊二酸、3-甲基戊烯二酸升高明显。严重酸中毒时可有戊二酸和已二酸的明显升高,但此时不伴有尿 3-羟-3-甲基戊二酸、3-甲基戊烯二酸升高,可排除戊二酸尿症。急性期可伴或不伴有 3-甲基巴豆酰甘氨酸升高,但缓解期正常。仅凭尿代谢产物增高不能确诊 3-羟-3-甲基戊二酰辅酶 A 裂解酶缺乏,而必须直接检测白细胞或成纤维细胞中的酶缺陷。

2. 实验室检查　3-羟-3-甲基戊二酰辅酶 A 裂解酶缺乏的杂合子可通过测定白细胞、淋巴细胞或成纤维细胞中酶的活性检出,其酶活性介于正常与纯合子之间,但部分杂合子酶活性无明显减低。在妊娠 23 周至分娩时检测出孕母尿中 3-羟-3-甲基戊二酸、3-甲基戊烯二酸、3-羟异戊酸和 3-甲基戊二酸增高,可进行产前诊断,其中以 3-甲基戊烯二酸升高最为明显。测定培养羊水细胞、绒膜绒毛标本或培养绒膜绒毛成纤维细胞中酶活性亦可进行早期产前诊断。

(二) 治疗

急性期治疗输注葡萄糖以控制低血糖,纠正酸中毒。患儿不经特殊治疗而仅限制蛋白和脂肪饮食可基本维持正常发育。亮氨酸摄入量应控制为 50～150mg/(kg · d)。限制脂肪比限制蛋白更能有效降低尿中排泄代谢产物。建议饮食治疗以高碳水化合物为主,蛋白质限制

为 $1.5\sim2.0g/(kg\cdot d)$，脂肪摄入占提供总热量的 25%。由于饥饿可导致低血糖，增加脂肪氧化，应特别注意避免。

应用肉碱治疗可避免继发性肉碱缺乏，但不能清除尿中排泄物。与其他有机酸尿症相似，对本症患儿进行预防接种有一定的危险性，已有接种后死亡的报道。疫苗接种可能引发分解代谢加速，但在正确处理（控制发热，避免空腹）情况下应该是安全的，不应停止预防接种。

四、枫 糖 尿 症

枫糖尿病（maple syrup urine disease，MSUD）是一种常染色体隐性遗传病。因患儿尿液中排出大量 α-酮-β-甲基戊酸，故带有枫糖浆的香甜气味而得名。根据各国对 2 680 万活产新生儿筛查的资料，其发病率约为 1/185 000，在某些近亲通婚率高的地区或国家中，发病率较高。本症分为 5 型，分述如下。

1. 典型枫糖尿症　本型是最常见也是最严重的一型，其支链 α-酮酸脱氢酶活力低于正常儿的 2%。患儿出生时都正常；于生后第 $4\sim7$ 天逐渐出现嗜睡、哺乳困难、体重下降等症状；随即肌张力减低和增高交替出现，去大脑样痉挛性瘫痪、惊厥和昏迷等常见，病情进展迅速。尿液有枫糖浆味；部分患儿可伴有低血糖、酮症酸中毒、前囟饱满等。本症预后较差，多数患儿于生后数月内死于反复发作的代谢紊乱或神经功能障碍，少数存活者都有智能落后、痉挛性瘫痪、皮质盲等神经系统伤残。

2. 轻（或中间）型　本型患儿的酶活力约为正常人的 $3\%\sim30\%$，血中支链氨基酸和支链酮酸仅轻度增高；尿液有过量支链酮酸排出。少数患儿可有酮症酸中毒等急性代谢紊乱情况发生；多数在婴儿期至学龄期前（5 个月至 7 岁）时因智能落后或癫痫等就医时始获确诊。本型与维生素 B_1 有效型不易鉴别，临床可应用治疗试验帮助判断。

3. 间隙型　患儿在出生后无症状，体格和智能发育正常，其酶活力约为正常人的 $5\%\sim20\%$。通常在 $0.5\sim2$ 岁时发病，亦有迟至成年期时发病者；大多由于感染、手术、摄入高蛋白饮食等因素诱发。发作时出现嗜睡、共济失调、行为改变、步态不稳，重症可有惊厥、昏迷、甚至死亡；同时尿液可闻及枫糖浆味。患儿在发作间歇期血、尿生化检查亦属正常，少数可有智能低下。

4. 硫胺有效型　本型患儿的酶活力约为正常人的 $30\%\sim40\%$，其临床表现与中间型患儿类似。使用维生素 B_1（硫胺）治疗可使患儿临床症状好转、血尿生化改变恢复正常，剂量因人而异，自 $10\sim200mg/d$ 不等，通常给予 $100\sim500mg/d$，同时限制每日蛋白质摄入量，3 周后可获明显疗效。

5. 二氢硫辛酰胺酰基脱氢酶（E3）缺乏型　本型极为罕见，其临床表现类似中间型，但由于 E3 亚单位的缺陷，患儿除支链 α-酮酸脱氢酶活力低下外，其丙酮酸脱氢酶和 α-酮戊二酸脱氢酶功能亦受损，故伴有严重乳酸酸中毒。患儿在初生数月内通常不出现症状，随着病情进展，逐渐出现进行性的神经系统症状，如肌张力减低、运动障碍、发育迟缓等。尿液中大量排出乳酸、丙酮酸、α-酮戊二酸、α-羟基异戊酸和 α-羟基酮戊酸等；由于丙酮酸的大量累积，血中丙氨酸浓度亦增高。对本型患儿限制蛋白和脂肪摄入，应用大剂量维生素 B_1 等治疗均不能奏效。

（一）诊断

迄今已开展本病筛查的国家仍大多应用 Guthrie 细菌生长抑制法筛查本病，当血中亮氨酸浓度＞4mg/dl（305μmol/l）时，应进一步检测尿中支链酮酸排出量。目前，已可用串联质谱对新生儿血滤纸标本进行筛查。

对临床拟诊患儿应进行电解质和血气分析，如有代谢性酸中毒和阴离子间隙增宽，应立即进行血和尿液的氨基酸和有机酸分析，可先用简单的 2-4-二硝基苯肼试验测定尿中是否有酮酸存在。部分患儿在急性期可有低血糖情况。

应用 GC-MS 对患儿的血、尿或脑脊液中氨基酸和有机酸的定量检测可供作确诊依据。

（二）治疗

1. **饮食疗法** MSUD 患儿必须终生进行饮食治疗。推荐每日摄入含亮氨酸 300～600mg 的蛋白质，但每一患儿的需要量不尽相同，通常仅使用推荐量的 1/3～1/2 不等，应每周进行血氨基酸分析，进行调整。如用人工合成氨基酸配方，则容易造成营养失衡，发生巨细胞贫血、高氯性酸中毒等情况，如亮氨酸、异亮氨酸摄入量限制过度，则会产生皮肤损害，如口周乳头状红疹或类似肠原性肢端皮炎和尿布皮炎表现的皮肤损伤等。

2. **急性代谢危象的治疗** MSUD 急性代谢失调导致血中支链氨基酸及其酮酸大量累积、重度酮症、酸中毒和神经系统功能迅速衰退，必须采取积极措施挽救患儿生命。治疗原则是：迅速减少体内累积的毒性代谢产物；提供足够的营养物质；促进机体的合成代谢和（或）抑制分解代谢。可采用的措施：①立即进行腹膜透析，可在数小时内使血中支链氨基酸和支链酮酸浓度减低、神经系统症状好转，如有条件亦可进行血液透析法，但两者效果相近；②给予全静脉营养，可用去除支链氨基酸的标准全静脉营养液；③用胰岛素 0.3～0.4U/kg 和葡萄糖 26g/kg，治疗需持续数日，以使血支链氨基酸及其酮酸保持在低水平。如受条件限制，亦可试用鼻胃管注入高热量的无支链氨基酸流质饮食，以提高营养，一般需 7～12 日可使血中亮氨酸浓度降至接近正常。

3. **其他药物治疗** 对维生素 B_1 有效型可根据具体情况每日给予维生素 B_1 110～1000mg；急性代谢危象期可使用基因重组生长激素（r-hGH）皮下注射，以减少组织蛋白分解。

4. **肝移植** 典型 MSUD 患儿一经确诊即可考虑肝移植，术后次日即可见生化代谢恢复正常，但远期效果尚需观察。

5. **基因治疗** 由于仅需稍微提高支链酮酸脱氢酶活力即可改变患儿的临床表现，使病情减轻，故目前正尝试采用含有正常 E1α、E2 基因的质粒来改变 MSUD 的表型。

五、酪氨酸血症Ⅰ型

遗传性酪氨酸血症Ⅰ型（hereditary tyrosinemia typeⅠ）又名肝肾型酪氨酸血症，属常染色体隐性遗传。是由于肝、肾组织缺乏延胡索酰乙酰乙酸水解酶（fumarylacetoacetate hydrolase, FAH）所致。

（一）诊断

1. **临床表现** 发病可急可缓。在新生儿期发病者较急骤，早期症状类似新生儿肝炎，如呕吐、腹泻、腹胀、嗜睡、生长迟缓、肝脾大、水肿、黄疸、贫血、血小板减少和出血症状等，伴有低血糖症，常在 3～9 个月内死于肝功能衰竭。慢性型通常在 1 岁以后起病，以生长发育迟缓,进行性肝硬化和肾小管功能受损症状如低磷血症性佝偻病、糖尿、蛋白尿以及氨基酸尿等为主,不少患儿常并发肝肿瘤。一般在 10 岁以内死亡。约 40％患儿在病程中会有急性末梢神经受累危象发生。在危象发生前常有轻微感染、食欲缺乏和呕吐等前驱症状,患儿活动减少且易激惹,随即迅速出现严重的痛疼性感觉异常,以双下肢为主,患儿常过度伸展躯干与颈部,如角弓反张状,同时伴有自主神经异常症状,如血压升高、心动过速、肠麻痹等;约 1/3 患儿在危象发生时可出现肌张力减低,甚或瘫痪现象。少数患儿可发生呼吸肌麻痹而死亡。危象发作约持续 1～7 天。患儿智力正常,神志清楚。

2. 实验室检查

(1) 贫血、血小板减少、白细胞减少,可能与脾功能亢进有关。

(2) 肝功能受损,血清转氨酶正常或轻度异常,血清胆红素升高,血浆清蛋白减低,凝血因子 II、VII、IX、XI 和 XII 浓度减低。有些患儿血清 AFP 增高。

(3) 血清酪氨酸浓度升高,且常伴有高价硫氨酸血症。有些患儿血清苯丙氨酸、脯氨酸、苏氨酸、鸟氨酸、精氨酸、赖氨酸和丙氨酸等亦可增高。

(4) 尿液氨基酸排出量增高,以酪氨酸、苯丙氨酸、甘氨酸和组氨酸等为主。

(5) 尿液中 4-羟基丙氨酸、4-羟基苯乳酸和 4-羟基苯乙酸的排出量增加。少数患儿的 δ-氨基-γ 酮戊酸排出量明显增高并伴有腹痛发作和神经系统症状酷似急性间隙性扑啉病。

本病易与果糖不耐症、果糖 1-6 二磷酸酶缺乏、半乳糖血症、糖原累积病和婴儿病毒性肝炎等症状混淆。尿液中琥珀酰丙酮定量和肝活检组织、红细胞或淋巴细胞中延胡索酰乙酰乙酸水解酶活性测定可作为确诊依据。

(二) 治疗

不论急性或慢性患儿都应试用低酪氨酸、低苯丙氨酸饮食,这两种氨基酸的每日摄入量均应低于 25mg/kg。饮食治疗可以减低血浆酪氨酸及其代谢产物的浓度,改善肾小管功能由此纠正低磷血症、糖尿、氨基酸尿和蛋白尿,但肝功能的改善效果不佳。慢性患儿并发肝肿瘤者可考虑进行同种肝移植术。

(三) 预后

多数为急性发病且预后不良,常在数月内死亡。慢性型患儿中,最终都发展成肝硬化,存活 2 年以上的患儿约有 1/3 并发肝肿瘤。

(林小梅)

参 考 文 献

1. 林汉华. 儿科学. 第 6 版. 北京:人民卫生出版社,2004.

2. 卫生部. 苯丙酮尿症和先天性甲状腺功能减低症诊治技术规范. 中国妇幼保健杂志,2005,20(6):648-649.

3. 顾学范. 新生儿疾病筛查. 上海:上海科学技术文献出版社,2003.

4. Macchia PE,Defelice M,Dilauro R, et al. Molecular genetics of congenital hypothyroidism. Curr Opin Genet Dev,1999,9:289-301.

5. Bongers-Schokking JJ,Koot HM, Wiersma, et al. Influence of timing and dose of thyroid hormone replacement on development in infants with congenital hypothyroidism. J Pediatr,2002,136:292

6. 沈永年. 现代儿科内分泌学. 上海:上海科学技术文献出版社,2001.

7. 杜敏联. 小儿内分泌学. 北京：人民卫生出版社，2006.

8. 顾学范，王治国. 中国 580 万新生儿苯丙酮尿症和先天性甲状腺功能减低症的筛查. 中华预防医学杂志，2004，38(2)：99-102.

9. American Academy of Pediatrics. Committee on Genetics. Newborn screening . Factsheets，Pediaters，1996，98(13)：473-475.

10. Fooa，Lestie H，Carson Dj. Confirm congenital hypothy roidism identified from neonatal screeing. uister Medj. 2002，7(1)：38-41.

11. 龚益，施秉银. 甲状腺疾病的诊断治疗进展. 国外医学. 内分泌学分册，2001，21(3)：174-176.

12. Bose HS，et al. The pathophysiology and genetice of congenital lipoid adrenal hyperplasia. N Engl J Med，1996，335：1870-1878.

13. Shima M. Mechanism for the development of ovarian cysts in patients with congenital lipoid adrenal hyperplasia. Eur J Endocrinol，2000，142：2740-279.

14. 王慕逖等. 现代儿科内分泌学 基础与临床. 上海：上海科学技术文献出版社，2001.

15. 倪继红等. 小儿内分泌学. 北京：人民卫生出版社，2006.

16. Merke D P. New ideas for medical treatment of congenital adrenal hyperplasia. Endocrinol Metab Clin North Am，2001，30：121-135.

17. 周爱琴，石淑华，吴少庭. 苯丙酮尿症的研究进展. 国外医学，社会医学分册，2002，19(3)：131-135.

18. 顾学范. 遗传性代谢病的新生儿筛查. 中国实用儿科杂志，2004，19(10)：586-589.

19. 杨凌. 四氢生物蝶呤反应性苯丙酮尿症的研究进展. 国外医学 儿科学分册. 2005，32(5)：305-307.

20. Chien YH，Chiang SC，Huang A，et al. Mutation spectrum in Taiwanese patients with phenylalanine hydroxylase deficiency and a founder effect for the R241C mutation. Hum Mutat. 2004，23(2)：206.

21. 瞿宇晋，宋昉. 四氢生物蝶呤反应性苯丙酮尿症的研究进展. 国外医学遗传学分册，2005，28(4)：253-257.

22. 张知新，叶军，邱文娟，等. 四氢生物蝶呤负荷试验诊断四氢生物蝶呤反应性苯丙氨酸羟化酶缺乏症的临床研究. 中华儿科杂志，2005，43(5)：335-338.

23. 叶军，张雅芬，刘晓青，等. 尿蝶呤分析在四氢生物蝶呤缺乏症筛查中的应用. 中华检验医学杂志，2001，24：330-332.

24. 叶军，顾学范，张雅芬，等. 769 例高苯丙氨血症诊治和基因研究. 中华儿科杂志，2002，40(4)：210-213.

25. Eisensmith R C . Acta Paediatr，1994，407(suppl)：19-26.

26. Scriver C R，Hurtubise M，Konecki D，et al. PAH dl 2003：what a iocus specific know ledgebase can do. Hum Mutal，2003，21：333-344.

27. 张知新，叶军，邱文娟，等. 四氢生物蝶呤负荷试验在高苯丙氨酸血症鉴别诊断中的价值. 中华医学遗传学杂志，2005，22(4)：438-440.

28. Bosch A M. Classical galactosaemia revisited J Inherit Metab Dis，2006，29(4)：516-525.

29. Paigen K，Pacholee F，Levy H L. A new method of screening for inherited chsorders of galaetose metabolism J Lab clin Med，1982，99：895-907.

30. Carroll A E，Downs S M. Comprchensive cost-utility analysis of new-born screening strateeies pediatrcs，2006，117(5pt2)：S287-S295.

31. Waslenko J，Lucas M E，Thoden J B，et al. Functional characterization of the K 257R and G319E-hGALE alleles found in patient with ostensibly peripheral epimerase deficiency galactosemia Mol Genet Metab，2005，84(1)：32-38.

32. 梅慧芬，刘丽. 半乳糖血症诊断方法研究进展. 国际儿科杂志，2007，34(2)：154-156.

33. 杨志洪. 小儿尿素循环障碍的研究进展. 国外医学儿科学分册, 2001, 28(6): 239-330.

34. N. Blau, M. Duran, M, E. Blaskovies. 代谢性疾病实验室诊断指南. 乐俊河, 译. 北京. 科学出版社, 2001.

35. 吴梓梁. 小儿内科学, 郑州: 郑州大学出版社, 2003.

36. Ausens MG, Ten Berg K, Kroos MA, et al. Glycogen storage disease type Ⅱ: birth prevalence agrees with predicted genotype frequency Community Genet, 1999, 2: 91-96.

37. FernandesJ, Chen YT. Glyocogen storage disease. in: Fernandes J. Seudubray JM. eds. Inborn metabolic disease. 2nd ed. Germany: Springer, 1995: 1521-1543.

38. Chen NT, Burchell A. Glycogen atorage disease. In: Seriver C R, et al. The metabolic and molecular bases of inherited disease. New York: MeGraw-Hill Press, 1995, 935-965.

39. Wolfsdorf JI Holm IA, Weinstein DA. Ghycogen storage diseases phenotypic genetic, and biochemical characteristics and the rapy. Endocrinol Metab Clin North Am, 1999, 28: 801-823.

40. 罗小平. 糖原累积病. 小儿内分泌学. 北京: 人民卫生出版社, 2006: 557-564.

41. Chace DH, Kalas TA, Naylir, et al. Use of tandem mass spectrometry for multianlyte screening of dried blood specimens from newborns Clin Chem, 2003, 1797-1817.

42. Schube A, Lindner M, Kohlmuller D, et al. Expanded newborn screening for inborn errors of metabolism by electrospray ionizationtandem mass spectrometry. results. outcome and implications pediatrics, 2003, 111(6pt1): 1399-1406.

43. 顾学范, 韩连书, 高晓岚, 等. 串联质谱技术在遗传性代谢病高危儿童筛查中的初步应用. 中华儿科杂志, 2004, 42(6): 401-404.

44. 罗小平. 有机酸和氨基酸代谢障碍. 小儿内分泌学. 北京: 人民卫生出版社, 2006.

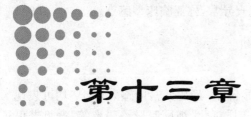

第十三章

新生儿感染性疾病

新生儿感染性疾病可分为先天性感染和围生期感染两种。先天性感染是指胎儿在宫内通过胎盘而获得的感染,而围生期感染则是指在分娩前、分娩中、分娩后短时间由母亲传染给新生儿的感染以及由于医源性传播导致的新生儿感染。先天性感染是由于孕母在妊娠期感染病原体(主要是病毒、支原体等),病原体通过胎盘屏障,经血行传播给胎儿,导致其感染。导致新生儿感染性疾病的病原体主要有以下几类:①病毒:巨细胞病毒(CMV)、风疹病毒、单纯疱疹病毒、流感病毒、柯萨奇 B 组病毒、肝炎病毒以及艾滋病病毒等。②细菌:产前及产时所感染的细菌,主要是以革兰阴性杆菌为主,如大肠杆菌等。③其他类:包括梅毒螺旋体、支原体、衣原体及弓形虫等。由于妊娠早期胎儿和胎盘的免疫反应低下,所以胎儿容易受到病原体,特别是病毒的感染。而在妊娠早期,特别是受精后第 15 天至第 60 天是器官发生期,此时受感染,可影响器官细胞的增殖、迁移、分化等重要过程,导致各种类型的先天畸形。新生儿尤其是早产儿,免疫功能未成熟,容易受到感染,导致败血症等,是造成新生儿死亡的主要原因之一。因此,应高度重视新生儿感染性疾病。

第一节 新生儿巨细胞病毒感染

人巨细胞病毒(human cytomegalo virus,HCMV)感染极其广泛,是小儿围生期最常见的病原之一。宫内感染 CMV 后,可导致先天畸形,新生儿虽在出生时 90% 是无症状的,但 5%~10% 患儿常表现为一系列严重的临床症状,遗留神经性耳聋、语言学习能力下降、智力障碍等神经系统缺陷。根据感染的时间分类可分为:

(1) 先天性感染:指由 CMV 感染的母亲所生育的子女于出生 14 天内(含 14 天)证实有CMV 感染,是宫内感染所致。

(2) 围生期感染:指由 CMV 感染的母亲所生育的子女出生 14 天内没有 CMV 感染,而于生后第 3~12 周内证实有 CMV 感染,是婴儿出生过程或吸吮母乳感染。根据临床征象分类可分为:①症状性感染:指出现与 CMV 感染相关的症状、体征并排除其他病因,约占 CMV感染的 10%。如 CMV 损害宿主 2 个或 2 个以上器官、系统时称全身感染,多见于先天性感染,亦称 CMV 包涵体病。如 CMV 损害主要集中于宿主的某一器官或系统,如肝脏称 CMV 肝炎或肺部称 CMV 性肺炎。②无症状性感染包括两种情况:一种患儿症状体征全无;另一种患儿无症状,却有受损器官的体征和(或)实验室检查异常,称亚临床型感染。

一、诊　　断

(一) 临床表现

新生儿 CMV 感染的临床症状依不同感染形式而不同。新生儿宫内感染 CMV 均可表现为:低体重、早产、紫癜、黄疸、肺炎、贫血、脑积水、脑实质钙化、视网膜脉络膜炎等,严重者可因肝衰竭及出生时脏器的严重缺损而死亡。

1. 早产和小于胎龄儿　约 50% 以上有症状患儿发生早产或小于胎龄儿。CMV 感染儿分娩时多有窒息,且 Apgar 评分常见先高后低现象。在早产儿中,尤其是出生体重低于 2 000g 者易并发 CMV 感染。

2. 小头畸形,脑室周围钙化是 CMV 常见症状,此外 12% 有视网膜脉络膜炎及斜视、眼底萎缩、小眼球、视力受损、听力障碍、癫痫、运动障碍等。有人认为,无论是在出生时或以后起病的听力损害,在儿童时期均可能出现听力损害加重的表现,且发现,听力损害是引起语言发育障碍和学习成绩下降的重要因素之一。

3. 颅内出血、脑水肿及脑室增大是先天性 CMV 感染的主要神经系统表现,引起这些病变的病理机制可能是 CMV 病毒直接侵犯脑组织的结果。最新的假设认为,脑组织供血不足可能是主要的原因。

4. 婴肝综合征　表现为黄疸消退延迟、肝脾肿大、肝功能异常。约占先天性 CMV 感染的 70%。

5. 血小板减少　约 80% 先天性 CMV 感染者有血小板减少,表现为皮肤瘀点、瘀斑,严重者可有颅内出血。

6. 溶血性贫血　可由先天性和后天性所致,常属自限性,目前发病机制尚不清楚,部分学者认为与自身免疫反应有关。

7. 室管膜下囊肿　发生率约 8%,其病因尚不十分明确,多数学者认为,它与宫内病毒感染密切相关,最常见的为巨细胞病毒和风疹病毒感染,少数为弓形虫感染。

8. 其他　间质性肺炎、心肌炎、膀胱炎、肾炎、牙齿发育不良、腹股沟斜疝等。

妊娠前半期感染更易导致流产、死胎、小头畸形及颅内钙化等;而晚期感染的胎儿多表现为肝炎、肺炎、紫癜及严重血小板减少或无症状。90%～95% 的先天性 CMV 感染儿出生时无异常发现,但 2 周岁以后逐步出现视听障碍、智力低下等症状,成为残疾儿。孕妇感染 CMV 通过胎盘导致胎儿宫内感染,造成流产、畸形、死胎、早产及胎儿宫内发育迟缓。

(二) 实验室检查

CMV 感染的诊断主要依靠实验室检查,随着分子生物学等现代检测手段的广泛应用,CMV 感染的诊断方法不断改进,可以明确:①有无 CMV 感染;②活动或潜伏感染。

1. 病毒分离　①传统的试管培养法:该方法特异性高,但需时间较长(约 4～5 周),且要求必须是活的病毒,故其阳性率和敏感性均较低。②快速组织培养荧光染色法:该方法系将标本接种于盖玻片上的人成纤维细胞,离心处理后隔夜培养,用 CMV 即刻早期抗原的单克隆抗体对细胞玻片进行间接免疫荧光染色,该方法不仅能迅速得出结果,且敏感性更高。

2. 血清学检测 ①抗 CMV-IgG:阳性结果表明 CMV 感染;从阴性转阳性表示原发性感染;双份血清抗体滴度呈≥4 倍增高,表示 CMV 活动性感染;在免疫缺陷者,可出现假阴性。②抗 CMV - IgM:阳性结果表明活动性感染;新生儿期产生 IgM 的能力较弱,可出现假阴性;有类风湿因子时可出现假阳性。

3. 特异性 CMV 抗原测定 用特异单克隆抗体采用免疫荧光法或酶联免疫法从受检材料中检测到 CMV 即刻早期抗原或早期抗原,提示 CMV 活动性感染,可用于早期诊断。CMV 抗原检测法具有早期、敏感、量化的特点,PCR 法能发现潜伏性感染,两者联合应用能提高诊断阳性率,对治疗和随访患儿提供有效帮助;CMV-IgM 法对先天性 CMV 感染的早期诊断的敏感性低。

4. CMV 抗原血症监测法 最常用为 PP65 抗原血症监测法,该法是近年来发展起来的一种特异性高、敏感性好、操作相对简单的早期快速诊断方法,在临床上已广泛使用。

5. CMV 感染的基因检测技术

(1) 核酸杂交:常用方法为原位杂交:①检测标本 CMV-DNA 阳性,提示 CMV 感染(活动性或潜伏性);②检测标本 CMV-mRNA 阳性,提示 CMV 活动性感染。

(2) 聚合酶链反应(PCR):①套式聚合酶链反应(NT-PCR)检测标本 CMV-DNA 阳性,提示 CMV 感染(活动性或潜伏性)。②逆转录-聚合酶链反应(PT-PCR)检测标本 CMV 即刻早期基因 mRNA(IE-mRNA)阳性,提示 CMV 活动性感染。③竞争性定量 PCR 动态检测标本中 CMV-DNA,能鉴别潜伏性和活动性 CMV 感染。

(三) 放射学检查

头颅 X 线片或 CT 扫描可能显示特征性颅内钙化改变。

(四) 产前诊断

新生儿先天性 CMV 感染多由孕妇通过胎盘垂直传播而引起,孕早期证明孕妇患原发 CMV 感染,若进一步证明为活动性感染,则感染胎儿的危险性较大,应定期进行产前检测,对怀疑病例可于孕 18～27 周经羊膜穿刺取羊水或脐静脉穿刺取胎儿血作 CMV 病毒血症、DNA 血症、抗原血症等检查。由于先天性 CMV 感染的病死率较高,幸存者绝大部分遗留不同程度的神经系统后遗症。因而在新生儿出生以前明确诊断是否感染和感染的程度需要临床进一步深入研究。

二、治 疗

1. 抗 CMV 治疗 对 CMV 感染,目前尚无特别有效、安全的抗 CMV 药物,故对 CMV 感染的治疗,主要是对有症状感染时的对症处理。对症状较重的,尤其伴全身多器官损害者可考虑用抗 CMV 药物治疗。

(1) 无环鸟苷:为核苷类药物,是一种广谱抗 DNA 病毒药物,可用于治疗各种类型 CMV 感染。其作用机制主要经两种方式抑制病毒复制:竞争性抑制 CMV-DNA 多聚酶的合成;直接渗入病毒 DNA 终止病毒 DNA 链延长。该药可透过血脑屏障,脑内浓度可达血中的 77%。新生儿药物半衰期为 3.9 小时,剂量:每次 5～10mg/kg,1 次/8 小时,疗程 7～14 天,疗程超过 10～14 天可出现中枢神经系统副作用。

(2) 丙氧鸟苷:目前认为该药是较为有效的抗 CMV 药物,对器官移植和免疫抑制的 CMV 患者使用丙氧鸟苷可减少发病,减少死亡,并可使抗原血症和病毒血症转阴,但停药后可再次出现阳性,对新生儿感染的疗效尚少观察,目前尚无统一的治疗方案。

(3) 更昔洛韦:是阿昔洛韦的同系物,是一种新的广谱抗 DNA 病毒药物,对人巨细胞病毒具有极强的抗病毒活性,在细胞内更昔洛韦被转化为三磷酸型活性物,通过抑制 DNA 链延长而抑制病毒复制,一是竞争性抑制病毒 DNA 聚合酶;二是直接渗入病毒 DNA,终止病毒 DNA 链延长。不易产生耐药。这种转化型的更昔洛韦在病毒感染的细胞内的浓度高于非感染细胞的 10 倍以上,从而更好地提供了作用的选择性。更昔洛韦治疗分为诱导和维持两个阶段。①诱导阶段:每次 5mg/kg,静滴,一天 2 次,共 2~3 周;或每次 2.5~5.0mg/kg,8~12 小时 1 次,共 10~30 天。②维持治疗:每天 5mg/kg,共 5~7 天。若维持阶段病情加重,可再一次诱导治疗。国内也有单位用更昔洛韦治疗先天性 CMV 感染采用以下方案,用法为 7.5mg/kg,1 次/12 小时,诱导 2 周;10mg/kg,1 次/2 天,维持 8~12 周,治疗前后有明显差异。最新的临床试验中,美国国家卫生协作研究会抗病毒研究组,随机分组给一组有症状、有 CNS 表现的先天性 CMV 感染新生儿给予 6 周静脉用更昔洛韦(每天 12mg/kg,分 2 次给药),另一组不用。在 2 岁时,更昔洛韦用药组听力损伤发生率明显减低。虽然一般情况下更昔洛韦易耐受,但超过一半的用药者因粒细胞减少需要暂停治疗或减少剂量。此试验说明它抗病毒是安全的。治疗过程中观察黄疸消退时间、肝脏大小及不良反应,定期复查血常规。治疗前后分别监测肝功能、肾功能、血 CMV - IgG 和 CMV - IgM 变化。使用更昔洛韦可降低肝功能、生长发育、智力语言、听力等异常发生率,提高尿 CMV-DNA 转阴率。更昔洛韦治疗过程中发生粒细胞或血小板一过性减少,停药后恢复,远期未见不良反应。因此,更昔洛韦可改善症状性 CMV 感染的预后,降低死亡率,近期可减少尿 CMV 排毒及消除病毒血症。停药后,尿排毒又增加,远期对尿 CMV 转阴率无明显影响,但可提高无症状性 CMV 感染的尿 CMV 转阴率,远期无不良反应发生。更昔洛韦具有神经毒性,产生骨髓抑制,不良反应包括外周血白细胞、血小板减少,肝功能损害,恶心呕吐,头痛,皮疹以及注射部位肿痛等。

2. 免疫治疗　①免疫球蛋白(IVIG)400mg/(kg·d)静脉点滴,3~5 天为 1 个疗程,与更昔洛伟联合应用,可提高疗效。②高效价免疫血清:国外曾提倡使用高效价 CMV 特异性免疫球蛋白治疗,但临床疗效尚不肯定。

新生儿 CMV 感染的治疗目标是:对有严重症状的先天性 CMV 感染的早产儿,可考虑用抗病毒药物减少因器官衰竭导致的死亡。

第二节　先天性风疹综合征

先天性风疹综合征(congenital rubella syndrome,CRS)是指妊娠早期感染病毒,造成死胎、流产及各种先天畸形,患儿生后可表现亚临床型,呈轻度上呼吸道感染,全身皮肤出现斑丘疹,耳后、枕后及颈后淋巴结肿大,或多系统、多器官受损,其中以先天性白内障、先天性心脏病、先天性耳聋为常见,统称先天性风疹综合征。风疹是一种小儿传染病,风疹病毒可通过胎盘感染胎儿。

一、诊　　断

(一) 临床表现

妊娠早期感染风疹病毒,可能造成胎儿流产或死产。孕妇感染风疹,其新生儿可以是正常新生儿,也可是隐匿型感染,或有明显临床表现。妊娠早期感染,由于病毒可使细胞坏死,抑制细胞分裂,几乎所有器官都可能发生暂时的或永久性进行性损害,导致宫内发育迟缓。同时,风疹病毒在出生后仍持续感染新生儿,继续影响其组织细胞的增殖,可造成生长发育迟缓,精神运动发育落后。有明显临床表现者生后常表现为肝、脾肿大,黄疸,紫癜,血小板减少,淋巴结肿大,脑膜脑炎等。部分患儿存在先天性心脏病、白内障、耳聋、小头等畸形,个别合并肝炎者,可出现胆汁淤积、直接胆红素升高及转氨酶升高。合并间质性肺炎严重者可出现呼吸窘迫。先天性风疹综合征患儿合并有先天畸形者,其预后较差。

常见的由风疹病毒感染所致的严重异常主要如下:

1. 先天心脏病 以动脉导管未闭最常见,其次为室间隔缺损、肺动脉及其分支狭窄或发育不全、动脉内膜增生等,严重者可出现动脉闭塞。

2. 视觉系统 可出现白内障、先天性青光眼、小眼球及视网膜病变等。白内障是其特征性眼部改变,多为双侧。另一常见的眼部改变为视网膜黑色素斑,以单侧多见,此种改变对视力无妨碍,有助于先天性风疹的诊断。

3. 听觉系统 可造成耳聋,多为双侧,且双侧的损害程度基本一致。少数为单侧耳聋。患儿耳聋的发生率随检测年龄增大而增高。

4. 中枢神经系统 以小头畸形多见。部分患儿在生后数周出现脑膜脑炎,表现为脑膜刺激征,肌张力改变等。少数患儿可表现为慢性进行性全脑炎,造成精神运动发育迟滞,成为永久性的损害。

5. 发育异常 感染风疹病毒常导致宫内发育迟缓,出生时常为小于胎龄儿。

6. 内分泌系统 可引起糖尿病和甲状腺疾病,是先天性风疹综合征常见的晚期表现。糖尿病的发病年龄在 18 个月～35 岁,个别患者可出现糖尿病视网膜病。甲状腺疾病表现为甲状腺炎、甲状腺功能异常。

(二) 实验室检查

1. 血常规 白细胞计数正常或稍减低,淋巴细胞相对增多,可见非典型细胞。

2. 病毒学检测 由于病毒在患儿体内分布广泛,可取其咽分泌物、尿、脑脊液或其他病理组织分离风疹病毒,一般重症患儿的病毒分离率较高。另外,由于患儿的排毒时间长,部分患儿在生后 6 个月,甚至更长时间仍能分离出病毒,但分离的阳性率随着患儿月龄的增大而降低。临床上多从咽拭子、尿标本接种敏感细胞分离病毒。为防止 CRS 的发生,从羊水中分离风疹病毒是最直接可靠的确诊方法。

3. 血清学检查 主要测定特异性 IgM 抗体和 IgG 抗体。如 IgM 抗体阳性,表示患者有近期感染。风疹再感染者,也能检测到 IgM 抗体阳性反应,但其滴度低,持续时间短。IgG 抗体可通过胎盘由母体传给胎儿,但一般于 2～3 个月后消失,故在出生 3 个月内即使 IgG 抗体阳性,也不能诊断其感染,应采取急性期和恢复期双份血清检测特异性抗体,如有 4 倍以上升高者可诊断为近期感染。

先天性风疹综合征诊断标准是:①典型先天性缺陷如白内障、青光眼、先天心脏病、听力受损、色素性视网膜炎;②实验室检查如风疹病毒分离阳性、检出特异性 IgM 抗体或恢复期 IgG 抗体较急性期增高 4 倍以上。如无畸形而仅有实验室证据,则称之为先天性风疹感染。

二、治 疗

本病尚无特效药物,主要是对症处理和支持治疗。对合并白内障等眼部缺陷及听力异常者,应早期进行专科检查和治疗;对有先天心脏病者,可与心脏外科合作,在适当时机予手术治疗;对有肝功能损害者,予护肝退黄等对症处理。有神经系统后遗症者,应及早进行综合康复治疗。由于患者生后数月仍能携带病毒并排毒,可传染周围的易感人群,因此,必须采取相应的隔离措施。

由于本病尚无特效药物,且可引起多脏器损害,故预防具有重要意义。且预防的关键在于防止孕妇在妊娠期内,尤其是在妊娠早期感染风疹病毒。

1. 避免受染 妊娠期妇女,尽量避免和风疹患者接触,以防发生风疹病毒感染。妊娠早期妇女未患过风疹,血清抗体阴性,而有风疹接触史者,可考虑作人工流产。如不能或不愿做人流者,可肌注免疫血清球蛋白 20～30ml。

2. 减毒活疫苗接种 凡年龄为 15 个月至 12 岁的男女小儿均一律注射减毒活疫苗 1 次。未婚青年女性未患过风疹,也未接种过风疹疫苗者,均应进行补接种,并避免在接种 3 个月内怀孕。

第三节 新生儿败血症

新生儿败血症是指病原体侵入婴儿血液,并在其中生长、繁殖、产生毒素而造成的全身性反应。常见病原体为细菌,但也可为真菌、病毒、原虫及其他病原体。该病是新生儿期常见的危重疾病之一,在抗生素不断发展的今天,其发病率和病死率仍居高不下。新生儿败血症的发病率占活产儿的 0.1%～1.0%,且出生体重越低,发病率越高,极低出生体重的新生儿败血症发病率高达 16.4%,长期住院者更可高达 30%,病死率为 13%～50%,存活者有相当一部分发生后遗症,所以应高度重视。新生儿败血症已成为新生儿,特别是早产儿死亡的主要病因。因此,早期诊断、正确治疗,对于降低新生儿病死率尤为重要。

一、诊 断

(一)临床表现

根据发病时间分早发型和晚发型败血症。

1. 早发型败血症在出生后 7 天内起病,而大多数症状出现在生后 24 小时,是导致新生儿死亡的主要原因。其特点为:①发病较早,可以生后即表现为严重呼吸窘迫,也可 1～3 日后才出现症状;②感染发生在出生前或出生时,与围生因素有关,常由母亲垂直传播引起,病原菌以大肠埃希菌等革兰阴性杆菌为主;③常呈暴发性多器官受累。

2. 晚发型败血症特点为 ①出生 7 日后起病;②感染发生在出生时或出生后,由水平传播引起,病原菌以葡萄球菌、机会致病菌为主;③常有皮肤黏膜感染、脐炎、肺炎或脑膜炎等局灶性感染,病死率较早发型低。

3. 新生儿败血症的早期症状、体征常不典型,一般表现为反应差、面色苍白或灰暗、萎靡、嗜睡、发热或体温不升、不吃、不哭、反应低下、四肢凉、体重不增或增加缓慢等。随着病情进展,出现以下表现时应高度怀疑败血症:①黄疸:有时是败血症的唯一表现,表现为生理性黄疸迅速加重、消退延迟或退而复现,而无法用其他原因解释,后期或严重时可表现为结合胆红素升高,严重时可发展为胆红素脑病;②肝、脾肿大:出现较晚,一般为轻至中度肿大;③出血倾向:皮肤黏膜瘀点、瘀斑,针眼处渗血不止,消化道出血,肺出血,严重时出现 DIC;④休

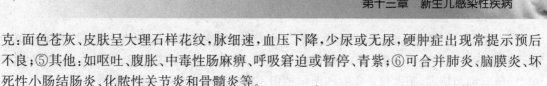

克:面色苍灰、皮肤呈大理石样花纹、脉细速、血压下降、少尿或无尿,硬肿症出现常提示预后不良;⑤其他:如呕吐、腹胀、中毒性肠麻痹、呼吸窘迫或暂停、青紫;⑥可合并肺炎、脑膜炎、坏死性小肠结肠炎、化脓性关节炎和骨髓炎等。

(二)实验室检查

【非特异性检查】

1. 白细胞计数　出生 12 小时后采血的结果较为可靠。白细胞减少(少于 5×10^9/L),或白细胞增多(大于 25×10^9/L 超过 2 日或大于 20×10^9/L 超过 3 日)均提示败血症的可能。该项指标的敏感度和特异度均有限,病情严重时白细胞减少更为多见,但也可见于孕妇产前有高血压、先兆子痫、脑室周围出血、惊厥发作、溶血症及接受外科手术后出生的新生儿。

2. 白细胞分类　杆状核细胞/中性粒细胞比值等于或大于 0.16,对新生儿败血症有一定的诊断意义,另外粒细胞内可出现中毒颗粒或空泡。

3. C 反应蛋白　C 反应蛋白是一种由炎症细胞因子介导的、在肝脏合成的急性时相蛋白。末梢血方法检查 C 反应蛋白水平等于或大于 8mg/L 为异常。机体发生急性炎症时,C 反应蛋白在 6～8 小时即升高,其后每 8 小时倍增,30～50 小时达高峰,峰值可达正常的 100 倍以上,且随炎症进展而持续增高,因此,可作为细菌感染的早期指标。由于 C 反应蛋白的半衰期只有 19 小时,当刺激因素有效清除后即迅速下降,故可用来评估抗生素疗效和使用抗生素的疗程。8% 的正常新生儿生后 24～48 小时可有暂时性 C 反应蛋白升高。因此,出生 48 小时后 C 反应蛋白持续性升高提示感染,优于其他急性期反应物质的检测。但也有学者提出,C 反应蛋白正常并非提示感染完全控制,尤其是在极低出生体重儿,也可能存在严重感染、机体反应低下、肝衰竭或细胞内感染。因此,将 C 反应蛋白作为停用抗生素的指征值得进一步探讨。

4. 血小板计数　新生儿败血症时,血小板计数减少,血小板计数一般等于或少于 100×10^9/L。

5. 红细胞沉降率　新生儿败血症时,ESR(微量检测)常等于或大于 15mm/h。

【特异性检查】

1. 血液致病菌培养　致病菌培养阳性是诊断败血症的金标准。其缺点是:阳性率仅 42%,且耗时较长,难以作为应用抗生素的早期指标。结果受以下因素影响:所取血标本中集落形成单位的数目、采血量、培养技术、采血前是否已用抗生素等。因此,应尽量在使用抗生素之前做细菌学检查,采血时必须严格消毒,取血量要足(至少 0.5ml),以免造成假阴性结果。疑为肠源性感染者应同时做厌氧菌培养,有较长时间用青霉素类或头孢类抗生素者应做 L 型细菌培养(用高渗培养液)。因新生儿抵抗力低下,故即使血中培养出机会致病菌也应予以重视,阴性结果仍不能排除败血症。脑脊液、胃液、外耳道分泌物、尿液、咽拭子、皮肤拭子、脐残端等均可作细菌培养,若培养出的细菌与血培养一致意义更大。

2. 脑脊液、尿液培养　脑脊液除培养外,还应涂片找细菌。尿培养最好从耻骨上膀胱穿刺取尿液,以免受污染,尿培养阳性有助于诊断。

3. 病原菌抗原检测　采用对流免疫电泳 CIE、酶联免疫吸附试验 ELISA、乳胶颗粒凝集 LA 等方法,用已知抗体测体液(血、脑脊液、尿)中的未知抗原(大肠杆菌 K1 抗原和 GBS),对已使用抗生素者更有诊断价值。ELISA 快速诊断金黄色葡萄球菌 L 型败血症仅需 48 小时,准确度 96.9%。DNA 探针也可协助早期诊断。

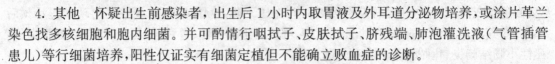

4. 其他　怀疑出生前感染者，出生后 1 小时内取胃液及外耳道分泌物培养，或涂片革兰染色找多核细胞和胞内细菌。并可酌情行咽拭子、皮肤拭子、脐残端、肺泡灌洗液（气管插管患儿）等行细菌培养，阳性仅证实有细菌定植但不能确立败血症的诊断。

（三）诊断标准

1. 临床诊断　临床诊断新生儿败血症应具有临床表现并具备以下任一条：①非特异性检查 2 项或 2 项以上阳性；②血标本病原菌抗原或 DNA 检测阳性。

2. 确诊　确诊新生儿败血症必须具有临床表现并符合下列任一条：①血培养或无菌体液培养出致病菌；②如果血培养出条件致病菌，则必须另一次血或无菌体液或导管头培养出同种细菌。

二、治　疗

（一）抗生素治疗

1. 用药原则　包括：①早期用药，对于临床上怀疑败血症的新生儿，不必等待血培养结果即应使用抗生素。②静脉、联合给药，病原菌未明确前，可结合当地菌种流行病学特点和耐药菌株情况选择两种抗生素联合使用，一般使用青霉素和第三代头孢类抗生素；病原菌明确后可根据药敏试验选择用药；药物不敏感但临床有效者可暂不换药。③疗程要足，血培养阴性但经抗生素治疗后病情好转时应继续治疗 5～7 日；血培养阳性，疗程至少需 10～14 日；有并发症者应治疗 3 周以上。

2. 注意事项　1 周以内的新生儿，尤其是早产儿肝、肾功能不成熟，给药次数宜减少，每12～24 小时给药 1 次，1 周后每 8～12 小时给药 1 次。

3. 根据药物特点选择药物　应根据不同情况选用药物：当致病菌为耐药葡萄球菌时，宜用耐酶青霉素如苯唑西林钠、氯唑西林钠（邻氯青霉素）等。第一代头孢菌素（如头孢唑林）主要针对革兰阳性球菌，对革兰阴性杆菌有部分作用，但不易进入脑脊液。第二代头孢菌素中常用的头孢呋辛钠对革兰阳性球菌的作用比第一代稍弱，但对革兰阴性杆菌及 β-内酰胺酶的稳定性强。去甲万古霉素主要用于耐甲氧西林葡萄球菌。青霉素对葡萄球菌属包括金黄色葡萄球菌和凝固酶阴性葡萄球菌普遍耐药。当致病菌为革兰阴性杆菌时，第三代头孢菌素对肠道杆菌的最低抑菌浓度低，而哌拉西林钠对革兰阴性杆菌敏感，两者均极易进入脑脊液；氨苄西林对大肠埃希菌普遍耐药；亚胺培南-西拉司丁钠（泰能）为新型 β-内酰胺类抗生素（硫霉素类），对绝大多数革兰阳性及革兰阴性需氧和厌氧菌有强大杀菌作用，对产 β-内酰胺酶的细菌有较强的抗菌活性，常作为第二、三线抗生素，但不易通过血脑屏障，且有引起惊厥的不良反应，故不推荐用于化脓性脑膜炎。头孢吡肟为第 4 代头孢菌素，抗菌谱广，对革兰阳性球菌及革兰阴性杆菌均敏感，对 β-内酰胺酶稳定，且不易发生耐药基因突变，但对耐甲氧西林葡萄球菌不敏感。针对我国新生儿败血症主要致病菌为耐药葡萄球菌和大肠埃希菌，可用耐酶青霉素或第一代头孢菌素，或去甲万古霉素联合第三代头孢菌素或硫霉素类。

（二）处理严重并发症

维持生命体征，及时纠正休克、失水、酸中毒、缺氧，维持血压、血糖、电解质在正常范围，治疗惊厥、脑水肿、DIC、高胆红素血症。

（三）支持疗法

新生儿体温调节功能未成熟，应注意保温，供给足够的热量和液体。

（四）免疫疗法

新生儿免疫功能较低，对败血症患儿应予免疫疗法，包括：①静脉注射免疫球蛋白，每日 300～500mg/kg，连用 3～5 日；②重症患儿可行交换输血，换血量 100～150ml/kg；③中性粒细胞明显减少者可应用粒细胞集落因子（G-CSF）；④输新鲜血浆或全血。

三、几种不同病原体所致败血症的特点

（一）金黄色葡萄球菌败血症

金葡菌致病性强，能产生多种毒素和酶，可导致多种中毒表现，如引起溶血、贫血、黄疸、白细胞减少、形成脓肿等。金黄色葡萄球菌常对多种抗生素耐药，其耐药菌株日渐增多，医护人员鼻腔带菌率为 40%～44%。新生儿被感染及定植的金葡菌主要与医护人员的接触有关。NICU 内耐药性金葡菌的存在，常成为医院内感染及暴发流行的主要原因。

拟诊败血症时，如有以下情况应怀疑病菌原为金葡菌：

1. 皮肤黏膜有化脓性感染，尤其是涂片镜检发现球菌呈葡萄状。

2. 新生儿皮下干坏疽或深部脓肿。

3. 有猩红热样皮疹或皮肤普遍发红或 Nikolsky 征（稍用力擦皮肤表皮即大片剥脱）阳性，脱皮后如烫伤。

4. 肺炎合并肺大疱或脓气胸。

5. 化脓性关节炎或骨髓炎。

6. 医院出生且住院久者，应怀疑为耐药性金葡菌感染。

如病原菌对青霉素敏感者，应首选青霉素 G，但金葡菌常对青霉素耐药，故应选用耐酶青霉素（如苯唑西林等）。对严重感染者，国外多主张同时用万古霉素，待药敏试验报告出来后再决定选择具体抗生素，但注意万古霉素具有肾毒性，不宜与氨基糖苷类合用。第三代头孢菌素对金葡菌的疗效，不如第一代头孢菌素，如头孢唑林，但第一代头孢菌素不易透过血脑屏障；第二代的头孢呋辛钠（西力欣）对金葡菌比较敏感，且易透过发炎的脑膜，也可用。有局限性化脓性病灶时，应手术引流排脓，脓气胸时应做闭式引流。

（二）大肠埃希菌败血症

新生儿败血症中大肠埃希菌在国内仅次于葡萄球菌，占第二位，在美国仅次于 GBS。一般认为胎膜早破、产程延长、产时感染、生后 3 天内发病者，在国内以 G⁻ 杆菌尤其是大肠埃希菌常见。大肠埃希菌的荚膜（K）抗原已知有 99 种，K 抗原包绕于 O 抗原周围，此多糖荚膜抗原 K 有抗吞噬、抵抗抗体与补体的作用。引起新生儿败血症的大肠埃希菌约 40% 具有 K1 抗原。

大肠埃希菌 K1 可由母亲垂直传播给婴儿，也可来自产婴室工作人员传播，但带有 K1 菌株的新生儿仅 1/300～1/100 发生大肠埃希菌败血症。

大肠埃希菌败血症的临床表现与其他病原菌引起的相似，可引起新生儿肺炎、脓胸、肺脓肿、骨髓炎、化脓性关节炎、尿路感染、上行性胆囊炎、中耳炎、乳房脓肿、蜂窝织炎等。但部分患儿症状轻，一般情况好，只表现为黄疸。新生儿大肠埃希菌 K1 败血症容易并发化脓性脑膜炎。轻症者可用氨苄西林加用头孢噻肟或头孢曲松钠治疗。由于大肠埃希菌各菌株的药敏差别较大，应根据药敏试验结果，结合临床疗效来选用药物。

(三) 铜绿假单胞菌败血症

由于 NICU 的迅速发展,温箱、呼吸机的广泛应用,医源性感染所致的铜绿假单胞菌败血症日渐增多。有报道,其发生率仅次于葡萄球菌、大肠埃希菌而占第三位。铜绿假单胞菌存在于各种水、空气、正常人的皮肤、肠道及呼吸道,其侵袭力不强,但在潮湿环境中有少量有机物即可繁殖。如温箱内部的水、呼吸机及其管道等。尤其在用过大量广谱抗生素的新生儿,特别是早产儿、极低出生体重儿中容易造成流行,病死率高。国内曾有医院新生儿室暴发铜绿假单胞菌感染,感染来自暖箱内水箱的水;也可由于复苏器或沐浴水被污染而发病。

如有以下情况应怀疑铜绿假单胞菌败血症:

1. 经一般抗生素治疗后病情恶化,气管插管或睡在暖箱内较久的患儿,尤其是早产儿、营养不良或腹泻较久者,如治疗效果差,虽无明显中毒症状,应考虑本症。

2. 任何部位发现有绿色(蓝绿或黄绿)脓液,口腔黏膜溃烂,流血水样分泌物。

3. 眼睑溃疡处流血水样分泌物或脓液发绿,结膜炎发展迅速,很快波及角膜,导致混浊、发白、穿孔,整个过程可发生于 2 天内。

4. 皮肤出现水疱性或出血斑样皮疹,很快化脓且迅速变为坏死性溃疡,常流血性或绿色脓液,病灶周围皮肤发紫,以肛门、会阴处多见,四肢、鼻、耳等处亦可发生。

重庆医科大学儿童医院 159 株铜绿假单胞菌药敏结果,仅 23.3% 对庆大霉素敏感,但对阿米卡星与头孢他啶均敏感,头孢哌酮 64.6% 敏感,头孢他啶最容易进入脑脊液,故最适用于治疗铜绿假单胞菌脑膜炎。患儿一般免疫功能很差,应加强免疫及支持疗法。

(四) 表皮葡萄球菌

院内感染占 10%,NICU 占 31%,是新生儿血培养的主要病原菌之一。表皮葡萄菌有类 δ 毒素、溶血、毒力活性存在能产生黏液,介导或增加黏附力,能减弱抗生素渗透并干扰宿主的防御作用,从而增加毒力,对多种抗生素耐药。一般中毒症状比金葡菌轻,但常伴有体温波动、病程迁延。治疗耐药者可用去甲万古霉素,静脉点滴丙种球蛋白加强支持疗法。

(五) 沙门菌败血症

新生儿伤寒、副伤寒少见,最常见的是鼠伤寒沙门菌感染,常引起新生儿室暴发流行。主要表现为腹泻,但也常发展为败血症。

沙门菌感染更易传播给早产儿,除免疫功能较差外,可能也与住院较久接触到沙门菌机会较多有关。宫内血行感染胎儿非常罕见,产时通过产道而被感染也少见。引起新生儿室流行的沙门菌常来自带菌者、有轻度腹泻的产妇或漏诊的新患者。20 世纪 80 年代起国内不少新生儿室都发生过鼠伤寒流行。沙门菌主要从口进入,也可通过产道进入,一般先引起腹泻,然后侵入肠壁淋巴组织进入血循环造成败血症。

沙门菌肠炎轻症在年长儿及成人多不主张用抗菌治疗,因不能缩短病程,反使菌群失调,增加耐药菌株及延长带菌时间,正常肠道菌群产生的短链脂肪酸可抑制其生长。但在 3 个月以内婴儿,尤其是新生儿因易并发败血症,故应静脉给予阿莫西林。由于沙门菌种类繁多,耐药情况各不相同,应按药敏试验结果及临床经验选用敏感的抗生素。重症者宜用头孢噻肟、头孢曲松钠。

(六) B 族溶血性链球菌(GBS)败血症

GBS 败血症在美国是最常见的新生儿败血症(61%),但我国少见,这与我国孕妇阴道的 GBS 带菌率低(1%~6.9%)有关。产时带 GBS 母亲的婴儿出生后 72 小时 40%~75% 带有同型的 GBS,但仅 1%～2%发生败血症。GBS 定植于婴儿鼻咽、直肠及皮肤,在前两处可持续数周至数月,后一处只几周。可分为早发及晚发两种类型,目前病死率已降至 15%以下。早发型败血症的临床表现与肺透明膜病相似,两者的 X 光胸片表现有时难于鉴别。因此,在美国对不能与 GBS 感染鉴别的肺透明膜病患儿,主张用青霉素治疗。

大多数 A 组链球菌可被 0.01μg/ml 青霉素所抑制,但 GBS 的最低抑菌浓度约0.1μg/ml,且 GBS 感染容易并发脑膜炎,故每天青霉素剂量应 30 万 U/kg,或氨苄西林 300mg/kg。

(七) 厌氧菌败血症

新生儿厌氧菌败血症曾一度引起人们的重视,但目前认为多数为菌血症,一般多为自限性,致命的不多。如仅血培养分离出厌氧菌而毫无任何临床表现者只有称菌血症,而不是败血症。1974 年 Chow 等研究 1965～1974 年文献 59 例围生儿厌氧菌菌血症后,将其分为 4 类:①胎膜早破及羊膜炎后引起的短暂菌血症;②手术后并发的败血症;③暴发性败血症(梭状芽胞杆菌感染);④宫内死亡而流产。

青霉素虽对不少厌氧菌有效,但对常见的脆弱类杆菌不敏感;林可霉素虽有效,但不易透过血脑屏障。目前认为甲硝唑(灭滴灵)为治疗厌氧菌首选药,因该药不但对一般厌氧菌有效,且极易透过血脑屏障。

(八) 机会菌败血症

机体被原来常定植在体内的或常在周围环境内找到的"非致病菌"所引起的败血症称会机会败血症。最常见于新生儿,凡在以下情况均有利于机会菌败血症的产生:①早产儿、极低出生体重儿;②有先天畸形或免疫缺陷者;③皮肤黏膜完整性被破坏者,如导管插入动、静脉、气管、尿道、尤其是保留导管;④长期应用广谱抗生素或肾上腺皮质激素等免疫抑制药物者;⑤外科手术后,尤其是心腹手术;⑥烧伤患儿;⑦胎膜早破或产程延长者;⑧医疗器械或各种液体被污染,尤其是呼吸机、雾化器、吸痰器常被铜绿假单胞菌污染。

诊断机会菌败血症,首先是患儿必须具有感染中毒的临床表现,取血培养每个环节必须严格无菌;血培养 2 次阳性或 1 次阳性,但其他体液培养相同细菌。如能用生化分型、噬菌体分型或质粒分析、外膜蛋白分型证明二者确系相同菌株则更理想。由于表皮葡萄球菌广泛存在于皮肤表面,皮肤完整性被破坏的机会又最多,故表皮葡萄球菌已成为最常见的机会菌败血症的病原,但同时也是血培养最常见的污染菌。保留导管等诊疗操作经常用于美国 NICU 中的患儿,因此,表皮葡萄球菌败血症现已成为美国很多 NICU 中最常见的院内感染。国内应用保留导管的机会渐多,应引起重视。国内不少报告表皮葡萄球菌败血症污染的可能很大,由重庆医科大学儿童医院双份血培养凝固酶阴性葡萄球菌(表葡萄为主)均阳性 31 例中,其质粒谱不同揭示污染者高达 67.7%(21/31)。第二常见的为铜绿假单胞菌,由于婴儿清洁用水、暖箱水箱中水、雾化器、复苏器等被污染,常引起新生儿室铜绿假单胞菌感染的暴发流行。国内外报道的还有以下病原菌:不动杆菌、枸橼酸杆菌、大肠杆菌、沙雷菌、变形杆菌、脑膜败血性黄杆菌、枯草杆菌、草绿色链球菌、微球菌、非致病性奈瑟菌、厌氧菌(脆弱类杆菌、穿透芽胞梭菌、八叠球菌)等。此外,真菌中的白色念珠菌也不少见,国内外均有人将白色念球菌放在广义的败血症病原菌中。应指出的是,上述各菌也常为污染菌。机会菌败血症的临床表现与其他败血症无法区别。

由于机会菌细菌繁多,同一细菌的耐药谱也不相同,宜按药敏结果选药。大多数表面葡萄球菌产生青霉素酶,不少菌株也耐甲氧苯青霉素及头孢菌素类,但对去甲万古霉素、阿米卡

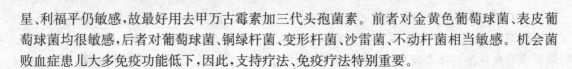

星、利福平仍敏感,故最好用去甲万古霉素加三代头孢菌素。前者对金黄色葡萄球菌、表皮葡萄球菌均很敏感,后者对葡萄球菌、铜绿杆菌、变形杆菌、沙雷菌、不动杆菌相当敏感。机会菌败血症患儿大多免疫功能低下,因此,支持疗法、免疫疗法特别重要。

附　新生儿败血症诊疗方案

（2003 年　昆明）

中华医学会儿科学分会新生儿学组　中华医学会中华儿科杂志编辑委员会

对新生儿败血症的定义,以往一直是指致病菌进入新生儿血液循环内并生长繁殖而造成全身各系统中毒表现。但第 15 版及 2000 年出版的 16 版 Nelson 教科书将真菌、病毒及原虫均已列入病原体内,全国高等医药院校 5 年制、7 年制《儿科学》教材均接受这一观念。但狭义的新生儿败血症（neonatal sepsis 或 septicemia）仍是指新生儿细菌性败血症（neonatal bacterial sepsis）,故本诊疗方案只讨论这部分内容。

一、诊断

（一）易感因素

1. 母亲的病史　母亲妊娠及产时的感染史（如泌尿道感染、绒毛膜羊膜炎等）,母亲产道特殊细菌的定植,如 B 组溶血性链球菌（GBS）、淋球菌等。

2. 产科因素　胎膜早破,产程延长,羊水混浊或发臭,分娩环境不清洁或接生时消毒不严,产前、产时侵入性检查等。

3. 胎儿或新生儿因素　多胎,宫内窘迫,早产儿、小于胎龄儿,长期动静脉置管,气管插管,外科手术,对新生儿的不良行为如挑"马牙"、挤乳房、挤痈疖等,新生儿皮肤感染如脓疱病、尿布性皮炎及脐部、肺部感染等也是常见病因。

（二）病原菌

我国以葡萄球菌和大肠埃希菌为主,凝固酶阴性葡萄球菌（CNS）主要见于早产儿,尤其是长期动静脉置管者;金黄色葡萄球菌主要见于皮肤化脓性感染;产前或产时感染以大肠埃希菌为主的革兰阴性（G^-）菌较常见。气管插管机械通气患儿以 G^- 菌如铜绿假单胞菌、肺炎克雷伯杆菌、沙雷菌等多见。

（三）临床表现

1. 全身表现　①体温改变:可有发热或低体温;②少吃、少哭、少动、面色欠佳、四肢凉、体重不增或增长缓慢;③黄疸:有时是败血症的唯一表现,严重时可发展为胆红素脑病;④休克表现:四肢冰凉,伴花斑,股动脉搏动减弱,毛细血管充盈时间延长,血压降低,严重时可有弥漫性血管内凝血（DIC）。

2. 各系统表现　①皮肤、黏膜:硬肿症,皮下坏疽,脓疱疮,脐周或其他部位蜂窝织炎,甲床感染,皮肤烧灼伤,瘀斑、瘀点,口腔黏膜有挑割损伤;②消化系统:畏食、腹胀、呕吐、腹泻,严重时可出现中毒性肠麻痹或坏死性小肠结肠炎（NEC）,后期可出现肝脾肿大;③呼吸系统:气促、发绀、呼吸不规则或呼吸暂停;④中枢神经系统:易合并化脓性脑膜炎,表现为嗜睡、激惹、惊厥、前囟张力及四肢肌张力增高等;⑤心血管系统:感染性心内膜炎、感染性休克;⑥血液系统:可合并血小板减少、出血倾向;⑦泌尿系统感染;⑧其他:骨关节化脓性炎症、骨髓炎及深部脓肿等。

（四）实验室检查

1. 细菌学检查

（1）细菌培养：尽量在应用抗生素前严格消毒下采血做血培养，疑为肠源性感染者应同时作厌氧菌培养，有较长时间用青霉素类和头孢类抗生素者应做 L 型细菌培养。怀疑产前感染者，生后 1 小时 内取胃液及外耳道分泌物培养，或涂片革兰染色找多核细胞和胞内细菌。必要时可取清洁尿培养。脑脊液、感染的脐部分泌物、浆膜腔液以及所有拔除的导管头均应送培养。

（2）病原菌抗原及 DNA 检测：用已知抗体测体液中未知的抗原，对 GBS 和大肠杆菌 K1 抗原可采用对流免疫电泳，乳胶凝集试验及酶链免疫吸附试验（ELISA）等方法，对已使用抗生素者更有诊断价值；采用 16SrRNA 基因的聚合酶链反应（PCR）分型、DNA 探针等分子生物学技术，以协助早期诊断。

2. 非特异性检查

（1）白细胞（WBC）计数：出生 12 小时以后采血结果较为可靠。WBC 减少（$<5\times10^9$/L），或 WBC 增多（≤3 天者 WBC$>25\times10^9$/L；>3 天者 WBC $>20\times10^9$/L）。

（2）白细胞分类：杆状核细胞/中性粒细胞（immature/total neutrophils，I/T）≥0.16。

（3）C 反应蛋白（CRP）：为急相蛋白中较为普遍开展且比较灵敏的项目，炎症发生 6～8 小时后即可升高，≥8μg/ml（末梢血方法）。有条件的单位可作血清前降钙素（PCT）或白细胞介素 6（IL-6）测定。

（4）血小板≤100×10^9/L。

（5）微量血沉≥15mm/h。

（五）诊断标准

1. 确定诊断　具有临床表现并符合下列任一条：①血培养或无菌体腔内培养出致病菌；②如果血培养标本培养出条件致病菌，则必须与另次（份）血、或无菌体腔内、或导管内培养出同种细菌。

2. 临床诊断　具有临床表现且具备以下任一条：①非特异性检查≥2 条；②血标本病原菌抗原或 DNA 检测阳性。

二、治疗

（一）抗菌药物应用（表 13-1）

表 13-1　新生儿败血症常用抗生素的用法及间隔时间（mg/kg）

抗生素	<1 200g	1 200～2 000g		>2 000g	
	0～4w	0～7d	>7d	0～7d	>7d
青霉素（万 U）*	2.5～5.0q12h	2.5～5.0q12h	5.0～7.5q8h	2.5～5.0q8h	2.5～5q6h
苯唑西林*	25q12h	25q12h	25～50q8h	25～50q8h	25～50q6h
氯唑西林*	25q12h	25q12h	25～50q8h	25～50q8h	25～50q6h
氨苄西林*	25q12h	25q12h	25～50q8h	25～50q8h	25～50q6h
哌拉西林	50q12h	50q12h	100q12h	50q12h	75q8h
头孢唑林	20～25q12h	20～25q12h	20～25q12h	20～25q12h	20～25q8h

续表

抗生素	<1 200g	1 200～2 000g		>2 000g	
	0～4w	0～7d	>7d	0～7d	>7d
头孢呋辛	25～50q12h	25～50q12h	25～50q8h	25～50q8h	25～50q8h
头孢噻肟	50q12h	50q12h	50q8h	50q12h	50q8h
头孢哌酮	50q12h	50q12h	50q8h	50q12h	50q8h
头孢他啶	50q12h	50q12h	50q8h	50q8h	50q8h
头孢曲松	50qd	50qd	50qd	50qd	75qd
头孢吡肟	50q8h	50q8h	65q12h	50q8h	65q12h
去甲万古霉素**	15qd	10q12h	15q12h	15q12h	15q8h
氨曲南	30q12h	30q12h	30q8h	30q8h	30q6h
亚胺培南＋西司他丁	10q12h	10q12h	10q12h	10q12h	15q12h
克倍宁	10q12h	10q12h	15q12h	15q12h	20q12h
环丙沙星	5q12h	5q12h	7.5q12h	7.5q12h	10q12h
甲硝唑	7.5q48h	7.5q12h	7.5q12h	7.5q12h	15q12h

注：*并发化脓性脑膜炎时剂量加倍；**用药>3天应监测血药浓度,最佳峰浓度20～32μg/ml,谷浓度<10μg/ml。

1. 一般原则

(1)临床诊断败血症,在使用抗生素前收集各种标本,不需等待细菌学检查结果,即应及时使用抗生素。

(2)根据病原菌可能来源初步判断病原菌种,病原菌未明确前可选择既针对革兰阳性(G^+)菌又针对革兰阴性(G^-)菌的抗生素,可先用两种抗生素,但应掌握不同地区、不同时期有不同优势致病菌及耐药谱,经验性地选用抗生素。

(3)一旦有药敏结果,应作相应调整,尽量选用一种针对性强的抗生素;如临床疗效好,虽药敏结果不敏感,亦可暂不换药。

(4)一般采用静脉滴注,疗程10～14天。合并GBS及G^-菌所致化脓性脑膜炎(简称化脑)者,疗程14～21天。

2. 主要针对G^+菌的抗生素

(1)青霉素与青霉素类:如为链球菌属(包括GBS、肺炎链球菌、D组链球菌如粪链球菌等)感染,首选青霉素G。对葡萄球菌属包括金黄色葡萄球菌和CNS,青霉素普遍耐药,宜用耐酶青霉素如苯唑西林、氯唑西林(邻氯青霉素)等。

(2)第一、二代头孢菌素:头孢唑林为第一代头孢中较好的品种,主要针对G^+菌,对G^-菌有部分作用,但不易进入脑脊液;头孢拉定对G^+和G^-球菌作用好,对G^-杆菌作用较弱。第二代中常用头孢呋辛,对G^+菌比第一代稍弱,但对G^-及β_2内酰胺酶稳定性强,故对G^-菌更有效。

(3)去甲万古霉素:作为二线抗G^+菌抗生素,主要针对耐甲氧西林葡萄球菌(MRS)。

3. 主要针对G^-菌的抗生素

(1)第三代头孢菌素:优点是对肠道杆菌最低抑菌浓度低,极易进入脑脊液,常用于G^-

菌引起的败血症和化脓性脑膜炎,但不宜经验性地单用该类抗生素,因为对金葡菌、李斯特杆菌作用较弱,对肠球菌完全耐药。常用:头孢噻肟、头孢哌酮(不易进入脑脊液)、头孢他啶(常用于铜绿假单胞菌败血症并发的化脓性脑膜炎)、头孢曲松(可作为化脓性脑膜炎的首选抗生素,但新生儿黄疸时慎用)。

(2)哌拉西林:对 G^- 菌及 GBS 均敏感,易进入脑脊液。

(3)氨苄西林:虽为广谱青霉素,但因对大肠埃希菌耐药率太高,建议对该菌选用其他抗生素。

(4)氨基糖苷类:主要针对 G^- 菌,对葡萄球菌灭菌作用亦较好,但进入脑脊液较差。阿米卡星因对新生儿有耳毒性、肾毒性,如有药敏试验的依据且有条件监测其血药浓度的单位可以慎用,不作为首选,并注意临床监护。奈替米星的耳、肾毒性较小。

(5)氨曲南:为单环 β_2 内酰胺类抗生素,对 G^- 菌的作用强,β_2 内酰胺酶稳定,不良反应少。

4. 针对厌氧菌　用甲硝唑。

5. 其他广谱抗生素

(1)亚胺培南+西司他丁:为新型 β 内酰胺类抗生素(碳青霉烯类),对绝大多数 G^+ 及 G^- 需氧和厌氧菌有强大杀菌作用,对产超广谱 β_2 内酰胺酶的细菌有较强的抗菌活性,常作为第二、三线抗生素。但不易通过血脑屏障,且有引起惊厥的副作用,故不推荐用于化脓性脑膜炎。

(2)帕尼培南+倍他米隆:为另一种新型碳青霉烯类抗生素,抗菌谱与亚胺培南+西司他丁相同。

(3)环丙沙星:作为第三代喹诺酮药物,对 G^- 杆菌作用超过第三代头孢和氨基糖苷类抗生素,对 MRS、支原体、厌氧菌均有抗菌活性,是作为同类药物的首选。当其他药物无效并有药敏依据时可用该药。

(4)头孢吡肟:为第四代头孢菌素,抗菌谱广,对 G^+ 及 G^- 均敏感,对 β_2 内酰胺酶稳定,且不易发生耐药基因突变,但对 MRS 不敏感。

(二)清除感染灶

脐炎局部用 3% 过氧化氢、2% 碘酒及 75% 乙醇消毒,每日 2～3 次,皮肤感染灶可涂抗菌软膏。口腔黏膜亦可用 3% 过氧化氢或 0.1%～0.3% 雷佛尔液洗口腔,每日 2 次。

(三)保持机体内、外环境的稳定

如注意保暖、供氧、纠正酸碱平衡失调,维持营养、电解质平衡及血循环稳定等。

(四)增加免疫功能及其他疗法

早产儿及严重感染者可用静注免疫球蛋白(IVIG)200～600mg/kg,每日 1 次,3～5 天。严重感染者尚可行换血疗法。

第四节　新生儿破伤风

新生儿破伤风(neonatal tetanus NT)系由破伤风杆菌由脐部侵入引起的一种急性严重感染,常在生后 7 天左右发病,又有"锁口风"、"脐带风"、"七日风"、"四六风"之称,临床上以全身骨骼肌强直性痉挛、牙关紧闭为特征,且并发症多,病死率高。发达国家早在 20 世纪 50 年代就彻底消除了新生儿破伤风这一疾病,但目前仍有 57 个非洲、东南亚和中东地区发展中国家受到这一疾病的困扰,全世界每年有大约 20 万新生儿死于破伤风,占新生儿死亡总数的 8%。我国解放后由于新法接生的推广,发病率已大大下降,但在边远山区、农村、流动人口密集地区仍有不少在家分娩、旧法接生及病儿母亲无破伤风类毒素(TT)免疫史等原因导致新生儿破伤风病例仍时有发生。

一、诊　　断

(一)临床表现

1. 潜伏期　一般为 4~8 天(2~14 天),平均 7 天。潜伏期短,说明细菌的毒力强,产生的毒素多,故病情重。潜伏期短于 6 天者,预后多较严重,一般认为,潜伏期长于 10 天者,大多数能够治愈。

2. 临床特点　一般以哭闹不安起病,有吸吮困难,张口不大,病婴想吃而不能吃,故烦躁不安,啼哭不止;继而由于面肌痉挛致牙关紧闭、眉举额皱、口角上牵,而出现"苦笑"面容,再进一步发展则出现全身抽搐。此过程在新生儿发展甚快,多在 24 小时内完成。抽搐开始时限越短,病情越重。抽搐严重则呈角弓反张,甚至频频窒息,膀胱及直肠痉挛,可致尿潴留及便秘。抽搐越频,每次抽搐持续时间越长,病情越严重。一般神志清醒,无发热或只有低热,发高热者可能由于并发感染或严重抽搐所致,预后均较严重。

3. 各系统并发症　除频发抽搐外,往往有呼吸窘迫及发绀反复出现。产生呼吸窘迫及发绀的原因,大概与以下几个因素有关:①呼吸肌及腹壁肌痉挛;②喉肌痉挛;③胃内容物反流阻塞呼吸道;④喉头分泌物过多;⑤严重抽搐引起脑缺氧;⑥过量的镇静剂抑制呼吸中枢;⑦肺部感染。呼吸窘迫与抽搐互为因果,在严重病例,二者成为恶性循环,故有此症状者多属严重病例。患儿反复痉挛、呼吸道分泌物增多可直接导致窒息、呼吸衰竭,并继发感染,常见如肺炎、脐炎、败血症等;且频繁抽搐可引起脑缺血、缺氧导致脑水肿、脑出血,又因痉挛发作,能量消耗增加、代谢紊乱,又可致低血糖以及电解质、酸碱平衡紊乱。

(二)临床诊断

诊断主要依靠典型独特的临床表现和接生过程消毒不严史或新生儿脐部感染、局部外伤未经消毒史。根据生后 4~8 天内如遇有吮乳困难或肌张力(包括腹肌)增高,牙关紧闭、"苦笑"面容、抽搐或窒息发作,再结合不洁的分娩史或脐部的感染、外伤表现,即可诊断本病。有少数早期病例无牙关紧闭,但下压下颌时,往往有反射性牙关紧闭,或用压舌板检查患儿咽部,若越用力往下压,压舌板反被咬得越紧,也可确诊。

二、治　　疗

新生儿破伤风的突出特点是肌肉强直和痉挛,并发症多,因此治疗原则是控制痉挛、预防感染,保证营养。

(一)一般治疗与护理

保持室内安静,避免环境对新生儿的刺激,维持呼吸道通畅,及时清除呼吸道分泌物,维持营养,避免发生感染等。

(二)病因治疗

及早注射破伤风抗毒素,中和未结合的游离毒素。注射破伤风抗毒素可使新生儿破伤风

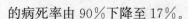

的病死率由 90% 下降至 17%。

(三) 控制痉挛

大量使用止痉剂和镇静剂,控制痉挛发作,是治疗本病成败的关键。

1. 地西泮 为首选药。地西泮用于破伤风具有明显中枢性肌肉松弛作用,又可抑制脊髓多种神经反射,阻断中间神经元的突触传导,能较好地解决肌肉紧张及痉挛,而且对呼吸循环干扰较小,安全、毒副作用少,是当前治疗破伤风理想药物。首次缓慢静脉注射 0.3～0.75mg/kg,止痉后采用鼻饲法给药,可每次 0.5～1.0mg/kg,口服地西泮半衰期为 10 余小时至 3 天,必要时可加大剂量。"安定化"是最理想剂量,即:①安静和一般检查治疗时肌张力基本正常,无抽搐反应,呼吸正常,面色红润,在刺激时可有短阵抽搐;②患者处于浅睡眠状态,神经系统反射存在,浅反射迟钝(但咳嗽反射存在)。多组资料提示治疗新生儿破伤风"安定化"量为:轻度每天 2.5mg/kg;中度每天 5mg/kg;重度每天 7.5～10mg/kg 较为合适。此外与镇静剂合用可减少镇静剂用量和增强止痉效果,氯丙嗪能抑制大脑皮层及皮层下中枢,有镇静安眠,降低代谢及氧耗,改善微循环,有利于保护脑组织的作用。本组病例中,加用了小剂量的氯丙嗪治疗,起到满意的止痉效果。

2. 苯巴比妥 止痉效果好,半衰期长达 20～200 小时,副作用小。负荷量为 15～20mg/kg,维持量为每日 5mg/kg。但维持量常不能很好控制痉挛,大剂量应用次数过多易蓄积中毒。

3. 水合氯醛 止痉快,安全,不易引起蓄积中毒。临床常用浓度为 10% 溶液,每次 0.5ml/kg,灌肠或胃管注入。

4. 副醛 止痉快而安全,每次 0.1～0.2ml/kg,稀释成 5% 溶液,肌内或静脉注射,对呼吸道黏膜有刺激作用,肺炎时不宜用。

5. 硫喷妥钠 如以上药物均无效时可选用。每次 10～20mg/kg,配成 2.5% 溶液缓慢静注,边推边观察,止痉后立即停用。

6. 帕菲龙 系神经肌肉阻滞剂。在机械通气的情况下可以采用,0.05～1mg/kg,每 2～3 小时 1 次。

(四) 抗生素治疗

应用抗生素可杀灭破伤风杆菌,同时也可控制其他微生物感染。青霉素:10 万～20 万 IU/kg,每日 2 次,共用 10 天。

(五) 脐部或创口的处理

及时进行彻底的消毒或清创(3% 过氧化氢或 1:4 000 高锰酸钾溶液),使脐部或创口不再有破伤风菌繁殖和产生毒素,是治疗新生儿破伤风的重要措施。

(六) 其他

纠正酸碱、电解质紊乱,适当氧疗,必要时机械通气,脑水肿时应用甘露醇脱水等。

第五节 新生儿化脓性脑膜炎

新生儿化脓性脑膜炎(neonatal purulent meningitis)是由各种化脓性细菌引起的中枢神经系统感染性疾病,常继发于败血症或为败血症的一部分。多由革兰阴性菌引起,如大肠杆菌、副大肠杆菌等,此外尚有金黄色葡萄球菌、B 族溶血性链球菌、铜绿假单胞菌。病死率高,幸存者多有中枢神经系统后遗症。其发生率约占活产儿的 0.02%～0.1%,早产儿可高达

0.3%,其临床表现很不典型,颅内压增高征出现较晚,又常缺乏脑膜刺激征,故早期诊断困难。一般认为在败血症患儿凡有以下任何表现:意识障碍、眼部异常、可疑颅内压增高征或惊厥者均应立即作脑脊液检查。

一、诊　　断

(一) 临床表现

1. 一般表现　拒奶、呕吐、嗜睡或烦躁、皮肤青紫或苍白、反应差、体温升高或不升、呼吸暂停,其表现常与败血症相似,但常常更重,发展更快。

2. 特殊表现　①神志异常:激惹,可忽然尖叫、感觉过敏或者嗜睡;②眼部异常:双眼无神,双目发呆,双眼凝视,眼球可上翻或向下呈日落状,斜视,眼球震颤,瞳孔对光反射迟钝或大小不等;③颅内压增高:前囟紧张、饱满隆起已是晚期表现,可出现进行性颅骨缝增宽,甚至颅骨分离;④出现抽搐:可为眼睑或面部肌肉小抽动如吸吮状,或为四肢及全身抽搐,可表现为呼吸暂停和面色改变;⑤败血症的较特殊表现:如黄疸、肝大、瘀点、腹胀、休克等可同时出现。李斯特菌脑膜炎患儿的皮肤可出现典型的红色样小丘疹,主要分布于躯干,皮疹内可发现李斯特菌;⑥晚期可见角弓反张、颈项强直、昏迷;⑦早产儿症状更不典型,可仅表现为不吃、不哭、反应差、肌张力低下、体温不升、面色苍灰,而无明显神经系统症状。故凡有感染征象,而不能用已知的感染灶来解释其症状时应怀疑有化脓性脑膜炎的可能。

3. 其他　若临床上出现①治疗期间脑脊液检查好转,而体温持续不退或退而复升,临床症状不消时;②前囟饱满或隆起;③硬膜下穿刺有黄色液体,细胞数增加,涂片及培养可发现细菌,应考虑硬膜下积液的可能。

(二) 实验室检查

1. 脑脊液检查　临床上凡怀疑脑膜炎或重症败血症者应作脑脊液检查。

(1) 脑脊液常规及生化:新生儿脑脊液正常值在生后几天可有很大差异:蛋白在足月儿平均 0.9g/L(0.1～1.7g/L),早产儿 1.15g/L(0.65～1.5g/L),白细胞可多至 $32×10^6$/L,多核细胞可达 57%～61%,日龄越大越接近乳儿正常值。患儿所有常规指标数值均正常者<1%,一般总有异常。脑膜炎时脑脊液变化:压力常大于 2.94～7.84kPa(30～80mmH_2O);外观浑浊(早期偶可见清亮),培养或涂片检查可发现细菌;白细胞>$20×10^6$/L,多核细胞>60%,但李斯特菌脑膜炎的单核细胞可达 20%～60%;潘迪试验＋＋至＋＋＋;蛋白>1.5g/L,若>6.0g/L预后差,脑积水发生率高;葡萄糖小于 1.1～2.2mmol/L(20～40mg/dl)或低于即时血糖的 50%;乳酸脱氢酶大于 1000U/L,其同增高更有意义。

(2) 脑脊液涂片及培养:大肠杆菌、B族溶血性链球菌数 10^4～10^8/ml 时,镜检找到细菌,但李斯特菌数常仅 10^3/ml,故镜检常阴性。细菌培养可确定病原诊断,但使用过抗生素者细菌培养常阴性,而涂片有时可发现细菌。

(3) 新生儿腰穿较易损伤,血性脑脊液应作细胞计数,如其白细胞与红细胞之比,明显高于当日患儿血常规红细胞与白细胞之比,则表明脑脊液中白细胞增高。

(4) 用已知抗体检测脑脊液中抗原:用于其他方法不能检出病原菌或经抗炎治疗后的患者,常用方法有对流免疫电泳、乳胶凝集试验、免疫荧光法等。

(5) 多聚酶链反应(PCR):用 PCR 检测脑脊液中病原菌 DNA 产物,其对新生儿李斯特菌、流感嗜血杆菌及金葡菌脑膜炎诊断敏感性和特异性均高。琼脂凝胶电泳法检测脑膜炎双

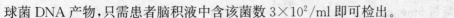

球菌 DNA 产物,只需患者脑积液中含该菌数 $3×10^2/ml$ 即可检出。

（6）脑脊液中细胞因子测定:脑脊液中白细胞介素 6,肿瘤坏死因子升高,对化脓性脑膜炎的诊断具有一定特异性。

（7）溶解物实验:它与极微量的内毒素相遇即可凝固为阳性,只可确诊为革兰阴性细菌脑膜炎,而革兰阳性菌(包括结核分枝杆菌)、病毒、真菌性脑膜炎均为阴性。

2. 其他辅助检查　①血培养:阳性者有 $45％～85％$ 可患化脓性脑膜炎,尤其是早发型败血症及疾病早期未用过抗生素者,阳性率更高。②血清乳酸脱氢酶:正常血清乳酸脱氢酶为 $200～500U/L$,化脓性脑膜炎时血清乳酸脱氢酶升高。③B 超及 CT:可确定有无脑室炎、硬脑膜下积液、脑脓肿、脑囊肿以及脑积水等与随访疗效均有很大帮助。B 超不能肯定时再作 CT。放射性核素脑扫描对多发性脑脓肿很有价值。磁共振对多房性及多发性小脓肿价值较大。④颅骨透照检查:在暗室用手电筒作光源,罩上中央有圆孔的海绵,紧按头皮上,有硬膜下积液时手电外圈光圈较对侧扩大,积脓时较对侧缩小。硬膜下穿刺放出的液体应作涂片及培养。

二、治疗要点

（一）一般治疗

1. 支持治疗　支持治疗不可忽视,这是近年来改善患儿预后的重要原因。可多次输新鲜血、血浆或丙种球蛋白,因为新生儿化脓性脑膜炎,病因除感染外,主要的是新生儿免疫功能低下,IgA 和 IgM 不能通过胎盘传给新生儿,出生后母体输入的 IgG 逐步消耗,且自身合成能力尚不足。特别是在感染时,体内 IgG 被大量消耗,血中 IgG 及其亚类浓度下降。丙种球蛋白从大量的供体混合血浆中分离提取,IgG 纯度$>96％$,且几乎全是单分子,仅含微量 IgA 和 IgM,IgG 亚类构成比与正常人的血浆相似,其抗感染作用主要通过中和细菌外毒素和减少超抗原引起的组织因子释放,以及通过 Fc 段与吞噬细胞的 Fc 受体结合,促进吞噬作用,控制感染。国内也有研究发现使用丙种球蛋白与抗生素合用治疗新生儿化脓性脑膜炎,疗效优于单用抗生素。

2. 液体疗法　早期应严格控制入液量,一般用维持量 $60～70ml/(kg·d)$,因病初常因抗利尿激素分泌过多引起液体潴留而导致稀释性低钠血症,加之常伴有脑水肿。但如过分限制液体量,可使细胞外液减少超过 $10ml/kg$,反可降低治愈率和增加病死率。

3. 肾上腺皮质激素　其在危重儿虽可应用,但其利弊仍有争议。有报道小儿化脓性脑膜炎均用头孢呋辛,一组加用地塞米松 $0.6mg/(kg·d)$共 4 天(分 4 次),该组退热快、并发症少,住院 10.5 天,而对照组 12.5 天,有 1 例死亡,6 周、1 年随访严重听力障碍前者仅 1 例,后者有 7 例。未见严重不良反应,故认为即使无严重并发症的脑膜炎有理由考虑短程激素治疗。但也应考虑其潜在不良反应,包括细胞免疫功能减弱导致对其他病原体的易感性增加,使抗生素进入脑脊液减少等。一般认为休克及重度中毒症状的患者可予以地塞米松 $0.5mg/(kg·d)$,分 4 次静注,共 4 天。可降低颅内压、减少脑血管渗出、防治阻塞与粘连,减少听力损害的发生。

4. 脱水剂的使用　前囟隆起或颅内压增高明显时轻者可予以呋塞米 $1mg/kg$ 静注,每日 1 次～2 次;可予 $20％$甘露醇 $3ml/kg$,每日 3 次～4 次,并与呋塞米 $1～2mg/kg$,每日 3～4 次,交替静注。硬膜下积液可反复穿刺放液,2 周后量仍多时应手术引流。

5. 镇静剂的应用　非低血钙、低血糖、低血钠所致惊厥首选苯巴比妥钠,$10～30mg/kg$

静注或肌注,维持量 5mg/kg。

(二) 抗生素治疗

尽早选用最大剂量且易透过血脑屏障的药物,首次剂量加倍从静脉推入或快速滴入。静注氨苄西林 50mg/kg 于脑膜炎患儿,其脑脊液中最高浓度可达 2～10μg/ml,大于对 GBS 及李斯特菌最小抑制血清浓度的 20～100 倍,但仅相当于或几倍于敏感大肠埃希菌最小抑制血清浓度。脑脊液中庆大霉素或卡拉霉素的最高浓度也仅等于或稍高于对大肠埃希菌类的最小抑制血清浓度,故治疗革兰阴性杆菌性脑膜炎的疗程至少 3 周,而革兰阳性菌至少 2 周。其中尤其是头孢曲松钠在新生儿血清最高浓度可达 100～130μg/ml,脑积液浓度可达血清浓度的 45%,每日给药 1～2 次,因其半衰期长达 5～8 小时,对常见菌血症杀菌浓度可持续 24 小时,而氨苄西林半衰期仅有 0.6～1 小时,且耐氨苄西林的流感杆菌已达到 20%～30%,故头孢曲松钠已取代氨苄西林成为治疗婴幼儿化脓性脑膜炎的首选抗生素。停药指征为:临床症状消失,体温恢复正常并已持续 3～5 天,脑脊液无细菌,细胞及生化均正常。

(罗　亮　吴本清)

参 考 文 献

1. 中华儿科学会感染消化组,中华儿科杂志编委会.CMV 感染诊断试行标准.中华儿科杂志,1995,33(1):81.

2. 陈平洋,谢宗德,王涛.更昔洛韦治疗新生儿先天性巨细胞病毒感染的临床研究.中国医师杂志,2003,5(4):502-504.

3. 王晨虹,钟巧,龙峰,等.妇儿感染性疾病诊断与治疗.广州:华南理工大学出版社,2005.

4. 陈壮桂,纪经智,陈奋华,等.丙种球蛋白治疗新生儿巨细胞病毒肺炎的临床疗效分析.中华实验和临床病毒学杂志,2006,20(14):407-409.

5. 李易娟,曾瑜,庄思齐,等.不同实验方法在诊断和监测新生儿先天性巨细胞病毒感染中的临床研究.中华围产医学杂志,2005,8(3):187-190.

6. 王崇伟,许植之,周晓玉,等.更昔洛韦联合丙种球蛋白治疗加早期干预对新生儿巨细胞病毒感染脑损伤的影响.南京医科大学学报(自然科学版),2007,27(4):326-328.

7. 平鹦.新生儿巨细胞病毒感染的现状及治疗.上海医药,2007,28(5):224-226.

8. Takahashi R,Tagawa M,Sanjo M,et al. Severe postnatal cytomegalovirus infection in a very premature infant. Neonatology,207,92(4):236-239.

9. Micharl MG. Treatment of congenital cytomegalovirus:where are we now? Expert Rev Anti Infec Ther,2007,5(3):441-442.

10. 中华医学会儿科学分会新生儿学组,中华儿科杂志编委会.新生儿败血症诊疗方案.中华儿科杂志,2003,41(12):897-899.

11. 施旭来,周小坚,叶秀云,等.新生儿化脓性脑膜炎的临床特点和诊治体会.温州医学院学报,2007,37(4):387-389.

12. Arora U,Jatwani J. Significance of coagulase negative staphylococci in neonates with late onset septicemia. Indian J Pathol Microbiol, 2007,50(3):680-681.

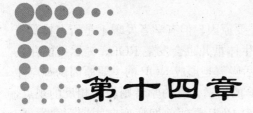

第十四章

早产儿视网膜病

第一节　早产儿视网膜病变的高危因素及发病机制

一、危 险 因 素

1. 早产、低出生体重　虽然早产儿视网膜病变(retinopathy of prematurity,ROP)的发病机制尚未完全明确,但早产、低出生体重作为 ROP 发病的根本原因已被人们公认。自胚胎 4个月起,视网膜血管自视神经盘开始逐渐向周边生长,7 个月才达到鼻侧周边视网膜。颞侧视网膜距视神经盘的距离较鼻侧远,一般要在妊娠足月时方能达到颞侧周边部。妊娠足月以前周边部视网膜无血管,存在着原始梭形细胞,它们是视网膜毛细血管的前身,在子宫低氧环境下(血氧分压为 25～35mmHg),梭形细胞先增殖成"条索块",它进一步管道化而形成毛细血管。当早产儿出生后突然暴露在高氧环境下,梭形细胞遭受损害,刺激血管增生。先是视网膜内层发生新生血管,血管逐渐从视网膜内长到视网膜表面,进而延伸入玻璃体中。新生血管都伴有纤维组织,纤维血管膜沿玻璃体前面生长,在晶体后方形成晶体后纤维膜,还有纤维血管膜的收缩将周边部视网膜拉向眼球中心,严重者引起视网膜脱离。研究表明,出生体重越低,胎龄越小,ROP 的患病率越高。出生体重在 500～749g,胎龄 25～27 周的早产儿 ROP的患病率高达 70%～80%。而出生体重在 1250～1499g,胎龄在 34～36 周的早产儿 ROP 的患病率为 20%左右。可见预防低出生体重的早产儿出生是预防 ROP 的重要措施。

2. 氧疗　氧疗是抢救早产儿生命的重要措施,大多数极低出生体重儿与超低出生体重儿抢救过程中采用过不同方式的氧疗。1951 年 Campbell 发现吸氧收费的私立医院早产儿晶体后纤维膜增生的发生率明显低于吸氧不收费的公立医院(7%:17%),提示其发生与较多吸氧有关。于是便强调随意吸氧是造成早产儿晶体后纤维膜增生的重要原因,并提出应避免预防性吸氧。建议只有患儿出现发绀时才使用氧疗。以后的许多临床和实验研究均已证实ROP 的发生与吸氧有关。控制早产儿吸氧后,晶体后纤维膜增生的发生率从 20 世纪 50 年代初的 50%下降到 60 年代中期的 4%。但本病发生率的降低却伴随着新生儿肺透明膜病死亡率明显增高。早产低出生体重儿由于呼吸系统发育不成熟,出生早期的新生儿肺透明膜病和出生后的呼吸暂停及其他各种因素的影响,通气和换气都可能出现功能障碍。在生后治疗过程中给予一定量的氧气吸入才能提高血氧浓度,减少组织器官缺氧,尤其是脑组织缺氧,从而维持生命体征对氧的基本需求。

长时间吸入高浓度氧曾被认为是导致 ROP 的主要原因。但有学者发现不是所有接受氧疗的早产儿都发生 ROP,即使从未吸氧的早产低出生体重儿也会发生 ROP。提示可能存在比氧疗更重要的影响因素。直到 20 世纪 60 年代以后吸氧是形成 ROP 的主要原因的观点才被逐渐修正。认为组织相对缺氧才是诱发形成 ROP 的因素。有的学者则提出相反的观点,Gaynon 认为适当给氧可延缓 ROP 的进展,可以减少 ROP 阈值前期病变向阈期病变发展。未发现其阻碍视网膜血管的成熟。STOP-ROP 多中心研究组进行了一项多中心前瞻性随机研究,649 例早产儿随机分为传统治疗组(325 例,血氧饱和度维持在 89%~94%)和补充供氧组(324 例,血氧饱和度维持在 96%~99%)。结果发现传统治疗组 ROP 阈值病变发生率为48%,补充供氧组 ROP 阈值病变发生率为 41%。黄斑牵拉移位两组均为 3.9%。据此认为补充供氧并未引起 ROP 阈值病变前期进展,但也没有减少需要手术治疗的病例。

氧疗能否引起 ROP 主要取决于吸氧的浓度和吸氧时间。目前学术界有争论的是吸多高浓度的氧及吸多长时间的氧才是 ROP 的危险因素。有人认为接受 40% 以上氧浓度治疗的早产低体重儿,应警惕视网膜病的发生。意大利 ROP 多中心研究小组认为早产儿吸氧 60 天才具有预测 ROP 发生的价值。而 Kellner 则把吸氧时间超过 30 天作为 ROP 筛查标准之一。也有学者认为 ROP 的产生与"相对缺氧"有关。即高浓度给氧后迅速停止应用氧气,从而造成组织相对缺氧,而与吸氧时间无关,提示动脉氧分压的波动与 ROP 的发生更为密切。ROP的产生与"相对缺氧"有关,其毒理作用是在相对缺氧状态下,氧自由基和同期相应的氧化代谢产物形成过快。而早产低出生体重儿的抗氧化系统存在缺陷,组织内抗氧化防御机制无法同步解毒,从而造成组织损害,导致 ROP。关键问题是要尽量保证血氧水平的相对稳定,尤其在出生早期尽量避免血氧大范围的波动。低氧血症和高氧血症均可诱发相似的视网膜血管增生性改变。生后第一周内动脉血氧分压波动越大,ROP 发生率越高,程度越重。

3. 母亲因素

(1) 遗传因素:在新生儿监护中具有同样临床特点的早产儿为什么有的发生严重的 ROP而有的不发生?用遗传差别可解释这一现象。在 20 世纪 90 年代,就有人做了有关遗传的观察,他们发现不同种族人群中 ROP 的发病率不同。非洲和南美的黑人比白种人的发病率低;阿拉斯加本土人的发病率比非本土人要低。这表明遗传、社会经济和饮食等多方面因素参与了 ROP 的发病。Norrie 病基因研究为 ROP 的研究提供了参考。Shastry 等的研究发现,12例重度 ROP 患儿,有 4 例患儿家长有 Norrie 病基因的第三外显子突变。在 100 例进展期ROP 患儿中,有 2 例患儿的 Norrie 病基因的第一外显子 CT 重复片段有插入或缺失现象。遗传的多态性也可改变正常控制视网膜血管化基因的功能,如 VEGF 可参与 ROP 的发病机制。筛查和评估基因的多态性可以鉴别和及时发现、治疗高危新生儿的 ROP。

(2) 小于胎龄儿(SGA):提示其在宫内可能存在着缺氧、感染和营养不良。有人曾报道SGA 更易发生 ROP。但在新加坡的一项研究中认为 ROP 的发生在 SGA 与适于胎龄儿之间无显著差异。

(3) 其他:围生期还存在许多尚未确定的影响因素,如多胎、宫内感染、母亲妊娠高血压、分娩方式、母亲用药如 β 受体阻断剂等。

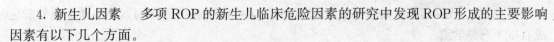

4. 新生儿因素　多项 ROP 的新生儿临床危险因素的研究中发现 ROP 形成的主要影响因素有以下几个方面。

（1）感染：感染是 ROP 发生和发展的重要因素，尤其是真菌感染。真菌菌血症可作为 ROP 发生的独立的危险因素，可导致 ROP 的发生。

（2）贫血和输血：早产儿贫血，体内红细胞携氧能力低，引起相对低氧、缺氧是早产儿 ROP 形成的危险因素。早产儿反复输血也是 ROP 形成的危险因素。其可能解释为成人与新生儿有不同的血氧饱和度曲线，理论上成人血供输给新生儿，成人的血红蛋白会供给新生儿视网膜更多的氧气，并在输血时会造成血压和血氧的波动。反复的血氧和血压波动可成为 ROP 发生和发展的重要因素。而且需要输血的新生儿可能并发症更多，全身情况更差，更易发展成为 ROP。

（3）肺表面活性物质（PS）的应用：由于小胎龄、低出生体重的早产儿大多肺发育未成熟，肺泡表面物质缺乏，易导致呼吸窘迫综合征（RDS）。补充 PS 可明显降低 RDS 的发生和发展。在 PS 应用于临床以前，曾有报道 VLBW 患儿 ROP 的发生率为 11%～60%。在接受 PS 治疗的 VLBW 中，可明显降低 RDS 的发病率及严重性，ROP 阈值病变发病率亦明显降低。但也有动物实验表明应用 PS 后，由于肺顺应性在短时间内发生较大的变化，造成动脉氧分压在较大范围内波动，使 ROP 加重。

（4）血压波动：出生早期患儿血压的波动可以影响视网膜血流灌注。低血压是早产低出生体重儿常见的并发症。低血压往往伴有低心排出量、肾脏灌注减少、尿量减少、代谢性酸中毒等。低血压最初采用胶体液扩容，如清蛋白、血浆或其他血制品。这些措施反应不良时，使用多巴胺提升血压。多巴胺的使用增加了 ROP 发生的危险。

5. 其他因素

（1）微量元素：人体中的微量元素参与各种金属酶的组成，与 ROP 的发病也有一定的关系。铜的缺乏可导致视网膜组织抵抗氧化损伤的作用减弱，削弱抗氧化酶的活性。此外，铜的缺乏还能增加血栓素 A_2（TXA_2）的合成同时降低前列腺素 I_2（PGI_2）的合成，从而导致视网膜血管持续收缩，进一步使视网膜缺血，导致 VEGF 产生，形成新生血管，最终导致 ROP 的形成。还有研究表明硒的缺乏可能是 ROP 发病因素之一。

（2）二氧化碳：目前对二氧化碳在 ROP 发生作用的研究尚少。已有研究表明血高二氧化碳可能与视网膜病有关。而 Gellen 等的回顾性临床观察发现，血二氧化碳分压的变化和二氧化碳浓度的高低与 ROP 的发生并没有关联。

（3）其他：其他的可能诱因有支气管肺发育不良、肠外营养、坏死性小肠结肠炎、母亲曾用过 β 受体阻断剂。另外，换血、吲哚美辛的应用、呼吸暂停、心率缓慢、宫内慢性缺氧、呼吸窘迫综合征、机械通气、抽搐、颅内出血、血液黏稠、体温变化、利用体外受精技术受孕等均可能与 ROP 有一定关系。

二、发病机制

发病机制尚未完全阐明。未成熟的视网膜血管对氧极为敏感，高浓度氧使视网膜血管收缩或阻塞，从而使正常发育的视网膜血管停止，已形成的视网膜血管关闭导致视网膜缺氧。由于缺氧而产生血管增生因子，刺激视网膜血管增生，新生血管出现了形态和功能上的异常，特别是未能形成正常的血管屏障。ROP 多发生在视网膜周边部，尤以颞侧周边部为主。

研究显示,视网膜新生血管形成在 ROP 的发生机制中起主导作用。有关新生血管的生成有以下三种学说。

1. 细胞因子学说　现已发现有多种因子参与新生血管生成,其中促进血管增生的因子有血管内皮生长因子(VEGF)、碱性成纤维细胞生长因子(bFGF)、肝细胞生长因子(HGF)、表皮生长因子、血小板衍生的血管内皮生长因子(PDGF)、β 转化生长因子、血管促白细胞生长素(angiopoietin,ANG)等。抑制血管增生的因子有色素上皮衍生因子(PEDF)及一氧化氮(NO)等。当血管生成物质与抑制物质达到平衡时,血管增生的"开关"关闭。若这一平衡被打破,血管生成物质占优势,"开关"打开,血管生成。

(1) VEGF:是血管内皮特异性生长因子,是一种可溶性二聚体糖蛋白,相对分子质量为 45～48。研究表明,VEGF 在血管生成的过程中起中心调控作用,是启动新生血管形成所必需的最重要最有效物质。VEGF 参与调节正常视网膜血管化过程,由于视网膜 VEGF 的正常表达,血管可长到最初的无血管区和缺氧区。任何扰乱 VEGF 正常表达的因素均可破坏视网膜血管化,再恢复 VEGF 表达不仅无助于解决问题,反而使情况进一步恶化,最终导致视网膜功能破坏。

(2) ANG:也是血管内皮特异性的生长因子。

(3) HGF:可诱导内皮细胞和上皮细胞的许多细胞反应,如分散、增生、移行。HGF 的功能并不局限于内皮细胞,还参与 ROP 形成的许多方面,如促进周细胞、神经实质细胞和锥细胞的生长。通过调节内皮细胞和周细胞的联系影响血管生成;通过调节细胞外基质产物而促进视网膜脱离形成等。

(4) bFGF:可促进血管生成,对视网膜有神经营养作用,减少视网膜细胞的死亡。

(5) PEDF:是一种抑制血管生成的物质。它由视网膜色素上皮细胞产生,相对分子质量为 50。生后 7 天的新生小鼠暴露于 75% 高氧环境,PDEF 含量较吸空气的对照组明显升高,且视网膜感光细胞层 PDEF 含量最高。生后 18 天内,视网膜血管还在发育中,视网膜 PDEF 免疫荧光染色很弱甚至无;生后 21 天时视网膜已完全血管化,PDEF 染色非常强烈。低氧使 PDEF 水平下降,促进血管生成;高氧使 PDEF 水平升高,抑制血管生长。

(6) 一氧化氮(NO):已在人视网膜上皮细胞实验中证实 NO 抑制缺氧,诱导 VEGF 基因表达,并呈剂量依赖性和时间相关性。提示其在 ROP 的发病中可能起一定作用。

2. 氧自由基学说　过度吸氧可以形成大量氧自由基,组织内抗氧化防御机制无法同步解毒,从而造成视网膜组织损害。不成熟的视网膜含有低水平的抗氧化剂如 NO 系统,当高浓度的氧吸入时导致视网膜高氧,高氧产生过氧化物,包括前列腺素的产生,导致了血管的收缩和血管细胞毒性,从而导致视网膜缺血,进一步导致了血管增生。

3. 梭形细胞学说　周边视网膜无血管区存在着原始梭形细胞,它们是视网膜毛细血管的前身。在子宫内低氧环境下,梭形细胞增殖成"条索块",条索块进一步管道化形成毛细血管。当早产儿突然暴露于高氧环境时,梭形细胞受损,刺激血管增生。视网膜脱离的机制如发病机制所述。

了解 ROP 的发病机制,有助于临床医生开展对 ROP 的进一步研究工作。采取各种方法降低早产及低出生体重儿的出生率;提高围生医学的医疗及护理质量;合理用氧,减少新生儿期的心、肺、脑等疾病对氧的需求;对高危儿密切随访,对 ROP 阈值期、阈值前期(Ⅰ型)病变及时进行激光或冷凝治疗,以及个体化应用调节血管生成的药物,综合性降低 ROP 的发生

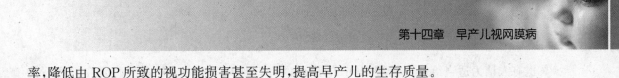

率,降低由 ROP 所致的视功能损害甚至失明,提高早产儿的生存质量。

第二节 早产儿视网膜病变的流行病学

1942 年 Terry 首次报道了一些早产儿在生后 4～6 个月时发现瞳孔区发白,晶体后有白色纤维组织,视物能力低下,当时被命名为晶状体后纤维增殖症(RLF),推测这种纤维增生膜为先天性晶状体血管膜的遗迹。这是在发达国家该病的第一次流行。1951 年 Campbell 的研究认为该病与未经控制的滥用氧有密切关系,提出应避免预防性用氧及严格限制用氧,仅在发绀时才用氧。控制早产儿吸氧后,其晶体后纤维增生的发生率有了明显下降,但是早产儿死亡率及神经系统远期不良并发症发生率明显上升。

20 世纪 80 年代初随着新生儿重症监护室建立及医疗护理技术的进步,早产低出生体重儿的成活率大大提高,ROP 发生率也呈上升趋势,出现了该病的第二次流行。当时美国每年约有 37 000 例新生儿出生体重不足 1500g,其中约 8 000 例(21.6%)发生 ROP。在这些患儿中,2 100 例(26.3%)因 ROP 发生伴有视力障碍的眼疾,500 例(6.3%)最终致盲。ROP 在出生体重≤1000g 的超低体重儿中发病率高达 80% 以上。1984 年国际眼科学会将该病正式命名为早产儿视网膜病变(ROP)。20 世纪 90 年代以后,ROP 在发达国家的发病率已显著降低,欧洲报道 ROP 发生率为 10%～31%,亚洲报道为 20.7%,在非洲出生体重在 1500g 左右或胎龄在 32 周左右的早产儿 ROP 发生率和阈值病变分别是 16.3% 和 1.6%。低收入国家越南统计 ROP 发生率和阈值病变分别是 81.2% 和 9.3%。

我国黄水清等人报道极低出生体重儿 ROP 发生率为 24%。目前我国还没有基于大规模流行病学调查研究的统计资料。我国每年有 2 000 万新生儿出生,其中早产儿发生率约为 10%,每年约有 200 万早产儿出生。按亚洲 ROP 发生率估计,我国每年可能将有约 40 万早产儿发生不同程度的 ROP。

ROP 的发生与出生体重及胎龄密切相关。美国 ROP 多中心研究小组对出生体重及胎龄与 ROP 的发病率及病情严重程度进行统计分析,发现出生体重<750g、750～999g、1 000～1 250g 的早产儿 ROP 的发病率分别为 90%、78.2%、46.9%。胎龄≤27 周、28～31 周、≥32 周的早产儿 ROP 的发病率分别为 83.4%、55.3%、29.5%。我国王颖等对 76 例抢救成功的高危新生儿进行眼底检查,发现足月儿无一例发生 ROP,12 例 ROP 全部为早产儿,平均胎龄为 31.75 周,平均出生体重为 1647g。郭异珍等发现出生体重 500～750g、750～999g、1 000～1 249g、1 250～1 499g 的早产儿 ROP 发生率分别为 86%、65%、48%、15%;胎龄 25～27 周、28～30 周、31～33 周、34～36 周的早产儿 ROP 发生率分别为 74%、44%、26%、18%。美国 ROP 冷凝协作组统计,出生体重≤1 250g 的新生儿中各期 ROP 的发生率为 65.8%,阈值病变的发生率为 6%。在印度出生体重≤1 700g 新生儿中各期 ROP 的发生率为 47.3%,体重≤1 500g 或胎龄≤34 周的新生儿发生率为 46%。

吸氧与 ROP 明显相关。Gallo 等的研究显示,氧疗时间越长、吸入氧浓度越高、动脉血氧分压越高,尤其是氧疗>15 天、持续正压(CPAP)>7 天、吸入氧气浓度(FiO_2)>60% 的患儿,其 ROP 发生率更高,病情更重。动脉血氧分压的波动对 ROP 进展也起重要作用。

氧疗方式与 ROP 发生密切相关,用 CPAP 或机械通气者 ROP 发生比例比头罩吸氧者高。

也有人认为适当给氧可延缓 ROP 的进展,如前述的 STOP-ROP 多中心研究组进行的 649 例早产儿随机调查研究,结果发现传统治疗组 ROP 阈值期病变发生率为 48%,补充供氧组 ROP 阈值期病变发生率为 41%。

美国 CRYO-ROP 小组发现,白人与黑人相比 ROP 发生率高、病情重。Saunders 等对 4 099 例出生体重≤1 250g 的早产儿研究时发现,白人与黑人 ROP 发生率相似,但白人 ROP 达阈值期者有 160 例(7.4%),黑人仅有 51 例(3.2%),差异有统计学意义。阿拉斯加人比非本土人发生 ROP 的时间早。导致这种差异的真正原因目前尚不清楚,可能由于黑人的视网膜色素上皮和脉络膜含黑色素多,可对抗氧自由基的损伤,减少对视锥细胞的干扰,从而起到保护作用。

第三节　早产儿视网膜病变的筛查

一、筛查的意义

相比 20 世纪 70 年代,目前的 ROP 发病率并没有下降,ROP 仍是目前一个严重的儿童健康问题。急、慢性 ROP 新生儿护理的花费和社会对失明或视力障碍支出费用之巨大,足可以有理由引起我们重视进一步对 ROP 进行研究和寻求更有效的治疗方法。迄今预防 ROP 最行之有效的方法就是早期发现、早期治疗,这就要求每个国家都根据本国医疗水平等实际情况建立自己的 ROP 筛查标准、方法和随访制度,并对早期发现的阈值 ROP 或阈值前 ROP 及时进行冷冻或光凝治疗,防止病变进一步发展,阻止 4、5 期病变的出现。发达国家已经将 ROP 筛查和早期治疗作为新生儿科和眼科的医疗常规项目。在中国,2004 年卫生部颁发《早产儿治疗用氧和视网膜病变防治指南》以后,各地开始陆续正规开展这方面工作,但全国这一工作开展并不均衡,一些 ROP 防治工作较好的地区 ROP 的年发病率有所下降。

二、筛 查 对 象

ROP 的发生率和严重程度与出生体重成反比。研究表明出生体重的影响比胎龄更稳定,与 ROP 有无和进展情况更直接相关,因此以出生体重为筛查标准更合乎逻辑。筛查标准的建立需平衡利弊,标准越低(出生体重高),漏诊几率越小,但花费越多,检查风险增加;标准越高(出生体重低),花费越少,检查风险降低,但漏诊几率增加。考虑到检查较大早产儿的风险相对较小,而漏诊造成的后果可能更严重,所以筛查标准中选择较大患儿可能更合理。纵观世界各地关于 ROP 筛查对象的界定,我们没有查到任何地方以氧气供应作为 ROP 筛查的标准,说明现代观点认为 ROP 是否发生的决定性因素是早产(体重与胎龄)而不是氧疗所致。ROP 发生也与其他很多因素相关,所以有长时间吸氧史,合并心、肺较重病变,贫血较重等超出筛查范围的早产儿也应进行筛查。根据国内外文献,以前发现报告的足月儿 ROP 很可能是家族渗出性玻璃体视网膜病变(familial exudative vitreoretinapathy,PEVR),是一种与 ROP 表现相同的常染色体显性遗传性眼病。相类似的还有 Norrie 病。

三、筛 查 方 法

ROP 筛查的初次检查通常是在新生儿科或 NICU 完成,出院后的较大早产儿检查可以在眼科门诊进行,具体筛查建议按以下步骤进行。

（一）询问病史

眼科检查之前首先须详细采集病史。出生体重低和胎龄小是导致 ROP 的根本原因，早产儿氧气使用情况（如吸氧方式、浓度、持续时间等）也很重要，以上资料均需详细记载。另外，还要了解母亲怀孕期间有无感染性病原体接触史、既往史、外伤史、药物应用史、流产史等；胎儿出生方式是剖宫产还是顺产；分娩过程（如是否臀先露）、贫血、颅内出血、败血症、呼吸窘迫综合征、输血等，也是引起 ROP 的重要危险因素。

（二）眼科检查

眼科医生对早产儿进行眼科检查如果在新生儿科进行，因为患儿小，反抗力差，仅需护士轻轻固定婴儿头部即可。检查时将婴儿放于专用检查台上，危重患儿可在温箱中进行。检查已出院的较大新生儿，通常要在眼科诊室进行，这时最好用一大小合适的浴巾将新生儿手脚一起包裹起来，检查过程中需有一名新生儿科护士配合眼科医生检查，固定患儿头部，并观察生命体征。早产儿眼科检查极少需要麻醉镇静后进行。

1. **检查前准备**　首先对早产儿家属宣教，宣教的形式包括口头介绍、分发提前印好的宣传资料及电视录像等，内容包括疾病简介、检查前散瞳注意事项、开始检查前 30 分钟不要喂奶、检查中患儿会哭闹、检查后有短暂眼睑红肿甚至结膜下出血等、为防止感染检查结束后需用 2～3 天抗生素滴眼液，如有病变或视网膜血管发育不全需定期随访或及时治疗，延误治疗的严重后果等内容。以上内容一定要有书面告知，知情同意并签字。

2. **眼外观检查**　外眼检查应注意到任何眼睑异常，在胚胎期 6 个月末，上下眼睑从鼻侧至颞侧逐渐分开。很小的早产儿，出生时眼睑可能还没有分开。角膜可用 20D 或 14D 的间接镜镜头作放大器来检查其清晰度和大小，也要注意是否有晶体后纤维增生、瞳孔残膜及后粘连，还要检查和记录瞳孔直接、间接对光反应。

3. **眼前节检查**　包括前房、虹膜和晶状体，ROP 晚期通常发生继发性青光眼，导致前房变浅、角膜混浊；急性期 ROP 发生 plus 病变时通常会出现虹膜血管扩张或新生血管，瞳孔强直，对光反应迟钝，散瞳困难等；早产儿有时会发现白内障，部分是一过性，不需要治疗，而严重白内障影响眼底观察，则需要及时手术摘除，以便于 ROP 治疗或观察。

4. **眼后节检查**

（1）仪器和设备：ROP 眼底检查一般应用双目间接检眼镜或广角数码儿童视网膜成像系统（wide-field digital pediatric retinal imaging system，简称 RetCamII）。目前最常用的是双目间接检眼镜，因其操作简单，设备价格低廉、易得，检查过程中视野清晰，可配合巩膜压迫检查到锯齿缘，被视为 ROP 眼底检查的"金标准"，采用双目间接镜进行 ROP 眼底检查时还可能用到的器械有＋28D 或＋20D 透镜，小儿开睑器，顶压巩膜用的小儿专用顶压器（可用小晶体套圈或小斜视钩代替）。RetCamII 是 1998 年美国 MASSIE 公司生产的，专门用于观察并记录婴幼儿视网膜图像的广角成像系统。它成像范围广，一次成像角度达 130°，配合眼位有时可以观察到锯齿缘。优点是检查结果自动保存，为医疗纠纷提供医疗证据，也为远程会诊提供操作空间，以后新生儿科技师可以按既定的要求对患儿进行检查，然后将影像结果汇总到 ROP 筛查中心处理，既准确客观，又安全、节省人力。RetCamII 的缺点是设备昂贵，在发展中国家普及并不是一件容易的事；目前设备笨重，便携性能差，另外对 ROP 周边病变的辨别程度尚不及双目间接检眼镜。鉴于以上两种检查方法的优缺点，我们在 ROP 筛查实践中的经验是，将两者结合起来使用，有病变的 ROP 尽量用 RetCamII 检查，没有病变的早产儿也要保证在筛查随访过程中至少做一次 RetCamII 检查。

（2）散瞳：ROP 眼底检查前须充分散瞳，一般于检查前 30～45 分钟开始，每 10 分钟滴 1 次。散瞳眼药水通常采用抗胆碱能药和拟肾上腺素药的混合液，如可选用 0.5％托吡卡胺和 0.5％盐酸去氧肾上腺素混合滴眼液，也可用国产复方托吡卡胺滴眼液，前者起效快，但维持时间短，后者起效慢，但维持时间长。早产儿散瞳时无需压迫泪囊，但滴完散瞳眼药水后须迅速拭去溢出结膜囊的多余眼药水。瞳孔难以散大时应想到是否有 ROP Plus 病变引起瞳孔强直的可能。

（3）检查方法：进行 ROP 眼底检查的医生应该有足够眼底检查经验，并熟悉早产儿眼底正常表现，国外一般由眼底病医生或小儿眼科医生承担。屈光间质混浊包括瞳孔残膜、白内障、玻璃体血管残余、玻璃体混浊等可能会影响眼底检查。检查前为减轻新生儿不舒适感，结膜囊可滴表麻药。开睑器开睑，为避免交叉感染，开睑器和巩膜压迫器必须分装消毒，每人一套。检查者需双手消毒，特殊患儿穿隔离衣，戴手套操作。检查者依次检查屈光间质、视神经盘、黄斑和周边部眼底（借助巩膜压迫），并将眼底情况记录于专用记录单上（表 14-1）。

表 14-1　早产儿视网膜病变会诊眼底检查记录

住院号_____　姓名_____　医院_____

出生年月（mm/dd/yy）_____/_____/_____　性别（M-1,F-2）_____

出生体重（grams）_____　孕周（weeks）_____

胎数（Single-1,Twin-2,Triplet-3）_____

检查日期（mm/dd/yy）_____/_____/_____　检查者：_____

眼底记录：

其他：

诊断：□无 ROP；□有 ROP：_____期（□Plus 病变）；其他_____。

进一步诊疗建议：

1. □密切随访：定期眼底检查　　□1 次/1 周；□1 次/2 周

2. □长期随访：家长及儿科医生注意视功能发育，请参考相关资料。

3. □有 3 期阈值病变，需冷冻或光凝治疗。

4. □其他_____。

随访记录：

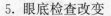

5. 眼底检查改变

（1）正常婴幼儿眼底表现：由于新生儿期眼底色素颗粒较少而稀疏，视网膜神经纤维呈透明状，故巩膜颜色及脉络膜血管可透见。眼底因色素多寡色泽差异比较大，脉络膜血管清晰可见，整个眼底多呈轻度豹纹状，视网膜血管向周边视网膜走行过程中逐渐变细，还可以透见睫状神经。

（2）未完全血管化的视网膜眼底表现：早产儿出生时视网膜尚未完全血管化，特别是颞侧周边视网膜，视网膜未血管化的程度与早产程度一致。动静脉隐约可以分辨，周边血管没有扩张或充血。周边视网膜和视网膜无血管区呈现银灰色、不透明、闪亮的丝绸样表现，这可能是由于周边视网膜缺少或几乎没有血液供应，加之检查时光线阴暗所致，视网膜是从有血管到无血管逐渐过渡的。

（3）急性期 ROP 表现：根据国际早产儿视网膜病变分类（International classification of retinopathy of prematurity，ICROP）标准，急性期 ROP 应从分区（部位）、分期、范围和是否出现 Plus 病变四个方面进行描述，分区是以视神经盘为中心将视网膜分为 3 个同心圆或环区，Ⅰ区是以视神经盘为中心，2 倍视神经盘-中心凹距离为半径的后极部圆形区，Ⅱ区是Ⅰ区以外，以视神经盘为中心以视乳至鼻侧锯齿缘距离为半径的圆内的环形区域，Ⅲ区是Ⅱ区以外剩余的颞侧周边视网膜新月形区域。范围是指视网膜病变累及的钟点数。Plus 病变包括后极部血管的扩张、扭曲和虹膜病变。急性期 ROP 根据病变的严重程度分为 1～5 期，1 期：分界线。指有血管区和无血管区分界处视网膜内出现一条细小、扁平灰白色分界线；2 期：嵴。指分界线增高、变宽形成嵴，但增殖组织仍位于视网膜内，颜色从白色到奶油色，嵴后血管可以离开视网膜平面进入嵴；3 期：嵴伴视网膜外纤维血管增殖。指视网膜嵴上新生血管和纤维增生，突破内界膜，长入玻璃体；4 期：分 4A 和 4B，4A 期，部分视网膜脱离，未累及黄斑区，4B 期，部分视网膜脱离累及黄斑区；5 期：视网膜全脱离，根据视网膜脱离前后开闭的情况分为：开-开、开-闭、闭-开和闭-闭四种类型。

6. 注意事项　散瞳眼药水一般极少引起血压升高和肠梗阻等全身异常。检查过程中要注意眼心反射引起的心动过缓甚至骤停等情况发生。现场有急救抢救药品与设备。

四、初次检查时间和随访

（一）初次检查时间

一般在新生儿出院前，生后 4～6 周或矫正胎龄 31～33 周，不同国家和地区标准不同，CRYO-ROP 和 Light-ROP 多中心协作组的联合数据分析显示第一次筛查的时间为矫正胎龄 31 周或出生后 4 周。

（二）随访原则

ROP 随访频率一般根据眼底病变情况确定。没有 ROP 的两周一次，有 ROP 的每周一次，阈值前 ROP 随访间隔应少于 1 周。每次随访，发放复诊卡，以书面形式告知患儿家属目前的病情及复诊时间、预约电话等。

_____早产儿视网膜病变复诊卡

目前情况:

1. 周边视网膜血管未发育完全;

2. 1~2 期 ROP;

3. 阈值或阈值前期 ROP;

4. 没有 ROP;

5. _____

处理意见:

1. __周后复诊;

2. 72 小时内行光凝或冷凝治疗;

3. 以后小儿眼科随诊,注意视功能发育。

4. 其他_____

(三) 随访终止

以视网膜完全血管化或病变静止、瘢痕化,或已接受治疗为 ROP 筛查随访终止时间。

五、世界各地筛查标准的差异和筛查结果

(一)世界各地 ROP 筛查标准和初筛时间(表 14-2)

表 14-2 世界各地 ROP 筛查标准和初筛时间

国家或地区及制订时间	筛查标准			初筛时间
	出生体重(克)	胎龄(周)	其 他	
中国卫生部(2004)	<2 000	—	患严重疾病	生后 4~6 周/校正胎龄 32 周
中国香港(NM)	<1 500	<32		生后 4 周/校正胎龄 32 周
中国台湾(2002)	≤1 500	≤31	高危因素	生后 4~6 周/校正胎龄 33 周
美国(2006)	<1 500	≤32	出生体重 1500-2 000g 或胎龄>32 周有临床不稳定过程	生后 4 周/校正胎龄 31 周
英国(1995)	≤1 500	≤31	—	生后 6~7 周
加拿大(2000)	≤1 500	≤30	—	生后 4~6 周
日本(1994)	<1 251	<30		生后 3 周
德国(1995)	≤1 500	≤32	<2 000g 和氧疗>30 天	生后 6 周/校正胎龄 31 周
法国(NM)	<1 500	≤32	—	生后 4~6 周
荷兰(1996)	<1 500	≤32	氧疗>30 天	生后 5~7 周
瑞典(1993)	≤1 500	≤32	—	生后 5~6 周
澳大利亚(NM)	<1 500	<32	—	生后 6~7 周
新西兰(1990)	<1 250	<31	—	生后 4~6 周
新加坡(1995)	<1 250	<32	过度吸 O_2 史	生后 6 周/校正胎龄 34 周
马来西亚(NM)	<1 250	<37	—	生后 4 周

续表

国家或地区及制订时间	筛查标准			初筛时间
	出生体重(克)	胎龄(周)	其 他	
印度(2003)	≤1 500	≤35	—	生后 2~4 周
巴西拉美(2001)	<1 750	—	胎龄<37 周,氧疗>30 天	生后 6~7 周
南非(1999)	≤1 500	≤32	—	生后 4~6 周
视觉 2020	≤1 250	<32		生后 6~7 周
早产儿视网膜病变多中心冷凝研究	<1 250	<31		生后 4 周/校正胎龄 31 周

(二) 世界各地 ROP 筛查结果分析

ROP 的发病率取决于出生体重和胎龄,下面表格分别显示了部分国家地区 ROP 筛查的结果(表 14-3)。

表 14-3 部分国家地区 ROP 筛查结果

国家或地区	筛查标准	筛查人数	ROP总体发病率	需要治疗ROP 发病率
美国 Cryo-ROP	BW<1 250g		65.8%	6%
美国 1989~1997	GA<30 周或 BW<1 300g	950	21.3%	4.6%
新加坡 1988~2001	BW≤1 250g 或 GA≤32w	564	29.2%	4.96%
瑞典 1993	BW<1 500g	260	40.4%	10.8%
英国 1987~1998		484	41.9%	5.2%
巴西 2006	BW≤1 500g 或 GA≤32w		25.7%	5.3%
印度 1996	BW<1 500g 或 GA≤34w	100	46%	9%
越南 2001	BW≤1 500g 或 GA≤33w	225	81.2%	9.3%
台湾 1997~1998	BW<36w 或 <2 000g	108	25%	7%
北京 2003	GA≤34w 或 BW≤2 000g		17.3%	4.1%
深圳 2004~2006	BW≤2 000g	1 500	16.8%	7.3%

第四节 早产儿视网膜病变的诊断与分类

一、早产儿视网膜病变表现与分类

1987 年早产儿视网膜病变命名委员会的国际分类法,保留了 1984 年的 2 个基本指标:分区,分期;在分期中简要概括为"线"、"嵴"、"嵴伴视网膜外纤维血管增殖"、"不完全性视网膜脱离"、"全视网膜脱离"。2005 年"国际早产儿视网膜病变命名委员会"对 1987 年国际分类法的以上主要标准再次确认。随着全世界欠发达国家、发展中国家、发达国家更多的临床工作及基础研究,将来会有更新的知识和内容。

(一) 早产儿视网膜病变分区

3 个区划分为：

Ⅰ区：以视神经盘中央为中心，视神经盘到黄斑中心小凹距离的两倍为半径画圆。

Ⅱ区：以视神经盘中央为中心，视神经盘到鼻侧锯齿缘为半径画圆的Ⅰ区以外环形区域，鼻侧到锯齿缘，颞侧大约在赤道部。

Ⅲ区：Ⅱ区以外剩余的部位。

为了表达病变在所在区域的范围，沿用传统眼底表示的方法，用上方、下方、鼻侧、颞侧，依顺时针方向（1～12 点钟）所在的钟点位置来表示。

(二) 早产儿视网膜病变分期

1. 早产儿视网膜病变（急性） 分为 1～5 期，分别为：①1 期：视网膜分界线；②2 期：视网膜嵴；③3 期：视网膜嵴上发生视网膜血管扩张、迂曲，伴随视网膜内纤维组织增生；④4 期：发生不完全性视网膜脱离；⑤5 期：发生完全性视网膜脱离。

2. ROP 各期的表现

(1) 1 期：在周边部有血管区与无血管区之间出现大致与锯齿缘平行的灰白色分界线。分界线较多在颞侧出现，其细小、低平、界限清楚，呈灰白色或略微奶黄色，位于视网膜内。紧邻分界线后有异常分枝状、有时呈扫帚状小血管。虽然常有异常形态的小血管先于分界线出现，诊断本期必须有明确的"分界线"。

(2) 2 期：分界线隆起，变宽呈嵴样改变，视网膜内组织增生。分界线发展，变高变宽，体积增加，增生组织仍在视网膜内，"嵴"呈白色到奶油色。在嵴后，视网膜血管高于视网膜平面进入嵴，小丛状的视网膜血管位于视网膜表面。它不是视网膜外的增生组织。隆起的嵴要注意与局部浆液性渗出性视网膜脱离相鉴别。

(3) 3 期："嵴"上发生视网膜血管扩张、增生，伴随纤维组织增生。2 期时的"嵴"因视网膜内增生组织发展，继续增高、增宽，嵴上新生血管形成伴同纤维性增生组织，突破视网膜内界膜突入到玻璃体腔，变成绒毛状，粗糙和参差不齐。新生血管形成可来自于嵴的后缘处或嵴的脊突处的小血管丛；纤维性组织增生发展，丛状小血管互相吻合，扭结，成不规则状，血管紧邻嵴的后缘，通常与嵴不相联结。互相吻合的血管呈腊肠状，平行于嵴走行。进入嵴内的视网膜血管扩张、充血。嵴上或嵴周视网膜出血较常见。

(4) 4 期：不完全性视网膜脱离。颞侧出现纤维性血管组织增生，黄斑区、血管弓被牵引，血管分支之间角度变小，走行变直。以后在增生部位发生牵引性视网膜脱离，始于周边逐渐向后极部发展。黄斑区视网膜在位为 4A，黄斑区视网膜脱离为 4B。

嵴后区发生视网膜脱离，可因来自于纤维血管性增生组织形成的嵴内不成熟的血管浆液渗漏引起渗出性视网膜脱离，或因视网膜外纤维性增生组织瘢痕化引起牵引性视网膜脱离，二者可以同时存在。不同于 1984 年的分类，本次分类定义中，不再考虑是哪一种原因引起的视网膜脱离，只简单定义为"不完全性视网膜脱离"。视网膜脱离可以呈环形达 360°，也可以呈象限性。

(5) 5 期：漏斗状视网膜全脱离。病变晚期前房变浅，继发青光眼，角膜变性，晶状体后全部为纤维组织占据，最终导致黑蒙。4 期病变继续急性发展，视网膜脱离扩展一直达到视神经盘的边缘，形成漏斗状视网膜脱离。漏斗状视网膜脱离的形状依前部分与后部分改变的不同组合，细分为：前部开口后部开口形漏斗；前部窄口后部窄口的闭斗形漏斗；前部开口后部窄口形漏斗;前部窄口后部开口形漏斗状视网膜脱离。若混浊的晶状体后膜形成,妨碍了眼底观察,可以借助 B 型超声波扫描了解漏斗状视网膜脱离的形状。

附加性病变包括:视网膜血管扩张、迂曲;虹膜血管扩张、瞳孔固定难散大;玻璃体混浊。

(三) 瘢痕性(退行性)病变

1. 周边部血管性病变　视网膜血管化停止;无视网膜血管分支发育、小分支形成异常;血管弓与周边部组织环形相连接;形同毛细血管扩张的血管改变。

2. 后极部血管性病变　血管迂曲,颞侧血管变直;颞侧血管弓血管分支夹角变小。

3. 视网膜改变　色素性变化;视网膜变薄;视网膜皱褶;玻璃体膜形成,与视网膜黏着或无黏着,玻璃体视网膜内界面变化;形同格子样变性改变;视网膜裂孔形成;牵引性/裂孔性视网膜脱离。

二、早产儿视网膜病变诊断

依照我国卫生部《早产儿治疗用氧和视网膜病变防治指南》要求,对筛查对象行眼底检查。发现与确认需要及早治疗的阈值期早产儿视网膜病变和阈值前期(Ⅰ型)早产儿视网膜病变,以及需要密切随访眼底的早产儿,对预防和减少严重早产儿视网膜病变发生、发展和降低婴儿失明率,十分重要。

判断眼底Ⅰ区的范围,采用估测以视神经盘中央为中心,视神经盘到黄斑中心小凹距离的两倍为半径画圆的范围;或用+28D 非球面镜观察眼底,视神经盘位于视野中央时的整个圆形范围,这时不超出上述范围的视网膜和视网膜血管就属于Ⅰ区范围。Ⅰ区的颞侧边界确认有时感到困难,可用 25D 或者 28D 非球面镜检查时,调节视神经盘鼻侧边缘在眼底可见的视野鼻侧的边缘,视神经盘颞侧区的范围就是Ⅰ区的颞侧区范围,视野的颞侧边界为Ⅰ区的边界。Ⅱ区在Ⅰ区外,但其在鼻侧有 2 个钟点范围离锯齿缘约 1 个视神经盘直径远,即右眼为 2~4 点钟,左眼为 8~10 点钟。Ⅱ区外为Ⅲ区,包括颞侧无血管区。

淡白色、色素少或色素深的眼底,观察视网膜血管较困难。在淡白色或色素少的眼底,有时会把已发育形成的脉络膜血管错认为视网膜血管。而在色素深的眼底,在暗色调背景上难以辨认视网膜血管,尤其是Ⅱ区和Ⅲ区处的视网膜小血管,改用+20D 非球面镜观察可以改善。

需要强调,依据在有视网膜血管区与无视网膜血管区交界处观察结果,判断早产儿视网膜病变分区、分期及其所在眼底钟点范围;依最重的病变所在的眼底位置来定分区、分期。同时观察有无附加性病变,一一记录在专用表格上。

三、鉴别诊断

(一) 永存原始玻璃体增生症

永存原始玻璃体增生症源于异常组织瘢痕化和永存性原始玻璃体增殖。前部原始玻璃体先天异常。膜片状晶状体后纤维血管性牵引性组织黏附在晶状体后囊膜,该片状膜逐渐伸展最后附在睫状突区,睫状突拉长及向中心移位。90% 为单眼发病,另眼也可能有不同程度的玻璃体异常。在晶状体后的纤维性组织后部有永存性玻璃体动脉,它仍有血流灌注。异常病变严重者,小眼球,晶状体-虹膜隔移位浅前房,青光眼。眼后部混浊的牵引性组织来自Bergmeister 乳头和永存性玻璃体动脉。引起"镰刀状"视网膜皱褶,甚至"帐篷状"先天性视网膜皱褶,罕见发生牵引性和(或)裂孔性视网膜脱离。

(二) 玻璃体动脉残留

胚胎发育过程中,视神经盘至晶状体有一玻璃体动脉,它萎缩不全,出生后不退化或退化不全则形成玻璃体动脉残留。玻璃体动脉完全残留,见从视神经盘直接到晶状体后面的玻璃体前界膜,残留的血管在晶状体后方的玻璃体内呈灰白色条状、扇状或漏斗状随眼球转动往返运动。残留血管不完全闭塞,也不会有血液。

玻璃体动脉不完全残留。有3种表现:①附着于晶状体后部的残留,位于晶状体后极鼻侧偏下方附近的玻璃体,灰白色致密圆点,直径约 1.5～2.0mm,与晶状体后囊接触;②视神经盘前残留,从视神经盘边缘发出的纤维胶质组织伸入到玻璃体内;③玻璃体中残留,可附着于视神经盘或漂浮在玻璃体中,发育成囊肿。

(三) 家族渗出性玻璃体视网膜病变

胚胎期玻璃体和视网膜发育异常,为染色体显性遗传。见于成熟新生儿,无吸氧史。发病过程与早产儿视网膜病变几乎相同,有早产儿视网膜病变样眼底表现。

早期周边部视网膜无血管区。有血管区近周边部视网膜小血管分支多且分布密集,可呈柳条状走行,有的突然中断,血管迂曲扩张,逐渐扩展到整个周边部。进而周边部无血管区与有血管区交接处出现新生血管。新生血管自视网膜向玻璃体及睫状体伸展,形成纤维血管膜。牵拉后极部视网膜血管,牵拉视神经盘和黄斑向颞侧移位,形成视网膜皱襞,可与晶状体接触;视网膜内及视网膜下渗出液;视网膜被牵拉,发生视网膜脱离。玻璃体病变有:玻璃体后脱离、玻璃体混浊、玻璃体纤维化等。大约55%有家族史。85%为双眼发病,但双眼病变可能不同。

(四) 先天性视网膜皱襞

视网膜皱襞是视网膜原基形成后所发生的分化发育异常,玻璃体发育异常,当一部分视网膜和原始玻璃体发生粘连时即形成视网膜皱襞。在新生儿期出现,多见于早产儿,也见于足月婴儿。见于单眼或双眼,双眼者多对称。

皱襞多位于颞侧或稍偏下的水平位,也可位于鼻侧。宽约1PD直径,边缘锐利;也可为不太明显的白色纱带状,或向玻璃体内突出。完全性视网膜皱襞,起自视神经盘可部分遮盖视神经盘,或直接起自视神经盘边缘或其邻近的视网膜上,向周边伸展到锯齿缘与晶状体赤道部。部分性视网膜皱襞,仅为一段起自视神经盘或其邻近的视网膜上,直达到黄斑部。皱襞上或附近可有色素沉着,皱襞周边也可为扫帚状,多束状放射形。沿着皱襞走向有一支或数支视网膜血管呈平行方向,随皱襞走行起伏。有时还可见到残存玻璃体血管。黄斑外观大致正常,或被皱襞遮挡或被牵拉移位。若伴发脉络膜缺损,皱襞末端停止于缺损区。还可以伴发其他异常,如:小眼球、瞳孔残膜、瞳孔膜闭、白内障、青光眼、斜视、眼球震颤、高度屈光不正、全身发育迟缓等。

(五) Norrie 病

目前主要认为是一种性连锁隐性遗传性疾病。出生8天至60岁均有发生,仅见于男性。婴儿期发病,眼部表现为:早期,晶状体轻度混浊,进而晶状体后部出现灰黄色团块状物,逐渐变成白内障。玻璃体灰黄色条块状混浊,与晶状体后部混浊可能相连,或伴有新生血管。视网膜先天性发育畸形(查文献补充),少数病例有视网膜前增殖,脉络膜、视网膜增殖性结节形同假性肿瘤。另外尚有小眼球,虹膜粘连、萎缩,前房深浅不均。全身性方面:患儿智力迟钝,精神障碍,大脑发育不全。约1/3病例呈进行性耳聋。

（六）Coats 病

见于儿童，成人。12 岁以下儿童占 97.2%，最小者见于 4 个月大婴儿。

眼底病变主要包括视网膜血管异常和渗出。视网膜血管异常主要为毛细血管扩张，微血管瘤形成，小血管管径不规则、变细、球形扩张或梭形瘤样局部扩张，或呈扭结状。新生血管形成，血管短路、交通支形成。渗出在视网膜下、视网膜内，呈黄白色、黄色，胆固醇结晶样沉着。

早期病变出现在赤道区和周边部视网膜，颞侧和黄斑部颞侧多见。出现毛细血管扩张。受累的视网膜血管多为第二、第三分支小动脉、小静脉，血管管径不规则，局部微血管瘤形成、瘤样血管扩张。沿病变血管和微血管瘤区出现在视网膜下、视网膜内呈黄白色、黄色渗出，胆固醇结晶样沉着，可延续呈片状。沿病变血管有血管鞘。串珠样深层视网膜血管形成及渗出，是本病典型的表现。

视网膜渗出累及黄斑区，黄斑水肿，渗出性视网膜脱离，明显损害视力。早期玻璃体清亮；晚期玻璃体浓缩，玻璃体-视网膜粘连紧密处发生收缩，引起牵引性视网膜脱离和玻璃体出血。其他的病变有白瞳症、继发性青光眼、白内障、斜视、葡萄膜炎。

Coats（1908 年）最初把本病分为三种：①无明显的血管性病变；②有明显的血管性病变；③有"大的"动-静脉交通吻合改变。现代有些作者提倡把 Coats 病分五种：①只有毛细血管扩张；②毛细血管扩张和视网膜渗出病变；③渗出性视网膜脱离；④全视网膜脱离合并青光眼；⑤进行性终末期病变。

（七）视网膜色素失禁症

视网膜色素失禁症又称为 Bloch-Sulzberger 综合征，是一种 X-性连锁显性遗传病。它的特点：线状及轮状的皮肤色素沉着、皮肤白斑、牙齿异常、视网膜萎缩、先天性白内障、眼球震颤、球结膜色素沉着、视网膜脉络膜色素沉着、周边部视网膜无血管区存在。病例之间眼底的表现可有较大差异，有的近似早产儿视网膜病变样眼底表现。

（八）视网膜母细胞瘤

视网膜母细胞瘤起源于眼底视网膜神经上皮细胞，恶性程度高，是婴、幼儿最常见的眼内恶性肿瘤。单眼发病率约占 60%～82%。40% 病例属于遗传型，60% 为非遗传型。遗传型发病年龄较小，平均 1 岁左右。婴、幼儿出现斜视、眼球震颤、白瞳症（"猫眼"）。

肿瘤发生于视网膜神经上皮层。早期病变小，呈扁平状透明或淡白色。肿瘤逐渐增大可为白色或粉白色实性肿块，表面有或无血管。肿瘤继续增长，表面有视网膜血管跨行，或有血管进入肿瘤内。

肿瘤突破视网膜内界膜向玻璃体腔内生长，玻璃体混浊。因瘤细胞脱落、种植，见多发性病灶（内生型）。肿瘤也可突破视网膜外界膜在视网膜神经上皮与色素上皮之间潜在空间生长，肿瘤灶境界不清，有时伴视网膜脱离。肿瘤继续增大，可见结节状肿块。中、晚期会发生视网膜全脱离（外生型）。还有一种类型，肿瘤在视网膜内弥漫性浸润性生长，视网膜增厚不明显。瘤细胞进入玻璃体，发生炎性反应表现（弥漫型）。多见于 10 岁以上儿童。

晚期肿瘤向眼外生长、视神经伸展，向视神经蔓延可侵及视交叉神经、颅内。B 型超声波、X 线摄像，查见实性肿块、钙化斑，彩色多谱勒发现叠加血流信号均有助于诊断。临床上分眼内期、青光眼期、眼外期及全身转移期。在"白瞳症"鉴别诊断时，注意辨别。

第五节　早产儿视网膜病变的治疗

一、观　　察

对于1、2期ROP应进行密切观察。早产儿眼睛ROP大部分可以自然回退,90％以上的1、2期ROP不会发展到阈值病变,仅约6％的婴儿(多为出生体重低于1251g)会发展到阈值病变,如果不治疗50％的眼睛将出现不良预后。

二、非侵入性治疗

(一) 光凝治疗

1. 适应证　以往认为一旦发生ROP阈值病变,应在72小时内进行光凝治疗。阈值病变是指I区或II区ROP 3期病变连续超过5个钟点或累积超过8个钟点,并伴有Plus病变。Early Treatment for Retinopathy of prematurity (ETROP)建议阈值病变不再是ROP光凝的最佳时机,有以下视网膜表现也要考虑进行光凝治疗:①I区ROP:有plus病变的任何期;②I区ROP:3期没有plus病变;③II区:有plus病变的2期或3期。

2. 设备　用双目间接镜激光输出系统,激光可以是氩绿(可见光)激光、810nm(红外)激光或532nm(可见光)激光,810nm和532nm激光比氩激光具有轻便、便携带的优点。激光可以单纯是半导体,也可以是倍频YAG 532激光。810nm半导体激光的优点是不容易引起晶状体损伤,因为永存晶状体囊膜血管不吸收该波长的激光。

3. 麻醉　配合好、病变轻的病例可以选择表面麻醉,在镇静状态下光凝。否则选择全身麻醉,最好由新生儿科医生监护。

4. 方法　光凝用双目间接镜激光输出系统,透镜选择20D或28D,将患儿瞳孔完全放大后进行。初始设置要根据激光的波长和眼底色素情况,能量从110mw开始,时间为0.15～0.2秒,使用近融合光斑(即每一光斑之间相隔半个光斑距离),光斑强度以视网膜产生灰白反应为宜,中央部视网膜一般可直接光凝,而周边部视网膜通过巩膜压迫后进行光凝。一般360°范围从锯齿缘到嵴,但不包括嵴。若病变进展较快接近4期或嵴后有"爆米花"样改变,嵴后也可适宜光凝。光凝完成后要检查有无"遗漏区",若有发现即补充光凝。术后局部应用皮质类固醇激素和睫状肌麻痹剂。1周后复查,若plus征持续不退或纤维血管增殖继续发展,表明可能有"遗漏区",说明光凝不足,需补充光凝。为减少光凝遗漏区,作者建议术中使用RetCam仪器指导,每只眼光凝结束前均对视网膜无血管区进行RetCam检查,可以有效减少"遗漏"现象。

5. 并发症　较少,急性前节并发症包括角膜、虹膜或晶体血管膜烧伤。激光能量过高可能导致Bruch膜破裂,引起急性局部脉络膜出血,或迟发性渗出性脉络膜脱离。临床明显的眼前段出血很少发生。中度的眼前节炎症较常见,会导致瞳孔后粘连。如果激光不慎烧灼到视网膜外新生血管膜,可能会因起玻璃体积血。白内障是最常见的迟发并发症,估计达1％,眼前段缺血,可引起虹膜萎缩、白内障、低眼压,但非常罕见。远期并发症主要为眼底组织结构不良、视功能不良。

6. 疗效评价

(1) 评价指标:ROP光凝或冷凝治疗的疗效评价主要包括近期和远期观察指标。①近期观察指标:时限为光凝手术后 3 个月内,主要观察病变消退情况,术后激光反应良好者表现为 Plus 病变消退,血管嵴消失,光凝斑融合形成色素斑块;②远期观察指标:时限为光凝手术 3 个月后,根据美国多中心 ROP 冷凝研究(Cryo-ROP 研究),ROP 术后远期主要观察视网膜不良结构后果,包括后极部视网膜脱离、晶状体后纤维血管膜和后极部视网膜皱襞(通常累及黄斑)。

(2) 治疗效果:光凝与冷凝对比,大多数作者认为光凝与冷凝效果至少相同,但光凝更方便、容易操作,患儿更容易耐受,对阈值 ROP 的治疗效果相同。Ng 和 Connolly 等研究发现治疗眼的眼底结构和视功能远期结果光凝优于冷凝。Paysse 等研究发现半导体激光治疗阈值 ROP 在视网膜结构和视力的长期效果比冷凝好。

(二) 冷凝治疗

1. 适应证 同光凝治疗。主要适于无光凝设备的单位,或屈光间质混浊无法进行光凝者。

2. 麻醉 一般采用全身麻醉。

3. 方法 术前 1 小时充分散瞳,除非 I 区后极部 ROP,一般不需切开球结膜,在双目间接检眼镜直视下冷凝无血管区,避免冷凝纤维血管组织,以防出血,冷冻强度以视网膜出现淡白色反应为宜,避免过度冷凝。术后应用抗生素、皮质激素眼药水、眼膏,共 7~10 天。

4. 手术并发症 最严重的是玻璃体积血,主要由于冷冻血管所致。还有结膜囊肿、角膜水肿、冷凝遗漏等并发症。

5. 疗效评价 一份长达 10 年的随访证明激光治疗显著优于传统的冷凝治疗,其体现在:①最佳矫正视力激光组显著优于冷凝组;②以黄斑皱襞、视网膜脱离、晶状体后团块和眼球萎缩作为 ROP 结构预后不良的指标,冷凝组发生黄斑皱襞的可能性是激光组的 7.2 倍;③近视屈光度冷凝组显著高于激光冷凝组,并且首次通过对屈光构成因素的生物测量发现这种屈光差异主要是由晶状体屈光度的差异所致。虽然激光和冷凝治疗的这种治疗效果差异的具体机制尚不清楚,对正在发育的巩膜、视网膜、脉络膜所造成的破坏及随后的组织反应两者有区别的可能性有关。

对于冷冻和光凝治疗对比研究,大多数作者认为光凝与冷凝效果至少相同,但光凝更方便、容易操作,患儿更容易耐受,对阈值 ROP 的治疗效果相同。Ng 等通过 10 年追踪研究则发现光凝治疗眼的眼底结构和视功能好于冷凝治疗。Paysse 等研究发现半导体激光治疗阈值 ROP 在视网膜结构和视力的长期效果比冷凝好。张国明等对 ROP 进行冷治疗研究,与 RetCam II 引导下光凝治疗相比,冷凝需要全身麻醉,但光凝通常只需要吸入麻醉或镇定即可完成,冷凝对于 I 区或较后的病变操作困难,一般需要打开球结膜,导致术后可能发生球结膜囊肿;冷凝容易引起玻璃体积血,术后反应很重,较多发生黄斑牵引等眼底不良结构,而本组光凝治疗未发现明显玻璃体积血。从治疗效果看,冷凝治疗视网膜不良结构后果发生率为 12%,而本研究光凝组为 3.4%。本研究结果表明 RetCam II 引导下光凝治疗早产儿视网膜病变能够有效避免术中光凝"遗漏区",提高一次光凝成功率,可有效减少术后视网膜不良结构后果发生率。

三、侵入性治疗手术期处理

ROP 患儿合并视网膜脱离时可考虑手术治疗,手术治疗一般仅在 ROP 病变的第 4 期和第 5 期进行。ROP 患眼一旦发生视网膜脱离,病变的进展、恶化很迅速。急性 ROP 最常见的是牵拉性视网膜脱离,可以很快发展为漏斗状视网膜脱离。视网膜脱离一般难以查到裂孔,瘢痕期后有时在膜的下方可以发现一些小的视网膜裂孔。

巩膜扣带术和玻璃体切割手术可以用于 ROP 视网膜脱离的治疗,目前有关手术选择的争论较大。由于婴幼儿玻璃体较黏稠,视网膜裂孔难以查找与封闭,玻璃体切割手术中的医源性视网膜裂孔发生率高;ROP 患眼的视网膜发育不完善、弹性差,和其他类型视网膜脱离不同,视网膜复位困难。众多 ROP 经巩膜扣带手术及玻璃体切割术后病情仍难以控制,最终眼球萎缩。另一个问题是弱视,ROP 患儿出生后由于视网膜病变及脱离的存在,视网膜从未得到正常的视觉刺激,即便是使视网膜得以复位,其弱视也难以矫正。

第六节　早产儿视网膜病变的诊疗过程和医疗文书

一、早产儿视网膜病变眼底检查流程

1. 目的　检查早产儿眼底,发现早期病变,有利于对早产儿视网膜病变进行随访或早期干预。

2. 范围

(1) 对出生体重<2 000g 的早产儿和低体重儿,进行眼底病变筛查,随诊直至周边视网膜血管化;对于患有严重疾病的早产儿筛查范围可适当扩大。

(2) 首次检查应在生后 4～6 周或矫正胎龄 32 周开始。

(3) 根据新生儿科医生的要求。

3. 操作规范

(1) 初次检查:时间一般在出生后 4～6 周,或根据儿科医生要求。

(2) 散瞳:检查前 1 小时新生儿医生将被检查者散瞳至 6mm 以上。散瞳药用复方托吡卡胺眼药水,每次滴散瞳药水要用棉签拉开下睑,将 1 滴药水完全滴入结膜囊,若早产儿结膜囊容不下 1 滴药水,应将剩余药水用棉签拭去,滴完散瞳药水后用棉签压迫泪囊区 2～3 分钟。每隔 10～15 分钟重复散瞳一次,散瞳之前应用手电筒检查瞳孔大小,散瞳至少 3 次,直至瞳孔散大至 6mm 以上。

(3) 镇定:检查前 10 分钟新生儿科医生应用水合氯醛给予镇定,用药方式和剂量由新生儿科医生掌握。

(4) 检查

1) 检查时至少一名新生儿科医生或护士协作,生命体征不稳定者由新生儿科医生监护,将早产儿放到专用检查床,仰卧位。

2) 眼底检查由眼底病专科医生负责,用小儿专用开睑器开睑,双目间接检眼镜检查眼底,先右后左,先看后极部,再看周边部,极周边部可借助压迫法检查。

3) 检查医生用专用会诊记录纸详细记录检查情况,并提出进一步诊疗计划。

4) 检查毕用抗生素眼药水滴眼,每日 4 次,共 1～2 天(新生儿科护士负责)。

二、早产儿视网膜病变冷凝治疗术前准备

1. 新生儿科住院(已住院患儿除外)。

2. 眼科会诊,确定手术及日期。

3. 新生儿科了解患儿全身情况,确定能够承担手术,并向麻醉和手术医生提供血常规、肝肾功能、凝血功能、胸透、心电图(可由家属协助转送)。

4. 家属向新生儿科医生和眼科医生充分了解病情、手术治疗的必要性,了解麻醉和手术风险,并签署麻醉和手术协议书。

5. 手术当天 ①根据麻醉医生开具的医嘱禁饮食,用药,建立静脉通道;②术前2小时用复方托吡卡胺眼药水散瞳5～6次,1次/15分钟,确定术前瞳孔散大至6mm以上。

三、早产儿视网膜病变冷凝治疗术后用药及注意事项

1. 术后第一天更换包眼纱块,结膜囊涂地塞米松妥布霉素(典必殊)眼膏和1%阿托品眼膏。

2. 术后第二天起日间用 ①典必殊眼药水滴眼,1次/2小时;②复方托吡卡胺眼药水滴眼,4次/日;两种眼药水之间至少间隔15分钟以上。夜间结膜囊涂典必殊和1%阿托品眼膏。

3. 上述眼药水、眼膏用至手术后7～10天,后改用0.1%双氯芬酸钠眼药水和托百士,4次/日,两种眼药水之间至少间隔15分钟以上,用至炎症消退(约2周),或遵医嘱。

四、早产儿视网膜病变冷凝治疗流程

1. 目的 抑制视网膜血管异常增殖,控制病程,防止4、5期病变发生。

2. 范围 阈值病变,即连续5个钟点或累积8个钟点的3期伴plus病变。

3. 操作规范

(1) 术前准备

1) 家属方面:向新生儿科医生和眼科医生充分了解病情、手术治疗的必要性,了解麻醉和手术风险,并签署麻醉和手术协议书。

2) 新生儿科:①提前了解全身情况,确定能够承担手术,并向麻醉和手术医生提供胸透、心电图、血常规、肝肾功能;②提前一天开始用1%阿托品眼膏散瞳,术前2小时用复方托吡卡胺眼药水散瞳3次,确定术前瞳孔散大至6mm以上;③根据麻醉医生开具的医嘱禁饮食,用药,建立静脉通道。

(2) 麻醉和监护:手术应由新生儿科医生和麻醉医生共同监护,插管、全身麻醉,保证手术顺利进行。

(3) 手术间和设备要求:温度调至30℃恒温,专科护士将手术床调至适当高度,准备双目间接眼底镜,小儿专用冷凝头、眼睑拉钩,保证设备运行正常。

(4) 手术:

1) 0.5%聚维酮碘皮肤消毒,铺巾。

2) 丙美卡因表面麻醉,眼睑拉钩开睑。

3) 间接镜直视下冷冻右眼周边视网膜无血管区,先右后左,冷凝点温度-55～-70℃,根据病变的范围冷凝40～50点。

4) 术毕典必殊、1%阿托品眼膏包眼。

(5) 术后用药及护理:

1) 术后第一天更换包眼纱块,结膜囊涂典必殊和1%阿托品眼膏。

2) 术后第二天起日间用:①典必殊眼药水滴眼,1次/2小时;②复方托吡卡胺眼药水滴眼,4次/日.两种眼药水之间至少间隔15分钟以上。夜间结膜囊涂典必殊和1%阿托品眼膏。

3) 上述眼药水、眼膏用至手术后7～10天,

五、早产儿视网膜病变冷凝治疗手术签证书

早产儿视网膜病变冷凝治疗手术签证书

姓名：_____   **性别：**_____   **月龄：**_____   **医院：**□本院；□×××医院；
××妇幼保健院；□其他医院_____   **科室：**_____

术前诊断：早产儿视网膜病变(_____期；_____区；□ Plus 征)

手术名称：视网膜冷凝术；眼别：□双眼   □左眼   □右眼

麻醉方式：□全身麻醉；□基础麻醉；□其他_____

术中可能出现的并发症状及其处理：

1. 麻醉意外，呼吸、心跳停止，需暂停手术抢救生命。

2. 眼内出血，需止血或暂停手术。

3. 角膜水肿。

4. 其他无法预计的并发症。

术后可能出现的并发症：

1. 术后眼睑肿胀、球结膜水肿。

2. 眼内出血。

3. 继发青光眼。

4. 病变继续发展，需第二次冷凝手术。

5. 视网膜皱襞、黄斑异位，影响视功能发育，引起斜弱视。

6. 病变继续发展，引起视网膜脱离，可能需要玻璃体手术。

7. 眼球萎缩，失明可能。

8. 感染及其他。

9. 眼科治疗不能防止早产儿其他系统异常与病变。

主诊及谈话医生签名：

年　月　日

　　术前患者家属意见：医生已向我详细解释了治疗计划、手术方式、治疗目的以及预后，我了解手术中及手术后可能发生的并发症，完全理解和接受手术风险，我同意医生的治疗并接受手术。

患者家属签名：

年　月　日

六、早产儿视网膜病变冷凝治疗手术记录

早产儿视网膜病变冷凝治疗手术记录

姓名：_____ **性别：**____ **月龄：**____ **医院：**□本院；□××市人民医院；
□××妇幼保健院；□其他医院_____ **科室：**_____

术前诊断：早产儿视网膜病变(____期；____区；□Plus 征)

手术目的：抑制视网膜异常血管增殖，控制病程，防止 4、5 期病变发生。

手术名称：周边视网膜冷凝术；眼别：□双眼　　　□左眼　　　□右眼

手术医生：　　**手术时间：** 年 月 日　　　　**手术地点：**

麻醉方式：□全身麻醉；□基础麻醉；□其他_____ **麻醉医生：**_____

手术过程：

1. 气管插管，全身麻醉，0.5％聚维酮碘皮肤消毒，铺巾。

2. 丙美卡因表麻，婴幼儿专用开睑器开睑。

3. 间接镜直视下冷冻右眼周边视网膜无血管区，冷凝共____钟点，共____冷凝点；同样方法冷凝左眼，冷凝共____钟点，共____冷凝点。

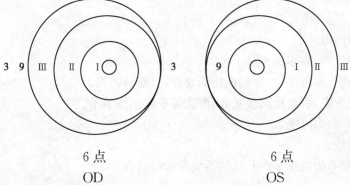

6 点　　　　　　　6 点
OD　　　　　　　OS

4. 手术中并发症及处理：_____。

5. 术毕典必殊、1％阿托品眼膏包眼。

手术医生：

年 月 日

七、早产儿视网膜病变光凝治疗手术签证书

早产儿视网膜病变光凝治疗手术签证书

姓名：＿＿＿＿　　**性别：**＿＿＿　　**月龄：**＿＿＿　　**医院：**□本院；□××市人民医院；
□××市妇幼保健院；□其他医院＿＿＿＿＿＿＿＿＿　　**科室：**＿＿＿＿＿＿＿＿＿

术前诊断：早产儿视网膜病变(□阈值期；□阈值前期＿＿＿型；＿＿＿区；□Plus征)

手术名称：视网膜光凝术；眼别：□双眼　　□左眼　　□右眼

麻醉方式：□全身麻醉；□基础麻醉；□其他＿＿＿＿＿＿＿

术中可能出现的并发症状及其处理：

1. 麻醉意外,呼吸、心跳停止,需暂停手术抢救生命。
2. 眼内出血,需止血或暂停手术。
3. 角膜水肿。
4. 损伤晶体或虹膜。
5. 其他无法预计的并发症。

术后可能出现的并发症：

1. 眼前段缺血。
2. 眼内出血。
3. 继发青光眼。
4. 并发性白内障。
5. 病变继续发展,需多次光凝手术。
6. 视网膜皱襞、黄斑异位,影响视功能发育,引起斜弱视。
7. 病变继续发展,引起视网膜脱离,可能需要玻璃体手术。
8. 眼球萎缩,失明可能。
9. 感染及其他。
10. 眼科治疗不能防止早产儿其他系统异常与病变。

主诊及谈话医生签名：

年　月　日

术前患者家属意见:医生已向我详细解释了治疗计划、手术方式、治疗目的以及预后,我了解手术中及手术后可能发生的并发症,完全理解和接受手术风险,我同意医生的治疗并接受手术。

患者家属签名：

年　月　日

八、早产儿视网膜病变光凝治疗手术记录

早产儿视网膜病变光凝治疗手术记录

姓名:_____　　性别:____　　月龄(生日):____　　医院:□本院;□深圳市人民医院;□深圳市妇幼保健院;□其他医院_____　　科室:_____

术前诊断:早产儿视网膜病变(____期;____区;□Plus 征):□阈值期;□阈值前期(Ⅰ型,Ⅱ型)

手术目的:抑制视网膜异常血管增殖,控制病程,防止 4、5 期病变发生。

手术名称:周边视网膜□光凝术;□冷凝术;□联合手术;　眼别:□双眼　□左眼　□右眼

手术医生:_____　**手术时间:**年　月　日　　　**手术地点:**_____

麻醉方式:□全身麻醉;□基础麻醉;□其他_____　麻醉医生:_____

手术过程:

1. 丙美卡因表面麻醉,婴幼儿专用开睑器开睑。
2. 间接镜直视下光凝周边视网膜无血管区,右眼_____;
　　　　　　　　　　　　　　　　　　　左眼_____。

3. 手术中并发症及处理:_____。
4. 术毕激素抗生素眼膏、1%阿托品眼膏包眼。

(张国明　吴本清)

参 考 文 献

1. 丁国芳.早产儿视网膜病变及其影响因素.实用儿科临床杂志,2006,21(2):65-67.
2. 陈超,石文静.早产儿视网膜病的发病机制.实用儿科临床杂志,2006,21(2):67-69.
3. 张巍.早产儿视网膜病筛查策略与管理.中华国产医学杂志,2005,8(2):143-144.
4. 朱丽,陈超.色素上皮衍生因子在早产儿视网膜病中的研究进展.国际儿科杂志,2006,33(1):67-69.
5. 周丛乐.早产儿视网膜病的相关疾病及早期防治.中华国产医学杂志,2003,6(6):372-374.
6. Wheatley CM, Dickinson JL, Mackey DA, et al. Retinopathy of prematurity: recent advance in our understanding. Arch Dis Child Fetal Neonatal Edit,2002,87:78-82.
7. Karna P, Muttineni J, Angell L, et al. Retinopathy of prematurity and risk factors: a prospective cohort

study. BMC Pediatr,2005,5:18

8. Kim TI,Sohn J,Pi SY,et al. Postnatal risk factors of retinopathy of prematurity. Pediatr Perinat Epidemiol,2004,18(2):130-134

9. Dutta S,Narang S,Narang A,et al. Risk factors of threshold retinopathy of prematurity . Indian Pediatr,2004,41:665-671

10. Section on Ophthalmology American Academy of Pediatrics; American Academy of Ophthalmology; American Association for Pediatric Ophthalmology and Strabismus. Screening examination of premature infants for retinopathy of prematurity. Pediatrics,2006,117: 572-576.

11. 米雪松,赵培泉.世界各国 ROP 筛查标准概况.中国实用眼科杂志,2006,24:879-882.

12. Shah VA,Yeo CL,Ling YL,Ho LY. Incidence,risk factors of retinopathy of prematurity among very low birth weight infants in Singapore. Ann Acad Med Singapore,2005,34:169-178.

13. Kychenthall A,Dorta P,Katz X. Zoon I retinopathy of prematurity-clinical characteristics and treatment outcomes. Retina(Supp) 2006,26(7):S11-17.

14. 黎晓新.我国早产儿视网膜病变特点和筛查指南.中华眼底病杂志, 2004,20:384-386.

15. Section on ophthalmology/American academy of pediatrics, Amarican academy of ophthalmology, Amarican association for pediatric ophthalmology and stribasmus. Screening examination of premature infants for retinopathy of prematurity. Pediatrics,2006,117:572-576(Erratum in: Pediatrics 2006,118:1324).

第三篇

新生儿重症监护室的护理

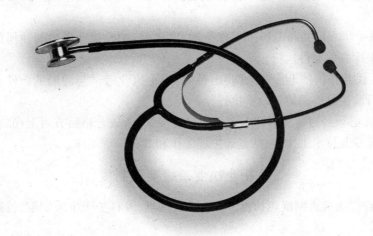

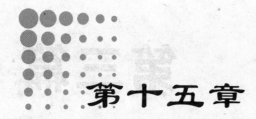

第十五章

NICU 护理管理制度

第一节　护理人力资源管理制度

一、护士执业准入制度

1. 凡具有国家承认的中专以上护理专业学历,通过全国护理专业初级(士)资格考试成绩合格,并拟受聘于医疗卫生机构从事护理专业技术工作者,可向批准该机构执业的卫生行政主管部门或执业所在地县级以上卫生行政主管部门申领《护士执业证书》及进行护士执业注册。

2. 国务院《中华人民共和国护士管理条例》出台前,护士执业考试与注册的条件和程序依照各省级卫生厅有关文件执行。

3.《中华人民共和国护士管理条例》出台后,护士执业考试与注册的条件和程序依照国家和省级卫生行政主管部门的新政策执行。

4. 注册护士必须经过聘用医疗卫生机构岗前培训,考核合格后方可上岗,在受聘医疗卫生机构从事护理专业技术工作,包括基础护理工作和专科护理工作。

二、护士执业二级准入制度

1. 护士执业二级准入制度包括夜班护士准入制度、专科护士准入制度、特殊护理岗位专业护士准入制度。

2. 专科护士准入制度由省级卫生行政主管部门组织制定并实施。

3. 特殊护理岗位专业护士准入制度由省级卫生厅行政主管部门分别成立专家小组制订教学计划、大纲、实施方案和准入标准,依托医院和临床成立培训基地,市卫生行政主管部门组织属地医院具体实施。

4. 夜班护士准入制度由医院制订实施方案,并具体组织实施。

(一) 夜班护士准入制度

1. 注册护士。

2. 在聘用医疗卫生机构从事护理专业技术工作至少半年,在上级护士指导下参加夜班不得少于10次。

3. 在医院护理部领导下,由护士培训与科研管理委员会的护士层级与特殊岗位培训小组制订夜班护士培训制度,确定培训计划、内容、方式、学时数等,并组织实施。

4. 由医院专科护理管理委员会确定夜班护士准入条件,并在护理部领导下组织进行相关理论、专业技术和夜班能力考核。成绩合格者,经该委员会审核准入后,方可独立从事夜班护士工作,并享受夜班护士的有关待遇。

5. 具有夜班岗位需要的专业技术,独立完成急危重症抢救配合工作的能力;具有病情观察与应急处理能力;具有规范、准确、及时、客观书写护理文书的能力。

6. 具有良好的慎独精神。

7. 遵照执行卫生行政主管部门规定的其他条件。

(二) ICU专业护士准入制度

1. 接受3～6个月ICU专业培训合格的注册护士,并有2年以上临床护理工作经验。

2. 掌握本专科相应的医学基础理论知识、病理生理学知识及多专科护理知识和实践经验。具有一定的病情综合分析能力。

3. 熟练掌握心肺脑复苏、血流动力学监测、人工气道的应用及管理、常用急救与监护仪器的使用和管理,包括除颤仪、呼吸机、心电监护仪、降温机、血气分析仪、各种微量输液泵等。

4. 掌握常见急危重症患者的抢救与护理、休克患者的观察与护理、器官移植术后监护、危重患者的营养支持。

5. 每年获得规定的专科继续教育学分数。

6. 遵照执行卫生行政主管部门规定的其他条件。

三、护士排班与值班制度

(一) 排班原则

1. **以患者为中心原则**　充分掌握工作规律及患者的需求,分清主次、缓急、全面安排,使护理工作既可保证重点,又能照顾一般;且要有利于诊疗、护理、预防等工作的顺利进行。

2. **弹性排班原则**　增加护理高峰时段的护理力量,以患者最需要的护理时间为护士的工作时间,并遵循护理工作24小时不间断的特性,合理安排人力衔接,保证患者能得到及时、正确的治疗和护理。

3. **人性化原则**　尽量满足个体需要,提高护士接受度。护士可根据自己家庭、学习、工作等个人情况,对排班提出要求,护士长根据科室情况,在保证护理工作质量的前提下尽量满足护理人员的要求,满足每周工作时数(以《劳动法》为依据),避免超负荷工作,保证护士有足够的休息时间。同时,尽量满足日夜护理人力均衡。

4. **合理搭配原则**　充分发挥高年资护理人员的作用,根据患者人数、病情及护士的工作能力合理搭配。一般资历高、经验丰富的护士分管危重患者;夜班患者多、病情重的情况下,随时呼叫二线值班人员,二线值班人员应在10分钟内到位。

(二) 护士值班制度

1. NICU实行24小时值班制。

2. 护士应按照周排班表安排进行值班。

3. 值班护士必须按照医院统一要求着装上岗,坚守护理岗位,认真履行岗位职责,遵守劳动纪律,不擅自脱岗、离岗。

4. 值班护士按照分级护理要求做好病情巡视和临床护理工作,认真执行查对制度,按时、准确完成各项治疗措施和基础护理,密切观察、记录危重患者病情变化,做好抢救准备和抢救配合,如实记录抢救过程。

5. 值班护士应认真履行病区管理制度,做好患者管理,保证病区安全,创造有利于患者治疗的良好环境。

6. 值班护理人员应将本班内患者的重要情况记入护理记录,班班交接,遇有特殊情况逐级上报。

7. 为了加强病房管理和业务领导,护士长在正常情况下不值夜班。

8. 护士调班须经护士长同意,并在排班表上注明,未经护士长同意不得擅自调换班次。

(三)护理二线值班制度

1. 二线值班护士必须由具备夜班护士资格、主管护师以上专业技术职称、高级责任护士以上的护士担任。

2. 二线值班护士职责

(1)二线值班护士必须具备丰富的业务知识和较强的工作责任心,参与正常轮班,晚上轮流上二线班,保证接到呼叫后10分钟内到位。

(2)二线值班护士接班前应到科室巡视病室,了解危重患者情况,遇特殊情况或科室工作较忙时到病房指导或参与护理工作;组织或协助抢救;解决护理疑难问题;处理护理纠纷等。发现问题及时解决,并在护理二线值班登记本上做好记录。

(3)二线值班护士解决不了的护理问题,应及时向护士长或护理总值班汇报,使问题得到妥善解决。

3. 护士长应每月总结二线值班护士工作情况,讨论并分析存在的问题,制订、改进措施并落实。

4. 为使二线值班护士能有效地发挥其作用,应对其进行培训。

四、护理人力资源调配方案

1. 科室护理人力资源相对短缺,影响科室正常开展工作时,如突然接收大量急诊患者,或者科室在短期大量减员等,应实施护士人力资源调配。

2. 护士人力调配依照层级原则实施。当科室出现护理人力资源相对短缺,影响科室正常开展工作时,首先由区护士长在病区内进行协调解决,以保证护理工作的正常运行。

3. 科室每天要安排二线值班护士作为科室紧急状态下的人力储备。所安排人员要保证通讯工具的畅通,收到通知后立刻赶到指定地点。

4. 区内不能协调解决人力资源情况,由科护士长协调解决。

5. 当科内调整仍不能解决问题时,科护士长向护理部提出申请,由护理部安排护理人力资源库中的机动人员对繁忙科室进行支援。

第二节　护理工作核心制度

一、查对制度

(一) 医嘱查对制度

1. 医嘱经双人查对无误方可执行,每日必须总查对医嘱一次。

2. 转抄医嘱必须写明日期、时间及签名,并由另外一人核对。转抄医嘱者与查对者均须签名。

3. 临时执行的医嘱,需经第二人查对无误,方可执行,并记录执行时间,执行者签名。

4. 抢救患者时,医生下达口头医嘱,执行者须复述一遍,然后执行,抢救完毕,医生要补开医嘱并签名。安瓿留于抢救后再次核对。

(二) 服药、注射、输液查对制度

1. 服药、注射、输液前必须严格执行"三查七对":摆药后查;服药、注射、处置前查;注射、处置后查。七对:对床号、姓名、药名、剂量、浓度、时间、用法。

2. 备药前要检查药品质量,水剂、片剂注意有无变质,安瓿、注射液瓶有无裂痕;密封铝盖有无松动;输液袋有无漏水;药液有无浑浊和絮状物。过期药品、有效期和批号如不符合要求或标签不清者,不得使用。

3. 摆药后必须经第二人核对,方可执行。

4. 易致过敏药物,给药前应询问有无过敏史;使用毒、麻、限、精神药物时,严格执行《医疗机构麻醉药品、第一类精神药品管理规定》(卫医药[2005]438 号文件)。护士要经过反复核对,用后安瓿及时交回药房;给多种药物时,要注意有无配伍禁忌。

5. 发药、注射时,如遇有疑问,应及时检查,核对无误后方可执行。

6. 输液瓶加药后要在标签上注明药名、剂量,并留下安瓿,经另一人核对后方可使用。

7. 严格执行床边双人核对制度。

(三) 输血查对制度

依据卫生部《临床输血技术规范》的要求,制订抽血交叉配血查对制度、取血查对制度、输血查对制度。

1. 抽血交叉配血查对制度

(1) 认真核对交叉配血单,患者血型化验单,患者床号、姓名、性别、年龄、病区号、住院号。

(2) 抽血时要有 2 名护士(一名护士值班时,应由值班医生协助),一人抽血,一人核对,核对无误后执行。

(3) 抽血(交叉)后须在试管上贴条形码,并写上病区(号)、床号、患者的姓名,字迹必须清晰无误,便于进行核对工作。

(4) 血液标本按要求抽足血量,不能从正在输液肢体的静脉中抽取。

(5) 抽血时对化验单与患者身份有疑问时,应与主管医生、当值高级责任护士重新核对,不能在错误化验单和错误标签上直接修改,应重新填写正确化验单及标签。

2. 取血查对制度　到血库取血时,应认真核对血袋上的姓名、性别、床号、血袋号、血型、输血数量、血液有效期,以及保存血的外观,必须准确无误;血袋须放入铺上无菌巾的治疗盘或清洁容器内取回。

3. 输血查对制度

(1) 输血前患者查对:须由两名医护人员核对交叉配血报告单上患者床号、姓名、住院号、血型、血量,核对供血者的姓名、编号、血型与患者的交叉相容试验结果,核对血袋上标签的姓名、编号、血型与配血报告单上是否相符,相符的进行下一步检查。

(2) 输血前用物查对:检查袋血的采血日期,血袋有无外渗,血液外观质量,确认无溶血及凝血块,无变质后方可使用。检查所用的输血器(或注射器)及针头是否在有效期内。血液自血库取出后勿振荡,勿加温,勿放入冰箱速冻,在室温下放置时间不宜过长。

(3) 输血时,由两名医护人员(携带病历及交叉配血单)共同到患者床旁核对床号,患者手腕带上标记的姓名,查看床头卡,以确认受血者。

(4) 输血前、后用静脉注射生理盐水冲洗输血管道,连续输用不同供血者的血液时,前一袋血输尽后,用静脉注射生理盐水冲洗输血器,再继续输注另外血袋。输血期间,密切巡视患者有无输血反应。

(5) 完成输血操作后,再次进行核对医嘱,患者床号、姓名、血型、配血报告单、血袋标签的血型、血编号、献血者姓名、采血日期,确认无误后签名。将输血记录单(交叉配血报告单)贴在病历中,并将血袋送回输血科(血库)至少保存一天。

二、交接班制度

1. 值班人员应严格遵照护理管理制度,服从护士长安排,坚守工作岗位,履行职责,保证各项治疗护理工作准确及时地进行。

2. 交班前,主班护士应检查医嘱执行情况和危重患者护理记录,重点巡视危重患者和新入院患者,在交班时安排好护理工作。

3. 每班必须按时交接班,接班者提前15分钟到科室,阅读护理记录,交接物品。做到七不接(患者数不准、病情不清、床铺不洁、患者皮肤不洁、管道不通、各项治疗未完成以及物品数量不符不交接)。

4. 值班者必须在交班前完成本班的各项记录及本班的各项工作,处理好用过的物品,为接班者做好用物准备,如消毒敷料、试管、标本瓶、注射器、常备器械、被服等,以便于接班者工作。遇有特殊情况,必须做详细交代,与接班者共同做好工作方可离去。

5. 早交班时,由夜班护士报告病情,全体人员应严肃认真地听取夜班交班报告。之后由护士长带领日夜班护士共同巡视病房,床边交接病情及病房管理情况。

6. 交班内容

(1) 患者总数,出入院、转科、转院、手术、死亡人数,以及新入院、危重患者、抢救患者、大手术前后或有特殊检查处理等患者的病情变化。

(2) 医嘱执行情况,重症护理记录,各种检查标本采集及各种处置完成情况,对尚未完成的工作,应向接班者交代清楚。

(3) 查看昏迷、瘫痪等危重患者有无压疮,以及基础护理完成情况,各种导管固定和通畅情况。

(4) 检查贵重、毒、麻、精神药品及抢救药品、器械、仪器的数量、技术状态等,并签全名。

7. 交接班者共同巡视检查病房是否达到清洁、整齐、安静的要求及各项工作的落实情况。

8. 其余班次除详细交接班外,均应共同巡视病房,进行床边交接班。

9. 交班中如发现病情、治疗、器械、物品交代不清,应立即查问。接班时如发现问题,应由交班者负责;接班后如因交班不清,发生差错事故或物品遗失,应由接班者负责。

10. 交班报告(护理记录)书写要求字迹整齐、清晰,重点突出。护理记录内容客观、真实、及时、准确、全面、简明扼要、有连贯性,运用医学术语。进修护士或实习护士书写护理记录时,由带教护士负责修改并签名。

三、护理缺陷、纠纷登记报告制度

1. 在护理活动中必须严格遵守医疗卫生管理法律,行政法规,部门规章和诊疗护理规范、常规,遵守护理服务职业道德。

2. 护理单元有防范处理护理缺陷、纠纷的预案,预防缺陷、事故的发生。

3. 护理单元应建立护理缺陷登记本,及时据实登记病区的护理缺陷。

4. 发生护理缺陷、事故后,要及时上报,积极采取挽救或抢救措施,尽量减少或消除由于缺陷、事故造成的不良后果。

5. 发生缺陷、事故后,有关的记录、标本、化验结果及造成缺陷、事故的药品、器械均应妥善保管,不得擅自涂改、销毁。

6. 发生护理缺陷后的报告时间 凡发生缺陷,当事人应立即报告值班医生、区护士长、科护士长和科领导。由病区护士长当日报科护士长,科护士长报护理部,并交书面报表。

7. 科室应认真填写护理缺陷报告表,由本人登记发生缺陷的经过、原因、后果,及本人对缺陷的认识。护士长应对缺陷及时调查研究,组织科内讨论,护士长将讨论结果呈交科护士长,科护士长要将处理意见1周内连报表报送护理部。

8. 对发生的护理缺陷,组织护理缺陷鉴定委员会对事件进行讨论,提交处理意见;缺陷造成不良影响时,应做好有关善后工作。

9. 发生缺陷后,护士长对缺陷发生的原因、影响因素及管理等各个环节应做认真的分析,及时制订、改进措施,并且跟踪改进措施落实情况,定期对病区的护理安全情况分析研讨,对工作中的薄弱环节制订相关的防范措施。

10. 发生护理缺陷、事故的科室或个人,如不按规定报告,有意隐瞒,事后经领导或他人发现,须按情节严重给予处理。

11. 护理事故的管理参照《医疗事故处理条例》执行。

四、护理查房制度

(一) 护理业务查房

参照医生三级查房制度,上级护士对下级护士护理患者的情况进行的护理查房。

1. 护理查房的主要对象 新入院的危重患者、住院期间发生病情变化或口头(书面)通知病重(病危)的患者,压疮评分超过标准的患者,院外带入Ⅱ期以上压疮、院内发生压疮、诊断未明确或护理效果不佳的患者。

2. 具体方法

(1) 科(区)护士长、护理组长或专科护士每天早上组织对新入、重病患者或大手术前后的患者进行查房。

（2）初级责任护士对分管患者的情况、护理措施及实施效果向护士长或上级护士汇报。

（3）上级护士根据患者的情况和护理问题提出护理措施，由下级护士将其中的客观情况记录在护理记录中，并注明"护士长查房"、"高级责任护士×××查房"等。

（4）查房过程中，根据病情需要下级护士可以向上级护士提出护理会诊的要求。

（5）护理部主任定期参加护理查房，对科室的护理工作提出指导性意见。

（二）护理教学查房

1. 护理技能查房　观摩有经验的护士技术操作示范、规范基础或专科的护理操作规程、临床应用操作技能的技巧等，通过演示、录像、现场操作等形式，不同层次的护士均可成为教师角色，参加的人员为护士和护生。优质护理病例展示和健康教育的实施方法等，达到教学示范和传、帮、带的作用。

2. 临床案例教学　由病区的高级责任护士以上人员或带教老师组织的护理教学活动。选择典型病例，提出查房的目的和达到的教学目标。运用护理程序的方法，通过收集资料、确定护理问题、制订护理计划、实施护理措施、反馈护理效果等过程的学习与讨论，帮助护士掌握运用护理程序的思维方法，进一步了解新的专业知识的理论，能发现临床护理工作中值得注意的问题和方法，在教与学的过程中规范护理流程，了解新理论，掌握新进展。

3. 临床带教查房　由带教老师负责组织，护士与实习护生参加。重点是护理的基础知识和理论，根据实习护生的需要确定查房的内容和形式。围绕实习护生在临床工作中的重点和难点，按照《护理教学查房规范》，每月进行 1～2 次的临床带教查房，如操作演示、案例点评、病例讨论等。

五、护理会诊制度

（一）专科护理会诊

1. 高级责任护士以上人员具备会诊资质。

2. 遇有本专科不能解决的护理问题时，由病区或科室组织跨病区、多专科的护理会诊。必要时护理部负责协调。

3. 护理会诊由专科护士或护士长主持，相关专业护士及病区相关护理人员参加，认真进行讨论，提出解决问题的方法或进行调查研究。

4. 进行会诊必须事先做好准备，负责的科室将有关材料加以整理，尽可能做出书面摘要，并事先发给参加会诊的人员，预作发言准备。

5. 讨论时由高级责任护士负责介绍及解答有关病情、诊断、治疗护理等方面的问题，参加人员对护理问题进行充分的讨论，并提出会诊意见和建议。

6. 会诊结束时由专科护士或病区护士长总结，对会诊过程、结果进行记录并组织临床实施，观察护理效果。对一时难以解决的问题可以立项专门研究。

（二）疑难病例护理会诊

1. 病区收治疑难病例时，应及时提出申请，由科护士长组织护理会诊。内容主要是正确评估患者，发现正确的护理问题和对病情转归的判断，提出有效的护理措施及注意的问题，根据临床需要随时进行护理会诊，并按要求记录护理会诊单。

2. 对特殊病例或典型病例,可由护理部负责组织全院性的护理会诊。会诊前做好充分的准备,会诊结束时应提供书面的会诊意见。

六、危重患者抢救制度

1. 要求　保持严肃、认真、积极而有序的工作态度,分秒必争,抢救患者。做到思想、组织、药品、器械、技术五落实。

2. 病情危重须抢救者,方可进入监护室。

3. 一切抢救物品、器材及药品必须完备,定人保管,定位放置,定量储存,所有抢救设施处于应急状态,并有明显标记,不准任意挪动或外借。护士须每日核对一次物品,班班交接,做到账物相符。

4. 工作人员必须熟练掌握各种器械、仪器的性能及使用方法和各种抢救操作技术,严密观察病情,准确及时记录用药剂量、方法及患者状况。

5. 当患者出现生命危险时,医生未到前,护士应根据病情给予力所能及的抢救措施,如及时给氧、吸痰、测量血压、建立静脉通道,行人工呼吸和胸外心脏按压。

6. 参加抢救人员必须分工明确,紧密配合,听从指挥,坚守岗位,严格执行各项规章制度和各种疾病的抢救规程。

7. 抢救过程中严密观察病情变化,对危重的患者应就地抢救,待病情稳定后方可搬动。

8. 及时、正确执行医嘱。医生下达口头医嘱时,护士应当复诵一遍,抢救结束后,所用药品的安瓿必须暂时保留,经两人核对记录后方弃去,并提醒医生立即据实补记医嘱。

9. 对病情变化、抢救经过、各种用药等,应详细、及时、正确记录,因抢救患者未能及时书写病历的,有关人员应当在抢救结束后 6 小时内补记,并加以注明。

10. 及时与患者家属联系。

11. 抢救结束后,做好抢救记录小结和药品、器械清理消毒工作,及时补充抢救车药品、物品,并使抢救仪器处于备用状态。

第三节　病房管理制度

一、病房安全应急预案

(一) 发生火灾应急预案

1. 明确发生火灾的位置与范围,立即打破最接近的火警警报箱玻璃,并立即致电"119"及院保卫科报警,报告火警位置、火势、被围困及伤亡人数,是否有需要疏散患儿等情况。

2. 根据火灾的位置,确定是否疏导患儿　①如果不是发生在本病区的火灾,通知在场员工进入戒备状态,听从消防指挥中心调动;②若火灾发生在本病区,立即通知在场员工,一齐疏导患儿。

3. 灭火　①确定火势较小可能扑灭时,可尝试扑灭,如用灭火器、棉被扑灭。消防栓在病区两侧,泡沫灭火筒放病区固定位置;②确定火势大且不可扑灭时,不要尝试灭火。

4. 疏散患儿　①从安全门经楼梯转移到安全区,切勿乘坐电梯;②病情较轻的患儿,工作人员抱着患儿撤离;病情危重,有使用呼吸机的患儿,立即将呼吸机脱开,使用简易呼吸器维持呼吸,两名工作人员合作将患儿连床一起推走撤离;③有浓烟,用湿毛巾遮住患儿的口鼻转移;④离开后,关好防烟门,防止火势蔓延;⑤清点患儿及员工数目。

（二）发生台风应急预案

1. 接到台风警告

（1）通知所有员工。

（2）检查本病区门窗及室外悬挂物,如有松动或破损,立即通知总务科处理。

（3）给应急灯充电,检查手电筒灯泡和电池是否完好。

（4）通知已预约的患儿家属在台风来到期间不要前来探视。

2. 台风登陆

（1）关紧所有门窗,经常巡视病房。

（2）如台风损坏外墙门窗,立即给予相应处理,如不能处理,且对患儿造成威胁时,立即将患儿转移到安全的地方。

（3）及时清理地面积水,擦干地面水渍,以防工作人员跌倒误伤患儿。

（4）如发现室外悬挂物有脱落危险,立即通知总务科处理。

（三）发生破坏性地震应急预案

1. 尽快组织人力,先将病情较轻的患儿连床一起推送到空旷、安全处。

2. 病情危重,有使用呼吸机的患儿,立即将呼吸机脱开,使用简易呼吸器维持呼吸,两名工作人员合作将患儿连床一起推送到空旷、安全处。

3. 有使用心电监护的患儿,改为手工监测或更换便携式充电式的监护仪,再将患儿连床一起推送到空旷、安全处。

4. 照顾、安置已疏导出来的患儿,并听从指挥中心的调遣。

5. 清点患儿及员工数目,向现场指挥报告。

（四）停水应急预案

1. 预知停水　接到停水通知后,按停水的时间长短做好停水准备:

（1）病区做好储水工作,包括清洁用水和饮用水。

（2）尽可能在停水前完成当天危重患儿的皮肤清洁护理。

（3）病区开水炉烧好开水备用,但炉内无水后应及时断电。

（4）病区多备几个大的储水罐,特殊患儿需备多个热水瓶。

2. 突然停水

（1）发生突然停水,立即与水电班联系,尽快了解停水原因;必要时报告医院总值班,组织人力及时维修。

（2）加强巡视患儿,随时解决患儿用水的需求。

恢复供水后,巡查各个水龙头,确保已关闭。

（五）停电应急预案

1. 预知停电　接到停电通知后,立即做好停电准备:

（1）备好应急灯、手电筒等,为应急灯、便携式或充电式的各种仪器充好电。

（2）如有抢救患儿正在使用电动仪器时,寻找替代的方法。

（3）使用呼吸机的患儿备好简易呼吸囊。

（4）停电后,立即开始使用备用照明及仪器,并密切观察患儿病情及照明、仪器使用情况。

2. 突然停电

(1) 突然停电时,有使用呼吸机的患儿应立即将呼吸机脱开,使用简易呼吸囊维持呼吸,并开启应急灯照明,为心电监护的患儿改为手工监测或更换便携充电式的监护仪。

(2) 通过电话与水电班联系,查询停电原因,报告医院总值班,组织人力抢修。

(3) 加强巡视患儿,尤其注意危重患儿的病情观察,注意防火、防盗。

恢复供电后,巡视病房,恢复照明;使用简易呼吸囊的患儿恢复使用呼吸机;使用手工监测或便携充电式的监护仪的患儿恢复使用电动心电监护仪。整理备用仪器,并放置指定地点。

(六) 停止中心供氧应急预案

1. 预知停止中心供氧 因维修等原因接到停氧通知后,按停氧时间做好准备:

(1) 准备充足的备用氧气瓶(袋)。

(2) 检查患儿,确定必须使用氧气的患儿。

(3) 停氧后,立即开始使用备用氧气,并密切观察患儿病情及备用氧气使用情况。

2. 突然停止中心供氧

(1) 当发生突然停氧时,应立即为必须使用氧气的患儿更换备用氧气,使用呼吸机者可更换氧气瓶供氧或使用简易呼吸囊,检查备用氧气使用情况。

(2) 立即报告院总值班,通知维修人员检修。

恢复中心供氧后,巡视病房,更换中心供氧,整理、补充备用氧气,并放置指定地点。

(七) 停止中心供应负压应急预案

1. 预知停止中心供应负压 接到停止中心供应负压通知后,立即做好准备:

(1) 准备性能良好的电动吸引器或置吸痰用注射器在患儿床边,随时进行人工吸痰。

(2) 停止中心供应负压后,立即开始使用备用吸引装置,密切观察患儿病情及备用吸引装置使用情况。

2. 突然停止中心供应负压

(1) 正在使用负压吸引中停负压时,应立即分离吸引管与中心吸引装置,改用电动吸引器或注射器吸引。

(2) 立即通知维修人员和报告院总值班。

恢复供应中心负压后,巡视病房,更换中心供应负压,整理电动吸引器等用物,并放置指定地点。

二、护理物品、药品、器材管理制度

(一) 一般物品管理制度

1. 护士长或由护士长指定专人全面负责病区药品、物品、器械的领取、保管及使用,并建立账目,分类保管,定期检查,做到账物相符。

2. 管理人员要掌握各类物品的领取、使用时间,做到定期清点、保养维修,提高使用率。

3. 凡因不负责任,违反操作规程,损坏、丢失各类物品,应根据医院赔偿制度进行处理。

4. 借出物品,必须履行登记手续,借物人要签名,贵重物品须经护士长同意方可借出,抢救器材一般不外借。

5. 护士长工作调动,必须办理移交手续,交接双方共同清点并签字。

（二）被服管理制度

1. 病区根据床位确定被服基数与机动数,定期清点,如基数不符或遗失,须立即查明原因。

2. 患者出院时,值班护士应将被服清点、收回。

3. 脏衣、被服放于指定地点,与洗衣部人员当面清点。

4. 病区的被服,私人不得借用。

（三）病区药品管理

1. 病区药柜的药品,根据病种保存一定数量的基数,便于临床应急使用,工作人员不得擅自取用。不得使用过期、变质的药品。

2. 药柜内口服药应使用统一药瓶,药瓶内不能混放不同规格、不同颜色的药片,瓶签清洁、规范,有中英文药名、剂量。

3. 及时清退患者未使用完的针剂等剩余药物,贵重药物专人专用。

4. 麻醉药品、第一类精神药品严格按照《医疗机构麻醉药品、第一类精神药品管理规定》(卫生部卫医发[2005]438号文件)进行管理,做到专人、专册、专柜、专锁、专处方。

5. 药柜每周整理一次,包括清洁卫生、清点药品数量、检查药品质量,发现过期药品及变质药品,及时清理。

6. 凡抢救药品,必须固定放在抢救车上或设专用抽屉加锁存放,并保持一定基数,编号排列,定位存放,每次用完及时补充,每日检查,保证随时应用。

（四）护理贵重设备、仪器保管使用制度

1. 设备仪器应执行"四定"制度,即额定数量、定位放置、定人负责、定期检查。

2. 科室设保管员,每周负责检查仪器设备的性能、数量、定点位置、使用维修、清洁消毒等情况,并记录在册。

3. 科室建立资料档案,内容包括:原始的使用说明书及有关资料;原始操作方法的依据;操作程序;记录使用重要仪器情况;记录维修维护记录。

4. 使用者必须了解仪器的性能,严格按操作程序进行操作。不熟悉机器性能者,不许随便操纵仪器。如需对护士、实习生培训等,须经护士长同意,并在主管护士、带教老师指导下方可使用。

5. 重要仪器设备做到班班清点,保持清洁、干燥、性能良好,需要维修的仪器有标识并及时送修,且须交接班,准备替代品。

三、纠纷、事故处理程序

严格执行《医疗事故处理条例》(国务院第351号)规定。

1. 当发生纠纷或事故后,护理人员应积极参与抢救与护理。同时,及时向科主任、护士长汇报,争取在科内协调解决,无效情况下应向医务处、护理部汇报。

2. 医疗纠纷或事故处理途径

（1）院内调解。

（2）无效时,医患双方均有权申请上级机构进行医疗鉴定。

（3）司法诉讼。

3. 紧急封存病历程序

（1）患者家属提出申请后,护理人员应及时向科主任、护士长汇报,同时向医务处、院级

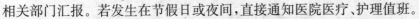

相关部门汇报。若发生在节假日或夜间,直接通知医院医疗、护理值班。

(2) 在各种证件齐全的情况下,由医院专职管理人员(病案室人员)、医疗值班员、患者家属双方在场的情况下封存病历(可封存复印件)。

(3) 特殊情况时需要由医务人员将原始病历送至病案室,护理人员不可直接将病历交与患者家属。

(4) 封存病历前护士应完善的工作:

1) 完善护理记录,要求护理记录要完整、准确、及时;护理记录内容全面,与医疗记录一致,如患者死亡时间、病情变化时间、疾病诊断,以及患者治疗护理中的一切原始资料。

2) 检查体温单、医嘱单记录是否完整,包括医生的口头医嘱是否及时记录。

(5) 病历封存后,由医务处指定专职人员保管。

(6) 可复印病历资料:门(急)诊病历和住院病历中的入院记录、体温单、医嘱单、化验单(检验报告)、医学影像检查资料、特殊检查(治疗)同意书、手术同意书、手术及麻醉记录单、病历报告、护理记录、出院记录。

四、医疗废物分类管理制度

1. 科室医务人员要严格按照《医疗废物管理条例》、《医疗机构医疗废物管理办法》及有关配套文件的规定执行医疗废物管理。

2. 护士长负责本科室医务人员有关医疗废物管理知识的培训、指导、监督和管理。

3. 护士长要加强对本科室医疗废物的管理,防止发生医疗废物泄漏、丢失、买卖事件。

4. 在进行医疗废物分类收集中,医务人员要加强自我防护,防止职业暴露。

5. 科室要对从事医疗废物分类、收集的人员提供必要的职业防护措施。

6. 医疗废物包装袋(箱)颜色为黄色,生活垃圾包装袋为黑色。

7. 盛装医疗废物前,应当对医疗废物包装袋(箱)进行认真检查,确保无破损、渗漏。少量药物性废物可以混入感染性废物,但应当在标签上注明。

8. 盛装医疗废物的每个包装袋(箱)外表面有警示标识。盛装的医疗废物达到包装物或者容器的3/4时,由科室卫生员采用有效的封口方式进行封口,确保封口的紧实、严密,然后在每个包装袋(箱)上粘贴有警示标识、不同类别医疗废物的中文标签,填写中文标签的内容:科室、交接班日期、医疗废物类别、经手人签名。

9. 包装袋(箱)的外表面被感染性废物污染时,应当对被污染处进行消毒处理或者增加一层包装袋。

10. 隔离的传染病患者或者疑似传染病患者产生的医疗废物应当使用双层包装袋,并及时密封。

11. 科室的医疗废物暂时存放点有分类收集方法的示意图或者文字说明。

12. 每天医疗废物交接完毕后,科室工作人员对医疗废物暂存地进行清洁和消毒。

13. 科室工作人员按照规定的时间与卫生班接收人员履行医疗废物交接、称重手续,并登记、签名。

(罗伟香)

参 考 文 献

1. 李亚洁,彭刚艺.护理工作管理规范.广州:广东科技出版社,2006.

2. 王金丽,刘光芹.新生儿重症监护室的护理管理.临沂医学专科学校学报,2003,25(2):149-150.

3. 苏绍玉,李凡,陈晓蓉.新生儿监护病房的护理管理探讨.护士进修杂志,2002,17(11):838-839.

4. 万俊丽,何员风,刘国英,等.分层次护理管理在中心 NICU 的应用.现代护理,2007,4(20):77.

5. 朱以芳,余咏,王线妮,等.建立应急预案在提高临床护理质量管理中的作用.解放军护理杂志,2007, 24(1):82.

6. 冯先琼,向代群,袁岚,等.论适应现代护理管理的护理排班原则.现代护理,2007,13(3):239-240.

7. 何彩英.再造护理流程以保证儿科护士职责落实.现代护理,2007,13(17):1635-1636.

8. 林红云,李晓玲,粟霞.人本原理在护理管理中的应用.当代护士(学术版),2007,(9):105-106.

9. 黄惠根,丁泽林,李秋屏,等.急危重症科室护理人力资源的合理使用.中国护理管理,2005,15(6):42-43.

10. 彭刚艺.广东省护理人力资源管理现状与对策.中国护理管理,2004,4(2):15-19.

11. 李继平.21 世纪护士能力培养、测评及职业发展.国外医学护理学分册,2004,23(10):477-480.

12. 李红,左月燃,吴冬梅.综合性医院病房护理工作分析研究.中华护理杂志,2003,38(10):753-756.

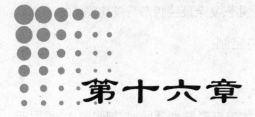

第十六章

新生儿重症监护室病房环境的控制

第一节 病房温湿度的控制

一、病房温度的控制

（一）不同的环境温度对新生儿的生理影响

1. 低环境温度对新生儿的生理影响 寒冷刺激时，去甲肾上腺素释放增加，通过血管收缩以减少散热，并增加代谢使产热增加来保持体温。由于血管收缩使组织得到氧的量减少，无氧酵解过程增加，代谢产生的酸性物质积聚，而致代谢性酸中毒，去甲肾上腺素的作用及缺氧、酸中毒又使肺部血管收缩形成恶性循环。

新生儿的糖储备不多，环境温度低时，初阶段由于儿茶酚胺的释放及胰岛素活性受抑制故血糖暂时上升，如寒冷持续刺激则体内糖储备终因维持体温而过度消耗，使血糖降低，而致低血糖。

冷刺激后血中游离脂肪酸增加，它与胆红素竞争清蛋白的结合位点，使血中游离胆红素增加，高胆红素血症者发生胆红素脑病危险性增加。

寒冷刺激时，肺部血液灌注减少且伴有缺氧及酸中毒，不利于肺泡表面活性物质的合成，使早产儿肺透明膜病的发生率增高或病情加重。

环境温度低且持久可引起寒冷损伤，机体出现体温降低、代谢性酸中毒、低血糖、微循环障碍、血液黏稠度增高、凝血机制紊乱、尿素氮增高、皮下组织硬肿等病理生理改变，严重发生大量肺出血。

2. 适中温度对新生儿的生理影响 适中温度是指人体在这一环境下机体耗氧、代谢率最低，蒸发散热量亦最少，而能保持正常体温。新生儿重症监护室病房适宜的温度为 24～26℃，相对湿度控制在 55％～65％ 之间。新生儿胎龄越小者适中温度越高，生后第一天的足月新生儿的适中温度为 32～35℃，而出生体重 1kg 的早产儿，其适中温度低限达 35℃。

3. 高环境温度对新生儿的生理影响 环境温度过高，水分丧失量明显增加。若不注意补充，可致脱水和高钠血症，血液浓缩时红细胞破坏增多，进而可引起高胆红素血症。环境温度骤然升高可诱发呼吸暂停的发作。环境温度过高可引起发热，严重者甚至可以致死。

（二）温度的控制

NICU 病房要求整洁,保持适宜的温度为 24～26℃,可用具有制冷及制暖功能的空调调节病房温度。拥有最适宜、最理想的物理环境对新生儿恢复至最佳状态是极其重要的。

二、病房湿度的控制

（一）不同湿度对新生儿的生理影响

1. 湿度过低对新生儿的生理影响

（1）对皮肤的影响:在空气干燥的环境中,使人体表皮蒸发水分增加,细胞脱水,可引起干渴,皮脂腺分泌减少,导致皮肤粗糙起皱甚至开裂。正常新生儿每日不显性失水约 21～30ml/kg,在干燥的环境中,新生儿的皮肤水分蒸发增加,不显性失水增加,皮肤干燥,皮肤弹性差,尿量减少,甚至出现脱水热等症状。

（2）对呼吸道的影响:在湿度过低的环境中,流感病毒和致病力强的革兰阳性菌繁殖速度加快,并且随粉尘扩散,空气干燥,鼻、咽、气管、支气管等呼吸道黏膜的水分就会大量损失,弹性降低,黏液分泌减少,黏膜上的纤毛运动减缓,灰尘、细菌等容易附着在黏膜上,呼吸系统的抵抗力降低,而引发或者加重呼吸系统的疾病。新生儿鼻腔较短,没有鼻毛,鼻黏膜十分娇嫩,而且发育不完善,在湿度过低的环境中,更易引起呼吸道疾病及加重呼吸系统的疾病。

（3）对其他方面的影响:湿度过低容易引起新生儿体重减轻、过敏性皮炎、尿布皮炎、电解质紊乱等。

2. 湿度过高对新生儿的影响

（1）对循环系统的影响:湿度过高时,人体汗液的正常蒸发受到妨碍,使脉搏加快,心脏、血液循环系统受影响,使患者感到潮湿、憋闷。

（2）对内分泌系统的影响:湿度过高时,人体中的松果腺体分泌出的松果激素也较大,使体内甲状腺素及肾上腺素的浓度就相对降低,使人感到无精打采,萎靡不振。

（3）对其他方面的影响:长时间在湿度较大的地方工作、生活,容易患风湿性、类风湿性关节炎等湿痹症。湿度过高的环境是真菌很好的培养基,免疫功能差的新生儿易受真菌感染。

（二）湿度的控制

NICU 适宜的湿度为 55%～65%,病室应有湿度计,以便观察。在湿度低时,夏季可在地上洒水或增加用湿布拖地的次数,冬季可在暖气片或火炉上放水槽,或使用超声湿化器湿化空气;湿度过高时可增加通风换气,使用吸潮器。

第二节　病房噪声的控制

一、病房噪声的来源

NICU 作为危重新生儿的治疗中心,对环境方面的要求较高,但由于仪器、设备的大量使用以及频繁的抢救、处置,势必会产生噪声,进而影响患儿及医护人员的身心健康,降低治疗监护效果。病房噪声的来源可归为:

1. **仪器设备噪声** 包括呼吸机的空气压缩机、心电监护仪、温箱、雾化吸入器、空调、排风机、空气消毒机等仪器设备工作时发出的噪声和报警声。

2. **各类通讯运输系统** 包括计算机主机、打印机、输液用推车、电话、门铃等。

3. **语音类声音** 包括工作人员谈话、与患儿家属交流、患儿哭闹、病情交接班、临床教学、医疗查房、护理查房等的声音。

4. **操作类噪声** 紧急气管插管抢救、心肺复苏、掰安瓿、翻身、拍背等的声音。

监测 NICU 病房噪声的强度,医护人员的各种活动声音为 55～85dB。接触暖箱的各种活动可以产生较高分贝的声音,如开、关暖箱门分别达到 85、76dB,放物件于暖箱上产生 69～72dB 的声音。暖箱本身产生声音约 54dB,其报警器的声音可达 78dB。呼吸机和吸痰器各自产生 56、61dB 的声音。其他报警器如监护仪、输液泵、门铃和电话铃分别产生 57～60dB 的声音。NICU 室内的声音水平平均为 67.9dB,声音基线为 60～75dB;暖箱内的声音水平平均为 59.8dB,声音基线为 55～65dB。

二、病房噪声对人体的影响

(一) 噪声对听觉器官的影响

噪声对人体的危害是多方面的。人耳可能接受的安全噪声为 60dB 内,60dB 以上干扰人们的谈话,影响语言的传递和交流,70dB 以上的噪声则有 50% 的人影响睡眠。置身于一个噪声严重的环境内常使人感到不适,听觉器官敏感性下降,甚至听不清正常谈话,长期暴露在噪声环境(90dB 以上)中的人,由于持续不断地受到噪声刺激,耳感受器易发生器质性病变,导致听力减退,甚至丧失听力。突然出现的冲击噪声超过 82dB 可造成早产儿听力障碍。噪声过大不仅给新生儿带来压力刺激,并可损害新生儿听神经,而引起听力丧失。

(二) 噪声对神经系统的影响

噪声长期作用于中枢神经系统可使大脑皮质的兴奋与抑制过程平衡失调,引起条件反射混乱,临床表现为头痛、头晕、失眠多梦、嗜睡、易疲劳、易激动、记忆力衰退、注意力不集中、反应迟钝、易怒等。严重时可导致体质下降,甚至出现神经错乱,且易诱发其他疾病,新生儿可引起惊厥,呼吸急促或暂停。噪声对神经系统的影响程度与噪声程度有关。

(三) 对心血管系统的影响

噪声可使交感神经兴奋性增高,导致心率加快,心排血量显著增加,收缩压出现某种程度升高,随着接触时间的延长,机体的这种应激反应逐渐减弱,继而出现抑制,心率减慢,心排血量减少,收缩压降低。新生儿可引起一些生理改变,如心动过速、氧饱和度下降、一过性平均动脉压升高、睡眠紊乱、患儿惊厥,甚至可致小早产儿颅内出血。

(四) 对消化系统的影响

长期接触高频强噪声的人员,会出现肠胃消化功能紊乱,胃酸减少,食欲不振,胃排空功能减慢,恶心、呕吐、消瘦、肌无力等。

(五) 其他方面的影响

噪声可使机体内分泌、血液、免疫等方面发生改变,还可影响患儿发育和智力发育,可使新生儿体重减轻。

三、病房噪声的控制

1997 年美国儿科学会环境健康委员会建议 NICU 最安全的声音水平为 45dB 以下;应尽

量控制病房噪声。

(一) 增强医务人员的防噪声意识

NICU 噪声的最大制造者是医护人员的各种活动。当关闭监护仪的警铃、撤走离心机和把电话转为闪光显示来电后,噪声基线稍有下降,波动幅度和频率仍较大较多;但当医护人员降低活动声响后,噪声基线明显下降,波动幅度和频率亦显著降低。因而提高医护人员对噪声危害的认识、增强防噪声意识并落实到日常行动中极为重要,要限制不必要的交谈,在实际工作做到四轻,即说话轻、放物轻、走路轻和开关门轻。将病房噪声降到最低限度,禁止高声喧哗,减少参观。

(二) 仪器设备定期检查

如有损坏应及时修理,合理地设置呼吸机、监护仪的报警限。对仪器设备的报警及时处理,尽量缩短报警时间,呼吸机和吸引器不用时及时关闭,设置呼叫铃声音量为 65dB 并减少呼叫次数,及时更换产生噪声的治疗车车轮。对 NICU 病房可进行声学设计,对室内地面、天花板、墙壁采用隔音材料。

(三) 治疗护理尽量集中进行

将患儿必须的治疗及护理尽量集中进行,不要突然惊醒患儿,避免频繁打扰患儿,根据新生儿的活动规律,制定好照顾计划,尽量提供完整的睡眠时间。营造一个安全、舒适的环境,减少并发症的发生。

(四) 设置"安静时间段"

"安静时间段"是由 Straunch 等提出,并已得到认同,即是在每个班次的最后几个小时内,将灯光调暗,除必要的护理操作外,尽量不打扰新生儿,可明显降低病房噪声,并且在"安静时间段"婴儿哭闹少,大部分可进入深睡眠,生理状态稳定。有学者对患儿进行了安静时间段和日常时间段的对照观察试验。在安静时间段内降低医务人员活动声音、将电话转为来电显示、迅速反应各种设备报警的声音、用窗帘遮蔽窗户、减少医务人员对患儿的触摸,而日常时间段即为通常的 NICU 环境。研究发现在安静时间段内降低噪声、光度、减少医护人员不必要的活动,减少对患儿的触摸,可使患儿生理指标稳定,心率、呼吸、血压、经皮测氧饱和度稳定,睡眠时间延长,活动减少,从而减少了能量的消耗,利于患儿的生长发育和疾病的恢复。因此提倡 NICU 中在一天内设置一定的安静时间段。

(五) 其他降噪声措施

可给新生儿戴上帽子,在暖箱上覆盖布单并合理放置吸音设备如吸音泡沫,降低噪声水平。研究显示,在温箱四角各放置一片 5 英寸×5 英寸×1 英寸大小的吸音泡沫,可明显降低温箱内的噪声水平。另一方面,母亲的声音和舒缓柔和的轻音乐可传递母爱、感情和智慧,帮助新生儿发挥潜能,以益于其健康成长。

第三节　病房光线的控制

一、NICU 病房强光线的来源

1. 病房外的阳光直射入病房。

2. 由于 NICU 患者病情较重,需要医护人员 24 小时监护,为了便于观察病情及技术操作,经常要保持 24 小时强光灯照射。

二、光线对新生儿的影响

新生儿不可长期暴露于明亮的光照环境中,持续明亮的灯光易使早产儿生理及行为学的改变,加剧早产儿的不安定性,导致应激反应,引起应激性激素分泌增加,出现呼吸不规则,易发生呼吸暂停、呼吸频率加快、耗氧增加、体重增长不理想、打搅睡眠和改变睡眠状态、视网膜受损致视力下降。长期住在 NICU 的早产儿纠正胎龄满 40 周时行为水平仍不及足月儿,其原因可能是新生儿期小儿行为能力发展的最佳时期,经常接受声光和触摸刺激延迟了行为的发展,对有在 NICU 接受治疗经历的足月儿生后 2 周和 8 周时的研究表明,其昼醒夜眠的睡眠方式亦难以建立。这种早期的睡眠节律的打扰将影响以后长期的睡眠质量。

三、光线的控制

1. 遮挡光线 在阳光直射的 NICU 病房可使用遮光较好并充满童趣的卡通图案的窗帘遮挡光线;使用暖箱的早产儿可自制暖箱罩遮盖暖箱。

2. 调整病房光线 治疗及护理集中进行,处理完后将灯光调暗;调整病房光线明亮度,室内为 60ftc,温箱内为 25ftc,尽量不打扰新生儿,尽量减少光照对新生儿的影响;需要开灯时,避免灯光直射眼部,必要时遮盖眼睛;除抢救治疗时必须使用特殊的较强的灯光外,一般应采用一些壁灯或地灯等较柔和的光源。

3. 设置昼夜交替的环境 Brandon 对胎龄低于 31 周的早产儿进行的研究显示,出生后即接受光照循环的早产儿和同胎龄而持续处在较黯淡环境的早产儿比较,其体重增长更快。提示光照循环有利于婴儿体重的增长。Mann 等在 NICU 进行白天与夜晚交替的试验,即在晚 7 时至早 7 时降低噪声与光度,发现患儿睡眠时间明显延长,哺乳时间缩短,体重增长明显,特别在出院之后表现更为突出。由此可见,昼夜交替有利于患儿睡眠周期的建立和生长发育。

（张国英）

参 考 文 献

1. 郭爱霞,杨巧绘,孔金娜,等.重症监护病房噪声监测与干预.护理学杂志,2005,20(24):46.

2. 陈锦秀,罗薇.新生儿重症监护病房环境管理的研究进展.护理学杂志,2006,21(1):78-79.

3. 陈建军,孟庆梅,陈梦婷.新生儿重症监护室对患儿不良刺激因素的分析及护理对策.社区医学杂志,2007,5(9):73.

4. 黄小梅,李晓惠,邹慧芳,等.质量控制小组对病房噪音的管理.中国实用护理杂志,2006,22(3):65-66.

5. Slevin M,Farrington N,Duffy G,et al. Altering the NICU and measuring infants'responses. Acta Paediatr,2000,89(5):501-502.

6. Johnson AN. Neonatal response to control of noise inside the incubator. Pediatr Nurs,2001,27(6):600-605.

7. 杨芹,姜红.早产儿体重增长的影响因素.现代护理,2007,13(10):968-969.

8. 单若冰,郭莉.新生儿重症监护室环境对早产儿的不良影响和干预对策.中华围产医学杂志,2005,8(1):63-65.

9. Brandon DH,Holditch-Davis D,Belyea M. Preterm infants born at less than 31 weeks'gestation have improved growth in cycled light compared with continuous near darkness. J Pediatr,2003,142(4):451-452.

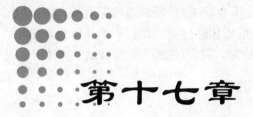

第十七章

新生儿生命体征及意识的评估和护理

　　体温、脉搏、呼吸及血压是机体内在活动的一种客观反映，是衡量机体状况的指标，临床上称为生命体征。

　　新生儿的体温、脉搏、呼吸及血压虽受昼夜、日龄、性别、环境、情绪和活动等因素的影响有所变动，但均有一定的范围。而且体温、脉搏、呼吸三者之间有一定的比例关系。当新生儿患病时，就会发生不同程度的变化。由于生命体征的变化受重要器官的控制，而且可灵敏地显示身体功能的微小变异，因而能首先发现疾病的发生。通过观察这些体征，可以了解疾病的发生及发展规律，提示患何类疾病，或处于疾病的哪一阶段，反映病情的好转与恶化，以及有无并发症等。对这些体征变化进行及时、正确地测量与记录，能够协助医生对疾病作出正确判断，并为治疗和护理工作提供重要依据。所以，护士应掌握人体体温调节地机制，知道体温如何控制、维持，并掌握体温、脉搏、呼吸和血压的测量方法及神志的观察，认真做好记录。

第一节　体温的评估和护理

一、体温的产生

　　人体不断地进行着能量代谢，而能量代谢又和物质代谢（主要是糖、脂肪、蛋白质三种营养物质的代谢）紧密相关。这些营养物质在代谢氧化过程中释放出大量能量，其中 50% 左右的能量变为体热，以维持体温，并不断地以热能的形式散发于体外。机体利用营养物质的最终结果仍转化为热能而散发体外。由于上述情况而使人产生了体温。除此之外，骨骼肌运动、交感神经兴奋、甲状腺素分泌增多以及发热，均可提高代谢率，而增加产热。

二、体温的调节

　　体温调节中枢位于下丘脑。实验证明，当下丘脑血液的温度改变 0.5℃ 时，就能激活身体的热调节机制。正常人的体温保持在相对恒定的状态，通过大脑和丘脑下部的体温调节中枢的调节和神经体液的作用（通过化学方式产热，并通过物理方式散热），使产热和散热保持动态平衡。新生儿体温调节中枢虽已发育，但功能不够完善，是一个具有特殊脆弱性的时期，体温调节功能差，体温调节中枢发育不成熟，且新生儿的体表面积与成人相比，相对较大，按公斤体重计算，体表面积大3倍，加之皮下脂肪较薄，皮下血管丰富，所以造成保温差、散热快，保温能力弱，容易随环境的变化而变化，造成体温过低或体温过高。尤其早产儿体温调节中枢发育不成熟，汗腺发育不全，体温更不易保持相对恒定，易随气温的变化而波动。

三、正常体温调节

(一) 体温的范围和测量方法

人体内部的温度(指胸腔、腹腔和中枢神经)，又称体核温度，其中脑与肝脏温度最高，比其他内脏高出1℃。

皮肤温度称体表温度。体表温度可随环境温度和衣着的薄厚而变化，它低于体核温度5~8℃。中性温度是指使机体代谢、氧及能量消耗最低并能维持体温正常的最适环境温度，对新生儿至关重要。新生儿体重、出生日龄不同，中性温度也不同。因此，对于无论是正常的新生儿或患病的新生儿，维持其正常体温是护理人员的首要任务和目标。

新生儿禁用口腔测量体温，目前临床上测量新生儿体温常用方法有背部、颈下、腹部以及肛内测温法。背部测量：体温计水银端经一侧(左右均可)由颈后部轻轻插入脊柱与肩胛骨之间的斜方肌部位，背部皮肤与床褥紧贴，插入长度约5~6cm；颈温测量：将体温计放置于颈部颌下处(下颌与颈部交界折叠处)紧贴皮肤；腹部测量法：将体温计放在纸尿裤粘贴下，紧贴皮肤；肛温测量法：将已涂满润滑油的肛表水银头轻轻插入肛门内，插入深度不要超过2cm，使体温计尾端在纸尿裤的橡皮筋松紧处，包好纸尿裤。背部、颈下、腹部体温测量法测量时间为5~10分钟，36~37℃为正常；肛门内测温法，测温1~3分钟，36.5~37.5℃为正常。

(二) 生理性变化

体温并不是固定不变的，体温受运动、食物、情绪、年龄等的影响而发生变化，且因生活方式不同而有个体差异。

1. 生理节奏变化或每日生理规律　机体深部温度24小时内波动在0.5~1.5℃之间。活动时最高，在休息时最低。大多数人体温在早晨(即从半夜12点到6点)最低；最高在下午4点至8点。这种昼夜的节律波动可能和人体活动、代谢、血液循环、呼吸的相应周期性变化有密切关系。

2. 年龄因素　新生儿的体温调节中枢调节功能发育不完善，因而调节体温的能力差，其体温易随环境温度的影响而变动。

3. 睡眠　睡眠时体温降低，这是因为睡眠时产热减少，代谢率降低，肌肉活动减少，而散热增加。

四、异常体温

正常情况下，人体温度主要由下丘脑体温调节中枢调节。当受疾病、药物与其他因素(高热或寒冷环境)影响时，体温调节中枢功能受损，产热和散热的平衡关系发生变化，出现异常体温，如体温过高或过低。

(一) 发热

1. 发热的原因　产热增多或散热减少均可导致体温升高，称为发热。发热时机体在致热源作用下,通过体温调节中枢,使产热和散热不能保持动态平衡。这时,产热大于散热,而引起病理性体温升高。这也是机体对致病因子的一种防御反应。对新生儿出现发热,首先要识别是否为生理性。生理性发热的原因包括内因和外因两个方面。外因主要为室温过高或箱温过高,未能适应个体体温调节限度,从而出现体温的上升。有时因为衣被过暖,也会出现发热的假象。内因主要是因为出生后入量少,再加上经体表失水多,尤其是开始排尿后,若不及时给予喂水,可发生脱水。

引起发热的疾病很多,可分为感染性和非感染性两大类。感染性发热占大多数,包括各种急慢性传染病和局部或全身感染;非感染发热包括环境过热、失水、各种血液病、恶性肿瘤、化学或机械性因素。当体温超过 37.5℃时应视为体温过高,有的伴随面红、烦躁、呼吸急促、吃奶时口鼻出气急、手脚发烫等症状。

2. 发热的护理

(1) 保持室内温度的恒定,使新生儿体温保持在 36～37℃之间,是新生儿健康成长的基本保证。如果新生儿体温高于 37℃,说明保暖过度,或暖箱温度过高,应给予适当的调节。

(2) 高热患者应每 4 小时测量 1 次体温,待体温恢复正常三天后,可逐渐递减至每日 2 次,同时要密切观察患者的面色、脉搏、呼吸和血压,如有异常,应立即报告医生。

(3) 降温:因新生儿的特殊性,宜首选物理降温:松开包被、温水擦浴等。处理的方法是:①调整室温 22～24℃;②打开包被,解开衣服以散热;③用温水洗澡;④给患儿喂温开水;⑤体温升至 39℃时,可短时在患儿头下枕一个冷水袋(非冰袋),不宜采用酒精擦浴和药物降温。

(4) 营养和水分的补充:高热时,由于迷走神经的兴奋性降低,使胃肠蠕动减弱,消化液生成和分泌减少,而影响消化吸收。但另一方面,分解代谢增加,蛋白质、脂肪和维生素大量消耗,导致机体消瘦、衰弱和营养不良,应给予丰富营养。不能进食者,可予鼻饲补充营养,以增加机体抵抗力和补充消耗。必要时,通过静脉输液来补充水分、营养物质和电解质等。

(5) 口腔护理:长期发热的患者,唾液分泌减少,口腔黏膜干燥,口腔内食物残渣发酵,有利于细菌繁殖;同时,由于维生素缺乏和机体抵抗力下降,极易引起口腔炎和黏膜溃烂。

(6) 加强皮肤护理:发热患者在退热过程中,往往大量出汗,应及时揩干汗液和更换衣服,以防着凉。

(7) 用物理降温后,要密切观察降温情况,须在半小时后测量体温 1 次。

(二) 体温过低或不升

1. **体温过低的原因**　世界卫生组织定义:正常中心体温(肛测)为 36.5～37.5℃。体温过低是指机体深部温度长期或持续低于正常值。体温过低按 WHO 定义分度为:轻度低体温为 36.0～36.4℃;中度低体温为 32.0～35.9℃;重度低体温为低于 32℃。体温过低可能是生理性的,也可能是病理性的。常常见于秋冬季节出生的婴儿及早产儿,尤其是低出生体重儿、小于胎龄儿、需接受长时间复苏的婴儿以及患严重疾病如感染、心血管系统、神经系统、手术问题以及活动减少的患儿(如应用镇静剂或麻醉剂等)。低体温不仅可引起皮肤硬肿,并可使体内各重要脏器组织损伤,功能受累,甚至导致死亡。

2. **体温过低或不升的护理**　患儿低体温的机制主要是由于热的传导、对流、蒸发、辐射所致。处理低体温最主要是复温,一般都主张逐渐复温,体温愈低,复温愈应谨慎。因而针对热丢失原理在临床护理操作中应采取如下护理措施:

(1) 减少热传导丢失措施有:①预热;②使婴儿躯体与冷空气或表面隔离;③给婴儿穿戴

好适量的衣服和帽子；④如果为早产儿，宜放置产热床垫于婴儿下。

（2）减少热对流丢失措施有：①提高室温；②给早产儿盖好被子；③有条件者，使用早产儿温箱；④减少婴儿在冷空气中暴露时间；⑤热化、湿化空气系统。

（3）减少热蒸发丢失措施有：①及时擦干婴儿；②出生后马上包裹低出生体重儿；③提高室温，减少外环境及室温梯度，WHO建议为25～28℃；④暖化、湿化空气。

（4）减少热辐射丢失措施有：①使婴儿远离窗户；②应用远红外线辐射台或保温箱保暖复温，一定要确保温度感受器是安全的。

（5）热水袋复温：首先用预热的褥褓包裹患儿，然后在包裹外加热水袋，袋内的水温不超过50℃，分别置于足部、双大腿外侧，并轮流更换热水袋中的热水，以确保包裹周围温度的恒定。

（6）保温箱复温：患儿体温不升，温箱温度应设置为较患儿体温高1℃，如患儿体温为34℃，箱温应调为35℃，体温35℃，箱温应调为36℃，每小时提高箱温1℃，直至体温上升到正常范围。此期间，每30～60分钟测肛温1次，待体温升至正常后，每2～4小时测1次，并做好记录。

（7）供给充足的能量和水分：鼓励产妇让患儿早吸吮，产后30分钟即开奶，以母乳为佳。对不能吸吮者，尤其是早产儿、低体重儿往往吸吮无力，可用滴管、小匙或插胃管鼻饲，以母乳为佳，其次是牛奶。对入量不足的患儿可静滴葡萄糖注射液等，有条件时可输入新鲜的血液、血浆等，以保证充足的能量。

（8）防止并发烫伤、肺出血：对使用热水袋复温的患儿，应将热水袋盖拧紧，防止漏水，并将热水袋置于褥褓外，同时水温不可过高，以免引起烫伤。对并发硬肿症的新生儿复温不可过快、过高，以免诱发肺出血等并发症。

第二节　脉搏的评估和护理

一、脉搏的定义和生理

心脏收缩是由于心脏节律点窦房结内的特殊细胞触发电性冲动，此冲动能够井然有序地传达到心脏的每一部分，使心肌去极化后产生收缩，即为心收缩期；心收缩之后接着停止收缩，形成一段休息空当，是为心舒张期，此时，位于左心室和主动脉之间的半月瓣会关闭，血液即不再流进主动脉内，动脉管内的压力即降低，使动脉管壁得以回缩。如此一张一缩、一起一伏的压力变化，在接近表皮的末梢动脉可以感觉到；若以手指按在接近表皮的动脉上，即可察觉到血管内压力改变所引起的动脉短暂性的交替膨胀与回缩，此即为脉搏。简而言之，脉搏即为血液流经动脉时所感觉到的压力波动。

二、脉搏的特性

脉搏的波动会受到血管壁弹性、血液黏稠度、细动脉及微血管阻力等很多因素的影响，因此脉搏会在正常范围内呈现动态的变化，不会是一成不变的。

（一）脉搏的速率

脉搏的速率可简称脉率，亦即每分钟脉搏的搏动次数；应符合小儿日龄、性别和体表

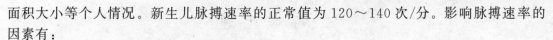

面积大小等个人情况。新生儿脉搏速率的正常值为 120～140 次/分。影响脉搏速率的因素有：

1. 年龄　新生儿日龄越小，脉搏搏动愈快。
2. 性别　女性比男性脉搏搏动次数稍多，每分钟相差约 3 次。
3. 身体体表面积　体表面积愈大，脉搏搏动愈慢。
4. 进食、活动、情绪变化　均可使脉搏加快。
5. 疾病　新生儿患不同疾病常常可使脉搏增快或减弱。
6. 药物　治疗新生儿疾病使用的某些药物如毛花苷丙等常会致使脉搏的改变。

(二) 脉搏的节律

脉搏的节律是心跳之间的间隔。正常的脉搏是规则的，间隔的时间相等，搏动的力量是均匀的，脉搏的节律反映着心搏的节律。一般情况下，两者节律是一致的，每次脉搏搏动的时间长短相等，如果脉搏跳动不规律，即称脉律不整。

一般出现桡动脉脉搏不规则时，应作"心尖-桡动脉脉搏计数"，即护士二人同时进行测量，一人测患者的桡动脉脉率，另一人以听诊器听患者的心率，同时开始并同时停止计数。

(三) 动脉壁的情况

用指端放在动脉上，由感觉可以断定动脉壁的某些性质。正常动脉为直的，管壁光滑，且有弹性。

(四) 脉量

血流冲击在血管壁上的力量大小程度，称之为脉量，亦有人称为脉搏的振幅。此与血量多寡、血管粗细及管壁的弹性有关；管壁松弛、血量多时，脉搏搏动即明显，反之则搏动微弱。正常情况下，脉搏搏动的力量每次应为一致的，脉搏的起伏也平稳。而异常脉量的类型临床常见的则有洪脉、弦脉、丝脉、交替脉等。脉搏并不一定能代表心脏收缩的力量，因此在心脏收缩或心室充血不完全时，脉搏会变弱；而有主动脉狭窄时，虽然心脏收缩强而有力，脉搏仍是细弱的，所以脉搏强弱不等于心缩力量的强弱。

三、脉搏的测量和正常值

血液自心脏涌出，使得动脉血管内的压力增加，此压力会传遍全身的动脉系统，所以，可在身体各部位的脉搏点测得脉搏，脉搏点均位于较接近表皮且有较大的动脉、骨头突出并能以手指按压的部位，因此，于身体表浅动脉且有骨骼衬托处，均能以手指触接测量脉搏。常用来测量脉搏的有桡动脉、颞动脉、颈总动脉、肱动脉、股动脉、足背动脉等。正常新生儿脉搏值为 120～140 次/分。

第三节　呼吸的评估和护理

一、呼吸系统的解剖

呼吸是人体内外环境之间的气体交换，是生物体和环境交换氧气及二氧化碳的作用，主要是吸入新鲜空气，呼出二氧化碳。完成呼吸功能的呼吸系统，包括鼻、咽、喉、气管、支气管和肺。呼吸道有骨或软骨作为支架，使管道通畅，以利呼吸的进行。

二、呼 吸 生 理

人体的呼吸包括两个过程,即外呼吸和内呼吸。

1. 外呼吸　是指肺脏的微血管与肺泡作氧与二氧化碳的气体交换,又称为肺呼吸。亦即呼吸动作本身,当胸廓扩张时,空气进入肺内;当胸廓回缩时,气体从肺内呼出。外呼吸包括四个部分:①通气,即是空气进出肺的机械运动;②气体在气道内分布;③气体通过肺泡呼吸膜进入肺毛细血管的血液内;④灌流:是血液通过肺脏的运动。任何妨碍这些过程的疾病状态都会导致血氧过低,或动脉血氧浓度降低。

呼吸动作是自动的和不随意的,但能受人的意识控制和活动的影响,呼吸的不随意控制是由脑干(脑桥和延髓)的呼吸中枢调节,同时也受体液调节,即血液中氧和二氧化碳浓度的变化来改变呼吸。

2. 内呼吸　是发生于细胞之间、血液内的血红蛋白释放氧到细胞中,同时细胞释放代谢的废物,即二氧化碳至血中;因为内呼吸是在组织细胞间隙中进行的,所以又称为组织呼吸或细胞呼吸。

三、正常呼吸及生理性改变

正常健康新生儿安静时呼吸是自发的,不费力的,且应是自然、平稳、深浅适当、快慢合宜进行的。正常呼吸时,胸部两侧的起伏应对称一致;呼吸可随日龄、性别、体力活动、情绪等因素而改变。胎儿娩出时,由于产道的挤压、缺氧、二氧化碳潴留和环境温度的改变等多种刺激,兴奋了呼吸中枢,引出呼吸动作。娩出后两肺逐渐膨胀,血氧饱和度在 3 小时内达到 90%以上,由于新生儿胸廓几乎呈圆桶形,肋间肌较薄弱,呼吸运动主要靠膈肌的升降,所以呈腹式呼吸。加以呼吸中枢调节功能不够完善,新生儿的呼吸较表浅,节律不匀,频率较快,正常值为 40~45 次/分,但变动很大,哭闹时呼吸可达 80 次/分,呼吸与脉搏的比例是 1:3。由于新生儿鼻腔发育尚未成熟,几乎无下鼻道;鼻黏膜富于血管及淋巴管,故轻微炎症时便使原已狭窄的鼻腔更狭窄,而引起呼吸困难、拒乳及烦躁。

早产儿呼吸中枢及呼吸肌发育更不完善,常出现呼吸暂停或吮奶后有暂时性青紫。咳嗽及吞咽反射差,呕吐时胃内容物易吸入气管内而引起呼吸道梗阻或肺不张。新生儿肺的顺应性与肺泡的成熟度主要与 II 型肺泡细胞所产生的肺泡表面活性物质有关,早产儿肺泡表面活性物质少,肺泡壁黏着力大,有促使肺泡萎陷的倾向,易患呼吸窘迫综合征。

四、测 量 方 法

新生儿呼吸频率可通过听诊或观察腹部起伏而得,也可将棉花少许置于小儿鼻孔边缘,观察棉花纤维的摆动而得。要同时观察呼吸的节律和深浅。一呼一吸为一次呼吸。因新生儿的呼吸频率每时每刻都在变化,因此在确定呼吸频率是否正常时,需连续观察数分钟方能得到正确结果。

五、异 常 呼 吸

新生儿呼吸频率如持续超过 60~70 次/分,称为呼吸增快,既可由原发性呼吸系统疾病引起,也可是代谢性疾病如酸中毒、低血容量的一个症状,其他如败血症、神经系统疾病和心脏病等,均可引起呼吸增快。呼吸频率持续低于30次/分称为呼吸减慢,表示新生儿对神经或化学刺激无反应能力,是严重呼吸衰竭的一个症状,提示病情凶险。新生儿患败血症、化脓性脑膜炎、颅内出血、低氧血症及药物中毒时,均可抑制呼吸中枢使呼吸减慢。

六、处理原则和护理措施

1. 对可能发生呼吸异常的新生儿应加强观察,注意呼吸状况,有条件者可使用监护仪。

2. 尽早明确和去除病因,如清除上呼吸道梗阻、治疗肺部病变、纠正各种代谢紊乱等以保证正常的通气、换气功能,保持呼吸道通畅。

3. 及时准确地做好记录,有异常时,及时报告医生,做好进一步相关的治疗护理措施。

第四节　血压的评估和护理

一、血压的定义和生理

血压是指心脏于收缩和舒张时,血液流过动脉血管而对血管壁所产生的压力,也即压强。血压是心血管系统和液体平衡状态的一种重要指标。血压的形成与心脏的收缩力与排血量、动脉管壁的弹性与血液的黏稠性、全身各部细小动脉的阻力等有关。以上任何环节的变化都可导致血压的变动。

形成血压的基本因素是心脏射血。心室肌收缩时,所释放的能量一部分用于推动血液活动,是血液的动能;另一部分形成对血管壁的侧压,并使血管壁扩张,这部分是势能。在一个心动周期中,动脉血压随心室的舒缩而发生周期性变化。心室收缩时,动脉血压升高,大约在收缩期的中期达到最高值,称为收缩压。心室舒张时,动脉血压下降,在心舒张末期降到最低值,称为舒张压。收缩压和舒张压之差称为脉压差,简称脉压。在一个心动周期中,各瞬间动脉血压的平均值称为平均动脉压。平均动脉压与收缩压、舒张压的关系成人为舒张压+1/3脉压差,但国内外对新生儿此三者之间的关系报道较少。有研究提出结论为:平均动脉压=舒张压+0.45×(收缩压-舒张压)。

二、影响动脉血压的因素

血压是时时刻刻都在变动的。形成动脉血压的主要因素是心室射血和外周阻力,因此,凡能影响心排血量和外周阻力的因素都能影响动脉血压,如每搏输出量、心率、外周阻力、大动脉管壁的弹力、循环血量和血管系统容量的比例等。而新生儿期多种疾病如感染性休克或心功能失代偿期或常常使用的循环支持药物等都可影响心搏出量和外周血管阻力,造成血压波动,若不能及时发现血压的变化,则不利于采取正确的治疗措施。

三、动脉血压的测量和正常范围

测量血压时应根据新生儿不同的日龄、体重来选择不同宽度的袖带,一般来说,袖带的宽度应为上臂长度的1/2~2/3。袖带过宽时测得的血压值较实际值偏低,过窄时则较实际值为高。测量部位常在上肢肘窝的肱动脉或下肢腘窝的腘动脉处测量。新生儿多采用多普勒超声监护仪或心电监护仪测定血压。基层医院也可用皮肤转红法,用新生儿血压袖带包扎上臂,抬高上肢作向心性挤压,同时使袖带迅速充气,使压力达到 100mmHg,此时上肢呈白色,然后逐渐放气,当皮肤突然转红之际血压计上数值,即为收缩压。年龄越小,血压越低。正常足月新生儿正常值:收缩压为 50～90mmHg;舒张压为 30～65mmHg,脉压为 25～30 mmHg;早产儿血压正常值:收缩压为 45～80mmHg;舒张压为 25～60mmHg,脉压为15～25 mmHg。脉压幅度窄提示外周血管收缩,心衰或低心排血量;脉压增宽则提示主动脉增宽、动脉导管未闭或动静脉畸形。若发现脉压变窄或增宽应报告值班医生,给予必要的处理。

四、测量血压注意事项和护理

1. 测量时,在新生儿吃奶后 1～2 小时平卧安静状态下进行。

2. 测量新生儿下肢血压时所用袖带应比测量上肢的袖带宽 2cm,其结果,上下肢收缩压的差异不超过 2.66kPa,而舒张压无多大差异。记录时,应注明为下肢血压,以免发生误会。

3. 对要求密切观察血压的患者,应尽量做到定时间、定部位、定体位和定血压测量仪器,这样测量的结果才能相对地准确,有利于对病情的监护。

第五节　意识的评估和护理

一、概　　述

新生儿神经系统发育不成熟,中枢神经功能不完善,与成人有很大差别,通常用于儿童及成人的神经功能检查方法,对新生儿常不适用。为新生儿检查神经反射时,必须注意不同胎龄的婴儿对外界刺激的反应可有很大不同。

生后最初几天,新生儿每日约有 20 小时处于睡眠状态,为新生儿做神经反应检查时,应先将婴儿唤醒。唤醒新生儿最常用方法是示指和拇指轻轻摇动婴儿胸部,响声、亮光和弹足底也可用来唤醒婴儿。所谓觉醒是指眼睛睁开,头部和四肢活动,面部表现动作或哭叫,应注意肢体有活动并不等于就是大脑皮层反应,例如给婴儿足底一个疼痛刺激,下肢可屈曲回收,这仅是脊髓反射。所谓大脑皮层觉醒应包括面部表情和(或)全身性运动。胎龄 28 周以下早产儿无觉醒反应,肢体几乎无张力;28～30 周早产儿有觉醒反应,但肢体张力很差。胎龄愈小,觉醒状态持续时间愈短,为新生儿尤其早产儿检查反应状态时,必须注意以上生理特点。

二、定　　义

意识是指人们对自身和周围环境的感知状态,可通过言语和行动来表达。意识的内容包括"觉醒状态"及"意识内容与行为"。觉醒状态有赖于所谓"开关"系统-脑干网状结构上行激活系统的完整,意识内容与行为有赖于大脑皮质的高级神经活动的完整。新生儿的觉醒状态对评估婴儿的反应水平有密切关系,BrazeltonJ 将新生儿生理情况下的觉醒状态根据行为表现分为以下 6 个状态。

1. 深睡　闭眼,呼吸规律,肢体及躯干无运动,给强刺激时迟迟才醒,不易转变到另一状态。

2. 浅睡(快速动眼相睡眠)　眼睑闭合,眼球快速转动,呼吸不规律,给强刺激易唤醒,容易转变到另一状态。

3. 瞌睡　眼睛睁开或闭合,肢体及躯干动作少且短暂。

4. 安静觉醒　眼睛睁开,眼球对外界刺激有反应,肢体活动少。

5. 活动觉醒　眼睛睁开,活动多,不易集中注意力。

6. 哭　哭声有力,不易使哭声停止。

在不同觉醒状态下,新生儿的反应水平也不同,为新生儿做神经反射检查时,最好在安静或活动觉醒状态下进行。检查时轻轻摆动婴儿或用手指摇动胸部,唤醒婴儿,使其保持最合适的觉醒状态。若在深睡状态下进行,则将错误地判断为无反应或活动能力减弱。检查时环境温度保持在27~30℃,防止过高温或寒冷刺激影响检查结果。

三、意识障碍

当脑干网状结构上行激活系统抑制或两侧大脑皮质广泛性损坏时,使觉醒状态减弱,意识内容减少或改变,即可造成意识障碍。意识障碍系指人们对自身和环境的感知发生障碍,或人们赖以感知环境的精神活动发生障碍的一种状态。它常由诸如脑损伤、失血、缺氧、内环境紊乱或某种药物超量所致。

四、分　　类

Fenichel 将新生儿意识障碍分为四种状态:

1. 嗜睡　很容易唤醒,但不易保持觉醒状态。弹足底 3 次,哭 1~2 声又睡。

2. 迟钝　用非痛性刺激就可唤醒,但醒来很迟,且不完全清醒,不能保持觉醒状态。弹足底 5 次,才稍有弱哭声。

3. 浅昏迷(昏睡)　只有疼痛刺激才能唤醒。弹足底 10 次不哭。

4. 昏迷　疼痛刺激也不能唤醒。

五、治疗原则和护理

1. 迅速查明病因,对因治疗。如低血糖者补糖。

2. 病因一时未明者应行对症治疗,如保持呼吸道通畅,给氧、注射呼吸中枢兴奋剂;维持有效循环功能,高热者给予物理降温等。

3. 维持水、电解质平衡,保证患者有足够(但不要过多)入量,密切观察脱水及电解质紊乱表现,准确记录每日出入量,长期意识障碍患儿可鼻饲补充水分及营养。

4. 严密观察意识和生命体征的变化,并做好记录。

(庄艳云　吴惠平)

参 考 文 献

1. 金汉珍,黄德珉,官希吉. 实用新生儿学. 第 3 版. 北京:人民卫生出版社,2003.

2. 杨锡强,易著文. 儿科学. 北京:人民卫生出版社,2007.

3. 崔焱. 儿科护理学. 北京:人民卫生出版社,2002.

4. 胡永群,喻理芳,陈瑾. NICU 中集体测量患儿体温最佳部位的临床研究. 南方护理学报,2005,3(12):4.

5. Galligan M. Proposed guidelines for skin-to-skin treatment of neonatal hypothermia. MCN Am J Matern Child Nurs,2006,31(5):298-304.

6. 何国平,俞坚. 实用护理学. 北京:人民卫生出版社,2002.

7. 黄小斐,林峰,张世凡,等. 新生儿体温不同测试方法的研究分析. 护士进修杂志,2006,5(21):454-455.

8. 吴声荣. 高热病人物理降温的护理概况. 右江医学,2005,2(33):191-192.

9. 王冰,范秀芳,马沛然,等. 新生儿血压与日龄、胎龄、出生体重的关系. 中国妇幼保健,2004,8(19):93-94.

10. 陈莉亚,卢兴兴,郑云瑛,等. 正常新生儿血压与窒息复苏后新生儿血压的对照研究. 中华急诊医学杂志,2001,3(10):158-160.

11. 范秀芳,刘红锋,董敏,等. NICU新生儿常见疾病对血压的影响. 中国妇幼保健,2006,21:2960-2962.

12. Barton SJ,Gaffney R,Chase T. Pediatric temperature measurement and child/parent/nurse preference using three temperature measurement instruments. J Pediatr Nurs,2003,18(5):314-320.

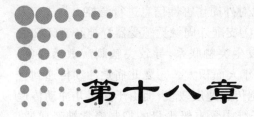

第十八章

新生儿疼痛护理

第一节　新生儿疼痛的评估

2001年国际疼痛协会(international association for the study of pain ，IASP) 将疼痛定义为"一种不愉快的感觉和情绪体验,伴有实际或潜在组织损伤,属主观感觉。无交流能力却不能否定一个个体没有疼痛体验和需要适当缓解疼痛的可能性,疼痛的表达在某种程度上可以降低个体正经受的伤害"。鉴于未缓解的疼痛会给患者造成多方面的损害,国际上出现了将疼痛作为"第五生命体征"的趋势。在20世纪70年代末,盛行的理论是新生儿的中枢神经系统尚未发育成熟,感受不到疼痛。但大量的临床和实验研究证实,不论是足月儿还是早产儿,出生后即具有感受疼痛的能力。早产儿或足月新生儿对疼痛的反应与成人或较大儿童相似,甚至更为剧烈。

美国、加拿大等国家十分重视新生儿疼痛的管理,美国儿科学会和加拿大儿科学会于2000年在《儿科学》杂志上发表了《新生儿疼痛和压力的预防和管理》一文,提出以下四点:①要增强新生儿能感受疼痛的认识;②健康保健部门的专家要为新生儿疼痛和压力的评价与管理提供生理基础;③建议尽可能减少新生儿接受伤害性刺激并尽可能使不良后果最小化;④建议对新生儿使用有效而安全的缓解疼痛和压力的治疗手段。

新生儿疼痛的预防和治疗问题已不再仅仅是个学术性争论问题,而是需要及时采取措施予以认真对待的临床问题。然而,国内NICU中极少使用镇痛剂,这与专业人员对于新生儿疼痛的认识不足、害怕镇痛药的不良反应有很大关系。

一、新生儿疼痛的神经生理学特点

痛觉的产生需要发育完善的痛信息传递神经通路,包括外周疼痛感受器、传入脊髓的初级感觉神经、上行传导通路将信息传递到丘脑,最终由丘脑传递到大脑皮层。此外,痛冲动还同时传递到皮层下结构,如丘脑下部-垂体系统、杏仁核、基底节和脑干网状结构等部位产生情感反应。疼痛的情感反应不累及大脑皮质中枢,主要表现为自主神经活性改变和激素水平增高,是下意识的反应。因此可以肯定下意识状态下确实存在痛苦的反应。人伤害性感受器早在孕7周时就出现在口周黏膜和皮肤,孕20周时已分布于全身皮肤,并在孕中期完成感觉神经元与脊髓后角神经元的联系,在孕 24 周前感受疼痛的皮质就完全形成了,丘脑-大脑皮质联系开始于孕 24~26 周。临床观察发现新生儿对疼痛刺激反应强烈,且持续时间长,其原因可能是由于脊髓疼痛调节系统发育不完善,尚难以对外周伤害性信息进行调控。与成年人相比,新生儿的疼痛传导途径具有以下几方面特点:①支配外周触觉感受器脊神经节(DRG)神经元的中枢突在脊髓浅层与痛信息传递神经元发生突触联系,导致突触刺激敏感现象。②发育期脊髓痛信号传递神经元的外周感受野较成年人面积大。③婴儿痛觉冲动传递到脊髓主要是通过无髓鞘纤维而不是有髓鞘纤维,其痛觉传递速度较慢,但由于新生儿冲动传递路径较短从而抵消了速度上的缓慢。无髓鞘神经纤维中含有极少量的抑制痛觉神经递质,抑制通路不成熟就会表现出过激和泛化。因此,新生儿神经系统无法对刺激模式进行辨别,一种刺激往往可以引起全身非特异性反应。

新生儿对疼痛刺激的情感和情绪反应受到过往经验和疼痛记忆的影响。反复的同一有害刺激导致异常激烈的反应,甚至在刺激本身已停止的情况下这种反应仍然会持续,而且还可能发展成为慢性疼痛综合征。由于大脑皮层的发育一直要持续到生后数年,尚在发育中的大脑易于受特异性环境的影响发生改变。反复致痛性刺激造成中枢超敏和脊髓轴突重塑,将影响到脑的发育,甚至于结构和功能重建。

二、新生儿疼痛的来源

新生儿疼痛主要来源于各种侵袭性操作,如动静脉穿刺或置管、足跟采血、肌内注射、脐动静脉置管、气管插管、气管内吸痰、腰椎穿刺、插(拔除)胃管、插(拔除)胸腔引流管、内窥镜检查等,其次为外科手术及其他疾病因素如锁骨骨折、肋骨骨折、肢体骨折、坏死性小肠结肠炎、肠梗阻等。

三、新生儿对疼痛的反应

疼痛的刺激可使新生儿的生理指标、行为表现、生化指标发生改变,见表 18-1。

表 18-1 新生儿对疼痛的反应

生理指标的改变	行 为 表 现	生化指标的改变
心率↑	面部表情的变化:	分泌增加:
血压↑	面部扭曲	皮质醇
呼吸频率↑	双眼紧闭	肾上腺素
氧耗量↑	鼻翼张开	去甲肾上腺素
平均气道压↑	鼻唇沟加深	胰高血糖素
颅内压↑	舌紧张	生长激素
	下颌颤动	肾素
自主神经系统的改变包括:		醛固酮
	身体运动:	抗利尿激素
瞳孔扩大	握拳	
出汗	四肢扑动(踢踏)	分泌减少:
面红	躯体成弓状	胰岛素
苍白		

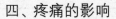

四、疼痛的影响

1. 瞬时不良影响　包括：①激惹；②恐惧；③影响睡眠或觉醒状态；④氧耗增加；⑤肺通气-灌注比例失调；⑥营养吸收减少；⑦胃酸增加等。

2. 近期不良影响　包括：①反复的刺激会使外周感受器敏感化，导致痛觉过敏反应，研究发现，新生儿在多次静脉穿刺后出现痛觉过敏，即使无痛刺激，如体格检查都会引起疼痛反应。②对于早产儿，操作性疼痛所致的急性生理变化(包括心率增加，血压上升，颅内压增高，动脉血氧饱和度下降)可引起再灌注损伤、静脉充血从而诱发脑室内出血(IVH)和脑室周围白质软化(PVL)。③激素和代谢水平变化，表现为儿茶酚胺、生长激素、胰高血糖素、醛固酮等水平升高，这些血浆物质水平的变化导致糖类水解、蛋白质和脂肪分解，引起血糖、乳酸、丙酮酸盐代谢物和酮体等升高，造成高代谢状态，使血糖过高或过低、免疫力下降、代谢性酸中毒和电解质失衡，进一步增加术后并发症和病死率。④新生儿期持续疼痛刺激可引起血压变化和脑血流的再分布，直接导致低氧血症、脑缺血和脑缺氧，结果对神经-免疫-内分泌网络正常发育造成影响，成年神经心理指数下降，痛觉和痛行为表现异常，病死率增高。⑤引起烦躁不安、反应低下等精神性格的改变，同时还包括食欲减退以及睡眠(觉醒)生物钟的改变，从而改变日常活动。

3. 远期不良影响　包括：①痛觉改变、慢性疼痛综合征和躯体不适，并有可能导致儿童期注意力不集中、学习困难、认知行为障碍和适应能力差等问题。②中枢神经系统发育可能因生后疼痛刺激而发生异常变化，新生儿受到强烈疼痛刺激可能形成记忆，这种不愉快的记忆可能与成年期发生的神经症或心理障碍疾病有直接关系。③反复的疼痛刺激会改变新生儿中枢神经系统的结构，降低疼痛阈值，并影响将来对疼痛的行为反应。

五、常用的新生儿疼痛评分量表

1. 新生儿表情编码系统(Neonatal Facial Coding System，NFCS)　以蹙眉、挤眼、鼻唇沟加深、嘴唇张开、瘪嘴、撅嘴、立舌、下巴发颤8项指标记分，每项表现1分，总分8分。早产和足月儿均适用。此量表对疼痛强度的改变非常敏感，同时还可用于评价疼痛干预成效。近期的证据显示临床应用此工具可靠。

2. 新生儿急性疼痛行为评分量表(DNA：A behavioural acute pain rating scale for neonates)　近期的研究证实此量表用于新生儿(包括足月儿和早产儿)，具有良好的特异性和敏感性，可信度高，可用于测量各种致痛性操作过程中婴儿的疼痛强度和评价各种镇痛措施的镇痛疗效(表18-2)。

表18-2　新生儿急性疼痛行为评分量表

指　　标	得　　分
面部表情	
安静	0
啜泣及轻轻地睁眼闭眼交替	1
挤眼、蹙眉、鼻唇沟加深	
(根据出现一种或多种表情的强度评分)：	
轻微，间断出现，并可恢复平静	2
中等	3

续表

指 标	得 分
强烈,持续	4
肢体活动	
安静或轻柔活动	0
指趾张开、腿紧绷,上肢挥动,肢体有回缩反应	
(根据出现一种或多种表现的强度评分):	
轻微,间断出现并可恢复平静	1
中等	2
强烈,持续	3
声音	
无异常	0
短暂呻吟;气管插管的婴儿有焦虑不安的表现	1
间断哭闹;气管插管的婴儿有哭闹的姿势	2
长时间持续哭闹,嚎叫;气管插管的婴儿有持续哭闹的姿势	3
	总分___

3. 早产儿疼痛量表(Premature infant pain,PIPP) 是一项多维评分工具,由加拿大多伦多大学和 McGill 大学制定,用于早产儿疼痛的行为评定。近期的研究证实其测量可信度高,能够为专业的护理人员提供一个客观的新生儿疼痛评分(表 18-3)。

表 18-3 PIPP 早产儿疼痛量表

指 标	0分	1分	2分	3分	得分
胎龄	≥36 w	$32\sim35^{+6}$w	$28\sim31^{+6}$w	<28 w	
行为状态	活动/觉醒	安静/觉醒	活动/睡眠	安静/睡眠	
	双眼睁开	双眼睁开	双眼闭合	双眼闭合	
	有面部活动	无面部活动	有面部活动	无面部活动	
心率最大值	↑0~4 次/分	↑5~14 次/分	↑15~24 次/分	↑>25 次/分	
血氧饱和度最低值	↓0%~2.4%	↓2.5%~4.9%	↓5.0%~7.4%	↓$\geq$7.5%	
皱眉动作	无(≤观察时间的 9%)	最小值(观察时间的 10%~39%)	中值(观察时间的 40%~69%)	最大值(≥观察时间的 70%)	
挤眼动作	无(≤观察时间的 9%)	最小值(观察时间的 10%~39%)	中值(观察时间的 40%~69%)	最大值(≥观察时间的 70%)	
鼻唇沟加深	无(≤观察时间的 9%)	最小值(观察时间的 10%~39%)	中值(观察时间的 40%~69%)	最大值(≥观察时间的 70%)	
				总分___	

评分说明:

(1) 检查婴儿前,先评估胎龄。

(2) 疼痛刺激前观察婴儿 15 秒,评价其行为状态。

(3) 记录基础血氧饱和度和心率。

(4) 疼痛刺激后迅速观察婴儿 30 秒,并及时记录生理变化和面部表情改变。

(5) 上述七项评分相加之和,即为 PIPP 得分,最低分 0 分,最高分 21 分,6 分通常表示无疼痛,而>12分表示中重度疼痛,得分越高,疼痛越显著。

4. 新生儿疼痛评分(Neonatal Infant Pain Scale,NIPS) 新生儿疼痛评分由加拿大 EASTERN ONTARIO 儿童医院制定。是一种用于早产儿和足月儿疼痛评估的行为测量手段,它通过观察新生儿行为的变化,评估正常情况下及某些操作(如静脉穿刺前、穿刺中及穿刺后)时新生儿的疼痛状况。最低分0分,最高分7分(表18-4)。

表18-4 新生儿疼痛评分(NIPS)

项 目	0分	1分	2分
面部表情	放松	面部扭曲	
哭闹	不哭	呜咽	大声哭闹
呼吸方式	自如	呼吸方式改变	
上肢动作	自然状态或放松	屈曲或伸展	
下肢动作	自然状态或放松	屈曲或伸展	
觉醒状态	睡眠或觉醒	烦躁	
			总分____

注意:如患儿病情太重以致反应太弱或接受麻醉(镇静)治疗时,可使评分偏低。

5. 新生儿手术后疼痛评分 CRIES (Neonatal Postoperative Pain Assessment Score) CRIES 由美国 Missouri 大学制定,用于评估胎龄 32~60 周(纠正胎龄=60 周)的新生儿术后疼痛,也可监测患儿对治疗的反应或恢复情况。CRIES 是由哭闹(crying)、氧饱和度>95%所需的氧浓度(required O_2 for SpO_2>95%)、生命体征升高(increased vital signs)、面部表情(expression)和睡眠(sleep)5 项英文的首位字母合成。各项的分值为 0~2 分,总分为 10 分,>3 分则应镇痛治疗,4~6 分为中度疼痛,7~10 分为重度疼痛。其中生命体征在最后测量,以免惊醒患儿;睡眠障碍必须观察 1 小时后给予评分。量表内容见表18-5。CRIES 评分实用、可靠,其可靠性和有效性在临床均得到验证。

表18-5 CRIES 量表

项 目	0分	1分	2分	得 分
哭声	无或非高调哭	高调哭但可安抚	高调哭且不可安抚	
SpO_2>95%所需的氧浓度(%)	无	≤30%	>30%	
生命体征改变	心率和平均血压≤术前值	心率或平均血压增高但幅度< 术前值的20%	心率或平均血压增高但幅度> 术前值的20%	
面部表情	无痛苦表情	痛苦表情	痛苦表情伴有呻吟	
睡眠障碍	无	频繁觉醒	不能入睡	
				总分____

6. 疼痛量表(PAIN) 疼痛量表 PAIN 融合了 NIPS 和 CRIES 的特点,将 NIPS 中的行为表现和 CRIES 中的生理反应组合在一起。PAIN 可用于胎龄小于 28 周早产儿的疼痛评估。最高分为 10 分,分数越高表示疼痛越严重(表18-6)。

表 18-6　疼痛量表

指　　标	0分	1分	2分
面部表情	放松	面部扭曲	
哭闹	不哭	呜咽	大声哭闹
呼吸方式	自如	呼吸方式改变	
四肢动作	自然状态或放松	屈曲或伸展	
觉醒状态	睡眠或觉醒	烦躁	
$SpO_2 > 95\%$ 所需的氧浓度(%)	无	≤30%	>30%
心率上升	基线的10%以内	基线的11%~20%	>基线的20%
			总分____

以上各种量表的局限性在于得分受评分者主观性的影响。同时,新生儿病情危重时对疼痛的反应欠佳;这会使评分偏低;环境中的噪声、光线等也可使婴儿产生刺激,使所得的评分偏高。

第二节　新生儿疼痛的管理

新生儿疼痛管理中最重要的是尽量减少疼痛性操作、预防疼痛的发生以及使用镇痛剂减轻疼痛。有学者认为预防更重于治疗,提出只要预期到婴儿有疼痛的存在,就应当给予止痛剂,视情况予以镇静或不予镇静。

一、尽量减少疼痛性操作

由熟练的医护人员实施侵入性操作;集中操作;留置 PICC 导管或动脉导管用以输液或抽血可减少反复穿刺给患儿造成的痛苦;尽量使用静脉采血而不是足跟采血,因足跟采血较静脉采血更为疼痛;尽量使用无创监护技术,如呼吸机辅助呼吸患儿采用经皮二氧化碳分压监测($TcCO_2$)等。

二、非药物性镇痛治疗

对于轻度疼痛可采用非药物性镇痛措施。非药物性镇痛措施具有低风险、简单易行等特点,为疼痛治疗的基本措施,主要通过减少伤害性刺激的总量,或直接阻断伤害性感觉的传导,或激活下行疼痛调节系统等途径来减轻新生儿疼痛。包括以下方法:

1. 改善 NICU 环境,避免不必要的刺激　如调暗灯光,控制噪声水平,在温箱外遮盖厚布以减弱光线、降低噪声,集中操作,尽量避免过多地打扰患儿。这些措施虽不能直接减轻疼痛,但可以降低新生儿的压力水平,减少能量消耗,使其能更好地应对疼痛。

2. 保持屈曲体位和包裹襁褓　屈曲体位指:婴儿头俯屈,颏部贴近胸壁,脊柱略前弯,四肢屈曲交叉于胸腹前。屈曲体位可同时对本体感觉、温度和触觉感觉系统予以柔和的刺激。研究发现,在给新生儿实施致痛性操作时,护理人员将两手分别置于新生儿的头部和双脚使其成屈曲体位,可以显著降低各种致痛性操作所产生的疼痛。襁褓可给早产儿以"窝巢"感觉而提高自我调节能力,可缓解婴儿疼痛。"窝巢"式体位是包裹襁褓的方法之一,可提高新生儿的自我调节能力,减轻疼痛。

3. 触觉刺激 按摩、摇晃、拥抱以及肌肤接触均为无痛性触觉刺激,可刺激婴儿的触觉、前庭、运动感觉系统而调节行为状态,减少应激行为。Ludington 研究发现,袋鼠式护理可减轻早产儿足跟采血时的疼痛。说明母婴肌肤接触可减轻新生儿针刺疼痛,具有镇痛作用。

4. 音乐疗法 新生儿在接受致痛性操作时让其听近似子宫内的声音(主要是母亲的心跳声)女性的歌声以及轻柔的音乐等可减轻疼痛。研究发现,在新生儿接受足跟穿刺时,给予音乐疗法可明显降低心率及改善经皮氧分压。

5. 非营养性吸吮(non-nutrition sucking,NNS) NNS 是指婴儿口中仅放置安慰奶头以增加吸吮动作,并无母乳或配方乳吸入。NNS 通过刺激口腔触觉受体提高疼痛阈值,或促进能直接或间接调节伤害性感觉传导的 5-羟色胺释放而产生镇痛效果。NNS 可提高氧饱和度,改善呼吸和胃肠功能,减轻烦躁,减少能量消耗,减轻由操作引起的疼痛,住院时间缩短,且无任何不良反应。NNS 和体位支持比较,前者起效快,效果好,后者起效稍慢,但作用持久。另一项调查也显示,蔗糖水、葡萄糖水及 NNS 三者比较,以 NNS 的镇痛效果最好,且无副作用,故大多数 NICU 已将 NNS 作为操作规范的一部分来执行。

6. 母乳喂养 母乳喂养是安全有效的止痛方法之一。研究发现,母乳喂养(包括吸母亲乳头和用奶瓶喂养)较屈曲体位有更好的止痛效果,与蔗糖水止痛效果无异,甚至有学者提出,母乳喂养应为首选的止痛措施。

三、药物性镇痛治疗

对于中、重度疼痛单独使用非药物性镇痛措施并不能止痛,应在非药物性镇痛治疗的基础上增加药物性镇痛治疗。

1. 蔗糖水 蔗糖水通过刺激甜味觉而激活内源性阿片途径产生镇痛疗效。致痛性操作前 1~2 分钟口服 24% 蔗糖水可起最好的镇痛效果,每次口服剂量依患儿的胎龄而定:胎龄 27~31 周每次 0.5ml,32~36 周每次 1ml,>37 周每次 2ml。可给予重复剂量的蔗糖,研究发现,重复剂量口服蔗糖水比单一剂量镇痛效果好。由于蔗糖水和 NNS 具有协同作用,且应用方便、价廉、无副作用,两者联用可增强疗效,最好用安慰奶嘴蘸取蔗糖水后给患儿吸吮,对于无法吸吮或气管插管的患儿,可用注射器抽吸后滴于患儿舌面。气管插管的患儿滴入蔗糖后应注意有无出现呕吐或呛咳表现。蔗糖的每日用量并无限制,但注意尽量使用最小剂量。蔗糖为双糖,由葡萄糖和果糖分子缩合失水形成,蔗糖进入小肠后,在小肠黏膜中存在的蔗糖分解酶作用下,分解成葡萄糖和果糖,然后被吸收进入血液,这使得蔗糖进入肠道后无法很快进入血液,因而不引起高血糖。24%的蔗糖渗透压为 700mOsm/L,为高渗性液体,但由于用量很小,一般不会引起坏死性小肠结肠炎。目前尚未发现口服蔗糖水的不良反应。

2. 局部麻醉和镇痛药 5%EMLA(eutectic mixture of local anesthetics)为 2.5%利多卡因和 2.5%丙胺卡因的混合物,已广泛应用于成人和较大儿童止痛。在新生儿,可用于静脉穿刺、静脉留置导管、动脉穿刺、包皮环切、腰穿等操作,但不能减轻足跟采血引起的疼痛。直接涂于完整皮肤,药物起效速度与局部皮肤角质层、表皮、真皮特性和局部血液循环有关,一般 60~90 分钟后即产生麻醉效果。药效持续时间与药物停留于局部皮肤的时间长短有关,有研究表明,将药物涂于前臂、背部皮肤,痛阈的增高与作用时间的增加(从 30 分钟至 120 分钟)呈直线相关。将药物擦去后,痛阈的升高仍可持续 240 分钟。有报道 EMLA 引起局部皮肤发红、皮疹等不良反应,EMLA 代谢产物邻甲苯胺可诱发高铁血红蛋白血症。但单次使用

EMLA引起高铁血红蛋白血症的风险很低,在足月儿单次剂量0.5～2.0g停留于局部皮肤10～180分钟、早产儿单次剂量0.5～1.25g停留于局部皮肤30～180分钟并未引起高铁血红蛋白血症,血液中的利多卡因和丙胺卡因的浓度均在安全范围内($<5\mu g/ml$)。应用EMLA时需要注意皮肤是否完整,不可与其他诱导高铁血红蛋白生成的药物联合使用,对于胎龄>26周的新生儿单次使用是安全的。

3. 阿片类药物　吗啡(morphine)、芬太尼(fentanyl)为阿片受体激动剂,是NICU中最常使用的阿片类镇痛药物,适用于中、重度新生儿疼痛。婴儿,尤其早产儿和极低出生体重儿,对于药物敏感性不同,代谢、清除能力有限,易造成血浆及CNS药物浓度增高,延长药物作用时间,出现呼吸及中枢神经系统抑制的副反应,因此临床上要及时调整给药途径和用药方法,并注意观察副反应的发生。

(1) 吗啡:主要应用于机械通气或术后疼痛患儿的治疗。剂量:间断给药0.05～0.10mg/kg,稀释后静脉注射,注射速度应慢,$>15～30$分钟,4～6小时可重复使用;持续给药0.01～0.03mg/(kg·h)。用药过程须严密观察有否出现恶心、呕吐、便秘、尿潴留、呼吸抑制、低血压等不良反应。纳洛酮为其拮抗剂。伴发呼吸暂停、肝肾衰竭、神经肌肉疾病或脊柱裂的早产儿和足月儿,使用吗啡时要调整剂量。

持续静滴阿片类药物超过一周的NICU患儿会产生耐受,突然停药会出现药物依赖和戒断综合征的征象,为减轻戒断综合征,应逐步停用。停用方法:①一旦患儿情况稳定,吗啡应减量。②减量是指减少药物剂量,而非间隔时间。但是可根据喂养时间,将给药间隔时间调整为每3或4小时一次。③如果能耐受,吗啡剂量可每日减少10%,或每2～3减少20%。④每个剂量都应使用新生儿戒断综合征评分量表(Finnegan量表,见表18-7)进行评分,$\leqslant 8$分提示患儿的减量速度可增加。⑤避免Finnegan评分等于0分,8～11分较理想,<8分且患儿病情稳定可继续减量。⑥根据患儿病情和喂养情况,尽早将吗啡的给药途径从静脉改为口

表18-7　新生儿戒断综合征评分量表

系　统	症状与体征	得　分
中枢神经系统	高声哭喊	2
	连续高声哭喊	2
	喂养后睡眠<1小时	3
	喂养后睡眠<2小时	2
	喂养后睡眠<3小时	1
	惊扰后轻微震颤	1
	惊扰后中、重度震颤	2
	未惊扰即轻微震颤	3
	未惊扰即中、重度震颤	4
	肌张力增加	2
	表皮脱落(特殊部位)	1
	肌阵挛反射阳性	3
	全身抽搐	5

续表

系　统	症状与体征	得　分
代谢/血管收缩/呼吸	发热(37.3～38.3℃)	1
	发热(>38.3℃)	2
	频繁打呵欠(>3～4 次)	1
	鼻塞	1
	打喷嚏(>3～4 次)	1
	鼻翼扇动	
	呼吸频率>60 次/分	1
	呼吸频率>60 次/分＋三凹征	2
胃肠功能紊乱	过度吸吮	1
	纳差	2
	反胃	2
	喷射性呕吐	3
	稀便	2
	水样便	3

服,口服吗啡剂量相当于静脉剂量的 3～5 倍。⑦口服吗啡剂量减量至小剂量(通常一次 0.05～0.1mg/kg),可试停药或延长用药间隔。静脉用吗啡应减量至一次 0.02～0.05mg/kg 后才能停药。⑧停药过程需要数日甚至数周,一般患儿用药时间越长,停药过程就越长。

(2)芬太尼:为合成的阿片类药物,与吗啡比较起效快,镇痛作用强,持续时间短。由于其心血管系统的稳定性作用及能够降低肺血管阻力的作用而成为许多 NICU 的指定药物,但如给药过快可致胸壁硬化降低肺顺应性。剂量:间断给药 1～2μg/kg,稀释后缓慢静脉注射,注射时间>15～30 分钟,持续给药 0.5～2.0μg/(kg·h)。用药过程中应严密观察呼吸抑制、恶心、呕吐、窒息、肌肉僵直、心动过缓、低血压等不良反应。纳洛酮为其拮抗剂。

与吗啡相比,芬太尼更易、更快产生戒断症状,使用芬太尼超过 5 天,约有 50%以上的患儿可出现戒断症状,超过 9 天,100%可出现戒断症状。因此,大多数情况下,患者病情稳定(如生命体征变化减少,需氧量减少)后 48～72 小时就应该逐渐减量。减量方法:①根据 Finnegan 评分,一般认为 Finnegan 评分>8 分存在戒断征象,但是如果患儿比较稳定,8～11 分也可以试着减量。24 小时平均得分≤8 分,可从 0.5μg/(kg·h)开始减量,如果能耐受,也可以每 12 小时减药一次。静脉输注芬太尼的患儿减量后,如果连续三次 Finnegan 得分>11 分,应该以 0.5μg/(kg·h)的速率恢复至减量前的药量。②芬太尼减量至 0.5μg/(kg·h) 后,患儿应该重新静脉推注吗啡 0.1mg/kg,每 2 小时一次,或 0.2mg/kg,每 4 小时一次[相当于芬太尼 0.5μg/(kg·h)]。③静脉停用芬太尼之前,应给予一次吗啡。④静脉停用芬太尼后,患儿应在 24 小时内加用吗啡。⑤如果 24 小时后 Finnegan 评分<8～11 分,病情稳定,提示患儿可以耐受,吗啡剂量可每日减量每次 0.05mg/kg,间隔时间维持 2～4 小时不变。⑥吗啡减量到每次 0.025mg/kg 后,可根据 Finnegan 评分将用药间隔减至每日一次。⑦减量至每 8 或 12 小时用药每次 0.025mg/kg,或 Finnegan 评分稳定,可停用吗啡。⑧停用吗啡 48 小时

内仍应进行 Finnegan 评分,评估是否有戒断反应。⑨如果患儿未接受长时间或大剂量静脉输注芬太尼,可以较快停药。大剂量长时间输注后,停药过程可能要几周的时间,在完全停止静脉滴注前,口服吗啡可部分对抗戒断反应。

4. 非甾体类抗炎药(non-steroidal anti-inflammatory drugs) 非甾体类抗炎药适用于轻度至中度的疼痛治疗,副作用小,规律给药效果好,并能增加麻醉止痛剂疗效,与阿片药合用可以使阿片的用量减少,从而减少其副作用。常用对乙酰氨基酚(醋氨酚),可口服或直肠给药,也可静脉用药,口服剂量为 10～15mg/kg,4 小时 1 次。直肠给药半衰期延长,吸收率不稳定,直肠给药镇痛剂量比口服剂量大,为 20～25mg/kg,4～6 小时 1 次。

5. 辅助药 还有一些药物其本身没有镇痛作用,但具有较好的镇静和催眠作用,常作为镇痛辅助药物。如苯二氮䓬类,可联合阿片类药物用于术后疼痛及操作性疼痛的治疗,减少阿片类药物的剂量。但联合用药呼吸抑制作用更为强烈,应严密观察。其镇静效应会抑制疼痛的行为反应,可对疼痛评估造成一定干扰。

疼痛是一种主观体验,对于无法用语言表述自我感受的新生儿,使得疼痛评估变得复杂。疼痛经历不仅造成婴儿近期的生理、行为、激素、代谢水平的紊乱,还将导致严重的远期后果,造成感知行为和神经功能上的损害。适时、准确地预测评估,积极有效的干预管理不仅促成好的临床结局,还将有效阻断疼痛危害。较理想的方案应采用综合干预的策略,密切监测毒副反应。

(林真珠)

参 考 文 献

1. International association for the study of pain task force on taxonomy. Announcement:modification of pain definition. IASP Newsletter,2001,2:2.

2. Merboth MK,Barnason S. Managing pain:the fifth vital sign. Nurs Clin North Am,2000,35(2):375-383.

3. Vanhatalo S,Van Nieuwenhuizen O. Fetal pain?. Brain & Development,2000,22(3):145-150.

4. 李萌萌,张英民,陈军. 胎儿及新生儿疼痛的发育生物学研究进展. 国外医学麻醉学与复苏手册,2004,25(2):74-77.

5. 王晓东,罗先琼. 新生儿疼痛的管理. 国际护理学杂志,2006,25(9):677-680.

6. Puchalski M,Hummel P. The reality of neonatal pain. Adv Neonatal Care, 2002,2(5):223-247.

7. Mitchell A,Boss BJ. Adverse effects of pain on the nervous systems of newborns and young children:a review of the literature. J Neurosci Nurs,2002,34(5):228-236.

8. 徐东娟,王克芳. 新生儿疼痛的评估工具. 中华护理杂志,2005,40(10):790-792.

9. Mathew PJ,Mathew JL. Assessment and management of pain in infants. Postgrad Med J,2003,79(934):438-443.

10. Taddio A,Shah V,Gilbert MC,et al. Conditioning and hyperalgesia in newborns exposed to repeated heel lances. JAMA,2002,288(7):857-861.

11. Gottschalk A,Smith DS. New concepts in acute pain therapy:preemptive analgesia. Am Fam Physician,2001,63(10):1979-1984.

12. 刘红霞,郜玉珍,栾志燕,等. 国外新生儿疼痛评估常用工具研究进展. 护理研究,2007,21(1):13-15.

13. 徐东娟,王克芳. 新生儿疼痛的评估工具. 中华护理杂志,2005,40(10):790-791.

14. Lyon F,Dawson D. Oucher or CHEOPS for pain assessment in children[J]. Emerg Med J,2003,20(5):470.

15. McNair C,Ballantyne M,Dionne K,et al. Postoperative pain assessment in the neonatal intensive care unit. Arch Dis Child Fetal Neonatal Ed ,2004,89(6):F537-F541.

16. Patricia A,Marilyn S,Holly C,et al. Pain Assessment and Intervention for Term Newborn. J of Midwifery Womens Health,2004,49(6):514-519.

17. 曹云凤,李术美,李术娟. 新生儿操作性疼痛的护理进展. 国际护理学杂志,2007,26(3):225-227.

18. Ward LC,Horn RA,Gosnell F. The efficacy of facilitated tucking for relieving procedural pain of endotracheal suctioning in very low birth weighting infants. Am J Matern Child Nurs,2004,29(3):151-156.

19. Van Sleuwen BE,Engelberts AC,Boere-Boonekamp MM,et al. Swadding:a systematic review. Pediatrics,2007 ,120(4):e1097-1106.

20. Ludington Hoe SM,Hoseini R,Torowicz DL. Skin-to-skin contact(kangaroo care)analgesia for preterm infant heel stick. AACN CLIN Issues,2005,16(3):373-387.

21. 时亚平,刘江勤,王建光,等. 不同干预方法缓解新生儿疼痛效果的对比研究. 中国实用护理杂志,2006,22(7):11-13.

22. Shan PS,Aliwalas LI,Shah V. Breastfeeding or breast milk to alleviate procedural pain in neonates:a systematic review. Breastfeed Med. 2007 Jun,2(2):74-82.

23. Osinaike BB,Oyedeji AO,Adeoye OT,et al. Effect of breastfeeding during venepuncture in neonates. Ann Trop Paediatr,2007,27(3):201-205.

24. Linda L,Kelly B,Rheta C,et al. Sucrose Analgesia:Identifying Potentially Better Practices. Pediatrics,2006 ,118(Suppl 2):S197-202.

25. 贺继雯,王莹,杨立颖,等. 新生儿及婴幼儿疼痛评估//张巍,王丹华,崔玉涛,等译. 新生儿监护手册. 北京:人民卫生出版社,2006.

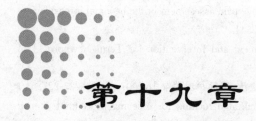

第十九章

新生儿皮肤护理

第一节 新生儿皮肤特点

皮肤是人体重要的器官,具有屏障、吸收、感觉、分泌和排泄、体温调节、物质代谢、免疫等功能。新生儿皮肤比较脆弱,并且经历了从母体子宫内羊水到出生后暴露于外界空气的剧烈环境变化,所以容易受到不同程度的损伤,从而引发其他系统疾病。由于发育不全等原因,早产儿皮肤比足月健康儿皮肤更易受损。加之过频的刺激如较强的皮肤消毒、细菌感染、尿布皮炎、撕揭胶布等容易破坏皮肤的完整性而导致皮肤损伤。有调查发现在出生后第一个月约80%的新生儿曾出现皮肤问题。因而对新生儿实施正确的皮肤护理尤为重要。

1. 表皮 皮肤角质层发育欠成熟:表皮对于维持液体平衡起重要作用,角质层具有半透膜性质,体内的营养物质、电解质不会透过角质层丢失,同时角质层及其表面的皮脂膜也可使通过皮肤丢失的水分大大减少,起渗透性屏障的作用。角质层在怀孕后三个月形成,足月新生儿皮肤角质层约有 10～20 层,与成人相同,有研究认为,足月儿出生后必须经过一段时间皮肤角质层的屏障功能才能充分建立。早产儿的皮肤角质层较薄,胎龄低于 30 周的早产儿出生时角质层只有 2～3 层,胎龄低于 24 周的超未成熟儿尚未有角质层。角质层发育不成熟加上较大的体表面积(surface area-to-body mass ratio)导致经皮肤丧失水分增加,并可导致:①由于脱水和低血压,增加脑室内出血及坏死性小肠结肠炎的风险;②电解质失衡,引起高钠血症,脑室内出血;③体温不稳定;④皮肤水分蒸发的同时使热量丧失(580kcal/ml),对于胎龄小于 30 周的早产儿,可导致多达全身消耗能量总量 20%的热量丧失,机体对热量的需求增加。此外,角质层的再水合作用可引起或加剧动脉导管未闭、充血性心力衰竭、肺水肿及坏死性小肠结肠炎。角质层的屏障功能不成熟使皮肤容易吸收环境中的毒性物质,对病原微生物的防御作用减弱。

早产儿在出生后 10～14 天皮肤角质层的屏障功能加速成熟,胎龄低于 27 周的早产儿角质层屏障功能的成熟速度较慢。最近的研究表明,婴儿纠正胎龄 30～32 周时皮肤的成熟度与成人大致相同。也即是说,胎龄 23 周的早产儿角质层的成熟约需 8 周,胎龄 28 周的早产儿角质层的成熟约需 3 周。在角质层成熟之前,应注意保护发育中的角质层,避免接触毒性物质,预防感染。

2. 真皮与表皮间的连接欠紧密　胶原纤维是连接表皮与真皮的结构，早产儿胶原纤维数量较少，使得表皮与真皮间的连接欠紧密，皮肤游动大，撕揭胶布时皮肤容易受损，甚至出现皮肤剥脱，在摩擦或受热的情况下容易出现水疱。

3. 真皮的不稳定性　胶原在妊娠后三个月沉积于真皮层并防止水分滞留于真皮层。早产儿真皮层由于缺乏胶原，弹力纤维也较少，容易出现水肿。水肿影响局部血液循环，可引起缺血性损伤。

4. 皮肤 pH　正常皮肤表面一般偏酸性，除了有抗微生物生长繁殖作用外，对酸性及碱性物质也可起一定的缓冲作用。若 pH 升高至中性，皮肤表面的微生物总量增加，且微生物种类发生改变，经皮肤丧失的水分增加，提示当 pH 升高时，皮肤的屏障功能发生改变。

成人及较大儿童皮肤表面 $pH < 5.0$，刚出生的足月新生儿皮肤表面 pH 平均为 6.34，在 4 天内 pH 下降至 4.95。胎龄 24～34 周的早产儿，出生第一天皮肤表面 $pH > 6.0$，出生后 1 周降至 5.5，在随后的 3 周 pH 值缓慢下降至 5.0。出生后沐浴及其他皮肤护理会改变皮肤表面的 pH，若使用碱性香皂沐浴，可能需 1 小时或更长时间才能重建皮肤表面的酸性环境。

5. 皮肤营养　脂肪及锌是保持皮肤完整性及皮肤健康的重要营养成分，在妊娠后三个月储存于胎儿体内。早产儿由于脂肪或锌缺乏容易出现皮肤健康问题。足月儿若无法进行肠内营养，肠外营养又未补充足够的营养素，也可出现脂肪及锌的缺乏。

早产儿及过期产儿由于脂肪的储备较少，可出现必需脂肪酸的缺乏。严重的病例可由于必需脂肪酸缺乏而出现皮肤脱皮、颈部、腹股沟、肛周皮肤脱落。静脉输注脂肪乳 $0.5g/(kg \cdot d)$ 可预防由于肠内营养不足引起的脂肪酸缺乏。

锌是体内重要的微量元素，参与多种代谢过程，包括淋巴细胞的转化，蛋白、核酸、皮肤和皮下组织粘多糖的代谢。创伤愈合过程中需要锌。早产儿及慢性腹泻、短肠综合征的新生儿容易缺锌。缺锌时可出现皮肤红斑，腹股沟、颈部、肛周、口周皮肤脱落，撕揭胶布等创伤也容易引起皮肤脱落。其他的症状尚包括倦怠、生长发育落后、脱发、腹泻。预防锌缺乏的方法包括经全静脉营养补充锌 $150～350\mu g/(kg \cdot d)$。

6. 其他　早产儿黑色素细胞数量较少且黑色素颗粒不成熟，使机体容易受紫外线的伤害；皮下脂肪少使体温调节能力下降，对脂溶性药物再分布的缓冲能力减弱。

第二节　新生儿皮肤状况评估

使用新生儿皮肤状况评分（Neonatal Skin Condition Score, NSCS）量表进行评估。NSCS 适用于早产儿及足月儿皮肤状况评估，其有效性和可靠性均得到验证。分数为 3～9 分，3 分表示皮肤状况正常，分数越高，表示皮肤状况越差（表 19-1）。

表 19-1　新生儿皮肤状况评分（NSCS）

项　　目	1分	2分	3分
干燥	正常，无干燥的体征	皮肤干燥，可见脱皮	皮肤非常干燥，可见裂开
红斑	无红斑	可见红斑，<50%体表面积	可见红斑，>50%体表面积
皮肤破损/表皮脱落	无	局限的小部分皮肤	广泛的表皮脱落

除使用 NSCS 进行评估外,还需识别以下高危因素:①胎龄＜32 周;②水肿;③缩血管药物的使用;④气管导管的使用,鼻塞 CPAP,经鼻或经口胃管的使用;⑤输液泵、微量泵的使用;⑥监护探头及电极的使用;⑦外科手术伤口;⑧造口术;⑨高频振荡通气;⑩体外膜肺氧合(ECMO)。

第三节　新生儿皮肤护理

一、皮肤消毒剂的选择

1. 侵入性操作前消毒皮肤首选氯己定　中心静脉导管的留置如 PICC 导管的留置使凝固酶阴性葡萄球菌感染的发生率增加,并已成为许多发展中国家早产儿败血症的最常见因素。行中心静脉置管的过程中,送入导管时已有约 40％的穿刺口皮肤受到污染,菌血症可能来源于送入导管时导管的尖端接触穿刺口皮肤而受污染。胎龄低于 32 周的早产儿较易出现导管尖端细菌定植,且随着导管留置时间的延长,发生率增高。在静脉穿刺、中心静脉置管、足跟采血、留置脐静脉及脐动脉导管、留置胸腔引流管等侵入性操作之前使用有效的消毒液清除穿刺部位的病原菌可减少菌血症、败血症的发生,氯己定是最好的选择。氯己定为双胍类化学消毒剂,对革兰氏阴性菌及阳性菌均有较强的杀灭作用,尤其对革兰阳性菌作用强,并且对皮肤无刺激性。连续擦拭消毒两次,每次 10 秒或擦拭一次 30 秒,消毒效果优于擦拭消毒一次 10 秒。0.5％氯己定在减少导管留置期间导管细菌定植方面效果优于 10％聚维酮碘。2％氯己定与 10％聚维酮碘和 70％乙醇相比,可减少导管相关感染的发生率。氯己定的优越性部分与其消毒后存留于皮肤延长其半衰期有关。单独使用氯己定并未发现有毒性作用,极少有过敏反应。

2. 侵入性操作前消毒皮肤次选 10％聚维酮碘,尽量少用乙醇　10％聚维酮碘的皮肤消毒效果明显优于乙醇,在减少导管置入前皮肤表面细菌计数方面与氯己定效果相同,但在减少留置期间导管细菌定植方面效果不如氯己定。碘类消毒剂可引起皮肤损伤,并可吸收入血,使血清和尿中碘水平升高,可引起暂时性甲状腺功能减退症、甲状腺肿,因而仅能作为侵入性操作前消毒皮肤的次选消毒剂,且消毒后最好用无菌生理盐水去除皮肤表面残留的碘。

3. 乙醇也是常用的消毒剂,但消毒效果不如氯己定及聚维酮碘,且可引起皮肤干燥,甚至引起永久性的皮肤损伤,吸收率高,对新生儿毒性大,最好不要用于新生儿皮肤消毒或用于去除皮肤表面其他化合物。

二、脐部护理

脐部护理常用的消毒液有乙醇、聚维酮碘。含有乙醇的消毒液消毒脐部时要避免接触脐周皮肤以免引起刺激。脐残端一般于出生后 2 周内脱落,脐部护理的方法可加速或减慢脐残端的脱落。Medves 等对比了使用乙醇与无菌水进行脐部护理的效果,使用乙醇组脐残端脱落时间较无菌水组延长 2～3 天,两组之间脐部细菌定植有差异,但均无出现脐部感染。Dore 等对 1 811 例新生儿随机分组,一组使用乙醇进行脐部护理,一组任其自然干燥,无使用其他脐部护理措施,结果发现两组均无脐部感染,自然干燥组脐残端脱落时间 8.16 天,乙醇组脐残端脱落时间 9.8 天。美国妇产科和新生儿护士协会(AWHONN)、国家新生儿护士协会

(NANN)推荐保持脐部清洁和干燥即可,可用无菌水清洁,沐浴时可用温和的中性清洁剂(pH 5.5~7.0)清洁脐部及脐周皮肤,彻底冲洗干净。若尿液或粪便污染脐部时,用无菌水清洁干净,尿片应避免覆盖脐部,保持局部干燥。

1. 新生儿出生后第一次沐浴应在体温稳定 2~4 小时后进行　沐浴有多种作用,可减少细菌的定植,去除污垢,同时可给婴儿以丰富的触觉刺激。新生儿出生后的第一次沐浴由于刚完成子宫内向子宫外的巨大转变,早产或有疾病的新生儿生理状况不稳定,沐浴可造成不良影响,包括化学物质的吸收、接触刺激性物质、低体温、生命体征不稳定等。由于低体温可使机体对氧的消耗增加,加重呼吸窘迫,出生后第一次沐浴应在婴儿体温稳定在正常范围内 2~4小时后进行。第一次沐浴时可擦除过多的胎脂,但无必要完全擦除干净,研究表明胎脂可起抗菌、预防低体温、促进伤口愈合、促进表皮屏障功能的成熟的作用。

2. 沐浴用清洁剂的 pH 应为 5.5~7.0　香皂呈碱性(pH>7.0),用于沐浴可破坏皮肤表面的酸性环境。在一项研究中,使用碱性香皂(pH=10)进行沐浴,沐浴后婴儿皮肤表面 pH迅速上升 2.5,超过 75% 的新生儿 1 小时后皮肤表面 pH 才回复至基线水平。早产儿使用碱性香皂沐浴后需要 7 天时间才能重建皮肤表面的酸性环境。而使用中性清洁剂仅使皮肤表面 pH 上升 1 单位,且仅有 6% 的新生儿皮肤表面 pH 改变持续时间超过 1 小时。皮肤表面pH 的上升会导致表皮菌群种类及数量的改变,且皮肤表面最佳的抗菌环境是 pH<5.0。因此,应选择接近中性(pH 5.5~7.0)、无添加剂如染料及香料的清洁剂,新生儿期尽量减少与人工合成化学物质接触可减少以后变应性致敏的发生。胎龄小于 32 周的早产儿出生后第 1周单独使用温开水沐浴,不用清洁剂。胎龄小于 26 周的早产儿单独使用无菌水沐浴是最好的选择。

3. 沐浴方式的选择　胎龄小于 32 周的早产儿出生后第一周最好采取淋浴的方式,避免摩擦法,因摩擦皮肤可对皮肤造成刺激,损伤表皮引起皮炎。

对于情况稳定,无脐动静脉导管的新生儿可考虑浸浴。浸浴有很多的好处,包括可更好地抚慰患儿,皮肤补湿等作用。浸浴时水温 38℃(100.4℉),水以能浸没患儿双肩为宜,可避免皮肤暴露于水面外蒸发散热引起热量丧失。沐浴后 10 分钟婴儿的体温会出现明显下降,因此于沐浴后应迅速用干毛巾擦干患儿全身皮肤,再以毛毯包裹,避免蒸发引起热量丧失。

4. 沐浴的频率　Gfatter 的研究显示,即使使用 pH 5.5 的清洁剂沐浴,沐浴后皮肤表面的 pH 值也会出现上升,pH 值上升可破坏皮肤表面的酸性环境,并导致皮肤表面菌落组分的改变,影响表肤表面酶的活性。沐浴后由于皮肤表面脂质的溶解,会导致皮肤的干燥和脱屑。目前尚没有足够的证据证实新生儿每天进行沐浴的必要性,每周沐浴 2~3 次即可。

三、新生儿皮肤保湿剂的使用

1. 提倡使用皮肤保湿剂进行皮肤护理　角质层的水合作用对维持皮肤的完整性及屏障功能起重要作用。与较大婴儿及成人相比,新生儿皮肤分泌功能、皮肤保水能力较弱,皮肤较为干燥。使用油性保湿剂可避免皮肤水分过度挥发,使皮肤角质层的含水量增加,皮肤增湿剂可自环境中吸收水分从而达到保湿的效果。目前并无研究显示保湿剂的使用会引起皮肤表面细菌和真菌的定植增加。Nopper 等对 60 例胎龄小于 33 周的早产儿实施前瞻性随机对照研究,实验组使用不加防腐剂的保湿油膏涂擦皮肤每天两次,持续 2 周,对照组不使用油膏,实验组皮炎的严重程度减轻,腋窝皮肤细菌定植减少,血液及脑脊液细菌培养阳性率

3.3%,而对照组血液及脑脊液细菌培养阳性率达 26.7%,使用保湿油膏后 6 小时内经皮肤丧失水分下降。这提示保持皮肤的完整性可减少全身性感染的发生。Edwards 等从 1998 年 8 月至 2000 年 3 月在全美 53 个 NICU 进行多中心、随机对照试验,所有婴儿胎龄小于 30 周、出生体重在 501~1000g,实验组新生儿 602 名,使用以凡士林为主要成分的保湿剂,每天涂擦皮肤两次,一直持续至出生后 14 天,对照组 589 名新生儿仅实施常规护理,与对照组新生儿比较,实验组新生儿出生后 1~14 天皮肤状况较好,15~28 天皮肤损伤较少;至婴儿 28 天时两组间在细菌性败血症的发生率及死亡率方面无统计学差异,但体重 501~750g 的实验组新生儿细菌性败血症的发生率稍高,因而,在使用保湿剂的过程中,对于体重<750g 的新生儿,仍应注意观察婴儿有无出现全身性感染。总体上说,目前提倡对婴儿使用保湿剂进行皮肤护理,尤其是对胎龄小于 33 周的新生儿,出生后 2~4 周应常规使用,同时也适用于所有皮肤干燥、脱皮、裂开的新生儿。

2. 使用以凡士林为主要成分的保湿剂 凡士林会在皮肤上形成保湿屏障,使皮肤的水分不易蒸发散失,具有极好的保湿效果,并可促进创伤的愈合,不会被皮肤吸收,不影响皮肤的脂质代谢。AWHONN 和 NANN 建议在婴儿出生后 24~48 小时内开始应用以凡士林为主要成分的润肤剂,每次 0.5~1.5ml,轻轻涂擦于全身皮肤,头、脸不要涂擦,每 12 小时一次。若已出现干燥、脱皮、裂开等情形,可根据需要缩短时间间隔涂擦保湿剂。注意保湿剂中不要含防腐剂、香料、染料,尽量避免婴儿与各种人工合成化学物接触。

使用开放式辐射台行蓝光光疗的新生儿也可使用皮肤保湿剂进行保湿,研究表明这不会引起婴儿体温过高或出现组织灼伤。

四、与胶布使用有关的皮肤护理

1. 果胶屏障的使用 胶布广泛地应用于固定气管导管、静脉导管、监护电极和探头。由于新生儿真皮与表皮间的连接欠紧密,撕揭胶布可引起皮肤破裂,破坏皮肤的屏障功能,影响正常的皮肤修复。胶布是 NICU 中引起婴儿皮肤破损的首要因素。在成人连续撕揭胶布 10 次、早产儿撕揭胶布 1 次则可引起皮肤屏障功能改变、经皮肤丧失水分增加。皮肤保护剂梧桐胶和果胶已被应用于成人造口术后造口周围皮肤的护理。有研究对早产儿使用普通的粘胶电极与梧桐胶电极皮肤破裂及经皮丧失水分的情况进行对比,结果使用梧桐胶电极的早产儿皮肤破裂情况发生较少,且经皮肤丧失水分较少。但由于梧桐胶电极对部分早产儿有刺激性,现已不再使用。现在在心电监护方面应用广泛的是水凝胶和水胶体的胶粘剂。将果胶屏障如 Duoderm 贴于皮肤后再将胶布贴于 Duoderm 上,可避免撕揭胶布时对皮肤造成的损伤。Dollison 等对 20 例胎龄 28~33 周的早产儿进行皮肤保护剂方面的研究,在婴儿一侧脸部贴上果胶敷料后再贴上胶布,另一侧脸部直接将胶布贴在脸上,对比两侧皮肤的情况,贴果胶屏障的一侧在长达 21 天的时间里 94% 无出现皮肤破损,而未贴果胶屏障的一侧在 5 天内就有 80% 出现皮肤破损。然而也有研究显示不同的结论,Lund CH 等对 30 例胎龄 26~40 周、出生体重 690~3 000g 的新生儿的研究发现,使用普通胶布固定、果胶屏障、水凝胶固定、无胶布固定皮肤四者相比,普通胶布、果胶屏障固定 24 小时后揭开胶布,30 分钟时经皮肤丧失水分、比色计读数、目测评分均明显高于以水凝胶固定及无贴胶布的皮肤。尽管如此,果胶屏障在新生儿皮肤护理方面仍有益处,可吸湿、避免胶布直接接触婴儿皮肤、避免对表皮的伤害,且可使胶布在湿性环境下固定更牢固,AWHONN、NANN 提倡果胶屏障(如 Duoderm)的使用,对于气管插管的新生儿,由于调节导管深度、胶布松动等原因,经常需要重新固定导管,果胶屏障的使用尤为重要。

水凝胶不引起皮肤损伤,但由于容易松脱,只能用于非关键部位的固定。

2. 透明敷料的使用　已有研究表明不透蒸汽的敷料可导致局部细菌增殖及延缓表皮屏障的发育。透明敷料如 3M 透明敷料具有半透膜特性,有防水透气功能,水不会透过敷料,但水蒸气、氧气、二氧化碳可透过,使皮肤可以"呼吸"。这种半透膜特性非常重要,不会影响表皮屏障的发育,同时局部常住菌、病原菌、真菌的种类、数量无改变甚至出现减少。这使得具有半透膜特性的透明敷料可较长时间不更换,从而减少了频繁撕揭胶布对皮肤造成的伤害。AWHONN、NANN 提倡用透明敷料固定静脉留置针、PICC 导管、中心静脉导管、鼻导管、胃管等。

3. 禁忌使用有机溶剂撕揭胶布,可用液状石蜡撕揭胶布　有机溶剂大部分含有碳水化合物的衍生物或石油蒸馏物,早产儿皮肤角质层发育不成熟,容易经皮肤吸收进入血液而引起中毒。足月儿虽经皮肤吸收较早产儿少,但由于新生儿肝肾功能发育尚不成熟,难以清除血液中的毒性物质。有机溶剂尚可引起表皮损伤、出血、坏死。禁忌使用有机溶剂撕揭胶布。液状石蜡可用于撕揭胶布,但不适用于需重新胶布固定的部位。

预防撕揭胶布引起的损伤包括:尽量减少胶布的使用;使用果胶屏障;使用纱布包裹探头以减少胶布的使用;使用水凝胶电极;撕揭胶布最好在贴胶布 24 小时后执行,使用蘸有温水的棉棒湿润局部皮肤有利于减轻损伤,在不需重新胶布固定的部位使用液状石蜡或润滑剂撕揭胶布等。

五、控制经皮肤丧失水分

经皮肤丧失水分的多少与周围环境的温度和湿度、胎龄、出生后年龄、患儿的活动和体温等因素有关。胎龄低于 30 周的早产儿由于角质层发育不成熟,经皮肤丧失水分的量较多,有报道为 $40\sim129ml/(kg \cdot d)$,Agren 等的研究发现,胎龄 $24\sim25$ 周的早产儿经皮肤丧失水分的量为足月儿的 10 倍。早产儿蒸发散热为散热的主要方式,在减少水分丧失的同时也可减少热量的丧失。对于胎龄低于 30 周的早产儿减少经皮肤丧失水分、减少热量丧失的方法包括:双壁暖箱的使用、提高周围环境的湿度、使用透明敷料、使用皮肤保湿剂行皮肤护理等。先前的研究显示婴儿在双壁暖箱中不显性失水较开放式辐射抢救台少,最近的研究显示经皮肤丧失水分的多少主要与周围环境中水蒸气的压力有关,在开放式辐射抢救台时婴儿的失水增加与水蒸气压力低有关。增加环境的湿度可使水蒸气压力升高从而使水分蒸发减少。胎龄 $23\sim24$ 周的早产儿出生后第一天在湿度为 50% 的环境可丧失相当于其体重 13% 的水分。极低出生体重儿在相对湿度 85%～95% 的环境中经皮肤丧失的水分明显减少,仅是周围环境湿度为 50% 时丧失水分的 10% 或周围环境湿度为 20% 时丧失水分的 5%。对于暖箱保暖的婴儿,出生后 7 天内暖箱湿度应≥70%,之后降至 50%～60% 直至婴儿纠正胎龄 30～32 周。在水槽中加用无菌水可减少亲水性假单胞菌感染的风险。

当婴儿使用开放式辐射台保暖时,用聚乙烯塑料薄膜覆盖(不接触婴儿皮肤)可减少水分的丧失和氧的消耗,减少对流散热。不要使用聚苯乙烯或其他材料的塑料薄膜,因只有聚乙烯塑料薄膜能传导长波辐射的热量。胎龄低于 28 周的早产儿出生后迅速用聚乙烯塑料袋包裹躯干和四肢可减少水分蒸发,保存热量,提高成活率,但由于可引起过热、不透水可致表皮屏障发育延缓,不能长时间使用。

使用无防腐剂、以凡士林为主要成分的润肤剂涂擦躯干及四肢皮肤,减少经皮肤丧失水分,对于胎龄<33周的新生儿,润肤剂可使经皮肤丧失水分减少持续时间长达6小时,应每6小时涂擦一次。

六、皮肤破损的护理

皮肤破损可由多种原因引起,包括撕揭胶布引起的损伤、感染、摩擦、压疮、尿布皮炎。破损的程度可以是表皮脱落,也可伤及真皮。

1. 皮肤破损的预防　呼吸机辅助呼吸、高频振荡通气、体外膜肺治疗的新生儿由于较难翻身、婴儿活动少,容易出现压疮,低血压的患儿由于全身循环差,也容易出现压疮,对于这些新生儿,应使用水垫或气垫、羊毛状软垫(sheepskin)预防压疮;活动过度的新生儿,可在骨突部位如膝关节、肘关节贴上透明敷料预防擦伤;极低出生体重儿的角质层发育不成熟,尿液浸渍可导致腹股沟、大腿根部皮肤损伤,可使用凡士林或以凡士林为主要成分的膏剂涂抹预防皮肤损伤的发生。

2. 红肿、化脓伤口的处理

(1) 对于红肿、化脓的伤口可行细菌、真菌培养,明确病原菌。

(2) 清洗创面:无感染者可用无菌水清洗创面;有感染或坏死组织的创面可用注射器抽吸无菌生理盐水或0.45%氯化钠溶液反复进行冲洗,避免过度擦刮创面引起机械性损伤,不要使用过氧化氢溶液、聚维酮碘、醋酸、次氯酸钠消毒液、含乙醇的消毒剂消毒创面,因这些消毒剂可损伤新生的组织,对细胞产生毒性作用,延缓组织的愈合。

(3) 抗真菌软膏的使用:真菌感染时使用抗真菌软膏。皮肤的感染可引起全身感染,尤其是早产儿更容易发生。极低出生体重儿一旦表皮伤口培养显示真菌感染,有全身症状如呼吸不稳定、血小板减少,在局部用抗真菌软膏治疗的同时,应予全身抗真菌治疗。

(4) 抗生素软膏的使用:细菌感染的伤口清洗创面后涂抗生素软膏,如莫匹罗星软膏或杆菌肽锌软膏,每8至12小时用药一次。但须注意的是该类药物仅对革兰氏阳性菌有效,有可能会导致革兰氏阴性菌的生长。

(5) 水凝胶或水胶体敷料等湿性敷料的使用:湿性敷料可维持创面的湿性环境。伤口愈合的理念分为干性愈合和湿性愈合。传统干性愈合理念认为伤口愈合需干燥环境,需要氧气的作用。但事实上人类对氧气的利用需血红蛋白的氧合作用,而大气氧是不能直接被伤口所利用的。干性愈合由于愈合环境差,不仅容易使伤口脱水、结痂、不利于上皮细胞爬行,而且使生物活性物质丢失,造成愈合速度缓慢。干性敷料不能隔绝细菌的侵入,也无法保持伤口的温度和湿度,不利于伤口的愈合。目前国际上最先进也最流行的愈合理念是湿性愈合。湿性愈合能调节创面氧张力,促进毛细血管的形成,低氧张力有利于上皮细胞和胶原的生成,从而有利于创面的愈合;有利于坏死组织与纤维蛋白的溶解,因伤口必须清除坏死组织及其中沉淀的纤维蛋白后才能愈合,在湿性愈合时保留了渗出物中含有的组织蛋白溶解酶,促进了这些组织的溶解与吸收;保持创面的恒温,利于组织生长;无结痂形成,避免新生肉芽组织的再次机械性损伤;保护了创面的神经末梢,减轻换药时的疼痛。因此,湿性环境为伤口提供了最适宜愈合的环境。湿性敷料能清除坏死组织、防止细菌入侵、不刺激伤口及周围组织、保持伤口温度37℃,为创面愈合提供最好的环境。水胶体敷料由亲水性颗粒与疏水性聚合物组成,具有双重黏性,可吸收过量的伤口渗液,形成潮湿的伤口愈合环境,不撕裂新生肉芽组织,促进上皮细胞胶原蛋白的合成,加速微血管增生,防止细菌侵犯,适用于深、无感染的伤口,可保留5～7天再更换。水凝胶是一种水活性胶质软膏,使伤口产生水合作用,提供理想的湿润环境,促进坏死组织自溶,清理创口,加速伤口愈合,同时也具有填充伤口的作用,用于感染伤口,但必须每6～8小时更换一次。

(6)凡士林软膏的使用:可用于感染或非感染伤口,用于感染伤口时先清洁伤口,涂抗生素软膏,再涂凡士林软膏。凡士林可促进伤口愈合,减少革兰氏阴性菌,减轻皮炎,且不容易过敏。但不能用于真菌感染的伤口。

(7)透明敷料的使用:可用于非感染伤口,促进细胞增殖,促进表皮屏障功能成熟。但不能用于感染伤口,因可引起细菌和真菌的增殖。

七、尿布皮炎的护理

尿布皮炎(diaper dermatitis)又称尿布皮疹、臀部红斑(俗称红臀),是一种婴幼儿常见的皮肤病,损害部位往往与尿布覆盖部位一致,如外生殖器、会阴、臀部,甚至延及大腿、腰部。有时由于腹股沟、臀缝等处皮肤褶缝处,因两面皮肤紧贴,不接触尿布,可无皮炎发生。在美国2岁以内儿童发生率在4%～35%,意大利报道的发生率为15.2%,其中3～6个月龄发病高达19.4%。有关尿布皮炎的发病率,包括我国在内的许多国家目前尚无报道。

臀部较长时间暴露于潮湿的环境中可损害角质层,加上尿片的摩擦可使皮肤受损。尿在粪便中尿素酶的作用下形成氨而碱性增强,而碱性环境可激活粪便中的脂肪酶、蛋白酶,分解蛋白和脂肪,使皮肤的渗透性增加,尿液也有使皮肤渗透性增加的作用,从而使皮肤容易受损。吸收不良引起的腹泻,由于食物快速通过小肠,粪便中含有较多未消化的碳水化合物、酶类、胆盐,除可引起尿布皮炎外,婴儿尚有营养缺乏、脱水等症状。母乳喂养与使用配方奶喂养的婴儿相比,粪便的pH值较低,尿布皮炎的发生率较低。皮肤屏障的受损可导致继发感染,如白色念珠菌感染、金黄色葡萄球菌感染、链球菌感染等。

尿布皮炎主要分以下几种:

1. 刺激性尿布皮炎　是尿布皮炎最常见形式,出现在紧密接触尿布的皮肤,范围包括臀部、下腹部、生殖器和大腿上部等部位。其次是肛周炎,炎症局限于肛门周围,多见于有腹泻的患儿。在尿布覆盖区域可有浅表性溃疡,腹股沟、生殖器部位红色卫星状融合损害。病变部位皮肤首先发红、粗糙,有细小鳞屑,继而出现患处皮肤大片潮红、斑丘疹和丘疹,边缘清楚,并逐渐增多,很快出现小水疱,偶有针尖样小脓疱。重者有糜烂、渗液,甚至溃疡、脱落,容易发生细菌或念珠菌属的感染。合并感染者可见脓疱、糜烂甚至溃疡。

2. 念珠菌性尿布皮炎　白色念珠菌来源于粪便,不是会阴皮肤的正常菌群。念珠菌属在温暖潮湿的尿布下面易繁殖和引起浅表皮肤感染。表现为腹股沟和生殖器区域卫星状红色损害融合。尿布皮炎持续3天以上的患者,40%～75%都有白色念珠菌感染。

3. 葡萄球菌和链球菌等继发感染　细菌通过降低粪便pH和合成有活性酶,造成继发感染。葡萄球菌是最常见的感染病原菌,其次是链球菌和大肠杆菌属,近50%分离出厌氧菌。葡萄球菌感染时可出现水疱,链球菌感染皮肤损害以湿、红、有光泽为特点。

预防尿布皮炎的发生,应勤换尿片,尽量减少皮肤与尿液及粪便的接触,保持最佳的皮肤环境。感染、抗生素的使用、吸收不良等情况下婴儿排便次数增多,可使用以凡士林为主要成分的润肤剂或氧化锌软膏涂抹于会阴部预防皮炎的发生。出现刺激性尿布皮炎时,可用氧化锌软膏涂抹局部皮肤,若治疗无效,可用不含乙醇的果胶酱厚厚涂抹于皮肤后,再以凡士林或氧化锌软膏覆盖,防止果胶黏附于尿片上。使用红外线灯照射局部。

注意辨别有否念珠菌感染,当出现念珠菌感染时,可让创面充分暴露于空气或光线下,也可涂抗真菌软膏或霜剂,如克霉唑(与真菌细胞膜上的磷脂结合,改变细胞壁的渗透性,使细胞内必需成分丢失)、益康唑和环吡酮、制霉菌素(与真菌细胞膜上固醇结合,使细胞内容物渗出)、咪康唑(双氯苯咪唑)(抑制麦角固醇的生物合成,损害真菌细菌膜,引起营养缺乏)和酮康唑(抑制真菌甘油三酸酯和磷脂生物合成改变细胞膜渗透性,抑制几种真菌的酶)的霜剂。凡士林或氧化锌软膏等油剂可加重真菌性尿布皮炎,不可使用。

继发细菌感染时可用1:5 000高锰酸钾溶液冲洗,吸干后涂0.5%新霉素氧化锌糊剂或莫匹罗星抗感染。全身感染时应全身用药。

八、增强皮肤营养,促进皮肤健康

提供充足的营养有利于皮肤健康,包括提供充足的液体、热量、氨基酸、脂肪乳、碳水化合物、维生素和微量元素。

脂肪及锌是保持皮肤完整性的重要营养成分,当脂肪及锌不足时可出现皮肤破裂。早产儿及无法耐受肠内营养的新生儿容易出现必需脂肪酸及锌的缺乏,慢性腹泻、短肠综合征、回肠造口术、肠切除术后的新生儿容易出现锌的缺乏,应予补充。通过静脉途径补充各种营养素时的量如下:①脂肪乳按$0.5\sim1.0g/(kg \cdot d)$的量供给。②锌的补充:足月儿出生后3个月内按$250\mu g/(kg \cdot d)$补充,超过3个月按$100\mu g/(kg \cdot d)$供给;早产儿按$400\mu g/(kg \cdot d)$补给。③注意微量元素的补充。

(林真珠 吴惠平)

参 考 文 献

1. 彭振辉.皮肤的屏障功能.皮肤性病学.第6版.北京:人民卫生出版社,2006.

2. Chiou YB,Blume-Peytavi U. Straum corneum maturation. A review of neonatal skin function. Skin Pharmacol Physiol,2004,17(2):57-66.

3. Lund CH,Osborne JW. Validity and reliability of the neonatal skin condition score. J Obstet Gynecol Neonatal Nurs, 2004,33(3):320-327.

4. 蔡莉娟.三氯异氰尿酸钠与醋酸洗必泰消毒效力及稳定性的比较.天津医药,2005,33(9):598-599.

5. Edwards WH, Conner JM, Soll RF, et al. The effect of prophylactic ointment on nosocomial sepsis rates and skin integrity in infants with birth weights of $501\sim1000g$. Pediatrics,2004,113(5):1195-1203.

6. Darmstadt GL,Dinulos J. Neonatal skin care. Pediatr Clin North Am,2000,47(4):757-782.

7. 杨晓静,范红.湿性伤口愈合的护理体会.实用医技杂志,2004,11(8):1490-1491.

8. 冯丽琪,吴红惠.婴幼儿尿布皮炎及其护理.中华临床医药,2004,5(5):119-120.

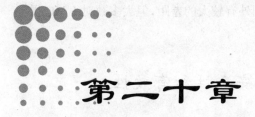

第二十章

新生儿袋鼠式护理

第一节 袋鼠式护理的发展史

袋鼠式护理(kangaroo mother care, KMC)也称"skin-to-skin contact(STS)",是指将早产儿放在母亲的怀抱中,直接接触母亲肌肤的护理方式。WHO总结KMC的特点,包括母婴之间早期、持续的皮肤接触;纯母乳喂养;由住院时开始,可持续至家中;新生儿可早期出院;母亲在家中需要足够的支持和随访;作为一种温柔、有效的方法,可以避免早产儿在繁忙病房中受到的日常不良刺激。袋鼠式护理实施简便易行,且能促进早产儿的健康,已不再仅仅是温箱的替补措施,正在成为NICU中广泛采用的一种护理方式。

一、袋鼠式护理的产生背景

1979年南美哥伦比亚的波哥大地区因经济条件限制保温箱数量严重不足,低体重新生儿的死亡率非常高。儿科医生Ray和Martinez H为了挽救新生儿的生命,被迫开始采用袋鼠式护理。他们将体重不满1kg的新生儿在出生后数小时内直接送到母亲怀抱中。母亲用自己的身体作为人工保温箱,维持新生儿的体温同时进行规律的母乳哺养。实践证明,这一措施大大降低了新生儿的死亡率、确保了母乳喂养并缩短了住院天数。这一举措也更加强烈的唤起了母爱之情,弃婴的情况也大为减少。因为母亲将小婴儿放在胸前喂养的姿势十分像袋鼠,所以这一喂养方式被命名为"袋鼠式护理"。

二、袋鼠式护理的发展

1984年波哥大地区实施的袋鼠式护理得到"联合国国际儿童紧急救援基金会"(UNICEF)的认可,并被公开发表。这种护理方式挽救了无数发展中国家低体重新生儿的生命,因此它和母乳喂养同时得到了推广。进入20世纪90年代中期,KMC的有效性、安全性、实用性和不同国家地区对于KMC的接受情况得到广泛的研究。哥伦比亚的波哥大经验已经在全球许多地区应用,包括越南、日本、巴西和南非。Canguro基金会正在25个发展中国家建立"第二代"KMC中心,包括亚洲(包括乌克兰、印度和东南亚)、非洲和拉丁美洲。KMC

各种改良的模式目前在发达国家内广泛应用,如法国、瑞典、英国、加拿大和美国。2002 年 Engler 等对全美国的 NICU 进行的调查显示:82％的 NICU 实施袋鼠式护理。

国内 KMC 的研究工作无论其规模和深度,与国外有较大的差距,但大多数对 KMC 得到相似的肯定结论。

第二节　袋鼠式护理的安全性和有效性

一、KMC 的安全性

KMC 对早产儿生理状况影响的研究主要集中在呼吸、循环、体温、能量代谢、睡眠及行为状态等方面。

1. KMC 对呼吸循环的影响　多数文献反映了 KMC 的安全性,但也有研究认为应当对胎龄较小的早产儿加强呼吸循环监测。Ludington-Hoe 等对 24 名 33～35 周、情况稳定的早产儿实施 KMC,KMC 期间患儿心率、呼吸、氧饱和度均在正常范围内,无呼吸暂停、心率减慢、周期性呼吸等发生,患儿规律呼吸增加。Fohe 等对 53 名体重＜1 800g 的新生儿进行监测发现,早产儿实施 KMC 时不仅可维持临床稳定,而且气体交换更加有效。Ludington-Hoe 对 6 名拔除气管导管超过 24 小时的早产儿实施 KMC,发现呼吸暂停、周期性呼吸的发作减少。也有研究认为 KMC 对早产儿产生一定程度的影响。Bohnhorst 等研究 22 名 24～31 周早产儿,发现 KMC 时患儿心率自 150 次/分增加至 156 次/分,呼吸自 64 次/分增加至 76 次/分,规则呼吸自 13.7％减至 7.5％,不规则呼吸自 86.0％增加至 92.6％,心动过缓合并 SaO_2 降低的频率每小时自 1.5 次增至 2.8 次,因此早产儿实施 KMC 时应有呼吸循环监测。

2. 对体温的影响　Ludington-Hoe 比较了实施 KMC 与暖箱保暖之间婴儿体温的差异,发现婴儿腹部温度与暖箱保暖相同,KMC 婴儿肢趾温度明显高于暖箱保暖婴儿,且母亲胸部温度会自动调节至适合该婴儿的适中温度;对 6 名拔除气管导管后超过 24 小时的婴儿实施 KMC 发现婴儿腹部温度升高,未出现热量丧失。低收入国家的研究显示,母亲与早产儿或低出生体重儿的 KMC 可保持良好的体温控制,并降低低体温的风险。郑万红对 36 例早产儿实施皮肤接触护理,与对照组(暖箱保暖)相比,其保暖效果优于暖箱保暖,且不容易产生乳头错觉,产妇感觉舒适。

3. 对能量代谢的影响　KMC 对早产儿能量代谢的研究,主要采用间接热量测定氧气消耗(VO_2),部分研究测定二氧化碳消耗(VCO_2)及能量消耗。Bauer 等的研究表明,早产儿出生第二周 VO_2 高于第一周,但 KMC 前后 VO_2 并无变化。Bauer 等研究证实,KMC 对早产儿不增加 VCO_2、能量消耗及呼吸商。结合体温变化及代谢改变,推测 KMC 早产儿体温的增加并非由其产热增加,而系 KMC 实施者如产妇传导热量所致。

二、KMC 的有效性

1. KMC 可降低婴儿的发病率　对 1 362 例实施 KMC 的婴儿的研究发现,KMC 可降低婴儿纠正胎龄 41 周时院内感染的发生率;减少严重疾病的发生;减少生后 6 个月下呼吸道感染的发生率;体重的增长更好。目前仍无足够的证据证明 KMC 会降低婴儿的死亡率。

2. KMC 对母婴精神情绪产生正面影响　婴儿与母亲、家庭的分离对亲子关系产生负面影响，并会影响婴儿的精神情绪发育。皮肤是人体最大的器官，有丰富的感觉神经，接受不同程度的刺激。KMC 时婴儿与母亲的皮肤接触，会使婴儿与母亲的身体发生变化，有利于婴儿精神情绪的发育，同时可促进母亲催产素的释放，催产素可对母亲的行为和情绪产生正面影响，有利于亲子关系的建立。1989 年 Affonso 对 33 个实施 KMC 的母亲的研究表明，实施 KMC 的母亲情绪更为稳定，更加自信。Charpak 及 Reichert 则提出 KMC 有利于亲子关系的建立，使父母更乐于参与到婴儿的护理中，更关注婴儿的成长发育。

Klaus 和 Kennel 发现住院时间很长而无实施 KMC 的早产儿会出现发育延迟，并更易于遭受家庭暴力。一项对 353 名出生体重低于 1 000g 的新生儿的前瞻性研究表明，未实施 KMC 的儿童近一半遭受家庭暴力，且主要来自于父母方面的因素。

3. KMC 有益于婴儿脑的发育　早产儿出生时正处于成熟过程的关键期，特别是脑成熟及精神情绪发育的关键期。在这一时期，未成熟的脑在结构和功能上有很强的适应性和重组的能力，易受环境的影响，获得某种知识和行为经验。早产使成熟过程突然中断，婴儿离开了最适宜发育的子宫环境。子宫中由于羊水的浮力作用，有利于胎儿的感觉和运动发育，同时保护胎儿免受外界环境的影响。Meyerhof 证实压力小的环境有利于婴儿的成熟。不合适的宫外环境，包括长期承受压力、过度操作、睡眠剥夺、过度的光线和噪声刺激，影响神经系统的发育。Salles 对 25 例早产儿实施保护性措施，包括恰当的卧位，减少声、光刺激，实施 KMC，与常规护理组比较，当婴儿纠正胎龄 40 周时，使用 Dubowitz 进行神经系统评分，发现实施保护性措施的婴儿明显优于常规护理组。

早产的不良后果包括暂时性的神经功能障碍，表现为出生后第一年肌张力异常，文献报道其发生率为 36%～83%（因出生体重及胎龄而异），Silva 观察到实施保护性措施（包括 KMC）的 70 例早产儿中只有 27.1% 出现暂时性肌张力障碍。

Charpak 等对 382 名体重＜2 000g 的新生儿实施 KMC，至 1 岁时随访，发现其头围明显大于传统护理组。朱晓玲将胎龄 30～36 周、出生体重＜1 500g 的 104 例极低出生体重儿随机分为干预组（皮肤接触护理组）和对照组（普通护理组），出生后即开始不同的干预，观察两组患儿出生后 2 周内呼吸、心率，神经行为评分，吸吮能力，住暖箱及吸氧时间，以《贝莉智能发育量表》进行智能发育评估，1 岁时通过《Gesell 发育诊断发育量表》对两组患儿进行智能发育的最终的评估，干预组出生 2 周内呼吸、心率较对照组平稳，平均吸氧时间、平均住温箱时间、自行吸吮开始时间干预组短于对照组，6～9 月龄时干预组患儿智力发育指数及运动发育指数均高于对照组，1 岁时 Gesell 智能检查，大运动差异有显著性，精细运动、语言、个人-社交及适应性四大能区差异均有非常显著性，提示早期进行皮肤接触护理可促进极低出生体重儿神经和认知行为的发育，在促进脑发育方面有显著效果。

由于有害因子的影响，神经的生理学死亡增加，脑的某些区域在出生后还能再生新的神经细胞，错过这个时期，一些能力获得和中枢神经系统的损伤将是不可逆的。早期干预帮助早产儿克服潜在的严重问题，提供良好的刺激，使他们在生后早期大脑的发育关键期内得到丰富的良性刺激，使大脑潜能得以充分开发，受损的大脑得以最大程度地康复，减少伤残。

4. KMC 可促进母乳喂养　母乳有利于婴幼儿生长发育，对婴幼儿体重、身高、头围的发育均有促进作用，母乳喂养的婴儿认知能力和智商都要高于非母乳喂养婴幼儿，同时母乳还可提高婴幼儿的免疫力，降低感染危险性，尤其是胃肠道的感染，并降低特应性反应及哮喘的危险性,对成年后的肥胖及相关慢性非传染性疾病也具有积极的预防作用。母乳具有独一无二的生物学特性,能自动调节至适合婴儿孕周的需要,是早产儿最理想的食物。研究表明,KMC 可促使母亲分泌更多的乳汁,同时乳汁中的细胞活素水平增高,有利于促进婴儿的消化和肠道对营养物质的吸收。Charpak 等的研究表明,KMC 组婴儿 1 个月、6 个月和 12 个月时母乳喂养率更高。

5. KMC 可减轻疼痛　KMC 时婴儿在母亲的怀抱中,听母亲的心跳声、随母亲的呼吸有节律地运动以及保持俯卧位,对婴儿的本体感受器、听觉、前庭、温度、触觉感受器以温柔的刺激,可改变痛觉的传导。Ludington-Hoe 等对比了 24 例胎龄低于 37 周的早产儿在 KMC 与暖箱保暖的情况下,行足跟采血时对疼痛的生理反应和行为反应,发现 KMC 组的早产儿足跟采血时心率上升幅度及哭闹时间均明显少于暖箱组。Johnstont 等人的研究也得出了相似的结论。提示 KMC 可减轻早产儿足跟采血时的疼痛。

6. 其他方面的作用　KMC 可增加婴儿主动觅食,提高早期喂养次数;有利于母子交流;早产儿出生第 2 周后 KMC 过程中睡眠时间比在暖箱中延长,并认为此反应有助于保持婴儿各项生理指标的稳定性,KMC 期间婴儿安静睡眠时间明显增多,这有利于婴儿的生长及体重的增长。

目前,对 KMC 的研究主要集中在早产儿应用方面的研究,对足月儿应用 KMC 的研究较少。Galligan 提出对出生第一天出现轻度低体温(腋温 36.0～36.4℃)、无严重疾病的足月新生儿,可予实施 KMC,且已有足够的证据证实 KMC 可代替其他需将母亲与婴儿分隔开的保暖措施。

目前普遍认为条件和技术允许的情况下应用 KMC 的好处是非常明确的。WHO 也大力提倡 KMC 的应用,于 2003 年发布了 KMC 临床实践指南。

KMC 仍有以下几方面的问题待进一步研究:①在资源缺乏的病房(无暖箱及其他昂贵的设施),在患儿病情稳定之前实施 KMC 的有效性和安全性;②胎龄低于 32 周的低出生体重儿实施母乳喂养及使用营养添加剂的可行性;③KMC 过程中简单而可靠的监测婴儿状态的方法,特别是呼吸及喂养方面的监测;④对体重低于 1000g 的新生儿实施袋鼠式护理,及对病情严重新生儿实施袋鼠式护理的可行性研究。

第三节　袋鼠式护理的实施

一、KMC 开始实施的时机

出生体重大于 1800g(孕周≥30 周)的婴儿,少部分可能会出现与早产相关的并发症,如呼吸窘迫综合征,需要特别的治疗,但大部分出生后即可实施 KMC。出生体重在 1 200～1 799g(孕周 28～30 周)的早产儿,出现与早产相关并发症如呼吸窘迫综合征及其他并发症的发生率较高,可能需要一周或更长时间待婴儿情况稳定才可实施 KMC。出生体重小于 1 200g(孕周＜30 周)的早产儿,极可能出现严重的并发症,死亡率也高,需对婴儿实施重症监护,可能需要几周后病情稳定才可实施 KMC。单纯的孕周或出生体重都不能很好地预测早产儿发生并发症的风险,何时开始实施 KMC 主要还是要看母亲和婴儿的情况。总体上说,对于病情较为稳定,仅需要保暖、预防感染、充分喂养的新生儿可实施 KMC。

二、短暂 KMC 与持续 KMC 的选择

疾病严重或需要特别治疗的婴儿须恢复至情况较稳定、可自主呼吸、不需吸氧才可实施 24 小时不间断的持续 KMC，在恢复的过程中，若婴儿仅需输液、吸低浓度的氧，可尝试短时间的 KMC。KMC 必须循序渐进，从短暂 KMC 向持续 KMC 过渡。要避免少于 60 分钟的 KMC，因过多的搬动对婴儿产生不良刺激。KMC 的时间要逐渐增加，直至可以日夜不断地实施 KMC，尤其在保暖措施不够的地方更应如此。一旦母亲和婴儿都适应了 KMC，应尽可能实施 KMC，甚至出院回到家中仍可实施 KMC。

三、KMC 的实施

1. 环境的准备　因为实施 KMC 时父母须有身体的裸露，必须准备隐秘且独立的空间，至少要有屏风或围帘的遮挡，以确保隐秘性。环境温度通常设置 24～26℃，避免有通风口的地方。降低噪声，避免对婴儿造成刺激。KMC 期间可播放音乐，有研究表明 KMC 期间听音乐与不听音乐比较，婴儿安静睡眠时间更长、哭闹更少，并有助于减轻母亲的焦虑情绪。准备一张舒适有靠背及扶手的椅子和脚凳，使父母亲在进行袋鼠式护理时肢体能有支托。

2. 母亲和婴儿的准备　母亲穿棉质、宽松、舒适的衣服。当周围环境温度＞22℃时，婴儿除了穿尿片、帽子、短袜外，其他部位皮肤裸露；当周围环境温度跌至 22℃时，婴儿应穿前开棉质无袖衬衫，使脸、胸部、腹部、手臂和腿可与母亲的胸部、腹部皮肤接触。婴儿的头部表面积相对较大，容易导致热量的丧失，Karlsson 测试婴儿在 KMC 过程中热量的丧失，发现若无戴帽子，在 KMC 10 分钟时头部丧失的热量是全身丧失热量的 94%，至 70 分钟时头部丧失的热量是全身丧失热量的 74%。因而在 KMC 过程中应注意给婴儿戴帽子。

3. KMC 的实施　将婴儿放置于母亲裸露的胸腹部，婴儿呈俯卧位，头偏向一侧，保持头高 40°。Ludington 认为头高 40°可减少呼吸暂停的发生，并使氧合更容易。再以毛毯覆盖于婴儿背部。在发展中国家，使用特制的袋鼠袋（kangaroo pouch），将婴儿固定于母亲的胸前，母亲可走、站、坐、娱乐、学习，这些活动可使母亲在长时间的 KMC 中不至于感到烦闷。整个过程母亲可以通过镜子观察新生儿，触摸或低声呼唤新生儿。KMC 亦可由新生儿的父亲或其他家属承担，但必须保证皮肤接触护理实施者身体健康。

婴儿无需每天沐浴，若需沐浴时间尽量短，沐浴后彻底擦干，以温毛巾包裹，放回母亲的怀抱。

在实施 KMC 时，大部分的护理都可在 KMC 时顺利完成，婴儿只有在换尿片、脐部护理、临床评估等情况时才暂时离开母亲的怀抱。

KMC 原则上用纯母乳喂养，必要时适当地添加营养物（维生素、微量元素等），且推荐使用母亲的乳汁，而非其他妇女或母乳银行的乳汁，最终的目标是要实现纯母乳喂养。母亲从婴儿出生第一天起就要定时将乳汁挤出，保持泌乳。纠正胎龄＜30 周的新生儿必须经胃管喂养；纠正胎龄 30～32 周的新生儿可经胃管喂养的同时，每日将母乳放于杯子中喂养一至二次，若用杯子喂养情况良好，可减少胃管喂养的次数；纠正胎龄≥32 周的婴儿可尝试吸吮母亲乳头，若吸吮量不够，可加用胃管喂养或杯子喂养。

4. 在 KMC 过程中，应监测如下内容

（1）体温：实施 KMC 的婴儿很少发生低体温，持续 KMC 的婴儿只要喂养足够，一般可

维持正常体温,因此可减少监测体温的次数。WHO 推荐对持续 KMC 的婴儿在前三天每六小时测体温一次,以后改为每天测体温二次,一旦婴儿的体温低于 36.5℃,应立即采取保温措施:用毛毯覆盖保暖或调高周围环境的温度。采取措施一小时后再复测婴儿温度,直至体温在正常范围内。同时应查找婴儿低体温的原因,如环境温度低、沐浴、喂养不够等,如找不到明显的引起婴儿低体温的原因,或 3 小时内婴儿体温不能上升至正常范围,应注意感染的可能。

(2)呼吸:尽管 KMC 可减少早产儿呼吸暂停的发生,在 KMC 过程中仍须注意观察有否出现呼吸暂停。频繁出现呼吸暂停时应注意感染的可能。

(3)体重:每天测婴儿体重一次评估婴儿的入量是否足够。在出生的前几天出现生理性体重下降,可高达体重的 10%,出生第 7 天至 14 天体重慢慢回升至出生时的水平,在这之后体重不应该再下降。体重增长良好表示婴儿健康状况良好,对于母乳喂养的婴儿,每日体重增长不应少于 15g/(kg·d),无上限限制。

不同的纠正胎龄体重增长速度:纠正胎龄≤32 周,体重增长 20g/d(约 150～200 克/周);纠正胎龄 33～36 周体重增长 25g/d(约 200～250 克/周);纠正胎龄 37～40 周体重增长30g/d(约 250～300 克/周)。

体重增长的目标是当婴儿纠正胎龄 40 周时体重至少达到 2 500g。

(4)头围:每周测婴儿头围一次,从婴儿体重增长开始,头围应每周增长 0.5～1cm。

四、KMC 的结束时间

WHO 推荐实施 KMC 至婴儿纠正胎龄 40 周或体重 2 500g。Tessier 等提出应积极促进KMC 的临床应用,NICU 中应尽可能应用 KMC,并且至少应用至婴儿纠正胎龄 40 周。出院标准:当婴儿健康状况好,无出现呼吸暂停、感染等疾病;喂养耐受,纯母乳喂养,或以母乳喂养为主;体重增长至少 15g/(kg·d),并至少连续三天出现体重增长可考虑出院。出院后婴儿在家中仍可实施 KMC。

袋鼠式护理除了应用于病房及家庭外,尚有报道应用于转运。Sontheiner 报道对 31 例婴儿实施袋鼠式转运(Kangaroo transport),31 例婴儿的胎龄为 26～41 周,转运时体重1 220～3 720g,其中 2 例用直升机转运,其余用救护车转运,转运距离 2～400km,在长达 10～300 分钟的转运中,所有新生儿的 HR、R、SpO_2、直肠温度均保持稳定。使用袋鼠式转运可避免暖箱转运时婴儿生命体征不稳定、增加发病率和死亡率、婴儿固定不牢、母婴分离等缺点。

KMC 从多方面来说都是一种科学、有效、人性化的新生儿护理模式,它可以用相对低廉的费用得到高质量的新生儿护理,具有重要的临床意义。

(林真珠)

参 考 文 献

1. Department of Reproductive Health and Research,World Health Organization. Kangaroo mother care:A practical guide. Geneva:WHO,2003:1.

2. 俞佳,王静舒.袋鼠式护理.日本医学介绍,2004,25(6):287-288.

3. Engler AJ,Ludington-Hoe SM,Cusson RM,et al. Kangaroo Care:National survey of practice,

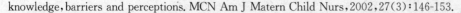
knowledge, barriers and perceptions. MCN Am J Matern Child Nurs, 2002, 27(3): 146-153.

4. 张妍, 连冬梅. "袋鼠式护理" 的现状及研究进展. 护理研究, 2007, 21(8): 1984-1987.

5. Ludington-Hoe SM, Anderson GC, Swinth JY, et al. Randomized controlled trial of kangaroo care: cardiorespiratory and thermal effects on healthy preterm infants. Neonatal Netw, 2004, 23(3): 39-48.

6. Bohnhorst B, Heyne T, Peter CS, et al. Skin-to-skin (kangaroo) care, respiratory control, and thermoregulation. J Pediatr, 2001, 138: 193-197.

7. Ludington-Hoe SM, Nguyen N, Swith JY, et al. Kangaroo care compared to incubators in maintain body warth in preterm infants. Biol Res Nurs, 2000, 2(1): 60-73.

8. 郑万红. 母婴皮肤接触保暖法在早产儿中的应用. 现代护理, 2002, 8(12): 913.

9. 朱晓玲. 皮肤接触护理对极低出生体重儿预后的影响. 中国儿童保健杂志, 2005, 13(6): 490-493.

10. 刘爱东, 瞿凤英, 赵丽云, 等. 母乳喂养的研究现状. 国外医学卫生学分册, 2004, 31(4): 248-252.

11. 赖建强, 荫士安, 马冠生, 等. 我国婴幼儿出生与喂养状况调查研究. 营养学报, 2006, 28(1): 4-7.

12. Venancio SI, de Almeida H. Kangaroo mother care: scientific evidences and impact on breastfeeding. J Pediatr(Rio J), 2004, 80(5Suppl): 173-180.

13. Johnston CC, Stevens B, Pinelli J, et al. Kangaroo care is effective in diminishing pain response in preterm neonates. Arch Pediatr Adoles Med, 2003, 157(11): 1084-1088.

14. Galligan M. Proposed Guidelines for Skin-to-Skin Treatment of Neonatal Hypothermia. MCN Am J Matern Child Nurs, 2006, 31(5): 298-304.

15. Hui-Ling Lai, Chia-Jung Chen, Tai-Chu Peng, et al. Randomized controlled trial of music during kangaroo care on maternal state anxiety and preterm infants' responses. Int J Nurs Stud, 2006, 43(2): 139-146.

16. Sontheimer D, Fischer CB, Buch KE. Kangaroo Transport Instead of Incubator Transport. Pediatrics, 2004, 113(4), 920-923.

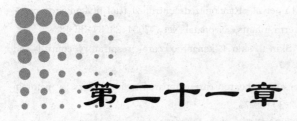

第二十一章

新生儿用药的护理

第一节　新生儿药物应用特点

新生儿脏器功能发育不全,酶系统发育尚未成熟,药物代谢及排泄速度慢,在病理状况下,各器官系统功能均减弱,随出生体重、胎龄及生后日龄的改变,药物代谢及排泄速度变化很大,并且病儿之间个体差异很大。新生儿药物应用特点如下:

一、药物吸收特点　不同的给药途径对药物吸收的影响

1. 口服给药　尽管大多数药物在成人中都经口服给予,但在新生儿中肠道给药可能达不到可靠的血药浓度。新生儿胃排空延迟使药物到达肠道缓慢,降低了药物的预计效果。胃食管反流在新生儿极为常见,也可降低口服给药的治疗效果。另外,新生儿特别是早产儿,脂肪吸收不良,也可改变肠道药物的吸收。慢性病患儿常需长期口服给药,如支气管肺发育不良和充血性心力衰竭时,可增加右心房压力和引起肠道静脉瘀血,从而减少肠道的药物吸收和生物利用度,因此要达到预计的治疗反应可能需要较大的治疗剂量。另外的一些疾病如腹泻可减少药物的吸收。

药物可通过乳汁进入新生儿体内,不同的药物在乳汁中的含量可以有较大的差别,因此,母亲必须注意服用药物对婴儿的危害性,避免滥用。

2. 肌内注射　肌内注射或皮下注射的吸收主要取决于局部的血液灌注和药物沉积在肌肉中的面积。新生儿常因局部血液灌注不足、肌肉组织少而影响药物的吸收,特别在缺氧、低体温或休克时,肌内注射药物更不可能有效地吸收。新生儿由于肌肉组织少,预期注射到肌肉的药物可进入皮下组织,皮下组织中药物吸收缓慢和不可预测。而且在早产儿中,肌内注射可造成局部硬结或脓肿,或由于局部药物蓄积、吸收缓慢而产生"储库效应",此时血药浓度可在较长一段时间中缓慢地升高。因此,新生儿应尽量避免肌内注射,特别是多次剂量注射。

3. 静脉注射　静脉注射是新生儿中最能保证有效治疗的给药途径,但是对于极低出生体重儿,静脉给药并非绝对可靠,尤其是当静脉输注速率极慢时,可延缓药物进入血液循环。因此新生儿静脉给药最好应用微量泵。但要尽量避免高渗性、缩血管药物的外渗,因可引起静脉炎及皮肤坏死。

4. 皮肤用药　新生儿体表面积大,皮肤角质层薄,足月新生儿出生时角质层约有 10～20 层,胎龄低于 30 周的早产儿出生时角质层只有 2～3 层,胎龄低于 24 周的超未成熟儿尚未有角质层。药物经皮肤吸收较成人快,有些药物可经皮肤吸收而发生中毒,特别是皮肤有炎症或损伤时。

二、药物分布的特点

药物的分布取决于局部组织或器官的血流量、体液的 pH、体液占体重的比例、细胞内液与细胞外液的比例、药物的理化特征(脂溶性、分子量和离子化程度),以及药物与血浆蛋白的联结程度。

新生儿体液占体重的 75%～80%,极低体重儿可达 85%～95%,细胞外液也较多,主要是间质液相对较多,水溶性药物在细胞外液被稀释而浓度降低。由于药物首先在细胞外液均匀分布才达到受体部位(位于细胞膜或细胞内),故新生儿较多的细胞外液量会使受体部位药物浓度降低。

新生儿脂肪含量低,尤其是早产儿,仅占体重的 1%～3%,足月儿占 12%～15%,因此脂溶性药物不能充分与之结合,使血浆游离药物浓度升高,易出现药物中毒,脑组织富含脂质,血脑屏障发育未完善,游离药物可自由通过,故新生儿容易出现神经系统不良反应。

影响药物分布的最重要因素是血浆蛋白和药物的联结,只有未与血浆蛋白联结的游离药物才具有活性。血浆蛋白中以清蛋白和药物的联结能力最强。新生儿的血浆总蛋白和清蛋白浓度都较低,清蛋白的性质也与成人不同,新生儿为胎儿清蛋白,与药物的亲和能力降低,因此在血药总浓度不变的情况下,由于游离药物量增加而使药物作用强度增加和药物半衰期短缩。因此,在新生儿应通过测定循环中游离血浓度来解释某些药物的作用,对成人和年长儿来说是治疗范围的总血浓度在早产儿则可能代表其游离血浓度处于毒性范围。许多因素都能影响清蛋白与药物的联结,如新生儿游离脂肪酸和胆红素的浓度较高,而血液 pH 较低,可降低新生儿清蛋白与药物的联结率,使游离型药物血浓度增高而容易中毒。反之不少带有有机阴离子的药物(如磺胺类、吲哚美辛、苯甲酸等)又能与胆红素竞争清蛋白上的联结点,使游离胆红素增加,透过血脑屏障可引起核黄疸。

三、药物代谢的特点

大多数药物必须经过体内代谢转化为水溶性及离子化的代谢产物排出体外。肝脏是药物代谢最重要的器官,胎儿孕 29 周时,其肝脏代谢酶的活性仅及成人活性的 36%。新生儿出生 2 周内肝脏清除药物的能力显著低于成人,仅及成人的 1/5～1/3,且可因某些病理情况如呼吸窘迫、心功能不全、高胆红素血症及饮食摄入不足而更低,出生 2 周以后肝脏药物代谢能力迅速成熟,生后 2 个月至 3 岁是药物代谢最迅速阶段,代谢率高达成人的 2～6 倍,3 岁以后再逐渐下降到成人水平。因此新生儿药物代谢缓慢,血浆半衰期延长,应慎重选择新生儿用药的品种和剂量,防止药物蓄积和中毒。

若新生儿在出生前(通过母亲)或生后接受过某些能诱导肝脏微粒体酶的药物,可以加快新生儿药物代谢酶的成熟,而使其代谢药物的能力增强,此时若仍给新生儿常用剂量药物则药效可能降低。最常遇到的酶诱导剂是苯巴比妥,诱导作用一般在作药后几天到几周内达到最大,停药后 10～30 天代谢恢复正常。

四、药物排泄的特点

大多数药物最终通过肾脏排泄,少部分从肠道、胆道和肺排出。新生儿出生时肾小球和肾小管的功能都低。按体表面积计算,新生儿肾血流量只及成人的 20%～40%,肾小球滤过率仅为成人的 30%～40%,早产儿则更低。出生一周后肾小球滤过率迅速增加,但肾小管功能的成熟比较缓慢,这种球管不平衡的现象可以持续几个月。因为大多数低分子的未结合的药物均可被肾小球滤过,肾小管重吸收功能对许多药物的清除率有着十分重要的影响,因此新生儿肾脏对药物清除功能显著低于其他年龄组,对许多主要从肾脏排泄的药物如抗生素、地高辛等,易发生药物及其代谢产物在体内蓄积,故新生儿尤其是早产儿用药必须注意剂量宜少,间隔时间延长。另外,许多病理情况也可影响肾脏对药物的清除能力,如缺氧和低血压都可引起肾小球血流量减少,故此时用药剂量应相应减少和间隔时间相应延长。

第二节 新生儿用药护理要点

根据以上新生儿药物的吸收、分布、代谢、排泄特点,新生儿用药时应注意如下几点:

1. 口服药应研碎,以少量温开水充分溶解,鼻饲的婴儿用注射器抽吸药液经鼻饲管注入,再注入少量温开水使药物完全进入胃内,避免附着在胃管上导致药量不准确。可自行吸吮的婴儿用注射器抽吸药液后滴入婴儿口中,或用小勺、杯子喂养。某些药物,如甲状腺素、地高辛,必须注意准时给药,确保药量准确,服地高辛之前要用听诊器听诊心率情况,心率<120 次/分不能给药,服药之后注意观察药物的毒副作用。

2. 静脉输液时注意准确配制药液 新生儿用药量小,如氨茶碱,用药量约只有原液的 1/50 甚至 1/100,而氨茶碱的中毒剂量与治疗剂量接近,氨茶碱的有效血药浓度为 5.5～15μg/ml,当氨茶碱血药浓度>20μg/ml 时,即可出现消化系统症状,如恶心、呕吐、不安等,>40μg/ml 可出现心血管及神经系统症状,严重者甚至出现呼吸、心跳停止等重度中毒症状。因而应注意准确配制药物量,应双人核对药量。

3. 注意严格控制药物输注速度 最好使用微量泵控制药物输注。某些药物如多巴胺药物输注速度的变化可起完全不同的作用。小剂量的多巴胺:即 2～5μg/(kg·min),主要是通过激动多巴胺受体起作用。多巴胺受体除存在于中枢神经系统外,还存在于肾、肠系膜、脑和冠状血管。外源性多巴胺不能透过血脑屏障。多巴胺受体被激动的结果是使血管扩张,肾血流量增加尤其明显,肾小球滤过率增加,使肾功能明显改善,尿量及尿钠排泄增加。中等剂量的多巴胺:即 6～10μg/(kg·min)。可直接兴奋心脏受体,使心肌收缩力增强,心排血量增加,对心率影响不明显;能扩张冠状动脉;还能作用于交感神经末梢,使之释放去甲肾上腺素。大剂量的多巴胺:即>10μg/(kg·min)。主要兴奋血管 α 受体,对外周血管产生强烈收缩反应,外周血管、肾及肠系膜血管均收缩,肾血流量减少,外周阻力增加,血压上升。通过兴奋 β_1 受体,使心肌收缩力增强,心率增快心肌耗氧量明显增加。大剂量时,由于它对肾血管的强烈收缩作用,使肾血流量减少。因而在护理过程中应多巡视药物的输注情况,特别注意多巴胺、芬太尼等药物的输注速度,每小时记录入液量一次,并必须记录注射器剩余药量,确保药物输注速度正确无误。

4. 注意药物的配伍禁忌　如头孢曲松钠不可与钙溶液同用。Ca^{2+}、Mg^{2+}可中和脂肪颗粒上磷脂的负电荷，使脂肪颗粒相互靠近，发生聚集和融合，出现沉淀，因此Ca^{2+}、Mg^{2+}最好不要与脂肪乳同用，输液时最好另开通道。

5. 注意观察药物的毒副作用　如镇静催眠药、吗啡等镇痛药可引起严重的呼吸抑制，用药后应注意观察婴儿的呼吸情况。

第三节　静脉输注药物外渗的预防和护理

静脉输液是临床治疗疾病的一种常用手段，是防治疾病及抢救危重患儿的迅速有效的给药途径。新生儿血管管腔小，且缺乏皮下脂肪的保护，治疗过程中常会发生静脉药物外渗现象。新生儿表皮组织薄弱，一旦发生液体外渗，较成人的外渗程度更快、更严重。刺激性大的药物及缩血管药物外渗可引起组织损伤、皮肤坏死，甚至留下瘢痕，给患儿带来痛苦。因此，在输液过程中应积极预防药物外渗，一旦发生药物外渗，应采取积极有效的措施，尽量减少不良影响。

一、药物外渗的预防

1. 患儿在输液过程中取舒适卧位，四肢输液使用约束带，避免因活动过度，引起针头滑脱。一旦发现药物外渗，应立即停止输液，更换输液部位。

2. 经常巡视患儿，仔细观察输液部位有否肿胀，做到防患于未然。对应用刺激性药物、高渗性药物、缩血管药物的患儿，更应注意观察。

3. 选择合适的血管　新生儿输液一般在头皮静脉，而前额及颞部的头皮静脉细短，易发生炎性改变和坏死。较细的血管流速较慢，药物停留在局部的时间相对较长，增加了对局部的刺激。尽量选择管腔大的血管。避免同一条血管反复多次穿刺或长时间输液。判断局部血液循环情况，避免选择血运差部位的血管。尽量避免选择关节部位的血管。

4. 尽量使用静脉留置针，减少头皮针的使用，有研究表明，静脉留置针对血管的损伤小，且液体外渗的发生率低于头皮针。

5. 对极低出生体重儿、超低出生体重儿、危重新生儿，若输液时间长，可予留置PICC导管行静脉输液，可避免药物外渗。

6. 静脉推注药物速度过快可能会损伤毛细血管内皮细胞，使毛细血管通透性增加。应减慢静脉推注速度。

7. 使用透明敷料或透明胶布固定穿刺部位，有利于及早发现药物外渗。

8. 外周静脉输液时葡萄糖浓度不得超过12.5%，氨基酸浓度不得超过2%。药物应尽量稀释。

二、药物外渗的护理

1. 新生儿常用的刺激性药物
(1) 具有外渗性的化学物质：钾、钙、高渗糖、甘露醇、硫酸镁、碳酸氢钠、氨茶碱。
(2) 具有高分子性质的抗生素：青霉素类、头孢类、去甲万古霉素等。
(3) 蛋白制剂：人血清蛋白、免疫球蛋白。

（4）血制品：血浆、血小板、全血。

（5）静脉高营养制剂：氨基酸、脂肪乳、水乐维他、维他利匹特、微量元素制剂。

（6）血管收缩剂：多巴胺、肾上腺素。

2. 输液外渗的原因分析

（1）药物因素：主要是药物浓度和药物本身的理化因素，包括药物酸碱度、渗透压、药物浓度、药物对细胞代谢功能的影响。如多巴胺为缩血管药物，一旦外渗，可引起局部组织血管收缩，影响血液供应而引起坏死。

（2）机体因素：新生儿尚无自主意识，不能按需要制动，且血管细小、充盈度差，尤其在疾病状态下组织有效循环灌注不足，如新生儿休克、硬肿时，血管通透性增加。

（3）机械因素：多为穿刺技术不熟练，选择血管不当，穿破血管，穿刺后固定不牢，造成血管壁的损害。

（4）感染因素和静脉炎：微生物侵袭引起的静脉炎以及物理、化学因素引起的静脉炎都可使血管通透性增高。有研究将抗生素加入不等量的生理盐水溶液中，对溶液中所含的微粒进行监测，结果表明加入的药物量与微粒含量成正比关系，即浓度越高，微粒越多，液体中这些抗生素制剂的药物微粒是引起局部组织炎性改变与坏死的主要原因。

（5）环境温度及治疗因素：环境温度及液体温度太低，输液量大，持续输注时间长，输液速度过快等。

3. 新生儿输液外渗的不同表现

（1）一般表现：外渗局部皮肤表现为颜色苍白或者红晕，继之肿胀，以静脉血管周边为主。由于头皮静脉及四肢静脉表现略有不同，故观察要点亦不尽相同。头皮静脉输液外渗一般局部鼓起肿块，易早发现；四肢静脉呈弥散性肿胀，外渗面积以针尖为中心向四周均匀扩散，不易觉察。护士在巡视中应左右肢对比粗细程度、皮肤弹性及皮肤色泽，以便及时发现异常。

（2）化学物质外渗表现：钾、钙剂对静脉具有强烈刺激性，它能使毛细血管致密度增加，降低毛细血管通透性。新生儿头皮静脉丛交错连接，且无静脉瓣，虽然回血良好，推注时无渗漏，但在它周围已破坏的血管部位可出现外渗、漏出，引起钙盐沉着，毛囊破坏，不长毛发或毛发稀少、枯黄，影响美观。在推注葡萄糖酸钙时，应重新建立一条静脉通道，且应避免选择已穿刺过的静脉，避免药物的外渗。在静脉推注钙剂时要求均匀、缓慢、推注时应勤抽回血。可在规定时间内用微量泵注入，但需有专人看护。

（3）血管收缩剂外渗表现：以多巴胺为主的血管收缩剂在使用 30 分钟后即可出现注射静脉颜色发白，呈条索状延伸，有时会呈树枝状蔓延。如持续使用同一静脉，时间过长会引起整条注射静脉色素沉着，呈条索状硬化，甚至失去弹性。临床使用血管收缩剂时，静脉通路在保持通畅的情况下，以两条通路轮流注射，另一条用 0.9% 生理盐水封管备用，可以有效减少多巴胺药物的静脉刺激作用。

（4）高分子抗生素外渗表现：抗生素一般是高分子物质的化学药品，它们在静脉使用时，浓度过大会造成针尖周围呈缺血性苍白色，局部皮肤缺血，如果缺血时间过长，会造成局部组织呈青色、紫色，甚至发黑坏死。

（5）营养性物质外渗表现：无论蛋白制剂、血制品及静脉高营养制剂均为渗透压较高的药物，一旦外渗，可引起局部肿胀，血管红肿变黑，不易短时间恢复，肿胀部位的肌肉组织亦容易缺乏弹性,影响肢体活动。

4. 药物外渗后的处理

(1) 及早发现,积极争取在可逆期进行及时有效的治疗和护理。

(2) 停止给药。在停止给药后,应立即抽吸针头及血管内药液后拔针,压迫针眼 3～5 分钟。渗漏早期应抬高患肢,以利减轻肿胀和疼痛。

(3) 冷敷:可使血管收缩,减少药物吸收,可促进某些药物的局部灭活作用,使损伤部位局限,常用于 20％甘露醇、5％碳酸氢钠、化疗药物等渗漏的早期。具体方法:用适量 25％或 33％ 硫酸镁置于无菌纱布,贴于患儿药液外渗处,保持纱布湿润,及时续敷硫酸镁。硫酸镁可阻滞神经的电生理传导,使周围微血管平滑肌松弛,血管扩张,减轻水肿和炎症反应起治疗作用。如果无菌纱布已蒸发干燥,局部肿胀已消退,应及时取下,以免干燥后析出结晶颗粒的纱布摩擦皮肤,造成局部破损。

(4) 热敷:一般性药物外渗出现的肿胀,可用湿热敷,采用 25％或 33％硫酸镁湿敷＋红外线灯照射,热敷可改善早期缺血情况,但对已发生严重缺血者反而有害,另外硫酸镁湿热敷只能用于血管通透性高而引起的外渗,对高渗性药物引起的外渗,可加重组织脱水。

(5) 保暖:新生儿保暖在新生儿护理中极为重要。新生儿体表面积大,易于散热,又由于棕色脂肪缺乏,不易产热。输液外渗后,肢体会变得湿冷,降低肢体热度,影响局部血液循环,血液回流受阻,局部皮肤缺血缺氧,长时间会造成皮下组织缺血性坏死。应将患儿置于新生儿辐射抢救台或暖箱,充分暴露肢体,抬高患肢,保持患儿局部皮肤温度,促进肿胀的吸收。

(6) 玻璃酸酶的应用:玻璃酸酶可水解透明质酸。透明质酸为组织间隙基质的主要成分,其作用为阻止水分及其他细胞外物质的扩散侵袭,使用玻璃酸酶可使透明质酸水解,从而提高组织通透性,加速细胞外物质的扩散,可促使外渗液体的扩散而利于吸收。应在液体外渗后 1 小时内应用,越早应用效果越好,也可在 12 小时内应用,但效果下降。使用方法:将玻璃酸酶稀释至 15U/ml,在拔针之前,将针头退出至皮下,将 1ml(15U)的玻璃酸酶经穿刺针推入皮下组织,必须注意玻璃酸酶应注入皮下组织而不是静脉,注入静脉不能起作用。也可皮下注射,注射方法:以 1ml 注射器抽吸 1ml(15U),在渗出部位周围做点状封闭,进针角度以 15°～20°为宜,使液体渗出处明显突出皮肤。

(7) 酚妥拉明的应用:对于缩血管药物如多巴胺、去甲肾上腺素外渗引起的皮肤苍白、皮温低,应及时使用酚妥拉明(又名利其丁)作局部封闭。酚妥拉明为短效 α-受体阻断剂,对血管有较强的扩张作用,它可以改善毛细血管通透性,促进局部毛细血管血液回流,改善缺血缺氧,有效降低因缺血而致的局部皮肤坏死。方法:将酚妥拉明稀释至 0.5mg/ml,用 1ml 注射器抽吸 1ml 药液在药物外渗部位周围作环形点状封闭,进针角度以 15°～20°为宜,使液体渗出处明显突出皮肤。通常在封闭后 15～30 分钟可有明显效果。

也有文献报道以酚妥拉明持续湿敷,对输液外渗,特别是葡萄糖酸钙、碳酸氢钠等刺激性强的药物外渗引起的皮肤肿胀、皮肤颜色改变、水疱甚至坏死效果明显,有效率 93.33％,明显优于用 33％硫酸镁湿敷。

(8) 中成药制剂的应用:依照中医活血化瘀,消肿止痛的原则制成的中药制剂,对各种药物渗漏引起的水肿、瘀血、疼痛疗效确切,静脉外渗引起的皮肤红肿水疱、皮肤发黑坏死,可用湿润烧伤膏外涂。湿润烧伤膏的主要成分为黄芩、黄柏、黄连,具有清热解毒、消炎止痛、燥湿生肌的作用。黄芩中的黄芩苷、黄芩苷元具有显著的抗炎、抗变态反应作用。通过伤害肥大细胞 SH⁻ 酶激活系统,抑制过酶介质的释放阻断炎症反应的发生。对平滑肌本身有直接的松弛作用,能降低毛细血管的通透性。黄芩还有抗微生物作用,有较广的抗菌谱,对铜绿假单胞菌、葡萄球菌等有抑制作用。它能有效的控制炎症,改善患处血液循环,从而使炎症消失。黄连、黄柏的有效成分为小檗碱,具有广谱抗菌作用,还可以直接对抗炎症以增强抵抗力,从而有效防止局部皮肤的感染。临床应用未见不良反应。

(刘映辉)

参 考 文 献

1. 邵肖梅.新生儿药物应用特点.实用新生儿学.第 3 版.北京:人民卫生出版社,2003.

2. 温惠虹,陈怡禄,邓力,等.儿童氨茶碱中毒的血药浓度监测与临床护理.护士进修杂志,2005,20(4):335-336.

3. 林赛莲,杨丽娴.新生儿输液外渗的原因分析与护理干预.中国实用护理杂志,2004,20(11):44-45.

4. 陶鑫,李静,孙建伟,等.新生儿输液外渗皮肤的用药护理.护士进修杂志,2005,20(9):843-844.

5. 冯淑菊,陶鑫,顾晓慧.超极低出生体重儿的感染控制.护士进修杂志,2004,19(6):568-569.

6. 张前凤.酚妥拉明湿敷治疗新生儿头皮静脉输液外渗的护理体会.临沂医学专科学校学报,2003,25:274.

7. 王惠君.湿润烧伤膏治疗新生儿输液外渗致红肿水疱疗效观察.浙江预防医学,2003,15(10):71.

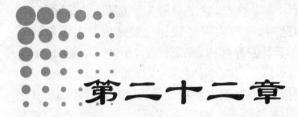

第二十二章

新生儿各种血管内导管的护理

第一节　经外周导入中心静脉导管的置入及护理

经外周静脉导入中心静脉置管(peripherally inserted central catheter,PICC)是经外周浅静脉,循着静脉走向到达上、下腔静脉的技术。由于具有穿刺部位多、成功率高、操作简单、不需局部缝针、不限制患儿臂部活动、痛苦时间短,同时耐高渗、易护理、保留时间长及组织相容性好等优点,临床应用日趋广泛,是 NICU 中一种较常用的静脉输液方法。但是,在静脉置管操作时,容易出现送管困难、导管异位、心律失常等异常情况。本节主要介绍 PICC 置入方法、术后护理、并发症发生原因及处理。

一、PICC 导管的置入

(一) 血管的选择

可选用贵要静脉、肘正中静脉、头静脉、耳后静脉、颞浅静脉、颈外静脉、大隐静脉、小隐静脉等浅静脉,也可经腋静脉、股静脉、腘静脉等深静脉。但一般选用贵要静脉、肘正中静脉、头静脉、耳后静脉、颞浅静脉、腘静脉、腋静脉穿刺置管。

1. 贵要静脉　最直和最粗大的静脉,为首选。经腋静脉,锁骨下静脉,无名静脉,达上腔静脉。

2. 肘正中静脉　肘正中静脉汇入贵要静脉,经腋静脉,锁骨下静脉,无名静脉,达上腔静脉。

3. 头静脉　瓣膜多,易出现送管困难或异位,尽量少用。

4. 颞浅静脉及耳后静脉　经颈外静脉进入上腔静脉。

5. 腘静脉　经股静脉进入髂总静脉进入下腔静脉。

6. 腋静脉　直接连接锁骨下静脉。

(二) 适应证及禁忌证

1. 适应证　凡需要长期静脉治疗、输入刺激性或毒性较大的药物、高渗性或黏稠性液体、反复输血或血制品(除 2F 导管外)、使用输液泵或压力输液均可置管。

2. 禁忌证　凡穿刺部位有感染或损伤、血小板明显减少及凝血功能障碍、穿刺部位有静脉血栓形成史、外伤史或血管外科手术史。

（三）置管操作

1. 置管原则　PICC 置管及置管后的护理应由经专门培训,具有资质的护理人员完成。须严格执行无菌操作技术。置管后应常规行影像学检查,确定导管尖端部位,并排除气胸。PICC 导管尖端最佳位置:当导管位于上腔静脉时,导管尖端的最佳位置是位于上腔静脉下 1/3 处;当导管位于下腔静脉时,最佳位置是位于下腔静脉内、膈肌之上,早产儿心影外 1cm,足月儿心影外 2cm 处。

2. 置管前的物品准备　PICC 穿刺包(包括可撕裂的套管针、导管、孔巾、治疗巾、10ml 注射器、皮肤消毒剂、敷料、胶布、止血带、纸尺、纱布和镊子)、两副无菌手套、可来福接头、稀释肝素液(1ml 含 10U)、生理盐水、10ml 注射器一个。

3. 置管程序

（1）选择合适的静脉:患者平卧,评估患者的血管状况,并选择最佳穿刺静脉。

（2）测量长度:选择上肢静脉测量时手臂外展 90°。

上腔静脉测量法:从预穿刺点沿静脉走向量至右胸锁关节再向下至第二、三肋间隙。

上臂围基础值测量法:测量上臂中段周径。

颞浅静脉:头侧向对侧,从预穿刺点沿静脉走向量至向下第二、三肋间隙。

（3）建立无菌区:打开 PICC 无菌包,戴手套,应用无菌技术,准备可来福接头,抽生理盐水,将第一块治疗巾垫于预穿刺区下。

穿刺点的皮肤消毒:按照无菌原则消毒穿刺点。范围 10cm×10cm,更换手套。铺孔巾及第二块治疗巾。

（4）预冲导管:用生理盐水冲洗导管。

（5）按预计导管长度修剪导管:在预计长度处,剪去多余部分并剥开导管护套少许以便应用方便。将 PICC 导管插入相应型号的切割孔中,预计长度的刻度处进行切割,切割器右侧外缘对应的刻度与预计长度为 0.5cm 的间距。

（6）穿刺:与常规静脉穿刺法相同。①确认回血,再进入少许,进一步推进导入鞘确保导入鞘进入静脉;②从安全型导入鞘中退出穿刺针,左手示指固定导入鞘避免移位,中指轻压导入鞘尖端所处上端的血管上,减少血液流出 。

（7）置入 PICC 导管:①用镊子轻轻夹住 PICC 导管(或用手轻捏导管保护套)送至"漏斗形"导入鞘末端,然后将 PICC 导管延导入鞘逐渐送入静脉至预定长度。即从静脉内退出导入鞘,退出导入鞘时应指压导入鞘上端静脉固定导管。②撕裂导入鞘:撕裂导入鞘并从置管上撤离,在撕裂导入鞘时,需固定好 PICC 导管。③抽吸与封管:用生理盐水注射器抽吸回血,并注入生理盐水,确定是否通畅。连接可来福接头。肝素盐水正压封管(肝素液浓度:10U/ml)。封管用注射器＞10ml,小直径(＜5ml)注射器可能造成高压,使导管发生破裂。④清理穿刺点。⑤固定导管,覆盖无菌敷料。⑥记录穿刺部位,置入导管长度,外露长度,如行上肢置管包括上臂围。⑦通过 X 线拍片确定导管尖端位。

二、置管后护理

1. 护理原则

（1）要求接触中心静脉导管的护士必须具备有关使用和维护的知识和能力。

（2）敷料更换每周 1～2 次,如有松脱或污染随时更换。

2. 换药方法

(1) 洗手、戴口罩。

(2) 评估患者。

(3) 备齐用物,推车携物至患者床旁,核对床号、姓名。

(4) 暴露导管穿刺部位,在手臂下垫一次性治疗巾,自下而上去除敷料(颈浅静脉则自上而下),避免将导管带出体外。

(5) 铺无菌盘,戴无菌手套。

(6) 将治疗巾对折垫于一次性治疗巾上。

(7) 让助手将乙醇、聚维酮碘分别倒于治疗碗内。

(8) 更换敷料:导管植入第一个24小时后更换无菌纱布小块及无菌透明敷贴,以后每周更换敷料1次,当敷料完整性受损时,如穿刺部位有渗血、渗液,贴膜内出汗、积气、松脱或敷料被污染应及时更换。更换敷料时,用5%聚维酮碘棉球及75%乙醇棉球或用安尔碘棉球以穿刺点为中心向外消毒,范围超过无菌透明敷贴,共消毒3遍,待干后放无菌纱布小块及无菌透明敷贴固定,以防止细菌经皮下隧道逆行入血而导致局部甚至全身感染。

(9) 每周更换可来福接头,并用脉冲式方法冲洗导管。

(10) 导管的固定:用胶布、透明敷料固定导管,将体外导管放置呈"S"弯曲,固定部位避开关节及凹陷处。

(11) 敷料上注明更换日期和时间。

(12) 妥善安置患者,整理用物。

(13) 记录。

3. 导管冲洗与封管 适当的冲管与封管技术和常规能保证导管内的正压和导管的完整性。每次输液前用0.9%氯化钠注射液冲洗导管,输液完毕,用肝素稀释液(10U/ml)2ml,采用脉冲式动作,经可来福接头注入,使冲洗液在管腔内形成湍流,清洁和漂净管壁,断开注射器时由于可来福接头自动产生正压从而达到正压封管的目的。

(1) 导管冲洗:10U/ml稀释肝素液,每8小时冲管一次或遵医嘱执行。

(2) 导管封管:①SASH原则:在给予肝素不相容的药物/液体前后均使用生理盐水冲洗,以避免药物配伍禁忌的问题,而最后用肝素溶液封管。其中S-生理盐水;A-药物注射;S-生理盐水;H-肝素溶液。②封管液量:为了达到适当的肝素化,美国静脉输液护理学会(INS)推荐封管液量应两倍于导管+辅助延长管容积。通常1～2ml。应足够彻底清洁导管壁,采血或输注药物后尤为重要。③封管方法——正压封管:在封管时必须使用正压封管技术,以防止血液回流入导管尖端,导致导管阻塞。在注射器内还有最后0.5ml封管液时,以边推注药液边退针的方法,拔出注射器的针头。在封管后夹闭延长管系统以保证管内正压。

(3) 注射器选择:严禁使用小于10ml的注射器,小于10ml的注射器可产生较大的压力。如遇导管阻塞可致导管破裂。推荐使用10ml注射器(表22-1)。

表22-1 不同规格注射器的压力值

注射器规格(ml)	压力值(PSL)
1	150
5	90
10	60

三、导　管　拔　除

1. 导管的留置时间应由医生来决定,在没有出现并发症指征时,PICC 导管可一直用做静脉输液治疗。

2. 导管拔除时,患者平卧,从穿刺点部位轻轻缓慢拔出导管,切勿过快过猛。

3. 立即压迫止血,涂以抗菌药膏封闭皮肤创口防止空气栓塞,用敷料封闭式固定。测量导管长度,观察导管有无损伤或断裂。

4. 做好每 24 小时换药直至创口愈合。

5. 记录。

6. 当拔管遇到阻力时,应立即停止,不可强行拔管。

(1) 导致拔管困难的潜在原因:①导管置入时间过长和静脉壁黏附;②静脉炎、血栓静脉炎、静脉痉挛、化学药物对静脉的刺激;③感染、静脉周围组织的蜂窝组织炎,由于软组织炎症引起肿胀导致拔管阻力;④输注冷注射液;⑤患者的情绪变化如害怕、紧张所导致的血管痉挛。

(2) 处理方法:①血管痉挛导致的拔管困难应先稍等再拔。典型的痉挛是由于静脉壁受某种因素激惹引起,这种痉挛不会持续很久,最终会松弛下来。②拔除有阻力的导管应稍用力,但用力要均匀。也可对静脉部位进行 20～30 分钟的热敷后再尝试拔管。

四、并发症及其防治

1. 插管相关并发症

(1) 送管困难:在送管过程中有阻力,导管皱起或弯曲。

常见的原因:血管细、静脉瓣多、血管痉挛及导管体位不当等原因,多在头静脉穿刺容易出现。

预防与处理措施:①出现送管困难时,可暂停片刻再送管;②通过调整体位来解决送管困难问题,以手臂静脉为穿刺静脉时,手臂保持 90°,头转向插管的手臂;③尽量不在头静脉穿刺;④选择未用过的静脉;⑤边推注生理盐水边送管,必要时辅助热敷。

(2) 导管异位:在置管过程中患者有不适感,导管可有弯曲、打折、无法抽到回血。

常见的原因:血管变异,患者体位不当,导管测量有误差;另外,在头静脉穿刺也容易出现导管异位情况。

预防与处理措施:①摆好体位后再穿刺;尽量避免头静脉穿刺;②操作前准确测量置管长度;③停留片刻,观察几分钟,有时导管可通过自然重力下降,必要时经过 X 线定位确认,重新调整位置。

(3) 心律失常:导致心律失常常见的原因有导管过长,尖端位置过深,容易引起心律失常、心绞痛;患者体位发生了改变或测量长度不准确也容易引起心律失常。

预防及处理措施:①插管前准确测量导管长度;②对于有心脏疾患的患者,测量长度时宁短勿长,按照标准长度插管后,再退出导管少许;③出现心律失常时,应抽出导管 1cm,观察并监测心律失常是否消失,如果仍存在,继续抽出导管。

2. 机械性静脉炎

(1) 原因:与选择导管的型号和血管的粗细不当有关;穿刺侧肢体过度活动;与选择导管

的材料过硬有关;穿刺者技巧;导管尖端位置;患者状况;头静脉进入。

(2)预防:提高穿刺技巧;选择合理型号;避免直接触碰导管。

(3)处理:立即处理;休息抬高患肢;避免剧烈活动;冷/热湿敷:20分钟/次,4次/日;轻微活动(握拳/松拳);若三天后未见好转或更严重,应拔管。

3. 化学性静脉炎

(1)原因:刺激性药物、pH/渗透压超出正常范围、不合理的稀释、快速输注、微粒、留置时间与导管尖端位置。

(2)预防:确认导管尖端位置;充分的血液稀释;合理药物稀释;滤器的应用。

(3)处理:通知医生,拔管。

4. 细菌性静脉炎

(1)原因:不正确洗手;不正确的皮肤消毒;未遵循无菌技术;穿刺时污染导管;敷料护理不良。

(2)预防:严格无菌技术。

(3)处理:通知医生,根据原因处理;培养、抗生素、拔除导管或更换。

5. 血栓性静脉炎

(1)原因:与选择导管的型号和血管的粗细不当有关(导管外周形成血栓);与穿刺时损伤血管内膜有关(血管内膜形成血栓);与封管技术有关(导管尖端及导管内形成血栓)。

(2)处理:热敷;尿激酶溶栓;拔管。

6. 穿刺点感染

(1)症状:分泌物、红、肿、痛、无全身症状。

(2)原因:与无菌技术有关;皮肤消毒不良;敷料护理不良;不正确洗手;免疫力低下患者。

(3)处理:严格无菌技术;遵医嘱给予抗生素治疗;加强换药;细菌培养。

7. 导管断裂

(1)原因:①体外部分断裂:未预冲导管,撤导丝时划伤导管;不正确的固定或换药不当;高压注射所致。②体内部分断裂:送导管时镊子损伤导管;损伤的导丝划破导管所致。

(2)预防:不要用力冲管;使用10ml注射器;正确固定;不要在导管处缝合或使用缠腰胶带;避免使用利器。

(3)处理:①体外部分断裂:修复导管;拔管。②体内部分断裂:快速反应处理;加压固定导管,用手指按压导管远端的血管或立即于上臂腋部扎止血带,患者制动;确定位置;行静脉切开术,取出导管。

8. 导管移位

(1)症状:滴速减慢、输液泵警报、无法抽到回血、外量导管长度增加、输液时疼痛、神经异常、呼吸困难、听觉异常。

(2)原因:过度活动;胸腔压力的改变;不正确的导管固定;疏忽中导管外移。

(3)预防:固定技术;导管尖端位置在上腔静脉。

(4)处理:观察导管功能;通知医生;X线定位;不要重复插入外移导管;可能更换导管。

9. 导管阻塞

(1)原因:绝大多数由护理不当引起,如封管方法不正确、从导管抽血、输血或导管被压折;药物配伍禁忌,药物之间不相容,未经盐水冲管就用肝素封管。未正压封管致血液反流,采血后未彻底冲管。脂肪乳剂沉淀引起管腔阻塞。导管顶端贴到静脉壁,因患者体位导管打折。静脉血管内膜损伤。

(2) 症状:给药时感觉有阻力、输注困难、无法冲管、无法抽到回血、输液速度减慢或停止。

(3) 预防:采用正确的封管方法。由于 PICC 导管管腔狭窄,易形成血栓,新生儿使用的导管为 1.9F 或 2F,不能经导管抽血和输血。输液过程中若发现输液速度过慢、冲管时阻力加大表明导管有阻塞。尽量减少穿刺时静脉损伤;注意药物间配伍禁忌;输注脂肪乳剂应定时冲管。对于药物配伍禁忌引起的阻塞,预防方法为使用 0.22 微孔滤器,配伍禁忌药物之间应适当并充分冲洗导管。

(4) 处理:一旦出现导管阻塞,检查导管是否打折,患者体位是否恰当。确认导管尖端位置正确。可用 10ml 注射器缓慢将 PICC 导管抽空,使管内形成负压,然后将 1ml 肝素稀释液(10U/ml)注入管内保留 5 分钟,回吸后有回血出现,表明导管通畅。血凝块不可用暴力推注清除凝块,以免导致导管破裂或栓塞。也可用导管再通技术通开导管。

导管再通技术:血小板可沉积于任何进入血管系统的异物表面,然后引起纤维组织沉积。这一反应在导管进入的十分钟内开始。60～90 分钟达到高峰,两小时内开始降低。PICC 导管可进行脱内鞘的尝试,这一活动必须经医生和患者商讨后进行。脱内鞘是一个很昂贵的过程而且有可能增加患者血管栓塞和过敏的可能。是否进行导管脱内鞘的选择应根据治疗的所需时间,患者静脉条件,患者的病情和报销情况来决定。脱内鞘的药物选择应根据导管阻塞的物质所决定。例如:血液因素产生的阻塞应选用尿激酶,脂肪乳剂引起的阻塞选择 70% 的乙醇有显著效果。药物沉积应根据药物的 pH 选择弱盐酸或碳酸氢钾。如果使用尿激酶(尿激酶配置好后应立即使用),建议按以下方法进行,可保证给药的安全性和有效性。勿使用小规格注射器(10ml 以下)直接推注,以免导致导管破裂或栓塞。使尿激酶在导管内保留 5 分钟然后回吸可见回血。如果不成功,可于 30 分钟内,每 5 分钟回吸一次,第二个 30 分钟内按同样的方法操作一次。如果两个药物剂量仍不成功应放弃尝试。脂肪乳剂发生阻塞的几率比其他任何一种液体都高。药物配伍的不适当应用可形成沉淀物引起导管阻塞。通过改变 pH 可改变沉淀物的溶解能力,有可能溶解和清理阻塞的导管。

导管再通过程:

用物:10ml 注射器一支,一支 1ml 或 2ml 盛有再通导管药剂(遵医嘱备)的注射器,无菌三通一个,无菌手套一副,口罩,消毒液。

操作步骤:

(1) 戴口罩和手套。

(2) 将患者手臂放在低于心脏水平,用碘棒消毒导管"hub"并待干,拔除输液器和延长管,接三通使三通位于关闭的位置。

(3) 消毒三通的一个接口后,连接一支空的 10ml 注射器。消毒三通的另一个接口后连接抽好药液的 1ml 或 2ml 注射器。

(4) 将三通置于关闭抽好药剂的注射器方向,使 10ml 注射器的三通开口开放。

(5) 回抽 10ml 注射器,将 PICC 导管内抽空,使导管内形成负压。

(6) 将连接 10ml 空注射器的三通口旋至关闭,同时打开连接充满药液的注射器三通口。

(7) 再次将连接导管的三通口关闭使药液在导管内保留 5 分钟。

（8）打开三通并检查有无血液回流，如果回吸可见回血，则回吸 3ml 血弃掉，再以生理盐水冲管，然后可用导管进行持续静脉输液治疗或连接静脉帽并封管。

按照上述步骤操作，因为药剂是通过负压进入导管内，所以不会造成导管破裂。所注入药物的剂量不会超过置留在体内的导管容量，所以也不会导致药物过量输注，也避免了患者发生过敏反应的潜在可能。

PICC 患者的护理穿刺成功后，深静脉导管的维持主要依靠精心的护理及并发症的预防。优质的护理能有效地延长置管的时间。

（叶文芳）

第二节　深静脉导管的护理

深静脉导管是建立静脉通路的一种有效方法，多用于急救、大手术后、烧伤的患者。可避免反复多次静脉穿刺对患者造成的痛苦，深静脉导管穿刺常选择锁骨下静脉及股静脉。

一、导管的护理

1. 观察生命体征、神志的变化。

2. 防止导管滑脱，用无菌透明敷料贴膜固定导管，以便观察穿刺部位皮肤。在导管的外周做好相应的标志，随时观察导管的外露长度。保持敷料清洁、干燥，每天更换无菌纱布及无菌透明敷料贴膜 1 次，当外敷料完整性受损时，如穿刺部位有渗血、渗液，贴膜内出汗、积气、松脱或敷料被污染应及时更换。揭贴膜时注意固定导管，从上向下撕，防止将导管拉脱或置入。

3. 禁止洗澡，擦洗身体、穿脱衣服时注意保护导管，防止拉脱。

4. 防止感染，严格无菌操作原则。消毒皮肤时以穿刺点为中心，进行环形消毒，消毒面积要超过贴膜面积，防止局部皮肤表面细菌逆行侵入造成局部甚至全身感染。

5. 床边交接班，并做记录，注意检查导管的深度、贴膜的粘贴情况及 T 接管是否妥善固定，观察穿刺部位的皮肤有无红肿、触痛、硬结、化脓、液体外渗、瘀斑、脱管等，如有异常及时处理，必要时拔管。

6. 保持导管接口与肝素帽或可来福接头衔接紧密，每次输液前均常规检查导管深度及贴膜的粘贴情况，确认导管在血管内方可使用。方法通过回抽血液和原刻度比较。

7. 输液前用生理盐水冲洗导管，输液时加强巡视，及时更换液体，防止空气栓塞。

8. 24 小时连续输液者应每天更换输液器。

9. 每周更换肝素帽（可来福接头）。

10. 正确的封管，肝素液现配现用，以免污染或失效。

二、并发症的预防和处理

深静脉导管留置常见并发症有导管滑脱、感染、堵塞、空气栓塞。

1. 导管滑脱

原因：固定方法不正确；未及时更换敷料；护理操作不当。

处理:妥善固定,及时更换敷贴,避免剧烈动作。

2. 感染

原因:无菌操作执行不到位,穿刺部位皮肤消毒不彻底或消毒后受污染;长期留置导管;患者自身机体抵抗力差。

处理:严格执行无菌技术,保持局部清洁干燥,定时更换敷料,增强机体免疫力。

3. 堵塞

原因:药物性、脂肪乳沉积、纤维蛋白包裹、血液凝聚。

处理:

(1) 用肝素封管,在治疗或输液等操作结束时,将钢针退出,只留针头斜面在肝素帽内,用 3～5ml 浓度为 5～10U/ml 肝素盐水,每 8 小时一次,进行边推边退的脉冲式封管,在封管过程中封管液在管腔内形成涡流,可彻底地冲走管腔内壁附着的药液,同时肝素可吸附血管内皮表面负电荷,维持良好的血液循环,降低血液黏滞性,增加抗凝作用,从而降低堵塞的机会。如 24 小时输液或静脉营养时,每天用 3～5ml 肝素盐水封管 2 次。小剂量肝素封管液对于出、凝血机制正常患者是安全的。

(2) 尿激酶溶栓,尿激酶是存在于人体尿和肾脏组织细胞中的蛋白水解酶,可激活内源性纤维蛋白溶解系统。作用机制是切断纤溶酶原分子中的精氨酸、缬氨酸键,生成纤溶酶,而使纤维蛋白凝块、纤维蛋白原以及前凝血因子 V 和Ⅶ降解,并分解与血凝有关的纤维蛋白堆积物,从而发挥其溶解新鲜血栓的作用。确认导管堵塞后 6 小时内应用,效果较好,超过 48 小时效果差。尿激酶需现配现用,注入剂量要精确。由于局部小剂量用药进入体循环的量极少,因此不会引起出血不良反应。

4. 空气栓塞

原因:导管与管路连接不牢固或脱落;未及时更换液体。

处理:紧密连接导管与管路,加强巡视,及时更换液体。

(叶文芳)

第三节　脐静脉导管的护理

脐静脉导管(umbilical venous catheter,UVC)在发达国家的应用从 1947 年开始,现已广泛应用于 NICU。而我国目前开展 UVC 的单位较少。UVC 可作为新生儿心肺复苏时的给药途径,也可用于中心静脉压的监测、新生儿换血、抽血、输液等,其中应用最广泛的是输液。

一、导管的护理

1. 严格执行无菌技术操作规程,与导管连接的输液系统每 24 小时更换 1 次,肝素帽、三通如有血液污染随时更换。

2. 每天用消毒液消毒脐部 2 次,观察脐部有无渗血、渗液、红肿等情况。

3. 尿布盖在脐部以下,防外露导管被大小便污染,确保脐带在清洁、温度适宜的环境中自然干燥结痂,严防脐部感染。

4. 用 5U/ml 的肝素液 2ml 每 6 小时正压封管 1 次。

5. 患儿外出检查停止输液时,用浓度为 5U/ml 的肝素液 2ml 正压封管。

6. 患儿烦躁哭闹时腹压增高,如输液速度<2ml/h,可使血液反流至导管,按压注射泵快进键数秒钟以保证导管通畅或短时间内适当调高输液速度。更换注射器时常有回血,先按注射泵快进键数秒,确保导管内没有回血。

7. 输注不同药物时用生理盐水或 5% 葡萄糖注射液冲管,防止因药物的配伍禁忌导致沉淀物的形成而堵塞导管。

8. 脐静脉导管取血后,用 2ml 肝素盐水(1U/ml)冲洗导管,如肝素帽、三通有血液残留,及时更换。

9. 护理、治疗操作时认真细致、动作轻柔,勿用力牵拉输液管,做完每项操作后均要认真检查脐静脉导管长度标记,及时发现导管有无松动、脱出。每班应记录导管外露长度 1 次。

10. 导管的拔除 UVC 导管一般使用 5～7 天,一旦不需要使用时应尽早拔管。美国疾病预防控制中心建议在严密监测下若导管维持无菌状态可使用 14 天。拔管时消毒脐部,去除缝线和固定胶布后缓慢拔出插管,当拔至导管只剩下 2～3cm 时,等待 2～3 分钟以使静脉痉挛再拔出脐静脉导管防止出血。再以无菌敷料覆盖。

二、并发症的预防和处理

1. 导管脱出 是常见并发症。文献报道了 201 例脐静脉导管的并发症,其中导管脱出发生率最高,占 3.98%。

预防方法:插管后用缝线扎脐带,并留尾线固定脐静脉导管,再以三条约 1cm 宽胶布"n"形搭桥固定导管,防止牵拉时导管脱出。护理、治疗操作时动作应轻柔、细致。

2. 血栓栓塞 引起血栓栓塞的原因与导管损伤血管内皮、血管内径小、基础疾病严重等有关。导管的材料也与血栓形成有关,硅胶及聚氨酯材料血栓栓塞的几率小,聚氯乙烯材料血栓栓塞的几率大。大部分的研究发现血栓形成原因与导管留置时间长短无关。通过血管造影发现,无症状性静脉血栓约见于 30% 留置 UVC 的新生儿。对留置 UVC 的新生儿行超声波检查,发现 43% 的婴儿有门静脉血栓形成,经追踪其中 56% 出现全部或部分溶解,门静脉血栓形成的高危因素是导管留置时间超过 6 天和经 UVC 输血。研究发现,即使 UVC 的终端不在门静脉系统内,也可引起门静脉血栓的形成。

文献报道留置 UVC 引起的死亡中,20%～65% 由 UVC 相关静脉血栓栓塞引起。静脉血栓若位于下腔静脉,可引起下肢水肿和发绀;位于门静脉或肝静脉通常无症状;肾静脉血栓可引起肾肿大及血尿;肾上腺静脉血栓可引起肾上腺出血坏死。

插管前去净管腔内凝血块,插管时动作轻柔,防止操作时损伤脐静脉的血管内膜,可减少血栓的形成。临床上若怀疑有血栓栓塞的可能,应行对比血管造影(诊断血栓栓塞的"金标准")或超声波检查。一旦证实血栓栓塞由导管引起的,应立即拔除导管,但若导管非常重要或经由 UVC 导管行抗凝治疗可不拔管。美国胸内科医师学会 2004 年发布了有关儿童抗凝与溶栓的指南,新生儿静脉血栓栓塞不主张用尿激酶、链激酶等进行溶栓,除非是重要的血管出现栓塞,出现严重的器官或肢体损伤。主张使用肝素或小分子量肝素治疗,肝素 75U/kg 静脉推注,后再以 28U/(kg·h)持续静脉滴注。治疗过程应注意监测活化部分凝血激酶时间(APTT),并备硫酸鱼精蛋白,当出现出血时,可用硫酸鱼精蛋白中和肝素。小分子量肝素 1mg/kg 每 8 小时一次静脉用药,主要副作用也是出血,可用硫酸鱼精蛋白中和。也可用外科手术取出血栓,但手术对新生儿风险大。

导管相关血栓栓塞若能早期诊断,尽早拔除导管,一般预后好。死亡率最高的是主动脉、右心房、上腔静脉血栓栓塞。

3. 导管相关感染　引起导管相关感染的原因与胎龄低、导管的留置时间长、无菌操作不严格、经常断开导管给药、静脉高营养及脂肪乳剂的长时间使用有关,抗生素的长期使用是引起念珠菌菌血症的最重要因素。

脐静脉导管细菌定植的发生率为 $22\%\sim59\%$,导管相关血流感染(catheterrelated bloodstream infection,CRBSI)的发生率 $3\%\sim8\%$ 。Lander 等的研究发现,当 UVC 留置时间≥3天,CRBSI 的发生率为 3% ,当 UVC 留置时间达到 14 天时,CRBSI 的发生率为 $24\%\sim27\%$ 。最常见的引起导管相关感染的病原菌是凝固酶阴性葡萄球菌(coagulase-negative staphylococcus,CONS),其次是革兰氏阴性杆菌和真菌。Gaynes 等对全美 99 家三级医院新生儿病房院内感染进行的调查显示,最常见的院内感染病原菌是 CONS,而后天获得的 CONS 血流感染 88% 来自于脐静脉、脐动脉导管或中心静脉导管。导管相关 CONS 感染临床表现较为隐匿,特异性低,主要表现为呼吸暂停、喂养不耐受、发热、对氧的需求增加、反应差等,预后好,存活率 $>90\%$ 。革兰氏阴性杆菌及真菌感染容易出现败血症。若导管相关感染菌血症持续存在,即使导管已拔除,仍可出现心内膜炎。由 CONS 引起的、位于右心、不波及瓣膜的心内膜炎存活率 $>60\%$,其他病原菌引起的心内膜炎预后差。

置管之前及导管护理过程中使用 2% 氯己定消毒皮肤可减少导管相关感染发生的风险。当怀疑有导管相关感染时,应立即予以抗菌治疗。CONS 感染可用去甲万古霉素治疗,革兰氏阴性杆菌感染可用头孢噻肟,可根据血培养及药敏调整药物。CONS 感染时可不拔除导管,但若经治疗菌血症仍持续存在,应拔除导管。金黄色葡萄球菌、革兰氏阴性杆菌、念珠菌感染应拔除导管。Karlowicz 等的研究显示,诊断出念珠菌菌血症后在使用两性霉素 B 治疗的同时,早期拔管(第一次血培养阳性 3 天内拔管)组新生儿念珠菌菌血症的持续时间明显较晚期拔管(第一次血培养阳性 3 天后拔管)组新生儿短,为 $1\sim14$ 天(中位数 3 天),而晚期拔管组新生儿菌血症持续时间 $1\sim24$ 天(中位数 6 天);白色念珠菌菌血症病死率在早期拔管组为 0% ,晚期拔管组新生儿为 39% 。导管拔除后,应注意观察有否出现心内膜炎。

4. 心律失常　引起心律失常的原因与导管置入过深进入心房有关。心律失常可表现为房性期前收缩、心脏传导阻滞、房扑等。置管后常规摄片检查导管走向和顶端位置,脐静脉导管尖端最佳的位置是导管通过静脉导管达下腔静脉,且位于膈肌之上,早产儿在心影外 1cm,足月儿在心影外 2cm 处。若导管位置过深应予以调整。

5. 心包积液和心脏压塞　心包积液和心脏压塞的发生率低,但一旦发生则可能危及生命,文献报道其死亡率为 $19\%\sim34\%$ 。主要与导管位置过深,进入右心房甚至经卵圆孔进入左心房有关。新生儿心脏壁较薄,且正常情况下部分心房壁仅有心内膜和心外膜,无心肌组织,这使得心脏容易穿破。部分学者提出行置管术时导管置入过深有可能穿破心脏,并出现早期渗液,在穿孔后穿孔部位自我封闭。Nowlen 的研究显示,61 例心包积液的患儿中,心包积液的出现时间距离导管置入时间中位数为 3 天,提示大多数的心包积液发生在置管术后。在 37 例行心包积液液体成分分析的患儿中,36 例心包积液液体成分与输入的液体一致。部分学者提出心包积液的发生主要与导管尖端反复地刺激心肌壁,导致血栓形成,使导管附着在心肌壁上,输入的高渗性液体直接接触心内膜从而引起心脏损伤,液体渗透到心包,或导管穿透心肌壁进入心包,心包积液中大部分无细胞成分。Nowlen 的研究中,尸体解剖有 6 例存在心肌坏死或血栓形成,9 例存在心脏穿孔但无心肌坏死或血栓形成,2 例有心肌坏死、血栓形成和心脏穿孔,提示在心包积液的发生中存在多种机制,心脏穿孔后穿孔部位自我封闭和导管尖端黏着于心肌壁引起损伤两者同时存在。

预防心包积液的方法是避免导管插入过深,一旦导管插入过深,应予调整。心包积液、心包压塞时患儿出现心排血量减少、奇脉,行动脉有创压监测患儿可观察到吸气时收缩压明显下降。一旦确诊或高度怀疑,可行心包穿刺放液术。Nowlen 等的研究显示,行心包穿刺放液的患儿死亡率 8%(37 人中 3 人死亡),未行心包穿刺放液的患儿死亡率 75%(24 人中 18 人死亡)。Traen 等报道了 3 例脐静脉导管引起心包积液、心脏压塞,采用心包穿刺放液术放出的液体为 TPN,提出尽早诊断并予引流可挽救患儿的生命。

6. 肝坏死　血管内皮损伤引起门静脉分支血栓形成可引起肝坏死;导管置入门静脉系统可引起严重的肝损伤,导致血栓的形成,同时高渗性的液体或缩血管药物进入肝脏等均可引起肝坏死。导管进入门静脉系统尚可引起坏死性小肠结肠炎、结肠穿孔等并发症。Wiedersberg 等报道了 22 例肝坏死病例,其中 21 例发生于左叶,表现为缺血性梗死。置管后要经 X 光片证实导管位置,若导管异位至肝静脉,应予拔除。

7. 其他并发症　脐静脉导管引起的并发症尚有引起门静脉高压、食管静脉曲张、胸腔积液、腹膜穿孔、腹腔内出血、肝脓肿等,但较罕见。

(林真珠)

第四节　脐动脉导管的护理

脐动脉导管(Umbilical artery catheter,UAC)在发达国家的应用从 1959 年开始,现已广泛应用于 NICU。UAC 可用于抽血、动脉有创压的监测,可作为输液、给药的通道,及用于换血时的出血通路。UAC 可避免反复的有创性操作对患儿造成的创伤,特别适合于极低出生体重儿、超低出生体重儿、危重新生儿。由于 UAC 应用的风险较高,若患儿不需要频繁地抽取动脉血、监测动脉有创压,不应留置 UAC 导管;单纯的输液、给药的需要也不应留置 UAC 导管。

一、导管的护理

1. 每天用消毒液消毒脐部 2 次,观察脐部有无渗血、渗液、红肿等情况。

2. 尿布盖在脐部以下,防外露导管被大小便污染,确保脐带在清洁、温度适宜的环境中自然干燥结痂,严防脐部感染。

3. 用 1U/ml 的肝素液以 1ml/h 的速度持续输注。

4. 患儿烦躁哭闹时腹压增高,可使血液反流至导管,按压注射泵快进键数秒钟以保证导管通畅。

5. 经脐动脉导管抽血后,用 2ml 生理盐水冲洗导管,如有血液残留肝素帽、三通,及时更换。

6. 当 UAC 导管尖端位于高位时,经 UAC 导管抽血速度应慢。Schulz 等的研究显示当导管尖端位于高位时,在 20 秒钟内从 UAC 导管抽血 2.3ml 可导致脑组织氧合血红蛋白、组织氧合指数下降,还原血红蛋白上升,但当抽血时间放慢至40秒时,脑组织氧合血红蛋白、组织氧合指数、还原血红蛋白无明显变化。

7. 经导管推注液体过程中注意不要有空气或其他碎片进入导管,栓子可阻塞任何部位的末梢循环。

8. 严防导管脱出,导管脱出可引起严重出血。护理、治疗操作时认真细致、动作轻柔,勿用力牵拉输液管,做完每项操作后均要认真检查脐静脉插管长度标记,及时发现导管有无松动、脱出。每班应记录导管外露长度1次。

9. 导管的拔除 一旦不需要使用UAC导管,应尽早拔管。美国疾病预防控制中心提出UAC导管的使用时间不应超过5天。导管拔出后应充分按压止血,并予无菌敷料覆盖。

二、并发症的预防和处理

1. 血管痉挛 最常见,血管痉挛一般发生于导管置入后数分钟至数小时。较常发生于下肢,表现为肢端青紫、花斑状改变,缺血进一步加重时皮肤变苍白、肢体凉,动脉搏动减弱或消失。若未治疗,有可能引起坏疽。当导管尖端位于低位时下肢血管痉挛的发生率高于导管尖端位于高位时。

处理的方法:应以温毛巾保暖另一侧的下肢,对循环正常的下肢进行保暖可诱导受累下肢血管扩张。受累肢体保持水平位,周围环境保持中性温度,避免过度加热。如经以上处理肢体的血液循环仍不能改善,应将导管拔除。

2. 导管相关感染 UAC导管细菌定植率约为40%～55%,CRBSI的发生率为5%。导管尖端位于高位与导管尖端位于低位CRBSI的发生率无区别。抗生素的长时间使用会增加UAC导管CRBSI感染的风险。导管使用时间长、患儿胎龄低、无菌操作不严格也是引起导管感染的因素。置管之前及导管护理过程中使用2%氯己定消毒皮肤可减少导管相关感染发生的风险。引起导管感染的常见病原菌及导管感染后的处理方法同UVC。

3. 血栓栓塞 引起血栓栓塞的主要原因是导管损伤血管内皮,导管的材料也与血栓形成有关,硅胶及聚氨酯材料血栓栓塞的几率小,聚氯乙烯材料血栓栓塞的几率大。大部分的研究发现血栓形成原因与导管留置时间长短无关。O'Neill报道了4 000例留置UAC的新生儿,其中1%出现严重的血栓阻塞症状,需要不同程度的外科手术治疗。而通过尸解、血管造影、超声检查发现无症状性血栓远多于症状性血栓。Tyson等发现59%留置UAC的新生儿有导管相关血栓形成。另外的一些研究通过主动脉造影发现25%留置UAC的新生儿有主动脉血栓形成。

UAC相关的血栓栓塞临床表现与栓塞的程度及是否波及其他动脉有关。大部分无症状或症状轻微,文献报道约1%～3%UAC置管患儿出现明显下肢或器官的缺血和功能障碍。当栓塞部位位于主动脉可引起心力衰竭、下肢与上肢收缩压差缩小甚至下肢血压低于上肢血压、股动脉搏动减弱、肾衰竭等;位于外周动脉,可引起受损部位皮温下降、苍白、坏疽、坏死、脉搏搏动消失,臀动脉阻塞可引起臀部坏死;位于脑,可引起呼吸暂停、惊厥;位于冠状动脉,可引起充血性心力衰竭、心源性休克;位于肾动脉,可引起高血压、充血性心力衰竭;位于肠系膜动脉,可引起坏死性小肠结肠炎。

UAC导管尖端位置的高低与血栓栓塞的发生率无关。导管尖端位于高位时容易影响腹腔动脉、肾动脉、肠系膜动脉,导管尖端位于低位时,容易影响下肢动脉导致下肢苍白和发绀。

诊断 UAC 相关血栓栓塞的"金标准"是对比血管造影,但价格昂贵,检查时间长。也可用超声波监测,可行床旁监测,价格便宜,但有效性不确定。

预防方法:使用低剂量肝素可预防主动脉血栓的形成,剂量为 1~5U/h 持续输注。Chang 等研究发现胎龄低于 31 周的早产儿使用小剂量肝素[浓度 1U/ml,平均 4.3U/(kg·h)]经脐导管持续输注,与无使用肝素组相比,脑室内出血的发生率无差异,严重脑室内出血(Ⅲ级、Ⅳ级)的发生率无差异,凝血酶原时间(PT)、活化部分凝血激酶时间(APTT)、纤维蛋白原的水平两组之间无差异,提示小剂量肝素可安全地应用于早产儿。出现血栓栓塞处理方法同 UVC,但一旦出现肾衰竭,必须紧急恢复肾血流,可予溶栓治疗或行血栓切除术去除血栓。

4. 导管堵塞 导管堵塞与导管内血栓形成有关。最近的研究显示,当输入的液体中肝素含量达到 0.25U/ml,就可起预防导管堵塞的作用。一旦出现导管堵塞,应予拔管。

5. 导管异位引起的并发症 文献对 UAC 高位的描述包括导管尖端位于 T6~T9、T6~T10、T7~T8、T8~T10,对 UAC 低位的描述包括导管尖端位于 L3~L5、L3~L4,Cochrane 循证文献对 UAC 高位的描述为导管尖端位于降主动脉,膈肌之上,左锁骨下动脉之下;对低位的描述为导管尖端位于主动脉叉之上,肾动脉之下。当导管位于高位和低位之间,可引起顽固性低血糖、截瘫、血栓形成影响肾动脉及肠系膜动脉血液供应,应将导管调整至低位。当导管低于 L5 时,可引起臀部皮肤坏死和坐骨神经损伤,应拔除导管。UAC 的其他并发症还包括主动脉瘤、空气栓塞、导管破裂或断裂、腹膜穿孔、膀胱损伤等并发症,但较少见。一份 Cochrane 循证文献显示当导管位于高位时,血管并发症较导管位于低位时少,血管并发症的临床表现可以为脚趾青紫,也可以为肾损伤、肠损伤、脊髓损伤等。而两者之间脑室内出血、高血压、血尿等并发症及死亡率无区别,坏死性小肠结肠炎在高位时发生率 3.9%,低位时发生率 2.9%,无明显区别。导管尖端置于高位是一个较好的选择。

(林真珠)

第五节 动脉内导管的护理

有创压力(ABP)监测即通过动脉穿刺置管直接监测动脉压,属创伤性血流动力学监测范围。随着医学科学的发展,有创血压监测已广泛运用于临床,它能直接、连续、客观地反映动脉收缩压、舒张压和平均动脉压,为临床的诊断、治疗、病情的转归提供客观的、数字化的依据,更有效的观察病情。测压管道系统的科学管理,是保证所测数值准确无误、减少并发症发生的基础。也对护理提出了更高要求,因此掌握动脉内置管方法和护理要点,了解监护仪上显示的各类动脉波形及临床意义非常重要。

一、置管前护理

1. 评估患者一般情况。

2. 告知患者家属留置导管的目的、利和弊及临床意义,消除思想顾虑,从而取得配合。

3. 准备用物 动脉穿刺针、3M 敷料、冲洗装置(压力换能器、三通开关、延长管、肝素生理盐水、加压袋)、多功能心电监护仪等。动脉穿刺针应粗细适宜,过细易堵塞并影响数值,过粗易损伤血管,常用 22~24G。

4. 穿刺部位的选择　首选桡动脉,因为它表浅,相对固定,便于固定及观察,成功率高。其次是肱动脉、足背动脉、股动脉、颞动脉。

二、导管的护理

1. 测压管道的准备及连接　连接整套测压装置,接肝素生理盐水冲洗管道并排尽空气。穿刺成功后应立即连接冲洗装置,以防血液凝固。由于危重患者管道线多,应尽量使各线路简单、实用、方便护理操作。

2. 固定管道　妥善固定管道,避免连接系统脱落引起大出血。穿刺部位用 3M 透明敷料覆盖固定,起保护和固定的双重作用,还利于观察。

3. 动脉有创压的监测　测压时测压"0"点的位置直接影响血压的准确性。测压前必须先定标"0"点,对"0"时压力换能器应平第 4 肋间腋中线水平,即相当于心脏水平,低或高均可造成压力误差,并固定压力传感器的位置。旋转换能器上的三通开关,使换能器接通大气,再按监护仪上的对"0"键,使压力基线定位于"0"点,对"0"后先旋转三通开关,再盖上肝素帽或可来福接头,方可测压。

4. 保持管道通畅　每小时用肝素生理盐水冲洗导管一次,避免动脉血回流至套管内引起导管堵塞。管腔回血可适当按压输液泵上快进键,使血液迅速回流静脉,防止血液凝集而堵塞。当导管腔部分堵塞时,动脉压的收缩压明显下降,可用注射器回抽出血凝块,然后推注生理盐水冲洗,速度要慢,避免用力过度造成血栓。导管完全堵塞,由于肝素冲洗液袋中的压力作用于压力传感器,使监护仪显示的动脉压数值逐渐增高,从而会影响医护人员对患者正常血压的判断。同时防止管道屈曲、扭转等。

5. 采集血标本　动脉导管除监测有创血压外,还可反复采集血标本,既减少多次穿刺给患者带来的痛苦又能准确及时抽取动脉血,同时保护血管。为保证标本采集的正确性,在采集标本之前,用无菌注射器先抽出 5～10ml,用另一注射器按需采集血标本,采集完标本后,再将之前取出的血液重新注入血管内,避免患者失血而导致贫血。整个操作过程必须严格执行无菌操作原则和避免空气进入造成空气栓塞。操作完成后将三通开关处于正确位置,并重新归"0",直至监护仪上显示出客观的血压数值和压力波形。

6. 病情观察　做好床边交接,每班至少记录一次穿刺部位情况及导管外露长度等。危重患者常会出现休克,抢救危重患者更是争分夺秒,而血压是判断休克的重要指标。有创动脉压监测能提供患者每瞬间的血压信息,根据心率、中心静脉压的变化,及早发现患者的病情变化及时抢救。监测生命体征及神志变化,观察穿刺部位有无红肿、渗血、内出血、血肿形成,肢体远端皮温和血流灌注是否正常。

7. 拔管的护理　按医嘱执行拔管,拔管后要用手按压 30 分钟后加压包扎,注意周围动脉搏动情况及肢体血循环状况。股动脉穿刺者拔管后下肢制动 24 小时。检查导管完整性及长度,做好记录。

三、并发症的预防及处理

1. 血栓形成　形成率 20%～50%,手部缺血率<1%。

原因:置管时间长、导管过粗、反复穿刺、血肿形成、低心排综合征。

预防:选用适宜穿刺针及导管,穿刺时动作要轻柔,争取一次穿刺成功。定时用肝素生理盐水冲洗管道。建议置管保留时间一般不超过 1 周,如需继续监测应更换部位。

处理:用注射器抽吸血凝块,禁止向导管内注入,如抽出困难应拔管。

2. 感染

原因:无菌操作执行不到位,穿刺部位皮肤消毒不彻底或消毒后受污染;留置导管时间过长;患者自身机体抵抗力差。

预防:遵守无菌操作原则,保持局部清洁干燥,定时更换敷料,增强机体免疫力。

处理:动脉穿刺处感染细菌直接入血导致菌血症,每天更换穿刺部位敷料,有血液、汗液、分泌物等污染应及时更换。穿刺部位皮肤彻底消毒。每天更换冲管用肝素生理盐水,采集血标本时严格消毒三通管及更换肝素帽。局部出现红、肿等炎症反应立即拔管,并加强局部皮肤护理。

3. 出血、血肿及渗血

原因:管道脱落、凝血功能障碍及反复穿刺。

预防:检查整套装置接头紧密程度,穿刺前了解患者凝血功能状况,提高穿刺技术。

处理:ABP 监测为动脉置管,动脉压力足以造成血液外流,保持整套装置接头紧密,妥善固定,保证患者处于安静状态,烦躁不安者给适当肢体约束;当患者凝血功能障碍时,应慎重考虑或避免行动脉置管,充分了解可能出现的并发症,一旦发生应拔管。熟练掌握插管技术,减少穿刺次数。

4. 空气栓塞

原因:冲洗装置时排气不彻底、管道系统连接不紧密、更换肝素帽或取血标本时操作不当。

预防:冲洗整套装置后认真检查管道,保证管道内不存在有空气;同时保持管道系统连接紧密;执行各项护理操作程序正确。

处理:加强责任心,勤观察,发现问题及时处理。保证装置系统冲洗后不残留空气,拧紧所有的接头,不松脱,在校零或取血后,快速冲洗开关处,确保各开关无残气,及时更换输液,以免滴空。

(叶文芳)

参 考 文 献

1. 徐润华,陈立.中华护理学会组织编写.静脉治疗护理,2003,10:72-78.

2. 张琳,鲁亚玲,司联晶,等.PICC 并发症的原因及预防.护士进修杂志,2007,2(3):265-267.

3. 魏道琳.PICC 并发症的预防与护理进展.现代护理,2005,11(19):1607-1608.

4. 吴本清,张玉华.经外周置入中心静脉导管在新生儿重症监护的应用.中国实用儿科杂志,2004,19(10):627-628.

5. Chow LW, Friedman JN, Macarthur C, et al. Peripherally inserted central catheter (PICC) fracture and embolization in the pediatric population. J pediatr,2003,142(2):141-144.

6. 饶庆华,姚丽珍,刘林凡,等.新生儿静脉留置针封管液效果的对比研究.新生儿科杂志,2001,16(3):130-132.

7. 胡海妙,吴丽.股静脉留置导管的护理.现代医院,2005,5(8):92-93.

8. 曹红仙.尿激酶在血液病深静脉留置导管堵塞中的应用.护士进修杂志,2005,20(3):283-284.

9. 张秀隆.锁骨下静脉留置管的护理.中华临床医学研究杂志,2007,13(3):328-329.

10. 陈显春,封悦,宋爽,等. 静脉留置针临床应用中的问题与对策. 实用护理杂志,2002,18(1):42-43.

11. Tiffany KF,Burke BL,Collins-Odoms C,et al. Current Practice Regarding the Enteral Feeding of High-Risk Newborns With Umbilical Catheters In Situ. Pediatrics,2003,112(1):20-23.

12. 廖素霞,方利娟,李卫林,等. 高危新生儿脐静脉插管技术的应用观察和护理. 医学理论与实践,2006,19(8):978-980.

13. O'grady NP,Alexander M,Dellinger EP,et al. Guidelines for the prevention of intravascular catheter-related infections. The Hospital　Infection Control Practices Advisory Committee,Center for Disease Control and Prevention,U. S. Pediatrics,2002,110(5):51.

14. Grupo de Hospitales Castrillo. Prospective evaluation of umbilical catheters in newborn infants. The Castrillo Hospital Group. An Esp Pediatr,2000,53(5):470-478.

15. Hermansen MC,Hermansen MG. Intravascular Catheter Complications in the Neonatal Intensive Care Unit. Clin Perinatol,2005,32(1):141-156.

16. Mongale P,Chan A,Mssicotte P,et al. Antithrombotic therapy in children:the Seventh ACCP Conference on Antithrombotic and Tharombolytic Therapy. Chest,2004,126(3 Suppl):645-687.

17. Nowlen TT,Rosenthal GL,Johnson GL,et al. Pericardial effusion and tamponade in infants with central catheters. Pediatrics,2002,110(1 pt 1):137-142.

18. Traen M,Schepens E,Laroche S,et al. Cardiac tamponade and pericardial effusion due to venous umbilical catheterization. Acta Paediatr,2005,94(5):626-628.

19. Schulz G,Keller E,Haensse D,et al. Slow blood sampling from an umbilical artery catheter prevents decrease in cerebral oxygenation in the preterm newborn. Pediatrics,2003,111(1):73-76.

20. 崔玉涛主译. 脐动脉导管插入术. 新生儿监护手册. 北京:人民卫生出版社,2006,458-461.

21. 伍丽婵,何翠媚,卢燕娥,等. 有创动脉压监测在危重病人中的应用及护理. 青海医药杂志,2007,37(6):48-49.

第四篇

急救技术与操作规程

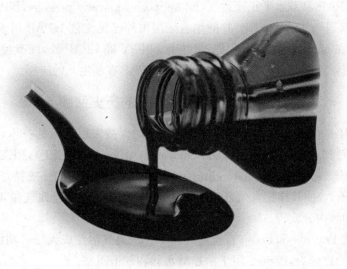

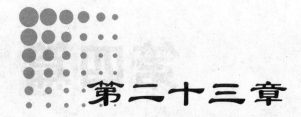

第二十三章

持续气道正压的原理和应用

第一节 持续气道正压的生理作用

无创正压通气(non-invasive positive pressure ventilation,NIPPV)是无创通气的一种方法,指利用正压通气技术不经人工气道(气管插管或气管切开),主要采取经鼻或口鼻面罩作为连接方式进行机械通气,目的是减少气管插管或气管切开及其严重并发症,降低死亡率。20世纪90年代以来,临床随机对照研究进一步证实了NIPPV在成人的有效性和可依从性,在成人各种急性呼吸衰竭患者的治疗中占有重要位置。NIPPV主要包括持续气道正压(continuous positive airway pressure,CPAP)和双水平正压通气(bilevel positive airway pressure,BiPAP),无创BiPAP的本质为压力支持通气(PSV)与CPAP的结合。国内外已见无创BiPAP用于PICU患儿的报道。无创BiPAP在NICU应用尚不成熟,新生儿NIPPV除CPAP外,尚有经鼻间歇指令通气(NSIMV)、经鼻高频通气(NHFV)。这里主要介绍CPAP在新生儿的应用。

一、持续气道正压通气的历史回顾

持续气道正压是使有自主呼吸的婴儿在呼气相时保持气道正压的技术,在机械通气时这种气道正压称为呼气末正压(positive end-expiratory pressure,PEEP),PEEP和CPAP总称为持续气道扩张压(continuous distending airway pressure,CDAP)或持续扩张压(CDP)。CPAP增加跨肺压力,使其超过大气压,广泛用于治疗肺不张,功能残气量不足,通气灌流比例失调,肺水肿和肺内分流等。

1. 1930年代Poulton和Oxon首次应用面罩正压通气治疗成人呼吸功能不全。Bullowa用面罩正压通气治疗肺炎,Barach用于治疗肺水肿和气道阻塞。

2. 1940年代面罩正压通气用于高空飞行,并首次观察其对静脉回流的影响。

3. 由于CDP对血流动力学的副作用影响了其后的应用,直至1967年Ashbaugh将PEEP与正压通气联合用于治疗成人急性呼吸窘迫综合征导致的低氧血症。

4. 1970年代Gregory应用CPAP治疗新生儿呼吸窘迫综合征(NRDS)。CDP在新生儿的应用得益于对NRDS病理改变的认识,Clement认识到在低跨肺压下肺表面活性物质对稳

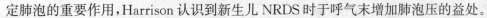

定肺泡的重要作用,Harrison 认识到新生儿 NRDS 时于呼气末增加肺泡压的益处。

5. 近三十年 CDP 应用方法在发展,包括经气管插管、头罩、头盔、面罩、鼻塞、鼻咽管。临床应用适应证在扩展,除 NRDS 外,还包括早产儿呼吸暂停、动脉导管未闭、胎粪吸入综合征、气管插管拔管后患者、肺不张、手术后患者。

6. 1970 年以来的三十多年,间歇指令通气(IMV)成为新生儿标准的通气方式。1980～1990 年发展的高频通气、患者触发通气进一步改善了危重新生儿的预后,然而这些技术的发展,并没有减少诸如气漏、慢性肺部疾病(CLD)的发生率,因而近十年来 CPAP 重新受到新生儿领域的重视。

7. 近十余年来,新生儿 CPAP 的应用重新受到重视,可能与肺表面活性物质(PS)替代的普遍开展而机械通气的需求减少、新型 CPAP 装置如 Infant FlowTM system(或称 Infant Flow Driver,IFD)的应用以及对肺萎陷性损伤的充分认识有关。关于 CPAP 的优点,较为著名的临床实例是 Avery 等在统计美国 8 家 NICU 资料时发现哥伦比亚大学 NICU 住院患儿中 CLD 发生率很低,进一步的研究发现该 NICU 使用 CPAP 明显多于其他单位,而使用机械通气较严格,常允许 $PaCO_2$ 高达 65mmHg(1mmHg＝0.133kPa),PaO_2 低至 50mmHg,pH 低至 7.2。尽管对 CPAP 与 CLD 的发生率的关系尚缺乏随机对照研究资料,但其经验使近十几年来对 CPAP 的应用有了进一步的研究。

二、CPAP 的生理作用

1. 对肺功能的影响　CPAP 对肺脏的生理作用,尚未完全研究清楚,根据已报道的研究结果,有如下几方面:

(1) 增加肺容积和功能残余气量。

(2) 减少整个气道阻力。

(3) 对正常肺降低肺顺应性和动态顺应性,对萎陷肺增加肺顺应性。

(4) 减少呼吸率、潮气量和每分钟通气量。

(5) 使自主呼吸变得有规律。

(6) 有保护肺泡表面活性物质的功能。

(7) 使 PaO_2 增加。一般情况下,除非压力过高,对 $PaCO_2$ 影响不大,或略为增高。

(8) 减少呼吸功。CPAP 和 PEEP 比较,二者对肺脏机械力的作用略有不同。PEEP 常伴有血管阻力增加,对胸膜腔内压力的变化和对呼吸功的影响也均大于 CPAP。CPAP 减少呼吸功,因吸气时流向患者的持续气流做了一部分功,气道阻力降低又进一步减少了呼吸功。新生儿应用 CPAP 可使呼吸变得有规律。呼吸形式的这种变化可能是改善肺泡通气的一个重要因素,这种作用是通过刺激 Hering-Breuer 膨胀反射,促进婴儿增加呼吸负荷能力而形成。CPAP 的这种作用被成功地用于治疗早产儿呼吸暂停。

2. 对心血管的影响　CPAP 对心血管的影响较多,根据其压力水平、肺顺应性和血容量而不同。

(1) 增加胸腔内压,减少静脉回心血量,降低心搏出量:给予肺脏的持续扩张压,能不同程度地传到胸腔,其范围为 17%～50%。中心静脉压和右房压力增加,以及静脉回心血量减少,使心搏出量减少。所有研究都发现用 CPAP 时心搏出量减少,但临床上除非胸腔压力过高,其影响并不明显,因为其减少程度较轻,不足以产生临床问题。有些研究表明心搏出量减少不完全是由静脉回心血量减少所致,PEEP 可诱导抑制心肌收缩力,从而降低心脏功能。

多巴胺可纠正 CPAP 引起的心搏出量减少。

（2）对肺血管的影响：由于肺泡内压力增加，肺脏毛细血管受压，PEEP 使肺血管阻力增高，同时使右心室后负荷和肺动脉压力增加，肺血管阻力明显增高时，可对新生儿产生严重影响。当卵圆孔和动脉导管仍处于解剖学开放时，肺动脉压力增高，产生肺外右至左分流，引起严重低氧血症。另一方面在用 CPAP 治疗肺透明膜病患儿时，由于低氧血症和酸中毒得到纠正，肺血管阻力反可降低。

（3）对外周血管的影响：在应用 CPAP 时，外周血流和脏器血流减少，可能与心搏出量减少有关；没有证据表明肠道和肝脏血流是否也受 CPAP 影响。组织氧供应取决于血氧含量和血流量，CPAP 引起的血流减少，可使组织氧供应减少，这是灌流不良所致，此时 PaO_2 可在正常范围甚至稍高。

3. 对肾功能的影响　在新生儿，CPAP 对肾功能的影响尚未被充分研究。对成人的研究表明，CPAP 可引起下列影响：

（1）减少尿量。

（2）减少有效肾血流量。

（3）降低钠排泄分数。

（4）减少渗透物质排泄分数而肾小球滤过率不受影响。

（5）ADH 分泌增加。

4. 对颅内压的影响　PEEP 可增加颅内压，颅内压的增高与 PEEP 的增加成正比，与肺顺应性成反比。此外，颅内压的改变与中心静脉压和胸腔内压力的改变也有关。胸腔内压力增高可从以下三个方面使颅内压增加：

（1）中心静脉压增加，传导至颅内使脑血管容量增加，并使颅内压增高。

（2）胸腔内压力的直接传导，经椎间神经孔至胸腔脊柱的硬膜，减少了整个脑脊液腔的容量。

（3）反射介导。

在用头罩做 CPAP 时，颅内压增高比用鼻塞或气管内插管更为明显。早产儿患肺透明膜病用呼吸器治疗时，颅内压增高是产生脑室内出血的一个重要原因。

第二节　提供持续气道正压的设备

在 20 世纪 70、80 年代出现了具有有空氧混合气源、湿化加温和持续气流的新生儿 CPAP 装置，继而是气泡或水封 CPAP（babble 或 watersealCPAP）。有研究认为气泡可产生振荡作用，有利于气体交换，但对此仍有争议。1975 年，Kattwinkel 等发明了双侧鼻塞 CPAP，以后在临床上得到了广泛的应用，避免了气管插管。头罩 CPAP 通过颈部密封而实现，但是由于密封困难而很难推广应用；面罩 CPAP 可能比鼻塞更为无创性，但较易引起胃胀气和二氧化碳潴留而限制了其使用；鼻罩是近年来发展的无创通气方法，死腔较小，但是鼻罩的密封仍然不易解决。因为新生儿主要通过鼻呼吸，目前临床最常用的 CPAP 是通过鼻塞或鼻咽管实现。鼻咽管最常见的缺点是被分泌物堵塞和管道的折叠等。近十多年来，可变气流 CPAP 装置得到了较多的应用。该装置能降低患儿的呼吸做功，其代表装置是 infant flow TM system（或称 infant flow driver，IFD），它通过 Bernoulli 效应，经双喷射将气流直接射入鼻孔，以维持恒定的压力。当患者需更大吸气流量时，Venturi 产生作用以提供额外流量；当患者出现自主的呼气时，气流会出现射流翻转（fluidic flip）现象，使气流通过呼气端呼出，后者又称为 Coanda 效应（Coanda 效应指气体或液体在经过弯曲物体表面时有附壁倾向的效应）。

通常用于新生儿的压力限制型呼吸器，因呼吸管道内保持着持续气流，可以提供 CPAP 通气形式；应用水封瓶和储气囊，也可以自制简易 CPAP 装置；目前国内已有厂家专门生产 CPAP 治疗仪，是一种经济实用的 CPAP 设备。临床上 CPAP 装置与患者连接的方式有有创和无创两种，其优点分别介绍如下。

一、鼻塞 CPAP

1. 优点　①容易安装，所需设备较少；②无气管内插管引起的并发症；③容易接触患者进行其他护理和治疗；④压力过大时可从口腔逸出；⑤费用最少。

2. 缺点　①侵入性处置，可产生鼻部损伤；②必须每 2 小时取下，以防堵塞或局部产生压迫性坏死；③难于固定牢靠；④压力达到 $1.18kPa（12cmH_2O）$时，气体从口内逸出，影响呼气末压力；⑤哭闹时不能保持压力，并吸入室内空气；⑥高 CPAP 需要高流速，使吸入气体变冷变干；⑦鼻塞内径细，阻力大，可增加呼吸功。

二、气管内插管 CPAP

1. 优点　①是提供 CPAP 最有效的方式；②可用较低流量；③适用于需要较高 CPAP 压力时；④能迅速改用机械通气治疗；⑤最易接触患者；⑥无漏气问题；⑦固定插管较容易。

2. 缺点　①侵入性处置，可引起呼吸道急性损伤或感染；②气管导管可脱落、错位或堵塞；③可能引起气管狭窄或瘢痕；④增加呼吸功；⑤限制了婴儿呻吟能力。

三、面罩 CPAP

1. 优点　避免气管插管的并发症，患者适应好，可用于鉴别心源性或肺源性缺氧，使用方便。

2. 缺点　吸痰时不能维持 CPAP 压，可致胃扩张（破裂）。可致头形变化，压迫性坏死，增加死腔，CO_2 潴留，小脑出血，吸入性肺炎。

四、头盔 CPAP

1. 优点　密封较好，对面部损伤小，<1500g 者有效，避免气管插管的并发症。

2. 缺点　吸痰时不能维持 CPAP 压，不移去头盔不能进行机械通气，费用较贵，胸部物理治疗困难，可致胃扩张（破裂），吸入性肺炎。

第三节　持续气道正压的临床应用

一、CPAP 的适应证和禁忌证

1. 适应证

(1) 早产儿生后不久，轻度的呼吸窘迫，需吸氧体积分数较低。

(2) 呼吸窘迫，在头罩吸氧时需要氧体积分数>30%。

（3）头罩吸氧时,需要氧体积分数＞40％仍不能维持正常氧饱和度。

（4）在近期拔除气管插管者,出现明显三凹征或(和)呼吸窘迫。

（5）早产儿呼吸暂停。

（6）应用于肺泡功能残余气量减少和肺顺应性降低的肺部疾病,如肺透明膜病、吸入性肺炎、肺水肿、肺出血及心脏术后等。

CPAP强调适用于有自主呼吸的病儿,对呼吸浅表而无有效呼吸者不宜应用。对肺顺应性正常及持续肺高压者,应用CPAP有弊无利。

2. **禁忌证**　肺气肿,有使肺泡破裂的危险;气胸,能使肺泡破裂处加大或更不易封闭;休克,循环血量不足时应慎用;腹部胀气,CPAP可抑制肠蠕动,使胃肠胀气,此外正压可把气体压向胃内,严重者可引起胃穿孔;某些先天畸形如膈疝、食管气管瘘、鼻后孔闭锁、腭裂等。

二、CPAP的操作步骤和并发症

1. **操作步骤**

（1）连接CPAP装置。所需的空气与氧气混合加温湿化,并对气源进行氧浓度及温度监测。CPAP系统的气流量一般为$8\sim12L/min$。妥当放置气管内插管或鼻塞,并与管道连接。

（2）调节压力至$0.39\sim0.59kPa（4\sim6cmH_2O）$,15分钟后测血气。

（3）逐渐增加压力(按每次$2cmH_2O$递增),直至PaO_2达$6.6\sim10.6kPa（50\sim80mmHg）$,CPAP压力通常不超过$0.98\sim1.18kPa（10\sim12cmH_2O）$。若CPAP不能使$PaO_2＞6.6kPa$（50mmHg）时则需机械通气。

（4）当PaO_2稳定,开始下降氧浓度,按每次5％递减,使PaO_2仍保持在$6.6\sim10.6kPa$。

（5）当吸入氧浓度$（FiO_2）＜40％$,开始降压力(按每次$1cmH_2O$递减)。每次改变参数后$15\sim20$分钟测PaO_2或者进行$TcPO_2$或SaO_2监测。一般每2小时递减1次,但当$PaO_2＞13.3kPa$（100mmHg）时需较快的下降压力,使PaO_2保持在$6.6\sim10.6kPa$（$50\sim80mmHg$）。

（6）当压力为$0.198\sim0.29kPa（2\sim3cmH_2O）$时,病情及$PaO_2$稳定1小时以上,可以停用CPAP改头罩给氧,$FiO_2$比用CPAP时增高5％～10％。$15\sim20$分钟后测$PaO_2$、$PaCO_2$。

（7）根据需要每$2\sim4$小时气管内或鼻腔内(用鼻塞者)吸引1次,同时做皮囊或面罩(用鼻塞者)加压呼吸。进行CPAP时,为防止胃内容物反流,引起吸入性肺炎,应禁食。为防止空气进入胃部引起扩张、使横膈上升,需做胃肠减压。

2. **并发症**

（1）气胸发生率为5％～15％。鼻塞CPAP气胸发生率较低。

（2）对正常的肺使用CPAP时,压力可向肺周围组织、器官传递,经食管测压,将有90％的经肺压力传到食管;而对顺应性差的肺行CPAP时,只有20％～25％的压力传递到食管。所以对顺应性差的肺应用较高的压力时,或当病情改善、肺顺应性好转时,未及时下降压力,将使肺静脉回心血量减少,而导致心排血量降低,以及使肺泡毛细血管受压和肺泡有效通气量变小。

（3）鼻塞固定过紧,压迫鼻部引起局部皮肤坏死。

三、CPAP的临床应用

1. **肺透明膜病**　CPAP应用于肺透明膜病(HMD)始于1971年,被认为是HMD治疗的一个革新,使治愈率大幅度提高。低及中等水平的 CPAP 可显著地提高 PaO_2,是由于肺泡稳定扩张,不再出现萎陷,高水平的 CPAP 使肺泡过度扩张,降低了肺顺应性和肺泡通气,影响毛细血管血流,以及静脉回心血量和心搏出量减少,反可使 PaO_2 降低,$PaCO_2$ 升高。应用 CPAP 后,使 HMD 的治愈率明显提高,尤其在较大婴儿,早期应用 CPAP 可保留肺泡表面活性物质,缩短疾病过程,降低所需氧浓度,减少用氧时间和机械通气所需时间。早期使用 CPAP,尤其是在应用 PS 后再用 CPAP 治疗可减少机械通气的应用,减少相关的并发症。但是对于早产儿预防性使用 CPAP 是否有利或危害尚无临床证据。

2. 早产儿呼吸暂停 用低水平 CPAP 可显著地减少呼吸暂停发作次数,作用机制尚不清楚,可能是因为增加了氧合作用,刺激了肺膨胀反射和抑制了肺缩小反射,使肺泡扩张变得稳定。有人主张对极低出生体重儿应及时用 CPAP,作为早产儿呼吸暂停的一种预防措施。对早产儿呼吸暂停,早年的研究采用面罩 CPAP 与氨茶碱进行对照,结果氨茶碱的效果优于 CPAP,但是近年来对呼吸暂停较多地采用了 CPAP 治疗,尤其是 IFD 的应用已显示了较好的疗效。尽管临床上尚需要作更多的随机对照研究,CPAP 治疗早产儿呼吸暂停已被广泛接受。

3. 机械通气患儿拔管后 早产儿在机械通气拔管后可出现呼吸衰竭,表现呼吸暂停、CO_2 潴留、呼吸做功增加、需氧增加而需要再次插管。在上述情况出现时,CPAP 首先试用可在很大程度上避免再次插管及机械通气。曾有多项研究将拔管前在气管插管状态下进行 CPAP 的过渡,但是效果一般都不理想,甚至呼吸暂停的发生反而增加。研究显示在拔管后立即予鼻塞 CPAP 可以减少拔管失败。

4. 动脉导管未闭 动脉导管未闭(PDA)是 HMD 常见的并发症,CPAP 可解除心功能代偿不全,伴有左至右分流的症状,并可降低左房与主动脉根部比例(LA/AO)。CPAP 对 HMD 患儿合并 PDA 的疗效机制与阻止肺泡萎陷、减少肺内分流和增加 PaO_2 有关,其结果是氧合作用增加,使导管关闭。

5. 肺水肿 应用 CPAP 于肺水肿患者可使 PaO_2 增高,其作用机制可能由于:①肺泡内压力增加,直接作用于周围小血管,减少液体渗出;②功能残余气量增加,肺容量稳定,PaO_2 升高,消除了缺氧酸中毒对肺小血管壁的损害,降低了血管壁的通透性。CPAP 对肺内水分的影响尚不清楚。用 CPAP 治疗肺水肿时,应避免用偏高的压力,防止 CPAP 对心功能的影响。

6. 胎粪吸入综合征 CPAP 用于胎粪吸入综合征有效,其作用是解除肺不张,稳定萎陷的终末呼吸道。但是以明显肺气肿为主的胎粪吸入综合征,并不适合用 CPAP 治疗,以免使肺泡过度扩张,引起气胸。因此选择病例时应慎重。

7. 感染性肺炎 此类患儿呼吸道分泌物增多,气道阻力增加,肺内气体分布不均匀,肺不张、肺实变和肺气肿同时存在于肺的不同部位。应用 CPAP 治疗可降低气道阻力,减少呼吸功,防止产生呼吸暂停,由于增加肺泡气体交换面积,PaO_2 升高,$PaCO_2$ 也因通气功能改善而略为降低。所用 CPAP 压力不宜过高。$PaCO_2$ 为 9.33kPa(70mmHg)和合并心功能不良者,不宜用 CPAP。

(吴本清)

参 考 文 献

1. Gregory GA, Kitterman JA, Phibbs RH, et al. Treatment of idiopathic respiratory distress syndrome

with continuous positive airway pressure. N Engl J M ed,1971,284:1333-1340.

2. 刘涛,童凡,杜立中.可变流量鼻罩持续气道正压治疗早产儿呼吸衰竭的临床观察.中华儿科杂志, 2003,6(41):473-474.

3. Kugelman A,Feferkorn I,Riskin A,et al. Nasal intermittent mandatoryventilation versus nasal continuous positive airway pressure for resp- iratory distress syndrome: A randomized, controlled, prospective study. J Pediatr,2007,150:521-526.

4. 林新祝,赖基栋.新型经鼻持续气道正压通气在新生儿机械通气撤机后的应用.中国小儿急救医学, 2007,14(2):148-148.

5. 杜立中.持续呼吸道正压、呼气末正压和压力支持在新生儿的应用.实用儿科临床杂志,2007,22(18): 1368-1370.

6. Sharma A,Greenough A. Survey of neonatal respiratory surpport strategies. Acta Paediatr,2007,96 (8):1115-1117.

7. Courtney SE,Barrington KJ. Continous positive airway pressure and noninvasive ventilation. Clin Perinatol,2007,34(1):73-92.

8. Verder H. Nasal CPAP has become an indispensable part of the primary treatment of newborns with respiratory distress syndrome. Acta Paediatr,2007,96(4):482-484.

9. Campbell DM, Shah PS, Shah V, et al. Nasal continuous positive airway pressure from high flow cannula versus Infant flow for Preterm infants. J Perinatal, 2006,26(9):541-549.

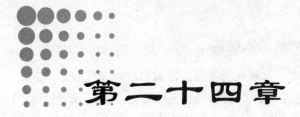

第二十四章

机械通气的应用

第一节 新生儿机械通气概论

一、新生儿机械通气的发展历史

1. 公元前 400 年 Hippocrates 首次应用气管插管来维持肺部通气。

2. 1667 年(欧洲文艺复兴时期)产生了持续而规则的简单通气装置。

3. 1800 年,Fine 首次经鼻气管插管进行机械通气。此时期新生儿复苏引起了人们的重视。

4. 1806 年产科教授 Vide Chaussier 描述对窒息新生儿气管插管口对口复苏的过程。

5. 1879 年首台用于新生儿窒息复苏的呼吸器产生。

6. 1887 年 O'Dwyer 对儿童成功地进行了正压通气。

7. 20 世纪早期新生儿正负压装置的改进,推动了机械通气的发展。

8. 20 世纪 50 年代"铁肺"产生,面罩应用于新生儿辅助通气。

9. 1953 年 Donald 与 Lord 应用呼吸机成功地救治了 NRDS 新生儿,成为现代新生儿机械通气的开始。然而此时期 IPPV 应用于新生儿,气漏发生率高,抢救成功率低。

10. 1971 年 Greory 使用 CPAP 来治疗 RDS,同年 Kirby 发明了持续气流的呼吸机。在给予持续气流的情况下,机械呼吸和自主呼吸的结合被称为间歇指令通气(IMV),IMV 成为新生儿机械通气的标准方式。

11. 1971~1995 年许多新型的新生儿呼吸机不断问世。都应用了 IMV 的原理并将持续呼吸道正压/呼气末正压(CPAP/PEEP)结合到呼吸循环中。

12. 第一代新生儿呼吸机 以 BABYbird I、Bournes BP 200 为代表,利用螺线管启动装置关闭气流。吸气时间设置可<0.5 秒。

13. 第二代呼吸机 以 Sechrist 100,Bear Cub 为代表,结合了电控装置与微处理器。吸气时间可短至 0.1 秒,呼吸频率可达 150 次/分。与此同时高频通气(HFV)和体外膜肺(ECMO)开始用于治疗传统机械通气治疗无效的新生儿。

14. 第三代呼吸机　产生于20世纪90代早期,微循环与微处理器进一步发展,新的通气方式不断应用于新生儿临床。床边实时进行肺功能监测。代表机型有 Bird VIP、Draeger Babylog-8000、Siemens SV-300、Stephnie 等。

二、呼吸机的基本结构

1. 动力和气源部分　呼吸机大多以压缩空气和氧气为气源。目前多数呼吸机的工作方式是由压缩气体提供正压,以电路控制,即所谓电控气动。此外,尚有电控电动,气控气动呼吸机。

2. 主机部分　包括通气模式选择、通气参数调节、监测及报警装置。亦包括氧浓度调节器,同步装置。

3. 呼吸管路　是主机部分与患者连接的部分。管路可压缩容积要小,新生儿管路更是如此,否则部分潮气量将在吸气时消耗在膨胀的管腔内。管道连接处忌用细小口径的管以免增加阻力。

4. 湿化装置　提供温湿化气体。

三、呼吸机的工作原理

任何呼吸机的工作原理都在于建立一个大气-肺泡压力差,达到肺的通气在呼吸道开口(口腔、鼻腔或气管插管、气管切开)以气体直接施加压力,超过肺泡压产生压力差,气体进入肺→吸气;释放压力,肺泡压高于大气压,肺泡气排出体外→呼气。目前临床所用的呼吸机均以这种方式进行工作。呼吸机通气驱动产生的方式各不相同,可为重力风箱、减压阀、吹风机、喷射器、线性驱动活塞、非线性驱动活塞、负荷弹簧风箱。驱动气体产生的决定因素包括气体压力和气体流速,若气体的产生决定于气体压力,称为压力驱动;若驱动气体的产生决定于气体流速,称为流速驱动。

四、呼吸机的基本功能

呼吸机的基本功能,包括四部分:通气模式选择、通气参数调节、监测和报警装置。气体由主机气路进入气道须经过吸气触发、吸气、吸呼气转换和呼气四个阶段:

1. 吸气触发　分定时触发和自主触发两种基本形式,前者由定时器按预设要求完成即时间转换(非同步);后者为自主呼吸引起的气道压力下降或气体流动通过压力或流量感受器感知,导致呼吸机送气即自主转换(同步)。

2. 吸气过程　主机通过活塞、气缸等运动送出气体,完成吸气过程。吸气过程的完成有压力控制、流量控制、容量控制、时间控制和自主控制五种形式。

3. 吸呼气的转换　吸气过程结束向呼气转换,转换过程有四种形式:压力、时间、流量及比例转换。吸气时,呼气阀关闭,保持气道压力和气体向肺内流动,转为呼气后,呼气阀迅速开放,不同的呼气阀的阻力不同,以电子阀和电磁阀阻力较低,机械阀阻力较高。

4. 呼气过程　主要依赖一个 PEEP 或 CPAP 装置,即在呼气出口的位置产生一个可预设的、可精确定量的、稳定的压力。

五、呼吸机的分类

呼吸机的种类很多,下列几种类型呼吸机在临床最为常见。

1. 以引起肺容量改变的机械形式分为

(1) 定容通气形式:定容通气指定时释放一定的潮气量,使肺的容量发生改变,通气量由供

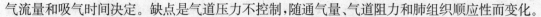

气流量和吸气时间决定。缺点是气道压力不控制,随通气量、气道阻力和肺组织顺应性而变化。

(2) 定压通气形式:定压通气指每次供气压力限定,通气量则随供气流量、气道阻力和肺顺应性而变化。

2. 以呼吸周期的变换形式分为

(1) 时间转换:由机械控制的一定吸气、呼气的时间比进行通气,在限定的吸气时间内,释放潮气量。

(2) 容量转换:由机械控制的一定潮气量送入肺内,转为呼气。

(3) 压力转换:由机械控制的一定压力,当达到气道内压时吸气停止,转为呼气。

(4) 流速转换:限定气体流出的流速,由机器气阀控制由吸气相转为呼气相。一些呼吸器具有两套转换结构,可根据临床需求而变换使用。

3. 按驱动方式分类可分为

(1) 电动呼吸机:是通过电动装置(通过风箱或活塞)将气体直接送入呼吸机内的气路,空气及氧气均不参与呼吸机的驱动。

(2) 电子(计算机)控制通气机:也叫电控气动通气机。

(3) 气动呼吸机:也叫气控气动通气机,是由提供的高压气体时进入呼吸机内的气路,参与呼吸机的驱动;该类呼吸机对驱动压力的大小和空气、氧气压力平衡要求较高,驱动压一般在 $0.35\sim0.40kg/cm^2$ 左右,明显过高或过低均不能很好工作。空氧混合气的空气和氧气压力不平衡时将影响输出气的氧浓度。此类呼吸机多用于急救场合和患者运输途中。

4. 按通气频率的高低分类可分为　常频呼吸机和高频呼吸机。

5. 按使用对象分类可分为　成人型呼吸机、婴幼儿型通气机、成人和婴幼儿通用型通气机。

虽然呼吸机有众多的分类,但现代呼吸机常常是融合了各种技术,其功能组合多样化以适应不同情况的需要,特别是智能化的引入,在便携化的同时增强呼吸机的各种功能,以便尽可能满足多类型患者的不同需求。

六、呼吸机的治疗作用

1. 改善通气功能　正确应用呼吸机可有效保证通气量,解除二氧化碳潴留和因通气障碍所致的缺氧,在纠正呼吸性酸中毒和降低 $PaCO_2$ 方面有不可替代的优越性。

2. 改善换气功能　应用呼吸机纠正肺内气体分布不均,提高氧浓度。特别是呼气末正压的应用,使通气/血流比例失调和肺内分流得到改善。能纠正严重的低氧血症。

3. 减少呼吸功　平静呼吸时呼吸肌氧耗量占总氧耗量5%以下,而严重呼吸困难时氧耗量可以超过30%,使用呼吸机可全部或部分代替呼吸肌的工作,减少了能量消耗,避免了呼吸疲劳。

4. 保持呼吸道通畅　应用呼吸机有利于呼吸道的湿化和黏痰的引流。

七、机械通气对生理的影响

1. 对呼吸生理的影响　是机械通气的价值所在。

(1) 肺容量:①增加潮气量:正压通气有助于扩张气道和肺泡,降低吸气时的阻力,增加吸入气的流速,使单位时间内的吸气量增加。②增加功能残气量:应用 PEEP 增加功能残气量,可避免吸气末肺泡萎陷和气道闭合,减少肺不张,这对减少肺内分流,改善气体交换,纠正缺氧十分有利。

(2) 肺的通气:分钟肺泡通气量=(TV−TD)×呼吸频率。机械通气通过三种方式,使肺泡通气量明显增加。①减少生理死腔;②降低 TD/TV;③使气体分布均匀。

(3) V/Q:V/Q 是呼吸功能的重要环节,是肺换气功能的主要组成部分。V/Q 失调有两种形式,一是单位时间内肺泡通气量减少所致的静脉-动脉分流,二是单位时间内肺血流量减少所致的无效通气。机械通气对这两种类型的 V/Q 失调均有一定的治疗作用。①增加肺泡通气量,减少或纠正因单位时间内肺泡通气量减少所致的静脉—动脉分流;②增加肺血流量:机械通气能在相当程度上纠正各种原因所致的缺氧,所以也能在一定程度上解除缺氧所致的血管痉挛,使肺血流量增加。一旦单位时间内的肺血流量增加,原有的无效通气将随之减少。

(4) 气体弥散:机械通气对气体弥散的影响和作用十分有限。对弥散障碍的患者,机械通气的治疗价值有限,尤其是当引起弥散障碍的原因为不可逆性时,如肺间质纤维化(如早产儿 CLD)。机械通气对气体弥散的部分作用可以通过三个很确切的途径改善气体的弥散:①提高和保障 FiO_2。②改善和增加弥散面积。③缩短弥散距离。

(5) 肺的力学:提高肺的顺应性,降低气道阻力,减少呼吸做功。

2. 对循环和血流动力学的影响 机械通气时,由于吸气时的正压,可以使吸气时胸内负压减少或消失,中心静脉压增高,周围静脉和中心静脉之间的压力差减少,回心血量减少,心脏充盈度降低。机械通气对回心血量和心脏充盈度的影响受通气方式、参数水平、血容量水平、肺组织的顺应性、血管的舒缩功能等诸多因素的影响。

(1) 机械通气对患者的心排血量(CO)、心指数(CI)及血压的影响,主要取决于对回心血量和心脏充盈度影响的大小。其次,还取决于患者的心功能状况。当回心血量减少和心脏充盈度下降时,CO,CI 均可能降低。CO 和 CI 降低,除非有外周血管阻力升高的代偿,否则血压也会有不同程度地下降。心功能状态是维持 CO,CI 及血压的主要因素。当患者的心功能状况恶化,心功能障碍,心肌收缩力下降时,即使回心血量正常,心脏充盈度良好,也会引起 CO,CI 及血压的明显降低。

(2) 增加潮气量,提高呼气末正压(PEEP),肺过度膨胀可增加肺血管阻力,降低心排血量。呼吸衰竭患儿,由传统通气方式转换至高频振荡通气时,心功能、氧运输无改变。平均气道压设置理想时,高频喷射通气时小潮气量可使心排血量增高。不同通气方式下血流动力学效应不同。由控制通气方式转换至自主通气方式,心室功能将是重要的影响因素。研究表明高频振荡通气和传统机械通气时左右心功能的变化无显著性差异。新生儿不同通气方式不同参数水平对血流动力学的影响尚未完全清楚。

3. 对中枢神经系统的影响

(1) 呼吸中枢:机械通气对呼吸中枢有抑制作用,其具体机制是:①机械通气的正压吸气使肺泡膨胀,刺激肺泡牵张感受器,通过传入神经,抑制中枢吸气神经元,经传出神经,抑制患者的吸气动作。由于机械通气能直接抑制呼吸中枢,所以在判断接受机械通气治疗患者是否存在自主呼吸时,不能轻易下自主呼吸停止的结论。②纠正缺氧引起的过度通气:缺氧是兴奋呼吸中枢的主要因素,当机械通气纠正缺氧后,缺氧对呼吸中枢的作用消失,自主呼吸自然会减慢、减弱。

(2) 脑血流量:脑血流量主要受 PaCO_2 的影响。当 PaCO_2 升高时,脑血管扩张,脑血流量增加,反之,则脑血管收缩,脑血流量减少。其次,脑血流量也受 PaO_2 的影响,当 PaO_2 下降时,脑血管收缩,脑血流量减少。

4. 对肾功能的影响 机械通气对肾功能的影响、主要取决于低氧血症、高碳酸血症,酸中毒的纠正情况及对循环功能的影响。机械通气使用/调节得当,可改善肾功能,否则会加重

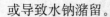

或导致水钠潴留。

5. 对消化功能的影响

（1）肝功能：间歇正压呼吸时，膈肌下移，腹压增高，肝脏表面受压，使静脉回流受阻，可使门静脉压升高，门静脉血流减少。机械通气可改善缺氧导致的肝损害。

（2）对胃肠功能的影响：利多于弊，机械通气能较好地纠正缺氧，当然也能减少胃肠黏膜的破坏和出血，降低应激性溃疡的发生与发展。但是，如果机械通气的正压，妨碍了下腔静脉的回流，就有可能使下腔静脉淤血，门静脉压升高，胃肠静脉充血。

八、新生儿呼吸机的性能与选择

新生儿呼吸生理的特点表现为潮气量小，吸气流速慢、呼吸频率快以及解剖死腔相对较大。新生儿呼吸机在结构上应具有压力限制、时间切换、持续气流、呼气阀门和温化与湿化装置等特点。其内部主要结构似"T"管。吸气峰压可限制在预定值，可精确调节吸气/吸气时间，持续气流流量大小可根据需要调节。这类呼吸机既能克服一定的气道阻力和肺的顺应性低的问题，以保证一定的通气量、又能避免峰压过高而减少肺气压伤。同时，无论在吸气相或呼气相，呼吸机管道中均有持续气流的存在，可迅速将呼出的二氧化碳带走，即使在呼吸频率很低的情况下也不至于有二氧化碳潴留。许多成人和儿童的呼吸机的设计不能满足以上要求，故不适宜新生儿使用。新生儿呼吸机的性能具体应达到以下要求：

1. 能提供各种通气方式，包括 IMV、CPAP、PEEP、SIMV、PSV 等。

2. 易操作，性能可靠，安静，小巧、价格合适。

3. 呼吸频率能在 5～150 次/分的范围内变动。

4. 氧浓度可调范围为 21%～100%。

5. 呼吸机管路系统顺应性低。呼吸机回路气体压缩系数小于 $0.3ml/cmH_2O$（成人呼吸机为 $2～5ml/cmH_2O$）。

6. 能提供准确的潮气量范围，1～200ml。

7. 具备灵敏的反应时间，触发的反应时间短于 0.02～0.05 秒。

8. 具备灵敏的报警功能，精确的压力限制。

9. 吸气时间在 0.2～1.5 秒内精确调节。

10. 具有良好的温湿化装置。

此外，如能有通气量、压力、呼吸力学指标，图形监测则更佳。常用新生儿呼吸机型号见表 24-1。

表 24-1 常用新生儿呼吸机

负压呼吸机	正压呼吸机	高频呼吸机
Airshieds Isolette	时间切换	1. 高频正压
respirator	1 电动	Infrasonic Infant Star
	Bournes Bp200	2. 高频震荡
	Healthyne 105	Sensormedics 3100A
	Schrist IV-100	Draeger Babylog 8000

续表

负压呼吸机	正压呼吸机	高频呼吸机
	Bear Cub 2001	3. 高频喷射
	2 气动	Bunnell Life Pulse
	BABybird	
	Caritron	
	Bird VIP	
	Infant star	
	Newport Breeze	
	Draeger Babylog 8 000	
	容量切换	
	Bourns LS-104-105，D	
	Siemens Servo 300	

第二节　呼吸机的基本参数及其调节

一、呼吸机的基本参数

1. 氧浓度（FiO_2）　氧浓度与氧分压（PaO_2）直接有关。机械通气开始时所选择的氧浓度应与用呼吸机前的吸入氧浓度相等或稍高。一般初调值有呼吸道病变者在 60％～80％之间，无呼吸道病变者在 40％左右即可。新生儿 FiO_2＞90％不能超过 12 小时。一般不用纯氧，因为若肺内无氮气，在氧气吸收后，肺泡不易扩张。对新生儿尤其早产儿用氧浓度过高，可产生氧中毒，出现支气管肺发育不良和早产儿视网膜病，选用氧浓度的原则是用最低的氧浓度，维持氧分压在 8.0～12.0kPa（60～90mmHg），早产儿 50～80 mmHg 或 SaO_2 维持在 90％～95％。

2. 吸气峰压（PIP）　定压型呼吸机，PIP 是决定潮气量的主要因素。提高 PIP 可使萎缩肺泡扩张，PaO_2 上升；可增加每分通气量，使 $PaCO_2$ 下降。应用时应根据患儿体重，肺部病变性质、程度来调节，其优缺点见表 24-2。

表 24-2　吸气峰压（PIP）

	优　　点	缺　　点
低 PIP（＜30cmH₂O）	BPD、气漏发生率低	可致通气不足
高 PIP（≥30cmH₂O）	利于肺不张扩张，↓肺血管阻力 PaO_2↑	BPD、气漏发生率高；回心血量↓，心排血量↓

3. 呼气末正压（PEEP）　机械通气时 PEEP 的作用与自主呼吸时用 CPAP 的意义相同，其目的是在呼气末给予一定的压力，增加功能残气量（FRC），稳定肺容量，改善肺顺应性，有利于肺泡内氧向血液中弥散，提高通气/血流比（V/Q）。正常呼气时，声带部分关闭，使肺内有一定的功能残气量。气管插管后这种生理功能受到损坏，而且新生儿正常功能残气量占有比例较成人大，因此在新生儿呼吸机通气时常规应用至少 2～3cmH₂O 的 PEEP。不同水平的 PEEP 的利弊见表 24-3。

表 24-3 呼气末正压(PEEP)

优 点	缺 点
低(2~3 cmH₂O)用于脱机,维持早产儿低 FRC	太低会引起肺容量不足
中(4~7cmH₂O)稳定肺容量,改善 V/Q	顺应性正常可致肺过度膨胀
高(≥8cmH₂O)NRDS 时改善肺不张及气体分布	气漏,降低肺顺应性,影响回心血量

4. 呼吸频率(RR) 呼吸频率是决定每分钟通气量的重要因素,在潮气量不变时,增加呼吸频率便能增加通气量,从而降低 PaCO₂,也有利于提高氧分压。呼吸频率<30 次/分称为低呼吸频率,>60 次/分称为高呼吸频率。如肺部病变重,PaCO₂ 超过 70mmHg,可用较高呼吸频率,无肺部病变的呼吸暂停,呼吸频率降至 20 次/分即可。见表 24-4。

表 24-4 机械通气频率(RR)

	优 点	缺 点
低(<40 次/分)	使 MAP↑→PaO₂↑,利于撤机用于方波和反比通气	必须提高 PIP 来维持通气患者有时须镇静
中(40~60 次/分)	近似生理频率,多数肺部病变时可用	某些病例可致通气不足
高(≥60 次/分)	PaO₂↑ 用于 PPHN 治疗	气体陷闭,内源性 PEEP 可致肺顺应性变化

注:MAP 平均气道压 PaO₂氧分压

5. 吸气时间(Ti)和吸/呼比值(I/E ratio) 吸气时间常根据患者的疾病性质、呼吸机频率、氧合情况和时间常数等调节。近来,I/E 比例显得不太重要,而重点是控制吸气时间。对于早产儿有作者倾向于开始用较短的吸气时间(0.3~0.4 秒),吸气时间的调节最好能结合时间常数考虑。通过设定呼吸频率和吸气时间来显示一定的吸/呼比值,正常新生儿呼吸频率 40 次/分,吸气时间为 0.5~1.0 秒,吸/呼比 1:1.5 左右。吸气时间延长有利于肺泡扩张,PaO₂升高。但如吸气时间过长,PIP 过高,则形成压力平台,造成气压伤。因此吸气时间一般不超过 1.3 秒。吸气时间过短则不利于 CO₂ 从肺泡内排出。当吸气时间为 0.3 秒时,潮气量减少约 8%;吸气时间为 0.2 秒时,潮气量减少约 22%,故吸/呼比初调值,有呼吸道病变者为 1:1.1 到 1:1.2 之间,无呼吸道病变为 1:1.5 至 1:2.0 之间。见表 24-5。

表 24-5 吸呼比(I/E)

I/E	优 点	缺 点
反比(>1:1)	MAP↑,PaO₂↑ 改善气体分布	气体陷闭,回心血量↓ 肺血阻力↑
正常(1:1~1:3)	接近生理状态	高频率时呼气时间延长
长呼气(<1:3)	用于撤机,MAS 更有效	低 Ti 可致潮气量↓,需用高流速

6. 流量(FR) 最小的流量至少要大于每分通气量的 2 倍(新生儿的每分通气量为 0.2~1L/min),但临床上常用的流量为 4~10L/min。流量太低时由于在规定的时间内不能开放气道,可导致死腔通气。流量太大时由于气体引起湍流(turbulence),尤其是在阻力较高的小气管插管应用时可使潮气量降低。流速是形成吸气峰压和防止 CO₂ 潴留的重要因素。新生儿机械通气时,当需要较高 PIP 和 RR 时,流速需要也高。流量>4L/min 称为高流量,形成方

形压力波,有利于肺泡扩张。缺点是使肺泡在短时间内充盈致过度膨胀,气体分布不均匀易产生肺气压伤和阻碍静脉回流。流量<4L/min 称为低流量,形成正弦压力波形,比较安全,接近生理状态,但不利于肺泡扩张(表24-6)。

表 24-6　流量(flow rate)

	优　　点	缺　　点
低(0.5~3L/min)	易产生正弦波通气,气压伤少	易致高碳酸血症,不能维持有效 PIP,部分患者 PaO_2↓
高(4~10L/min)	方波通气,PaO_2↑快频率,高 PIP 时使用	增加气压伤,中重度 RDS 时可能产生更大的气压伤

7. 平均气道压力(MAP)　平均气道压力的定义是指在一个呼吸周期中,呼吸道内瞬间压力的平均数。它是一个综合评定呼吸机参数功能的指标。增加 MAP 提示氧合功能增加。提高 PIP、PEEP 和延长吸气时间都可使 MAP 增加。一般呼吸机上均有 MAP 数字显示。压力限制型呼吸机可按下列公式计算:MAP=K(PIP)(Ti/Te+Te)+(PEEP)(Te/Ti+Te)其中 K 为常数,用方形压力波时 k=1.0,用正弦压力波时 K=0.5。无肺部病变者,MAP 维持 $5cmH_2O$ 即可。通常为 10~12cmH_2O。一般 MAP>12cmH_2O 称为高 MAP。从上述公式可见:提高 PIP、PEEP 及吸/呼(inspiration/expiration ratio,I/E)中任意一项均可使 MAP 值增大,提高 PaO_2。在考虑增大 MAP 时,应注意下列几个问题:①PIP 的作用大于 PEEP 及 I/E;②当 PEEP 达到 $8cmH_2O$ 时,再提高 PEEP,PaO_2 升高则不明显;③过高的 MAP 可导致肺泡过度膨胀,静脉回流受阻,心搏出量减少,氧合降低,并可引起肺气压伤。

8. 触发灵敏度　现代呼吸机一般有压力及流量触发两种系统,有些呼吸机具有阻抗触发。流量触发主要用于婴幼儿,触发敏感度应设置于最灵敏但不引起与患儿用力无关的自发性触发,流量触发敏感度一般设置于 1~3L/min。

9. 湿化与报警　一般将湿化器温度设置于 37~39℃,但可根据患儿情况而略加调整。上机后应设好所有报警值,最重要的是低压报警,气道峰压报警亦甚重要,以便及时发现气道阻力增高及阻塞。

二、针对疾病特点设置与调节呼吸机参数

1. 新生儿呼吸窘迫综合征(NRDS)　疾病特点:肺泡不成熟,肺顺应性低,功能残气量低,呼吸动力差,尤其出生体重<1500g 极低出生体重儿。呼吸机参数调节特点:PIP 由低至高,以便使吸入潮气量达到生理需要量,Ti 由短渐长,一般最长 0.5 秒,在调节中观察 MAP 变化,原则上在达到有效通气时以较低 MAP 为宜。

2. 胎粪吸入综合征(MAS)和持续肺动脉高压(PPHN)　疾病特点:肺泡和小呼吸道发育已成熟,顺应性高,功能残气量高,呼吸动力强,胎粪颗粒可完全或部分堵塞小呼吸道,使部分肺段不张或气潴留;可伴有窒息或严重低氧血症,以及有肺血管阻力增加、血流下降、通气-血流比例失调等持续肺动脉高压表现。呼吸机参数调节特点:PIP 由低至高,以使吸入潮气量达到生理需要量,Ti 宜长,最好能结合时间常数考虑;有肺泡萎陷者 PEEP 宜低,无肺泡萎陷者 PEEP 可提高;在调节中观察 MAP 变化,原则上在达到有效通气时以较低 MAP 为宜。FiO_2>80%持续应用 12~24 小时,并估计在 24~48 小时不会显著改善者,应作为 PPHN 治疗,如吸入一氧化氮(NO)$(5\sim10)\times10^{-6}$。当出现 X 线胸片为实变影伴支气管充气征,应考虑用 PS 制剂呼吸道滴入治疗。以往单纯呼吸机治疗 PPHN 采用的大潮气量、快速频率(>70 次/分)过度通气,因会导致肺泡过度牵张损害,及 $PaCO_2$ 快速下降导致脑血流急剧波动,已不再推荐。

3. 窒息后呼吸衰竭　疾病特点:产前、产时或出生后有窒息史,羊水污染,Apgar 评分低,呼吸发动显著延迟等。如果接近足月且没有羊水胎粪吸入,自主呼吸强,可先用 CPAP 治疗 12~24 小时;若无改善,应用呼吸道插管机械通气治疗。如果自主呼吸弱或为早产儿,则按照 RDS 治疗。当出现 PPHN 用高氧治疗不能缓解,可用吸入 NO。呼吸机治疗特点:利用呼吸机上同步化通气功能可以显示自主呼吸次数,如果随机械通气自主呼吸不断加强,则表明窒息对于脑干呼吸中枢的抑制作用正在减弱。此阶段可能 $PaCO_2$ 仍偏高,使患儿处于相对呼吸兴奋状态。一般不宜使用肌松剂和镇静剂,以保持自主呼吸带动呼吸机通气,并可观察四肢活动情况以判断大脑皮层是否受抑制。

4. 新生儿肺炎　疾病特点:感染有可能对肺的成熟产生刺激作用,可表现为肺成熟度相对高,在机械通气时的顺应性不低或接近正常,但当出现弥散性渗出水肿时,顺应性下降伴严重低氧性呼吸衰竭。呼吸机治疗特点:治疗中设置 PIP、PEEP 应注意对心脏功能的影响,注意是否存在中毒性心肌损害。

第三节　通气模式

机械通气模式是在充分理解呼吸机的原理、不同参数设置的特点,以及呼吸生理和病理生理的基础上,结合临床实践经验,将某些呼吸机参数设置加以有机组合,从而形成的一些特定的通气方式,以达到某些相应的治疗目的,这些特定的通气方式即称为通气模式。近二十年来,机械通气的主要进展之一在于新的通气模式不断发展,这些通气模式的设计目的是尽可能减轻呼吸机的损伤作用,提高人机协调水平,减少对机体生理功能的干扰,提高代价/效益比。由于通气模式的概念在不断更新,种类越来越多,加之同一种通气模式在不同的呼吸机中由不同的实施原理来实现,因此,有必要明确通气模式的概念,充分认识不同通气模式的特点及其意义。

一、机械通气模式的分类

机械通气模式实际上是临床常用的几种通气模式,如控制(或指令)通气、辅助通气、支持通气和持续气道正压通气(自主呼吸)四种呼吸类型的不同组合。按照对气流控制的方式,正压通气模式可分为以下两个基本类型:即压力预置(流量可变)型通气(pressure present ventilation,PPV)和容量预置(压力可变)型通气(volume present ventilation,VPV)。按照通气功能进行分类,又可将正压通气分为完全通气支持、部分通气支持、辅助模式和特殊模式四个类型。

(一) 按对气流控制的方式分类

1. 压力预置型通气(PPV)　PPV 的气道压力是独立参数,可预先设置。通气容量(潮气量)或流速为从属变化参数,随患者的肺顺应性和气道阻力的变化而改变。由于气道压力不超过预置水平,易于达到人-机同步,可保留自主呼吸,既能防止肺泡压过高所致的肺损伤,又减少了镇静剂和肌松剂的应用。PPV呈减速气流波形,肺泡在吸气早期即充盈,有利于肺内气体均匀分布,可改善通气/血流(V/Q)比值。此类通气模式包括:定时限压通气(pressure-limited time cycle ventilation)、压力控制通气(pressure control ventilation,PCV)、持续气道正压(continuous positive airway pressure,CPAP)、双水平持续气道正压(bi-level positive airway pressure,BiPAP)、压力辅助-控制通气(PA-CV)、压力控制-反比通气(PC-IRV)、气道压力释放通气(APRV)、压力控制-同步间歇指令通气(PC-SIMV)、压力支持通气(PSV)、压力控制-同步间歇指令通气加压力支持通气(PC-SIMV＋PSV)等。

2. 容量预置型通气(VPV)　VPV的通气容量(潮气量或每分通气量)和气流限制(正弦波、恒流波或减速波)预先设定,呼吸机达到预设容量后停止送气,依靠肺泡、胸廓的弹性回缩力被动呼气,气道压力和肺泡压力为从属变化参数。由于潮气量恒定,肺泡通气水平一致。但是,当胸肺顺应性改变或气道阻力增加时,可产生过高气压引起肺损伤。由于通气容量预先设置,不能对患儿通气需要的变化作出反应,易发生人-机对抗,增加呼吸功。VPV呈正弦或加速气流波形,肺泡在吸气中后期才完全开放。此类通气模式包括:容量控制通气(volume control ventilation,VCV)、辅助-控制通气(A/C 或 A-CV)、间歇指令通气(IMV)和同步间歇指令通气(SIMV)等。

3. 压力/容量预置型　是更为理想的通气模式,尚处于探索阶段。包括:压力调节容量控制通气(PRVCV)、容量支持通气(VSV)、容量保障压力支持通气(VAPSV)、自动转换模式(auto-mode)、适应性压力通气(APV)和适应性支持通气(ASV)等新的通气模式。

近年来,对 PPV 和 VPV 两类通气模式进行比较,前者在气体混合和 V/Q 比值、自主呼吸和机械通气协同性、气压伤危险等三方面具有明显优点;而后者仅具有保障通气量的优点,人-机协同性差和高气道压为其显著缺点。故国内外临床应用趋势是提倡 PPV 类机械通气。

(二) 按通气功能分类

1. 完全通气支持　通气频率快,可完全代替患者的自主呼吸,并完成每分通气量,是疾病危重期、病情多变、无自主呼吸或自主呼吸很弱的患儿选择的通气模式。与此相关的通气模式有:传统指令通气(CMV)、间歇正压通气(IPPV)、压力调节容量控制通气(PRVC)、辅助/控制通气(A/C)、压力控制通气(PCV)、容量控制通气(VCV)、同步触发通气(PTV)等。A/C、PTV 等可作同步呼吸,减少人-机对抗,适用于有一定自主呼吸强度,但呼吸频率不很快,或与呼吸机存在矛盾呼吸的患儿。使用时需设置压力、流速等同步信号的触发阈值。VCV 用于年龄较大的儿童和成人,较少用于新生儿。PCV、PRVC 用于一些易于发生气压伤或已有严重肺气肿、肺大疱的呼吸衰竭患儿。PCV 使用中需密切监测潮气量和每分钟通气量,因为在吸气峰压一定的情况下,潮气量随肺阻力和气道阻力变化而改变。

2. 部分通气支持　通气频率较慢,指令通气量低于生理每分通气量,是轻症患儿、疾病恢复期和准备撤离呼吸机的患儿选择的通气模式。包括间歇指令通气(IMV)、同步间歇指令通气(SIMV)、压力支持通气(PSV)、容量支持通气(VS)和自主呼吸(SPONT)等模式。在这些通气模式下,呼吸机仅提供部分指令通气或气道正压,支持患儿完成气体交换,故称为部分通气支持。因此,患儿必须具有一定的自主呼吸功能,完成剩余部分肺通气量。在应用 IMV 或 SIMV 时,允许患儿在两次指令呼吸之间进行自主呼吸,可用于轻症患儿机械通气早期,或撤离呼吸机阶段。在撤离呼吸机阶段,通过减少正压通气的频率,可逐步减少呼吸机提供的通气辅助,逐步增加自主呼吸的能力。PSV 和 VS 均为单纯同步定压或定容通气,仅在有一定自主呼吸能力和规则的呼吸节律条件下发挥其功能。

3. 辅助模式 用于保持气道和肺泡扩张,改善氧合状态,包括 PEEP/CPAP、Sigh、Pause 等。PEEP/CPAP 的作用为提高呼气相气道压,使功能残气量高于闭合气量,防止小气道关闭和肺不张,保持肺泡扩张,从而改善 V/Q 比值和肺内氧合,提高血氧分压。适用于自主呼吸较强,气道通气无障碍的患儿,如早产儿 RDS、肺水肿、呼吸暂停等。Pause 用于定容型机械通气(VCV 或 IMV),其主要作用是增加肺泡气体交换时间,改善肺内气体分布,临床用于较严重的低氧血症、肺内气体分布不均等情况。

4. 特殊模式 如高频通气(HFV)、反比通气(IRV)、单肺通气(DLV)等,根据患儿病情,满足特殊通气需要。HFV 以高频阻断通气和高频振荡通气效果较好,常用频率为 5~15Hz,一般用于常频通气效果不理想、低氧血症以及伴有气压伤等情况。IRV 指吸气时间大于呼气时间,其比值一般为 1.5~2.5:1,用于严重低氧血症,经一般给氧治疗无效的危重患儿。DLV 用于因肺脏手术或两肺病变不均匀等情况下,要求两侧肺有各自通气要求的患儿,但临床应用不多。

二、常用机械通气模式

(一) 持续气道正压(continuous positive airway pressure,CPAP)

也称自主呼吸(sponteneous breathing,Spont)是有自主呼吸的患儿在整个呼吸周期中接受高于大气压的气体。由于呼气末增加了气体存留,因此 FRC 增加,防止了呼气时肺泡萎陷,从而提高氧合及减少肺内分流。CPAP 主要用于吸入氧浓度 $FiO_2 \geqslant 60\%$ 而 $PaO_2 <$ 50mmHg(6.7kPa)或 $TcSO_2 < 85\%$、轻型呼吸窘迫综合征(respiratory distress syndrome,RDS)及频发呼吸暂停,也可作为应用或撤离呼吸机前的一种过渡通气方式。低氧血症、RDS 和频发呼吸暂停者,多主张先应用经鼻塞 CPAP,但因易吞入空气导致腹胀,使用时应放置胃管以排气;经气管插管 CPAP 虽疗效好但可增加气道阻力和呼吸功,只是在应用或撤离呼吸机前的一段时间内使用。CPAP 的压力为 4~10cmH_2O(0.39~0.98kPa),气体流速最低为患儿 3 倍的每分通气量或 5L/min,温度 32℃,湿度 100%。还应根据需要调整 FiO_2,不宜长时间应用纯氧;气管插管 CPAP 时气体需加热湿化,以免降低体温和使气道干燥;CPAP 压力过高,可引起 $PaCO_2$ 升高,影响静脉回流;重症或胎龄小者可不用经气管插管 CPAP,而直接应用或撤离呼吸机。

(二) 间歇指令通气(intermittent mandatory ventilation,IMV)

也称间歇正压通气(intermittent positive pressure ventilation,IPPV)。IMV 是指呼吸机以预设的频率、压力和吸气时间对患儿施以正压通气,在两次正压通气之间则患儿进行自主呼吸。患儿总通气量=自主呼吸通气量+正压通气量;患儿接受正压通气的频率等于呼吸机的预设频率。主要用于撤机前的过渡阶段。撤机前逐步降低 IMV 的频率直至 5~10 次/分,以增强患儿自主呼吸,达到撤离呼吸机目的。此方式由于机器送气经常与患儿的呼气相冲突即人机不同步,故可导致气胸,也有报道可增加 CLD、脑室内出血和脑室周围白质软化的发生率。

(三) 同步间歇指令通气(synchronized intermittent mandatory ventilation,SIMV)

是指呼吸机通过识别患儿吸气初期气道压力或气体流速或腹部阻抗的变化,触发呼吸机以预设的参数进行机械通气,即与患儿吸气同步;当患儿呼吸暂停或无自主呼吸时,呼吸机则以设定的频率控制通气。患儿的吸气只有在呼吸机按预设频率送气前的较短时间内才能触发呼吸机的机械通气,因此,患儿接受正压通气的频率也等于呼吸机的预设频率。SIMV 解决了 IMV 的人机不同步现象,从而避免其副作用。

(四) 辅助-控制通气(assist/control ventilation,A/C)

也称为同步间歇正压通气(synchronized intermittent positive pressure ventilation,SIPPV)。A/C 是将辅助通气与控制通气相结合的通气模式。所谓辅助通气是指患儿的自主吸气触发机械通气,提供与自主呼吸频率相同并且同步的机械通气;所谓控制通气是指呼吸机按预设的频率进行机械通气。当患儿有自主呼吸时,呼吸机予以辅助通气,否则将给予控制通气。因此,应用 A/C 时患儿接受的机械通气频率≥预设频率。自主呼吸较快时也可导致过度通气,故应及时调低压力或更改通气模式。

三、几种特殊的通气模式

(一) 双水平气道正压通气

双水平持续气流是指吸气相(准确称为高压相)和呼气相(准确称为低压相)皆存在持续气流,并由持续气流完成整个机械通气。因为在高压相和低压相两个压力水平存在气流,并完成通气,故称为双水平气道正压通气(bi-level positive airway pressure,BiPAP)。其特点是吸气相和呼气相皆允许自主呼吸存在,机械呼吸与自主呼吸的频率是一致的。美国 Respironics 公司创用的 BiPAP 是一种以鼻罩进行的无创通气形式,可通过吸气流速改变由自主呼吸启动吸气,也可按照事先调定的呼吸频率工作。Dräger 公司的 BiPAP 是通过气管插管进行,在吸气相和呼气相均可有任意的自主呼吸叠加。此种通气方式主要用于有自主呼吸、病情较轻的患者。

(二) 双相气道正压通气

双相气道正压通气(biphasic positive airway pressure,BIPAP)是 Dräger 公司在 Evita 呼吸机上应用的一种通气模式,与传统呼吸机和经典 BiPAP 呼吸机不同,它通过调节高压、低压两个压力水平及其持续时间,以及触发灵敏度等通气参数来决定通气模式。其工作特点是存在高压和低压两个不同水平,在从高压向低压转移时产生呼气,两个压力水平的维持时间可任意调整,且患者在两个压力水平都可进行自主呼吸,故可看成是压力控制通气和自主呼吸相结合的通气形式。BIPAP 在患者不同的自主呼吸情况下,可有多种通气模式。在持续自主呼吸时,若 BIPAP 的高压与低压一致,即为 CPAP;若 BIPAP 的高压与低压均为零,则为自主呼吸。在自主呼吸不恒定时,自主呼吸可随意和间断出现在高压和低压两个压力水平,达到自主呼吸与控制通气并存,增加通气量,提高人-机协调性。但保证自主呼吸与控制通气并存的基础是特殊的按需阀和呼气阀结构(即"伺服阀"产生稳定的双水平持续气流),以及呼气向吸气和吸气向呼气的双重触发机制(既可以按呼吸机的预设要求转换,也可以由患者自主呼吸触发)。在存在间断自主呼吸时,若通气频率较慢,自主呼吸在低压水平出现,则为 PC-SIMV;若呼气时间较短,自主呼吸在高压水平出现,则类似APRV。在无自主呼吸时,则为压力控制通气。BIPAP 的优点在于允许自主呼吸和控制通气同时存在,避免了人-机协调性不良的缺点,气道压力稳定可减少肺损伤,而且对循环系统影响小,减少 V/Q 比值失调。真正的 BIPAP 是多种通气模式的模糊总和,是"万能"通气模式,可用于从急性期到恢复期不同病情患者的呼吸支持,恢复期应用可使患者更容易撤机。

(三) 压力调节容量控制通气

压力调节容量控制通气(pressure regulated volume control ventilation,PRVCV)是一种将压力控制通气(PCV)和容量控制通气(VCV)的优点结合起来的智能通气模式,呼吸机以压力切换方式通气,通过连续测定胸肺顺应性,根据压力-容积关系,计算下一次通气要达到的预设潮气量所需的吸气压力,自动调整预设吸气压力水平(通常调至计算值的75%)。通过每次呼吸的连续测算和调整,最终使实际潮气量与预设潮气量相符。吸气压力水平可在 PEEP 值及预设吸气压力水平以下 0.49kPa(5cmH$_2$O)的范围内自动调整,但每次调整幅度小于 0.294kPa(3cmH$_2$O)。可见其设计特点为通过自动调节吸气相的供气流速来维持通气压力和容量的相对恒定,这一模式是目前呼吸机中较科学和较理想的一种控制通气模式,在治疗新生儿肺顺应性低和气道阻力高的疾病时特别有效,降低了机械通气造成的肺损伤的危险性。

应用 PRVCV 通气时,吸气流速波型为减速波,自主呼吸和机械通气的协调性较好,其最大好处是在一定范围内(顺应性和气道阻力改变不十分明显时)自动保持恒定的潮气量,部分避免了定压通气的缺点,减轻了临床工作者的监测工作量及调节呼吸机次数。其缺点是当肺顺应性和气道阻力明显变化时,同样不能保证恒定的潮气量,或潮气量不变而吸气峰压过高,这点与定容通气一样。

Siemens servo 300/300A 型呼吸机设有微电脑控制的压力调节容量控制通气(PRVCV)或称为"调压定容"功能。而其他品牌呼吸机的类似模式则有不同的名称,如在 Dräger Babylog 8000plus 上称为容量保证(volume guarantee,VG),在 GALILEO 呼吸机上称为适应性压力通气模式(adaptive pressure ventilation,APV),在 VIP Bird Gold 呼吸机上称为容量保障压力支持(volume assured pressure support,VAPS)。APV、VG、VAPS 与 PRVCV 的差异在于前三者可以结合在 A/C 和 SIMV 通气模式中应用,而 PRVCV 只是相当于 A/C 模式;另外 PRVCV 最大 PIP 不超过预设气道压上限之下 0.49kPa(5cmH$_2$O),而 APV 不超过预设压力上限之下 1.47kPa(15cmH$_2$O),VG 则不超过预设气道压上限值。

(四) 气道压力释放通气

气道压力释放通气(airway pressure release ventilation,APRV)是一种新型的定压型部分辅助通气模式,它是在 CPAP 基础上间歇释放压力使肺内气体排出的呼吸形式,除 CPAP 的压力水平可以控制外,释放压力的水平可以为零,或保持适当正压。最简单的 APRV 系统包括具有高速气流的 CPAP 回路,此与持续气流式的 CPAP 相似,除气源、湿化器和定时开关外,只需两个能控制压力的阀门即可。通过持续气流设定一合适的 CPAP 压力,患者在此水平上自主呼吸,一段时间后该气流迅速关闭,压力迅速降低为零或一定数值(呼气末压力),排出代谢气体,短时间后 CPAP 再次建立,患者继续在 CPAP 水平呼吸。通气量的调节与 CPAP 水平和压力释放的次数、时间和高低有关。每个呼吸周期的减压时间应在 0.4～1 秒,时间延长可致肺不张,过短则可有气体滞留,通常减压时间短于 CPAP 的时间。APRV 具有以下特点:由于气道压力低可降低跨肺压,避免肺泡的过度充气,减少气压伤发生的机会;在 CPAP 基础上规律的自主呼吸,可保持肺泡扩张状态,有利于萎陷的肺泡的恢复,改善氧合;气道峰压低,气道扩张小,死腔减少,可避免较高的通气容量和通气压力,有利于降低胸腔内压和改善气体分布。目前 APRV 主要应用于成人,在儿科、新生儿应用较少。

(五) 适应性支持通气

适应性支持通气(adaptive support ventilation,ASV)是近年出现的新的通气模式,呼吸机将由计算机自动控制从开始上呼吸机到撤离呼吸机的全过程,临床医生只需要输入患者的体重、分钟通气量的百分比数和气道压报警上限等几个参数,呼吸机就可以通过连续5次测定肺动态顺应性、呼气时间常数,根据Otis公式自动计算出最佳通气方式的潮气量和通气频率,以SIMV+PS的方式来进行通气。当患者自主呼吸停止时,呼吸机自动进入指令通气,而当患者自主呼吸恢复时,呼吸机自动进入支持通气阶段,该模式以最低的压力,最低的PS,最佳的频率通气,理论上可自动从指令通气→支持通气→脱机。此模式尚不能用于10kg以下的婴幼儿。

(六) 成比例通气

成比例通气(proportional assist ventilation,PAV)是一种同步部分支持通气模式,自主呼吸决定通气的各个过程,呼吸机对自主呼吸压力进行放大。其经典的概念是:在PAV模式通气时,呼吸机产生与患者自主呼吸用力成比例的压力,患者用力越大呼吸机产生的压力越大。PAV系统通过测量患者呼吸系统的顺应性和阻力的瞬间变化,自动计算需要增加的辅助通气量,以改善患者的呼吸。在这种辅助通气方式下,潮气量、吸气和呼气时间、气流波型完全由患者自己控制。PAV仅需设定一个指标,即通气辅助占气道阻力和胸肺弹性的比例,辅助强度也是通气辅助占气道阻力和胸肺弹性的比例所需呼吸肌收缩力与气道正压的比例,最大可达气道阻力和胸肺阻力100%,接近100%辅助的PAV可使患者的呼吸功趋向最小,而产生与正常人自然呼吸一样的通气反应和满意的动脉血气水平。而辅助强度最小时,则接近零,实质上是自然呼吸。通气阻力改变导致通气需求变化时,患者可自主和随意调节通气水平和通气反应。PAV的目的是让患者舒适地获得由自己支配的呼吸形式和通气水平,降低气道压力所需的峰值,减少对镇静剂和肌松剂的需要,降低发生过度通气的可能性,患者的自主呼吸得到保护和加强。目前,国内仅见少数呼吸机有PAV模式,如Dräger Evita 4呼吸机上的PPS(proportional pressure support)模式,目前仅用于成人呼吸衰竭的急性期和恢复期,以及慢性肺部疾病。而用于儿科的仅见于Stephanie呼吸机,在美国已开始应用于新生儿。

四、通气模式的选择原则

通气模式的设计,目的是尽可能发挥机械通气的治疗作用,避免或减轻呼吸机的损伤作用,改善人-机协调性,减少对机体生理功能的影响,提高代价/效益比。但由于不同的通气模式具有不同的作用特点,在不同病理生理状态下,它们发挥的机械通气的效率不同,对机体呼吸、循环等功能的影响也不同。因而,在通气模式的选择上,应根据患儿的病因、临床及病理生理特点,以及自主呼吸状况等,选择适合的通气模式,使机械通气与患者的自主呼吸及呼吸需求相适应,使人-机达到最佳协调状态,以获得最佳疗效。

近年来,国内外学者在机械通气模式的选择方面提出了一个重要的观点,就是最大限度地发挥患者自身自主呼吸的能力,以减少肺损伤,从而锻炼患者自主呼吸,为较早撤离呼吸机创造条件。一般来说,通气模式的选择应考虑以下几方面:①机械通气治疗前应首先注意患者呼吸衰竭的原因,如低氧血症、呼吸肌疲劳、呼吸肌麻痹、中枢性呼吸衰竭等,以及自主呼吸能力和各重要脏器功能等,然后根据病情选择相应的通气模式。②根据患儿体重和日龄选择相应的呼吸机和通气模式,如新生儿适合选用定时限压、持续气流型呼吸机,体重小于5kg的婴儿以应用压力控制通气为妥。③针对不同的个体条件,选择疗效最佳、对患儿产生不良影响最少的通气模式。对于病情波动较大及病情不稳定者,设置呼吸机参数时应留有一定"保险系数"。④衡量通气模式是否适宜的重要指标包括自主呼吸与机械通气是否协调、是否达到预期的组织氧合水平,以及各项参数是否在安全范围。

第四节　高频通气

过去 20 年来,高频通气(high frequency ventilation,HFV)经历了从生理学上还不太解释得清楚到临床实际应用于新生儿呼吸衰竭的过程,已取得了不少经验。经过实验及临床应用,目前对 HFV 的应用原理、如何应用及应用的适应证等已有了相对一致的认识。尽管有如此,目前对何时应用高频呼吸机仍有不同的选择方法。一般较少的医生将 HFV 作为新生儿呼吸衰竭的首选机械通气模式;有的将 HFV 作为在常规呼吸机应用失败时的拯救措施,也有将 HFV 早期用于有发生气漏或常规呼吸机应用可能会出现严重并发症的高危人群,尽管这些患儿在常规呼吸机应用时氧合状态尚属正常。总之,目前 HFV 应用有增多的趋势,尤其是对极低或超低体重儿,HFV 可能会降低 CLD 的发生率而受到了日益的重视。下面就 HFV 的基本原理、应用模式、临床应用策略等进行介绍。

一、高频呼吸机的种类及气体交换原理

新生儿高频呼吸机主要有 3 种,即高频喷射(HFJV)、高频振荡(HFOV)和高频气流间断(HFFI)。HFJV 是以高压气源通过小孔射气管高频提供潮气量而获得,它常与常规呼吸机平行使用,这样利用了常规呼吸机的湿化及 PEEP 功能,应用 HFJV 时常需特殊的气管插管。HFFI 是通过间歇阻断高压气源,高频提供较小的潮气量而获得,常用的 Infant Star 950 所配置的 HFV 属于 HFFI。HFOV 与其他高频呼吸机不同,其呼气过程是主动的,潮气量的递送通过活塞泵、扬声器、振荡膜或主动负压源抽吸完成,目前常用的机型有两种:Sensor Medics 3100A(美国)和 Humming Bird Ⅱ型或 Ⅴ型(日本),而以前者更常用。

高频通气时的潮气量一般小于解剖死腔,在 HFV 时如何进行气体交换,尤其是 CO_2 的排出,需用特殊的理论加以解释,许多机制至今仍不清楚。目前认为主要有下列原理参与 HFV 时的气体交换:

1. Taylor 扩散　由于气体流速的变化而引起气体界面变化,使气体转运增加。

2. 直接肺泡通气　近端的少量肺泡仍得到如常频呼吸机同样的通气。

3. 肺泡间的气体交换(pendelluft)　由于肺泡间的顺应性及阻力不同,相邻的肺泡通气的时间常数不同,肺泡的充盈和排空的速率也不同,这种速率的不同可引起肺泡间的气体交换发生。

二、高频通气的临床应用

1. 弥漫性均匀性肺部疾病　NRDS、弥漫性肺炎及双侧性肺发育不良等属于弥漫性均匀性肺部疾病。HFV 通过其恰当的肺复张策略使肺泡重新扩张,并通过维持相对稳定的 MAP 以阻止肺泡萎陷,使肺内气体分布均匀,改善通气/血流比值,进而改善氧合;由于所用气道压力较低,从而避免肺气压伤。

2. 非均匀性肺部疾病　MAS、局限性肺炎、肺出血、单侧肺发育不良及支气管肺发育不良(BPD)等属于非均匀性肺部疾患。其治疗目标是用尽可能低的 MAP 对患儿进行高频通气来改善患儿的氧合和通气状况。

3. 气漏综合征 其治疗目的是采用尽量低的 MAP 值和振荡压力幅度来改善患儿的氧合和通气状况。由于气体交换在低通气量和低气道压力下进行,高频率的胸廓振动和主动呼气过程亦有利于促进胸膜腔内气体排出,故 HFV 治疗气胸较 CMV 疗效好。

4. 新生儿持续肺动脉高压(PPHN) 应用 HFV,可很好地打开肺泡并降低肺血管阻力,改善通气/血流比值,减少肺内右向左分流,改善氧合;促进二氧化碳的排出,低碳酸血症可使收缩的肺动脉舒张从而降低肺动脉高压;横膈抬高,降低呼吸系统的顺应性。

5. 腹胀、严重的胸廓畸形。

6. 足月儿严重肺部疾病已达体外膜肺(ECMO)应用标准时。

三、高频通气的参数及调节

1. HFV 的初调值

(1) HFOV:吸气时间百分比:33%;MAP:至少比常频呼吸机高 2cmH$_2$O;频率:8~10Hz;振幅($\triangle$P):根据胸廓运动和 PaCO$_2$。

(2) HFJV:频率:7Hz(根据不同时间常数而定);吸气时间:0.02 秒;PEEP:6~8cmH$_2$O(根据氧合);振幅:根据胸廓运动和 PaCO$_2$。

(3) HFJV 时常用背景 IMV:频率:2~5Hz;吸气时间:0.4~0.5 秒;PIP:与常频时一样。

2. 高频振荡通气影响氧合与通气的参数及其调节 HFOV 是目前最常用的高频通气形式,以下重点介绍其参数调节。

(1) 平均气道压(MAP,Paw):是影响 HFOV 氧合功能的主要参数。肺容量和气体交换面积有关,氧合和肺容量呈近乎线性关系。在 HFOV 时,可通过升高或降低 MAP 而控制肺的扩张程度,获得最佳的气体交换面积。Sensor Medics 3100A 的 MAP 可调范围在 3~45cmH$_2$O。MAP 的初始设置应较常规机械通气(CMV)时高 2~3cmH$_2$O 或与 CMV 时相等,以后每次增加 1~2cmH$_2$O,直到 SaO$_2$>90%,FiO$_2$≤60%。一般 MAP 最大值为 30cmH$_2$O。增加 MAP 要谨慎,且要进行常规胸片监测,肺过度通气时胸片表现为膈肌下降变平和(或)肺下缘位于第 9 后肋以下。

(2) 频率(F):HFOV 和 CMV 不同,降低频率,可使潮气量(VT)增加,从而降低 PaCO$_2$。因为机器设定的吸气时间在呼吸周期中所占的百分比是固定的,当频率下降时,每一呼吸周期的时间延长,因吸气时间所占的比例未变,实际的吸气时间就延长了,亦即有更多的潮气量输给了患儿,因而排出 CO$_2$ 增多。机器频率可调节范围是 3~15Hz,一般用 10~15Hz,体重越低选用频率越高。在 HFOV 治疗过程中,一般不需改变频率。若需调整,一般以 1~2Hz 幅度进行增、减。

(3) 吸气时间百分比(%I-time):在 Sensor Medics 3100A 呼吸机可以直接调节,范围在 30%~50%,研究表明吸气时间百分比在 33% 效果最好。

(4) 振荡压力幅度(振幅,$\triangle$P):增加振幅(用压力旋钮)即增加输入潮气量给患儿,临床上最初调节时以看到和触到患儿胸廓振动为度,或摄 X 线胸片示膈面位置于第 8~9 后肋为宜,以后根据 PaCO$_2$ 监测调节,PaCO$_2$ 的目标值为 35~45mmHg。$\triangle$P 通常初始设置为 40cmH$_2$O 左右,以每次 2~4cmH$_2$O 的幅度增加,最大值为 60cmH$_2$O。当$\triangle$P 调至最大仍无法达到足够通气时,可以下调频率,每次 1~2Hz,但不能低于 3Hz。

(5) 偏置气流(bias flow):一般设置 6L/min,对于一些严重气漏患者可将偏置气流调节到最大,达 60L/min。

(6) 吸入氧浓度(FiO_2):初始设置为 100%,之后应快速下调,维持 $SaO_2 \geq 90\%$ 即可;也可维持 CMV 时的 FiO_2 不变,根据氧合情况再进行增减。当 $FiO_2 > 60\%$ 仍氧合不佳,则可每 30~60 分钟增加 MAP3~5cmH_2O。治疗严重低氧血症($SaO_2 < 80\%$)时由于 FiO_2 已调至 100%,故只有通过增加 MAP 以改善氧合。轻至中度低氧血症时从肺保护角度出发,应遵循先上调 FiO_2 后增加 MAP 的原则。HFOV 参数调整后氧合起效时间不定,有时需数小时方见氧合逐渐改善,故要有耐心。

(7) 参数调节:HFOV 开始 15~20 分钟后检查血气,并根据 PaO_2,$PaCO_2$ 和 pH 对△P 及频率等进行调节。若需提高 PaO_2,可上调 FiO_2 10%~20%;增加△P 5~10cmH_2O(0.49~0.98 kPa);增加吸气时间百分比 5%~10%;或增加偏置气流 1~2L/min(按先后顺序,每次调整 1~2 个参数)。若需降低 $PaCO_2$,可增加△P 5~10cmH_2O;降低 MAP 2~3cmH_2O(0.20~0.29kPa);或降低吸气时间百分比 5%~10%。治疗持续性高碳酸血症时,可将△P 调至最高及频率调至最低。当患儿生命体征稳定,面色红润,经皮血氧饱和度 > 90%;血气分析示 pH 7.35~7.45,$PaO_2 > 60mmHg$(8.0kPa),X 线胸片示肺通气状况明显改善,此条件下可逐渐下调呼吸机参数。当 MAP ≤ 15cmH_2O 时,先降 FiO_2 至 60%,再降 MAP,当 MAP > 15cmH_2O 时先降 MAP 再调 FiO_2。参数下调至 $FiO_2 \leq 40\%$,MAP ≤ 8~10cmH_2O 时可切换到 CMV 或考虑撤机。

3. HFV 的撤离 目前尚无统一的撤离标准;有研究显示单独用 HFV 比 HFV 应用 72 小时后撤离到常频呼吸机效果好;有作者报道了使用高频呼吸机数周,然后直接撤离成功的经验。

当患儿血气与肺扩张达到要求时即应考虑开始撤机。应注意在撤离时当压力低于闭合压(critical closing pressure)时可引起肺泡萎陷。撤离时首先降 FiO_2,一般当 FiO_2 小于 40% 时才考虑降平均气道压。HFJV 降振幅时 MAP 同时会降低,为了避免 MAP 降低过快,可适当提高 PEEP。有作者认为对于稳定的患者,每 6~12 小时应可适当降 MAP 或振幅;对于极低体重儿,当 MAP < 6~8cmH_2O,$FiO_2 < 25\%$~30% 时,可考虑拔气管插管;对于较大的新生儿,在相对较高的呼吸机参数也可拔管。

四、高频通气的应用效果和安全性评价

1. 关于适应证 HFV 能在较低的潮气量和通气压力下进行气体交换,有效地避免肺泡过度扩张所致气压伤和慢性肺损伤如 BPD 等并发症,故适用于新生儿尤其是未成熟儿的临床治疗。在平均气道压相等情况下,HFV 患儿肺容量明显高于 CMV,这有助于减轻右心负荷、改善肺通气/血流比例失调,从而降低肺组织急、慢性损伤的发生。因此,在极低出生体重儿或有肺部并发症(如气漏综合征)等不能耐受高通气压力的情况下,HFV 不失为一种积极有效的治疗方法。但 HFV 的适应证和应用时机仍存有争议。在 CMV 治疗过程中出现 $FiO_2 \geq 80\%$,MAP ≥ 10cmH_2O,持续 2 小时或以上,SaO_2 仍不能稳定在 90% 以上;胸片示肺气漏;持续高碳酸血症或不能撤离呼吸机时改用 HFV 治疗效果显著。极低出生体重儿 RDS,尽早应用 HFOV 可改善氧合,减少肺损伤和慢性肺部疾病(CLD)的发生率。对于肺气漏患儿,提倡首选使用 HFV。另外各种原因所致 PPHN,也是 HFV 的良好适应证。

2. 关于疗效与安全性 多中心对照试验结果表明,与 CMV 比较,HFOV 在不造成更多并发症的同时疗效略显优势;英国和欧洲的多中心对照试验显示,应用 HFOV 后发生 CLD

及病死率方面与 CMV 比较差异无显著性意义,在发生气漏、脑损伤等其他并发症方面亦无显著差别。由 Henderson‐Smart 等进行的一项荟萃分析表明,没有证据显示 HFOV 治疗可降低病死率,而且与 CMV 比较,没有确切的证据说明 HFOV 作为首选通气方案治疗早产儿急性肺功能不全更有效;但 HFOV 治疗,CLD 的发生率似乎略有减少。关于 HFOV 对肺和神经发育的长期影响方面尚有待进一步观察和比较。HFV 的安全性以及较 CMV 的优越性还有待深入探讨。

五、HFV 的并发症

1. 坏死性气管支气管炎　　HFV 的偏置气流较大,如湿化不充分则使痰液黏稠,影响通气。气道黏膜干燥时,纤毛运动功能受限及气管供血减少,可能引起坏死性气管支气管炎;同时湿化量与通气频率、气道分泌物的量、患儿有无脱水有关,原则上以管道内见到水滴为宜。

2. 脑室内出血和脑室周围白质软化　　HFV 中几乎恒定的平均气道压限制了颅内静脉回流,间接引起颅内压增高,HFOV 的高频率机械振荡也可传入颅内,使患儿颅内压波动,增加了颅内出血的危险性。CO_2 压力的剧烈变化或长时间低 CO_2 血症可能是引起中枢神经系统损害的另一重要因素。但有研究表明 HFOV 并不增加脑血流和颅内压。

3. 对循环的影响　　有关 HFV 对循环的影响研究不多,有资料证明较高的 MAP 可降低心脏前负荷,尤其在血容量不足的情况下对循环产生不利影响。HFOV 治疗新生儿疾病时,提高 MAP 可减慢心率,降低血压及心排血量,可能与胸内压升高限制静脉回流有关。

4. 肺损伤　　HFOV 使用较高 MAP 保证肺复张,可能造成顺应性良好的肺单位过度扩张,导致肺损伤。HFOV 要保持理想的肺开放状态,必须使肺容量恰好高于静态压力容量曲线降支闭合容量点,将最大限度地减轻气压伤,由于肺一直处于开放状态,也将最大程度地减轻潜在的由于低肺容量而反复开放与闭合导致的肺膨胀功能不全。

第五节　机械通气的日常管理

一、机械通气的日常管理

机械通气的日常管理是影响机械通气治疗效果的重要因素。加强机械通气的日常管理,可提高机械通气的疗效,避免和减少并发症。

(一) 机械通气患者的监护

1. 临床观察　　肤色、自主呼吸、胸廓运动、心肺体征、肝脾大小、腹胀及水肿情况等。

2. 生命体征监测　　心电监护、呼吸、血压、经皮氧饱和度、每小时记录一次。同时注意监测体温。

3. 记录 24 小时出入液体量。

4. 血气监测　　呼吸机初调参数或参数变化后 0.5~1 小时应常规检测血气。病情有变化随时测定。病情稳定者,具备无创监测氧分压和二氧化碳分压条件、可减少动脉血气监测次数,但每天至少做一次动脉血气分析。

5. 床边 X 线胸片　　上机前后各摄 X 线胸片一张。机械通气过程中根据病情变化决定摄片次数。

（二）呼吸机工作状态的监测

1. 呼吸机参数的调节和记录　　NICU 医生应熟悉呼吸机参数的调节,每次调节呼吸机参数后应及时记录。应设计呼吸机参数记录表,记录表的内容包括:吸气峰压,呼气末正压、气道平均压、呼吸频率,吸入氧浓度、吸气时间、每分通气量。

2. 通气效果的评估　　主要根据无创监测和血气分析结果评估机械通气效果。原则是尽量以最低的通气压力、最低的吸入氧浓度、维持血气在正常范围内。

3. 保持呼吸机管道通畅　　避免呼吸机管道扭曲、折叠、受压、堵塞、管道积水。

4. 正确设定报警限并及时处理报警信号

呼吸机常设报警有气道压力报警、通气量报警、氧浓度报警、电源断电报警。NICU 的医护人员应掌握各种报警信号的意义,设定报警限,及时处理报警。

（三）意外情况及其处理

1. 堵管　　堵塞物多为黏痰或凝血块。发生部位常在气管导管顶端前 1~2cm 处,通常为不完全性堵塞。发生堵管的患儿若有自主呼吸,则可出现明显的吸气性呼吸困难和青紫,气囊加压给氧时有时感到有阻力。呼吸机监测 PIP 增高,血气表现 $PaCO_2$ 增高,PaO_2 降低。若疑有堵管,应及早拔出气管导管重插。

2. 脱管　　发生脱管时,患儿突然出现青紫,肺部听不到气体压入肺内的声音,PIP 降低,用复苏囊进行人工呼吸时,青紫不能缓解。发生脱管时应全部拔出导管,重新插管。

3. 插管过深　　导管顶端易进入右侧支气管,右肺易产生肺气肿、甚至气胸、左肺则易发生肺不张。临床表现为右侧呼吸音或胸廓运动强于左侧。若疑插管过深,应摄床边片明确导管顶端位置,根据导管顶端位置决定导管拔出长度,证实双侧呼吸音对称后,重新固定导管。

4. 自主呼吸与呼吸机对抗（人机对抗）　　人机对抗时,患儿烦躁不安,PaO_2 波动很大,易发生低碳酸血症和气压伤。处理方法:①改变通气方式,由控制通气改为触发通气;②提高呼吸机参数,主要提高 PIP 和 RR;③抑制自主呼吸:使用镇静剂或肌松剂。

二、机械通气患儿的护理

机械通气患儿常处于极不稳定的状态,密切监护和精心护理对取得满意疗效至关重要。

（一）病情观察

包括观察生命体征、神经系统表现、体温、皮肤黏膜及周围循环状况、出入液量、气道分泌物及腹部情况。

（二）变换体位、翻身与拍背

每隔 1~2 小时翻身一次,变换体位,可按左→平→右→平→左的顺序进行。在病情允许的情况下,可以进行四肢及受压部位的按摩或抚触,以促进血液循环。拍背震动排痰是机械通气患儿常用的胸部理疗法。拍背震动可使附着在支气管壁的黏液松动,易于排出。新生儿可用新生儿拍背器,也可用婴儿面罩轻拍两侧背部,或采用手指震动法,由下而上,由肺边缘向肺门方向轻轻拍击。拍背后应及时进行吸痰。体重小于 1kg、心力衰竭、颅内出血、肺出血及肺透明膜病早期未并发感染者不应进行拍背。

（三）气道温湿化

机械通气患儿易导致气道阻塞、肺不张和肺部感染等并发症。加强气道湿化可防止呼吸道黏膜干燥、分泌物干结、纤毛活动减弱及排痰不畅,从而预防这些并发症的发生。

1. 判断气道湿化的标准

(1) 湿化满意:分泌物稀薄,能顺利通过吸痰管,气管导管内没有结痂,患儿安静,呼吸道通畅。

(2) 湿化不足:分泌物黏稠,有结痂或吸引困难,患儿可突然出现呼吸困难,发绀加重。

(3) 湿化过度:分泌物过分稀薄,需要不断吸引,肺部听诊可闻及较多痰鸣音,患儿烦躁不安,发绀加重。

2. 气道湿化的方法

(1) 蒸气加温湿化:蒸气加温加湿的方式有两种,一种是由电热恒温蒸气发生器将水加温后产生蒸气,从而起到使吸入气加温加湿的作用。吸入气通过湿化器加温湿化后,吸入气温度应维持在 35～37℃,湿度维持在 60%～70%,湿化器的水温维持在 50℃ 左右。在使用蒸气湿化时应注意:①湿化器内只能加无菌蒸馏水,不能用生理盐水或添加药物,以免水蒸发后引起溶质形成沉淀;②经常观察湿化器的液体量,不足时及时添加,尤其要注意防止湿化器中的水蒸干,因为干热的气体进入气道所造成的损伤比冷空气更大;③注意湿化器温度变化和及时调控;④及时清除管道储水罐中的冷凝水,以免反流。另一种加温湿化方式是呼吸机管道采用螺旋式电热丝加热,可自动调控吸入气体温度,由于螺旋式电热丝缠绕在呼吸机管道的外面,一般无冷凝水形成。

(2) 雾化湿化:是在吸气回路中连接一雾化器,利用射流原理将水流撞击成微小颗粒并送入气道。

(3) 气管内直接滴注:为弥补其他湿化方法的不足,可在气管内直接滴注 0.45%～0.9% 氯化钠溶液。当气道痰液较黏稠时,气管内直接滴注湿化液可稀释痰液,有利于痰液吸出。

(四) 吸痰

完整的吸痰包括清除口腔、鼻腔、咽部及人工气道(如气管插管等)内的痰液,吸痰时应动作轻柔、吸出干净,尽量减少损伤。根据气道插管的型号选择适当的吸痰管,且软硬适度。吸痰管的外径一般是气管插管内径的 1/2～2/3 比较合适。气管插管的吸痰常需要两人操作,吸痰时应严格无菌操作。吸痰前先给患儿吸高浓度氧气 1～2 分钟,或用复苏囊加压给氧,待血氧饱和度升至 95% 以上再进行吸引。新生儿气道吸痰的负压不宜过大,一般早产儿<13.3kPa(100mmHg),足月儿<20.0kPa(150mmHg)。吸痰操作时,边旋转边吸引边退出,缓慢拔出吸痰管,吸引动作要轻柔,吸引时间一般超过 10 秒。吸痰时先吸净气管内导管的痰液,再吸引咽部、鼻腔的痰液。若吸痰过程中患儿出现低氧血症,应暂停吸痰,立即给予复苏囊加压给氧纠正缺氧,待患儿缺氧症状改善后继续吸痰。若患儿气道分泌物黏稠,可用注射器向气管导管内注入 0.5～1ml 生理盐水稀释痰液后再吸引。当吸净气管内分泌物后,也应吸净口腔和鼻腔分泌物,用复苏囊加压给氧后接呼吸机通气。最后进行肺部听诊,若双肺听不到痰鸣音则说明气道分泌物已清理干净。

(五) 口腔护理

口腔病原微生物较多,会厌的保护功能丧失,分泌物易流入气道,诱发感染,因此应加强口腔护理。每日清洁口腔 3～5 次,可选用生理盐水、3% 的过氧化氢溶液或 3% 的硼酸水擦洗口腔。

(六) 呼吸管路的处理

应 24～48 小时更换一次。换下的呼吸机管道各接头一般先彻底清洗、晾干,再进行消毒、备用。压缩机和呼吸机上的过滤网应每日冲洗一次,以减少污染。

（七）撤机后的护理

1. 定期变换体位,胸部物理治疗,防止肺不张和肺部感染。

2. 撤机后 6～8 小时内不经口腔喂养,以免发生呛咳及误吸,但可经胃管喂养,并做好口腔、咽部和鼻腔的护理。

3. 拔管后易发生喉水肿,可给予异丙肾上腺素及地塞米松雾化吸入,每天 3～4 次,持续 2～3 天。

4. 撤机后 24 小时内应密切观察生命体征的变化,做好再次上机的准备。

第六节　机械通气的撤离

呼吸机的撤离是一个将呼吸机的作功逐渐向患儿转移的过程,也是机械通气成败的关键。随着各种新的机械通气模式的发展,撤机的方式也有了更多的选择,但撤机失败在临床仍屡见不鲜。分析认为对新生儿生理和病理特点认识的欠缺,对撤机时机的选择欠佳及对各种机械通气撤离技术优缺点的认识不足和撤机后管理不善,是导致撤机失败的重要原因。在撤离呼吸机前,应对患儿状况进行全面的评估,并制定详细的撤机方案。

一、撤机的指征

过早的撤机将加重患儿的心肺负担,导致病情恶化再次上机。而不必要的延长机械通气时间,则有可能导致呼吸机相关性肺炎、气压伤、慢性肺部疾病和呼吸机依赖的风险增加。故撤机前,应对患儿进行全面评估,呼吸撤离的指征包括:

1. 导致呼吸衰竭的原发疾病好转,如早产儿肺透明膜病肺表面活性物质(PS)的分泌增加、肺部感染的控制、休克状态的纠正、中枢性呼吸衰竭中枢情况改善。

2. 全身状况改善　患儿一般情况好转,精神反应可,内环境正常,贫血纠正,营养状况较好。无明显腹胀:腹胀可导致膈肌上抬,影响胸廓的扩张,导致呼吸作功增加,撤机失败。

3. 呼吸道通畅,呼吸肌力量恢复较好。自主呼吸稳定,能耐受吸痰。

4. 循环状态稳定,已不用静脉升压药或强心药物,无严重心律失常。

5. PIP≤18～20cmH_2O,PEEP=2cmH_2O,频率≤10 次/分,FiO_2≤40% 时,动脉血气结果正常。

二、撤机模式

1. 辅助/控制(A/C)通气　在 A/C 模式下,患儿只需很小的努力来触发呼吸,不易引起呼吸疲劳而导致拔管失败,可用于呼吸机撤离的模式。但使用该模式时,由于患儿每次呼吸都被充分支持,长时间情况下易导致呼吸肌萎缩,将对从辅助通气向自主呼吸的转换造成不利。

2. 同步间歇指令通气(SIMV)　该模式是常用的撤机模式,患儿与呼吸机协调性较好,患儿在 2 次呼吸窗之间,可自由呼吸,有利于撤机前呼吸肌力量的锻炼。缺点是对于肌力弱的患儿,如极低出生体重儿,易导致呼吸疲劳,造成撤机失败。

3. 压力支持通气(PSV)　由患儿触发,压力限制,流量切换的模式。在 PSV 中,提供的吸气流量是根据患儿的努力而变化的,且流量切换可保证吸气和呼气完全同步。在患儿自主呼吸时给患儿一个吸气压力支持,以克服由于气管内插管、呼吸机回路和阀门所引起的呼吸功消耗,其优点是可辅助呼吸肌运动,减少呼吸肌作功,缺点是潮气量易波动。

4. 成比例辅助通气(PAV) 是一种较新的通气模式,这种模式可根据患儿吸气的努力大小给予一定比例的压力支持。患儿吸气的努力越大,呼吸机给予的压力支持相应的也越大。呼吸机支持力度与患儿需求高度同步,这一特性使成比例辅助通气成为患儿撤离呼吸机的有用模式。

5. 高频振荡通气 高频振荡通气和常规通气的区别在于其极小的通气量,甚至比呼吸死腔还小,气体在肺内分配的方式也截然不同。目前,还不能进行高频通气期间肺机械力学的监测。最近进行的一项随机多中心对照实验表明,高频振荡通气比 SIMV 组更早成功拔管,显示高频振荡通气在撤机方面有其优势。

6. 持续呼吸道正压给氧(CPAP) 机械通气患儿可由前述的各种模式直接撤机,也可改用 CPAP 无创通气,也即所谓的序贯性呼吸支持。CPAP 可以稳定上呼吸道,保持肺泡充盈,改善肺功能,减少呼吸暂停,缩短对呼吸机支持的需要,可作为撤离呼吸机后过渡。

三、撤机的预测指标

1. 浅快呼吸指数(f/Vt) 即呼吸频率与潮气量的比值,是反映撤机能否成功的一个比较好的指标。f/Vt 可反映呼吸功,可作为撤机的有效预测指标。研究发现其用于撤机预测敏感性高达 97%,但特异性仅 22%~64%。目前研究发现与成人不同,f/Vt 预测新生儿撤机成功准确率高,但预测撤机失败准确率较低,故有人认为呼吸浅快对于新生儿不是撤机的禁忌证。

2. 呼吸系统顺应性(Crs) 成人机械通气时,胸廓和肺的静态顺应性正常值为 60~100ml/cmH_2O,Crs<25ml/cmH_2O 时,通常撤机失败。预测成功撤机的 Crs>33ml/cmH_2O。Crs>0.9ml/cmH_2O 可作为新生儿撤机拔管指征。

3. 气道闭合压 $P_{0.1}$ 吸气开始 0.1 秒时对抗闭合气道产生的气道压作为呼吸驱动的指标,反映呼吸中枢兴奋性。正常成人 $P_{0.1}$<2cmH_2O、$P_{0.1}$ 增高表明呼吸中枢兴奋性增高,呼吸肌兴奋性增加,常见于呼吸衰竭患者。成人预测成功撤机的 $P_{0.1}$<4~6cmH_2O。

四、撤机过程中药物应用

1. 皮质激素 激素在新生儿撤机中的应用,目前仍存在较大争议。激素具有抗感染、减轻喉部水肿、改善肺功能的作用,部分研究显示在撤机前使用可降低再次插管的几率。但由于激素应用可能导致严重的并发症,尤其是对于早产儿远期神经发育和肺发育的不良影响,所以不推荐在新生儿中常规使用。

2. 甲基黄嘌呤类 可兴奋呼吸中枢和增加呼吸肌的收缩力和耐受力。甲基黄嘌呤类可提高早产儿拔管的成功率,但因有提示咖啡因的急性用药可能会拮抗腺苷受体,从而加剧脑的缺氧性损害,目前还无可靠的证据推荐其在临床常规使用。

五、撤机失败的常见原因

1. 基础疾病未控制,仓促撤机。病情不稳定,原发病加重,重新出现呼吸困难。

2. 对拔管耐受力差,呼吸肌负荷加重,呼吸动力不足、呼吸道梗阻、肺部感染未控制、营养不良。

3. 对氧的依赖,如发生支气管肺发育不良。

撤机失败通常表明根本疾病还没有彻底解决或又出现了新的问题。对此类患儿,要找出并去除所有影响自主呼吸耐受力的因素,检查并排除所有增加患儿呼吸功的因素。如有可能,应监测其肺功能及呼吸力学指标以查明个别婴儿呼吸机依赖的原因。呼吸机撤离后应加强呼吸道的管理,注意营养支持治疗,及时纠正贫血和低蛋白血症,注意感染的预防和控制,以尽可能减少再次插管的几率。

第七节 机械通气常见并发症的防治

一、气　胸

1. 原因　呼吸机参数过高,患者接受诱发气胸的其他治疗或抢救。患者具有能引起气胸的原发病或诱发因素。
2. 临床表现　烦躁、缺氧、发绀、患侧胸廓膨隆,肋间隙增宽,呼吸音减弱或消失,气管向健侧移位。可能有不同程度的血压下降和心率增快。
3. 诊断　临床表现+胸部 X 片可确诊。
4. 处理　穿刺抽气和胸腔闭式引流。闭式引流在呼吸机停止后撤除才最安全。
5. 预防　及时调整 PIP、PEEP。避免人机对抗。

二、皮下气肿和纵隔气肿

1. 原因　呼吸机、气管切开、气管壁的损伤。
2. 临床表现　皮下气肿皮肤触诊有握雪感,严重者局部皮肤有膨隆,可向四处蔓延。纵隔气肿可表现为低血压,心源性休克。
3. 诊断　临床表现+X 线片。皮下气肿摄胸部 X 线片时相应的皮下组织内出现条状,不规则的透光区。纵隔气肿摄胸部 X 线片时,纵隔阴影增宽,其内可见不规则分布的气体阴影。
4. 处理　由气胸引起的皮下气肿和纵隔气肿、只要及时建立胸腔闭式引流,去除气体来源,即可自行消散,无需特殊处理。由气管切开引起者,处理的主要方法是更换气囊和气管切开套管。严重皮下气肿有人主张在皮下气肿的部位做多个皮肤切口,并沿着这些切口,通过挤压,使气体外逸。此法要慎重,否则将继发切口感染,给患者带来更大的危害。
5. 预防　措施同气胸的预防。

三、过 度 通 气

1. 原因　患者自主呼吸频率加快,机械通气参数设置不合理。
2. 危害　过度通气与支气管肺发育不良,早产儿脑室周围白质软化密切相关。
3. 诊断　依据为动脉血气分析。只要 $PaCO_2 < 30 \sim 35mmHg$,均意味着不同程度的过度通气。
4. 处理　去除原因,调整呼吸机参数,分三步:降低呼吸频率,降低潮气量,调整 I:E。
5. 预防　及时监测血气,合理设置参数。

四、呼吸机相关肺炎

1. 发生率 30%～70%。

2. 原因 机体抵抗力降低；环境因素：气管导管、呼吸机管道，雾化装置，吸痰管，空气、医护人员的手均是感染的主要原因。医源性感染：条件致病菌的定植。

3. 病原菌 以 G^- 为主，主要为假单胞菌、肺炎克雷伯杆菌、不动杆菌。G^+ 以凝固酶阴性的葡萄球菌为主。

4. 诊断 插管 48 小时后发热，脓性痰或气管支气管分泌物涂片革兰染色可见细菌；白细胞增高或较原先增加 25%；肺泡—动脉氧分压差增加；X 线胸片示肺部出现新的或进展的浸润病灶；气管吸出物定量培养阳性，菌落计数 $>10^3$/ml。如果以痰培养作为细菌学检查标本，则必须符合下列标准：每低倍镜视野白细胞 >25 个，鳞状上皮细胞 <10 个。

5. 预防及处理要点 ①医护人员严格洗手；②严格无菌操作，吸痰时应带无菌手套；③及时更换呼吸机管道；④合理选用抗生素；⑤支持疗法。

五、肺 不 张

1. 原因 分泌物或痰栓的堵塞、导管进入单侧支气管、氧中毒。

2. 临床表现 肺不张的体征，胸部 X 线结果，低氧血症。

3. 诊断 主要根据体征和胸部 X 线。治疗前后胸片改变是最有价值的诊断依据。

4. 处理 加强翻身、拍背和吸痰。要注意呼吸器管道的加热湿化。若是导管位置不妥，应及时地调整。

六、支气管肺发育不良

支气管肺发育不良（BPD）是早产儿慢性肺部疾病（CLD）的最常见表现形式。

1. 病因 肺发育不成熟，严重肺部疾病，机械通气与氧中毒。

2. 临床表现 生后 28 天或纠正胎龄 36 周后仍需依赖机械通气和吸氧。反复发生肺部感染，气道分泌物多，呼吸困难，三凹征明显，易发生 CO_2 潴留和低氧血症。部分并发肺高压和心力衰竭。

3. X 线表现 Northway 分 4 期，Weinstein 分 6 级。

4. 治疗 呼吸支持、限制液量、利尿剂及糖皮质激素等综合治疗。

七、循环系统并发症

1. 低血压 患者的有效循环血量、肺组织的顺应性、机械通气的压力水平、吸气时间均是影响血压的因素。预防和治疗的主要措施是去除原因，就用多巴胺和（或）多巴酚丁胺。

2. 心律失常 机械通气使用不当加重心脏负担，引起心肌缺氧和缺血，间接诱发心律失常。

八、喉 损 伤

1. 原因 导管和喉部机械性摩擦和损伤造成。

2. 临床表现 主要类型为喉水肿，多发生在拔管前数小时至 1 天。主要表现为声音嘶哑、发音困难,严重时可因喉痉挛而致呼吸困难和缺氧。喉损伤的其他类型是损伤后的溃疡、坏死、肉芽肿形成,最终可导致喉部狭窄。

3. 处理　拔管后用鼻塞 CPAP 来维持足够通气,通常在 2~3 天内好转。用地塞米松、肾上腺素作超声雾化,可减轻症状。

4. 预防　操作时动作要轻柔,人工气道留置时间不宜过长。

九、气管食管瘘

1. 原因　插管或气管切开时的直接损伤。人工气道留置造成气管后壁黏膜的压迫、溃烂,并可能波及食管,造成食管前壁黏膜的坏死。

2. 临床表现　从呼吸道内能吸出与消化道相同的分泌物。鼻饲时可见咳嗽反射、发绀。

3. 诊断　临床表现＋食管 X 线造影可确诊。

4. 处理　手术修补,胃肠减压,防止胃内容物反流至呼吸道。

5. 预防　插管时金属芯不可超出气管导管。气管切开时位置不能太深。

十、气 管 损 伤

1. 原因　主要由于充气的气囊和导管的直接压迫所致。

2. 表现　轻度的气管损伤可能是局部黏膜有充血、水肿和糜烂。严重者可因溃疡、出血和坏死造成局部气管环破坏、软化、穿孔,向前可造成纵隔和皮下气肿,向后可引起气管食管瘘。也有因坏死后局部瘢痕形成,造成气管狭窄。

3. 预防　选择合适的气管导管。新生儿应选用不带气囊的导管。手术中选用带气囊的导管、手术后应及时放气或更换不带气囊的导管。

十一、消化系统并发症

1. 胃肠胀气

2. 上消化道出血　其发生机制主要与胃液 pH、黏膜血流量的改变,胆盐反流,上皮受损有关。防治包括原发病的治疗,保护胃黏膜,止血等处理。

3. 肝功能损害　主要原因是静脉血流改变和严重的缺氧。合理调整呼吸机参数,保持血压在正常范围,纠正缺氧和保肝治疗。

十二、肾功能损害和水钠潴留

1. 原因　心排血量下降,肾灌注压下降和缺氧,致肾供血不足。ADH 分泌异常。肾素-血管紧张素-醛固酮系统激活。

2. 预防措施　提高血压,保证肾脏的有效灌注,合理调节呼吸机参数,使用多巴胺,避免使用肾毒性药物。

十三、中枢神经系统并发症

呼吸器治疗时,正压通气的压力可使颅内静脉回流受阻,颅内压升高,在早产儿可引起颅内出血。

十四、机械通气相关肺损伤

机械通气相关性肺部损伤(ventilation-associated lung injury,VALI)亦称呼吸机相关性肺损伤,是指应用呼吸机过程中,由于机械通气因素和肺部原发病变共同作用导致的肺组织损伤。近年来对机械通气相关肺损伤的发生机制和防治策略进行了深入研究,其发生率为13%～35%,病死率可达31%,是导致机械通气失败的重要原因之一。但是,临床上对有肺部病变加重和机械通气相关肺损伤常难以鉴别。

1. 临床表现　VALI不仅仅指肺泡破裂漏气,也包括从轻微的生理及形态改变到严重的肺水肿和弥漫性肺泡损伤形成的多种不同表现。临床表现无特异性、可表现为急性肺损伤加重(类似ARDS病理改变),进行性低氧血症,呼吸机压力参数值升高。也常表现为肺间质气肿、纵隔气肿、心包积气、皮下气肿、气胸、气体栓塞。气漏发生时可有相应的临床表现和X线表现。气体栓塞的临床表现与气体量及所在部位有关,经食管超声检查有助于诊断。

2. 诊疗　除颅内压增高外,一般均应对存在有肺部损伤的患者常规应用低潮气量通气。若能选择最佳PEEP＋小潮气量,辅以其他辅助措施,如部分液体通气、俯卧位通气、一氧化氮吸入、血管内氧气和体外膜肺、肺表面活性物质替代疗法及高频通气等,则对肺部的损伤恢复有促进作用。其他如允许性高碳酸血症策略和气道压力释放通气等亦可减轻机械性肺损伤。已发生气漏的治疗见前述内容。

3. 预防　①对既存肺损伤者实施压力-容量限制型通气模式,如压力控制、压力支持(PSV)、压力调节容量控制(PRVCV)、双相气道正压(BIPAP)、成比例辅助通气(PAV)等新模式。②对有VALI潜在危险者实行肺力学监测十分必要,目前先进的呼吸机和各种呼吸力学监护仪均可对肺力学参数进行床边持续监测;③应用肺泡表面活性物质或部分液体通气。

第八节　肺保护性通气策略

机械通气与肺表面活性物质的应用被认为是20世纪80年代以来新生儿呼吸治疗学上的两大飞跃,它们的应用极大程度地降低了新生儿死亡率并改善了存活儿的预后。然而机械通气也可称之为两刃剑——用得好救命,用得不好致命。如何科学地应用机械通气,更好地保护新生儿肺部乃至全身器官不至于因机械通气失当而受损,一直是新生儿医生和呼吸机厂家探讨研究的热点。目前新开发的呼吸机功能已有了多种改进,临床研究也总结出多项保护性通气措施,现就常用的一些机械通气保护性策略简要介绍如下。

一、机械通气所致肺损伤及机制

机械通气所致肺损伤包括气压伤、容积伤、不张伤和生物伤。

1. 气压伤(barotrauma)　气压伤是由通气压力过高引起的肺泡损伤。可导致张力性气胸、纵隔气肿、系统性气体栓塞等严重并发症,是最严重的类型;近年来的研究认为,真正决定肺泡和周围血管间隙的压力梯度的是跨肺泡压(Ptp),其与呼吸道平台压(Pplat)、胸内压(Ppl)的关系是:Ptp＝Pplat－Ppl,Ppl一定时,Pplat是引起气压伤的决定因素。气压伤的发生机制是由于肺泡和周围血管间隙的压力梯度明显增大,导致肺泡破裂,形成肺间质气肿,又因纵隔内平均压比周围肺间质低,气体即沿支气管血管鞘进入纵隔,随着纵隔内气体积聚,压力增高,气体即沿着其周边间隙进入皮下组织、心包、腹膜后和腹腔。若脏层胸膜破裂,气体可进入胸腔,从而形成肺间质、纵隔和皮下气肿,心包和腹膜后积气以及气腹和气胸;如果气体进入支气管静脉和系统,再经血循环到达其他系统或器官形成全身性气体栓塞。除了上述呼吸机相关因素外,气压伤的发生还与患者自身因素有关。早产儿、婴幼儿因肺和胸壁结构发育不全,肺表面活性物质缺乏,气压伤的发生率高于成人。

2. 容积伤(volutrauma)　容积伤是由吸气末肺容积过大或肺泡过度扩张引起的肺泡损伤。研究发现高气道压、大潮气量和低气道压(负压通气)、大潮气量均可使动物产生严重渗透性肺水肿,而高气道压、正常大潮气量无明显肺水肿形成。提示 VALI 的直接原因是高 PIP 所致肺容积过度增加和肺泡过度扩张,而非 PIP 本身;是容积伤,而非气压伤。肺容积伤的发生机制较为复杂:①肺泡和毛细血管通透性增加:只要使肺过度膨胀并超过肺总量,即可使肺泡上皮和血管内皮过度牵拉(over stretch),使二者连接处的间隙距离拉大。肺泡的通透性增大,血液中的小分子水溶性物质、中等和大分子水溶性物质进入肺间质和肺泡腔内,导致支气管肺泡液和肺淋巴液中的蛋白增多,肺泡毛细血管滤过系数增大,肺重量和肺外水增加。②肺表面活性物质(pulmonary surfactant,PS)异常:大潮气量使肺泡毛细血管膜因过度扩张而致通透性增高,渗入到肺泡腔中的血浆蛋白、红细胞碎片,以及中性粒细胞和巨噬细胞活化后释放的磷脂酶等产物均可干扰和破坏 PS,使之失活;而且大潮气量通气时,因肺泡表面伸缩幅度过大可致磷脂膜断裂,从而使 PS 中有活性的大聚体转化为无活性的小聚体。③肺泡毛细血管应力衰竭(stress failure):是指肺泡过度扩展时因毛细血管跨壁压急骤升高而致的肺气血屏障的破坏。当肺泡过度扩张时,毛细血管静水压因血管受过度挤压而升高;肺泡液体层的表面张力因肺表面活性物质磷脂层被过度拉长碎裂或受肺泡腔内血浆蛋白抑制而失活,使肺间质负压增加,加上毛细血管受过度纵向牵拉使管腔明显狭窄,毛细血管跨壁压可急骤升高而发生毛细血管应力衰竭。

3. 不张伤(atelectrauma)　不张伤是由呼气末肺容积过低或肺不张导致终末肺单位随机械通气周期性开放和关闭引起的肺损伤。其主要是指低容积肺损伤,对急性肺损伤动物行机械通气时,即使无过度充气,亦可造成原有肺损伤程度的加重,原因为:①小气道的反复开放和闭陷使终末肺单位的剪切力(shear stress)明显增高,导致上皮细胞损害;②肺组织病变的不均一性使通气分布不均,导致正常肺组织的过度充气,对邻近不张的肺区产生很高的牵张力;③由于肺萎陷和肺泡腔内液体渗出可导致肺泡内氧分压降低和细胞的损伤;④肺表面活性物质被挤压排出肺泡腔。因此,肺不张伤亦是诱发 VALI 的重要因素。

4. 生物伤(biotrauma)　生物伤是由肺泡内炎症细胞聚集、活化并释放炎症介质和细胞因子引起的肺损伤。多项研究结果均提示,炎性细胞、细胞因子和炎性介质在 VALI 的发病中起重要作用。其确切作用机制目前还不清楚。众多的细胞因子中,白细胞介素-8(IL-8)是中性粒细胞向肺内聚集最强的趋化因子。另外,外力牵拉作用通过机械转导(mechanotransduction)机制激活转录调节因子,诱导炎性反应相关基因转录、表达各种细胞因子和炎性介质,并引起级联反应或"瀑布效应",也能导致肺组织炎症性损伤。

气压伤、容积伤、不张伤属机械性损伤,是在大跨肺泡压力、大肺容积和(或)剪切力牵拉作用下,肺泡或脏层胸膜破裂,肺泡毛细血管内皮细胞间隙增大,通透性增高。而生物伤是由炎性细胞、细胞因子和炎性介质所致的 VALI,与内毒素所致的急性肺损伤有相似之处。所以说,机械性损伤是一种直观的肺损伤,而生物性损伤是一种微观的肺损伤。机械性损伤可诱

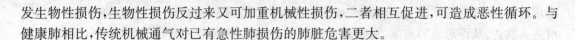

发生物性损伤,生物性损伤反过来又可加重机械性损伤,二者相互促进,可造成恶性循环。与健康肺相比,传统机械通气对已有急性肺损伤的肺脏危害更大。

二、肺保护策略机械通气的提出

机械通气是治疗呼吸衰竭的主要手段。但是机械通气本身作为损伤因素也可以加重肺损伤。肺保护性策略概念的提出始于成人机械通气。急性肺损伤是由于炎症反应导致肺毛细血管内皮和肺泡上皮损伤,血管通透性增高的临床综合征。以顽固性低氧血症为主要临床表现。当发生 ARDS 时,肺的顺应性极低,病变的分布很不均匀,肺水肿及肺不张受重力影响主要分布在下肺区,与其相对的上肺区存在着通气较好的肺泡,机械通气时高呼气末正压可以使重力依赖区萎陷的肺泡复张,但是同时,非重力依赖区的肺泡会出现过度膨胀,发生VALI。平台压即肺泡内峰压,是气压伤的正相关性压力,低于 $30cmH_2O$ 时气压伤的发生率极低,而高于 $35cmH_2O$ 时气压伤的发生率明显增高。高平台压使肺泡壁处于一种被过度伸位状态,造成肺泡上皮和血管内皮的损伤和通透性增加,出现高通透性肺泡水肿和肺损伤。随着 VALI 被广泛的认识。不少学者对 ARDS 的治疗提倡肺保护策略机械通气:即①弃用传统的超生理大潮气量,严格限制跨肺压,推荐平台压<$30～35cmH_2O$;②加用适当的 PEEP,保持肺泡的开放,让萎陷的肺泡复张。以期望将机械通气所致的肺损伤降至最低。

新生儿特别是早产儿患有严重呼吸窘迫综合征(RDS)在给予辅助通气后发现一部分早产儿需长时间吸高浓度的氧,对呼吸机依赖或停氧困难,吸氧持续时间超过 28 天,同时伴有严重的低氧血症和高碳酸血症,胸部 X 线有异常,临床上称之为慢性肺部疾病(CLD)。主要病理变化为肺间质纤维化,近年来随着糖皮质激素、肺表面活性物质及高频呼吸机应用,RDS的发生率在明显下降,但同时发现少数早产极低出生体重儿未接受机械通气治疗仍发生上述情况,但肺间质纤维化较轻,主要病理变化为肺泡发育障碍。有人认为其发生与早产肺发育不成熟、感染等因素有关。CLD 除与早产有关外,其中大部分早产儿与给予机械通气有关,有人曾提出潮气量过大,过度通气时间过长与 CLD 发病增加有关。既往在早产儿机械通气中常过于强调纠正血气的低氧血症和保持二氧化碳分压正常的标准血气,其结果往往采用潮气量偏大、分钟通气量增加、气道压也偏高,这对于尚未成熟的处于发育中的肺是否能导致远期的 CLD 越来越受到人们的质疑。针对机械通气对肺部的影响,目前在成人采取的肺保护性机械通气策略逐步应用到新生儿机械通气中。

三、保护性通气策略在新生儿机械通气中的应用

实施机械通气,除了要保证基本的氧合和通气需求,还应尽量避免 VALI 的发生。针对VALI 的发生机制,相应的肺保护性通气策略应达到以下两点:①应使更多肺泡维持在开放状态(维持一定呼气末肺容积水平),以减少肺不张伤,其实质是呼气末正压(PEEP)的调节;②在 PEEP 确定后,为了避免吸气末肺容积过高,就必须对潮气量进行限制,使吸气末肺容积和压力不超过某一水平,以减少容积伤和气压伤。

1. 压力控制通气策略(确定最佳 PEEP)　压力容积曲线(P-V):呼吸系统的 P-V 曲线是描述整个呼吸系统静态机械特征,对于严重肺疾病是唯一测定肺功能的方法。在曲线的开始段有一向上的拐点称为低位拐点(lower inflection point,LIP),代表吸气顺应性改善,是萎陷肺泡复张的点,所对应的压力(Pin flex)为逐渐增加 PEEP 时肺泡突然大量开放时的压力切

换点。在呼气末使用等于或略高于 Pinflex 的压力水平,将会产生明显的肺泡募集作用,使较多的肺泡维持在开放状态,从而避免了终末气道和肺泡反复塌陷和复张的剪切力所致的肺损伤。目前,许多学者把 Pinflex+$0.2\sim0.29$kPa($2\sim3$cmH$_2$O)的压力水平作为最佳的 PEEP(Best PEEP),以此指导 PEEP 的调节。在低位拐点之后,肺顺应性最大,容积与压力呈直线关系。在曲线末可见一向下的拐点,称为高位拐点(Uper inflection point,UIP),所对应的压力以 Pdeflex 表示,此点提示当潮气量超过该点的容积时,大部分肺泡将处于过度扩张状态,顺应性下降,容积伤将难以避免。由于肺容积较低和较高均可引起肺损伤,所以机械通气应在上下拐点之间的"安全区"进行。

(1) P-V 曲线的描记和使用:描记 P-V 曲线的方法有三种:①大注射器法(Super - syring);②呼吸机法(Ventilator method);③低流速法(Low flow method)。大注射器法需患者深度镇静,肌松以确保被动膨胀,需将患者与呼吸机断开,耗时较长($60\sim90$秒),对患者有一定的危险性,此种方法已很少采用。呼吸机法虽不需将患者与呼吸机断开,操作方便,但精度较差,费时较长,且不适合所有的呼吸机。低流速法是当前临床常用的,以低流速 $2\sim5$L/min 左右,在普通呼吸机可通过下调呼吸频率和延长吸气时间获得持续对肺充气。由于流速低,气道阻力的影响较小,描记的 P-V 曲线近似大注射器法描记的静态 P-V 曲线,有很好的一致性,并且重复性也很好,无需将患者与呼吸机断开,一次完成,目前认为这种方法具有较好的应用前景。

(2) 描记和应用 P-V 曲线需注意以下几个方面:①P-V 曲线具有个体差异,并随着病情的变化而变化,应动态监测;②部分患者找不到 Pinflex 或范围较大;③最佳 PEEP 在不同区域的大小不同,故最佳 PEEP 是一平均值,相对于大多数肺泡而言为最佳;④实际应用中,可通过是否达到最佳氧合状态,最大氧运输量,最低肺血管阻力,最低 Qs/Qt 等多个指标对 PEEP 的调定进行综合评价。一般从低水平开始,逐渐上调,待病情好转,再逐渐下调。

2. 潮气量控制通气策略 实验研究表明,机械通气诱发的肺损伤与较大的潮气量有关,"保护性肺通气策略"提出以降低潮气量为主要措施—潮气量为 $6\sim8$ml/kg,尽量使平台压不超过 $2.94\sim3.43$kPa($30\sim35$cmH$_2$O)。对潮气量和平台压进行限制后,分钟肺泡通气量降低,PaCO$_2$ 随之升高,但允许在一定范围内高于正常水平—允许性高碳酸血症(permissive hypercapnia,PHC)。PHC 策略是为了防止气压伤而不得已为之的做法。

PHC 在新生儿中的作用、PaCO$_2$ 的安全水平以及 PHC 对发育中脏器功能的影响等,这方面的资料目前相当有限。

(1) 允许性高碳酸血症对肺部的影响:1999 年 Gonzalo 等报道一项随机试验来观察 PHC 机械通气策略对临床影响。49 名用肺表面活性物质治疗的早产儿中,出生体重在 $601\sim1~250$g 的早产儿在生后 24 小时内被随机分为两组:允许性高碳酸血症组(PHC PaCO$_2$ $45\sim55$mmHg)和标准碳酸血症组(NC PaCO$_2$ $35\sim45$mmHg)。主要观察的是辅助通气的时间。结果:两组辅助通气时间的中位数分别是:PHC 组 2.5($1.5\sim2.5$)天和 NC 组 9.5($2.0\sim22.5$)天;PHC 组上机超过 96 小时的患儿数低于对照组($P<0.005$)。PHC 组 PaCO$_2$ 较高而 PIP 和 MAP 较 NC 组为低;而总的氧供时间、CLD 的发生、气漏、病死率没有差异。有学者对 188 例发生 CLD 的危险性和日龄 24 小时最低 PaCO$_2$ 的相关性进行研究指出:如果 PaCO$_2$<30mmHg 和 PaCO$_2$>40mmHg 以上相比,发生 CLD 的危险性分别是 PaCO$_2$ 在 $30\sim39$mmHg 的 5.6 倍和 3.3 倍,说明低 PaCO$_2$ 是 CLD 的高危因素。一个多中心的允许性高碳酸血症随机控制实验最近完成:新生儿在生后 10

天内被随机分成高碳酸血症组 $PaCO_2>52mmHg$ 和常规机械通气 $PaCO_2<48mmHg$,以观察允许性高碳酸血症是否能降低 CLD 甚或死亡的发生,对 220 例体重在 501~1 000g 的新生儿在日龄 12 小时内进行机械通气,结果发现允许性高碳酸血症不能降低 CLD 或死亡的发生,在其他主要结果如 IVH 的发生上也没有区别。在对照组和允许性高碳酸血症组 $PaCO_2$ 的均值相差 4mmHg 左右,两组相比前者有 16% 的新生儿在胎龄 36 周仍需机械通气治疗而允许性高碳酸血症组只有 1%。

(2) 允许性高碳酸血症对脑部的影响:高碳酸血症除上述对肺的保护性作用外,对脑血流的调节也有影响。缺氧缺血性脑损伤的动物模型实验表明:轻中度的高碳酸血症有神经保护作用,而 $PaCO_2>70mmHg$ 这种作用消失。因为在轻中度的高碳酸血症中,有更多的氧提供给组织促进葡萄糖和氧代谢,以保证组织的高能磷酸的储备。此外脑组织中谷氨酸的水平是低的,谷氨酸为兴奋性氨基酸,其水平下降对神经有保护作用,原因可能是在 PHC 中抑制了兴奋性氨基酸转移酶分泌的结果。然而高碳酸血症的水平增加到一定程度即严重的高碳酸血症能增加脑血流致脑水肿发生,增加颅内压和脑室内出血。

在新生儿机械通气中,大潮气量及通气过度是 CLD 的高危因素,借鉴成人肺保护性机械通气的策略 PHC 在新生儿中的使用情况有如下几方面:它能减少长时间机械通气,患有先天膈疝的新生儿 PHC 能增加存活率,高碳酸血症对脑血流的调节也有影响。尽管表明 $PaCO_2$ 在 45~55mmHg 是安全和允许的,然而 PHC 在新生儿中的定义、安全性和临床可接受的范围以及它对发育中脏器功能的影响还需进一步的前瞻的实验来验证。

3. 其他策略

(1) 呼吸机应用新模式:①新型 CPAP 的应用:如 infant flow TM system。新型 CPAP 具有特殊鼻塞装置,可通过流量调节压力在 2~10cmH_2O,压力稳定,波动较小,气流阻力低,患儿做功少,在一定程度上减少了气管插管机械通气及气压伤的发生。②触发型通气(PTV):可附加于压力型或容量型呼吸机作为较先进的通气模式,可减少常频通气所致的肺损伤。

(2) 高频通气(HFV)。

四、肺表面活性物质应用

1980 年,日本人藤原哲郎(Fujiwara)首次报道了应用牛肺表面活性物质(PS)治疗 10 例新生儿 RDS 获得成功,开创了 PS 临床应用的先河。20 世纪 80 年代后期开展大规模临床试验取得成功后,PS 已成为发达国家新生儿呼吸急救的第一线药物。

1. PS 功能 降低肺泡表面张力,稳定肺泡容量,防止呼气末肺泡萎陷。促进肺液吸收和清除。保护小气道黏膜完整,防止气压伤。降低毛细支气管末端表面张力。此外尚具有局部免疫防御功能(SP-A 的作用)。

2. PS 替代疗法的临床效用 明显降低婴儿死亡率(↓40%~60%)。减少患儿对氧及呼吸机的需要(↓PIP,PEEP 及 MAP)。明显降低肺部气漏发生率(如气胸、肺间质气肿)。减少早产儿肺外并发症,如脑室内出血(IVH)、坏死性小肠结肠炎(NEC)及早产儿视网膜病变(ROP)。

3. PS 的临床应用

(1) 单剂疗法与多剂疗法的比较:多剂疗法能更好地降低对氧及呼吸机的依赖;减少气胸发生率;降低婴儿病死率。

（2）气管注入法与雾化吸入法的比较（表24-7）。

表 24-7　气管注入法与雾化吸入法的比较

给 药 方 法	优 点	缺 点
气管注入	剂量大	肺内分布相对不均匀
	给药迅速	进入肺内液体多
	起效快	受操作方法影响大
雾化吸入	肺内分布较均匀	给药时间长
	干扰少,易统一操作方法	起效较慢

（3）PS的预防性治疗：指生后30分钟内（RDS发病前）予以PS治疗。用法：生后数分钟内，即行气管插管和气道注入PS，然后拔管。优点：可迅速促进肺部膨胀，利于肺液吸收，促进PS在肺内均匀分布，减少气压伤和漏出血浆蛋白对PS的抑制。缺点：约40%患儿可能增加不必要费用；增加副作用的危险性（如气压伤和医源性感染）；干扰复苏抢救；操作不当可能将PS误注入一侧肺内或胃内。疗效：降低气胸发生率及婴儿死亡率，降低严重IVH及ROP发生率。

（4）PS的治疗性给药：RDS诊断明确后才给药，通常指生后3～6小时内给药。早期治疗：生后2小时内给药。晚期治疗：生后2小时后给药。优点：早期治疗与预防给药疗效相近，不影响复苏抢救；不会造成不必要浪费。缺点：RDS发病后漏出的蛋白质抑制PS活性；容易发生PS分布不均匀。

（5）PS用药原则：早期（预防性或早期治疗性给药）；足量（100～200mg/kg）；重复（首剂疗效欠佳时）。

4. 使用PS可能发生的并发症

（1）肺出血：PS治疗后肺血管阻力降低，肺血流量增加，导致出血性肺水肿。

（2）动脉导管未闭（PDA）发病率增加：36%～60%合并PDA。

（3）容量伤：PS使用后如未及时调整呼吸机参数，肺顺应性改善后潮气量过大可造成肺泡破裂、肺损伤。

5. PS与糖皮质激素联合应用　产前激素促肺成熟及胎儿娩出后早期给予PS治疗，比生后单独用PS疗效更好。产前糖皮质激素和PS协同作用可明显降低气漏、PDA、IVH发生率，提高存活率。

五、机械通气时镇静药物的使用

在机械通气中，患儿时常会发生烦躁不安和不适宜的活动过多，可致人机对抗、脱管、气道损伤；由于人机对抗可造成血氧饱和度下降，无经验者常会调高呼吸机参数而导致气压/容量伤。这些结果可直接加重病情，给临床处理带来不必要的麻烦，增加因再次插管操作而造成的患儿痛苦和感染机会，且增加发生并发症的几率。故在机械通气时应用镇静药物很有必要。

1. 应用镇静药物的目的　①使患儿保持舒适安静，有利于减轻机械通气时人机对抗；②减少机体的应激反应，降低基础代谢率及热量、水分的消耗；③便于进行各种生命体征的观

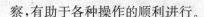

察,有助于各种操作的顺利进行。

2. 机械通气时常用的镇静药物

(1) 镇静、镇痛药:如地西泮(安定)、吗啡、哌替啶、芬太尼等。①苯二氮草类药物:一般情况下首选,其中咪达唑仑使用最为广泛,此药不会成瘾,对循环干扰小,副作用少,可以短期内反复使用。方法:肌注、静注或持续静脉滴注均可,常需用输液泵或注射泵维持静脉输注。副作用:苯二氮草类药物有轻度的呼吸中枢抑制作用,但对应用机械通气的患者不需担心。此外本药能扩张血管,使血压下降,尤其对有效循环血量不足的患者更加明显。因此,应用过程中应常规监测血压变化,在连续静脉输注咪达唑仑前,建议先补足血容量。咪达唑仑负荷量 $0.03\sim0.3\text{mg/kg}$,持续输注的速度为 $0.03\sim0.2\text{mg/(kg·h)}$。②芬太尼:是国外 NICU 中最常用的强效麻醉镇痛药。静脉注射后立即起效,迅速打断自主呼吸,产生镇痛作用。药效持续时间短,约 $1\sim1.5$ 小时,必要时可持续静脉滴注。芬太尼负荷为 $3\sim5\mu\text{g/kg}$,维持剂量为 $1\sim3\mu\text{g/(kg·h)}$。反复使用芬太尼可发生成瘾作用并药物耐受,有支气管哮喘的患者禁用。③吗啡:每次 $0.1\sim0.2\text{mg/kg}$,$3\sim5$ 分钟内静注,必要时隔 4 小时可重复应用。④哌替啶:每次 $0.8\sim1\text{mg/kg}$,必要时隔 2 小时可重复应用。

(2) 肌肉松弛剂:常用泮库溴铵(潘可罗宁,pancuronin,本可松),0.1mg/kg 静脉推注,必要时可重复应用。此药必须在呼吸机完全控制呼吸情况下使用,并注意用药后的呼吸机参数。

第九节　呼吸力学监测

呼吸力学参数是评价肺功能重要指标。呼吸力学参数的测量在临床上具有重要的实际意义,它可以用于呼吸机当前状态的动态监测,指导呼吸机的使用以及重症患者的呼吸监护等。

一、呼吸力学基础

任何通气系统都至少具备 4 个基本参数:时间、容量、流量和压力,各参数相互间独立。许多参数均存在时间依赖性。在正常自主呼吸情况下,各次呼吸之间的吸气与呼气潮气量、吸呼比变化很大。吸气相气流在吸气中期达到峰值,而呼气相气流在呼气早期即达到峰值,其峰值亦较吸气峰值高。当吸气相气流为恒定流速时,气流波形呈方形,气流峰流值与平均气流相等。一些新型压力驱动的呼吸机均采用恒流吸气特性,其特点为容量随时间递增呈线性,很容易进行潮气量计算和分析。与容量、时间和流量相关的另一项参数为压力。由于呼吸系统内部力学特性的限制,外部压力与气流形式之间仅在一定范围内存在线性关系。这种关系表现在自主呼吸或机械通气时的吸气过程和自主呼吸时的用力呼气过程。与此相反,在非用力被动呼气时,气流变化形式仅反映呼吸系统内部固有的力学特性。

二、呼吸力学参数的基本概念

1. 顺应性(compliance,C)　肺组织的弹性变形与外牵拉力在一定范围内呈线性变化,弹性压力须在静态(无气流流动)条件下测定,弹性组织的弹性阻力(E)决定了与压力(P)

和容积（V）存在下列关系：$E=\Delta P/\Delta V$。肺的易扩张度称为顺应性，即单位压力作用下肺容量的改变，反映弹性阻力，其关系为 $C=\Delta V/\Delta P$。压力增量的力学曲线由呼吸系统顺应性（Crs）特性决定，Crs 为胸壁顺应性（Ccw）和肺顺应性（Cl）的倒数之和，即 $1/Crs=1/Cl+1/Ccw$。新生儿特别是早产儿肋骨为软骨，胸廓极易变形，柔软胸壁的顺应性近于无限大，上述公式中的 $1/Ccw$ 接近于 0，故可认为新生儿的总顺应性和肺的顺应性相等。小儿可采用每公斤体重顺应性表示。在做完整压力测定时，需将患儿置于一密闭箱内做体积描记，然后测定各项压力指标。对于机械通气者，可用大气压代替箱内压，通过阻断系统（如呼吸机中"PAUSE"功能）监测静态顺应性和气道阻力。在临床监测中，连续监测顺应性动态变化和分析压力容积环（P-V 环）形态较单纯数值分析更有意义。在动态呼吸顺应性（即动态总顺应性）分析中胸壁顺应性是假设为不变的。在此基础上，呼吸顺应性变化仅反映肺实质病变。当存在自主呼吸肌群运动时，顺应性可因胸壁因素而影响结果的准确性。正常新生儿动态肺顺应性为 $1\sim2ml/(cmH_2O\cdot kg)$。静态顺应性＝潮气量/平台压－（呼气末正压＋内源性呼气末正压），如果把为克服气道阻力而增加的压力也计算进去，则称为动态顺应性。动态顺应性＝潮气量/吸气峰值压－（呼气末正压＋内源性呼气末正压），若静态顺应性降低，表示有肺不张、肺炎可能。动态顺应性若小于正常值说明为气道疾病或肺实质、胸壁病患。若静态顺应性增加，动态顺应性减少，多为一般阻塞性肺气肿。静态顺应性、动态顺应性都减少多为弥散性间质纤维化。

2. 气道阻力（resistance of airway，R）　吸气阻力 Rinsp 是指吸气时气流为克服呼吸系统中的肺组织阻力、气道阻力和外加插管的阻力。Rinsp＝（峰压 Ppeak－平台压 Po）/吸气流速 Vinsp，呼气阻力 Rexp 是指呼气时的阻力，Rexp＝（平台压 Po－呼气初始压 Pp）/呼气流速 Vexp。Rinsp 如明显增加表明存在支气管痉挛、支气管阻塞、分泌物滞留、大气道异物。

（1）Rinsp［吸气阻力 $cmH_2O/(L\cdot s)$］：在吸气相，吸气气流在气管插管和患者气道中所遇到的气道阻力。气道阻力是指气道压强差与气道流速的比值：$R=\Delta P/V$，由于阻力与流速，压差与流速是呈对数关系，所以阻力与流速之间不是简单的线性关系。Rinsp 的增加会令患者呼吸做功增加，不利于撤机。

（2）Rexp［呼气阻力 $cmH_2O/(L\cdot s)$］：呼气时气流的阻力。正常人的吸气阻力与呼气阻力很接近，一般没有差别。当有气道疾病特别是处于机械通气，吸气阻力与呼气阻力常常不一样。插管产生的阻力是不会有吸气呼气差异的，因此来自插管的影响可忽略。在机械通气中，当呼气阻力大于吸气阻力时，往往因气管痉挛造成。此时可提高 PEEP 的值，使患者在呼气相中，气道仍保持一较大正压（此正压对痉挛的气管有支撑作用）。减缓气管痉挛所产生的阻力。高吸气阻力会增加患者的呼吸做功及影响 VT，高呼气阻力会增加 AUTOPEEP 的可能。气道分泌物也会造成吸气、呼气的阻力。分泌物气道里是可移动和变形的，因此分泌物所产生的阻力是不稳定的。当阻力老在变，忽大忽小，吸气和呼气阻力互不平衡、互不稳定，此种现象可判断是分泌物造成。

3. 时间常数（time constant，TC）　时间常数为近端气道压力和肺泡压力达到平衡所需的时间，也可以说是潮气量进入或排出肺泡所需的时间。TC 是肺脏力学特征的重要参数，是反应气道阻力和顺应性的综合指标。可用下列公式表示：$TC=C\times R$。在 1 倍时间常数时，送入肺内的气量为潮气量的 63%，2 倍时间常数为 86%，3 倍时间常数为 95%，5 倍时间常数为 99%。测定时间常数可以确定机械通气的吸气或呼气时间。TCinsp（吸气时间常数）反映肺泡被充满气体所需的时间。如果吸气时间小于 2 倍 TCinsp,则呼吸机提供的压力和肺泡压力之间不平衡,未能达到肺泡的充分充盈。TCexp(呼气时间常数)的值决定呼气排空肺内气体所需的时间。

4. 呼吸功(work of breathing,WOB)　吸气时用于克服肺弹性阻力(回缩力和表面张力)和非弹性阻力(包括气道阻力和黏性)所做的功称为呼吸功。呼吸功的大小决定于需克服的阻力大小。临床上通过各种手段监测并调整呼吸功对患者呼吸治疗及脱机具有重要的指导作用。呼吸功监测意义:①选择呼吸支持模式;②调整呼吸支持水平;③指导患者脱机;④评价 ETT、呼吸机等对呼吸功的影响,寻找呼吸功增加的原因。

三、床边呼吸力学监测及应用

力学监测的临床应用有赖于在床边完整和准确地记录流率和压力的变化。在机械通气中给予方波恒流送气时,峰值流率与平均流率(F)相等。根据潮气量(VT)、静态气道压(Ps)和呼吸基线压(Pb),可得出呼吸系统总顺应性(Crs)。即"Crs＝VT(Ps－Pb)"。其中 Ps 为吸气停顿(pause)时的气道压(此时中心气道压等于肺泡压)。其结果间接反映肺顺应性变化。吸气相气道阻力(Ri)可由动态气道峰压(Pd)与静态气道压(Ps)的差值与平均流率(F)的比值获得,即"Ri＝(Pd－Ps)/F"。

关于机械通气时最适宜潮气量问题一直存在争论。传统观点认为合理潮气量为每公斤体重 10～15ml。目前主张较小潮气量(5～7ml/kg)通气,并使气道压保持在安全范围,以避免潜在的气道与肺损伤。不论上述何种情况,潮气运动和功能残气位应选择在顺应性曲线的线性阶段。新生儿呼吸窘迫综合征患儿,广泛肺泡萎陷、不张,肺总容量急剧下降。吸入同等潮气量所需的吸气峰压(PIP)明显升高,患儿呼吸做功增加。治疗这些患儿可采用外源性呼气末正压(PEEP)来提高功能残气量(FRC)。当提高 PEEP 至 0.49～0.98kPa 后,在呼气末大部分肺泡仍保持扩张,FRC 增加。此时再进行吸气,达到肺泡开启容量所需的压力就会降低。当 PEEP 设置至理想 FRC 位时,进行同样潮气呼吸所需 PIP 或外力最小,即 PIP 至 PEEP 差值减小。合理设定 PEEP 在改善呼吸动态顺应性的同时,还有助于降低 PIP、减少机械通气时的气压伤和容量伤。气道阻力增高,通气频率增加或呼气时间缩短以及弹性回缩力下降等因素,可引起呼气末气道内气流仍未终止,形成一个反作用及不平衡的压力,该压力即为内源性 PEEP(PEEPi),其水平较下一次吸气开始前的原定基础气道压要高。在自主呼吸时,PEEPi 水平愈高,需呼吸肌做功愈多,在治疗中应注意去除产生 PEEPi 的气道阻塞和呼气不充分因素。当上述因素一时无法排除时,可在呼气末施加一适当外源性 PEEP 或 CPAP,以抵消 PEEPi 和降低患儿呼吸肌能耗。在完全机械通气时,呼气时间不宜过短,避免产生 PEEPi。此外,肺过度充气易使吸气末肺顺应性急剧下降。此时即使提高呼吸机吸气压,潮气量变化也很小。肺过度充气的动态顺应性下降在 P-V 环中表现为曲线斜率变小。肺过度膨胀易导致容积伤和气压伤,以及使肺血管阻力增高。因此,在机械通气中应避免 PIP 过高和潮气量过大,并给予适度 PEEP,以防止肺过度膨胀和肺泡过度充气。机械通气中,利用 F-V 环可检测通气时的漏气情况。当气管插管、通气管路、肺部病变出现漏气时,F-V 环监测结果在曲线呼气支的容量变化终点高于零位,其与吸气起始点的差值为漏气部分的容量。机械通气时 F-V 环还可鉴别气道阻塞情况。

呼吸力学监测用于新生儿危重疾病监护的价值在于能够从肺组织弹性、气道阻力等来判断肺组织病变程度,帮助寻找自主呼吸和经外力人工呼吸间的最佳结合点,指导呼吸支持治疗。尽管两种呼吸方式气体转送的基本原理相同,但在应用过程中,定量测定呼吸力学应尽可能在充分镇静和肌肉松弛基础上作被动呼吸(机械通气)时进行。

第十节　新生儿机械通气常规

常频机械通气是治疗新生儿呼吸衰竭的重要手段,患呼吸系统疾病的新生儿极易发生呼吸衰竭,故在新生儿重症监护室(NICU)中使用机械通气的频率较高。新生儿常频机械通气已在国内广泛应用,为使其应用规范化,达到更好的治疗效果,参考国内外新生儿常频机械通气的相关理论及临床经验,特制定新生儿常频机械通气参数调节原则及其临床应用常规,供新生儿急救医生参考。

一、常频机械通气参数调节原则

机械通气的基本目的是促进有效的通气和气体交换,包括 CO_2 的及时排出和 O_2 的充分摄入,使血气结果在正常范围。

1. CO_2 的排出　CO_2 极易从血液弥散到肺泡内,因此血中 CO_2 的排出主要取决于进出肺内的气体总量,即每分肺泡通气量,其计算公式为:

$$每分肺泡通气量 =(潮气量-死腔量)\times 呼吸频率$$

死腔量是指每次吸入潮气量中分布于气管内,不能进行交换的气体,其量通常不变。定容型呼吸机的潮气量可通过旋钮直接设置;定压型呼吸机的潮气量主要取决于肺的顺应性和吸、呼气时肺泡内的压力差,故其潮气量主要取决于吸气峰压(peak inspiration pressure,PIP)与呼气终末正压(peak end expiratory pressure,PEEP)的差值,差值大则潮气量大,反之则小。频率的增加可使每分肺泡通气量增加,$PaCO_2$ 下降。当 $PaCO_2$ 增高时,可通过增大 PIP 与 PEEP 的差值(即提高 PIP 或降低 PEEP)或调快呼吸机频率来使 $PaCO_2$ 降低,反之亦然。

2. O_2 的摄取　动脉氧合主要取决于平均气道压(mean airway pressure,MAP)和吸入氧气分数(fraction of inspired oxygen,FiO_2)。MAP 是一个呼吸周期中施于气道和肺的平均压力,MAP 值等于一个呼吸周期中压力曲线下的面积除以该周期所用的时间,其公式为:

$$MAP=K\times(PIP\times Ti+PEEP\times Te)/(Ti+Te)$$

K:常数(正弦波为 0.5,方形波为 1.0);Ti:吸气时间;Te:呼气时间

MAP 应用范围一般为 $5\sim15cmH_2O$。从公式可见提高 PIP、PEEP 及吸/呼(inspiration/expiration ratio,I/E)中任意一项均可使 MAP 值增大,PaO_2 提高。在考虑增大 MAP 时,须注意下列几个问题:①PIP 的作用大于 PEEP 及 I/E;②当 PEEP 达到 $8cmH_2O$ 时,再提高 PEEP,PaO_2 升高则不明显;③过高的 MAP 可导致肺泡过度膨胀,静脉回流受阻,心搏出量减少,氧合降低,并可引起肺气压伤。除增加 MAP 外,提高 FiO_2 也是直接而有效增加 PaO_2 的方法。临床上应根据 PaO_2 和 $PaCO_2$ 值的大小,遵循上述原则,并综合考虑各参数正、副作用进行个体化调定,原则是在保证有效通换气功能情况下,使用最低参数,以减少机械通气的并发症。

二、常频机械通气的临床应用

1. **机械通气指征**　①在 FiO_2 为 60％的情况下，$PaO_2 < 50mmHg$ 或经皮血氧饱和度（transcutaneous oxygen saturation，$TcSO_2$）$< 85％$（发绀型先心病除外）；②$PaCO_2 > 60～70\ mmHg$ 伴 pH 值< 7.25；③严重或常规治疗无效的呼吸暂停。具备其中之一者。已确诊为 RDS 者可适当放宽指征。

2. **呼吸机通气模式**　新生儿通气时呼吸频率快，呼吸机管道死腔，管道顺应性及采用无气囊气管插管等因素不能确保吸入气潮气量，一般常采用压力限定通气模式，较少采用定容模式。根据不同类型呼吸机的正压工作模式的不同，有辅助/控制通气（A/C）、间歇指令通气（IMV）及同步间歇指令通气（SIMV）等，当患儿有自主呼吸时最好采用 A/C 或 SIMV 方式通气，由于此方式通气时患儿的自主呼吸可触发与机器产生同步一致的呼吸，可减少人机对抗及呼吸功，但应设好触发敏感度，常设压力触发值为$-1～-3cmH_2O$，流量触发为 $1～3L/min$。

3. **呼吸机初始参数设定**　初调参数应因人、因病而异，新生儿常见疾病初调参数（表 24-8）。

表 24-8　新生儿常见疾病机械通气初调参数

项　　目	Flow(L/min)	PIP(cmH₂O)	PEEP(cmH₂O)	RR(次/分)	Ti(s)
呼吸暂停	8～12	10～12	2～4	15～20	0.5～0.75
RDS	8～12	20～30	4～6	20～60	0.4～0.6
MAS	8～12	20～25	2～4	20～40	0.5～0.75
肺炎	8～12	20～25	2～4	20～40	< 0.5
PPHN	15～20	20～30	2～4	50～120	< 0.5
肺出血	8～12	25～30	6～8	35～45	0.5～0.75

（表头 PIP、PEEP 单位为 cmH_2O）

4. **适宜呼吸机参数的判断**　临床上以患儿口唇、皮肤无发绀，双侧胸廓适度起伏，双肺呼吸音清晰为宜。动脉血气结果是判断适宜参数的金标准，初调参数或参数变化后 15～30 分钟，应检测动脉血气，如结果偏于表 24-9 中的范围，应立即调整参数，否则，若病情稳定可每 4～6 小时监测血气。临床上常用动脉化毛细血管血监测 PCO_2，$TcSO_2$ 代表动脉血氧饱和度。末梢循环不良者应进行动脉血气检测，每天至少做一次动脉血气。有条件的单位应根据呼吸力学（如肺顺应性、时间常数、气道阻力及呼吸波型等）监测参数调整。

表 24-9　新生儿适宜动脉血气及 TcSO2 值

项　　目	PaO₂(mmHg)	TcSO₂(％)	PaCO₂(mmHg)	pH
一般疾病：				
早产儿	50～70	85～93	30～50	7.30～7.45
足月儿	60～80	90～95	30～50	7.30～7.45
PPHN：				
早产儿	60～80	90～95	25～30	7.45～7.55
足月儿	80～100	95～98	25～30	7.45～7.55

5. **参数调节幅度**　一般情况下每次调节 1 或 2 个参数，每次参数变化的幅度（表 24-10）。

表 24-10　呼吸机参数调节幅度值

呼 吸 机 参 数	调 节 幅 度
PIP	$1 \sim 2 cmH_2O$
PPEP	$1 \sim 2 cmH_2O$
Ti	$0.05 \sim 0.1S$
RR	5 次/分
FiO_2	5%

6. 撤离呼吸机指征　当疾病处于恢复期,感染基本控制,一般情况良好,动脉血气结果正常时应逐渐降低呼吸机参数,锻炼和增强自主呼吸;当 $PIP \leqslant 18 \sim 20 cmH_2O$, $PEEP = 2 cmH_2O$,频率$\leqslant 10$ 次/分,$FiO_2 \leqslant 40\%$时,动脉血气结果正常,可转为 CPAP,维持原 PEEP 值,维持治疗 $1 \sim 4$ 小时,血气结果正常即可撤离呼吸机。低出生体重儿自主呼吸弱,气管导管细,阻力较大,故也可不经过 CPAP 而直接撤离呼吸机。

（吴本清）

参 考 文 献

1. Sinha SK,Donn SM. Difficult extubation in babies receiving assisted mechanical ventilation. A rch D is Child Ed Pract,2006,91(2):42-46.

2. Farias JA, Retta A, Alia I, et al. A comparison of two methods to perform a breathing trial before extubation in pediatric intensive care patients. Intens Care Med,2001,27:1649-1654.

3. Frantz C, Ploner Y, Groschel A, et al. Proportional assist ventilation: A modern ventilation technique. Dtsch Med Wochenschr,2007,132(10):501-503.

4. Nabeel K,Nancy B, John H,et al. A p rospective randomized, controlled trial comparing synchronized nasal intermittent positive pressure ventilation versus nasal continuous positive airway pressure asmodes of extubation. *Pediatrics*,2001,108(1):13-17.

5. Varughese M,MRCP S, Patale, et al. Permissive hypercapnia in neonates. Pediatr Pulmonol, 2002,33:56-64.

6. Carlo WA, Stark AR, Wright LL,et al. Minimal ventilation to prevent brochopulmonary dysplasia in extremely low birth weigtht infants. J Pediatr,2002:141(3):370-374.

7. Villar J,Robert MK,Pérezméndez L,et al. for the ARIES Network. A high positive end - expiratory pressure, low tidal volume ventilation strategy improves outcome in persistent acute respiratory distress syndrome : A randomized,controlled trial. Crit Care Med,2006,34 (5):1311-1318.

8. Rosel T,Paul J,David RB,Mechanical ventilation for patients with ARDS:a U K survey on calculation of tidal volume. Intensive Care Med,2006,(32):176.

9. Pillow JJ. High-frequency oscillatory ventilation:mechanisms of gas exchange and lung mechanics. Crit Care Med,2005,33(3):135-141.

10. Krishnan JA,Brower RG. High-Frequency Ventilation for Acute Lung Injury and ARDS. Chest, 2000,118(3):795-807.

11. Andersen FA,Guttormsen AB,Flaatten HK. High frequency oscillatory ventilation in adult patients with acute respiratory distress syndrome a retrospective study. Acta Anaesthesiol Scand,2002,46(9):

1082-1088.

12．俞生林,肖志辉,冯星,等.高频振荡通气在新生儿肺透明膜病中的应用.临床儿科杂志,2003,21(10)：627-629.

13．Courtney SE, Durand DJ, Asselin JM, et al. Pro/con clinical debate：High-frequency oscillatory ventilation is better than conventional ventilation for premature infants. Crit Care,2003,7(6)：423-426.

14．Gullberg N, Winberg P, Sellden H. Changes in mean airway pressure during HFOV influences cardiac output in neonates and infants . Acta Anaesthesiol Scand,2004,48(2)：218-223.

15．周伟.高频振荡通气在新生儿的应用.中华围产医学杂志,2006,9(2)：135-137.

16．孙波.常用呼吸机的设置调节.实用儿科临床杂志,2007,22(18)：1364-1367.

17．封志纯,李秋平.机械通气的撤离.实用儿科临床杂志,2007,22(18)：1370-1372.

18．Claure N, Bancalari E. New modes of mechanical ventilation in the preterm newborn：evidence of benefit. Arch Dis Child Fetal Neonatal Ed,2007,92(6)：508-512.

19．Wheeler HJ, Nokes LD, Powell T. A review of high frequency oscillation ventilation in the neonate. J Med Eng Technol,2007,31(5)：367-374.

20.《中华儿科杂志》编辑委员会,中华医学会儿科学分会新生儿学组.新生儿常频机械通气常规.中华儿科杂志,2004,42(5)：356-357.

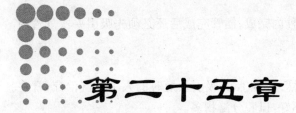

第二十五章

急救操作治疗技术

第一节　新生儿气管内插管术

　　气管内插管术是将特制的气管导管通过口腔或鼻腔插入气管内,是气管内麻醉、心肺复苏或呼吸治疗的必要技术。气管插管术已成为新生儿复苏及呼吸管理的一项必不可少的技术,并是急救成功的关键之一。作为基本技术的培训,儿科医生尤其是新生儿科医生必须熟练掌握。

一、适　应　证

(一) 产房或手术室现场窒息复苏

　　根据窒息规范复苏特点,Apgar 评分只作为窒息诊断的依据,而不是决定是否要复苏的指标。在窒息复苏过程中,凡符合以下几个指征之一即行气管插管。

　　1. 重度窒息需较长时间加压给氧人工呼吸者。

　　2. 羊水胎粪污染,新生儿出生后无活力者。

　　3. 用气囊面罩复苏器胸廓不扩张,效果不好或心率<60 次/分,经胸外按压心脏后心率不增快者。

　　4. 需要气管内给药。

　　5. <1500g 极低出生体重儿重度窒息时。

　　6. 拟诊膈疝时。

(二) 在急救室或新生儿重症监护室

　　1. 机械辅助通气,保证人工呼吸顺利进行。

　　2. 心跳、呼吸骤停心肺复苏时。

　　3. 危重急症如重度窒息或缺氧缺血性脑病需通气治疗或新生儿外科术后的维持治疗。

　　4. 对极低出生体重儿早期插管可减轻低氧血症,是改善预后、降低病死率的一项重要措施。

　　5. 上呼吸道梗阻包括胎粪、痰液、喉痉挛或奶汁吸入的紧急处理。

　　6. 非呼吸器治疗时气管冲洗的需要。

　　7. 气管吸引分泌物作微生物监测。

二、插管时间和途径

(一) 插管时间

为避免插管时缺氧,插管操作必须在 20 秒内完成,插管完成后还必须先吸引一次气管内分泌物后再正压给氧。

(二) 插管途径

1. 经口插管　方法简单、迅速,适用于窒息复苏、胎粪吸引及短时的人工通气治疗,常在手术室、产房及复苏现场使用。缺点是固定不好,口腔分泌物多。

2. 经鼻插管　固定牢固,适用于需要长期使用呼吸器的新生儿,常在 NICU 或新生儿抢救室内使用。缺点是:①操作较复杂;②长时间使用可引起鼻中隔或鼻翼坏死;③分泌物不易引流而引起肺部感染;④产生插管后肺不张较经口插管多。国内一些 NICU 使用经口插管效果也很好。

目前国内已生产质量尚好的聚氯乙烯气管导管,为同一内径的弯曲直管可供经口、经鼻插管。橡皮制作的带肩导管逐渐被淘汰。

三、插管前准备

(一) 物品准备

1. 新生儿喉镜及镜片(0 号供早产儿,1 号供足月儿用)。

2. 外接电源及电池、喉镜灯泡。

3. 手控复苏囊,需准备:①接气管导管接头;②接氧及手术室麻醉机氧源的接头输送管。

4. 各种(2.0,2.5,3.0,3.5 及 4.0mm)上下内径相同的气管导管。

5. 经口插管需用钢质有韧性的管芯,经鼻插管需用插管钳(可用麦粒钳)。

6. 剪刀、棉签、蝶形胶布及消毒纱布。

7. 消毒注射器、无菌生理盐水、5%碳酸氢钠、10%葡萄糖、1:10 000 肾上腺素、纳洛酮等。

8. 插管时监护心率,氧饱和度,在现场最好有 CPAP 装置或人工呼吸器。

(二) 导管的选择和准备(表 25-1)

表 25-1　经口气管插管导管选择唇端距离

体重(g)	气管插管内径(mm)	插入深度(cm)
<1 000	2.0	7
~2 500	3.0	8
~4 000	3.5	9
>4 000	4.0	10~12

四、操作步骤

(一) 经口气管插管

1. 在辐射保温台上或暖箱中使患儿呈仰卧位。抽空胃液,清理咽部。

2. 用复苏囊面罩加压给氧 1 分钟(有吸入时除外)。

3. 使患儿头置于正中位,颈后垫以棉布卷,使头略向后仰。

4. 术者立于患儿头侧,以左手拇指、示指、中指 3 指持喉镜,余两指固定于患儿下颌部,喉镜从口腔右边插入并将舌推向左侧,进到会厌软骨处使镜片尖略向上翘,以暴露声门,如以左

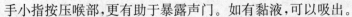

手小指按压喉部，更有助于暴露声门。如有黏液，可以吸出。

5. 右手持气管插管从喉镜右侧经声门插入气管，插入深度可按下述方法之一掌握：①插管前端 2cm 左右有一黑线圈，示进入声门深度，可在喉镜直视下将管插入声门至黑圈处止；②管身有刻度标记，体重 1～2～3kg 患儿，管插入深度至唇分别为 7～8～9cm。

6. 抽出喉镜，用手固定插管，接上复苏囊，进行正压通气。助手用听诊器听诊两侧胸部及两腋下，如两侧通气声音相等，两侧胸廓起伏一致，心率回升，面色转红，示插管位置正确。可用胶布条绕管一周，两端分布贴于上唇固定。如在复苏囊通气时，不见胸廓正常起伏，听诊两侧通气音微弱，心率不见回升，面色不见转红，示可能插入过浅或误插入食管，须做喉镜检查，调整深度或重新插管。如右侧呼吸音强于左侧，示插入过深，应稍退出，直至两侧通气音相同。

7. 整个操作应轻柔、迅速，避免机械损伤，从插入喉镜到完成插管要求在 15 秒内完成。如操作过程中，患儿出现发绀，心率减慢，应暂停操作，先用复苏囊面罩加压给氧，至面色转红、心率回升后再行气管插管。

8. 插管完毕，用胶布条固定，接上复苏囊、持续呼吸道正压装置或人工呼吸机，即可进行人工辅助通气。

（二）经鼻气管插管

1. 保暖、体位同经口气管插管。

2. 选好插管，在管前端涂以 1% 利多卡因胶后，将其从鼻腔插入，如有阻力，可轻轻转动推进，将管前端插至咽部。

3. 插入喉镜，暴露声门，在喉镜直视下用插管钳夹住管前端送入声门，插入深度可按经口插管法的深度掌握方法①，或按方法②加 1cm。从插入喉镜到插管完毕要求在 25 秒内完成，注意点同经口插管法第 7 条。

4. 抽出喉镜，将复苏囊接上气管插管，加压给氧 1～2 分钟。

5. 作床边 X 线摄片，确定气管插管位置，正确位置的尖端应在气管分叉以上 1～2cm。

6. 固定插管　在患儿上唇皮肤上涂以苯甲酸酊，用一弹力胶布条，在其正中套上缝合线后贴在上唇皮肤上，再将缝合针穿过插管壁（勿使线穿过管腔中央，以免妨碍吸痰管进入），打结，固定，再以另一条胶布条绕管 1 周后两端贴于上唇皮肤上固定。必要时可加一胶布条一端绕贴管壁，另一端贴在鼻梁和前额固定。

7. 固定插管后，接上复苏囊、持续呼吸道正压装置或人工呼吸机，即可进行人工辅助通气。

五、插管并发症（表 25-2）

表 25-2　插管并发症

原　　因	并　发　症
插管操作时间过长	缺氧
缺氧、喉镜刺激自主神经、镜片、导管或吸痰管刺激	心跳减慢、呼吸暂停
导管进入一侧主支气管所导致的过度通气	气胸
操作粗暴	舌、牙龈、咽、声门、声带或食管损伤
导管金属芯超过导管尖端	食管或气道穿孔
病原体通过器械或手进入	感染

第二节 换血疗法

换血的主要目的是去除体内过高的间接胆红素,使之下降至安全水平,防止核黄疸,以及去除附有抗体的婴儿红细胞及存在于血中的游离抗体。此外,换血可以纠正贫血,治疗严重败血症及药物中毒等。

一、适 应 证

(一) 去除积聚在血液中而不能用其他方法消除的毒素(其他方法包括利尿、透析或用螯合剂等)

1. 异常升高的代谢产物如胆红素、氨、氨基酸等。考虑换血的血清胆红素水平见表 25-3。

表 25-3 新生儿换血指征的胆红素水平 $\mu mol/L(mg/dl)$

体 重	<1 000g	1 000~1 500g	1 500~2 500g	>2 500g
健康儿	171(10)	239.4(14)	307.8(18)	342(20)
高危儿	171(10)	205.2(12)	273.6(16)	307.8(18)

注:高危儿指患有窒息、低氧、酸中毒、低蛋白血症、低温、败血症的新生儿。

2. 药物过量。
3. 细菌毒素。
4. 威胁生命的电解质失衡。

(二) 调整血红蛋白水平及种类(通常仅用于部分换血法)

1. 正常或高容量性严重贫血。
2. 红细胞增多症。

(三) 调整抗体-抗原水平

1. 移除同族免疫抗体及附有抗体的红细胞。
2. 移除来自母亲的自身免疫抗体。
3. 促使严重败血症患儿增加免疫抗体。

(四) 治疗凝血缺陷病

当以单一成分输血不能纠正时。

(五) 提高血液对氧的释放能力

1. 氧合严重受到影响的疾病而患儿血液中却以胎儿血红蛋白占优势者,如肺透明膜病。
2. 需以增加 2,3-二磷酸甘油酯来逆转组织低氧者。

二、禁 忌 证

凡影响换血时插管放置的因素如脐疝、脐炎、坏死性小肠结肠炎及腹膜炎等。

三、物 品 准 备

1. 具伺服或控制系统的辐射加温床、体温表、心肺监护仪、经皮测氧仪及复苏药品等。
2. 婴儿约束带、胃管、吸引装置。

3. 22G 留置针 2～3 个、三通接头、延长导管、50ml 注射器若干、注射泵、小儿输液管、电子输液泵、量筒、放置废血用容器 1 个及静脉接管、抽血用注射器、换血记录表等。

4. 1U/ml 肝素生理溶液，5％葡萄糖注射液及 10％葡萄糖酸钙注射液等。

5. 换血用血制品。

四、血制品准备

(一) 换血用血制品选择

1. Rh 血型不符时血型选择如表 25-4　原则为 Rh 系统与母同型，ABO 系统与婴儿同型血。

表 25-4　Rh 溶血病换血时的血型选择

母　血　型	子　血　型	给婴儿换血用血液
A	A	O 型 Rh(一)全血
O	O	O 型 Rh(一)全血
O	A	O 型 Rh(一)血细胞＋AB 型血浆
O	B	O 型 Rh(一)血细胞＋AB 型血浆
AB	A	A 型 Rh(一)全血
AB	B	B 型 Rh(一)全血

2. ABO 溶血病　用 O 型红细胞与 AB 型血浆等份混悬液(O 型血其抗 A 抗 B 效价＜1:32)。

3. 其他疾病　如 Coombs 试验阴性的高胆红素血症、败血症、高氨血症等，用 Rh 及 ABO 血型均与患儿相同全血。

(二) 确定换血所需血量

根据不同疾病确定换血量。

1. 双倍量换血　用于溶血病，所需血量＝2×80ml×kg 体重。

2. 单倍换血量　用于凝血缺陷病、败血症等，所用血量＝80ml×kg 体重。

3. 部分换血　用于改善血红蛋白水平，如红细胞增多症。

(三) 抗凝剂

肝素、枸橼酸盐抗凝血。

(四) 浓缩血

有贫血及心功能不全婴儿应将血液放置沉淀后并去上层血浆再应用。

(五) 献血员应经血库筛选，其中也包括需选择镰状细胞阴性血

(六) 同族免疫溶血病时献血员应与母血清及婴儿血作交叉配血

五、注　意　点

1. 开始换血前必须稳定患儿，换血后必须密切监护，换血过程必须详细记录每次进、出血量及液量，并记录生命征、尿量。

2. 不能仓促进行，速度太快会影响效果及导致严重并发症，患者不稳定时应停止或减慢换血速度。

3. 换血过程中当抽血不顺利时不能用力将血推入，应检查插管位置，注意插管有无堵塞。切忌注入空气。

4. 操作暂停时应将插管中血液以肝素生理盐水冲洗干净。

5. 用钙剂前应用肝素生理盐水冲洗脐静脉插管，也可另外从头皮静脉注入。

六、术 前 准 备

1. 禁食一次，抽出胃内容物，肌注苯巴比妥 10mg/kg，置患儿于辐射保温床上。

2. 如系高胆红素血症，于换血前 1 小时用白蛋白 1g/kg，缓慢静注，有心衰时不用。Rh 溶血病有严重贫血，换血前应先以浓缩红细胞 25～80ml/kg 作部分换血，待 Hb 上升至 120g/L 以上再行双倍量换血。

3. 以碘酒、乙醇常规消毒腹部皮肤，尤其脐凹皱褶处应彻底消毒。

七、换 血 步 骤

常用换血途径为经外周动静脉换血，但必须掌握换血速度。

1. 外周动脉穿刺，首选桡动脉。先做 Allen's 试验，证实尺动脉循环良好后，用 22 G 留置针行桡动脉穿刺，穿刺成功后取出针芯接上三通接头，三通接头一端接上充满肝素生理盐水的延长导管，肝素生理盐水由 1 个 50ml 注射器以 10ml/h 速度通过恒速注射泵均匀输入，另一端接一段小儿输液管作为排血通道，通过恒速电子输液泵控制排血速度，排血管末端置于量筒中，以准确测定排出血量，输血通道未建立前先关闭排血通道。桡动脉穿刺不成功者选用浅表头皮动脉穿刺。

2. 外周静脉穿刺后接输血管，经恒速输血泵接上血袋，作为输血通道。

3. 设定　排血泵速度＝输血泵速度＋肝素生理盐水注射泵速度，开动输血泵和排血泵，即开始全自动外周动静脉同步换血。开始时，排血泵的速度先设为 100ml/h，观察输血和排血管道是否通畅。10 分钟后增至 120ml/h，30 分钟后排血泵的速度增至 150～210ml/h，输血泵的速度亦相应增加，速度调整合适后自动匀速换血，当最后血袋的血剩下约 30ml 时，停止排血，继续输血，使输入血量较排出血量增多 20～30ml，即结束换血。

4. 换血速度　换血总量为 150～180ml/kg，可换出 85% 的血量（包括致敏红细胞），以 2～4ml(kg·min) 速度匀速进行，并始以每次 10ml 等量换血，以后以每次 20ml 等量换血，双倍量换血总时间不能少于 1 个半小时。极低体重儿每次换血量应减少，速度应更慢。

5. 换血始、末的血标本均应测胆红素、Hb、血细胞比容比、血糖，必要时应测血钙及电解质。

6. 换血过程中如有激惹、心电图改变等低钙症状时，应补入 10% 葡萄糖酸钙 1～2ml/kg，缓慢静注。

7. 换血结束，缝合皮肤切口，压迫脐静脉以免出血。

八、换血后注意点

1. 换血后应每隔半小时测生命征，共测 4 次，以后改每 2 小时 1 次共测 4 次。观察心功能情况。

2. 换血后 4 小时内每隔 1～2 小时测血糖 1 次，以及时发现低血糖。

3. 如系高胆红素血症，换血后应每 4 小时测血清胆红素，当其复跳至 342μmol/L(20mg/dl)，考虑再次换血。

4. 术后 3～5 天内每 1～2 天验血常规 1 次,当 Hb<100g/L 时需输与换入血型相同的浓缩红细胞。

5. 注意切口感染及出血。

6. 如情况稳定,换血后 8 小时开始喂奶。

九、换血并发症

1. 血制品所致并发症 传播感染,如乙肝,巨细胞病毒感染,细菌等,输血所致的溶血样反应,移植物抗宿主反应等。

2. 心血管并发症 换血过程中偶可发生心律失常或心跳停止;血容量过多(因换入量过多或因换血致胶体渗透压改变后使组织间隙液体进入血管引起)可致心力衰竭,换血时若不慎使大量空气进入血循环,可引起空气栓塞而突然发生心跳停止。

3. 电解质失衡 如高血钾、低血糖、低血钙、低血镁、酸中毒等。

4. 与操作技术有关及插管有关的并发症 肠道缺血所致坏死性小肠炎,肠穿孔,门脉空气栓塞,肝坏死等。

5. 换血所致血液药物浓度改变等。

第三节 新生儿氧气疗法

一、氧疗法的作用

提供足够浓度的氧,以提高血氧分压和血液带氧的能力,从而保证组织的供氧,消除或减少缺氧对机体的不利影响。

二、氧疗指征

原则上,各种类型的缺氧均是氧疗的适应证。但由于缺氧发生的机制和程度不同以及氧离曲线的生理学特点,氧疗不是对各种类型的缺氧均有效。

1. 低氧血症 为主要适应证。由于机体有一定的代偿和适应机制,氧疗应限于中度以上和有临床表现的低氧血症患者。目前公认的氧疗标准是:PaO_2<8.00kPa(60mmHg),SaO_2 低于 90%,此时"S"形氧离曲线一般正处于转折部。如在 PaO_2<8.00kPa 以下的曲线陡直部分,PaO_2 稍下降则 SaO_2 大幅下降;反之增加 $FiO_2$1%,PaO_2 可上升 0.94kPa,SaO_2 可提高 10%～15%。

2. 呼吸衰竭

(1)Ⅰ型呼吸衰竭:如急性肺损伤(ARDS),早期可给予较高浓度的氧,不必担心发生 CO_2 滞留。氧疗开始 FiO_2 就可接近 40%,随后根据动脉血气分析调整 FiO_2,以使 PaO_2 迅速提高以保证适当的组织氧合而又不会引起氧中毒。理想的 PaO_2 水平为 8.00～10.7kPa(60～80mmHg)。如允许值的最高 FiO_2 仍不能使 PaO_2 达到安全水平,则应行气管插管和机械通气。

(2)Ⅱ型呼吸衰竭:即低氧伴高碳酸血症的患者,应采取控制性氧疗。此时因 CO_2 长期处于高水平,呼吸中枢失去对 CO_2 的敏感性,而呼吸仅靠主动脉弓和颈动脉窦的化学感受器对缺氧刺激的反应。吸入高浓度的氧后 PaO_2 上升,解除了缺氧对呼吸中枢的刺激作用,呼吸中枢抑制加重,出现通气降低甚至呼吸停止,必须及早采用机械通气治疗。

3. 血氧分压正常的缺氧 包括心排出量降低、贫血,CO中毒,氰化物中毒等能发生组织缺氧而没有明显低氧血症者,通常不管PaO_2是否处于需要氧疗水平,均给予氧疗。

三、给 氧 方 法

1. 鼻导管吸氧 以橡胶或乳胶导管置鼻前庭。氧流量$0.3\sim0.5L/min$。鼻导管吸氧可根据用氧公式计算氧浓度,公式如下:氧浓度=21+氧流量$(L/min)\times4$。此方法简单、价廉、方便、舒适,适应于轻度低氧血症状患儿。双侧鼻导管吸氧可使FiO_2明显升高,可适应于$PaO_2<40mmHg$患儿,但鼻腔堵塞致张口呼吸影响效果。

鼻导管吸氧一般吸入氧浓度低($FiO_2<30\%$),对于重症患者供氧不充分,与其他方式氧疗相比需要吸引的频率增加,而且鼻导管吸氧的时间越长,越可能致鼻腔出现血性分泌物。建议低出生体重儿需长时间氧疗时使用开放式装置,可能优于鼻导管。

鼻导管氧疗可致上呼吸道黏膜干燥,并引起疼痛和呼吸道分泌物黏稠,致分泌物难以咳出。建议吸氧时湿化氧气,湿化瓶的水应为无菌水且每天更换一次,湿化瓶中的水保持温热状态效果优于冷蒸馏水。

2. 面罩吸氧 新生儿一般采用开放式面罩,使用时将面罩置于口鼻前略加固定,不密闭,口罩距口鼻距离一般$0.5\sim1.0cm$。流量一般$1.0\sim1.5L/min$冲刷罩内的CO_2,吸入氧浓度可达$40\%\sim60\%$(表25-5)。

表 25-5 面罩距鼻尖 $0.5\sim6.0cm$ 时,不同氧流量时的氧浓度(%)

氧流量 L/min	0.5cm	1cm	2cm	3cm	4cm	5cm	6cm
0.5	23.8	23.6	23.4	23.2	22.3	21.6	21.6
1	80.8	75.7	69.5	59.5	45.8	36.5	32.6
2	75.2	70.0	63.7	56.2	48.4	43.4	39.6
3	76.1	68.2	59.2	51.2	46.1	40.2	37.8
4	74.1	67.2	58.5	49.2	45.8	42.6	40.5
5	68.6	63.8	54.6	48.1	45.3	42.5	40.5
6	65.6	63.3	55.0	49.7	48.8	43.3	41.4
7	67.8	63.2	55.1	50.2	49.4	44.1	41.6

此方法简单方便,可获得较大的吸氧浓度,可与雾化吸入同时进行。面罩质地柔软,更适合睡在暖箱和远红外抢救床的患儿。面罩吸氧使用的氧流量小,对患儿的寒冷刺激较头罩供氧小,也不会使湿化水滴在患儿头面部,患儿感到舒适,能得到充分的休息。面罩与口鼻有一定的距离,不需紧贴面部,不会造成二氧化碳滞留和面部皮疹。面罩吸氧有利于早产儿体位的摆放,特别是俯卧位可以改善潮气量和动态肺顺应性以及降低气道阻力来改善呼吸困难情况,有效地减少呼吸暂停的发生和提高血氧饱和度。但面罩位置不易固定,耗氧量大,也不适合睡在小床上的患儿,因其难以固定,如果紧贴面部,易造成二氧化碳潴留和吸入氧浓度过高。

3. 头罩吸氧 选择大小合适的头罩,根据患儿的体重,孕周以及缺氧程度选择合适的头罩。如果头罩太大,部分患儿头部滑出罩外而降低了氧浓度;而太小患儿颈部受压,引起气道梗阻,皮肤受损,也不利于二氧化碳排出;两者均降低实际吸入的氧浓度。目前常用头罩分大中小三型(大:直径25cm;中:直径20cm;小:直径16cm)。在与患儿大小相合适的口鼻部氧浓度如下(表25-6)。

表25-6　3种型号头罩不同氧流量时的氧浓度(%)

头 罩 规 格	2L/min	3L/min	4L/min	5L/min	6L/min
大	36.5~38.5	39.0~49.0	50.0~53.0	53.0~57.5	57.5~61.5
中	41.5~43.5	52.0~55.0	52.0~55.0	55.0~57.0	57.0~61.0
小	46.0~48.0	62.0~64.0	62.0~64.0	64.0~68.0	68.0~72.0

头 罩 规 格	7L/min	8L/min	9L/min	10L/min
大	59.5~61.5	59.5~64.5	60.0~64.5	60.1~66.0
中	60.5~65.5	60.5~65.5	61.5~65.5	61.5~67.5
小	70.5~72.0	70.5~75.5	72.0~75.5	72.0~78.0

一般入院时有缺氧症状的患儿首先选用头罩吸氧,以改善缺氧症状,也可用于撤机时的过渡用氧。头罩吸氧具有使用、固定方便的特点,改善缺氧症状较快。但其质地硬(有机玻璃),易造成皮肤受损,且头罩内细菌污染几率高。对于低出生体重儿,若采用小号头罩其氧浓度过高,在常压下吸入浓度高于50%的氧持续48~72小时是氧中毒的常见原因。理想的头罩吸氧必须将湿化气体加热至31~34℃。因有操作难度,很多医院的医疗条件有限不能普及,吸氧时寒冷的气流吹向患儿面部引起寒冷反应。头罩吸氧因呼出气体也在罩内易引起二氧化碳滞留,氧流量低于5L/min尤为明显。大于5L/min的氧流量能有效排出罩内的二氧化碳,避免患儿体内二氧化碳滞留,但太大的氧流量寒冷反应也明显,需权衡利弊。

4. 箱式吸氧　箱式吸氧适合低浓度吸氧的患儿,可以作为头罩吸氧患者停氧的过渡用氧,一般氧流量在5L/min以下。目前市售新生儿暖箱有箱内吸氧装置,可调节箱内氧浓度,在箱式吸氧中患儿经皮氧饱和度在95%以上可以逐渐降低氧流量试停吸氧。如箱式吸氧中患儿经皮氧饱和度在85%以下,可改为面罩吸氧或头罩吸氧。

箱式吸氧是头罩吸氧患者停氧的有效过渡,寒冷刺激小,没有二氧化碳滞留的危险性,氧中毒的几率小,但对有呼吸困难的患儿作用小,只适合用于暖箱中的患儿。

5. 持续气道正压(CPAP)给氧　经面罩吸氧不能解决低氧时可采用CPAP。在有自主呼吸前提下给予CPAP,可增加功能残气量,使萎陷的肺泡或渗出物堵塞的肺泡扩张,并能通过减少渗出改善肺水肿,使气体交换及氧合改善,可解决部分因分泌物堵塞肺泡及肺不张所致的低氧及通气障碍患儿。CPAP对没有严重二氧化碳滞留的低氧血症患儿有较好效果,可用于新生儿肺透明膜病、肺不张、肺水肿、出血等,还可用于早产儿特发性呼吸暂停。CPAP可经鼻塞或气管插管进行,可用简易的水封瓶与加温湿化器连接鼻塞达到一定的正压给氧,亦可与呼吸机相连正压给氧。近年来市场推出婴儿无创流量系统,采用Coanda效应,吸气相由Venturi现象以预置气流带入外界空气,混合后吸入,呼气相与供气气流方向相反在低阻情况下行CPAP。压力稳定,效果好,尤其用于肺表面活性物质应用后的肺透明膜病患儿效果良好。应用简易CPAP必须避免吸入纯氧,推荐配有空气压缩供气系统,通过调节入氧流量与空气流量的比例,随时调整合适的吸入氧浓度。

CPAP 氧疗时推荐的初始正压为 $0.39\sim0.59kPa$，流量为 $8\sim10L/min$。压力过高到达 $0.79\sim0.98kPa$ 时会导致静脉回流减少，以至于减少心排血量及造成二氧化碳潴留，还有产生气胸的危险，过高压力同时可传递至肺血管床使肺血管阻力上升。当肺顺应性改善时必须及时降低 CPAP 压力，每次上升及下降 CPAP 之压力一般为 $0.098\sim0.196kPa$，下降过快肺会重新萎陷。用 CPAP 氧疗时常导致腹胀，应常规放置胃管并需置胃管于开放状态。

6. 机械通气　适应证：①呼吸完全停止；②反复呼吸暂停、重症肺透明膜病等呼吸系统疾病经 CPAP 治疗无效；③严重呼吸性酸中毒，$PaCO_2>70mmHg$；④低氧血症，经改善通气并吸入 100% 氧气而氧分压仍低于 $50mmHg$；⑤开胸术后，经气管插管应用人工呼吸机维持氧供。根据原发病采取不同的呼吸方式及呼吸参数。

四、氧疗的监测方法

1. 临床目标　临床目标为发绀消失，面色好转，患儿由烦躁转入安静，心率减慢，呼吸情况改善，但呼吸情况完全改善取决于病因的治疗结果。

2. 血气分析　血气分析是创伤性监护 PaO_2 的方法，必须强调，只有取动脉血标本测血气，才能正确分析新生儿的氧合状况，监测 PaO_2 是唯一能避免高氧血症和减少早产儿视网膜危险的方法。取动脉血可以透过侵入性动脉导管（脐动脉、周围动脉）和外周动脉穿刺方法。用动脉化毛细血管血标本测血气，其血氧分压是不可信的，不能发现高氧血症，不能用于氧疗的新生儿监护。在呼吸系统疾病急性期，血气分析必须每 $4\sim6$ 小时测定一次，在急性期过后，用氧浓度下降至较低水平时可延长间隔时间。

氧疗的早产儿，在多数情况下应维持在 PaO_2 在 $6.67\sim9.33kPa（50\sim70mmHg）$；有持续肺动脉高压（PPHN）倾向的患儿，应维持 PaO_2 在 $10.70\sim13.30kPa（80\sim100mmHg）$。对于那些病情很重，机械通气需要较高吸气峰压的患儿，可以维持 PaO_2 在 $6.00\sim6.67kPa（45\sim50mmHg）$水平。但先决条件是，血细胞比容不小于 0.45，循环功能良好，而且无代谢性酸中毒发生。

(1) 脐动脉导管取血分析：适用于有严重呼吸困难，需要机械通气的新生儿。其优点是在出生后 $4\sim5$ 天内放置比较容易，取血方便，取血时对患儿干扰小，因而反应的血气较为稳定和准确。其缺点是可能产生以下严重的并发症：①血管痉挛：表现为一侧下肢肤色变白。对脐动脉导管插管的患儿，应注意下肢血流灌注情况，不要穿袜子，特别注意足趾血液循环状况。在一侧肢体出现缺血表现时，可热敷患肢，若短时间内肢体缺血不能改善，需拔除导管。②血栓形成、栓塞：根据不同部位可表现为足趾发绀，肾血管栓塞导致肾性高血压，肠坏死、腹膜炎等腹腔脏器损害。一般主张导管置于第三腰椎体下缘。③出血：导管插入部位要敞开以便于观察。④感染：出现感染症状，对治疗无快速反应时需拔除导管，导管留置时间愈短愈好，一般最长一周。

(2) 周围动脉导管取血分析：即经皮穿刺桡动脉、胫前动脉或足背动脉埋置短管，目前已被广泛应用。其优点是取血容易，取血时不干扰患儿；所反映的血气稳定；可持续监测动脉血压；埋管不受日龄限制；使用时间可维持 $2\sim7$ 天。

(3) 外周动脉间断穿刺取血分析：在未放置动脉导管的情况下可以使用。可经皮穿刺桡动脉、胫前动脉、颞动脉或足背动脉，供穿刺的部位不多，每一部位不能多次使用。穿刺时患儿处于不稳定状态，对测定结果有影响，所测得的 PaO_2 值结果往往低于实际 PaO_2。因而不

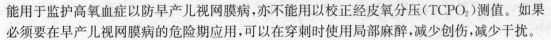

能用于监护高氧血症以防早产儿视网膜病,亦不能用以校正经皮氧分压(TCPO$_2$)测值。如果必须要在早产儿视网膜病的危险期应用,可以在穿刺时使用局部麻醉,减少创伤,减少干扰。

3. 经皮氧分压监护(TCPO$_2$) TCPO$_2$为非创伤性监护,仪器并不直接测量PaO$_2$,而是通过传感器(皮肤电极)测量皮肤表面的氧分压。TCPO$_2$监护的缺点是:使用前需校正,皮肤往往有一度烧伤,需每4小时更换粘贴部位。多种因素影响TCPO$_2$的测定值,如体温升高、血管扩张时TCPO$_2$值高于PaO$_2$;如在低血压、低体温、皮肤灌注差时,TCPO$_2$值低于PaO$_2$。在氧疗期间若用TCPO$_2$持续监护,需要每日定时取动脉血测PaO$_2$加以校正。

在危重新生儿监护氧疗最好的方法是用TCPO$_2$持续监护,同时置动脉导管,定时取血测PaO$_2$以校正。目前认为仅用TCPO$_2$监护作为防止早产儿视网膜病的手段是不安全的。近年来,脉搏氧饱和度仪的问世,TCPO$_2$监护已较少应用。

4. 经皮氧饱和度(SpO$_2$)监护 SpO$_2$监测为非创伤性监护。其原理是还原血红蛋白(Hb)和氧合血红蛋白(HbO$_2$)对660nm和940nm波长的红光吸收量不同,用分光光度法测定红光吸收量与红外光吸收量的比值测出Hb的氧饱和度。SpO$_2$探测器有不同的型号,需要选择大小合适的探测器。探头粘贴部位:手指,足趾,耳垂,小的早产儿也可在贴手或足部。放置时要注意发光二极管要放在光接受器对侧成一直线。测量部位活动会影响结果,亦受外界光线影响(如光疗),要用不透光物品遮盖探测器。皮肤灌注不良,低血压时妨碍测量。

(1) SpO$_2$的优点:非创伤性,使用方便不需校正;反应时间快,可以持续记录;不需加热,无烧伤危险,不受皮肤厚度的影响;诊断低氧血症很敏感。适用于新生儿、早产儿产房复苏,转运途中。收入NICU初始稳定阶段和足月新生儿机械通气治疗过程中,用SpO$_2$指导吸氧浓度调节可以减少血气分析次数。在顽固性低氧血症的新生儿,用SpO$_2$探测器分别绕于动脉导管前(如右手指)和动脉导管后(如足趾)部位,有助于对新生儿持续肺动脉高压和青紫型先天性心脏病作出快速鉴别诊断。

(2) SpO$_2$的缺点:SpO$_2$只估算动脉血中两种形式的Hb,当血中碳氧血红蛋白和高铁血红蛋白增高时,将影响测定值,SpO$_2$读数偏高。由于氧离曲线的特性,在曲线的平坦段(上段),氧饱和度微小的改变,氧分压发生很大的变化。当SpO$_2$在95%时,PaO$_2$可以处于高氧血症水平,当SpO$_2$为92%时,其相应的PaO$_2$可在5.3～13.0kPa之间,若有其他因素如灌注不良、贫血、水肿的影响,偏差将会更大。目前认为仅用SpO$_2$监测作为防止早产儿视网膜病的手段并不十分安全和可行。

五、氧疗对生存质量和医疗质量的影响

1. 氧疗与婴幼儿生长发育的关系 最近澳大利亚完成一个临床实验,目的是论证氧疗是否促进婴儿生长或促进胎龄<30周的早产儿的发育。选择婴儿达到胎龄32周仍需吸氧者,随机分成两组。调节用氧量,使其氧饱和度分别保持在91%～94%和95%～98%,直到不再需要吸氧。实验结果没有证据表明吸氧越多效果越好。但可以肯定在胎龄36周时仍需吸氧者以高氧饱和度组为多,占64%,而对照组为46%。另外一个研究也提示:对一个月龄以上的婴儿给氧以避免亚临床低氧血症(SaO$_2$<92%)的发生,对婴儿后期的生长发育没有促进作用。目前尚没有证据表明一个月龄以上的早产儿轻度氧饱和度下降会对人体产生损伤。

2. 氧疗与早产儿或低出生体重儿发病率及病死率的关系 临床研究发现,限制性氧疗可明显降低早产儿视网膜病的发生率和严重程度,且不增加病死率。非限制性氧疗有潜在的

危害,且没有明显的好处。目前有关维持早产儿或低体重儿正常血氧水平的合理范围域值仍不清楚。

3. 氧浓度与复苏的关系　动物实验表明,如呼吸系统正常,仅 15%～18% 的氧浓度就能成功复苏,采用纯氧对复苏无益处。一项新生儿复苏研究表明用空气进行复苏完全有效。因此,世界卫生组织规定,如果新生儿复苏时条件有限,用空气进行复苏也有效。

4. 氧疗对人体的远期影响　瑞典一项含有 652 个病例的研究报告表明,使用纯氧复苏能增加儿童期发生淋巴细胞白血病的危险性。但另一项研究将 12 个极低体重儿暴露于氧丰富的环境中,在其第一天,第 8 天和第 16 天时检测淋巴细胞的染色体,均未发现细胞变异的增加。此研究显示新生儿暴露于氧丰富环境中不可能引起潜在染色体损伤。氧疗对人体的远期影响仍不清楚。

六、氧中毒机制及其危害

低氧血症是危重新生儿常见的临床表现,是导致新生儿死亡的重要原因。氧疗是不可缺少的抢救措施。但氧气属于"气体药物",也有不良反应。新生儿氧疗可发生许多并发症,尤其是长时间吸入高浓度氧易产生氧损伤,早产儿更易发生氧损伤,应引起高度重视。

1. 氧中毒的机制　氧本身无害,但其浓度只要高于空气中的氧含量(空气含氧 20.9%)就会对机体产生毒性作用。目前有关氧中毒的发生机制有几种假说:氧自由基学说、酶抑制学说、氨基酸递质失衡学说、促炎介质和抗炎介质失衡学说等。氧中毒主要损伤的器官是肺、脑、眼。机体长时间暴露于高氧环境下,可产生大量的氧自由基,氧自由基可以破坏一些重要的酶分子中的巯基(-SH)或色氨酸残基而使酶失活。在正常情况下,不必顾虑氧自由基的危害,因为机体具有对氧自由基的清除能力。只有当长时间吸入高浓度(80%～100%)氧或接受高压力(1～2 个大气压)氧治疗时,体内产生的氧自由基超过本身解毒能力时才发生氧中毒,引起机体不良的氧化反应。它可氧化组织的蛋白质、脂肪,损伤细胞膜,产生血管内皮细胞损伤后,血管通透性增加,大分子物质漏出,导致间质水肿。

2. 氧疗对组织细胞的损伤机制　在高浓度氧的作用下,尤其是缺氧后吸入高浓度氧,组织细胞产生大量氧自由基,如超氧阴离子(O_2^-),过氧化氢(H_2O_2),羟自由基(HO^-)等。正常情况下机体可不断清除氧自由基,在新生儿清除氧自由基的能力比较差,氧自由基与细胞的多聚不饱和脂肪酸发生反应,形成脂质过氧化物,破坏细胞结构,抑制细胞多种酶系统,破坏蛋白质和核酸结构,导致细胞死亡。氧中毒时促炎细胞因子水平显著增高,而抗炎细胞因子变化不明显,造成过度的炎症反应。现已知道正常的炎症反应可防止组织损伤扩大,促进组织修复,对机体有益。过度炎症反应可导致炎症失控,免疫功能紊乱,加重组织损伤。氧损伤导致细胞死亡有多种方式,既有凋亡途径,也有非凋亡方式,其机制非常复杂。

3. 氧疗对肺损伤机制　各种呼吸系统疾病是导致新生儿低氧血症的常见病因,常需要长时间吸氧。肺是氧损伤的重要靶器官,长时间吸入高浓度氧可发生肺损伤,分为急性肺损伤和慢性肺损伤。

急性肺损伤主要是因为短时间内吸入高浓度氧所致。急性肺损伤时发生大量炎症细胞浸润,释放细胞因子,导致肺损伤。主要病理表现为肺水肿,肺出血和炎症细胞浸润。电镜下改变主要是毛细血管基底膜变薄,内皮细胞空泡变性和线粒体肿胀。病情轻者临床表现不明显,常被原发病所掩盖,严重者临床表现为急性呼吸窘迫综合征(ARDS)。

慢性肺损伤在新生儿主要表现为慢性肺部疾病(chronic lung disease,CLD),为新生儿出生不久需机械通气和高浓度氧治疗后,在生存 28 天后仍依赖吸氧,并有肺功能异常。20 世纪 90 年代以来,由于机械通气和肺表面活性物质的普遍应用及早产儿管理技术的提高,早产儿存活率大大提高,CLD 发生率也有增加趋势。在早产儿呼吸窘迫综合征(NRDS)存活者中,CLD 发生率达 20%～30%。

CLD 主要发生在早产儿。早产儿肺间质和肺泡分化不全,易发生纤维化。早产儿肺的抗氧化能力、清除氧自由基的功能和抗蛋白酶能力均明显不足。CLD 的发病是在肺发育未成熟的基础上,先发生原发性肺损伤,如 NRDS,感染性肺炎和吸入性肺炎等。因为需要吸氧和机械通气再发生容量伤、气压伤和高氧损伤,最终发生 CLD。整个过程非常复杂,有许多环节尚未清楚。

早产儿对氧非常敏感,极易发生氧中毒。与宫内低氧环境比较,空气氧的浓度也过高。极低出生体重儿,即使吸入室内空气也有可能发生氧中毒。氧中毒可直接损伤肺泡上皮细胞和毛细血管内皮细胞,使肺泡毛细血管通透性高,加重渗出。吸入高浓度氧可使肺泡气体交换膜增厚,气体交换变得困难,又需要吸更高浓度的氧,因而形成恶性循环。此外氧中毒更重要的后果是引发一系列的炎症反应。研究显示,炎症损伤是发生 CLD 的关键环节,氧中毒是通过急性损伤起作用,最终导致肺泡纤维化。

4. 氧疗致早产儿视网膜病的机制　ROP 真正的发病机制尚未阐明。目前研究认为根本的原因是早产儿视网膜发育未成熟,在吸氧等外因作用下,视网膜血管增生导致 ROP。研究表明新生血管形成在 ROP 的发病中起主导作用。早产儿在吸氧、贫血、感染等作用下,视网膜血管向周边部伸延、发育成熟的过程受阻;视网膜血管发生充血水肿,严重者血管闭塞,视网膜组织缺氧。缺氧导致一系列血管生长因子分泌与调控失衡,促使新生血管大量生成,导致 ROP。

5. 氧疗对神经系统的损伤机制　由于脑组织代谢旺盛,耗氧量大,在高氧下而产生过多的氧自由基可以破坏一些酶分子中的巯基(-SH)。脑组织的神经元中的谷氨酸脱羧酶有大量的巯基(-SH),这些-SH 是其发挥活性所必需的基团。氧自由基抑制其活性,导致脑内的 γ-氨基丁酸含量降低。γ-氨基丁酸的减少,引起兴奋/抑制性递质平衡失调,进而促进氧惊厥的发生。脑组织含有丰富的不饱和脂肪酸,易被氧化。神经细胞含有大量的溶酶体,溶酶体被氧自由基破坏后导致细胞死亡,因此中枢神经系统易发生氧损伤。

由于血脑屏障和脑血流的自动调节作用及脑组织利用氧的速度快,常压氧不易导致神经细胞损伤,但常压氧可导致脑血管损伤。在高压氧下,氧在血中的溶解速度显著加快,弥散到脑组织的氧大大增加,故在高压氧下神经细胞最易受损伤。高压氧引起选择性神经元死亡,常累及视前区,黑质和白质等。

新生儿氧疗,神经系统不良反应的临床表现主要为颅内压增高、惊厥和昏迷,严重者留有后遗症。

七、氧疗副作用的预防

1. 严格掌握氧疗指征　氧疗是抢救危害新生儿的必要措施,但也要严格掌握氧疗指征。要仔细观察病情变化和血氧饱和度监测情况,只要血氧饱和度在正常范围内,就应避免不必要的吸氧。

2. 严格掌握吸氧浓度和时间　氧疗不良反应与吸入氧浓度和持续时间密切相关,要以尽可能低的吸入氧浓度维持正常的血氧饱和度。新生儿血氧饱和度维持在 80.5%～95% 即可,不必超过 95%。要在血氧饱和度监测仪设置上限(>95%)报警。要通过仔细的临床观察和必要检查,准确评估病情,及时果断撤离氧疗,避免长时间吸氧。

3. 积极治疗原发病　采取综合治疗方法,积极治疗原发病和一些并发症,尽快使病情恢复,缩短氧疗时间。

第四节　几种穿刺技术

一、脐静脉插管术

(一) 适应证

1. 产房复苏或急症患儿,如周围静脉穿刺失败,可利用此途径给药和输液。

2. 严重休克需监测中心静脉压者。

3. 交换输血。

(二) 器具

脐血管插管(体重<1500g 用 3.5Fr,≥1500g 用 5.0Fr)、钝针头(连接脐血管插管与三通开关用)、三通开关、5ml 注射器、眼科镊、弯头镊、有齿钳 2 个、细绳(结扎脐带用)、剪刀、外科刀、无菌巾、缝合针、丝线、持针器、肝素生理盐水、输液泵、消毒用品、压舌板、胶布、绷带。

(三) 操作步骤

1. 在手术室或事先打扫消毒的无菌区,将患儿置于辐射保温台上,仰卧,手脚固定,术者须洗手消毒至肘关节以上,穿手术衣、帽、口罩、手套,严格遵守无菌操作原则。

2. 术者测量患儿肩(锁骨外侧端上缘)至脐的距离,据此确定插管深度,高位应插到膈肌上第 8 至第 10 胸椎之间的水平,低位应插到第 4 至第 5 腰椎之间的水平。

3. 脐部及周围严格消毒,脐周铺以无菌巾。

4. 在脐根部皮肤上缘系一小绳(防止出血用)。用剪刀在距脐根部约 1cm 处整齐地切断脐带,可见两条脐动脉位于切面的"4 点钟"和"8 点钟"处,脐静脉位于脐带切面的"11 点钟"至"1 点钟"处,为 3 条脐血管中最大者,蓝色、扁形、壁薄、腔大。插管前应将腔内小血块除净。

5. 将脐血管插管尾端接上钝头针以减少死腔,再与三通开关以及盛有肝素生理盐水的注射器相连。将肝素生理盐水充满插管系统,不得有任何气泡。

6. 将插管插入脐静脉,一进腹壁,与水平面呈 60° 向头侧推进。助手将脐带向尾侧牵拉有助插入。当管前端进到门静脉窦时可遇到阻力,可将插管退出 1~2cm 再行推进,一般即可通过静脉导管进入下腔静脉。

7. 如作交换输血,插管推进到有血顺利回抽即可。如作中心静脉压监测或给药输液,应将管前端插到膈肌上 1cm 处。可根据体重确定插入深度,见表 25-7。

表 25-7　不同体重导管插入深度

体重(g)	插入深度(cm)	体重(g)	插入深度(cm)
<1000	6	~2500	9
<1500	7	>2500	10~12
~2000	8		

8. X 线定位　在插管位置未明确前，只能输入等渗液，如已进入下腔静脉，可输入高渗液。

9. 固定　在脐带切面作荷包缝合并将线绕插管数圈后系牢，胶布粘成桥状以固定插管。

10. 如患儿日龄大于 4～5 日，插管有困难时，可作脐静脉切开。在脐窝上方 1cm 处作一弧形切口，切开皮下组织，再切开腹直肌鞘，将腹直肌从中线推向两侧，暴露脐静脉，将其与脐尿管分离后，套上两个结扎线圈，在其间作一小切口，将脐血管插管插入到预定深度，将近端结扎线圈系牢，远端线圈可用以固定插管。皮肤切口缝合 1～2 针。

11. 如患儿病情好转，不再需要保留插管，或出现与插管有关的并发症时，应尽早拔管。拔管时应细心，防止出血，可加压包扎，必要时作荷包缝合。

12. 插管过程中和插管后，应密切观察以下可能发生的并发症：误插在门静脉沟处、穿破肝实质、门静脉高压、肝细胞坏死（多由注入药物引起）、呼吸暂停、心室纤颤、心脏停搏（此并发症多由于插管过深进入心腔所致）、食管充血、血栓形成及栓塞、空气栓塞、感染、败血症等。

二、耻骨上膀胱穿刺术

(一) 适应证

怀疑患儿有泌尿道感染或败血症时，可用本术获取清洁尿标本送培养。

(二) 器具

消毒小弯盘 1 个，10ml 注射器 1 个，7 号针头 2 个，常规消毒用品。

(三) 操作步骤

1. 在喂奶或糖水 1 小时后而患儿未排尿时进行。取仰卧位。

2. 摸清耻骨联合部位，局部先用肥皂水洗净，常规消毒局部皮肤。

3. 注射器套上针头，在耻骨联合上缘正中，取与垂直线呈 10°～20°指向尾骨方向进针，早产儿进针约 1～2cm，足月儿 2～3cm，勿刺入过深，刺入膀胱后有落空感。

4. 抽取尿液，注入培养瓶。

5. 拔针后局部消毒，小纱布块覆盖，粘以胶布。

三、侧脑室穿刺术

(一) 适应证

1. 证实脑室内出血。

2. 化脓性脑膜炎时，脑室内注入抗生素。

3. 确诊脑室系统是否通畅。

4. 脑积水时放液。

5. 空气造影。

(二) 器具

穿刺针、常规消毒用品、纱布块、胶布条。

(三) 操作步骤

1. 剃去患儿前囟及附近毛发，局部皮肤严格消毒。患儿仰卧，消毒区周围铺以无菌巾。

2. 术者洗手后，戴消毒口罩、手套，立于患儿头侧，左手固定患儿头部，右手持针在前囟侧角刺入，脑积水时，可在前囟侧角与中线连线之中点刺入，针头穿过头皮及骨膜后，微向前内指向对侧眼内眦方向前进。针身不能摆动或转动方向,以免损伤脑实质。

3. 进针时每前进1cm,取出针芯,观察有无液体流出。一般足月儿刺入4～5cm即达侧脑室,勿再深刺。进针深度依体重而异:体重1000g,进针深度2～3cm;1500g,3～4cm;2500g,4～5cm。

4. 若未穿刺成功,应插上针芯,将针循原进针轨迹拔至头盖骨下,再行穿刺。切忌针身在脑实质内调动方向搜寻侧脑室。若2次穿刺未成功,应换人或请求指导。

5. 穿刺成功后插上针芯,缓慢循原进针轨迹退出,局部消毒,盖以纱布,必要时加压包扎。

6. 术后略垫高头部,注意观察,监护生命征。

四、桡动脉穿刺

(一) 适应证

如脐动脉插管不可能时,可用本术代替以监测血气或血压。监测血气以选用右侧桡动脉为佳,因系动脉导管前血液。本穿刺不得作为给药、输液或其他用途。

(二) 器具

6号针头或头皮针、1ml注射器(先肝素化)、22FG或23FG留置导管、三通开关、肝素生理盐水(1U/ml)、输液泵、常规消毒用品。

(三) 操作步骤

1. 在患儿腕部下方垫一棉垫使伸仰约45°,触摸桡动脉最大搏动点定位。如准备插入导管,应先确定尺动脉有无足够的血液灌注整个手掌,可先按压桡动脉和尺动脉,阻断其血流,此时手掌变白,放松尺动脉仍压住桡动脉,如整个手掌变红,方能插管。

2. 局部皮肤消毒后,以消毒的手指定位,或用一强光源从侧面投照穿刺区,看到桡动脉后,右手持针,在腕横纹附近与桡动脉平行方向与水平面呈30°～45°刺入,有时需微用力先将桡动脉刺穿,再边退边吸,至针筒内有搏动血出现,表明针头已在血管内。

3. 取血后按压5分钟,局部消毒。必要时可重复穿刺。

4. 如需频繁或多次采血,可用留置套管针穿刺,穿入桡动脉后取出针芯,将套管在血管内推进1cm,通过三通开关与一注射器及输液瓶的管道相接。用微量泵将含肝素1～5U/ml的生理盐水按0.5ml/h的速度滴注,以保持管道通畅。

5. 局部用胶布固定,再用胶布绕腕固定。前臂可用托板包扎固定,但手指应暴露。应密切观察,严防松脱和出血。

6. 采血时用乙醇消毒三通开关接头。先用肝素化的2ml注射器抽血1～2ml,再用肝素化的1ml注射器采血送检。先抽出的血注回体内。只要导管通畅,可保留1周之久。

7. 拔管后,压迫穿刺部位至少5分钟,加压包扎。严密观察,防止出血。

第五节　光照疗法

光照疗法是一种降低血清未结合胆红素的简单易行的方法。1958年Cremer等首次报道黄疸新生儿暴露在日光或人工光线下,能使未结合胆红素降低。但这一发现并未引起重视,直到1968年Lucey对早产儿进行了临床对照试验,证实了它的疗效且无严重副作用,以后开始普遍使用。

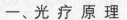

一、光 疗 原 理

胆红素能吸收光线,以波长 450～460nm 的光线最强,由于蓝光的波长主峰在 425～475nm 之间,故有人认为是人工照射的最好光源。而今 Vecchi 等认为波长超过 500nm(绿光)时仍十分有效。绿光波长主峰在 510～530nm 之间,故也有人认为绿光有一定作用。光照对未结合胆红素比对结合胆红素的作用大 2～3 倍。未结合胆红素在光的作用下发生变化,可使未结合胆红素ⅨaZ 型转化为异构ⅨaE 型,这些异构体属水溶性,可经胆汁排泄到肠腔或从尿内排出,从而使血清胆红素浓度降低。近来又发现胆红素比 E 型更易溶于水,且不再回逆至 Z 型。光疗的作用部位在皮肤的浅层组织,因此光疗后皮肤黄疸的减轻并不表示血液中胆红素的相应下降,必要时需抽血检查。

二、光 疗 指 征

各种原因所致的高未结合胆红素血症均可进行光疗,光疗除应根据监测的胆红素浓度外还要注意黄疸出现的时间及临床情况。光疗参考指征如下(表 25-8、表 25-9)

表 25-8　健康足月儿光疗血清总胆红素水平 μmol/L(mg/dl)

时 龄(h)	24～48	48～72	>72
总胆红素 μmol/L(mg/dl)	≥256.5(15)	≥307.8(18)	≥342(20)

表 25-9　早产儿光疗血清总胆红素水平 μmol/L(mg/dl)

体　重	健 康 儿		有高危因素儿	
	μmol/L	mg/dl	μmol/L	mg/dl
<1 000g	85.5～119.7	5～7	68.4～102.6	4～6
1 001～1 500g	119.7～171	7～10	102.6～136.8	6～8
1 501～2 000g	171～205.2	10～13	136.8～171	8～10
2 001～2 500g	205.2～256.5	12～15	171～205.2	10～12
>2 500g	256.5～307.8	15～18	205.2～256.5	12～15

考虑到早产儿的血脑屏障功能相对不完善,胆红素易造成神经系统损伤,治疗应更积极。高危新生儿有窒息、呼吸窘迫综合征、酸中毒、低蛋白血症等均可放宽光疗指征。

患有溶血病的新生儿出生时或换血后可进行光疗,以防止胆红素的升高。光疗不能替代换血疗法,但在一定程度上可减少换血次数。

三、光 疗 方 法

1. 单面光疗法(简称单光)　用 20W 或 40W 蓝色或绿色荧光灯 6～8 支,呈弧形排列于上方,灯管间距约 2.5cm,灯管距患儿正面皮肤 35cm 左右,患儿裸体睡于中央。天冷可睡于暖箱内照光。天热可睡于四面通风的暖箱内或木床上进行光疗。患儿周围温度应控制在 30℃左右,暴露面积尽量要大。

2. 双面光疗(简称双光)　婴儿要位于上下光源当中,距离为 25～35cm。目前一般均采用双光,因其疗效好。对于下列情况亦可采用单光:①早产儿皮下脂肪少者(因受压皮肤易有破损);②脊椎后突畸形者;③特别好动者(皮肤易磨损)。

3. 冷光源光疗 另一种婴儿蓝光床,由蓝光辐射系统、柔软床垫、婴儿睡袋组成。光疗时只需将婴儿放入睡袋不必戴上眼罩。其特点为灯管不产热,不必额外补充液体,可以在母婴同室光疗。

4. 毯式光纤治疗仪 由一条长4英尺的纤维光缆的光垫及一个可移动的主机组成,光垫可直接贴于婴儿躯干,外包衣服。其优点:不妨碍喂养和护理,使用方便。

四、光疗照射时间和剂量

光疗总瓦数为200～400W,分连续或间断照射,后者照6～12小时后停止2～4小时再照,也有照8～12小时后停16或12小时,不论何法,应视病情而定,若为Rh溶血病或黄疸较重的ABO溶血病则照光时间较长,一般要48～72小时。而一般高胆红素血症,大多数只需24～48小时即可获得满意效果。有的研究认为连续或间断照射疗效相同,后者可减少副作用。

五、光疗的疗效

影响光疗的疗效与下列因素有关:

1. 增加皮肤暴露面积可提高疗效 因为光疗是通过体表接受光疗的照射而使体表组织间隙的胆红素得到光分解,从而降低胆红素。所以必须尽可能暴露小儿皮肤,使之与蓝光(绿光)有较大接触面积。因此,①光疗时四肢舒展的姿势效果较蜷缩者为高;②小儿洗澡后不要扑粉;③尿布面积要小。单光时要每隔2～4小时翻身一次,使背部皮肤能轮流照射。为增加侧面的照射强度,可在一侧加装蓝光(绿光)一只。若使用双光则不必翻身。

2. 器材及光源安装 光源有许多种(表25-10)其中以特殊蓝光最常用,有人认为蓝光加绿光疗效最佳。

表 25-10 光疗时所用的荧光灯的光谱发射特征

灯 的 类 型	波长范围(nm)	主 峰 位 置
日 光	380～700	550～600
冷白光	380～700	550～600
蓝 光	335～600	425～475
特殊蓝光	420～480	420～480

白光之所以有效,是因为白光含有一定比例的各种色谱,而其能降低胆红素主要是白光中的蓝光波段起作用,但这段蓝光波峰较低,疗效较差。至于蓝光的强度,与其总功率有关。近年发现绿光也有很好的疗效(白光的疗效也有绿光的作用),可见光穿入皮肤的深度是随着波长增加而增加,所以波长大于500nm的光在人体更为有效。这也是绿光疗效较满意的原因。

3. 灯管与小儿的距离与疗效亦有一定关系 经测定在上方为8只20W的荧光灯中,玻璃板距上方灯管45cm时,其强度为250英尺烛光,距40cm时为320英尺烛光,缩短5cm即增加70英尺烛光。但距离太近可影响护理操作,且小儿易发热及脱水,所以上方灯管与玻璃板之间以 40cm 左右为好。但在双光中,下方灯管与玻璃板之距离可以缩短到 20～25cm。在光源上方或下方装有反光设备(如白漆,银白色铅皮等)可以增加光源的强度,裂隙式荧光灯(特制),反光性较强。在光疗装置四周若围以白布(至少三面)则可使 320 英尺烛光的量度提高到 425 英尺烛光左右。光疗安装呈一弧度,使光源以垂直或接近垂直方式照射到患儿皮肤,因垂直光是最短距离。

4. 灯管的寿命与疗效　蓝色荧光灯照射强度的衰减比白色荧光灯快。有人认为使用 200 小时后需调换新灯管,也有人认为可使用到 2 000 小时。上海国际和平妇幼保健院观察,灯管使用不满负荷 454 小时的单光,每照射 24 小时,总胆红素可下降 70.45μmol/L(4.122mg/dl),再继续使用 312 小时,每照射 24 小时,总胆红素可下降 59.17μmol/L(3.46mg/dl),光疗疗效降低 16% 左右。

5. 其他　患儿是否便秘亦影响疗效,因光疗后形成 IXaE,经胆道排泄入肠道后,如不及时排出,又可转化成 IXaZ,并经肠壁吸收,不利于血清胆红素下降。皮肤受光照射的面积越大,疗效越好。选择合适的光源,注意光源与婴儿之间的距离。光疗的效果是肯定的,一般光疗后血清胆红素可下降 51.3～85.5μmol/L。在溶血病进展快的阶段,光疗不能阻止溶血,总胆红素可能仍较高,切勿误认为无效。

六、光疗副作用

目前认为光疗相当安全,虽有副作用,但一般并无危险。

1. 发热　用灯管光疗会产生发热,体温常达 38～39℃,亦有在 39℃以上者。这是由于荧光灯的热能所致。天热更易产生此种现象,故在设计光疗装置时应考虑到光疗装置的通风问题。相反在冬季或有些低出生体重儿,光疗时由于保暖不够,可引起体温偏低。

2. 腹泻　亦常见,大便稀薄呈绿色,每日约 4～5 次,最早于光疗 3～4 小时即可出现。但光疗结束后不久即停止,其主要原因是光疗分解产物经肠道排出时,刺激肠壁引起肠蠕动增加。稀便可使体液减少,应注意适量补充水分。

3. 皮疹　有时会出现斑点皮疹,有时为瘀点,可持续到光疗结束,这在血清胆红素高的情况下经常见到,常分布于面部、下肢、躯干、消退后不留痕迹,可能与光照血小板减少有关。绿光光疗时皮肤瘀点较蓝光少见。

4. 核黄素缺乏与溶血　光疗超过 24 小时,可以造成机体内核黄素缺乏。核黄素吸收高峰在 450nm,这正是蓝光对胆红素起作用的最大光谱。因此胆红素与核黄素同时分解,造成核黄素缺乏。由于核黄素水平降低,影响了黄素腺嘌呤二核苷酸(FAD)的合成,导致红细胞谷胱甘肽还原酶(GR)活性降低(GR 是以 FAD 为辅酶的黄素蛋白酶)可使溶血加重。建议光疗同时和光疗后短期补充核黄素可防止继发于红细胞 GR 活性降低所致的溶血。剂量为核黄素 5mg,每日三次,直至光疗结束,改为每日 1 次,连服 3 日。

5. 青铜症　当血清结合胆红素高于 68.4μmol/L(4mg/dl)且血清谷丙转氨酶、碱性磷酸酶升高时,光疗后可使皮肤呈青铜色,应停止光疗。青铜症可能时由于胆汁淤积,照光后阻止了胆管对胆红素光氧化产物的排泄。光疗并不损害肝功能,青铜症在光疗前就有肝功能障碍。当光疗停止后,青铜症可以逐渐消退,但时间较长。

6. 低血钙　光疗可引起低血钙的发生,但一般并无临床症状,只要使用钙剂(口服或静脉给药)或者停止光疗,低钙一般可以得到恢复,值得注意的是低钙严重者可以引起呼吸暂停、抽搐、青紫甚至危及生命。光源中所含的紫外线通过新生儿皮肤产生大量的维生素 D,使钙沉着于骨导致血清游离钙降低。

7. 贫血 母婴血型不合溶血病照光后可能继续有贫血现象,是因抗体的继续存在。亦有报道,光疗可使 G-6-PD 缺陷患儿贫血加重,这可能是光疗时核黄素被氧化,使红细胞内核黄素水平降低,从而使辅酶Ⅱ的产生受抑制,导致 G-6-PD 及谷胱甘肽还原酶活性减低加重溶血。

8. 其他 对多组经光疗的小儿随访结果表明对生长发育并无不良影响。Dolron 等人对受了 500 英尺烛光共 42 小时以上的光疗儿,在 4 岁时进行视网膜电位图和暗适应检查,视力、眼底及神经系统检查,结果均未发现异常。但由于强的光线照射,可能对眼有一定危害(充血、角膜溃疡等),故光疗时必须用黑纸或者黑布保护眼,只要做好保护,并无影响。有人证明光疗可使红细胞膜引起光敏感氧化性损伤,从而使溶血加重。Blackburn 等通过试管研究证实光对红细胞的溶血作用可因血中加入胆红素而增强。有人研究认为光疗后部分患儿外周血淋巴细胞姐妹染色单体交换(SCE)率增高,说明已有 DNA 损伤,可使染色体断裂,也有报道连续较长时间光照中,会使体内过氧化物增加,对机体有损害。

七、光疗的护理

光疗的护理工作很重要,其工作好坏可影响疗效,普通灯管式光疗设备使用时应注意,检查灯管是否全亮,不亮应及时调换,有灰尘时应先擦去。室温低要预热,待灯下温度在 30℃ 左右时才放患儿入内。为此可先开全部荧光灯,再在灯之四周围上白布,既保暖又反光。照光前,一般先洗澡,可清洁皮肤,减少感染,洗澡后不应扑粉,以免阻碍光线照射皮肤。剪短指甲,防止因哭吵而两手舞动,抓破皮肤。用白色或黑色、稍硬、不透光纸片或布遮盖两眼。患儿应裸体放于床中央,以获得最佳照射位置。若患儿烦躁、移动体位,巡回时应予纠正。保持玻璃床板透明度,如患儿呕吐、流泪、出汗、大小便等污染应及时清除,以免影响疗效。光疗下之室温应保持在30℃ 左右,巡回时注意纠正。每 4 小时测体温一次,一般超过 38℃ 作降温处理。喂养可在光疗时进行,由于光疗下的小儿易哭吵,易出汗,显性以及在光疗时的不显性失水增加 40%,稀便中水分比正常儿也要损失两倍以上,故光疗时水的需要量增加全日总量的 15%~20%。在早产儿不显性排泄水分要增加到 3 倍,特别是在 1.25kg 以下的早产儿,使水的平衡失调,影响更大,所以可多喂些糖水,脱水者则要补液。对于特别好动者,可肌注苯巴比妥,既可减轻黄疸,又可减少体力消耗及防止两足摩擦破皮。对于特别瘦小之婴儿,骶尾部可因长时间压迫或摩擦而引起皮损,可改用单光或俯卧睡。加强巡回,注意患儿全身情况,有抽搐、呼吸暂停及青紫者应及时采取措施,并做好记录。光疗结束后应再次进行全身沐浴或擦身,并检查全身有无破损及炎症。

第六节 全静脉营养

全静脉营养(complete intervenous nutrition)又称全胃肠道外营养(total parenteral nutrition)指机体代谢和生长发育所需的液体、热量、矿物质和维生素全部由静脉内输入供给。

一、适 应 证

1. 日龄 1 周内的早产儿、出生体重在 1 500g 以下热量摄入(口服和静脉)小于376.7kJ/kg(90kcal/kg)。

2. 日龄 1 周以上的新生儿热量摄入(口服和静脉)小于 334.8～376.7kJ/kg(80～90kcal/kg)。

二、途 径

1. **中心静脉** 能长期维持,无外渗及皮下组织坏死之虑,可输入高渗葡萄糖(>12.5%)。缺点为可引起败血症、血栓栓塞、大出血、心律紊乱等严重并发症。目前国内采用以下两种方法:

(1) 经皮放置中心静脉导管:包括:①锁骨上、下经皮放置中心静脉导管;②颈内静脉经皮放置中心静脉导管。

(2) 静脉切开置入中心静脉导管。

(3) 经外周置入中心静脉导管(PICC)。

2. **外周静脉** 操作简单,不易引起全身感染。但不能长期维持,易发生液体外渗及皮下组织坏死,输入葡萄糖的浓度一般不能超过 12.5%,提供热量受限。

三、输 液 方 案

1. **液体量** 取决于全身状况、心肾功能和丢失量。通过监测患儿体重、尿量、尿密度(比重)、血细胞比容比和观察皮肤、黏膜的征象判断体内水分多少。一般需要量 130～150ml/(kg·d)。

2. **热量** 由于粪氮和食物特殊动力作用消失或减少,全静脉营养对所需的热量可略减少。一般需要 375～585kJ/(kg·d)[90～140kcal/(kg·d)]。其中 40%～50% 由碳水化合物提供,45%～50% 由脂肪提供,10%～15% 由氨基酸提供。

3. **碳水化合物** 由于能量供给。1g 碳水化合物产生热量 16.7kJ(4kcal),1g 葡萄糖在胃肠外营养液中水化时产热为 14.2～15.5kJ(3.4～3.75kcal)。一般需要 5～18g/(kg·d)。

(1) 种类:葡萄糖、果糖、山梨醇、木糖醇。目前国内主要使用的是葡萄糖。

(2) 方法:开始 4～6mg/(kg·min),逐渐递增,一般小于 12～15mg/(kg·min)。为避免高血糖或低血糖,需监测血糖和尿糖。当血糖>7.28mmol/L(130mg/dl),尿糖>(++),应减少糖的输入,若血糖多次测定>11.2～16.8mmol/L(200～300mg/dl),应加用胰岛素 0.25～0.5U/kg。

4. **蛋白质** 蛋白质是各种氨基酸借肽链连接起来的含氮高分子化合物,可由酸、碱或酶水解肽链而分解成氨基酸。用于静脉营养的氨基酸溶液至少能提供 8 种必需氨基酸,新生儿尚需组胺酸,早产儿还需酪氨酸和胱氨酸。氨基酸可作为"结构元件"形成组织蛋白,某些酶和激素尚可提供热量,1g 氨基酸可产热 16.7J(4kcal)。一般需要蛋白 2.5g/(kg·d)。

(1) 种类:①水解蛋白:为血纤维蛋白的酶分解物或酪蛋白的酶水解物,含游离氨基酸和短肽,因代谢产物不稳定,氨和酸性氨基酸的含量高,可引起中枢神经系统的损害。现已少用。②结晶氨基酸:纯净、组成灵活,不含短肽,利用率高。

(2) 用法:开始 0.5g/(kg·d),按 0.25～0.5g/(kg·d)递增,最大量 2.5g/(kg·d)。输注氨基酸的主要目的是在保证热量供给的前提下,有利于蛋白质的合成,故使用时要求非蛋白质与蛋白质热量之比约 10:1,钾为 3～5mmol/L,钠与钾之比(2～3):1。对于早产儿,因制剂中不能提供半胱氨酸,必要时需加入盐酸半胱氨酸以补充。

5. **脂肪** 必需脂肪酸包括亚油酸、亚麻酸和花生四烯酸。可刺激生长,保养毛发和皮肤,维持生殖功能,有亲脂作用,为机体细胞脂类合成的附件,保证细胞膜的完整,维持水平衡,调节胆固醇代谢和钙、锌平衡。1g 脂肪产热 37.7kJ(9kcal)。一般需 2～4g/(kg·d)。

（1）种类：①10％Intralipid 提供热量 4.6kJ/ml（1.1kcal/ml）。②20％Liposyn 提供热量 8.37kJ/ml（2kcal/ml）。

以上两种均为乳剂，体积小、等渗、热量高，可自周围静脉输入。代谢与内、外源脂肪相同，提供必需脂肪酸，不经肾及肠道排泄，肾脏疾患时可应用。

（2）用法：开始 0.5g/(kg·d)，按 0.25～0.5g/(kg·d)递增，最大量 3g/(kg·d)。输入速度胎龄＜33 周应小于 1.6ml/(kg·d)，胎龄＞33 周应小于 3.0ml/(kg·d)。

6. 矿物质　各种维生素及微量元素的需要量详见表 25-11。新生儿每日的微量元素需要量不十分清楚，最好每周输血浆 20ml/kg 以免亏缺。

表 25-11　全静脉营养每日的维生素、矿物质和微量元素需要量

维生素（每日总量）		矿物质[mmol/(kg·d)]		微量元素[μmol/(kg·d)]	
A(IU)	600	钠	3～4	铁	2.0
D(IU)	400	钾	2～3	锌	0.6
E(mg)	1.5	氯	2～3	钼	0.3
K(mg)	0.1	钙	0.25	氟	3.0
B₁(mg)	0.3	磷	0.133～0.267	碘	0.04
B₂(mg)	0.4	镁	0.125～0.225		
B₆(mg)	0.3				
C(mg)	35				
B₁₂(mg)	0.3				
烟酸(mg)	5.0				
叶酸(μg)	50～75				
泛酸(mg)	10.0				

四、监　护

见表 25-12。

表 25-12　全静脉营养的监护

	第1周	1周后
临床体征	每天1次	每天1次
皮肤弹性、囟门		
口腔黏膜、眼泪		
生长参数		
体重	每天1次	每天1次
身长	每周1次	每周1次
头围	每周1次	每周1次
液体平衡		
入量	每天1次	每天1次

续表

	第1周	1周后
出量(尿、便、汗分泌物、引流液)	每天1次	每天1次
血液学检查	每周3次	每周1次
血红蛋白、血细胞比容比		
白细胞计数、分类		
血小板计数		
血液生化检查		
电解质(钠、钾、氯)	每天1次	每周3次
钙、磷、镁、蛋白	每周2次	每周1次
尿素、肌酐、胆红素	每周3次	每周2次
谷草转氨酶	每周1次	1～2周1次
谷丙转氨酶	每周1次	
电泳、血氨	每周1次	每周1次
葡萄糖	每周1～3次	每周3次
血气分析	每天1次	每周3次
尿	每天2～4次	每天1次
葡萄糖、酮体		
密度(比重)或渗透压		
微生物检查	按需要	按需要
血培养、大便、尿		
胃液、痰、脑脊液		
导管接头		

五、并　发　症

1. 机械性　导管错位、脱位、断离、堵塞,血栓性静脉炎、大血管血栓形成、栓塞,气胸、血胸,动静脉瘘、外渗。

2. 感染性　导管入口局部感染和全身性感染。

3. 代谢性

(1) 糖代谢:高血糖、高渗性利尿、酮症酸中毒、低血糖。

(2) 蛋白质代谢:①高氨血症、高氨基酸血症、酸中毒、氮质血症等;②肝功能损害,易发生在蛋白质输入>2.5g/d或长期输入,主要表现为转氨酶和直接胆红素的增高。

(3) 脂肪代谢:①急性反应:呼吸窘迫,发绀,发热,皮疹,呕吐,局部皮肤过敏。这类反应发生罕见,一旦发生,应立即停止使用。②高脂血症:血浆游离脂肪酸、甘油三酯和胆固醇水平增高。常发生于体重小于1000g早产儿或小胎龄儿,一旦发生应减慢输注速度及降低输入量。在新生儿期,因游离脂肪酸能与清蛋白竞争胆红素结合位点,易发生核黄疸。当胆红素>136μmol/L(8mg/dl)[极低体重儿>85μmol/L(5mg/dl)]应慎用。③血小板功能异常:

降低血小板的黏附性,对于血小板数量降低或临床有出血倾向者禁用。④长期输入脂肪乳剂引起肺血管栓塞,发生低氧血症。尤其早产儿更明显,严重肺部疾患、低氧血症时慎用。⑤动物实验提示输入脂肪乳剂引起机体免疫功能降低,怀疑或证实有败血症者慎用。⑥肝脏损害:解剖上发现在肝细胞和网状内皮细胞内有棕色色素沉着,在日龄<1个月的新生儿中,含量尤高,与输入脂肪的速度有关,但肝功能检查无异常发现。

4. 其他 电解质失衡(钠、钾、氯、镁、钙)、贫血、低蛋白血症等。

附 中国新生儿营养支持临床应用指南

推荐意见强度分级指南参考美国肠内肠外营养学会 2000 年指南,依据证据等级强度,将推荐意见分为了 A、B、C 三个等级(附表1)。

附表1 推荐意见强度分级依据

强 度 分 级		证 据 来 源
A 级	高质量证据	Cochane 系统评价,或(和)多个设计完善、与推荐意见直接相关、结论一致的随机对照研究
B 级	较好证据	设计良好的非随机对照研究,或随机试验数量少,检出的结论有些差异,但这些差异与推荐意见不直接相关
C 级	专家意见	临床经验,但专家已达成共识

一、肠内营养(enteral nutrition，EN)支持

通过胃肠道提供营养,无论是经口喂养还是管饲喂养称为肠内营养。

(一) 推荐摄入量

1. 能量 经肠道喂养达到 $105\sim130$kcal/(kg·d),大部分新生儿体重增长良好。部分早产儿需提高能量供应量[约 150kcal/(kg·d)]才能达到理想体重增长速度。(B)

2. 蛋白质 足月儿 $2\sim3$g/(kg·d),早产儿 $3\sim4$g/(kg·d)。蛋白质:热量=1g:35~43kcal($2.8\sim3.1$g:110~120kcal)。(B)

3. 脂肪 $5\sim7$g/(kg·d),占总能量的 $40\%\sim50\%$。(B)

4. 碳水化合物 $10\sim14$g/(kg·d),占总能量的 $40\%\sim50\%$。(B)

(二) 喂养方式

1. 母乳喂养 尽可能早期母乳喂养,尤其是早产儿。(A)

禁忌证:①母亲患有活动性传染病如结核病,肝炎(见注)等;②母亲为 HIV 病毒、CMV 病毒、梅毒螺旋体感染或携带者;③乳房单纯性疱疹病毒感染(另一侧无感染乳房可继续喂养);④母亲正在接受同位素诊疗,或曾暴露于放射性物质下(乳汁内含放射活性物质);⑤母亲正在接受抗代谢药物及其他化疗药物治疗,或对婴儿有影响的药物治疗(直至完全清除之前);⑥母亲正在吸毒、酗酒;⑦怀疑或明确诊断为遗传代谢性疾病,如半乳糖血症、苯丙酮尿症等。(B)

注:母亲为乙肝病毒(HBV)携带者,并非哺乳禁忌证,但这类婴儿应在出生后 24 小时内给予特异性高效乙肝免疫球蛋白,继之接受乙肝疫苗免疫。

2. 人工喂养

(1) 奶瓶喂养:适用于 34 周以上具有完善吸吮和吞咽能力,又无条件接受母乳喂养的新生儿。(B)

(2) 管饲喂养

1) 适应证:①<32 周早产儿;②吸吮和吞咽功能不全、不能经奶瓶喂养者;③因疾病本身或治疗的因素不能经奶瓶喂养者;④作为奶瓶喂养不足的补充。

2) 管饲方式:鼻胃管喂养:是管饲营养的首选方法。喂养管应选用内径小而柔软的硅胶或聚亚胺酯导管。①推注法(bolus):适用于较成熟、胃肠道耐受性好的新生儿,但不宜用于胃食管反流和胃排空延迟者。②间歇输注法(inter-mittent drip):采用输液泵输注,每次输注时间可以持续 30 分钟~2 小时,根据患儿肠道耐受情况间隔 1~4 小时输注。适用于胃食管反流、胃排空延迟和有肺吸入高危因素的患儿。③持续输注法(continuous drip):连续 20~24 小时用输液泵输注喂养法。此方法仅建议用于上述两种管饲方法不能耐受的新生儿。(B)

鼻肠管喂养:不推荐新生儿喂养采用本喂养途径。(A)

3) 管饲喂养的用量与添加速度(附表 2)。(B)

3. 肠道喂养禁忌证　先天性消化道畸形等原因所致消化道梗阻,怀疑或明确诊断为 NEC 者为绝对禁忌证;此外,任何原因所致的肠道组织缺血缺氧性变化,在纠正之前暂缓喂养。

附表 2　新生儿管饲喂养用量与添加速度

出 生 体 重 (g)	开 始 用 量 [ml/(kg・d)]	添 加 速 度 [ml/(kg・d)]
<1 000	10	10~20
1 001~1 250	10~20	10~20
1 251~1 500	20	20~30
1 501~1 800	30~40	30~40
1 800~2 500	40	40~50
>2 500	50	50

注:建议最终喂养量达到 140~160ml/(kg・d)

4. 微量肠道喂养(minimal enteral feeding,MEF)

(1) 适应证:适用于无肠道喂养禁忌证,但存在胃肠功能不良的新生儿,其目的是促进胃肠道功能成熟,改善喂养耐受性,而非营养性喂养。(A)

(2) 应用方法:生后第一天即可开始。以输液泵持续或间歇输注法经鼻胃管稀释输注,标准配方乳或母乳 0.5~1.0ml(kg・h)[5~20ml/(kg・d)],5~10 天内持续不变。(B)

(三) 肠内营养的制剂选择

母乳和婴儿配方乳适合新生儿各种方法和途径的肠道喂养。

1. 母乳　首选母乳。在保证安全的前提下,吸吮功能不完善的早产儿可经鼻胃管喂饲。(B)

2. 早产儿配方乳　适用于胎龄在 34 周以内或体重<2kg 早产低体重新生儿,34 周以上的可以选用婴儿配方乳。(B)

3. 婴儿配方乳　适用于胃肠道功能发育正常的足月新生儿。(B)

4. 以水解蛋白为氮源的婴儿配方乳　适用于肠道功能不全(如短肠和小肠造瘘)和对蛋

白质过敏的婴儿。(B)

5. 免乳糖配方乳　适用于腹泻>3天,乳糖不耐受的新生儿,及肠道功能不全(如短肠和小肠造瘘)患儿。(B)

6. 特殊配方乳粉　适用于代谢性疾病患儿(如苯丙酮尿症患儿专用奶粉)。(A)

(四) 配方乳配制与保存

配方乳配制前所有容器需高温消毒处理,配制应在专用配制室或经分隔的配制区域内进行,严格遵守无菌操作原则。病房内配置应即配即用。中心配制,应在配置完毕后置4℃冰箱储存,喂养前再次加温。常温下放置时间不应超过4小时。若为持续输液泵胃肠道喂养或间歇输液泵输注,应每8小时更换注射器,每24小时更换输注管道系统。(B)

(五) 肠内营养的监测(附表3)(B)

附表3　新生儿肠内营养监测表

监测项目		开始时	稳定后
摄入量	能量(kcal/kg)	qd	qd
	蛋白质(g/kg)	qd	qd
临床症状、体征	喂养管位置	q8h	q8h
	鼻腔口腔护理	q8h	q8h
	胃/空肠造瘘口护理	qd	qd
	胃潴留	每次喂养前	每次喂养前
	大便次数/性质	qd	qd
	消化道症状	qd	qd
体液平衡	出入量	qd	qd
生长参数	体重(kg)	qd~qod	biw~tiw
	身长(cm)	qw	qw
	头围(cm)	qw	qw
实验室检查	血常规	qw	qw
	肝功能	qw	qow
	肾功能	qw	qow
	血糖	qd~tid	pm
	电解质	qd	pm
	粪常规+隐血试验	pm	pm
	大便pH	pm	pm
	尿比重	pm	pm

二、肠外营养(parenteral nutrition,PN)支持

当新生儿不能耐受经肠道喂养时,由静脉供给热量、液体、蛋白质、碳水化合物、脂肪、维生素和矿物质等来满足机体代谢及生长发育需要的营养支持方式。

（一）适应证

经胃肠道摄入不能达到所需总热量 70%，或预计不能经肠道喂养 3 天以上。例如：先天性消化道畸形：食管闭锁、肠闭锁等；获得性消化道疾患；短肠综合征、坏死性小肠结肠炎、顽固性腹泻等；早产儿（低出生体重儿、极低和超低出生体重儿），宫外发育迟缓等。（B）

（二）支持途径

1. 周围静脉　由四肢或头皮等浅表静脉输入的方法，适合短期（<2 周）应用。优点：操作简单，并发症少而轻；缺点：不能耐受高渗液体输注，长期应用会引起静脉炎。注意：葡萄糖浓度≤12.5%。（B）

2. 中心静脉

（1）经周围静脉进入中心静脉（peripher-ally inserted central catheter，PICC）：由肘部贵要静脉、正中静脉、头静脉或腋静脉置管进入上腔静脉。优点：具有留置时间长，减少穿刺次数的优点，并发症发生率较低。（B）缺点：护理不当，可能引起导管阻塞、感染等并发症。（B）注意：①需由经培训的护士、麻醉师或医生进行，置管后需摄片定位；②置管后严格按护理常规操作与护理。（C）

（2）经颈内、颈外、锁骨下静脉置管进入上腔静脉。（C）优点：置管时间长，可输入高渗液体。缺点：易引起导管有关的败血症、血管损伤、血栓等。注意：①导管需专人管理；②不允许经导管抽血或推注药物；③严格无菌操作，每 24～48 小时更换导管穿刺点的敷料。

（3）脐静脉插管。优点：操作简单，可迅速建立给药通道。缺点：插管过深易造成心律失常，引起门静脉系统产生压力增高，影响血流，导致肠管缺血及坏死可能。注意：①插管需由经培训的有经验医生进行，置管后需摄片定位；②置管时间不超过 10 天。（C）

（三）输注方式

1. 多瓶输液　氨基酸与葡萄糖电解质溶液混合后，以 Y 形管或三通管与脂肪乳剂体外连接后同时输注。优点：适用于不具备无菌配制条件的单位。缺点：工作量相对大，易出现血糖、电解质紊乱，且不利于营养素充分利用。注意：脂肪乳剂输注时间应>16 小时。（C）

2. 全合一（All-in-One）　将所有肠外营养成分在无菌条件下混合在一个容器中进行输注。新生儿肠外营养支持输注方式建议采用 All-in-One 方式。（B）优点：易管理，减少相关并发症，有利于各种营养素的利用，并节省费用。缺点：混合后不能临时改变配方。配制：肠外营养支持所用营养液根据当日医嘱在层流室或配制室超净台内，严格按无菌操作技术进行配制。混合顺序：①电解质溶液（10%NaCl、10%KCl、钙制剂、磷制剂）、水溶性维生素、微量元素制剂先后加入葡萄糖溶液或（和）氨基酸溶液；②将脂溶性维生素注入脂肪乳剂；③充分混合葡萄糖溶液与氨基酸溶液后，再与经步骤②配制的脂肪乳剂混合；④轻轻摇动混合物，排气后封闭备用。保存：避光、4℃保存，无脂肪乳剂的混合营养液尤应注意避光。建议现配现用。国产聚氨乙烯袋建议 24 小时内输完。乙烯乙酸乙酰酯袋可保存 1 周。注意：①All-in-One 溶液配制完毕后，应常规留样，保存至患者输注该混合液完毕后 24 小时；②电解质不宜直接加入脂肪乳剂液中。注意：All-in-One 溶液中一价阳离子电解质浓度不高于 150mmol/L，二价阳离子电解质浓度不高于 5mmol/L；③避免在肠外营养液中加入其他药物，除非已经过配伍验证。（C）

（四）肠外营养液的组成及每日需要量

肠外营养液基本成分包括氨基酸、脂肪乳剂、碳水化合物、维生素、电解质、微量元素和水。

1. 液体量　因个体而异，需根据不同临床条件（光疗、暖箱、呼吸机、心肺功能、各项监测

结果等)调整。总液体在 20～24 小时内均匀输入,建议应用输液泵进行输注(附表 4)。(C)

附表 4　不同日龄新生儿每天液体需要量[ml/(kg·d)]

	<1 000g	～1 500g	～2 500g	>2 500g
1～3 日龄	100～105	90～100	80～90	70～80
4～7 日龄	130～140	120～130	110～120	90～120
8～28 日龄	140～150	130～140	120～130	100～110

2. 热量　251～335kJ/(kg·d)。(C)

3. 氨基酸　推荐选用小儿专用氨基酸。生后 12～24 小时即可应用(肾功能不全者例外),从 1.0～2.0g/(kg·d)开始[早产儿建议从 1.0g/(kg·d)开始],以 0.5g/(kg·d)的速度逐渐增加,足月儿可至 3g/(kg·d),早产儿可增至 3.5g/(kg·d)。氮:非蛋白热卡＝1g:419～837kJ。(B)

4. 脂肪乳剂　出生 24 小时后即可应用。(B)早产儿建议采用 20％脂肪乳剂。(A)中长链混合型脂肪乳剂优于长链脂肪乳剂。(B)剂量从 0.5～1.0g/(kg·d)开始,足月儿无黄疸者从 1.0～2.0g/(kg·d)开始,按 0.5g/(kg·d)的速度逐渐增加,总量不超过 3g/(kg·d)。(B)

5. 葡萄糖　开始剂量为 4～8mg/(kg·min),按 1～2mg/(kg·min)的速度逐渐增加,最大剂量不超过 11～14mg/(kg·min)。注意监测血糖。新生儿不推荐使用胰岛素。(C)

6. 电解质　应每天供给,推荐需要量见附表 5。(B)

附表 5　肠外营养期间新生儿每日所需电解质推荐量

电解质[mmol/(kg·d)]	早产儿	足月儿
钠	2.0～3.0	2.0～3.0
钾	1.0～2.0	1.0～2.0
钙	0.6～0.8	0.5～0.6
磷	1.0～1.2	1.2～1.3
镁	0.3～0.4	0.4～0.5

7. 维生素　肠外营养时需补充 13 种维生素,包括 4 种脂溶性维生素和 9 种水溶性维生素。新生儿肠外营养时的需要量见附表 6,临床上一般应用维生素混合制剂。(C)

附表 6　肠外营养期间新生儿每日所需维生素推荐量

	早产儿	足月儿
维生素 A(μg)	300～500	300～750
维生素 D(IU)	160	400
维生素 E(mg)	3～4	3～10
维生素 K(μg)	60～80	200
维生素 B_1(mg)	0.1～0.5	0.4～0.5
维生素 B_2(mg)	0.15～0.30	0.4～0.6
泛酸(mg)	0.4～1.5	2～5

	早 产 儿	足 月 儿
维生素 B$_6$(mg)	0.10~0.35	0.1~1.0
维生素 B$_{12}$(mg)	0.3~0.6	0.3~0.6
维生素 C(mg)	20~40	60~80
叶酸(μg)	50~200	20~80
生物素(μg)	6~8	20~30
烟酸(mg)	5~6	10~17

8. 微量元素　推荐量见附表 7,临床上一般应用微量元素混合制剂。（C）

附表 7　肠外营养期间新生儿每日所需微量元素推荐量[μg/(kg·d)]

	早 产 儿	足 月 儿
铁	100~200	50
锌	300~500	100~250
铜	20~50	20~30
硒	1~2	2~3
锰	1~3	1~3
钼	0.25~2	0.25~3
铬	0.25~3	0.25~2
碘	1~1.5	1~1.5
氟	一	20

（五）监测（附表 8）（B）

附表 8　新生儿肠外营养监测表

项　目		第 1 周	稳 定 后
摄入量	能量[kcal/(kg·d)]	qd	qd
	蛋白质[g/(kg·d)]	qd	qd
临床体征观察	皮肤弹性,囟门	qd	qd
	黄疸,水肿	qd	qd
生长参数	体重	qd~qod	biw~tiw
	头围	qw	qw
体液平衡	出入量	qd	qd
实验室检查	血常规	biw~tiw	qw~biw
	血 Na,K,Cl	biw(或调整电解质用量后第 1 天)	qw(或调整电解质用量后第 1 天)
	血 Ca	biw	qw

续表

项　目	第 1 周	稳 定 后
血 P,Mg	qw	pm
肝功能	qw	qw～qow
肾功能	qw	qw～qow
血浆总甘油三酯,总胆固醇1)	qw	pm
血糖	qd～qid	pm（调整配方后,或临床出现低/高血糖症状）
尿糖(无法监测血糖时)	同上	同上

注:血脂测定标本采集前 6 小时内,应暂停输注含脂肪乳剂营养液

（六）出现下列情况慎用或禁用肠外营养（C）

1. 休克、严重水电解质紊乱、酸碱平衡失调未纠治时,禁用以营养支持为目的的补液。
2. 严重感染,严重出血倾向,出凝血指标异常者慎用脂肪乳剂。
3. 血浆 TG＞2.26mmol/L(200mg/dl)时暂停使用脂肪乳剂,直至廓清。
4. 血浆胆红素＞170μmol/L(10mg/dl)时慎用脂肪乳剂。
5. 严重肝功能不全者慎用脂肪乳剂与非肝病专用氨基酸。
6. 严重肾功能不全者慎用脂肪乳剂与非肾病专用氨基酸。

三、肠内联合肠外营养支持

生后第一天即可开始肠内喂养(存在肠内喂养禁忌证者除外),不足部分由肠外营养补充供给。（A）

肠外营养补充热量计算公式 PN=(1－EN/110)×70,其中 PN、EN 单位均为 kcal/(kg·d)(110 为完全经肠道喂养时推荐达到的热量摄入值,70 为完全经肠外营养支持时推荐达到的热量摄入值)。（C）

（陈　霆　陈　丽　吴本清）

参 考 文 献

1. 吴俊,吴本清.经外周动静脉全自动换血疗法治疗新生儿高胆红素血症(附34例报告).中国医师杂志(增刊₁),2006:156-157.

2. 吴俊,吴本清.双管同步抽注法和全自动换血法治疗新生儿高胆红素血症的疗效比较.实用医学杂志,2006,22(1):1263-1264.

3. 陈平,赵海涛.氧疗.中国实用内科杂志,2001,3(21):137-138.

4. Tin W. Oxygen monitoring in preterm babies: too high, too low? Paediatr Respir Rev. 2003,4(1):9-14.

5. Tin W. Oxygen Therapy: 50 years of uncertainty. Pediatric,2002,110(3):615.

6. 张宇鸣.新生儿氧疗监护方法及评价.中国实用儿科杂志,2004,1(19):6-7.

7. 蒋萍,殷勤.早产儿不同吸氧方式的效果.护理研究,2004,7(18):1135-1138.

8. 黄秀莲,孟秀顺,袁夫华.新生儿氧疗的几个问题.中国临床医生,2000,1(28):32-33.

9. 孙眉月.新生儿氧疗方法及存在问题.中国实用儿科杂志,2004,1(19):4-6.

10. 陈超.新生儿氧疗并发症及预防.中国实用儿科杂志,2004,1(19):8-9.

11. 夏世文,常立文,张晓慧,等.新生儿氧疗时血浆中氧化及抗氧化水平的动态观察.中国实用儿科杂志,2002,4(17):204-206.

12. Goldsmith JP,Greenspan JS. Neonatal intensive care unit oxgen mangement:a team effort. Pediatrics,2007,119(6):1195-1196.

13. 蔡威.中国新生儿营养支持临床应用指南.中国循证儿科杂志,2007,2(4):282-288.

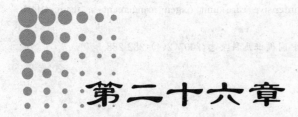

第二十六章

护理操作规程

第一节　新生儿入院、出院查对规范

一、入院查对规范

1. 入院时由护士接收患儿，并与家长共同核对有关患儿的资料，如患儿姓名、性别，如发现异常情况：皮疹、瘀斑、红臀、抓痕或划痕、破损等，告知家属并应在病历注明，然后盖上患儿脚印，并在患儿脚印旁边签护士及家属名，写好手镯系于患儿双手。

2. 如需紧急处理的患儿，如：新生儿窒息、早产儿，必须先放在温箱或辐射台上进行抢救，需用氧者准备相应的氧疗器械，密切配合医生抢救，立即建立静脉通道，血气分析、心电监护、血糖测定等，待抢救略稳定后再与家属共同核对患儿有关的资料，并在病历盖上患儿脚印。

3. 对患儿进行初步处理，包括沐浴、换衣服、称体重。

4. 家属须详细填写家长姓名及与患儿的关系、身份证号码、住址、工作单位、联系电话等，保留至病历中。

5. 护士应根据家属提供资料填写接收患者凭证、探视证，并将接收患者凭证、探视证交给家属作为探视证明，告知家属不可丢失；告知家属出院时必须由其本人凭身份证及接收患者凭证、探视证办理出院并接回患儿手续。

6. 告知家属探视时间及解释病情时间。

二、出院查对规范

1. 出院时由医护人员电话通知家属到医院办理出院手续，并叮嘱带齐以下资料及物品：住院押金单、接收患者凭证、探视证、家属身份证（入院时填写的身份证）、婴儿的衣服。

2. 家属到收费处办理结账手续，并将收费收据第二联交给医护人员。

3. 护士收取收费收据后核查家属的身份证与入院时填写的姓名、身份证号码是否相符，确认无误后与家属共同认真查对出院患儿姓名、全身皮肤是否完好，确认无误后，给患儿穿衣

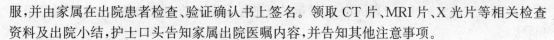

服,并由家属在出院患者检查、验证确认书上签名。领取 CT 片、MRI 片、X 光片等相关检查资料及出院小结。护士口头告知家属出院医嘱内容,并告知其他注意事项。

4. 将出院患者检查、验收确认书放进病历中。

(邹运芬)

第二节　危重症新生儿院外转运护理规范

1. 专人负责转运,转运急救箱每班专人检查清点,并检查转运系统(暖箱、简易呼吸机、监护仪、微量泵、氧气瓶)功能是否完好,保证所有的急救物品和转运系统处于备用状态。

2. NICU 设专线电话,接到转诊电话后询问和记录简短病史,提出临时稳定病情的治疗意见,迅速通知本科转诊医生和护士,并联系救护车司机,病房根据转诊患者的病情做好床位准备。

3. 到达转诊医院后,在患儿病情相对稳定、可以转运的情况下,向家长详细交待转运的目的与转运途中可能出现的意外,在征得家长同意情况下,签署转运协议书。转运前充分评估患儿病情,包括对潜在危险的预测,给予各种措施使患儿达到最佳的稳定状态:清理呼吸道,必要时气管插管以保持呼吸道通畅;建立静脉通路,最好是静脉留置针;吸氧;处理气胸、惊厥、心衰、酸中毒、肺出血等紧急情况;监测生命体征,使生命体征保持相对稳定。

4. 转运中的护理

(1) 保持呼吸道通畅:转运过程中始终要保持患儿呼吸道通畅,这是保证足够通气量的先决条件。危重患儿宜取平卧位,头偏向一侧,面向暖箱开门侧,以便观察病情。肩下垫约 2cm 厚的毛巾垫,畅通气道。身体以安全带固定,减少转运途中的震动。如有呕吐及胃食管反流严重者,应插胃管抽净胃内容物,胎粪吸入的患儿要先行洗胃,留置固定好胃管。

(2) 保持各种管道通畅有效:转运途中要确保静脉输液通畅,以便急救用药。转运中各种引流管及供氧管道要保持通畅,严防滑脱。气管插管接简易呼吸机的患儿,要注意固定好导管,严防管道脱开,保持通畅,必要时吸痰。

(3) 保暖:转运前预热暖箱,根据患儿不同的体重设定不同的箱温:小于 1 000g 为 35℃,1 000~1 500g 为 34℃,1 500~2 500g 为 33~34℃,大于 2 500g 为 32~33℃,尤其是体重小于 1 500g 的早产儿,更应注意保暖,头戴帽子,防止散热,减少能量消耗。

(4) 转运中的病情观察:严密监测患儿的生命体征的改变,包括心律/心率(应保持在 100 次/分以上),血氧饱和度(最好保持在 90% 以上),呼吸频率、节律、深浅度,并注意观察患儿神志、哭声、肤色、前囟张力、肌张力等。要求司机平稳驾驶,车速不宜过快,防止早产儿颅内出血的发生。如有特殊情况立即报告医生,应将救护车停在路边进行紧急处理,待病情好转稳定后继续转运。

(5) 转运中护理记录:护理记录有助于转运护士判断患儿在转运过程中的病情变化。记录内容包括患儿的生命体征监测值、意识状态、检查或治疗期间情况、途中抢救措施及用药等。

(6) 与科室保持联系:在转运途中应与科室保持联系,以便病房做好接诊准备,为患儿提供优质快速的诊治护理。

5. 转运后应及时补充已用的物品,转运系统充电,保证所有急救物品和转运系统处于备用状态。

（李春凤）

第三节　静脉营养液配制操作规程

一、护 理 目 标

准确、规范配制静脉营养液,使静脉营养液细菌污染的可能性降到最低,保证静脉营养液的稳定性,减少并发症的发生。

二、操 作 步 骤

1. 配制前的准备

(1) 净化室及净化台准备:有专门的配制静脉营养液的净化室,每日臭氧消毒 3 次,每次 30 分钟;使用净化台配制静脉营养液,操作前用 75% 乙醇擦拭净化台。

(2) 人员准备:进入净化室时,换鞋,穿净化衣,戴好口罩、帽子,准备好一切用物,以防来回进出,减少空气污染。

(3)药物准备:根据医嘱摆药,并褪去药物外包装,通过传递窗传入净化室,摆放在操作台上。

2. 配制方法

(1) 启动净化台,再次核对医嘱。

(2) 将电解质如氯化钠、氯化钾、维生素制剂(水乐维他或九维他)、微量元素制剂(安达美)等,(不分先后顺序)逐渐加入葡萄糖溶液瓶内均匀混合。

(3) 然后将氨基酸加入上述混合液。

(4) 最后将脂肪乳与脂溶性维生素制剂(维他利匹特)先混合均匀,再加入上面所配液内,并边加边混匀。

(5) 再次核对。

三、注 意 事 项

1. 注意严格无菌操作。

2. 必须用密闭式输液瓶进行配置,一次配成。配制好的"全合一"静脉营养液用无菌纱布覆盖瓶口,可放 4℃ 冰箱内避光保存 24 小时。

3. 脂肪乳的稳定性在静脉营养液的稳定性中起至关重要的作用。脂肪乳呈水包油的微小油滴状态,由于磷脂分子具有亲水和疏水两极,故能在脂肪颗粒周围形成保护膜,使脂粒之间相互分离,同时,磷脂使脂粒表面带有电负性的 Zera 电位,脂粒间的静电排斥作用可阻止其相互靠近。电解质、液体的 pH 等因素可能通过减弱脂肪颗粒的电负性而影响其稳定性。配制静脉营养液时需注意如下问题:

(1) 葡萄糖液的 pH 较低,加入混合液后可降低脂肪乳的 pH,当 pH 降至 5.0 以下时,

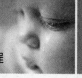

脂肪乳将丧失其稳定性,导致脂肪颗粒凝聚,且可加速溶液变色。葡萄糖总浓度应控制在 $5\%\sim25\%$。

（2）氨基酸的分子结构能接受或放出 H^+,具有缓冲酸碱的能力,对脂肪乳起稳定缓冲作用,故营养液中不能没有氨基酸,此外,氨基酸为高渗性液体,需予等量的葡萄糖进行稀释。

（3）阳离子浓度必须控制,才能保证脂肪乳剂的稳定,如 $Na^+<100mmol/L$,$K^+<5.0mmol/L$,$Mg^{2+}<3.4mmol/L$,$Ca^{2+}<1.7mmol/L$。

（4）当混合液的 pH 值<5.0,脂肪乳将丧失其稳定性,当 pH 值>6.6 时则产生大量的 $CaHPO_4$,因此,混合液的最后 pH 值应调为 $5\sim6$。

（吴纯婉）

第四节　机械通气新生儿护理规范

一、经鼻塞持续气道正压通气新生儿护理规范

1. 在患儿肩下垫一小毛巾,使颈伸展气道开放。

2. 观察机器上显示的呼气末正压是否与设置值一致,若低于设置值,应注意观察管道连接是否紧密,患儿嘴巴张开时压力无法维持,应设法使患儿嘴巴闭合。若使用水封瓶控制呼气末正压,则应注意管道在水面下的深度是否与要求的呼气末正压一致,水位变浅时应及时添加无菌蒸馏水。

3. 及时添加无菌蒸馏水至湿化瓶中,避免干吹。

4. 每 $2\sim4$ 小时翻身一次。

5. 做好口腔、鼻腔清洁,加强口腔护理。口腔、鼻腔分泌物较多时予吸痰,吸痰动作应轻柔,避免损伤鼻腔黏膜。

6. 保护鼻中隔,可用皮肤保护用品如 Duoderm、安普贴薄膜剪成合适的形状,贴于鼻中隔与鼻塞接触部位,起保护作用;也可用金霉素眼膏或红霉素眼膏涂于双侧鼻腔及鼻翼周围。

7. 观察患儿有否出现腹胀,若出现腹胀,应定时予胃肠减压,并使胃管开放以利气体的排出。

8. 观察呼吸困难情况有否改善,血氧饱和度是否在正常范围。

二、呼吸机辅助通气新生儿护理规范

1. 在患儿肩下垫一小毛巾,使颈伸展气道开放。

2. 观察患儿胸廓起伏与呼吸机是否同步,听诊双侧呼吸音是否对称,注意患儿有否呼吸困难表现,使用呼吸机后,若患儿表现安静,呼吸平稳,缺氧症状减轻或消失,证明通气适宜,反之,则证明通气不足,应寻找原因,及时发现管道漏气、痰堵等情况,并及时予以处理。

3. 观察呼吸机管道有否受压、扭曲。

4. 观察湿化瓶中水位有否下降,及时添加无菌蒸馏水,避免干吹。

5. 及时倒去集水杯里及管道里的冷凝水,倒去管道里的冷凝水时应注意避免冷凝水反

流入患儿气道中。

6. 听诊肺部啰音情况,及时有效地吸痰,保持呼吸道通畅。吸痰时最好两人配合,严格无菌操作,观察吸出痰液的量、颜色及性质并做好记录。

7. 观察并记录气管导管插入深度,严防气管导管移位及意外拔管。发现胶布松脱或潮湿后随时更换,搬动患儿及翻身时,应固定气管导管以防脱出,患儿烦躁时,可遵医嘱使用镇静剂,必要时使用约束带。

8. 加强病情观察。观察并记录患儿意识、心率、呼吸、血氧饱和度、面色、口唇和甲床颜色、出入量。

9. 每天口腔护理 2～3 次。

9. 每 2～4 小时更换体位一次,观察皮肤的完整性,尤其注意观察骨突、受压部位有否形成压疮。

10. 呼吸机报警时应及时查明原因并予以处理。

11. 保持室内空气新鲜,病房每日定时通风换气 2 次,每次 30 分钟。注意床单位的清洁消毒。

(冯　健)

第五节　早产儿视网膜病筛查护理配合

早产儿视网膜病原称晶体后纤维增生症,1942 年由 Terry 首次报告,1984 年正式定名为早产儿视网膜病。可造成视网膜变性、脱离,并发白内障,继发青光眼、斜视、弱视,严重者可致盲。该病是世界范围内儿童致盲的重要原因,约占儿童致盲原因的 6%～18%。国际上公认早产儿视网膜病(ROP)的发生率可作为衡量新生儿重症监护病房(NICU)的质量标准之一。

一、筛　查　对　象

根据《早产儿治疗用氧和视网膜病变防治指南》标准,制定筛查对象:

1. 出生体重＜2 000g 的早产儿和低体重儿。

2. 患有严重疾病的早产儿筛查范围适当扩大。

二、筛　查　时　间

首次筛查为生后 3～4 周。如双眼无病变或仅有 Ⅰ 期病变,每 2 周复查 1 次,直至 ROP 退行,视网膜血管长到锯齿缘为止。如有 Ⅱ 期病变或阈值前病变或 Rush 病变,每周复查 1 次,随访过程中若 ROP 程度下降,每 2 周查 1 次,直至病变完全退行。如有 Ⅲ 期病变,每周查 2 次,达到阈值病变,在诊断后 72 小时内给予冷凝或光凝治疗,术后 3 天、1 周、3 周复查眼底,如视网膜新生血管、Plus 病变和虹膜新生血管消退,无血管区形成有效冷凝、光凝瘢痕为病变控制,以后每月复查眼底。

三、筛查前准备

检查前 1 小时 0.5％托吡卡胺滴眼液散瞳,每隔 10～15 分钟滴眼 1 次,至少 3 次,确定瞳孔散大至 6mm 以上。待瞳孔完全散大后采用间接检眼镜及早产儿开眼器检查视网膜情况。散瞳操作须遵循如下原则:

1. 每次眼部治疗、检查、滴药前后,要做手部消毒,以防交叉感染。

2. 严格执行医嘱查对制度,防止差错。

3. 防止划伤角膜,护士指甲不宜过长,动作要轻,固定患儿头部,轻轻拉开上、下眼睑,把眼药水准确点在结膜囊里。滴瓶口距离结膜约 3～5cm。

4. 用药前用棉棒将眼睛分泌物、眼泪擦拭干净,以免冲淡药液影响疗效。

5. 双眼滴药时,先滴病变较轻的眼,两眼各用 1 个棉球;需滴数种药物时,每次需间隔一定时间。滴散瞳药物后要压迫泪囊部 3～5 分钟,防止药液通过泪道、鼻腔吸收而发生中毒。如出现心率过快、面色潮红、烦躁不安等症状要立即停药,及时通知医生,及时救治。

四、筛查后护理

1. 按极低出生体重儿或早产儿的护理常规护理,严密观察生命体征的变化。

2. 注意用药后的副作用。

3. 加强眼部护理,遵医嘱用抗生素眼药水滴眼 1～2 天,每天 4 次,可预防眼部感染。同时观察眼结膜是否红肿、损伤,是否流泪等,发现问题及时报告及时处理。

(叶文芳)

第六节 新生儿口腔护理操作规程

一、护理目标

新生儿口腔护理的目的是去除口腔异味和残留物质,保持患儿舒适,预防和治疗口腔感染。

二、操作步骤

1. 评估患儿有无口腔溃疡、鹅口疮、出血、插管等。

2. 准备

(1) 操作者:穿工作服,戴工作帽,戴口罩,操作前洗手。

(2) 用物:棉签、弯盘、2％碳酸氢钠溶液或制霉菌素液(50 万 U 制霉菌素研碎＋5ml 生理盐水配制而成),消毒液状石蜡、纸巾。

3. 操作方法

(1) 新生儿出生后开始每天用生理盐水擦洗口腔 1～2 次/日。若出现鹅口疮者处理如下:用蘸有 2％碳酸氢钠溶液或制霉菌素液的棉签擦洗口腔。

(2) 顺序为两侧颊部—牙龈—舌面—硬腭。

（3）将患儿头偏向一侧，颌下垫纸巾。

（4）口唇干裂者可涂液状石蜡。

（5）清洗完毕用纸巾擦拭口角。

（6）整理用物，整理病床单元，将患儿取舒适体位。

（7）洗手。

三、注意事项

1. 操作应轻柔、细致。

2. 注意棉签不可过湿，棉签的棉球一定要牢固，以免掉在口腔内。

3. 对长期应用抗生素者应观察口腔黏膜有无真菌感染。

（曹燕春）

第七节　新生儿脐部护理操作规程

一、护理目标

新生儿脐部护理的目的是保持脐部的清洁及干燥，预防脐部并发症，减少脐部感染的发生率。

二、操作步骤

1. 评估患儿脐部情况，有无红肿、渗出液、脓性分泌物以及出血。

2. 准备

（1）操作者：着装整洁，洗手，戴口罩。

（2）用物：3％过氧化氢溶液、Ⅱ型安尔碘、0.9％生理盐水、棉签、无菌纱布、胶布、弯盘，必要时备10％碘酊及明胶海绵。

3. 操作方法

（1）新生儿出生后次日开始每天洗澡后用Ⅱ型安尔碘消毒脐窝及脐周，1～2次/日，不必包扎。

（2）若出现少许渗出液或脓性分泌物，处理如下：①用左手拇指及示指撑开脐窝，右手用蘸有3％过氧化氢溶液的棉签由脐窝由内向外清洗到脐周，成螺旋形清洗，直径约3cm，同时注意脐轮下凹陷部分的清洗；②用干棉签擦干；③用0.9％生理盐水以同样的方式进行清洗，干棉签擦干；④用Ⅱ型安尔碘消毒脐窝及脐周；⑤创面宽而新或渗血时用无菌敷料遮盖，包扎。

（3）整理：①整理病床单位；②将患儿取舒适体位，穿好衣服盖好棉被；③洗手；④记录脐部红肿及分泌物的颜色、量及出血情况。

（4）评价：保持脐部的清洁干燥，有效地控制脐部感染的发生，无其他并发症。

三、注意事项

1. 若有伤口时不可用75％乙醇。

2. 脐窝有肉芽组织或渗血者可用10％碘酊烧灼，出血多者可用明胶海绵止血，并报告医生做进一步处理。

3. 出血较多者要经常巡视观察出血情况,及时报告并记录。

4. 保持脐部的清洁和干燥,尿布不可覆盖于脐部,以免尿液浸湿脐部。让脐部暴露是新生儿护理很重要的一环。

(金　丽)

第八节　新生儿沐浴操作规程

一、护　理　目　标

新生儿沐浴的目的是去除污垢,保持患儿舒适。

二、操　作　步　骤

1. 评估患儿的情况是否适宜进行沐浴,是否留置静脉留置针、PICC 导管,是否有尿布皮炎。

2. 准备

(1) 环境准备:关门窗,调节室温 26～28℃。

(2) 操作者准备:着装整洁,戴好工作帽,穿好工作衣,戴口罩,洗手。

(3) 用物准备:衣服、尿布、大毛巾、爽身粉、冲凉盆、消毒小毛巾、中性沐浴露、鞣酸软膏(必要时)、38℃温水。

3. 操作方法

(1) 检查手镯,核对姓名、床号。

(2) 左手托起患儿头颈部,并用拇指和中指,将双耳廓折向前方,以压住外耳道,防止水流入耳内,将新生儿挟入腋下固定。

(3) 右手将小毛巾打湿拧干,从眼内眦向外眦擦洗,然后擦脸、耳廓等处。用小毛巾打湿头发,涂上沐浴露,轻轻揉搓后冲洗干净,擦干头发。

(4) 松解衣物,解开尿片将患儿放入水中,护士左手握住患儿右肩关节,让新生儿趴在护士左手掌根部及左前臂上,用小毛巾淋湿身子涂上沐浴液,洗干净颈背部、腰骶部及四肢,护士右手握住患儿右肩关节,翻转新生儿,右前臂托住新生儿颈背部,洗干净颈部、胸腹部、会阴部。

(5) 包上大毛巾,迅速擦干全身。在颈部、腋下等处扑上爽身粉,观察臀部有无臀红,若有臀红涂上鞣酸软膏,穿好衣服、尿布。

(6) 查对手镯,抱回床位(已更换床罩,枕套等)。

(7) 整理用物。

三、注　意　事　项

1. 操作应轻柔、细致。

2. 动作应迅速,避免患儿受凉。

3. 有静脉留置针、PICC 导管的患儿应注意避免敷料进水。

（李丹莹）

第九节　新生儿喂养操作规程

新生儿营养关系到新生儿的生长发育，影响到小儿的体质，而喂养方法是保证新生儿得到足够营养的手段。新生儿营养需要量高，但其消化代谢功能有限，各脏器功能不够成熟，胎儿吸吮和吞咽动作发育较晚，因此根据新生儿个体差异，喂养种类有母乳喂养、混合喂养和人工喂养，喂养方式有口饲喂养和管饲喂养。

一、口饲喂养的操作规程

（一）准备

1. 着装整洁　戴工作帽、口罩，穿工作服。

2. 操作前洗手。

3. 用物准备　备好 45℃温开水、奶粉、水温计、奶嘴、配奶盅、搅拌钳。按医嘱配制牛奶，温度 38～40℃，并盛于已消毒好的奶瓶里。

（二）操作方法

1. 左手托起患儿头颈部 15°～30°，呈头高脚低位。

2. 将纸巾垫于颌下，右手将奶嘴轻轻送入患儿口里，奶嘴要放在舌头之上，患儿嘴呈鱼嘴状。

3. 评价患儿是否已经吃饱，用纸巾擦净口唇。

4. 竖抱起患儿，轻拍背部。

5. 整理床单元，注意有无溢奶或吐奶。

（三）注意事项

1. 注意奶嘴出奶量不能过多或过少，以避免引起窒息或费力。

2. 奶嘴要充满奶液，不能有空气，以免吸入过多的空气引起腹胀，影响消化。

3. 喂奶过程要注意观察患儿的脸色。

4. 喂奶时减少患儿哭吵，保持安静，喂奶后应将患儿竖着抱起，轻拍背部，让空气排出并置患儿于左侧卧位，有利于胃的排空。同时垫高头部，避免过早、过多的翻动新生儿，以减少呕吐的发生。

二、管饲喂养的操作规程

管饲喂养是通过导管将营养丰富的流质饮食或营养液、水和药物注入胃内的方法。适用于胎龄小的早产儿、病情危重新生儿、昏迷或不能进食新生儿。

（一）准备

1. 着装准备　戴工作帽、口罩，穿工作服。

2. 操作前洗手。

3. 用物准备　新生儿硅胶胃管 1 根、液状石蜡、10ml 注射器、胶布 2 条、纱布 1 块、餐巾 1 块、温开水适量、水杯、奶液（38～40℃）、听诊器。

（二）操作步骤

1. 评估患儿有无鼻腔、口腔疾患，选择合适的胃管。

2. 备齐用物，携至患者床边。

3. 根据病情采取去枕平卧位。

4. 将治疗巾围于患儿颌下，选择通畅一侧，用棉签清洁鼻腔。

5. 测量胃管应插入长度（患儿前额发际到胸骨剑突长度），并作一标记。

6. 用液状石蜡（或生理盐水）润滑胃管前段。

7. 一手托住患儿头部，头稍向后仰，一手持胃管沿选定侧鼻孔，先稍向上平起再向后下缓慢轻轻插入，插入到咽喉约 5～7cm 时，将患儿头部托起，使下颌靠近胸骨柄，插入胃管直到预定长度。

8. 插管过程中出现恶心、呕吐可暂停插入，如出现呛咳、咳嗽、呼吸困难、发绀等现象表明胃管插入气管，应立即拔出，休息片刻后重新插入。

9. 使用三种方法确认胃管位置：

（1）连接注射器于胃管末端进行抽吸，抽出胃液；

（2）置听诊器于患儿胃区，快速经胃管向胃内注入 10ml 空气，听气过水声；

（3）将胃管末端置于盛水的治疗碗内，无气泡逸出。

10. 用胶布将胃管固定于鼻翼及颊部。

11. 缓慢注入奶液，每次抽吸奶液时，应将胃管末端反折。鼻饲过程中观察有无呛咳、呼吸困难、恶心、呕吐等情况，如出现呛咳、呼吸困难等误吸现象，立即停止灌注，并立即吸出口鼻腔及呼吸道的误吸物。

12. 将胃管固定放于患儿头侧。

13. 整理床单位，抬高患儿头侧 20～30cm。

14. 准确记录鼻饲奶量、时间等。

（三）注意事项

1. 注意操作时动作轻柔，无黏膜损伤出血及其他并发症。

2. 鼻饲前确保胃管在胃内，无脱出。

3. 新生儿插管时应注意由于新生儿吞咽、咳嗽反射均不完善，加之不配合，因而加大了插管难度。对于吞咽反射尚良好的患儿，可采用贺雪琴等提出的改良新生儿插管法：即在插管过程中当胃管下达 5～7cm（至咽喉处），由助手迅速用消毒棉签蘸少许温度适宜的糖水或奶汁送入患儿口腔，使其安静并产生吸吮动作，此时操作者可迅速将胃管往下插入胃内。

（张忠菊）

第十节 光照疗法操作规程

一、护理目标

光照疗法（简称光疗）是降低血清未结合胆红素简单而有效的方法，主要作用是使胆红素转变成胆红素异构体和光红素异构体，从而易于从胆汁和尿液中排出体外。

二、操作步骤

1. 评估患儿黄疸严重程度、胆红素检查结果、患儿生命体征、反应等情况。

2. 用物准备

(1) 主要有冷光源光疗灯、冷光源光疗毯、单面光疗灯、双面光疗灯、白光光疗灯。光疗前须严密检查灯管的亮度，灯管是否损坏，发光率是否达到标准，检查灯管有无灰尘。

(2) 避光眼罩(用不透光的布或纸制成)、尿布、手套。

(3) 光疗记录卡。

3. 操作方法

(1) 对患儿皮肤进行清洁，禁忌在皮肤上涂粉或油类，以免阻碍光线照射皮肤。

(2) 修剪患儿指甲以免抓破皮肤，双眼应配戴不透光眼罩保护眼睛，以避免光线造成视网膜受损。

(3) 将手套套在患儿手上，用胶布固定，注意不宜太紧以免影响循环。

(4) 新生儿不穿衣服，仅留尿布保护生殖器，将患儿置于光疗箱中，早产儿可直接在暖箱中光疗，单面光疗的新生儿一般每 2～4 小时翻身一次，从而使全身皮肤均匀照射。

(5) 填好蓝光照射灯记录卡。

三、注意事项

1. 观察皮肤黄疸的变化并记录。

2. 光疗期间应经常检查眼罩是否松脱，勿固定过紧或加压，并在喂奶间适当松开眼罩，让患儿与照顾者有目光交流。

3. 注意保持适当的水分和营养供给，因为光疗的过程中，患儿不显性失水比正常高 2～3 倍，故应在喂奶间喂水或遵医嘱予补液治疗。

4. 严密监测体温及箱温变化，每 4 小时测量体温一次，低体重儿(体重≤2 500g)应置于保温箱内光疗，使患儿体温保持在 36.5～37.5℃，冬天要注意保暖，夏天要防止过热，若光疗时体温超过 38.5℃要暂停光疗，待体温恢复正常后再继续光疗。

5. 光照疗法的新生儿因为光疗分解产物经肠道排出时，刺激肠壁引起肠蠕动增加，会解绿色的稀便，次数和量均会增加，须注意臀部的清洁护理。

6. 光疗时，有些患儿会出现斑点、皮疹或瘀点，可持续到光疗结束，皮疹常分布于面部、下肢、躯干，消退后不留痕迹。

7. 光疗超过 24 小时，可以造成机体内核黄素缺乏，建议光疗同时或光疗后短期补充核黄素，可防止继发于红细胞 GR 活性降低所致的溶血，剂量为光疗时核黄素 5mg，每日 3 次口服，直至光疗结束，改为每日 1 次，连服 3 日。

8. 光疗期间若患儿烦躁，可给予患儿皮肤安慰或按医嘱给予镇静剂。

9. 光疗时若皮肤出现青铜色即青铜症，应停止光疗，光疗停止后青铜症可自行消退，但时间较长。

10. 光疗前后及期间要严密观察胆红素的变化，特别是光疗期间须监测血清胆红素，因为光疗后皮肤黄染的消退较血清胆红素量的下降为快，不能以目测决定是否继续光疗。

11. 光疗后应仔细检查患儿皮肤有无破损，如有应及时处理，并观察皮肤黄疸情况。

12. 准确记录光照疗法的开始时间和停止时间。

13. 灯管应保持清洁并定时更换,使用 300 小时后,蓝光能量减少 20％,900 小时后减少 35％,2 000 小时后约减弱 45％,20W 比 40W 衰减得稍快。灯管距床面距离为 40cm 和 20cm。光疗结束后关好电源,拔出电源插座,做好清洁消毒工作并置于干净、温湿度变化较少、无阳光直射的场所。

（简增娇）

第十一节　G5 振动排痰机使用操作规程

一、护 理 目 标

通过振动排痰机的使用,使黏附于气道内壁的痰液松动脱落,促进肺深部痰液排出,提高肺通气质量,改善肺部血液循环,预防静脉淤滞,松弛呼吸肌,增强呼吸肌肌力和咳嗽反射,促进机体康复。

二、操 作 步 骤

1. 评估患儿病情、耐受能力,听诊双肺呼吸音和痰鸣音,阅读胸部 X 光片,确定操作部位。

2. 准备

（1）操作者准备:洗手,戴口罩。

（2）用物准备:G5 振动排痰机,210 小叩击头,一次性叩击头罩或一次性薄膜手套。

3. 操作方法

（1）将 210 叩击头旋入叩击接合器,叩击头外套上一次性叩击头罩或一次性薄膜手套。

（2）通电后旋转系统的开关控制旋钮,滑过暂停位置直至所要求的 CPS 速度设定处,设定为 10～15CPS。

（3）默认时间设置为 00:00,旋转定时控制旋钮,直至所要求的时间设定值,新生儿以 5～10 分钟为宜。

（4）操作者轻轻将左（右）手掌或手指放在患儿需要治疗的部位,右（左）手持排痰机把柄,然后将叩击头置于操作者左（右）手上,叩击方法有两种:一种是"固定不变",将叩击头置于叩击部位不动,持续数秒钟,然后提起叩击头,放在另一个部位;另一种方法是"滑动",缓慢移动叩击头,避免快速移动,以免影响治疗效果。叩击的顺序:两侧背部（由下向上,由外向内）→脊柱→侧胸→胸部。在听诊有干湿啰音部位可停留 30 秒。

（5）时间自动递减,时间退到 00:00 时治疗结束,仪器自动停止振动,尔后仪器自动断电。

（6）取下一次性叩击头罩或一次性薄膜手套,按医疗垃圾处理。

三、注 意 事 项

1. 有气胸、胸壁疾病、肺脓肿、肺部血栓、凝血功能异常、肺出血、心内附壁血栓、房颤、不能耐受振动的患儿禁忌使用振动排痰机排痰,在皮肤及皮下感染部位也禁忌使用振动排痰机排痰。

2. 治疗应尽量选择在喂奶前或喂奶后 120 分钟进行,避免引起胃内容物反流。

3. 操作时,振动排痰机的叩击头应从外向内,自下而上循环进行,并注意观察患儿的面部表情、呼吸情况以及有无发绀、憋气、呼吸困难、哭闹等不适。

4. 根据患儿承受情况,调整治疗频率,减少患儿在治疗中的不适,治疗后观察患儿痰液的性质、颜色及量的变化。

5. 治疗前 20 分钟进行雾化吸入可提高治疗效果,治疗完毕后立即清除呼吸道内痰液,避免脱落的痰栓随呼吸气流堵塞下一级支气管。

6. G5 振动排痰机的维护机箱、导线、手把、支架和托盘必须定期用中性肥皂水或中性消毒剂进行清洗,确保没有液体滴入或渗入马达。

(楚 阳)

第十二节 新生儿吸痰操作规程

一、护 理 目 标

新生儿吸痰是临床最常见的操作技术之一,其目的是保持呼吸道通畅,预防肺部并发症,解除因呼吸道阻塞造成的呼吸困难、窒息等。

二、操 作 步 骤

1. 评估 患儿病情、意识状态、生命体征、痰液的量及黏稠情况,听诊肺部湿啰音的部位和程度,口腔鼻腔情况,患儿耐受力程度。

2. 准备

(1) 操作者:着装整洁,洗手,戴口罩。

(2) 用物:电动吸引器或中心吸引装置、有控头吸痰管(气管导管内径 1/2～2/3)、无菌生理盐水(玻璃瓶)、膜肺、湿化液(治疗盘铺无菌治疗巾,内放已吸好 5ml 无菌生理盐水的注射器)、无菌手套。

3. 操作方法

(1) 安装:①操作者甲将吸痰连接管正确连接在中心吸引装置上,检查有无漏气,是否通畅;②操作者甲调节吸痰器压力为吸痰管闭合时负压不超过 100mmHg;③操作者乙将玻璃瓶的无菌生理盐水去盖备用,戴好无菌手套;④操作者甲将有控头吸痰管外包装开口处撕开,操作者乙将有控头吸痰管取出,与导管端连接,试吸引力,用无菌生理盐水冲洗吸痰管。

(2) 气管内吸痰:①操作者甲在吸痰前 2～3 分钟提高吸氧浓度至 80%～90%;②操作者甲将气管导管与呼吸机管道脱开,将膜肺与呼吸机管道连接;③患儿取左侧卧位,操作者甲在患儿吸气时将湿化液 0.5ml 滴入气管导管内,将呼吸囊与气管导管连接,并正压给氧 1～2 分钟或患儿血氧达 95% 以上,使湿化液弥散到左侧支气管及肺内;④操作者甲将患儿取右侧卧位,左手扶住患儿,右手拱如碗状,以腕力轻柔而迅速地从下至上、由外至内,叩击左侧前胸、腋下、肩胛区、肩胛下;⑤操作者甲将患儿取仰卧位,并固定气管导管,头颈伸展,使气管导管尽量保持较直位置;⑥操作者乙将无菌吸痰管轻轻插入气管导管内,至遇到阻力或患儿出现刺激反应时往外拔 1cm,然后左右旋转吸痰管,边吸边往外退;每次吸痰时间不超过 10 秒,完毕后由操作者甲立即接上复苏气囊,加压给氧到患儿面色红润为止,如此反复吸痰 2～3 次,充分吸净气道分泌物;⑦以同样的方法吸右侧支气管及肺内的痰。吸痰后以高浓度氧吸入 2～3分钟,以补充机体消耗的氧。然后再将吸入氧浓度分次下调至吸痰前的所需水平。

(3)口腔内吸痰:①助手将新生儿摆正体位:仰卧,头略后仰,颈部适当仰伸,可在其肩胛下垫一小毛巾,使肩部略抬高;②操作者一手持吸痰管连接处,另一手将吸痰管用无菌生理盐水湿化后,在无负压下将吸痰管平稳、准确地插入到新生儿口腔咽部,迅速给以负压,左右旋转吸痰管,边吸边往外退;每次吸痰时间不超过 10 秒,至无痰液吸出,再以同法吸净双侧鼻腔分泌物。吸痰顺序遵循"先口后鼻"原则,擦净面部分泌物。

(4)吸痰结束立即听诊双肺呼吸音、啰音情况,评价吸痰效果,确定两肺呼吸音对称,气管导管未脱落。

(5)整理:①整理床单位;②将患儿取舒适卧位;③整理用物,按规定清洗、消毒、分类放置;④洗手;⑤记录吸痰情况:吸出物的性质、量、颜色。

三、注 意 事 项

①吸痰管需在无吸力状态下插管;②吸痰同时必须注意观察患儿生命体征、意识状态、发绀情况等,如出现 $SpO_2 < 85\%$ 或心率 < 80 次/分应停止操作,给予呼吸囊正压给氧、吸氧或连接呼吸机辅助呼吸;③如果是呼吸机辅助呼吸的患儿,吸引顺序:先吸气管内分泌物,再吸口腔鼻腔的痰液,气管和口腔应各用一条一次性吸痰管,一次一管;④负压引流瓶、连接管每天更换一次,负压引流瓶内基础消毒液为含有效氯 500mg/L 的 消毒液 500ml,引流液达 2/3 时随时倾倒、冲洗、更换基础消毒液;⑤全程强调严格无菌操作,动作轻柔。

(楚 阳)

第十三节 洗手操作规程

一、护 理 目 标

确保操作者在为患儿进行护理操作前后,手得到彻底清洗,去除手部污垢、皮屑及暂存细菌,有效控制因手污染而导致的院内感染。

二、操 作 步 骤

1. 准备
(1)操作者准备:操作者着装整洁,戴工作帽、口罩。
(2)用物:消毒洗手液或快速手消毒剂,消毒小毛巾或一次性纸巾。
2. 消毒洗手液的洗手方法
(1)洗手前将衣袖向上卷至腕上约 20cm,取下手上饰物、手表。
(2)使用感应水龙头流动水,使双手充分浸湿。

（3）取适量消毒洗手液，均匀涂抹至整个手掌、手背、手指、指缝。

（4）用洗手七步法认真揉搓双手至少 15 秒，方法如下：①手心相对，手指并拢，相互揉搓；②手心对手背，手指交叉沿指缝相互揉搓，交替进行；③掌心相对，手指交叉沿指缝相互揉搓，交替进行；④弯曲各手关节，在另一手掌心旋转揉搓，交替进行；⑤一手握住另一手的大拇指旋转揉搓，交替进行。⑥五指甲并拢在另一手掌心处旋转揉搓，交替进行；⑦握着手腕回旋摩擦，交替进行。

（5）在流动水下彻底冲净双手。

（6）用消毒小毛巾或一次性纸巾擦干双手，也可待自然晾干 2 分钟，取适量护手液护肤。

3. 快速手消毒剂消毒手的方法　医护人员在检查治疗完每位患儿后，若手无可见污染物，可取适量的快速手消毒剂于掌心，按照洗手七步法揉搓双手，保证手消毒剂完全覆盖手部皮肤，直至手部干燥。

4. 评价　洗手后手的细菌检测结果示细菌总数＜5cfu/cm^{2}为合格，有效地减少外源性疾病传播的机会，降低医院感染的风险。

三、注 意 事 项

1. 每治疗、护理完一个患儿或每次进温箱之前均要用消毒洗手液洗手或使用快速手消毒剂消毒手。

2. 洗手范围至腕上 10cm，注意洗净拇指、小指侧面、指关节、指甲缝等部位。

3. 手法正确、熟练、揉搓力度均匀 。

（金　丽）

第十四节　温箱使用操作规程

温箱是早产低体重儿保温的主要设备。常用温箱的箱壁是双层透明的有机玻璃制成，便于观察早产儿的动态变化，箱内热空气流动保持环境温度，有水槽调节湿度。温箱保温时存在着 4 种散热方式，即辐射、对流、蒸发、传导。其中辐射和对流散热比例最高，因此温箱温度的维持明显受环境温度的影响。病房室温应保持在 24～26℃，湿度维持在 55％～65％，温箱应避免放置在空气对流和近窗处和阳光直射处，也不宜放在取暖设备附近，以减少环境对温箱控温的干扰。

一、操 作 步 骤

1. 接到新收患儿的消息后，接通电源，检查各项显示是否正常。

2. 往水槽内放入适量的蒸馏水。

3. 将温箱预热，调节温度和湿度。一般 30～60 分钟箱温可达预热温度，等箱温达到所调温度后，将患儿置入箱内。

（1）患儿尚未到达时，预调温箱内空气温、湿度。温度及湿度调节可先根据患儿的体重、胎龄等信息设置对应的适中温度及湿度，见表 26-1、表 26-2。

（2）待患儿入病房后，测量患儿体温，若患儿体温不升，温箱温度应设置为较患儿体温高 1℃，如患儿体温为 34℃，箱温应调为 35℃；体温 35℃，箱温应调为 36℃，每小时提高箱温

1℃,直至体温上升到正常范围。

4. 在随后的住院过程中,箱温应根据患儿的体温进行调节,温箱保温的最终目标是维持患儿体温在 36.5～37.5℃的正常范围内。

5. 使用肤控模式时,置传感器(即温度探头)于早产儿右上腹部,并预定该部位皮肤达到的温度值,温度值一般设置为 36.0～36.5℃。用胶布固定好探头,用十字法固定,以免探头脱落,引起温箱过度加热。

6. 患儿出箱后,应先切断电源,然后放掉水槽内的水,彻底清洁消毒备用。

表 26-1 不同出生体重早产儿适中温箱温度

出生体重	温箱温度			
(kg)	35℃	34℃	33℃	32℃
1.0～	初生 10 天	10 天～	3 周～	5 周～
1.5～	——	初生 10 天	10 天～	4 周
2.0～		初生 2 天	2 天～	3 周

表 26-2 超低出生体重早产儿温箱温度和湿度

日龄(d)	1～10	11～20	21～30	31～40
温度(℃)	35	34	33	32
湿度(%)	100	90	80	70

二、温箱使用注意事项

1. 温箱相对湿度一般为 60%～80%,胎龄和出生体重越低,温箱相对湿度越高一些,对超低出生体重儿,温箱湿度对维持体液平衡非常重要,国外有些单位采用较高湿度,但要注意预防感染。

2. 患儿入室后应立即放在预热的暖箱中,为保持暖箱温度恒定,各种护理操作尽量在暖箱中集中进行,开温箱门进行操作时要注意保暖,使患儿体温稳定在 36.5～37.5℃正常范围。

3. 每 4 小时测体温一次,观察患儿体温的变化,并根据体温的变化调节箱温。体温不升者,复温应逐渐进行,体温愈低复温愈应谨慎,每小时只能提高箱温 1℃,并应每 0.5～1 小时测体温一次,至体温升至正常后改为每 4 小时测量体温一次,并观察有无硬肿出现。体温超过 38℃,应予调低箱温,每次 0.5～1℃,30 分钟后复测体温,体温超过 39℃,予温水擦浴或报告医生作相应处理,处理后 30 分钟复测体温。应尽量避免箱温突然增高或降低,因此种情况可诱发早产儿呼吸暂停。

4. 温箱有湿化装置,而高湿度有利于一些细菌的繁殖。每日应用清水擦洗箱壁内外面,保持透明,注意勿用有机溶剂擦洗,以免引起老化。温箱使用时,水槽内的水须每日更换,不得用加水法,以免细菌在其中繁殖,每周更换温箱以便进行消毒。早产儿出温箱后,先切断电源,然后应对温箱进行彻底清洁、消毒。每月做温箱内空气细菌培养。

5. 关温箱门时应注意放好患儿肢体避免被夹伤。

6. 当温箱报警指示灯亮并发出报警蜂鸣时,应及时检查报警原因,并根据原因及时进行处理。

7. 温箱内早产儿需要蓝光照射时,蓝光灯与温箱上壁间距离为 5～8cm,以防温箱过热而引起早产儿发热的假象。

8. 肤控时温箱加热装置根据传感器所测得皮温与预定值的差值情况而供热。缺点是箱温波动大,早产儿若发热则箱温降低,造成不发热假象,或传感器容易脱落,引起箱温调节失控。应多巡视观察传感器有无脱落。

9. 温箱暖气出风口勿用东西遮挡,以免影响箱温调节。如停用温箱,先关温箱电源开关,后拔插头停放于无太阳照射的地方,以防外壳破裂及影响箱温调节,不用时用布遮,防尘。移动温箱时避免碰撞,以免外壳破裂而失去保暖功能。

(陈永梅)

第十五节　开放式辐射抢救台使用操作规程

一、操作步骤

1. 开放式辐射抢救台置于避风温暖处,铺好床面,检查床栏,调节床头高度。

2. 接通电源,打开电源开关,在胎儿出生前,将新生儿用的治疗巾,被服置于开放式辐射抢救台上预热,预热温度控制在 32～33℃。

3. 置患儿于开放式辐射抢救台上,取仰卧位,头偏向一侧,保持呼吸道通畅,将肤控传感器探头金属面紧贴患儿皮肤,贴于患儿右上腹部,用胶布固定好探头,用十字法固定,以免探头脱落,必要时用 75% 乙醇清洁患儿右上腹皮肤。

4. 调节设定体温,肤控温度调节为 36～36.5℃。

5. 整理患儿被服,整理床单元。

二、使用注意事项

1. 新生儿病房室温应调节在 24～26℃。病房室温过低,可导致升温慢。

2. 开放式辐射抢救台无湿度调节系统,病房应经常用湿拖把擦地或用湿化器维持病房湿度在 55%～65%。

3. 婴儿放在开放式辐射抢救台保暖时对流丧失热量较多,应避免将开放式辐射抢救台放在通风处。

4. 用开放式辐射抢救台保暖时,不显性失水较置温箱增加 50% 以上,应注意液体补充。

5. 由于开放式辐射抢救台通过对流、蒸发散热,氧耗较高,且小儿体表得到的热分布不均匀,不适应 2kg 以下新生儿。

6. 凡是用呼吸机患儿,开放式辐射抢救台应有一层透明且透气性强的塑料薄膜覆盖,可以减少不显性失水,减少对流及辐射散热。

7. 肤控传感器探头金属面应紧贴皮肤,探头脱落时会导致辐射抢救台过度加热。应多巡视观察肤控传感器探头是否脱落,探头金属面每天用 75% 乙醇擦拭,以保持灵敏度。

8. 每 4 小时测量体温 1 次,使患儿体温保持在 36.5～37.5℃。

9. 每天用湿毛巾擦拭辐射抢救台四周床栏及台架。

10. 停止使用时先关电源开关,后拔电源插头,轻揭肤控传感器探头固定胶布,必要时备松节油擦拭胶布痕迹。移患儿于婴儿床上,用75%乙醇擦拭探头金属面,把探头线卷好,勿折断。用含氯消毒剂消毒擦拭床栏、床面及台架,再用清水擦拭。

(刘映辉)

第十六节　输液泵、微量泵使用操作规程

一、输液泵使用操作规程

(一) 输液泵的操作步骤

1. 检查并确定输液泵处于完好状态,将机器固定于输液支架上,插上电源打开开关,将已加好药的输液瓶挂在泵的支架上,排尽输液管内气泡,锁紧调节器,打开机门,将输液器从上到下依次装入泵内,关好机门。

2. 按"选择键"至输液速度档,设定所需流速,再按"选择键"至预至液量档,设定总输液量。

3. 将输液器接上静脉通道后,打开调节器,按"启动键"开始输液。如遇回血,可按"冲洗键"进行冲洗。

4. 出现报警时的处理

(1)"空气"灯亮报警提示:①管道有空气;②输液泵内输液管未贴紧槽壁,或槽壁内有异物不清洁。

处理:排好管道内空气;重新安装输液管,使之贴紧槽壁,或清洁管槽。

(2)"阻塞"灯亮报警提示阻塞,液体滴注不通畅。

原因及处理:① 静脉穿刺部位肿胀鼓起,需重新穿刺;②输液管扭曲或调节器夹死。需作相应处理。

(3)"完成"灯亮报警提示预定液量已到,需重新调整液体入量或停止补液。

(4)"门"灯亮报警提示开门或门未关好。把门关好,如损坏需修理。

(二) 注意事项

1. 输液泵是电器用品,勿在无人监视、潮湿环境中使用。

2. 应将与输液泵配套的输液器可靠地卡进输液泵的"气泡检测器"内。

3. 禁止使用输液泵输入血液、血浆,血小板等血液制品。

4. 快速输入高渗液体时,当药液外渗时,机器仍在正常运转,容易造成因药液渗出皮下而至输液部位肿胀或周围组织坏死,输入高渗液体时,严密观察穿刺部位及周围皮肤情况。

5. 输液泵报警系统失灵有可能危及患儿生命安全,如输液泵的"气泡检测器"失灵就会有空气进入静脉而至空气栓塞的危险,因而在使用过程中,应加强巡视,发现故障及时排除。

6. 不可将产生高频电流的装置,如手机、除颤器等与输液泵接近,否则会导致输液泵工作异常。

7. 输液泵的清洁,保养与存储

(1) 清洁:输液泵外壳被污染后可使用沾有凉水或温水的纱布或其他软布擦拭,然后用

含氯消毒液擦拭消毒,禁止使用乙醇,稀释剂或其他有机溶剂。管路通气检测器污染后禁止用尖锐物品等清洁检测器,可使用沾有温水的纱布或其他软布擦拭并完全擦干。

(2) 保养:每周1次专人对输液泵进行开启检查,内部蓄电池电量不足时要及时充电,对首次使用前或长时间不用时,内部蓄电池要充电至少12小时。对长期不使用的泵内部蓄电池至少要每月1次充放电,以防电池老化。每年进行1次安全检测,每台输液泵建立使用登记本。

(3) 存储:输液泵完全干燥后避免储存在过热、过度潮湿的环境中。

二、微量泵使用操作规程

(一) 微量泵的操作步骤

1. 将微量泵通过托架固定在输液支架上,或放置在平面上。

2. 检查并确定微量泵处于完好状态,连接电源。

3. 打开泵电源开关,泵经自动检测进入初始状态。

4. 拉起注射器压杆,将准备好药物的注射器放在注射器托上,用推进器及注射器固定杆固定注射器,注射器活塞固定在滑座上,通过右侧旋转键调节流速,按开始键启动运行。如遇回血,可按"冲洗键"进行冲洗。

5. 出现报警时的处理:

(1) "阻塞"灯亮报警提示阻塞,液体滴注不通畅。原因及处理:①静脉穿刺部位肿胀鼓起,需重新穿刺;②延长管扭曲或被重物压紧,需检查延长管是否通畅,作相应处理。

(2) "接近完毕"灯亮报警,并出现蜂鸣音,表示注射器中液体接近完毕。处理:如要继续输液,予更换注射器,蜂鸣音可通过按"停止/静音"消除。

(3) "低电压"灯亮报警提示内置电池电压不足。处理:立即将注射泵与交流或直流电源连接。

(4) "推进器或离合器"灯亮报警提示注射器活塞安置不当或离合器安置不当。处理:将注射器活塞安置好,即将滑座与注射器活塞连接。

(二) 注意事项

1. 当打开电源开关时,泵经自动进行检测,如显示屏上显示"Err",表示泵出现故障,不能再使用,应通知将泵送检修。

2. 使用过程中,护士应加强巡视,发现故障,及时排除,输入高渗液体时,严密观察穿刺部位及周围皮肤情况。

3. 输液完毕,不使用微量泵时,应将微量泵注射器压杆及推进器恢复原来位置,避免长时间伸拉而感应失灵。

4. 微量泵的清洁,保养与存储

(1) 清洁:微量泵导轨上和推进器黏附药液时应及时用75%的乙醇清除干净。用含氯消毒液擦拭消毒。

(2) 保养:微量泵应定期保养,用后由专人保管,每年一次安全检测及注射速度检查。禁止将微量泵加压灭菌及使用干燥剂干燥微量泵。

(3) 存储:微量泵完全干燥后存放在阴凉通风处,避免阳光直射,避免储存在过热、过度潮湿的环境及高强度电磁辐射处。

(张国英)

第十七节　股动脉穿刺操作规程

一、护理目标

股动脉穿刺可用于监测动脉血气或快速同步换血。不得作为给药、输液或其他途径。操作规范，血气标本隔离空气，送检及时，标本合格。

二、操作步骤

1. 评估　患儿病情、意识状态、生命体征和正在进行的治疗（氧疗等）、患儿肢体活动情况和股动脉搏动情况、穿刺部位皮肤情况（有无水肿、结节、瘢痕、伤口等）。

2. 准备

（1）操作者：着装整洁，洗手，戴口罩。

（2）用物：无菌治疗盘、一次性注射器（或采血针）、常规消毒用品一套、手套、含肝素的采血注射器或血气分析专用注射器1个、橡胶塞。

3. 操作方法

（1）患儿仰卧，小腿弯曲大腿外展，术者以手指触摸定位，股动脉位于腹股沟韧带之下。

（2）常规消毒穿刺局部皮肤（以动脉搏动最强点为圆心，直径大于5cm），同时消毒操作者一手拇指、示指、中指前端。

（3）用已消毒好的示指、中指摸清动脉搏动，用拇指、示指绷紧皮肤，另一手持注射器，在搏动最强点下0.5～1cm处，穿刺针斜面向上与皮肤呈45°，逆动脉血流方向刺入。或者穿刺时采用针头在动脉搏动最强点上垂直进针。

（4）见鲜红色动脉回血后固定针头，采集需要量的血液后，拔出针头，若有床旁血气分析仪，将血液注入血气分析片即可行血气分析，若需送检验科行血气分析，针头应刺入橡胶塞防止血液标本与空气接触。

（5）拔出针头后迅速压迫穿刺部位至少5分钟，加压包扎，严密观察，防止出血。必要时可重复穿刺。

（6）如需频繁采血或换血，可用留置套管针穿刺，穿入股动脉后取出针芯，将套管在血管内推进1cm，固定，用微量泵将含肝素1～5U/ml的生理盐水按1ml/h的速度滴注，以保持管道通畅。

（7）轻轻转动注射器将血摇匀。

（8）填写检验单。

（9）标本马上送检。

（10）协助患儿取舒适体位。

（11）按《医疗废物处理条例》处置用物，洗手。

三、注意事项

1. 如患儿正在进行氧疗，应在检验申请单上注明氧疗方法和浓度、持续时间和体温，标本采集后立即送检。

2. 若患儿有凝血功能障碍,拔针后应延长局部压迫时间至 10 分钟。

3. 使用血气分析专用注射器采血时,见回血后应让血液自动流入针筒,不要用负压抽取血液,防止空气进入影响检验结果。

4. 穿刺时,针头不要向上穿刺太深,以免伤及腹腔脏器。

5. 因股动脉穿刺可引起股动脉痉挛,应注意观察穿刺侧肢体的血运。

(庄艳云)

第十八节　桡动脉穿刺操作规程

一、护 理 目 标

桡动脉穿刺是新生儿常用的操作技术,可用于监测动脉血气、同步换血或监测动脉有创压。不得作为给药、输液或其他途径。操作规范,血气标本隔离空气,送检及时,标本合格。

二、操 作 步 骤

1. 评估患儿病情、意识、意识状态、生命体征和正在进行的治疗(氧疗等)、患者肢体活动情况、穿刺部位皮肤情况(有无水肿、结节、瘢痕、伤口等),若需留置套管针,应评估尺动脉有无足够的血液灌注整个手,方法是先按压桡动脉和尺动脉,阻断其血流,此时手掌变白,放松尺动脉仍压住桡动脉,如整个手掌变红,方能插管。

2. 准备

(1) 操作者准备:洗手,戴口罩。

(2) 用物准备:治疗盘内备一次性无菌注射器 5ml 一副、安尔碘Ⅱ型皮肤消毒剂、棉签、4.5 号头皮针、干棉球、胶布、污物盘,根据需要准备试管。

3. 操作方法

(1) 将 5ml 注射器上的针头取下,接上 4.5 号头皮针。

(2) 操作者用示指、中指触摸桡动脉的搏动点,并体会桡动脉的走行、波动感、位置的深浅和动脉的粗细,新生儿动脉搏动较弱,也可根据解剖定位:以腕横纹线上桡侧到尺侧线段的1/4 为穿刺点。

(3) 常规消毒穿刺点周围皮肤和操作者左手示指、中指,再次确定位置,也可用一强光源从侧面投照穿刺区,可看到桡动脉。

(4) 操作者左手绷紧皮肤,右手持头皮针与皮肤呈 45°刺入,针头斜面向上。

(5) 见回血即可固定,抽取需要量的动脉血,拔出针头,若有床旁血气分析仪,将血液注入血气分析片即可行血气分析,若需送检验科行血气分析,针头应刺入橡胶塞防止血液标本与空气接触。

(6) 拔出针头后迅速用干棉球按压穿刺点 5 分钟后用胶布固定。

(7) 若需频繁抽动脉血气、换血、监测动脉有创压,可用留置套管针穿刺,穿入桡动脉后取出针芯,将套管在血管内推进 1cm,固定,用微量泵将含肝素 1～5u/ml 的生理盐水按 1ml/h 的速度滴注,以保持管道通畅。

（8）轻轻转动注射器将血摇匀。

（9）填写检验单。

（10）标本马上送检。

（11）协助患儿取舒适体位。

（12）按《医疗废物处理条例》处置用物,脱手套,洗手。

三、注 意 事 项

1. 新生儿皮肤毛细血管丰富,角质层较薄,消毒不严易感染而致败血症,应严格无菌操作,局部必须严格消毒。

2. 选用较小的针头,尽量减少血管壁损伤,4.5 号的头皮针较适宜。一次性 5ml 注射器针头不宜用于抽血量多者,且针头与针筒之间的距离较短,妨碍操作。

3. 首次穿刺失败需重新穿刺时,应更换针头,重新消毒。

4. 因动脉压力较高,有凝血功能障碍的患儿拔针后,应延长局部压迫时间至 10 分钟。

5. 留置套管针期间应注意观察穿刺侧手掌的血运情况。

（韩 杰）

第十九节 股静脉穿刺操作规程

一、护 理 目 标

以标本采集为目的,操作规范,标本不发生溶血,抗凝标本无凝血,达到检验目的。

二、操 作 步 骤

1. 评估患儿病情、意识状态、生命体征、患儿肢体活动情况、穿刺部位皮肤情况（有无水肿、结节、瘢痕、伤口、感染等）。

2. 准备

（1）环境准备:清洁安静,采光好。

（2）操作者:穿工作服,戴工作帽、口罩,操作前洗手。

（3）用物:棉签、弯盘、安尔碘Ⅱ型皮肤消毒液、一次性采血管、大小合适的一次性注射器、棉球、胶布。

3. 操作方法

（1）协助患儿取仰卧位,将其穿刺侧大腿稍外展、外旋,膝关节自然弯曲,小腿弯曲 90°角呈蛙状,穿刺侧臀部垫高,使腹股沟充分暴露,尿布覆盖会阴部,助手站于患儿头侧,帮助固定躯干及双下肢。

（2）操作者站于患儿足端,左手示指触摸股动脉搏动,定位后作标记。

（3）消毒穿刺部位及操作者左手示指,用消毒的示指继续触摸股动脉搏动明显处并固定好。

（4）右手持注射器,在股动脉搏动点稍内侧穿刺即可进入股静脉,股静脉穿刺有 2 种方法:

1）直刺法：在股动脉内侧垂直刺入，慢慢提针同时抽吸，见抽出暗红色血，则提示进入股静脉，立即停止提针加以固定，尽快抽血到所需要量。如未见回血，则应继续刺入或缓慢边退边回抽试探直到见血为止。

2）斜刺法：摸到股动脉搏动点，示指不要移开，在股动脉距离腹股沟下 1～2cm 处与皮肤呈 20°～30°斜刺进针（肥胖患儿可加大角度为 30°～45°），边进边抽吸，见抽出暗红色血，则提示进入股静脉，立即停止进针加以固定，尽快抽血到所需要量。如未见回血，则应继续刺入或缓慢边退边回抽试探直到见血为止。

（5）抽出所需血量后立即拔出针头，用干棉球压迫穿刺点 2～3 分钟或更长时间至不出血为止。

（6）取下针头，将血液沿标本管壁缓慢注入。标本及时送检。

（7）协助患儿取舒适体位。

（8）按《医疗废物处理条例》处置用物，洗手。

三、注　意　事　项

1. 严格执行无菌操作，充分暴露穿刺部位，局部必须严格消毒，比常规消毒的范围要大，以防止感染。

2. 有出血倾向或凝血功能障碍者抽血后按压时间应延长。

3. 穿刺部位不得有糜烂或感染。

4. 穿刺时，针头不要向上穿刺太深，以免伤及腹腔脏器。

5. 穿刺时，如抽出鲜红色血液，则提示穿入股动脉，应立即拔出针头，用消毒棉球按压 5 分钟以上，避免引起局部出血或血肿。

（尹若云）

第二十节　咽拭子采集操作规程

一、护　理　目　标

规范操作，准确采样，避免采样过程中标本污染，标本合格。

二、操　作　步　骤

1. 评估　评估患儿的病情，抗生素的使用情况；了解患儿的进食时间，避免在进食后 2 小时内取标本，以防呕吐。

2. 准备

（1）操作者准备：洗手，戴口罩。

（2）用物准备：咽拭子培养管、酒精灯、打火机、压舌板、手电筒。

3. 操作方法

（1）压舌板打开口腔。

（2）观察患儿口腔黏膜及咽部情况。

（3）取出培养管中的无菌拭子,轻柔、迅速地擦拭腭弓两侧、咽及扁桃体分泌物。

（4）在酒精灯火焰上部消毒试管口,将无菌拭子插入试管,塞紧瓶塞。

（5）在标本标签上注明科室、床号和姓名,采集后及时送检。

三、注意事项

1. 严格无菌操作。

2. 采集标本的时间应在进食 2 小时后。

3. 采集前数小时避免使用消毒液清洁口腔。

4. 最好在使用抗菌药物治疗前采集标本。

5. 采集标本过程中无菌拭子避免接触腭弓两侧、咽及扁桃体以外的部位,保证所取标本的准确性。

（邱雪梅）

参 考 文 献

1. 郑琴. 危重新生儿院内转运的护理. 吉林医学,2007,28(8):969-970.

2. 廖海强,刘玉兰,谢冰玲. 配制全胃肠外静脉营养液 617 例/次的体会. 中国药房,2002,13(3):181-182.

3. 丁洁卫,唐志华. 全胃肠外静脉营养液的配制. 现代中西医结合杂志,2003,12(5):508-509.

4. 江少红,钱小芳,刘晨音,等. 108 例呼吸衰竭新生儿实施 N-CPAP 的护理体会. 福建医药杂志,2007,29(4):143-144.

5. 刘春华. 经鼻塞持续气道正压通气在新生儿科的应用及护理. 护理研究,2007,21(2):383-385.

6. Good WV,Gendron RL. Retinopathy of prematurity. Ophthalmol Clin North Am,2001,14(3):513-519.

7. 中华医学会国产医学分会. 早产儿治疗用氧和视网膜病变防治指南. 新生儿科杂志,2005,20(3):144-145.

8. 陈超,石文静. 早产儿视网膜病的早期诊断及防治措施. 实用儿科临床杂志,2004,19(2):90-93.

9. 徐润华,徐桂荣. 现代儿科护理学. 北京:人民军医出版社,2003:794-796.

10. 任重. 眼耳鼻咽喉口腔科护理学. 北京:人民卫生出版社,2005:59-60.

11. 金汉珍,黄德珉,官希吉. 实用新生儿学. 第 3 版. 北京:人民卫生出版社,2003:491.

12. 孙浩,狄承花,钟美芹. 新生儿沐浴体位及方法的改进. 中国全科医学,2005,8(7):572.

13. 吴莹,安如俊,谭小芳. G5 振动排痰机在神经内科患者排痰中的应用. 当代护士杂志,2006,6:50-51.

14. 何倚华,邝静霞,钟贵玲,等. 振动排痰机对气管切开患者排痰作用的临床对照研究. 护理学杂志,2006,21(12):58-59.

15. 赵坤,胡素云,孙雅玮. G5 振动排痰机对重型颅脑外伤患者排痰的效果观察. 解放军护理杂志,2006,23(12):54.

16. 广东省卫生厅编. 临床护理技术规范(基础篇). 广州:广东科技出版社,2007:55.

17. 潘发菊. 新生儿采用不同吸痰方法效果比较. 蚌埠医学院学报,2007,32(3):357.

18. 楚娜莎. 输液泵临床应用的注意事项与存储保养. 医疗卫生装备,2005,26(11):88.

19. 杨春梅. 输液泵临床应用中的意外事故防范. 医疗卫生装备,2007,22(7):109-110.

20. 尚少梅,殷磊. 咽拭子标本采集. 护理学基础. 第 3 版. 北京:人民卫生出版社,2005.

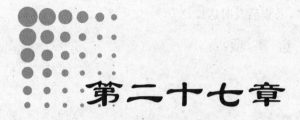

第二十七章

NICU 护理操作并发症的防治

第一节　注射法操作并发症的防治

NICU 常用的注射法有：皮内注射法、肌内注射法、静脉注射法等。而在进行这些操作过程中，可能会因操作技术或使用药物不当或患儿自身病情或患儿不能配合的原因，常出现注射部位疼痛、出血、神经性损伤、过敏性休克等并发症，本节将分别详细叙述。

一、皮内注射法

皮内注射法为侵入性操作，可引起疼痛、局部组织反应、注射失败、过敏性休克等一系列并发症。

（一）疼痛

1. 发生原因

（1）注射时患儿恐惧，不配合。

（2）传统进针法，进针与皮纹垂直，皮内张力高，阻力大，推注药物时使皮纹发生机械断裂而产生撕裂样疼痛。

（3）配制的药物浓度过高，药物推注速度过快或推药速度不均匀，使皮肤游离神经末梢（感受器）受到药物刺激，引起局部定位特征的痛觉。

（4）注射针头过粗、欠锐利或有倒钩，或操作者操作手法欠熟练。

（5）注射时消毒剂随针头进入皮内，消毒剂刺激引起疼痛。

2. 临床表现　注射部位疼痛感尖锐，推注药物时加重。有时伴全身疼痛反应，如肌肉收缩、呼吸加快、出汗、血压下降，严重者出现晕针、虚脱。疼痛程度在完成注射后逐渐减轻。

3. 预防及处理

（1）注重安全护理，注射时找一名护士或助理护士协助固定患儿及注射侧肢体，以取得配合。

（2）原则上选用无菌生理盐水作为溶媒对药物进行溶解。准确配制药液，避免药液浓度过高对机体的刺激。

（3）改进皮内注射方法：采用横刺进针法（其注射方向与前臂垂直）亦能减轻疼痛。

（4）可选用神经末梢分布较少的部位进行注射。如选取前臂掌侧中段做皮试，不仅疼痛轻微，更具有敏感性。

（5）熟练掌握注射技术，准确注入药量（通常是 0.1ml）。

（6）选用口径较小、锋利无倒钩的针头进行注射。

（7）注射在皮肤消毒剂干燥后进行。

（8）发生晕针者，按晕针处理。

（二）局部组织反应

1. 发生原因

（1）药物本身对机体的刺激，导致局部组织发生的炎症反应（如疫苗注射）。

（2）药液浓度过高、推注药量过多。

（3）违反无菌操作原则，使用已污染的注射器、针头。

（4）机体对药物敏感性高，局部发生变态反应。

2. 临床表现

注射部位红肿、疼痛、瘙痒、水疱、溃烂、破损及色素沉着。

3. 预防及处理

（1）避免使用对组织刺激性较强的药物。

（2）正确配制药液，推注药液剂量准确，避免因剂量过大而增加局部组织反应。

（3）严格执行无菌操作。

（4）详细询问药物过敏史，避免使用可引发机体过敏反应的药物。

（5）对已发生局部组织反应者，进行对症处理，预防感染。出现局部皮肤瘙痒者，修剪患儿指甲，用 2％聚维酮碘溶液外涂；局部皮肤有水疱者，先用 2％聚维酮碘溶液消毒，再用无菌注射器将水疱内液体抽出；注射部位出现溃烂、破损，则进行外科换药处理。

（三）注射失败

1. 发生原因

（1）患儿躁动、不合作。

（2）注射部位无法充分暴露，如穿衣过多、衣服袖口过窄等。

（3）操作欠熟练：如进针角度过深或过浅，导致针头注射部位不在表皮、真皮之间或针头斜面未完全进入皮内；针头与注射器乳头连接欠紧密导致推药时药液外漏；进针用力过猛，针头贯穿皮肤。

（4）注射药物剂量欠准确，如药液推注量过多或不足。

2. 临床表现　无皮丘或皮丘过大、过小，药液外漏，针口有出血现象。或皮肤上有两个针口。

3. 预防及处理

（1）对不合作者，肢体要充分约束和固定。

（2）充分暴露注射部位：穿衣过多或袖口狭窄者，可在注射前协助患儿将选择注射的一侧上肢衣袖脱出；亦可选用患儿前额皮肤上进行皮内注射。

（3）提高注射操作技能。掌握注射的角度与力度。

（4）对无皮丘或皮丘过小等注射失败者，可重新选择部位进行注射。

（四）过敏性休克

1. 发生原因

（1）操作者在注射前未询问患儿的药物过敏史。

（2）患儿对注射的药物发生速发型过敏反应。

2. 临床表现 由于喉头水肿、支气管痉挛、肺水肿而引起胸闷、气促、哮喘与呼吸困难；因周围血管扩张而导致有效循环血量不足，表现为面色苍白、出冷汗、口唇发绀、脉搏细弱、血压下降；因脑组织缺氧，可表现为意识丧失、抽搐、二便失禁等；其他过敏反应表现有荨麻疹、恶心、呕吐、腹痛及腹泻等。

3. 预防及处理

（1）皮内注射前必须仔细询问患儿有无药物过敏史，尤其是青霉素、链霉素等易引起过敏的药物，如有过敏史者则停止该项试验。有其他药物过敏史或变态反应疾病史者应慎用。

（2）皮试观察期间，护士不可随意离开患儿。注意观察患儿有无异常不适反应，正确判断皮试结果，阴性者可使用该药，若为阳性结果则不可使用（破伤风抗毒素除外，可采用脱敏注射）。

（3）注射盘内备有 0.1％盐酸肾上腺素、尼可刹米、洛贝林注射液等急救药品，另备氧气、吸痰机等。

（4）一旦发生过敏性休克，立即按照过敏性休克抢救原则进行抢救。

（五）疾病传播

1. 发生原因

（1）操作过程中未严格执行无菌技术操作原则，如未执行一人一针一管；抽吸药液过程中被污染；皮肤消毒不严格等。

（2）使用疫苗，尤其是活疫苗，未严格执行有关操作规程，用剩的活疫苗未及时灭活，用过的注射器、针头未焚烧，污染环境，造成人群中疾病传播。

2. 临床表现

传播不同的疾病出现相应的症状。如细菌污染反应，患儿出现畏寒、发热等症状；如乙型肝炎，患儿出现上腹饱胀不适、精神不振、乏力等症状。

3. 预防及处理

（1）严格执行一人一针一管，不可共用注射器、注射液和针头。操作过程中，严格遵循无菌技术操作原则及消毒隔离要求。

（2）使用活疫苗时，防止污染环境。用过的注射器、针头及用剩的疫苗要及时焚烧。

（3）操作者为一个患儿完成注射后，须作手消毒后方可为下一个患儿进行注射治疗。

（4）对已出现疾病传播者，报告医生，对症治疗。如有感染者，及时抽血化验检查并及时隔离治疗。

二、肌内注射法

肌内注射法亦为侵入性操作，可引起一些并发症，如疼痛、神经性损伤、局部或全身感染、疾病传播、硬结形成及过敏性休克等，由于疼痛、疾病传播、过敏性休克、注射失败等并发症其发生原因、临床表现及防治处理与皮内注射法基本相同，此处不予重复叙述。本部分详细叙述肌内注射发生的其他并发症。

(一) 神经性损伤

1. 发生原因　主要是药物直接刺激和局部高浓度药物毒性引起神经粘连和变性坏死。

2. 临床表现　注射当时即出现神经支配区麻木、疼痛、肢体无力和活动范围减少。约一周后疼痛减轻,但留有固定麻木区伴肢体功能部分或完全丧失。局部红肿、疼痛,注射侧肢体关节活动受限和感觉障碍。

3. 预防及处理

(1) 周围神经药物注射伤是一种医源性损伤,是完全可以预防的,应在慎重选择药物、正确掌握注射技术等方面严格把关。

(2) 注射药物应尽量选用刺激性小、等渗、pH值接近中性的药物,不能毫无科学根据地选用刺激性很强的药物作肌内注射。

(3) 注射时应全神贯注,注意注射处的解剖关系,准确选择臀部、上臂部的肌内注射位置,避开神经及血管。要求进针点准确,注意进针的深度和方向。

(4) 对不完全神经损伤要用非手术治疗法,行理疗、热敷,促进炎症消退和药物吸收,同时使用神经营养药物治疗,将有助于神经功能的恢复。对完全性神经损伤,则尽早手术探查,做神经松解术。

(二) 针口渗液

1. 发生原因　反复在同一部位注射药液,每次注射药量过多,局部血液循环差,组织对药液吸收缓慢。

2. 临床表现　推注药液阻力较大,注射时有少量液体自针眼流出,拔针后液体流出更明显。

3. 预防及处理

(1) 选择合适注射部位。选择神经少、肌肉较丰富之处。

(2) 掌握注射剂量。

(3) 每次轮换部位。避免同一部位反复注射。

(4) 刺激性药物尽量避免肌内注射。

(5) 注射后及时热敷、按摩,加速局部血液循环,促进药液吸收。

三、静脉注射法

静脉注射法较常出现的并发症有:药液外渗性损伤、血肿、静脉炎等。

(一) 药液外渗性损伤

1. 发生原因　引起静脉输液渗漏的原因主要有:

(1) 药物因素:主要与药物酸碱度、渗透压、药物浓度、药物本身的毒性作用及Ⅰ型变态反应有关。

(2) 物理因素:包括环境温度,溶液中不溶性微粒的危害,液体输液量、温度、速度、时间、压力与静脉管径及舒缩状态是否相符,针头对血管的刺激,旧法拔针对血管壁的损害。

(3) 血管因素:主要指输液局部血管的舒缩状态、营养状态。

(4) 感染因素和静脉炎:微生物侵袭引起的静脉炎以及物理、化学因素引起的静脉炎都可使血管通透性增高。

(5) 由于穿刺不当致穿破血管,而使药液漏出血管外;患儿躁动,针头固定不牢,致药液外渗。

2. 临床表现　主要表现为注射部位出现局部肿胀疼痛,皮肤温度低,甚至局部组织坏死。

3. 预防及处理

(1) 在光线充足的环境下,认真选择有弹性的血管进行穿刺。

(2) 选择合适的头皮针,针头无倒钩。

(3) 在针头穿入血管后继续往前推进 0.2cm,确保针头在血管内。妥善固定针头。避免在关节活动处进针。

(4) 注射时加强观察,加强巡视,尽早发现以采取措施,及时处理,杜绝外渗性损伤,特别是坏死性损伤的发生。

(5) 推注药液不宜过快。一旦发现推药阻力增加,应检查穿刺局部有无肿胀,如发生药液外渗,应终止注射。拔针后局部按压,另选血管穿刺。

(6) 根据渗出药液的性质,分别进行处理:①对局部有刺激的药物,宜进行局部封闭治疗,加强热敷、理疗,防止皮下组织坏死及静脉炎发生;②血管收缩药外渗,可采用肾上腺素能拮抗剂酚妥拉明 5~10mg 溶于 20ml 生理盐水中作局部浸润,以扩张血管;更换输液部位,同时给 3% 醋酸铅局部温热敷。因醋酸铅系金属性收敛药,低浓度时能使上皮细胞吸收水分,皮下组织致密,毛细血管和小血管的通透性减弱,从而减少渗出;并改善局部血液循环,减轻局部缺氧,增加组织营养,而促进其恢复;③高渗药液外渗,应立即停止在该部位输液,并用 0.25% 普鲁卡因 5~20ml 溶解透明质酸酶 50~250U,注射于渗液局部周围,因透明质酸有促进药物扩散、稀释和吸收作用。药物外渗超过 24 小时多不能恢复,局部皮肤由苍白转为黯红,对已产生的局部缺血,不能使用热敷,因局部热敷温度增高,代谢加速,耗氧增加,加速坏死。

(7) 如上述处理无效,组织已发生坏死,则应对坏死组织清创,以免增加感染机会。

(二) 静脉穿刺失败

1. 发生原因

(1) 静脉穿刺操作技术不熟练:主要表现为一些初到临床工作的护理人员,业务技术素质不高,对静脉穿刺的技术操作方法、要领掌握不熟练,缺乏临床实践经验,而致穿刺失败。

(2) 进针角度不当。

(3) 针头刺入的深度不合适:针头斜面一半在血管内,一半在血管外,回血断断续续,注药时溢出至皮下,皮肤隆起,患儿局部疼痛;针头刺入较深,斜面一半穿破对侧血管壁,见有回血,但推药不畅,部分药液溢出至深层组织;针头刺入过深,穿透对侧血管壁,药物注入深部组织,有痛感,没有回血,如只推注少量药液,局部不一定隆起。

(4) 进针时用力速度不当:在穿刺的整个过程中,用力速度大小不同,各个组织的进针力量和进针速度掌握得不当,直接影响穿刺的成败。

(5) 固定不当,针头向两侧摆动。

(6) 患儿不合作致针头脱出而失败。

(7) 天气寒冷或发热寒战期的患儿,末梢血管收缩致血管"难找"。多见于春末秋初,室内无暖气时。

(8) 拔针后护理不当,针眼局部按压方法欠正确或力度不当造成皮下出血、瘀血致皮肤

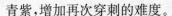

青紫,增加再次穿刺的难度。

2. 临床表现 针头未穿入静脉,无回血,推注药物有阻力,或针头斜面一半在血管内,一半在管腔外,药液溢出至皮下。局部疼痛及肿胀,患儿哭闹不止。

3. 预防及处理

(1) 护理人员要有健康、稳定的情绪。熟悉静脉的解剖位置,提高穿刺技术。

(2) 选择易暴露、较直、弹性好、清晰的浅表静脉。

(3) 适用型号合适、无钩、无弯曲的锐利针头。

(4) 避免盲目进针。

(5) 出现血管破损后,立即拔针,局部按压止血。24小时后给予热敷,加速瘀血吸收。

(6) 静脉条件差的患儿要对症处理:塌陷的血管,予以局部热敷使之充盈,采用挑起进针法,针进入皮肤后沿血管由浅入深进行穿刺。行头皮静脉穿刺时选择较小的针头,采取二次进针法:由两位护士互助完成,一位护士按压要穿刺的静脉前端,一位护士负责静脉穿刺,见回血后不松按压手指,推药少许,使静脉充盈,再稍进0.2cm后松开按压手指,要固定得当,并努力使患儿合作。给水肿患儿行静脉穿刺时,应先行按摩推压局部,使组织内的渗液暂时消退,待静脉显示清楚后再行穿刺。

(7) 对天气寒冷或发热寒战期的患儿,周围循环不良造成的静脉穿刺困难,可通过局部热敷、喂热开水、热牛奶等保暖措施促进血管扩张。在操作时小心进针,如感觉针头进入血管不见回血时,可折压头皮针近端的输液管,可很快有回血,以防进针过度刺穿血管壁。

(三) 血肿

1. 发生原因

(1) 静脉穿刺过深穿破血管;进针后无落空感,有时针头已进入血管而不见回血,误认为穿刺失败,待针头退出血管时局部已青紫。

(2) 凝血功能差或者不及时按压即可引起血肿。

(3) 固定不当、针头移位。

(4) 患儿不合作,固定不好,致使针头脱出血管外而不及时拔针按压。

(5) 对于长期输液患儿,没有注意保护好血管,经常在同一血管、同一部位进针。

(6) 护理人员对血管解剖位置不熟悉,操作不当误伤动脉。

(7) 拔针后按压部位不当或者压力、按压时间不够。

2. 临床表现 血管破损,出现皮下肿胀、疼痛。2～3天后皮肤变青紫。1～2周后血肿开始吸收。

3. 预防及处理

(1) 提高穿刺技术,避免盲目进针。

(2) 进行操作时动作要轻、稳。

(3) 要重视拔针后对血管的按压。拔针后用消毒纱布覆盖穿刺口,用拇指按压,因按压面积大,不会因部位不对或移位引起血肿。一般按压时间为3～5分钟,对血液病、有出血倾向者按压时间延长,以不出现青紫为宜。

(4) 早期予以冷敷,以减少出血。24小时后局部给予50%硫酸镁湿热敷,每日2次,每次30分钟,以加速血肿的吸收。

(5) 若血肿过大难以吸收,可常规消毒后,用注射器抽吸不凝血液或切开取血块。

（四）静脉炎

1. 发生原因　长期注入浓度较高、刺激性较强的药物；在操作过程中无菌操作不严格而引起局部静脉感染。

2. 临床表现　沿静脉走向出现条索状红线，局部组织发红、肿胀、灼热、疼痛，全身有畏寒、发热。

3. 预防及处理

（1）以避免感染、减少对血管壁的刺激为原则，严格执行无菌技术操作，对血管有刺激性的药物，应充分稀释后应用，并防止药液溢出血管外。

（2）有计划地更换注射部位，保护静脉，延长其使用时间。

（3）一旦发生静脉炎，立即停止在此处静脉注射、输液，将患肢抬高、制动；局部用 50% 硫酸镁湿热敷，每日 2 次，每次 30 分钟；或用超短波理疗，每日一次，每次 15~20 分钟；中药如意金黄散局部外敷，可清热、除湿、疏通气血、止痛、消肿，使用后患儿感到清凉、舒适。如合并全身感染症状，按医嘱给予抗生素治疗。

第二节　静脉输血法操作并发症的防治

输血作为一种治疗手段已广泛应用于临床实践中。由于血液制品有潜在的危险性，再加之由于医务人员的操作及患儿的体质等原因，仍有 3%~10% 的患儿可发生不同程度的不良反应及相关疾病，如：过敏反应和变态反应、溶血反应、循环负荷过重（肺水肿）、出血倾向、枸橼酸钠中毒反应等，因此必须严密观察输血后的并发症，积极地给予预防和处理。本节分述如下。

一、过敏反应

（一）发生原因

1. 输入血液中含有致敏物质（如献血员在献血前 4 小时之内曾用过可致敏的药物或食物）。

2. 患儿呈过敏体质，输入血液中的异体蛋白质同过敏机体组织细胞结合，形成完全抗原而致敏所致。

3. 多次输血的患儿，可产生过敏性抗体，抗原和抗体相互作用而产生过敏反应。

（二）临床表现

表现轻重不一，轻者出现皮肤局限性或全身性红斑、荨麻疹、轻度血管神经性水肿（表现为眼睑、口唇水肿）；严重者出现咳嗽、呼吸困难、喘鸣、面色潮红、腹泻、神志不清、休克等症状，可危及生命。

（三）预防及处理

1. 勿选用有过敏史的献血员。

2. 献血者在采血前 4 小时内不宜吃高蛋白、高脂肪饮食，宜食用少量清淡饮食或糖水。

3. 既往有输血过敏史者应尽量避免输血，若确实因病情需要须输血时，应输注洗涤红细胞或冰冻红细胞。

4. 输血前详细询问患儿的过敏史。

5. 反应重者须立即停止输血，保持静脉畅通，严密观察患儿的生命体征，根据医嘱给予

0.1‰肾上腺素静脉注射。注意保持呼吸道通畅，立即予以高流量吸氧；有呼吸困难或喉头水肿时，应及时作气管插管，以防窒息；遵医嘱给予抗过敏药物，地塞米松静脉注射；并进行心肺功能监护。

二、溶 血 反 应

(一) 发生原因

1. 输入异型血　即供血者和受血者血型不符，造成血管内溶血。

2. 输血前红细胞已被破坏发生溶血　如血液贮存过久，保存温度不当（血库冰箱应恒温4℃）、血液震荡过剧、血液内加入高渗或低渗溶液或影响 pH 值的药物、血液受到细菌污染等，均可导致红细胞大量破坏。

3. Rh 因子所致溶血　Rh 阴性者接受 Rh 阳性血液后，其血清中产生抗 Rh 阳性抗体，当再次接受 Rh 阳性血液时可发生溶血反应。一般在输血后 1～2 小时发生，也可延迟至 6～7 天后出现症状。

4. 输入未被发现的抗体所致延迟性的溶血反应。

(二) 临床表现

1. 为输血中最严重的反应。开始阶段，由于红细胞凝集成团，阻塞部分小血管，可引起面部潮红、呕吐等症状。中间阶段，由于凝集的红细胞发生溶解，大量血红蛋白散布到血浆中，可出现黄疸和血红蛋白尿，同时伴有高热、呼吸急促和血压下降等症状。最后阶段，由于大量血红蛋白从血浆中进入肾小管，遇酸性物质变成结晶体，致使肾小管阻塞；又因为血红蛋白的分解产物使肾小管内皮缺血、缺氧而坏死脱落，也可导致肾小管阻塞。患儿出现少尿、无尿等急性肾衰竭症状，可迅速死亡。

2. 溶血程度较轻的延迟性溶血反应可发生在输血后 7～14 天，表现为不明原因的发热、贫血、黄疸和血红蛋白尿等。

3. 还可伴有出血倾向，引起出血。

(三) 预防及处理

1. 认真做好血型鉴定和交叉配血试验。

2. 加强工作责任心，严格核对患儿和供血者姓名、血袋号和配血报告有无错误，采用同型输血。

3. 采血时要轻拿轻放，运送血液时不要剧烈震荡；严格观察储血冰箱温度，并详细记录，严格执行血液保存规则，不可采用变质血液。

4. 一旦怀疑发生溶血，应立即停止输血，维持静脉通路，及时报告医生。

5. 溶血反应发生后，立即抽取受血者静脉血加肝素抗凝剂，分离血浆，观察血浆色泽，若呈粉红色，可协助诊断，同时测定血浆游离血红蛋白量。

6. 核对受血者与供血者姓名和 ABO 血型、Rh 血型。用保存于冰箱中的受血者与供血者血样、新采集的受血者血样、血袋中血样，重做 ABO 血型、Rh 血型、不规则抗体及交叉配血试验。

7. 抽取血袋中血液做细菌学检验，以排除细菌污染反应。

8. 维持静脉输液，以备抢救时静脉给药。

9. 静脉滴注碳酸氢钠，以碱化尿液，防止或减少血红蛋白结晶阻塞肾小管。

10. 严密观察生命体征和尿量、尿色的变化并记录。同时做尿血红蛋白测定。对少尿、无尿者,按急性肾衰竭护理。如出现休克症状,给予抗休克治疗。

三、循环负荷过重

(一) 发生原因

由于输血速度过快,短时间内输入过多血液,使循环血容量急剧增加,心脏负荷过重而引起心力衰竭和急性肺水肿。

(二) 临床表现

1. 表现为输血过程中或输血后突发呼吸困难、发绀、咳嗽、大量血性泡沫痰。严重者可导致死亡。

2. 听诊肺部有大量水泡音,中心静脉压升高。

3. 胸部摄片显示肺水肿影像。

(三) 预防及处理

1. 严格控制输血速度和短时间内输血量。

2. 出现肺水肿症状,立即停止输血,及时与医生联系,配合抢救。

3. 遵医嘱予以镇静、利尿、强心、血管扩张剂等药物治疗以减轻心脏负荷。同时应严密观察病情变化并记录。

4. 清除呼吸道分泌物,保持呼吸通畅。

四、枸橼酸钠中毒反应

(一) 发生原因

大量输血的同时输入大量枸橼酸钠,如肝功能不全,枸橼酸钠尚未氧化即和血中游离钙结合而使血钙下降,导致凝血功能障碍、毛细血管张力减低、血管收缩不良和心肌收缩无力等。

(二) 临床表现

手足抽搐、出血倾向、血压下降、心率减慢,甚至心搏骤停;心电图示 QT 时间延长,ST 段延长,T 波低平倒置;血液化验血清钙小于 2.2mmol/L。

(三) 预防及处理

1. 严密观察患儿的反应,慎用碱性药物,注意监测血气和电解质化验结果,以维持体内水、电解质和酸碱的平衡。

2. 每输注库血 100ml,须按医嘱静脉注射 10% 葡萄糖酸钙 2ml,以补充钙离子。

五、低　体　温

(一) 发生原因

输入的血液温度过低,或输血过快、过量。

(二) 临床表现

患儿出现皮肤冰冷,心律失常,监测体温降低。

(三) 预防及处理

1. 将备用的库血放在温度适宜的环境中自然升至室温再输入。

2. 注意给患者保温。

3. 密切观察并记录患儿的体温变化。

六、空气栓塞、微血管栓塞

(一) 发生原因

1. 输血导管内空气未排尽。

2. 导管连接不紧,有缝隙。

(二) 临床表现

随进入的气体量多少不同,临床表现不同,当有大量气体进入时,患儿可出现呼吸困难和严重发绀。

(三) 预防及处理

1. 输血前必须把输血管内空气排尽,输血过程中密切观察。

2. 若发生空气栓塞,立即停止输血,及时通知医生,积极配合抢救。立即为患儿取左侧卧位和头低脚高位,头低脚高位时可增加胸腔内压力,以减少空气进入静脉;左侧卧位可使肺动脉的位置低于右心室,气体则向上飘移到右心室尖部,避开肺动脉口,由于心脏搏动将空气混成泡沫,分次少量进入肺动脉内。

3. 给予高流量氧气吸入,提高患儿的血氧浓度,纠正严重缺氧状态。

4. 严密观察生命体征。

5. 严重病例需气管插管人工通气,出现休克症状时及时抗休克治疗。

第三节　抽血法操作并发症的防治

一、皮下出血

(一) 发生原因

1. 抽血完毕后,棉签按压时间不够。

2. 抽血完毕后,棉签按压方法不对。

3. 技术不过关　针头在皮下多次进退,造成皮下出血。

(二) 临床表现

穿刺部位肿胀、有压痛,可见皮下瘀斑。

(三) 预防及处理

1. 抽血完毕后,棉签按压时间 5 分钟以上。

2. 抽血完毕后,棉签按压方法正确,如果穿刺时针头经皮下直接进入血管,拔针后按压方法是棉签与血管走行垂直;如果穿刺时针头在皮下行走一段距离后再进入血管,拔针后按压方法是棉签与血管走行平行,才能够达到止血目的。

3. 提高抽血技术、掌握入针方法。

4. 如果出现皮下出血,早期冷敷,减轻局部充血和出血,冷敷可使毛细血管收缩,可防止皮下出血和肿胀。三天后热敷,改善血液循环,减轻炎性水肿,加速皮下出血的吸收。

二、感　　染

（一）发生原因

1. 感染多是由于没有严格执行无菌操作所致。

2. 置管时间过长或动脉导管留置期间未作有效消毒。

3. 动脉穿刺点未完全结痂前，有污染的液体渗入针眼。

（二）临床表现

穿刺部位皮肤有红、肿、热；严重者有脓肿形成，甚至出现全身的症状：高热。血液和导管培养有细菌生长。

（三）预防及处理

1. 穿刺时严格遵守无菌原则，遵守操作规程，所使用的穿刺针、导丝、导管均应严格消毒，确保无菌；穿刺时怀疑有污染应立即更换，穿刺点皮肤每日用聚维酮碘消毒并更换无菌敷料。

2. 穿刺前认真选择血管，避免在有皮肤感染的部位穿刺。

3. 动脉插管的患儿，病情稳定后应尽快拔出动脉插管；如怀疑存在导管感染应立即拔除导管并送检。

4. 拔除导管时，穿刺部位严格消毒，切实压迫止血后，用无菌纱布覆盖，弹力绷带包扎。

5. 已发生感染者，除对因处理外，还应根据医嘱使用抗生素抗感染。

三、皮 下 血 肿

（一）发生原因

1. 短时间内反复多次在血管同一部位穿刺使血管壁形成多个针孔造成皮下渗血。

2. 对血管解剖位置及走行不熟悉，针头在皮下多次进退，造成血管损伤。

3. 抽血完毕后穿刺部位按压时间及压力不够。

4. 穿刺针头太大，引起血肿。

5. 穿刺时用力过大，针头对穿过血管壁，造成血肿。

（二）临床表现

穿刺点周围皮肤苍白、毛孔增大，皮下肿大边界清楚。次日，穿刺点周围皮肤青紫，肿块边界不清，水肿加剧。如股动脉反复穿刺出血引起腹腔血肿时，患儿有休克的表现：皮肤湿冷、血压下降、脉搏细速等，腹腔穿刺抽出鲜血。

（三）预防及处理

1. 加强穿刺基本功的训练，掌握穿刺技能。掌握进针的角度和深度，徐徐进入，防止穿破动脉后壁，引起出血。避免在一个部位反复穿刺，以免引起动脉痉挛，增加对动脉的损伤，造成出血不止。

2. 如血肿轻微，应观察肿胀范围有无扩展，若肿胀局限，不影响血流时，可暂不行特殊处理；若肿胀加剧应立即按压穿刺点并同时用硫酸镁湿敷。

3. 若压迫止血无效时可以加压包扎；穿刺成功后局部加压止血3～5分钟，或用小沙袋压迫止血10分钟左右，直到不出血为止；严重凝血机制障碍者应避免动脉穿刺。

4. 血肿发生24小时后可采用局部湿、热敷。24小时内采用冷敷使局部血管收缩利于止血；24小时后采用热敷促进局部血液循环利于血肿吸收。予50%的硫酸镁湿敷也可使血肿消退,疼痛减轻。

5. 血肿形成 24 小时后,可采用灯烤,促进局部血液循环,利于血肿吸收。

四、假性动脉瘤形成

假性动脉瘤是一种由内皮覆盖的血肿。

(一) 发生原因

桡动脉或足背动脉经过反复的穿刺损伤、出血,引起动脉部分断裂,伤道小而曲折,血液不能流出,血肿与动脉管腔相通,在局部形成搏动性血肿。伤后约 4～6 周,血肿机化,形成外壁,内面为动脉内膜延伸而来的内皮细胞,形成假性动脉瘤;股动脉穿刺时穿刺点过低,穿入股浅动脉引起出血,股动脉血管壁上的穿刺孔与血管周围形成假腔连通而成;拔针后按压时间不够;或由于患儿贫血、组织修复功能低下、凝血功能差、治疗时应用了抗凝剂,使穿刺针孔不易闭合。

(二) 临床表现

假性血管瘤易活动,血管表浅、管壁薄、突出皮肤表面。检查:局部有肿块并有"膨胀性"搏动,肿块可触及收缩期细震颤,可听到收缩期杂音。检查时指压肿块近侧动脉,肿块缩小,紧张度减低并停止搏动。

(三) 预防及处理

1. 避免在同一部位重复穿刺,以免局部瘢痕形成后,使皮肤弹性降低而出血。

2. 对出血部位的护理　穿刺后入动脉有少量出血时,可采用无菌敷料按压出血部位,并用胶布加压、固定,并随时观察血流量及是否出血。

3. 假性动脉瘤较大而影响功能者,可采用手术直接修补,效果良好。

第四节　鼻饲法操作并发症的防治

鼻饲法是通过导管经口腔或一侧鼻腔插入胃内,从管内灌注奶汁的方法。主要适用于早产儿和患有危重症的足月儿。

一、胃食管反流

胃食管反流是胃内食物经贲门、食管、口腔流出的现象,为危险的并发症,不仅影响营养供给,还可致吸入性肺炎,甚至窒息。

(一) 发生原因

1. 贲门括约肌松弛而造成胃内容物反流。

2. 鼻饲速度过快,胃内容物潴留过多,腹压增高引起反流。

(二) 临床表现

在鼻饲过程中,患儿出现呛咳、气促、心动过速、呼吸困难、咳出或经气管吸出鼻饲液。吸入性肺炎患儿咳嗽,肺部可闻及湿性啰音和水泡音。胸部拍片有渗出性病灶或肺不张。

(三) 预防及处理

1. 选用管径适宜的胃管,坚持匀速限速滴注。

2. 对危重患儿,管饲前应吸净气道内痰液,以免管饲后吸痰使腹内压增高引起反流。

3. 在鼻饲前先回抽,检查胃潴留量。鼻饲过程中保持头高位(30°～40°)或抬高床头

$20°\sim30°$,能有效防止反流,注意勿使胃管脱出。

4. 误吸发生后,立即停止管饲,取头低右侧卧位,吸出气道内吸入物。有肺部感染迹象者及时应用抗生素。

二、鼻、咽、食管黏膜损伤和出血

(一)发生原因

1. 反复插管损伤鼻、咽及食管黏膜。

2. 长期保留胃管对黏膜的刺激引起口、鼻黏膜糜烂及食管炎。

(二)临床表现

鼻腔咽部流出血性液,部分患儿有感染症状,如发热。

(三)预防及处理

1. 对长期保留胃管者,选用聚氯酯和硅胶喂养管,质地软,管径小,可减少插管对黏膜的损伤。

2. 置管动作要轻柔。

3. 长期鼻饲者,应每日用液状石蜡滴鼻两次,防止鼻黏膜干燥糜烂。

4. 每日行两次口腔护理,每周更换胃管一次,晚上拔出,翌晨再由另一鼻孔插入。

5. 鼻腔黏膜损伤引起出血时,可局部填塞止血;咽部黏膜损伤可雾化吸入地塞米松,每日 2 次,以减轻黏膜充血水肿;食管黏膜损伤出血可给予制酸、保护黏膜药物。

三、胃　出　血

(一)发生原因

1. 注入食物前抽吸过于用力,使胃黏膜局部充血,微血管破裂所致。

2. 患儿躁动不安,体位不断变化,胃管的反复刺激引起胃黏膜损伤。

(二)临床表现

轻者胃管内可抽出少量鲜血,出血量较多时呈陈旧性咖啡色血液,严重者血压下降,出现休克。

(三)预防及处理

1. 注食前抽吸力量适当。

2. 固定好鼻胃管。

3. 患儿出血停止 48 小时后,无腹胀、肠麻痹,能闻及肠鸣音,胃空腹潴留液正常时,方可重新开始喂养。

4. 胃出血时可用凝血酶 100U 胃管内注入,暂停鼻饲。

第五节　氧气吸入操作并发症的防治

一、无　效　吸　氧

(一)发生原因

1. 中心供氧站或氧气瓶气压低,吸氧装置连接不紧密。

2. 吸氧管扭曲、堵塞、脱落。

3. 吸氧流量未达病情要求。

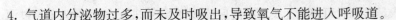

4. 气道内分泌物过多,而未及时吸出,导致氧气不能进入呼吸道。

(二) 临床表现

呼吸急促,胸闷,缺氧症状无改善,氧分压下降,口唇及指(趾)甲床发绀、鼻翼扇动等。呼吸频率、节律、深浅度均发生改变。

(三) 预防及处理

1. 检查氧气装置、供氧压力、管道连接是否漏气,发现问题及时处理。

2. 吸氧前检查吸氧管的通畅性,将吸氧管放入冷开水内,了解气泡溢出情况。吸氧管要妥善固定,避免脱落、移位。在吸氧过程中随时检查吸氧导管有无堵塞,尤其是对使用鼻导管吸氧者,鼻导管容易被分泌物堵塞,影响吸氧效果。

3. 遵医嘱或根据患者的病情调节吸氧流量。

4. 及时清除呼吸道分泌物,保持气道通畅。

5. 吸氧过程中,严密观察患者缺氧症状有无改善,如患者是否由烦躁不安变为安静、心率是否变慢、呼吸是否平稳、发绀有无消失等。并定时监测患者的血氧饱和度。

6. 一旦出现无效吸氧,立即查找原因,采取相应的处理措施,恢复有效的氧气供给。

二、气道黏膜干燥

(一) 发生原因

1. 氧气湿化瓶内湿化液不足,氧气湿化不充分,导致体内水分蒸发过多,加重气道黏膜干燥。

2. 吸氧流量过大,氧浓度>60%。

(二) 临床表现

刺激性咳嗽,无痰或痰液黏稠,不易咳出。部分患者有鼻出血或痰中带血。

(三) 预防及处理

1. 及时补充氧气湿化瓶内的湿化液。

2. 根据患者缺氧情况调节氧流量。

3. 加温加湿吸氧装置能防止气道黏膜干燥。

4. 对于气道黏膜干燥者,给予超声雾化吸入,超声雾化器可随时调节雾量的大小,并能对药液加温和加热。

三、腹 胀

(一) 发生原因

1. 鼻导管插入过深,因新生儿上呼吸道相对较短,易误入食管。

2. 全麻术后患者咽腔收缩、会厌活动度减弱、食管入口括约肌松弛,舌体后移,咽腔因插管而水肿,使气体排出不畅,咽部成为一个气体正压区。此时氧气的吸入流量大,正压更加明显,迫使气体进入消化道。

(二) 临床表现

缺氧症状加重。患者烦躁、腹胀明显,腹壁张力大,呼吸急促表浅,胸式呼吸减弱,口唇青紫,脉搏细速,呈急性表现,严重者危及生命。

(三) 预防及处理

1. 正确掌握鼻导管的使用方法。插管不宜过深。新生儿鼻导管吸氧时,必须准确测量长度,注意插入方法、插入鼻导管时可将患儿头部稍向后仰,避免导管进入食管,插入不可过深。

2. 如发生急性腹胀,及时进行胃肠减压和肛管排气。

四、感　染

(一) 发生原因

1. 吸氧终端装置污染　吸氧管道、氧气湿化瓶、湿化瓶内湿化液等容易发生细菌生长。

2. 插管动作粗暴导致鼻腔黏膜破损,而患者机体免疫力低下,抵抗力差,易发生感染。

(二) 临床表现

患儿出现局部或全身感染症状,如咳嗽、气促、发热等。

(三) 预防及处理

1. 每日更换吸氧管、氧气湿化瓶及湿化瓶内湿化液,湿化瓶每日消毒。

2. 湿化瓶内液体为灭菌处理的冷开水、蒸馏水。

3. 每日口腔护理两次。

4. 插管动作宜轻柔,以保护鼻腔黏膜的完整性,避免发生破损。

5. 如有感染者,去除引起感染的原因,应用抗生素抗感染治疗。

第六节　雾化吸入法操作并发症的防治

一、呼 吸 困 难

(一) 发生原因

1. 由于黏稠的分泌物具有吸水性,长期积聚支气管内的黏稠分泌物因雾化吸入吸水后膨胀,使原部分堵塞的支气管完全堵塞。

2. 雾化吸入水分过多,引起急性肺水肿的发生,导致呼吸困难。

3. 雾化吸入时间较长使机体处于慢性缺氧状态,组织细胞代谢障碍,供给肌肉运动的能量不足,呼吸肌容易疲劳。

4. 高密度均匀气雾颗粒可分布到末梢气道,若长时间吸入(超过 20 分钟)可引起气道湿化过度或支气管痉挛而导致呼吸困难。

5. 药物过敏或雾化药物刺激性大导致的支气管痉挛。

(二) 临床表现

雾化吸入过程中出现呼吸困难、口唇、颜面发绀,烦躁等。

(三) 预防及处理

1. 持续吸氧,以免雾化吸入过程中血氧分压下降。

2. 选择合适的雾化吸入器,吸入时间应控制在 5~10 分钟,及时吸出湿化的痰液,以免阻塞呼吸道,引起窒息。

二、缺氧及二氧化碳潴留

(一) 发生原因

1. 超声雾化吸入雾的冲力比空气中氧的冲力大,加上吸入气体含氧量低于正常呼吸时吸入气体氧含量,容易导致缺氧。

2. 超声雾化雾滴的温度低于体温,大量低温气体的刺激,使呼吸道痉挛进一步加重,导致缺氧。

3. 大量雾滴短时间内冲入气管,使气道阻力增大,呼吸变得浅促,呼吸末气道内呈正压,二氧化碳排出受阻,造成缺氧和二氧化碳潴留。

4. 大量超声雾化不仅影响正常的氧气进入,也不利于二氧化碳的排出,加重了缺氧和二氧化碳潴留。

(二) 临床表现

呼吸浅快,皮肤、黏膜发绀,心率加快。血气分析结果表明氧分压下降,二氧化碳分压升高。

(三) 预防及处理

1. 使用以氧气为气源的氧气雾化吸入,氧流量6～10L/min,氧气雾化器的外面用热毛巾包裹,以提高雾滴的温度,避免因吸入低温气体引起呼吸道痉挛。

2. 对于缺氧严重者必须使用超声雾化时,雾化的同时给予吸氧。

3. 由于新生儿的喉及气管组织尚未发育成熟,呼吸道的缓冲作用相对较小,对其进行雾化时雾量应较小。

三、呼 吸 暂 停

(一) 发生原因

1. 雾量过大使整个呼吸道被占据,氧气不能进入呼吸道而导致缺氧状态。

2. 大量低温气体突然刺激呼吸道,反应性引起呼吸道血管收缩导致呼吸道痉挛,使有效通气量减少,加重了缺氧而窒息。

3. 蛋白溶解酶的应用和气体湿度增加使气道内黏稠的痰液溶解和稀释,体积增大,如不能及时排出,可造成气道阻塞。

(二) 临床表现

雾化过程中突然出现呼吸困难,发绀,严重者可致呼吸暂停。

(三) 预防及处理

1. 使用生物制剂做雾化吸入时,应注意可能因过敏引起支气管痉挛。

2. 正确掌握超声雾化吸入的操作规程。雾化前机器需预热3分钟,避免低温气体刺激气道。

3. 出现呼吸暂停,及时按医嘱处理。

第七节 导尿术操作并发症的防治

一、尿道黏膜损伤

(一) 发生原因

1. 操作者不熟悉导尿管常识及男性尿道解剖。

2. 所使用的导尿管粗细不合适或使用质地僵硬的橡胶导尿管,导尿管置入时易引起尿道黏膜的损伤,反复插管引起尿道黏膜水肿、损伤出血。

（二）临床表现

尿道外口出血,有时伴血块;部分病例有排尿困难甚至发生尿潴留;有严重损伤时,可有会阴血肿,尿外渗,甚至直肠瘘;并发感染时,出现尿道流脓或尿道周围脓肿。

（三）预防及处理

1. 插管前常规润滑导尿管,以减少插管时的摩擦力;操作时手法宜轻柔,插入速度要缓慢,切忌强行插管,不要来回抽插及反复插管。

2. 选择粗细合适、质地软的导尿管。

3. 导尿所致的黏膜损伤,轻者无需处理或经止血等对症治疗即可痊愈。

二、尿 路 感 染

（一）发生原因

1. 术者的无菌技术不符合要求,细菌逆行侵入尿道和膀胱。

2. 导尿法作为一种侵袭性操作常可导致尿道黏膜损伤,破坏了尿道黏膜的屏障作用。

3. 所采用的导尿管粗细不合适或质地太硬。

4. 技术不熟练,导尿管插入不顺利而反复多次插管。

5. 所采用的导尿管受细菌污染。

（二）临床表现

新生儿症状不典型。尿液检查可有红细胞、白细胞,细菌培养可见阳性结果。

（三）预防及处理

1. 用物必须严格灭菌,插管时严格执行无菌操作,动作轻柔,注意会阴部消毒。

2. 尽量避免留置导尿管。

3. 应用硅胶和乳胶材料的导尿管代替过去的橡胶导尿管。用 0.1% 己烯雌酚无菌棉球作润滑剂涂擦导尿管,可减轻泌尿系刺激症状。

4. 当尿路感染发生时,必须尽可能拔除导尿管,并根据病情采用合适抗菌药物进行治疗。

三、尿 道 出 血

（一）发生原因

1. 前述各种导致尿道黏膜损伤的原因,严重时均可引起尿道出血。

2. 凝血机制障碍。

3. 药物引起尿道黏膜充血、水肿,使尿道发生机械性损伤。

4. 严重尿潴留导致膀胱内压升高的患者,如大量放尿,膀胱内突然减压,使黏膜急剧充血、出血而发生血尿。

（二）临床表现

导尿术后出现肉眼血尿或镜下血尿,同时排除血尿来自上尿道,即可考虑为导尿损伤所致。

（三）预防及处理

1. 因导尿所致的尿道出血几乎都发生在尿道黏膜损伤的基础上,所有防止尿道黏膜损伤的措施均适合于防止尿道出血。

2. 凝血机制严重障碍的患者,导尿术前应尽量予以纠正。

3. 对有尿道黏膜充血、水肿的患者,尽量选择口径较小的导尿管,插管前充分做好尿道润滑,操作轻柔,尽量避免损伤。

4. 插入导尿管后,放尿不宜过快。

5. 镜下血尿一般不需特殊处理,如血尿较为严重,可适当使用止血药。

第八节 洗胃法操作并发症的防治

一、急性胃扩张

(一) 发生原因

1. 胃管孔被堵塞,造成活瓣作用,使洗胃液体只进不出,多灌少排,进液量明显大于出液量,导致急性胃扩张。

2. 反复洗胃造成大量溶液潴留在胃内。

(二) 临床表现

腹部高度膨胀,呕吐反射消失,洗胃液吸出困难。

(三) 预防及处理

1. 洗胃过程中,保持灌入液量与抽出液量平衡。当抽吸无液体流出时,及时判断是胃管阻塞还是胃内液体抽空。如属前者,可上下移动或转动胃管,做适当调整。

2. 洗胃过程中应严密观察病情变化,如神志、呼吸、血压及上腹部是否膨隆等。

3. 对于已发生急性胃扩张的患者,将患儿头部抬高,头偏向一侧,并查找原因对症处理。如因洗胃管孔堵塞引起,立即更换胃管重新插入将胃内容物吸出;如为洗胃过程中空气吸入胃内引起,则应用负压吸引将空气吸出等处理。

二、窒 息

(一) 发生原因

1. 可因胃管或洗胃液的刺激引起呕吐反射,误吸而窒息。

2. 对咽喉部的刺激损伤造成喉头水肿,或气道分泌物增多,易导致呼吸道阻塞,造成呼吸困难。

3. 胃管的位置判断错误,洗胃液误入气管引起窒息。

(二) 临床表现

烦躁、呼吸困难、发绀、呛咳,严重者可致呼吸暂停。

(三) 预防及处理

1. 插管前在胃管上涂一层液状石蜡,以减少对喉头的摩擦和刺激。

2. 患儿取侧卧位,及时清除口腔及鼻腔分泌物,保持呼吸道通畅。

3. 培训医务人员熟练掌握胃管置入技术,严格按照证实胃管在胃内的三种方法进行检查:①用注射器抽取胃内容物,用试纸检查呈酸性;②用注射器快速注入 3~5ml 空气,同时用听诊器在胃区听到气过水声;③置管末端于水中,看到无气泡逸出。确认胃管在胃内后,方可进行洗胃操作。

4. 备好氧气、吸引器、气管插管设备。如发生窒息,立即停止洗胃,及时报告医生,进行复苏抢救及必要的措施。

三、吸入性肺炎

(一) 发生原因

洗胃液大量注入未被吸出,引起反射性呕吐,洗胃液被吸入呼吸道;或拔除胃管时没有捏紧胃管末端,而使胃管内液体流入气管内导致吸入性肺炎。

(二) 临床表现

患者表现为呛咳,肺部听诊湿啰音和水泡音。

(三) 预防及处理

1. 洗胃时采用左侧卧位,头稍低偏向一侧。

2. 烦躁患儿可适当给予镇静剂。

3. 洗胃过程中,保持灌入液量与抽出液量平衡,严密观察并记录洗胃出入液量。

4. 一旦有误吸,立即停止洗胃,取头低右侧卧位,吸出气道内吸入物。

5. 有肺部感染迹象者及时应用抗生素。

四、胃肠道感染

(一) 发生原因

洗胃物品、水不洁引起。

(二) 临床表现

洗胃后 1 天内呕吐、腹泻、发热。

(三) 预防及处理

1. 选用无菌胃管,避免细菌污染洗胃用物及洗胃液。

2. 发生胃肠炎后及时应用抗生素治疗。

第九节　不保留灌肠法操作并发症的防治

一、肠道黏膜损伤

(一) 发生原因

1. 肛门插管引起了肠道的摩擦,液状石蜡润滑不够,常会遇到插管困难,若强行插入,易造成肠道黏膜的损伤。

2. 使用的肛管粗细不合适或质地较硬,反复插管会引起肠道黏膜水肿、损伤出血。

(二) 临床表现

损伤严重时可见肛门外出血或粪便带血丝。

(三) 预防及处理

1. 插管前常规用液状石蜡润滑肛管前端,以减少插管时的摩擦力;操作时顺应肠道解剖结构,手法轻柔,进入要缓慢,忌强行插入,不要来回抽插及反复插管。

2. 选择粗细合适、质地软的肛管。

3. 插入深度要适宜,不要过深。

4. 已发生肠出血者遵医嘱予以止血等对症治疗。

二、肠　道　出　血

(一) 发生原因

1. 患儿有肛门或直肠畸形、凝血机制障碍等异常,插管时增加了肛门的机械性损伤。

2. 肛门括约肌痉挛,插管时损伤肠道黏膜。

3. 肛管未予润滑,插管动作粗暴。

(二) 临床表现

肛门滴血或排便带有血丝、血凝块。

(三) 预防及处理

1. 全面评估患儿全身状况,有无禁忌证。

2. 插管前必须用液状石蜡润滑肛管,插管动作要轻柔,忌暴力。

3. 发生肠道出血应根据病情应用相应的止血药物或局部治疗。

三、肠穿孔、肠破裂

(一) 发生原因

1. 操作时动作粗暴,用力过猛,穿破肠壁。

2. 肛管质地粗硬或反复多次插管。

3. 灌入液量过多,肠道内压力过大。

(二) 临床表现

灌肠过程中患儿突然出现腹胀、烦躁。腹部B超可发现腹腔积液。

(三) 预防及处理

1. 选用质地适中,大小、粗细合适的肛管。

2. 插管时动作应轻缓,避免重复插管。

3. 若遇有阻力时,可稍稍移动肛管。

4. 液体灌入速度适中。

5. 若患者发生肠穿孔、肠破裂,立即转外科行手术治疗。

四、肠　道　感　染

(一) 发生原因

1. 肛管反复多次使用,易致交叉感染。

2. 灌肠术作为一种侵袭性操作常可致肠道黏膜的损伤,降低了其抵抗力。

(二) 临床表现

大便次数增多,大便的量、颜色、性状有所改变。大便常规异常。

(三) 预防及处理

1. 灌肠时应做到一人一液一管,一次性使用,不得交叉使用和重复使用。

2. 尽量避免多次、重复插管。

3. 根据大便化验和致病微生物情况,选择合适的抗生素。

第十节　吸痰法操作并发症的防治

一、低氧血症

(一) 发生原因

1. 吸痰过程中供氧中断,导致缺氧或低氧血症。

2. 吸痰时负压抽吸将肺内富氧气体吸出,从吸痰管周围吸入的气体是氧浓度较低的空气,导致吸入氧浓度降低。

3. 吸痰时吸入气体量不足,以及气道内注水易引起小气道阻塞,导致低氧血症。

4. 吸痰操作过程反复刺激咽喉部引起咳嗽,使呼吸频率下降,引起缺氧。

5. 吸痰时负压过高、时间过长、吸痰管外径过粗、置管过深等均可造成低氧血症。

6. 使用呼吸机的患儿,在吸痰过程中脱离呼吸机的时间过长。

(二) 临床表现

根据缺氧程度的不同,其临床表现也有差别。初期表现为呼吸加深加快,脉搏加强,脉率加快,血压升高等;缺氧进一步加重时,出现发绀、呕吐、意识障碍、心率减慢、血压下降、抽搐,甚至呼吸暂停。

(三) 预防及处理

1. 吸痰管口径的选择要适当,使其既能够将痰液吸出,又不会阻塞气道。

2. 吸痰过程中患儿若有咳嗽,可暂停操作。

3. 刺激气管隆突处易引起患者的咳嗽反射,不宜反复刺激。

4. 吸痰不宜深入至支气管处,否则易堵塞呼吸道。

5. 使用呼吸机的患者,在吸痰过程中不宜使患者脱离呼吸机的时间过长,一般应少于15秒。

6. 吸痰前后可适当提高吸入氧浓度,以提高血氧分压。

7. 尽量避免护士工作繁忙而未及时给患者吸痰导致的严重后果。

8. 吸痰时密切观察患者心率、心律、动脉血压和血氧饱和度的变化。

9. 已经发生低氧血症者,立即加大吸氧流量或给予面罩加压吸氧,必要时进行机械通气。

二、呼吸道黏膜损伤

(一) 发生原因

1. 吸痰管质量差,质地僵硬、粗糙、管径过大,容易损伤气管黏膜。

2. 操作不当、缺乏技巧,例如动作粗暴、插管次数过多、插管过深、用力过猛、吸引时间过长、负压过大等,均可致使黏膜损伤。

3. 鼻腔黏膜柔嫩,血管丰富,如有炎症时充血肿胀,鼻腔更加狭窄,加上长时间吸入冷气(氧气),使鼻腔黏膜干燥,经鼻腔吸痰时易造成损伤。

4. 呼吸道黏膜有炎症水肿及炎性渗出,黏膜相对脆弱,易受损。

(二) 临床表现

气道黏膜受损可吸出血性痰;口腔黏膜受损可见有表皮的破溃,甚至出血。

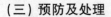

（三）预防及处理

1. 使用优质吸痰管，吸引前先蘸无菌蒸馏水或生理盐水使其润滑。

2. 选择型号适当的吸痰管。新生儿常选用 6～8 号，如从鼻腔吸引尽量选用 6 号。有气管插管者，可选择外径小于 1/2 气管插管内径的吸痰管。

3. 吸痰管的插入长度：插入的长度为患者有咳嗽反射即可，有气管插管者，则超过气管插管 1～2cm，避免插入过深损伤黏膜；插入时动作轻柔，特别是从鼻腔插入时，不要用力过猛；禁止带负压插管；抽吸时，吸痰管必须旋转向外拉，严禁提插。

4. 每次吸痰的时间不宜超过 15 秒。若痰液一次未吸净，可暂停 3～5 分钟再次抽吸。吸痰间隔时间，应视痰液黏稠程度与痰量而定。

5. 每次吸痰前先将吸痰管放于无菌盐水中以测试导管是否通畅和吸引力是否适宜，以调节合适的吸引负压。在吸引口腔分泌物时，通过手控制负压孔，打开、关闭反复进行，直至吸引干净。

6. 为患儿行口腔护理时，仔细观察口腔黏膜有无损伤，如口腔黏膜糜烂、渗血等。

7. 鼻腔黏膜损伤者，可外涂抗生素软膏。

8. 发生气管黏膜损伤时，可用生理盐水加抗生素进行超声雾化吸入，减少对气道的刺激。

三、感　染

（一）发生原因

1. 没有严格执行无菌技术操作　①没有戴无菌手套；②使用的吸痰管消毒不严格或一次性吸痰管外包装破裂致使吸痰管被污染；③吸痰管和冲洗液更换不及时；④用于吸口鼻咽与吸气管内分泌物的吸痰管混用等。

2. 经口腔吸痰失去了鼻腔对空气的加温作用，特别是黏膜中的海绵状血管，当冷空气流经鼻腔时则发生热交换，将气流的温度提高，未加温的空气直接进入下呼吸道，致使黏膜血管收缩，血供减少，局部抵抗力下降导致感染；失去了鼻腔对空气的清洁作用，致使空气中的细菌进入到肺内；失去了鼻腔对空气的加湿作用，致使下呼吸道分泌物黏稠，使纤毛运动障碍，分泌物不易咳出、结痂，可致下呼吸道炎症改变。

3. 前述各种导致呼吸道黏膜损伤的原因，严重时均可引起感染。

（二）临床表现

口鼻局部黏膜感染时，出现局部黏膜充血、肿胀，有时有脓性分泌物；肺部感染时出现发热、痰多、黏液痰或脓痰，听诊肺部有湿啰音，X 线检查可发现散在或片状阴影，痰液培养可找到致病菌。

（三）预防及处理

1. 吸痰时严格遵守无菌技术操作原则，采用无菌吸痰管，使用前认真检查有无灭菌，外包装有无破损等。准备两套吸痰管，一套用于吸气管内分泌物，一套用于吸口腔及鼻咽腔分泌物，两者不能混用。如用一条吸痰管，则应先吸气管内的痰后吸口、鼻腔分泌物。吸痰管及用物固定专人使用，放置有序。吸痰时洗手，戴无菌手套，吸痰管一次性使用，冲洗吸痰管液用生理盐水或灭菌蒸馏水，注明口腔、气道。吸引瓶内吸出液应及时更换，不超过其高度的 70%～80%。

2. 痰液黏稠者,应行雾化吸入,以便稀释痰液,易于排痰或吸痰。

3. 加强口腔护理,一般常规使用生理盐水和 1:2 000 氯己定溶液。当培养出致病菌时,可根据药敏试验结果,选择适当的抗生素局部应用。

4. 吸痰所致的感染几乎都发生在呼吸道黏膜损伤的基础上,所有防止呼吸道黏膜损伤的措施均适合于防止感染。

5. 发生局部感染者,予以对症处理。出现全身感染时,行血培养,做药物敏感试验,根据药敏试验结果选择抗生素静脉用药。

四、心律失常

(一) 发生原因

1. 在吸痰过程中,吸痰管在气管导管内反复吸引时间过长,造成患者短暂性呼吸道不完全阻塞以及肺不张引起缺氧和二氧化碳蓄积。

2. 吸引分泌物时吸痰管插入较深,吸引管反复刺激气管隆突引起迷走神经反射,严重时致呼吸心搏骤停。

3. 吸痰的刺激使儿茶酚胺释放增多或导管插入气管刺激其感受器所致。

4. 前述各种导致低氧血症的原因,严重时均可引起心律失常甚至心搏骤停。

(二) 临床表现

在吸痰过程中患者出现各种快速型或缓慢型心律失常。轻者可无症状,重者可影响血流动力学而致面色苍白、气促、发绀等症状。听诊心律不规则,心率增快或减慢;严重者可致心搏骤停,确诊有赖于心电图检查。

(三) 预防及处理

1. 因吸痰所致的心律失常几乎都发生在低氧血症的基础上,所有防止低氧血症的措施均适合于防止心律失常。

2. 如发生心律失常,立即停止吸引,退出吸痰管,并给予吸氧或加大吸氧浓度。

3. 一旦发生心搏骤停,立即施行准确有效的胸外心搏按压,开放静脉通道,同时准备行静脉、气管内注射肾上腺素等复苏药物。心电持续监测,准备好复苏设备。

(罗伟香　吴惠平)

参 考 文 献

1. 吴惠平,罗伟香. 护理技术操作并发症及处理. 北京:中国医药科技出版社,2004:9.

2. 孙桂琴,王海林,李丹. 143 例输血反应的临床分析. 中国输血杂志,2003,16(1):34-35.

3. 李友珠. 留置胃管的研究进展. 护理研究,2002,16(7):386-387.

4. 王红粉,周健,张超先,等. 鼻导管吸氧法导管插入深度的临床研究. 护理研究,2002,16(8):443.

5. Gokalp A, Yildirim I, Aydur E, et al. How to manage acute urethral false passage due to intermittent catheterization in spinal cord injured patients who refused insertion of an indwelling catheter. J Urol,2003,169(1):203-206.

6. 王莉. 吸痰器致两例铜绿假单胞菌交叉感染. 中华医院感染杂志,2003,13(7):683.

7. 谢忠美,刘淑萍. 新型头皮静脉针抽血法应用体会. 齐鲁护理杂志,2006,12(10):1898-1899.

8. 孟艳林. 氧气吸入术的常见问题分析及处理. 中国误诊学杂志,2007,7(22):5289-5290.

9. 王珍,李凤梅.新生儿雾化吸入窒息成功抢救1例分析.中国误诊学杂志,2007,7(15):3668-3669.

10. 林春玲.改良洗胃法在新生儿洗胃中的应用.福建医药杂志,2005,27(5):200-201.

11. 侯海萍,姚瑞玲.减少新生儿气道内吸痰并发症的探讨.中国实用护理杂志,2006,22(8):40-41.

12. 饶世鸣,郑文娴,吴蓓茸,等.留置导尿管并发症的预防与护理进展.现代中西医结合杂志,2007,16(24):3598-3599.